Alkohol und Tabak

Otto-Michael Lesch • Henriette Walter
Hrsg.

Alkohol und Tabak

Medizinische und soziologische Aspekte
von Gebrauch, Missbrauch und
Abhängigkeit

2. Auflage

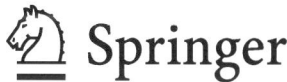 Springer

Hrsg.
Prof. Dr. Otto-Michael Lesch
Psychiatrische Universitätsklinik, Medizinische
Universität Wien
Wien, Österreich

Prof. Dr. Henriette Walter
Psychiatrische Universitätsklinik, Medizinische
Universität Wien
Wien, Österreich

ISBN 978-3-662-60283-6   ISBN 978-3-662-60284-3   (eBook)
https://doi.org/10.1007/978-3-662-60284-3

Die Deutsche Nationalbibliothek verzeichnet diese Publikation in der Deutschen Nationalbibliografie; detaillierte
bibliografische Daten sind im Internet über http://dnb.d-nb.de abrufbar.

Springer
© Springer-Verlag GmbH Deutschland, ein Teil von Springer Nature 2009, 2020

Fotonachweis Umschlag: © Starpics/stock.adobe.com
Umschlaggestaltung: deblik Berlin

Springer ist ein Imprint der eingetragenen Gesellschaft Springer-Verlag GmbH, DE und ist ein Teil von Springer Nature.
Die Anschrift der Gesellschaft ist: Heidelberger Platz 3, 14197 Berlin, Germany

Geleitwort

Dieses Buch ist das Ergebnis der grundlegenden Forschungsarbeit von Professor Otto-Michael Lesch und seinen Mitarbeiter*innen zu einem wachsenden und wichtigen Thema der öffentlichen Gesundheit – den Störungen des Alkohol- und Tabakkonsums – einem globalen Problem, das immer mehr die jüngere Bevölkerung betrifft. Das Werk bietet eine umfassende klinische Perspektive, in der heterogene und multifaktorielle Faktoren über Sucht vorliegen. Prof. Leschs Studie stützt sich auf Daten aus der klinischen Forschung und die Forschungs-ergebnisse haben wichtige Auswirkungen auf die Behandlung dieser Patienten – einschließlich eines neuen Paradigmas für die Konzeptualisierung des klinischen Ansatzes der Alkoholabhängigkeit. Wenn das Suchtmuster zunächst als homogen angenommen wurde, zeigten die Daten aus prospektiven Langzeitstudien, dass es unterschiedliche Typologien von Trink- und Sehnsuchtsmustern gibt und dass sie wichtige therapeutische Implikationen haben.

In den letzten Jahren haben hochentwickelte neurowissenschaftliche und psychologische Techniken unser Wissen über Neurobiologie und Neuroimaging von Belohnungen („reward") vertieft und neue kognitive und emotionale psychologische Paradigmen für die Einleitung und Aufrechterhaltung von Sucht geschaffen. Trotz vieler neuer Erkenntnisse ist die Kluft zwischen Forschung und Praxis grösser geworden. Die Auseinandersetzung mit diesen Störungen erfordert die Auseinandersetzung mit den Störungen der subjektiven Erfahrung, der symbolischen und kulturellen Bedeutung der Sucht und den Besonderheiten der sozialen Umgebung. Nur dann können Diagnose- und Therapiepläne erstellt werden. Die von Prof. Lesch in diesem Buch beschriebene Typologie liefert wichtige Schlüsselelemente für die Überbrückung der beiden Ansätze einschließlich diagnostischer Verfahren und psychosozialer Behandlungen.

Das vorliegende Buch liefert ausführliche Informationen zur Grundlagenforschung und zu Diagnose- und Klassifikationssysteme und ist ein wertvolles Instrument zur Auffrischung des Wissens über eine wichtige klinische Krankheit.

Univ. Prof. Dr. Maria Luisa Figueira
Universität Lissabon, Klinik für Psychiatrie

Geleitwort

Alkohol und Nikotinabhängigkeit sind die häufigsten Süchte im 20. und bisherigen 21. Jahrhundert. Es ist schon bemerkenswert wie sehr Alkohol mit negativen Auswirkungen auf die Gesundheit belastet ist. Europa nimmt hier einen der vordersten Plätze ein, mit über 55 Millionen Erwachsenen, die Alkohol in zu hohen Mengen trinken, davon können gut und gerne 23 Millionen als Alkoholabhängige diagnostiziert werden. Dieses Verhalten und die Alkoholfolgekrankheiten führen natürlich zu hohen Kosten im Gesundheitssystem. Derzeit gibt Europa 155,8 Trillionen Euros dafür aus. Das ist äquivalent zu

1,3–3,3 % des jährlichen europäischen Bruttonationalproduktes. Die Folgekrankheiten reichen von Unfällen bis zu Selbstmord, und sie gehen mit sozialen und beruflichen Problemen (z. B. Arbeitslosigkeit) einher. Alkoholkonsum ist für 10,7 % der DALYs (disability-adjusted life year) in Europa verantwortlich, – anders ausgedrückt ist Alkohol für 16 Millionen verlorene gesunde Lebensjahre verantwortlich. Bedenklich ist auch die immer jünger werdende Gruppe der Einsteiger. Beginn des Trinkens zwischen 13. und 14 Lebensjahr. Wenn man an das Konzept des „Early Onset", des frühen Trinkbeginns, als belastenden Faktor denkt, so sind in Zukunft viele Alkoholfolgeschäden zu erwarten. Derzeit sind 50 % der Zirrhosen Alkohol bedingt, das bewirk t 500.000 Tote/Jahr in Europa.

Die meisten Alkoholabhängigen rauchen auch. Eine Deutsche Studie konnte zeigen, dass ungefähr 110.000 Menschen jedes Jahr an Nikotinkonsum – assoziierten Erkrankungen, wie Lungenkrebs, kardiovaskulären- und respiratorischen Krankheiten; wie COPD sterben. Alkohol und Tabak wirken praktisch auf den gesamten Köper und auf alle Organe. Daher sollten nicht nur Suchtspezialisten dieses Thema ansprechen und auch behandeln, sondern eigentlich alle medizinischen Disziplinen die Ausbildung haben, das Alkoholproblem zu erkennen und eine sofortige und wirksame Therapie zu beginnen.

In diesem Buch hat Otto-Michael Lesch, ein angesehener Psychiater mit einer über 40 jährigen Erfahrung in der Suchtbehandlung, nicht nur die wichtigsten Bereiche der Suchterkrankung angesprochen, sondern auch die meisten Aspekte der Sucht per se, (wie Prävention, Diagnose, Folgen, Therapie) beleuchtet. Trotzt der Anlage als ein reichhaltiges Buch werden einzelne Aspekte tiefer gehend betrachtet, ohne das Gesamte aus den Augen zu verlieren. Dieses Buch interessiert nicht nur Forscher, sondern vor allem auch praktisch Tätige, die viele Fallstudien finden werden. Im Buch wird auch auf die sog. Lesch

Typologie im Speziellen eingegangen, die vor allem deshalb so interessant ist, da sie für Prognose und für die Therapie relevant ist.

Mit dieser 2. Auflage har Otto-Michael Lesch die Tradition der deutschsprachigen Psychiater fortgeführt, die sich um Alkohol und Tabakabhängigkeit kümmern. Er führt moderne, neue Gesichtspunkte in fast allen Bereichen ein. Dazu kann ich ihm und seinen KollegInnen nur gratulieren und ich bedanke mich bei ihm auch ganz persönlich. Seit die erste Auflage erschienen ist, ist das Buch in mehrere Sprachen übersetzt worden, wodurch es für viele Europäer zugänglich wurde. Ich hoffe sehr, dass es dazu beitragen wird, die Lebensqualität von Abhängigen zu verbessern.

Helmut K. Seitz, MD, AGAF

Professor für Innere Medizin, Gastroenterologie und Alkoholforschung, Universität Heidelberg, Deutschland

Geleitwort

Medizinische Behandlung, insbesondere wenn es um Sucht geht, hängt vor allem von den diagnostischen Subgruppen ab, die man verwendet. Diejenigen Untergruppendiagnosen, die sich mehr an die Realität richten, haben weitaus mehr Effizienz, als diejenigen, die nur theoretisch oder anekdotisch entstanden sind. Typologien, die in der Praxis überprüfbar sind haben eine größere Wirkung und begründen diese auch, da sie sich mehr an der menschlichen Psyche und an der Lebensrealität von süchtigen Menschen orientieren. Überprüfbar jedoch sind solche Typologien an ihrem therapeutischen Erfolg.

Otto Lesch's Typologie wurde vor über 40 Jahren entwickelt und immer wieder überprüft und verbessert, so dass sie heute Faktoren, wie „Craving", soziales Verhalten mit 4 verschiedenen Ursachen in Beziehung setzen können. Otto-Michael Lesch ist ein führender Experte auf diesem Gebiet.

Dieses Buch gibt den LeserInnen ein mächtiges Werkzeug in die Hand, indem es zeigt wie Abhängigkeit funktioniert, sowohl Alkohol als auch Nikotin, wie Craving ergründbar und messbar wird und es mit dem individuellen Zustand des Patienten/IN verbindet, so dass eine maßgeschneiderte Therapie angeboten werden kann. Das trifft die Pharmakotherapie, die Psychotherapie oder beides und beachtet eben die individuellen Umstände. Um die devastierenden Folgen von Süchten für Süchtige, für ihre Angehörigen und für ihr soziales Umfeld zu stoppen, brauchen die Interessensvertreter der Therapie Prävention für Craving, die auch in den 4 Typen nach Lesch sehr schön und elegant dargelegt werden.

Im Buch Alkohol und Tabak sind Medizinische und Soziologische Aspekte, Missbrauch und Sucht beschrieben, und so legen Otto Lesch und Henriette Walter ein Buch vor, das einen Teppich ausbreitet, auf dem das bahnbrechende Gesamtwerk Otto Lesch's dargelegt und ergründet werden kann. Am Beginn steht eine umfassende Geschichte und Analyse des Fachgebietes, gefolgt von der Historie der Typologien und natürlich auch den aktuellen Untergruppenbildungen. Damit haben die Autoren die Bühne für die späteren Erläuterungen und Empfehlungen vorbreitet. Sie beginnen mit einem immer wieder vergessenen, oder verdrängten Satz, dass Süchte den ganzen Menschen erfassen, was auch mit Vorgängen im ZNS einhergeht, und wobei die Einnahme des Suchtmitteln oft nur ein weiterer komplizierender Faktor ist. Lesch et al, betonen dass der Fokus immer auf der Individualität des Einzelnen liegen muss und nicht auf den möglichen Komplikationen. Es

geht um die Erfassung eines ganzheitlichen Menschen mit inneren wie äußeren Umständen und den individuellen Beziehungsgestaltungen.

Mit diesen Argumenten kritisieren die AutorInnen viele Therapieansätze, wie sie von
der Politik gerne verwendet werden: anstatt die Person hinter der Abhängigkeit zu sehen,
wird versucht die Erreichbarkeit des Suchtmittels einzuschränken. Das wird als Ressourcen – und Zeitverschwendung bezeichnet, wie wenn bei anderen Krankheiten wertvolle
Zeit einfach verloren geht. Denn auch wenn der Zugang zum Suchtmittel eingeschränkt
wird, so ist gegen die Abhängigkeit noch nichts unternommen. Diese wird sich dann nur
auf andere Suchtmittel ausdehnen oder verlagern. Bis dieses Muster nicht angesprochen
wird, bis dahin werden diese Patienten nicht aufhören, ihren Körper und Geist zu zerstören.

Lesch und KollegInnen haben ein Werk vorgelegt, das nicht nur informativ ist, sondern
das enorme Potential hat, die geistige, seelische und körperliche Gesundheit von Abhängigen und auch derer, die sich um diese Gruppe kümmern, entscheidend zu verbessern.
Das Buch zeigt die Auswirkung der Arbeit von Otto Michael Lesch auf dem Gebiet der
Abhängigkeit und ihrer Diagnose und Behandlung.

David N. Weisstub

Philippe Pinel Professor für forensische Psychiatrie und biomedizinische Ethik der
Universität von Montreal, Kanada

Danksagung zur Entstehung des Buches
(1. Aufage)

Nach mehr als 30 Jahren Arbeit mit psychiatrischen Patienten und besonders mit Abhängigen möchte ich mich bei mehreren, für mich ganz wichtigen Persönlichkeiten bedanken. Berner P., Mader R. und Strotzka H. waren zu Beginn meiner Tätigkeit häufig eine große Stütze. Sie haben mich in meiner Haltung unseren Patienten gegenüber, aber auch in Bezug auf unserArbeitsteam wesentlich beeinflusst. Der Aufbau der Behandlungskette und die wissenschaftliche Begleitforschung benötigten sehr viel Zeit, aber auch eine sehr hohe Flexibilität. Ohne die Mithilfe von Berner P. und Mader R. wäre die gesamte Arbeit nicht möglich gewesen. In der wissenschaftlichen Arbeit haben mir Böning J., Pelc I., Tabakoff B., Platz W. und DeWitte P. immer bewusst gemacht, dass psychosoziale Faktoren genauso wichtig sind wie biologische Vulnerabilitäten. Diese Personen, aber auch viele andere halfen mir, unsere Daten international zu publizieren und auch auf vielen internationalen Kongressen zur Diskussion zu stellen. Meinem wissenschaftlichen Team verdanke ich viele Daten, aber auch viele interessante Stunden mit neuen wissenschaftlichen Ideen. Poltnig H., der leider viel zu früh verstorben ist, hat die ersten Grundlagen zu den PC-Dokumenten auch fast ohne jede Bezahlung geliefert, und Walter H. hat es erst möglich gemacht, dass dieses Manuskript in dieser Form vorliegt. Letztlich bedanke ich mich bei meiner Familie, die die letzten 30 Jahre immer wieder auch an vielen Wochenenden ohne mich auskommen musste, aber trotzdem immer eine Atmosphäre schuf, in der man entspannen konnte und in der man auch immer wieder darauf hingewiesen wurde, dass es neben der Arbeit viele genauso wichtige andere Bereiche gibt.

Danksagung zur 2. Auflage

Seit die erste Auflage erschienen ist, wurden viele internationale Studien zu den Untergruppen durchgeführt. Die Basisforschung hat vor allem in bezug auf die unterschiedlichen Cravingmechanismen zu neuen therapeutisch relevanten Ergebnissen geführt. Die Medikation kann heute nach Untergruppen viel besser eingesetzt werden. Im DSM 5 wird endlich Craving als das zentrale Symtom genannt und die Möglichkeit „Developmental Disorders" bei allen psychischen Erkrankungen mit zu diagnostizieren, stützt auch die Ergebnisse des Typ 4 nach Lesch, der in den frontalen Funktionen, im Temperament aber auch in der Therapie eine Untergruppe ist, die besonderer Aufmerksamkeit bedarf. Im ICD 11 wird endlich neben dem Schweregrad auch der Langzeitverlauf stärker diagnostiziert, so dass sich der Kreis zum Beginn unserer Forschung – Langzeitverlauf und ihre Prädiktoren – schließt. Ich bedanke mich besonders bei den ForscherInne (Südamerika, Osteuropa und Südostasien), die trotz wenig finanzieller Unterstützung diese Forschung mit großem Entusiasmus weitergetrieben haben.

Erklärung

Soweit in diesem Buch personenbezogene Begriffe verwendet werden, gelten diese in gleicher Weise für Frauen und Männer; zwecks besserer Lesbarkeit wird jedoch ohne Diskriminierungsabsicht meist nur eine geschlechtsspezifische Bezeichnung verwendet.

Inhaltsverzeichnis

Herausgeber

Ao. Univ.-Prof. Dr. Otto-Michael Lesch Psychiatrische Universitätsklinik, Medizinische Universität Wien, Wien, Österreich

Ao. Univ.-Prof. Dr. Henriette Walter Psychiatrische Universitätsklinik, Medizinische Universität Wien, Wien, Österreich

Autorenverzeichnis

Dr. Michie Hesselbrock University of Connecticut Health Center, Farmington, CT, USA

Prof. Dr. Victor Hesselbrock University of Connecticut Health Center, Farmington, CT, USA

Dr. med. univ. Daniel König Universitätsklinik für Psychiatrie und Psychotherapie, Wien, Österreich

Prof. Dr. Samuel Pombo Abt. Neuropsychologie, Krankenhaus Santa Maria, Lissabon, Portugal

Noureddine Souirti Universitätsklinik für Psychiatrie und Neurologie, Wien, Österreich

Prof. Priv.-Doz. Dr. Dr. Benjamin Vyssoki Universitätsklinik für Psychiatrie und Psychotherapie, Wien, Österreich

Dr. Christian Wetschka Caritas der Erzdiözese, Caritasgemeinde, Wien, Österreich

Über die Herausgeber

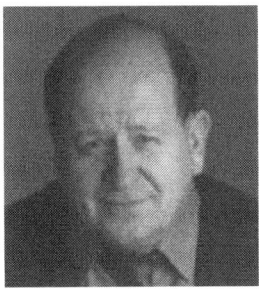

Univ. Prof. Dr. Otto Michael Lesch Professor Lesch ist der-zeit Präsident der Österreichischen Gesellschaft für Suchtme-dizin, Vizepräsident der Austrian Health Academie und Direk-tor der „Internationalen Academy for Law and Mental Health" er leitete viele Jahre die Alkoholforschungsgruppe der Medi-zinischen Universität Wien, Abteilung für Psychiatrie und Psychotherapie. Seit 1972 ist er verantwortlich für Langzeit-studien zur Alkoholabhängigkeit. Er organisierte viele inter-nationale klinische Studien und Grundlagenforschung in der Alkohol- und Tabakabhängigkeit. Er war 12 Jahre lang Sekre-tär der ESBRA und organisierte europäische Netzwerke für Alkoholforschung. Er schloss die Lücke zwischen Grundla-gen- und klinischer Forschung und entwickelte klinisch ge-nutzte Instrumente, um Untergruppen der Sucht für bessere Behandlungsansätze zu definieren. Seine Bewertungswerk-zeuge sind nun in vielen verschiedenen Sprachen verfügbar (www.LAT-online.at).

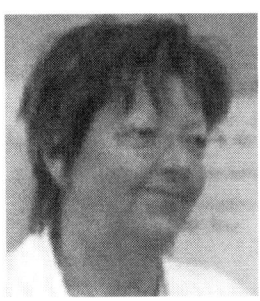

Univ. Prof. Dr. Henriette Walter Professor Henriette Walter ist Fachärztin für Psychiatrie nund Psychotherapie und ist pensionierte Universitätsprofessorin der Medizinischen Uni-veristät Wien. Dr. Walter ist seit mehr als 20 Jahren auf dem Gebiet des Alkoholismus tätig, sowohl praktisch als auch wis-senschaftlich, mit über 200 Publikationen. Sie ist Sekretärin der AUSAM, der Österreichischen Gesellschaft für Suchtme-dizin und Vorstandsmitglied der Europäischen Gesellschaft für Alkoholismusforschung (ESBRA). Sie ist weiters Mither-ausgeberin der Zeitschrift „Hypnose", einem Bereich, in dem sie sich seit 1982 aktiv wissenschaftlich engagiert ist. Sie gibt regelmäßig Schulungen in medizinischer Hypnose.

Über die Autoren

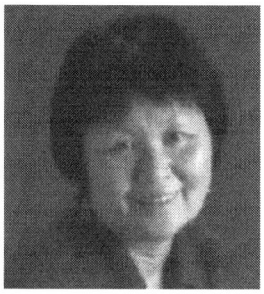

Prof. Dr. Michie N. Hesselbrock Prof. Hesselbrock ist emeritierte Professorin an der School of Social Work und Professor für Psychiatrie an der School of Medicine der University of Connecticut. Sie hatte den Zach's Vorsitz inne und war vor ihrer Pensionierung Gründerin und Leiterin des Doktorandenprogramms an der School of Social Work. Sie war in mehreren NIH-Studienabschnitten und VA Merit Review Committees als ordentliches Mitglied und als Ad-hoc-Reviewer tätig. Ihre Forschungsinteressen umfassen Epidemiologie, Verhaltensgenetik und gesundheitliche Disparitäten von Alkoholismus und Behandlung.

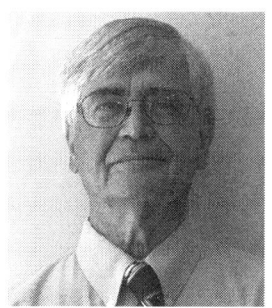

Prof. Dr. Victor Hesselbrock Prof. Hesselbrock ist derzeit Professor und Interimsvorsitzender der Abteilung für Psychiatrie der University of Connecticut School of Medicine. Er hat den Stiftungslehrstuhl für Suchtforschung des ärztlichen Gesundheitswesens inne. Dr. Hesselbrock ist Principal Investigator und wissenschaftlicher Direktor des NIH/NIAAA finanzierten Alcohol Research Center der University of Connecticut und Co-PI der NIH finanzierten nationalen Collaborative Study on the Genetics of Alcoholism (COGA). Er ist ehemaliger Präsident der Research Society on Alcoholism (RSA). Prof. Hesselbrock ist Mitherausgeber von Alcoholism: Klinische und experimentelle Forschung, Review Editor für Sucht und Mitglied der Redaktion des Journal of Studies on Alcohol and Drugs. Seine Forschungsinteressen umfassen folgende Bereiche: die genetische Epidemiologie des Alkoholismus, komorbide psychiatrische Bedingungen und Substanzabhängigkeit sowie psychosoziale, kognitive und genetische Risikofaktoren für die Entwicklung der Alkoholabhängigkeit und alkoholbedingte Probleme.

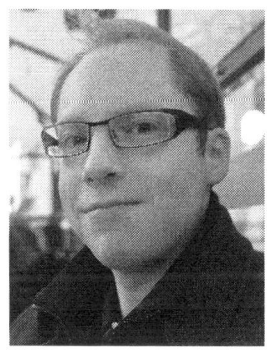

Dr. Daniel König Dr. König beendet derzeit seine Ausbildungszeit zum Facharzt für Psychiatrie und Psychotherapie an der Klinischen Abteilung für Sozialpsychiatrie der Univ.-Klinik für Psychiatrie und Psychotherapie an der Medizinischen Universität Wien. Er ist Co-Leiter der Alkohol-Forschungs-Gruppe. Klinisch sowie wissenschaftlich widmet er sich vornehmlich der Behandlung von Patienten mit Alkoholabhängigkeit sowie insbesondere Patienten mit Alkoholabhängigkeit sowie fortgeschrittener Lebererkrankungen.

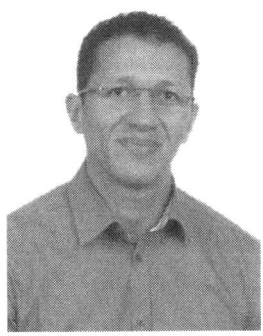

Souirti Noureddine, MA Souirti Nourreddine, MA beforscht in der Wissenschaftsgruppe von Prof. Lesch Schlafstörungen und andere chronobiologische Störungen in Typ 1 und
Typ 2 Rauchabhängigen. Er forschte in GABA A und NMDA
Projekten in neurogenerativen Erkrankungen im Department
of Biochemistry and Molecular Biology im Hirnforschungs-
zentrum der Medizinischen Universität Wien. In Zagreb führte
er dann EEG Studien zur Chronobiologie durch. In der Cha-
rite in Berlin nahm er dann an Studien zu Schlafstörungen teil,
wobei er sich vor allem mit Schlafstörungen als Frühsymp-
tome für neurologische Erkrankungen beschäftigte.

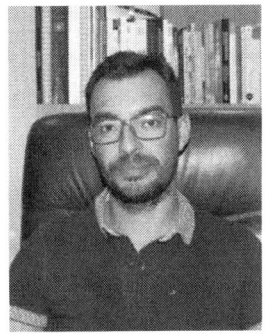

Dr. Samuel Pombo Dr. Pombo ist Assistenzprofessor (Do-
zent) der Universitätsklinik für Psychiatrie und Medizinische
Psychologie der Medizinischen Fakultät der Universität Lissabon und klinischer Psychologe der Psychiatrieabteilung und
Psychiatrie des Santa Maria Krankenhauses, Lissabon.

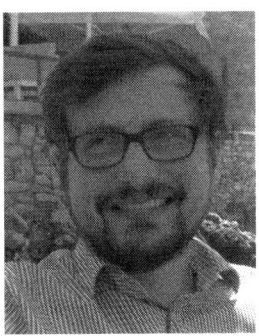

Prof. Benjamin Vyssoki Prof. Vyssoki ist Assoziierter Professor an der Univ. Klinik für Psychiatrie und Psychotherapie
der Medizinischen Universität Wien. Er ist stationsführender
Oberarzt der Station 4A-2, sowie Leiter der Ambulanz für Alkoholgefährdete. Der klinische und wissenschaftliche Schwerpunkt ist Alkoholabhängigkeit, insbesondere die Rolle von
Thiamin und die Behandlung Alkoholabhängiger Menschen
mit fortgeschrittener Lebererkrankung. Benjamin Vyssoki ist
Autor von über 30 peer reviewten Publikationen, Associate
Editor der Zeitschrift BMC Psychiatry und hat mehrere Aus-
zeichnungen für seine wissenschaftliche Tätigkeit erhalten.

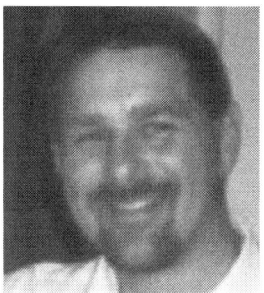

Dr. Christian Wetschka Dr. Christian Wetschka ist Sozial-
pädagoge, arbeitet in verschiedenen sozialtherapeutischen
und pastoralen Bereichen, Supervisor, Gründer des Vereins
STRUKTUR Wien, der Gemeindewohnungen für alkoholabhängige Menschen anbietet.

Hintergrund zur Entstehung des Buches

Otto-Michael Lesch und Henriette Walter

Da Alkohol- und Tabakkonsum häufig miteinander vorkommen, hat sich das wissenschaftliche Interesse an beiden Suchtmitteln in den letzten Jahren deutlich erhöht. Das Schädigungspotenzial beim gemeinsamen Gebrauch ist wesentlich höher als das von Alkohol oder Tabak allein. In der Praxis schildern Patienten häufig, dass sie eine der Abhängigkeiten problemlos beenden konnten, aber seit dieser Zeit sich das Einnahmeverhalten gegenüber anderen Substanz deutlich verschlechtert hätte (z. B. gelingt es Patienten, problemlos mit dem Rauchen aufzuhören, aber anschließend wurde der Alkoholmissbrauch deutlich problematischer). Nachdem wir immer mehr über die Entwicklung von Abhängigkeitserkrankungen wissen, und die Basisforschung immer besser erklären kann, wie die einzelnen Regelkreise des Gehirns funktionieren, ist es uns ein An-

O.-M. Lesch (✉) · H. Walter
Psychiatrische Universitätsklinik,
Medizinische Universität Wien, Wien,
Österreich
e-mail: otto.lesch@meduniwien.ac.at;
henriette.walter@meduniwien.ac.at

liegen, auch den klinisch Tätigen die Unterlagen zu liefern, die sie in der Therapie oder auch Beratung von Tabak- und Alkoholabhängigen benötigen. Die Differenzierung zwischen Phänomenen wie Belohnungssystem, Suchtgedächtnis, Entzugserscheinungen oder auch dem Verlangen (Craving) nach Tabak und Alkohol ist heute unbedingt notwendig, um eine rationale Therapie und Beratung durchzuführen. In der Literatur (Bleuler 1983; Forel 1930, 1935; Haller 2007; Konsensus-Statement: Substanzbezogene Störungen und psychiatrische Erkrankungen 2007) werden noch immer sehr alte Konzepte vertreten, die dann in allgemeine Regeln zur Therapie von Abhängigen münden, wobei man häufig bemerkt, dass von den Autoren Wertvorstellungen vertreten werden, die heute nicht mehr akzeptiert werden können. Rückfall wird immer als etwas Negatives gesehen, und auch das negative Stigma der Diagnose Abhängigkeit stellt noch immer ein großes Problem dar. Dieses Buch will versuchen, sachliche Informationen zu liefern, die bewusst machen, dass der Verlauf von Abhängigkeitserkrankungen nichts mit Schuld oder persönlicher Schwäche zu tun hat. Die praktisch Tätigen haben sich von diesen allgemeinen Therapierichtlinien meist gelöst und vertreten ein Konzept der „individuellen Therapie" für jeden Patienten. Diese Therapien heißen dann Therapie nach Dimensionen oder ressourcenorientierte Therapie oder auch Therapie, die nicht veränderbare Variable akzeptiert und veränderbare Variable zu beeinflussen versucht. Prinzipiell ist diesen modernen Ansätzen aus meiner Sicht zuzustimmen, in diesem Buch werden Faktoren dargestellt werden, die allgemeine Gültigkeit haben und in der Therapie von Abhängigkeitserkrankungen bei den meisten Patienten hilfreich sind. Die wissenschaftlichen Ergebnisse zu Untergruppen nach der Typologie nach Lesch stellen Grundlagen für die Therapie dar, die individuell oft noch modifiziert werden müssen. Der Veränderungswunsch sollte verstärkt werden und die Verbesserung der Veränderungskompetenz stellt den Anfang jeder Therapie dar. Gerade zur Motivationsarbeit nach den Untergruppen und zur Anticraving Medikation gibt es neue Daten, die eine 2. Auflage notwendig machten. Henriette Walter und ich haben in der 2. Auflage noch andere Experten um Hilfe gebeten, die sich vor allem aus psychologischer und neurophysiologischer Sicht mit dem Thema Motivation beschäftigen.

1.1 Ziele des vorliegenden Buches und der Grund für die 2. Auflage

Da wir heute wissen, dass eine Abhängigkeit eine Erkrankung eines Menschen in seiner Gesamtheit und insbesondere auch eine Störung der Hirnfunktionen und die Einnahme der jeweiligen Suchtmittel oft nur ein komplizierender Faktor ist, werden wir in diesem Buch in den Kapiteln zu Prävention, Diagnostik, Motivation und Therapie (Kap. 4, 5, und 9) vor allem auf diejenigen Faktoren eingehen, die den betroffenen Menschen helfen, und weniger auf Maßnahmen, die das Tabak- und Alkoholangebot beeinflussen. Wie in der EU-Resolution zur Suchtprävention 2005–2008 ausgeführt, ist Prävention primär so zu verstehen, dass Maßnahmen gesetzt werden sollten, die die Nachfrage nach Suchtmitteln reduzieren. Die Reduktion der Erreichbarkeit eines Suchtmittels wird zwar auch gefordert, aber bewirkt häufig nur eine Verschiebung zwischen verschiedenen Suchtmitteln. Alle anderen Maßnahmen, wie z. B. Gebote und Verbote, beeinflussen ein Missbrauchsverhalten, reduzieren aber in keiner Weise die Anzahl der Abhängigkeitserkrankungen. Man rechnet heute mit 7 % Lebenszeitprävalenz von Abhängigkeitserkrankungen, wobei diese Häufigkeiten in allen Kulturen etwa gleich hoch sind, unterschiedlich ist nur das führende gebräuchliche Suchtmittel. Rauchen scheint aber in fast allen Kulturen einen wesentlichen Beitrag zur Entstehung von Abhängigkeitserkrankungen zu leisten. In einem der Kap. 6 werden wir aufzeigen, welchen Einfluss das Rauchverhalten auf die Entwicklung aller Abhängigkeitserkrankungen, insbesondere auch von Alkoholabhängigkeit, hat.

Im Kap. 5 werden primär die Diagnosen Abhängigkeit, Missbrauch, Entzugssyndrom und Folgekrankheiten dargestellt, wobei wir ICD-10- und DSM-IV-Kriterien heranziehen werden. In der 2. Auflage berichten wir auch, welche wesentlichen Symptome zum ICD 11 (publiziert 2013 in englisch und 2015 in Deutsch) und DSM 5 (publiziert 2018) verändert wurden. Craving steht in den neuen Klassifikationssystemen im Vordergrund und die pharmakologischen Symptome wie Dosissteigerung und Entzugssyndrome treten in den Hintergrung z. B. in der Schmerztherapie führt erst die Symptomatik Craving zur Suchtdiagnose. Der jetzige Diagnoseprozess in diesen Klassifikationen ist eine „Top-Down-Diagnose" (zuerst erfolgt die Diagnose Abhängigkeit, und dann bewertet man einzelne Dimensionen nach dem Schweregrad und nach der Therapierbarkeit). Mit dieser Art Diagnostik, die viel zu grob ist und viel zu heterogene Krankheitsgruppen definiert, sind außer Epidemiologen alle klinisch tätigen Forscher und auch alle Therapeuten unzufrieden. Es wurden deshalb Untergruppen wie Typologien entwickelt, die je nach Fragestellungen auch auf ausreichend wissenschaftlichen Daten basieren, die für die Therapie und für die Forschung relevant sind, z. B. Fagerström-positiv vs. -negativ oder Alkoholtypologien nach Cloninger, Babor, Hesselbrock oder Lesch (Abb. 1.1)

In diesen neuen Diagnoseinstrumenten (ICD 11 und DSM 5) werden in der Diagnose der Abhängigkeitserkrankungen einfach die Suchtmittel (Kaffee bis Kokain) erfasst und nach der Häufigkeit der Symptome in 3 Schweregrade eingeteilt. Neu ist auch, dass die Varlaufsbeschreibung im ICD 11 und DSM 5 aufgenommen wurde und es im DSM 5 möglich ist, „Developmental Disorders" als eigene Kategorie bei Abhängigen zu kodieren. Abhängige mit Entwicklungsstörungen (Typ 4 nach Lesch) sind deutlich anders zu behandeln wie Abhängige ohne Entwicklungsstörung und haben auch eine andere Prognose (siehe Kap. 6 und 9). Tiermodelle und Basisforschung bilden oft nur einzelne Diagnosekategorien ab (z. B. Entzugstiermodelle oder genetische Tiermodelle). Wenn dann versucht wird, diese Ergebnisse der Basisforschung in Studien mit Menschen umzusetzen und man als Diagnose die Klassifikationen nach DSM-IV

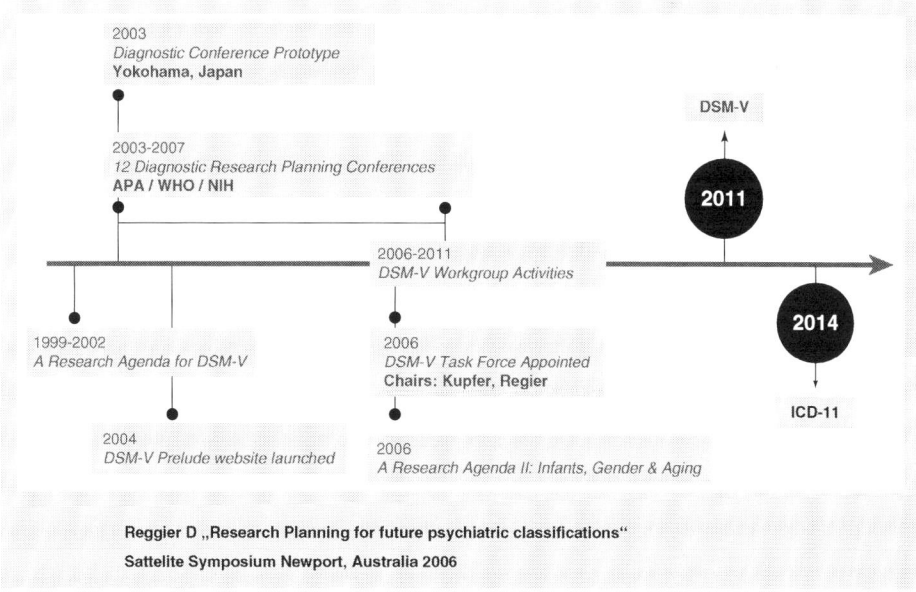

Abb. 1.1 DSM-V Timeline Overview

und ICD- 10 verwendet, ist klar, dass diese Diagnosen zu breit sind und oft nicht die Symptome aufweisen, die in der Basisforschung wichtig waren (z. B. werden Abhängige nach ICD 11 oder DSM IV ohne schwere Entzugssyndrome in die Studie eingeschlossen, obwohl in den Tiermodellen ein Entzugsmodell verwendet wurde).

Da diese unterschiedlichen Kategorien auch unterschiedliche biologische Vulnerabilitäten reflektieren, werden im Abschn. 7.3.2.2 vor allem die Regelkreise dargestellt, die man einzelnen klinischen Teilbereichen zuordnen kann. Dieser theoretische Hintergrund führt dann zur Empfehlung ganz unterschiedlich wirkender Medikamente für Entzug, Rückfallprophylaxe und Behandlung des Rückfalls.

Von vielen Autoren wird betont, dass Abhängigkeit als eine psycho-sozio-biologische Entwicklung zu sehen ist. Da mir keine Krankheit bekannt ist, die nicht psycho-sozio-biologische Fakten in ihrer Entwicklung aufzeigt, werden wir in diesem Buch versuchen, Untergruppen zu beschreiben, in denen die unterschiedliche **Gewichtung** dieser drei Ursachen aufgezeigt werden kann. Die theoretischen Überlegungen zu psychologischen Theorien der Abhängigkeitsentwicklung werden in einem eigenen Abschn. (3.2) dargelegt, wobei diese Theorien aber bis heute nur in der Verhaltenstherapie, in der Systemtherapie und in hypnotherapeutischen Konzepten auch therapeutische Relevanz nachweisen können. Da Abhängigkeitserkrankungen in ihren Häufigkeiten doch vor allem in Randgruppen oder gekoppelt mit Armut vorkommen, beschäftigt sich ein Kap. (10) ausführlich mit sozio-therapeutischen Ansätzen. In diesem Kapitel wollen wir ausführlich Fallbeispiele vorstellen, die klar zeigen, dass die soziale Integration auch

bei schwer depravierten Abhängigen Erfolge im Trinkverhalten und in der Lebensqualität der Betroffenen zeitigen können (z. B. können Obdachlose oder Abhängige in Gefängnissen sehr wohl resozialisiert werden).

1.2   Persönliche Gründe für den Autor, dieses Buch zu verfassen

In diesem Buch will ich versuchen, die in den letzten 40 Jahren gewonnenen wissenschaftlichen Daten so darzulegen, dass sie in die praktische Tätigkeit der Beratung und Behandlung einfließen können. Natürlich ist mir bewusst, dass ich dieses Ziel nur äußerst unvollkommen erreichen kann, und ich möchte mich schon jetzt bei allen Leserinnen und Lesern entschuldigen, weil ich sicher auch andere sehr wichtige Bereiche viel zu wenig berücksichtigt habe. Seit dem deutschen Standardwerk von Wilhelm Feuerlein „Alkoholismus – Missbrauch und Abhängigkeit. Entstehung – Folgen – Therapie", welches 1975 meine klinische Tätigkeit wesentlich beeinflusst hat, sind vor allem mehrere gute englische Lehrbücher (z. B. Johnson et al. 2003: „Handbook of Clinical Alcoholism Treatment"; Rommelspacher und Schuckit 1996: „Drugs of Abuse") erschienen, und im deutschsprachigen Raum wurden viele Teilaspekte publiziert (Batra 2005: „Tabakabhängigkeit. Wissenschaftliche Grundlagen und Behandlung"; Wiesbeck 2007: „Alkoholismus-Forschung – aktuelle Befunde, künftige Perspektiven"). In den vielen Jahren durfte ich in der Entwicklung des ICD 11 und DSM 5 mitarbeiten und auch Papers mit der UNO und WHO publizieren, so dass ich auch gelernt habe, die Hintergründe der Klassifikationen besser zu verstehen (UNODC und WHO (2016): International Standards of The Treatment of Drug Use Disorders). In diesen Standards wird zentral immer darauf hingewiesen, dass die Einhaltung der Menschenrechte, die frühe Diagnose und das evidence based therapeutische Vorgehen gefordert wird, wobei dies aber in vielen Ländern in keiner Weise befolgt wird. Nachdem seit 40 Jahren viele dieser Autoren mit meiner Forschungsgruppe gemeinsam wissenschaftlich gearbeitet haben, möchte ich jetzt sowohl unsere wissenschaftlichen Ergebnisse als auch die Reflexionen zur internationalen Forschung in diesem Buch in der 2. Auflage zusammenfassen.

Neben meiner wissenschaftlichen Tätigkeit habe ich nie auf die praktische Arbeit mit Patienten verzichten wollen. Viele Patienten sind sehr dankbar und halten den Kontakt über lange Zeit aufrecht. Dennoch wurde mir in den letzten zehn Jahren immer mehr bewusst, dass das Rauchen früher viel zu wenig beachtet wurde. Auch bei langfristiger Alkoholabstinenz ist das Rauchverhalten für die Lebenserwartung äußerst wichtig, und die Suchtexperten sollten das Rauchen viel stärker berücksichtigen. Die durch Alkohol vorgeschädigten Gefäße und chronisch gereizten Schleimhäute führten oft später durch Rauchinhaltsstoffe zu Krankheiten, die die Lebenserwartung auch von abstinenten Alkoholkranken deutlich verkürzten. Deshalb möchte ich in diesem Buch vor allem die Bedeutung dieser beiden Suchtmittel darstellen. Auf die Kombinationen mit illegalen Drogen, die immer wichtiger werden, wird nur kurz eingegangen, weil es den Umfang dieses Buches sprengen würde. In den meisten Kapiteln wird in der Literatur auf die Originalzitate der internationalen wie auch auf die Publikationen unserer Forschungsgruppe hingewiesen. Da ich dieses Buch aber vor allem für den praktisch Tätigen lesbar machen möchte, werde ich im Text Zitate nur dann angeben, wenn sie mir äußerst wichtig erscheinen. Nach jedem Kapitel wird die Literatur zur Verfügung gestellt. Da ich mich vor allem punkto soziologischer Modelle nicht als Experte verstehe, wurde das Kapitel über die Soziotherapie von meinem Kollegen Christian Wetschka verfasst, der schon viele Jahre in der Soziotherapie tätig ist.

Literatur

Batra A (2005) Tabakabhängigkeit. Wissenschaftliche Grundlagen und Behandlung. Kohlhammer, Stuttgart, S 164

Bleuler M (1983) Lehrbuch der Psychiatrie, 15. Aufl. Springer, Berlin

Forel A (1930) Die Trinksitten, ihre hygienische und soziale Bedeutung. Sozialst. Abstinentenbund d. Schweiz

Forel A (1935) Rückblick auf mein Leben. Zürich; Mémoires. Neuchâtel 1941; Out of my life and work. New York

Haller R (2007) (Un) Glück der Sucht. Wie Sie Ihre Abhängigkeiten besiegen. Ecowin

Johnson BA, Ruiz P, Galanter M (2003) Handbook of clinical alcoholism treatment. Lippincott Williams & Wilkins

Rommelspacher H, Schuckit M. (1996) Drugs of abuse. Elsevier, Amsterdam

UNDOC and WHO Commission on Narcotic Drugs (2016) International Standards for the Treatment of Drug Use Disorders

Wiesbeck GA (2007) Alkoholismus-Forschung – aktuelle Befunde, künftige Perspektiven. Pabst Science Publisher

Abhängigkeitserkrankungen – eine Volkskrankheit?

Otto-Michael Lesch und Henriette Walter

2.1 Einleitung

Suchtmittel sind primär meist pflanzlicher Natur, und sie sind sicher älter als die Menschheit. Es sind pharmakologisch wirksame Substanzen, und sie folgen damit natürlich auch den anerkannten pharmakologischen Regeln. Tausende von Jahren wurden sie von der Menschheit verwendet, und man behandelte mit Suchtmitteln die verschiedensten Erkrankungen. Schon seit mehr als 2000 Jahren weiß man, dass man mittels Rauch (Feuer- oder Tabakrauch) und auch mit Alkohol Krankheitserreger vertreiben kann. Noch vor 150 Jahren führte auch in Europa kontaminiertes Wasser häufig zu schweren körperlichen Beschwerden (auch mit Todesfolge). Diese gesundheitsschädigenden Wirkungen konnten beim Alkoholkonsum von Getränken, die nur einen nie-deren Alkoholgehalt hatten, in keiner Weise beobachtet werden. Alkohol wird nach wie vor als Desinfektionsmittel verwendet, und Schamanen am oberen Amazonas verwenden den Rauch von Tabak auch heute noch, um Krankheitserreger wegzublasen. Die psychopharmakologischen Auswirkungen von Alkohol waren immer schon bekannt, und es gab in praktisch allen Kulturen klare Regeln, in welcher Dosierung und zu welchen Zeitpunkten oder Gelegenheiten Alkohol und Tabak konsumiert werden durften, ja sogar genossen werden sollten (Rituale bei den Indianern [z. B. Friedenspfeife] oder vorgeschriebene Trinkgelage in der mexikanischen Kultur). Wenn man sich an diese Rituale nicht gehalten hat, waren Alkohol- und Tabakkonsum allerdings auch immer mit schwersten Strafen bis zur Todesstrafe verbunden.

Auch Platon hat im 3. Jahrhundert vor Christus bereits klare Regeln zum Konsum von Alkohol formuliert, und Plinius der Ältere (der von 23 bis 79 nach Christus lebte) hat in seinem Werk „Naturalis Historiae", im Abschnitt Medizin und Pharmakologie,

O.-M. Lesch (✉) · H. Walter
Psychiatrische Universitätsklinik, Medizinische Universität Wien, Wien, Österreich
e-mail: otto.lesch@meduniwien.ac.at;
henriette.walter@meduniwien.ac.at

© Springer-Verlag GmbH Deutschland, ein Teil von Springer Nature 2020
O.-M. Lesch, H. Walter (Hrsg.), *Alkohol und Tabak*,
https://doi.org/10.1007/978-3-662-60284-3_2

diese Regeln noch genauer spezifiziert (Plinius Secundus 1669). Er hat in einer seiner Schriften auch bereits Missbrauch definiert und therapeutische Empfehlungen zur Behandlung der Abhängigkeit angegeben.

Diese Regeln zum Gebrauch von Suchtmitteln haben heute genau die gleiche Gültigkeit wie vor mehr als 2000 Jahren. So empfiehlt Platon etwa, dass man im Rauschzustand weder Behandlungen noch politische Beratungen durchführen soll. Auf die Schäden für Ungeborene hat Platon ebenfalls bereits hingewiesen. Die Altersgrenzen haben sich natürlich in der neuen Zeit deutlich verschoben (43 Jahre entsprechen heute etwa 70 Jahren) (Abb. 2.1).

(Sekundäre Prävention) und Strategien, die Missbrauchende und Abhängige behandeln (Tertiäre Prävention). Die besten Ergebnisse in der Prävention zeigen dabei frühes Erkennen und suffiziente Interventionen, die Hilfe für Betroffene anbieten und vor allem in Risikogruppen anzusetzen sind (Trova et al. 2015; Paulino et al. 2017; Siqueira und COMMITTEE ON SUBSTANCE USE PREVENTION 2017;Yeh et al 2017). Neben diesen präventiven Maßnahmen ist die Therapie von Abhängigen nach Untergruppen äußerst wichtig, weil Jugendliche am Modell lernen und abstinente Abhängige für Jugendliche präventiv gegen den eigenen Missbrauch wirken (Lesch et al. 2004).

2.2   Prävention

In der Prävention differenziert man zwischen Maßnahmen, die die Nachfrage nach Suchtmitteln reduzieren (Primäre Prävention), und Frühinterventionen („Hinschauen, nicht Wegschauen, und Erkennen des Problems") vor Beginn des Suchtmittelmissbrauchs oder schon in sehr frühen Stadien des Missbrauchs

2.3   Die Diagnose Abhängigkeit

Missbrauch, Abhängigkeit und Entzugssymptomatik werden in allen Klassifikationen (z. B. DSM-IV, ICD-10) suchtmittelunspezifisch definiert. Folgekrankheiten werden jedoch vor allem vom Suchtmittel selbst verursacht, wobei die Wirkungen von Tabak und

Abb. 2.1 Brief von Platon

- Bis zum 18. Lebensjahr solle man keinen Alkohol trinken, damit man nicht Feuer zum Feuer gießt und die überschäumenden Gefühle des Jugendlichen unkontrollierbar werden.

- Zwischen dem 19. und 42. Lebensjahr solle man zeitweilig kontrolliert geringe Mengen zu sich nehmen, aber auf keinen Fall, wenn man zur Beratung, Behandlung oder „zum Weibe" geht.

- Ab dem 43. Lebensjahr soll man Dionysos anrufen und zeitweilig übermäßig Alkohol konsumieren, damit man die Mühen des Alterns besser erträgt und die Seele euthym bleibt.

Alkohol zu verschiedensten Folgekrankheiten führen (z. B. bei Tabak: Lungenerkrankung; bei Alkohol: Lebererkrankung). Die heute gebräuchlichen Klassifikationssysteme wie das ICD-10 und das DSM-IV haben eine jeweils sehr unterschiedliche Geschichte und sind auch aus sehr unterschiedlichen Gründen konzipiert worden. Die Weltgesundheitsorganisation (WHO) hat das internationale Klassifikationssystem für Erkrankungen (ICD-10) vor allem deshalb eingeführt, weil sie eine bessere Vergleichbarkeit der Häufigkeiten von Erkrankungen in den verschiedensten Ländern erreichen wollte. Mit dieser besseren Vergleichbarkeit sollten dann auch Kriterien erarbeitet werden, die zu einer Verbesserung der medizinischen Versorgungssysteme in den einzelnen Ländern führen. Bei ein und demselben Patienten sollten beim Vorliegen mehrerer Diagnosen alle diese Diagnosen kodiert werden, und bei jeder kodierten Erkrankung sollte noch, wenn möglich, die Art des therapeutischen Settings festgehalten werden (z. B. abstinent im stationären Bereich oder während der ambulanten Betreuung usw.). Dieses Klassifikationssystem hat sich für die Erfassung der Häufigkeit von Abhängigkeiten in verschiedenen Ländern bewährt. Es hat dazu geführt, dass in vielen Ländern die Therapien Abhängiger von den öffentlichen Krankenkassen übernommen werden, aber es hat auch dazu geführt, dass sehr allgemeine Therapieansätze und praktisch alle möglichen Therapien (von Schamanismus in Brasilien bis zu elektrischen cerebralen Reizungen in Russland) angeboten werden. Diese Therapieformen sind für den Einzelnen oft völlig inadäquat. Diese breite Suchtdiagnose ist für die Therapie damit viel zu wenig aussagekräftig, und aus diesem Grund haben sich viele Definitionen von Untergruppen entwickelt, die für ganz unterschiedliche Zwecke herangezogen werden (z. B. genetische Studien, Therapiestudien, Ätiologiestudien).

Die amerikanische psychiatrische Gesellschaft hat die vierte Version ihres Klassifikationssystems (DSM-IV) entwickelt, wobei die Diagnosen deutlich enger sind als im ICD-10. Im DSM-IV werden
bereits Untergruppen angeboten, und diese diagnostischen Zuordnungen im DSM-IV sollten vor allem für Forschungszwecke verwendet werden und damit die Forschungsergebnisse international besser vergleichbar werden. Im DSM-IV Source Book (Widiger et al. 1994) wird belegt, warum manche Kriterien in die Suchtdiagnostik aufgenommen wurden, und es finden sich auch Empfehlungen, welche Forschungsansätze weitergeführt werden sollten (Leitung der Forschung). Man ist heute mit beiden Instrumenten unzufrieden, und deshalb arbeiten sowohl die WHO als auch die amerikanische Gesellschaft für Psychiatrie an neuen Kriterien (siehe Kap. 5 und 6). Das DSM 5 hat jetzt auch Craving im Zentrum der Diagnose und ist damit viel näher am ICD 11. Der Schweregrad in beiden Systemen und auch Verlaufskriterien sind Verbesserungen, aber für Prävention und Therapie noch immer zu heterogen (Lesch 2009; Castaldelli – Maia et al. 2008; Saunders 2017; Poznyak et al. 2018)

2.4 Ätiologie der Abhängigkeit

Die Ätiologie von Missbrauch und Abhängigkeit ist, wie schon betont, vor allem in der Vulnerabilität von Menschen zu sehen und nicht nur in den Wirkungen verschiedener Suchtmittel. Ich möchte dies anhand der Ätiologie von Diabetes mellitus als Beispiel erklären. Diabetes mellitus ist eine Erkrankung des Zuckerstoffwechsels und anderer Vulnerabilitäten (z. B. Insulinstoffwechsel). Es wurden bei Diabetes mellitus zwei Untergruppen gebildet, wobei eine dieser Gruppen vor allem durch genetische Vulnerabilitäten (Zuckerstoffwechsel, Sensitivität für Insulin) bedingt ist, während in einer anderen Gruppe Umweltfaktoren, psychologische Auffälligkeiten und das metabolische Syndrom die Symptomatik bewirken und der in hohen Dosen eingenommene Zucker vom Körper nicht entsprechend verarbeitet werden kann. Zucker ist je nach Dosierung und Frequenz der Einnahme für beide Gruppen von Diabetikern eine Substanz, die gesundheitsschädlich oder sogar tödlich sein kann. Auch der rasche Entzug der Zuckerzufuhr führt bei Diabetes-mellitus-Patienten zu schweren körperlichen Störbildern, die sogar zum Tod führen können (Diabetisches Koma, Grandmal-Anfälle, vegetative Symptome, Durchgangssyndrome nach Wieck usw.).

Abhängigkeitskranke haben entweder eine genetische primäre Vulnerabilität, oder diese Vulnerabilität ist in sehr jungen Jahren, oft noch im Mutterleib, vor allem in den ersten Wochen der Schwangerschaft, durch Schädigungen erzeugt worden (z. B. rauchende und/oder trinkende Mütter). Schwere psychische Traumatisierungen können zu biologischen Vulnerabilitäten führen, die genauso ätiologisch wichtig sein können wie die der primären genetischen Vulnerabilitäten. Das Suchtmittel wird dann oft als Coping-Strategie zur Bewältigung des Lebens eingenommen.

Die nach psychotherapeutischen Schulen entwickelten psychologischen Ätiologiemodelle von Suchterkrankungen erklären immer nur einen Teilaspekt der Entwicklungen, haben aber bisher zu keinem spezifischen psychotherapeutischen Vorgehen geführt. Verhaltenstherapeutische Methoden (z. B. die BRENDA-Methode), systemische Therapieangebote und auch hypnotherapeutische Verfahren basieren auf wissenschaftlichen Daten, die die Wirksamkeit nachweisen, allerdings gibt es auch in diesem Bereich sowohl negative als auch positive Studien (Hester und Miller 2003; Volpicelli et al. 2001). Da Tabak und Alkohol überall leicht erhältlich sind, werden diese Suchtmittel bei verschiedensten psychischen Störungen missbraucht, und natürlich hat das Rauchen bei Kranken aus dem schizophrenen Spektrum eine andere Funktion als das Rauchen bei Menschen mit Zwangshandlungen oder Rauchen bei Impulskontrollstörungen (siehe Kap. 3).

2.5 Folgeschäden von Abhängigkeiten

Tabak- und Alkoholmissbrauch wie auch -abhängigkeiten haben Schädigungen der meisten somatischen Systeme zur Folge. Erkrankungen, die von Gefäßveränderungen über Präkanzerosen bis hin zu bösartigen Tumoren reichen, führen Patienten in verschiedenste ambulante und therapeutische Institutionen, wie z. B. Fächer für Innere Medizin, Chirurgie, Intensivmedizin, Psychiatrie und zum praktischer Arzt. Ursachen für diese Folgekrankheiten sind oft nicht nur das Einnahmeverhalten, sondern zusätzliche infektiöse Erkrankungen, schlechte Ernährung oder auch primäre

Empfindlichkeiten verschiedener Organe. Jeder Mensch hat sein spezifisches Organsystem, welches bei Belastungen jeder Genese krank wird. Im Kap. 7 zur medizinischen Bedeutung von Tabak und Alkohol werden die wichtigsten somatischen Erkrankungen vorgestellt, wobei am Ende dieses Kapitels auch herausgearbeitet wird, wie wichtig die Interaktionen zwischen Alkohol und den Medikamenten sind, die für die somatischen Erkrankungen eingenommen werden. Diese Interaktionen verändern die Wirkungen der meisten Medikamente und erklären in vielen Fällen, warum keine Verbesserung der Erkrankungen oder manchmal sogar eine Verschlechterung – verursacht durch diese medikamentöse Therapie – eingetreten ist. Die Beziehungen zwischen somatischen Veränderungen und Suchtmitteln können mittels biologischer Marker objektiviert werden, sodass das Einnahmeverhalten im Quer- wie auch im Längsschnitt gut beurteilbar ist (Abschn. 8.2).

2.6 Folgekrankheiten in den Hirnfunktionen

Die primären und sekundären Veränderungen im Hirnstoffwechsel und der Einfluss von Suchtmitteln auf alle Transmittersysteme sind eine der Grundlagen für das Verstehen von psychischen Folgekrankheiten, aber auch von Mechanismen, die zur Entstehung und Aufrechterhaltung von abhängigem Verhalten beitragen. Die Biologie der Belohnungssysteme wie auch die biologischen Grundlagen des Suchtgedächtnisses sind wichtige Funktionen in der Therapie von Abhängigkeitserkrankungen. Durchgangssyndrome nach Wieck, aber

auch verschiedene Mechanismen von Craving sind in der Therapie ebenfalls zu berücksichtigen (siehe Abschn. 7.3.1.2 und 7.3.2.2; Wieck 1967).

2.7 Untergruppen von Abhängigkeiten

Die Heterogenität der Tabak- und Alkoholabhängigkeit ist heute unbestritten, und es wurden weltweit über 100 Alkoholtypologien entwickelt. Es ist heute allgemein anerkannt, dass eine Vier-Cluster-Lösung am ehesten den verschiedenen Ansprüchen einer Diagnose gerecht wird (z. B. für Basis- und für Therapieforschung). Im Vergleich verschiedener Typologien zeigt sich, dass recht gute Übereinstimmungen zwischen verschiedenen typologischen Zuordnungen bestehen. Es gibt sowohl in der Basisforschung wie auch in der Therapieforschung Ergebnisse, die Untergruppen von Abhängigkeitserkrankungen validiert haben und die auch gezeigt haben, dass der Verlauf und diese Zuordnung zu den Untergruppen über mindestens fünf Jahre stabil sind (siehe Kap. 6). In unserer Forschungsgruppe haben wir die Typologie nach Lesch entwickelt, die in der Zwischenzeit international mittels psychophysiologischer, biologischer, therapeutischer und genetischer Studien untersucht wurde und wird, und es zeigt sich, dass sich diese Typologie für verschiedenste Fragestellungen eignet, aber insbesondere bestätigen die Studien, dass sich deren Untergruppen für therapeutische Überlegungen und für die Prognose als relevant herausgestellt haben (siehe Abschn. 6.3).

In der Tabakabhängigkeit differenziert man heute noch nach dem Rauchverhalten oder nach dem Fagerström-Score. Wir konnten therapierelevante Untergruppen von Rauchern wie bei der Alkoholabhängigkeit beschreiben, die mit an Sicherheit grenzender Wahrscheinlichkeit auch unterschiedliche Therapien benötigen (Lesch et al. 2004; Hertling et al. 2005; Ait – Daoud et al. 2005).

2.8 Motivation von Abhängigen

Ein wichtiger Aspekt jeder Abhängigkeit ist die Tatsache, dass diese Patientengruppe nicht motiviert ist, das Einnahmeverhalten zu verändern. Diese fehlende Motivation ist ein wichtiges diagnostisches Kriterium der Abhängigkeit. Der Patient sollte erleben, dass man an ihm als Person Interesse hat und dass man ihn berät, aber ihm unbedingt die Freiheit lässt, sein Therapieziel selbst zu bestimmen. Wir haben deshakb in der neuen Auflage derMotivation (psychotherapeutisch und biologisch) ein eigenes Kapitel gewidmet (Kap. 9). Oft ist das erste Therapieziel nur darin zu sehen, dass er häufiger den Kontakt zur Therapiestelle sucht und sich über die Therapie und die Prognose erkundigen möchte. Im Rahmen dieser Gespräche sollte dann neben einer Aufklärung ein Motivationsprozess in Gang gebracht werden, der zu einer Verringerung des Einnahmeverhaltens und vielleicht auch zur Abstinenz führt. Prochaska und DiClemente haben die Phasen der Motivation gut beschrieben (Prochaska und DiClemente 1992), und man sollte sich auch bewusst machen, in welcher Phase sich der Patient befindet, um einen Motivationsprozess zu starten. Den Patienten von seinem gegenwärtigen Platz abholen und Geduld im therapeutischen Prozess und im Erreichen der Therapieziele sind die wesentlichsten Elemente der Motivation (siehe auch Miller und Rollnick 2002: Das motivierende Interview). Die Ziele sollten klar formuliert sein, sie sollten realistisch in kurzer Zeit erreichbar sein, und sowohl Therapeut wie auch Patient müssen das vereinbarte Therapieziel akzeptiert haben. Die Art der Motivationsarbeit richtet sich nach Persönlichkeitsfaktoren und nach dem sozialen Setting. Folgekrankheiten oder selbstgefährdendes Verhalten zwingen oft dazu, sich an das Krisenkonzept zu halten. Man muss in diesem Bereich dann oft Handlungen setzen, die das Überleben des Betroffenen gewährleisten (z. B. stationäre psychiatrische AufnahmebeisuizidalerEinengung,oderz.B.Ösophagusvarizenblutung zwingt zur Aufnahme an einer Chirurgischen Abteilung).

2.9 Der Weg von der Motivation zur Therapie

Bei Abhängigkeitserkrankungen ist prinzipiell eine therapeutische Kette zielführend, weil wir wissen, dass viele von diesen Kranken eine Langzeitbetreuung benötigen. Akute Entgiftungen sind nur bei entsprechender medikamentöser Therapie, die zur Vermeidung von Entzugssyndromen führt, zu empfehlen. In vielen Fällen ist es besser, die Suchtmitteleinnahme langsam zu reduzieren und nicht abrupt abzusetzen (Pharmacological-extinction-Methode nach Sinclair 2001). Stationäre Therapien sollten in den meisten Fällen so kurz wie möglich gehalten werden, und anschließend sollte ein gutes therapeutisches ambulantes Setting angeboten werden. Je nach Untergruppe sind ganz unterschiedliche Maßnahmen notwendig. Rückfälle sind zu akzeptieren. Sie sind ein Teil der Abhängigkeitserkrankungen,

Altes Denken	Neues Denken
• Rückfälle sind Ausdruck schlechter Behandlung und eigenen Versagens	• Oft zeigen gerade Rückfälle, dass Verkrustetes aufbricht
• Bei Rückfälligkeit war die ganze Behandlung vergeblich	• Rückfälle sind Entwicklungschancen
• Rückfälle sind Katastrophen	• Rückfälle sind als aktive Gestaltungsversuche zur Bewältigung eigener Lebensprobleme zu respektieren
• Rückfälle sind ein weiterer Schritt auf dem Weg in die Selbstzerstörung	• Rückfälle sind sinnhafte Handlungen
• Rückfälle sind autonome Prozesse, „da kann man nichts machen"	• Rückfälle sind als Widerstand positiv zu würdigen
• Rückfälle sind Ausdruck von Gleichgültigkeit, fehlendem Abstinenzwillen und Uneinsichtigkeit	• Rückfälle sind Selbstheilungsversuche (z. B. Aufrechterhaltung des Selbstwertgefühls), sie fallen nicht vom Himmel
• Rückfälle enden im Siechtum	• Rückfälle sind Bestandteile jeder Entwicklung
• Rückfälle sind Ausdruck einer klaren Entscheidung zum Weitertrinken	• Abstinenz ist nicht der zentrale Gradmesser für die Beurteilung einer Behandlung
• Die wesentliche Rückfallursache ist das Verlangen nach Alkohol	• Der Weg aus der Sucht braucht Zeit
• Das erste Glas endet im Kontrollverlust	• Rückfall ist nicht gleich Rückfall

(Siehe auch STAR-Training nach Körkel und Schnidler)

Abb. 2.2 Altes und neues Denken zum Rückfall

und der Patient erlebt sein Trinkverhalten nur dann als Rückfall, wenn er selbst nur das Therapieziel Abstinenz akzeptiert hat (Schmidt 1992; siehe Kap. 9).

2.10 Rückfälle bei Abhängigkeitserkrankungen

Rückfall wird heute noch immer als etwas Negatives gesehen, obwohl wir in der Suchtforschung zeigen konnten, dass es für einige Patienten im therapeutischen Prozess sogar notwendig und nützlich ist, Rückfälle zu erleiden. Es gibt auch Untergruppen von Abhängigen, bei denen das primäre Therapieziel eine Reduktion im Schweregrad der Rückfälle ist. Neues und altes Denken zum Rückfall ist so zu sehen, wie dies in Abb. 2.2 dargestellt wird.

2.11 Spezifische Gruppen von Abhängigen

2.11.1 Komorbiditäten bei Abhängigkeitserkrankungen

Die Komorbidität mit anderen psychischen Erkrankungen muss sowohl bei Tabak wie auch bei Alkoholabhängigkeit berücksichtigt werden. Sie bestimmt oft das therapeutische Vorgehen und ist auch für die Prognose äußerst wichtig. Angst- und Depressionsphänomene sind in der Intoxikation oder im Entzug fast immer zu beobachten. Bei absoluter Abstinenz klingen sie meist nach zwei bis drei Wochen auch ohne jede Therapie ab und benötigen erst dann eine antidepressive Medikation, wenn diese Symptome nach drei Wochen noch weiter bestehen. Beruhigungs- und Schlafmittel sollten in der Abstinenz bei dieser Patientengruppe nur in Ausnahmefällen gegeben werden.

2.11.2 Übergewicht, Essstörungen

Übergewicht, Rauchen und Alkohol zeigen in der Entstehung und im Verlauf deutliche Zusammenhänge. Vor allem Frauen rauchen oft zur Gewichtskontrolle, wobei Frauen nach der Menopause eine noch spezifischere Patientengruppe von Rauchern darstellen.

Essstörungen vor Beginn der Abhängigkeit finden sich bei etwa 20 % der Alkoholabhängigen. Es gibt zu diesen Phänomenen nun neue wissenschaftliche Grundlagen, sodass heute in dieser Gruppe auch neue therapeutische Überlegungen zum Tragen kommen sollten.

2.11.3 Geschlechter

Wir kennen heute fast 50 wesentliche Geschlechtsunterschiede, die in der Forschung und Therapie Abhängiger berücksichtigt werden müssten. Diese Unterschiede sind so gravierend, dass Forschungsergebnisse, die bei Männern gefunden wurden, nicht auf Frauen übertragbar sind. In den meisten Studien werden viel zu wenige Frauen eingeschlossen, um eine valide Aussage auch für Frauen machen zu können. Die Geschlechter unterscheiden sich nicht nur im Alkoholstoffwechsel, sondern auch bezüglich Coping-Strategien (Umgang mit Stresssituationen) und den Erscheinungsbildern

von Abhängigkeitserkrankungen. Frauen entwickeln schon nach fünf Jahren Alkoholmissbrauch schwere körperliche Schäden, während sich bei Männern erst nach etwa zwölf Jahren diese Schäden zeigen. Alkoholkranke Frauen werden von ihren Männern verlassen, während alkoholkranke Männer von ihren Frauen meist weiter betreut werden, obwohl sie sich ihnen gegenüber oft massiv abwertend (verbal wie auch physisch) verhalten.

2.12 Abhängigkeit und Obdachlosigkeit

Vor allem die Alkoholabhängigkeit führt in den Verläufen der Typen IV und III nach Lesch zu schweren sozialen Depravationen, weshalb sich ein Kap. (10) mit der Soziotherapie dieser Randgruppen beschäftigt, und in diesem Kapitel kann auch gezeigt werden, welche massiven Mängel das medizinische System diesbezüglich hat und wie auch in dieser, oft bis zur Obdachlosigkeit bedrohten, Krankheitsgruppe sehr gute Ergebnisse in der Therapie der Abhängigkeit möglich sind (Platz 2007). Diese Patienten haben trotz ihrer sozialen Depravationen ein oft sehr hohes persönliches Potenzial. Wir konnten in einer Theatergruppe zeigen, dass Obdachlose zu sehr guten künstlerischen Leistungen fähig sind, und wenn man diese Potenziale ausschöpft, ist es oft erstaunlich, welch gute Ergebnisse zu erzielen sind (siehe Kap. 10). Das jedes Jahr stattfindende Fußballturnier für Obdachlose (EURO für Obdachlose) zeigt auch, dass sie trotz ihrer körperlichen Schäden oft gute Sportler sind und beispielsweise Fußball spielen können.

2.13   Polytoxikomanie

In den USA, aber auch in einigen europäischen Ländern wie z. B. Portugal oder Holland ist dieses chaotische Einnahmeverhalten von Alkohol, Tabak und illegalen Drogen eher die Regel, während es im deutschsprachigen Raum und vor allem in den ländlichen Weinanbaugebieten zur Kombination von Alkohol und Tabak, aber selten zur Einnahme illegaler Drogen kommt. In den USA kann man oft nur zwischen Alkoholabhängigen mit seltenem oder mit häufigem Kokainkonsum differenzieren. In Frankreich ist der Beigebrauch von Benzodiazepinen bei Alkoholabhängigen schon eher die Regel als die Ausnahme.

Dieses Thema ist äußerst umfangreich und würde den Umfang dieses Buches sprengen. Diese Krankheitsgruppe ist zwar soziologisch ganz gut untersucht, aus medizinisch psychiatrischer Sicht ist die Literatur aber nur als mäßig zu bewerten (siehe z. B. Johnson et al. 2003; Rommelspacher und Schuckit 1996). 2007 publizierte eine portugiesische Arbeitsgruppe Untergruppen von Alkoholkranken, wobei sie belegen konnte, dass eine jugendliche polytoxikomane Untergruppe von Alkoholabhängigen von allen anderen Gruppen, wie sie z. B. in der NETER-Typologie oder in der Typologie nach Lesch definiert wurden, abgegrenzt werden und mit eigenen Therapieschemen behandelt werden sollte (Pombo et al. 2008).

2.14   Nicht stoffgebundene Suchtformen

Diese pathologischen Verhaltensweisen (pathologisches Spielen, Arbeitssucht, Religionssucht usw.) betreffen sehr viele

Menschen und wurden im ICD-10 und DSM-IV unter anderem in den Kategorien Verhaltensstörungen und Impulskontrollstörungen kodiert. Aus unserem psychiatrischen Verständnis heraus sollten diese Verhaltensweisen als Reaktionsbildungen bei unterschiedlichsten psychiatrischen Störungen als sogenannte „Monomanien" zusammengefasst werden. Die Essstörungen scheinen besondere biologische und psychologische Ätiologien zu haben und sollten deshalb eine eigene Gruppe bleiben. Wieweit alle diese Störungen als Impulskontrollstörungen zusammengefasst werden können, wird heute weltweit diskutiert. Im ICD 11 und DSM 5 wurde nur die Spielsucht in die Suchtformen aufgenommen. Einige dieser Verhaltens- und Erlebensweisen erfüllen auch die Kriterien von Wahnaufbauelementen, wie dies z. B. in der Novelle „Der Spieler" von F. M. Dostojewskij sehr schön beschrieben wird. Der Spieler weiß, dass in Zukunft am Roulette z. B. die Zahl 13 kommen wird, und in dieser Interpretation ist er völlig kritiklos sicher und erfüllt damit die Jasper'schen Wahnkriterien. Da die Therapie und der Verlauf von „Monomanien" am wenigsten vom Verhalten abhängen, sondern viel stärker mit den Funktionen der „Monomanie" für die Betroffenen in Zusammenhang stehen, kann keine spezifische Therapieempfehlung für die „nicht stoffgebundenen" Suchtformen gemacht werden. Wir gehen in diesem Buch deshalb nicht auf diese Patientengruppe ein. Es war ein schwieriger Prozess, zu erreichen, dass stoffgebundene Suchtformen von der Krankenkasse als Krankheit anerkannt und daher auch bezahlt werden. Für Tabakabhängige selbst mit hoher biologischer Abhängigkeit (Fagerström mehr als 5) stehen viel zu wenige bezahlte Therapien zur Verfügung. Die Verwässerung des Abhängigkeitsbegriffes ist deshalb aus psychiatrischer Sicht absolut verzichtbar. Es ist heute sehr modern, neue Krankheiten zu definieren (von Burn-out bis zur Sexsucht). Man kann heute jedes „andersartige" Verhalten als Krankheit definieren, wobei man aber immer wieder bedenken muss, dass diese „neuen Krankheiten" vielen Gruppen dazu dienen, damit vor allem Geld zu verdienen oder andere Vorteile aus diesen Definitionen zu ziehen. Den betroffenen Personen helfen diese neuen Definitionen aber nur wenig, und sie belasten massiv unser Gesundheitssystem. Diese Gelder fehlen dann in der Therapie der schwer kranken psychiatrischen Patienten (z. B. gibt es keine flächendeckende psychiatrische Akutversorgung, viel zu wenige psychiatrische Liaison-Angebote im medizinischen und sozialen Versorgungssystem und zu wenig Betreuungsplätze für psychiatrische Patienten, die wir – weil wir noch keine wirksamen Therapiemethoden zur Verfügung haben – nur begleiten können). Die Umsetzung von wirksamen spezifischen Therapien nach Untergruppen von Krankheiten würden zum anderen Kosten sparen und damit unser Gesundheitssystem entlasten.

Literatur

Ait-Daoud N, Wiesbeck GA, Bienkowski P, Li MD, Pfützer RH, Singer MV, Lesch OM, Johnson BA (2005) Comorbid alcohol and nicotine dependece: from the biomolecular basis to clinical consequences. Alcohol Clin Exp Res 29(8):1541–1549

Castaldelli-Maia JM, Martins SS, Storr CL, Viana MC, Andrade LH, Andreade AG (2008) Investigating the dimensional diagnosis of ICD-11 nicotinedependence. Psychol Addict Behav 32(4):415–425

Hertling I, Ramskogler K, Dvorak A, Klingler A, Saletu-Zyhlarz G, Schoberberger R, Walter H, Kunze M, Lesch OM (2005) Craving and other characteristics oft he comorbidity of alcohol and nicotine dependence. European psychiatry 20(5–6):442–450

Hester RK, Miller WR (2003) Handbook of alcoholism and treatment approaches. Effective alternatives, 3. Aufl. Allyn & Bacon, New York

Johnson BA, Ruiz P, Galanter M (2003) Handbook of clinical alcoholism treatment. Lippincott Williams & Wilkins, Baltimore

Lesch OM (2009) Addiction in DSM V and ICD-11 state of the art. Fortschr Neurol Psychiatr 77(9):507–512

Lesch OM, Dvorak A, Hertling I, Klingler A, Kunze M, Ramskogler K, Saletu-Zylharz G, Schoberberger R, Walter H (2004) The Austrian multicentre study on smoking: Subgroups of nicotine dependence and their craving. Neuropsychobiology 50:78–88

Miller WR, Rollnick S (2002) Motivational interviewing: Preparing people for chane, 2. Aufl. Guilfort Press, New York

Paulino S, Pombo S, Ismail F, Figueira ML, Lesch O (2017) The role of sffective temperament as a predictor of relapse alcohol dependence. Personal Ment Health 11(4):278–289

Platz W (2007) Forensische Psychiatrie. In: Brüssow R, Gatzweiler N, Krekeler W, Mehle V (Hrsg) Strafverteidigung in der Praxis, 4. Deutscher Anwalt, Bonn

Plinius Secundus G (1669) Naturalis historiae. Sammlung Tusculum. Walter de Gruyter, Berlin

Pombo S, Reizinho R, Ismail F, Barbosa A, Figueira LM, Cardoso JMN, Lesch OM (2008) NETER1 alcoholic 5 subtypes: validity with Lesch four evolutionary subtypes. Int J Psychiatry Clin Pract 12/1:55–64

Poznyak V, Reed GM, Medina-Mora ME (2018) Aligning the ICD-11 classification of disorders due to substamce use with global service needs. Epidemiol Psychiatry Sci 27(3):212–218

Prochaska J, DiClemente C (1992) Stages of change in modification of problem behaviors. In: Hersen M, Eisler R, Miller P (Hrsg) Progress in behavior modification. Sage, Newbury Park, S 84–218

Rommelspacher H, Schuckit M (1996) Drugs of abuse. Elsevier, Amsterdam

Saunders JB (2017) Substance us e and addictive disorders in DSM-5 and ICD-10 and the draft ICD-11. Curr Opin Psychiatry 30(4):227–237

Schmidt G (1992) Sucht-„Krankheit" und/oder Such(t) – Kompetenzen lösungsorientierte systemische Therapiekonzepte für eine gleichrangig-partnerschaftliche Umgestaltung von „Sucht" in Beziehungs- und Lebensressourcen. In: Richelshagen K (Hrsg) Süchte und Systeme. Lambertus, Freiburg

Sinclair JD (2001) Evidence about the use of naltrexone and for different ways of using it in the treatment of alcoholism. Alcohol Alcohol 36(1):2–10

Siqueira LM, And Committee on substance use and prevention (2017) Nicotine and Tobacco as Substances of Abuse in Children and Adolescents. Pediatrics 139(1):e20163436. doi:10.1542/peds.2016-3436

Trova AC, Paparrigopoulos T, Liappas I, Ginieri-Coccossis M (2015) Prevention of alcohol dependence. Psychiatike 26(2):131–140

Volpicelli JR, Pettinati HM, McLellan AT, O'Brien CP (2001) Combining medication and psychosocial treatments for addictions: the BRENDA method. Guilford Press, NY

Widiger TA, Francws AJ, Picus HA, First MB, Ross R, Davis W. (1994) DSM-IV Sourcebook. Vol. 1. American Psychiatric Association. Washington DC.

Wieck HH (1967) Lehrbuch für Psychiatrie. Schattauer, Stuttgart

Yeh TC, Wang SC, Chang YT, Yeh CB (2017) Predictors of nicotine dependence in adolescents: symptoms of bipolar disorder and attention-deficit/hyperactiviry disorder. J Child Adolesc Psychopharmacol 27(4):366–373

Ätiologie der Abhängigkeitserkrankungen

3

Otto-Michael Lesch, Henriette Walter, Michie Hesselbrock,
Victor Hesselbrock und Benjamin Vyssoki

▷ In diesem Kapitel werden psychologische, soziale und biologische Theorien gelistet. Insbesondere werden jedoch neben diesen drei Ätiologien auch die Bedeutung und Gewichtung einzelner Faktoren aus den genannten Theorien dargestellt. Diese sind je nach der unterschiedlichen Verteilung von klinischen und psychopathologischen Symptomen sehr divergent. Die Rolle der Motivation je nach den unterschiedlichen Typen nach Lesch, die Frage der Willensentscheidung bei Abhängigen, verhaltenstherapeutische Theorien, wie das Reiz-Reaktionsmodell, die Rolle unterschiedlicher Erwartungshaltungen ebenso wie tiefenpsychologische Modelle, wie z. B. orale Störungen, frühe Traumatisierungen, autodestruktive Tendenzen usw., werden berücksichtigt. Bei den sozialen und biologischen Theorien wird insbesondere auf die Geschlechterunterschiede, Alkohol und Tabak in der Schwangerschaft eingegangen, wie auch auf physiologische Veränderungen und Ergebnisse aus der Grundlagenforschung.

O.-M. Lesch (✉) · H. Walter · B. Vyssoki
Psychiatrische Universitätsklinik, Medizinische
Universität Wien, Wien, Österreich
e-mail: otto.lesch@meduniwien.ac.at;
henriette.walter@meduniwien.ac.at;
benjamin.vyssoki@meduniwien.ac.at

M. Hesselbrock · V. Hesselbrock
University of Connecticut Health Center,
Farmington, USA
e-mail: hesselbrock@neuron.uchc.edu;
hesselbrock@neuron.uchc.edu

3.1 Das psychosoziobiologische Modell

Bei allen Erkrankungen werden psychologische, soziale, biologische und genetische Ursachen vermutet. Nur wenige dieser ätiologischen Überlegungen führen jedoch zu praktisch therapeutisch verwertbaren Ansätzen. Auch bei den Abhängigkeitserkrankungen wird immer wieder postuliert, dass psycho-bio-soziologische ätiologische Faktoren zu definieren sind. Die Heterogenität der Abhängigkeitserkrankungen, die heute unbestritten ist, wird in den Kap. 5 und 6 abgehandelt, und natürlich haben die Untergruppen von Abhängigkeitserkrankungen auch alle psycho-bio-soziologische ätiologische Faktoren, aber die Gewichtung und die Bedeutung der einzelnen Faktoren sind je nach Untergruppe sehr unterschiedlich. Alkohol- und Tabakabhängige, die regelmäßig mit Alkohol und Tabak ihre Entzugssymptome bekämpfen, sonst aber von der Persönlichkeit her und seitens des sozialen Umfelds keinerlei Auffälligkeiten zeigen, unterscheiden sich ätiologisch ganz klar von Alkohol- und Tabakabhängigen, die Alkohol und Tabak zur Stressbekämpfung in bestimmten Situationen benützen und keine oder nur milde Entzugserscheinungen haben.

Im Kap. 6 wird nach einer Darstellung der einzelnen ätiologischen Theorien aus psychologischer, soziologischer und biologischer Sicht ein Modell vorgestellt, welches sich sowohl zur Erklärung als auch zur Motivationsarbeit für den Patienten eignet. Das Modell erklärt auch den dynamischen Prozess der Abhängigkeitserkrankungen in einem Wechselspiel zwischen Ursache, Wirkung des Suchtmittels, Entzug des Suchtmittels und den Folgeproblemen.

3.2 Psychologische Theorien

Psychologische Theorien sind zahlreich, und jede psychotherapeutische Schule hat praktisch auch ein Modell für die Entwicklung von Abhängigkeitserkrankungen entwickelt (Springer-Kremser und Ekstein 1987). Viele von ihnen haben nur eine begrenzte Aussagekraft, andere wieder haben sich in der Therapie als nützlich erwiesen. Lange Zeit haben moralische Modelle den

klaren Blick auf die Ursachen von Abhängigkeitserkrankungen verstellt, wobei sich in den letzten Jahrzehnten immer klarer die Ansicht durchgesetzt hat, dass moralische Modelle abzulehnen sind (Carmona-Perera et al. 2014).

Da in vielen Ländern religiöse Gruppen in der Therapie noch immer wesentliche Beiträge in der Versorgung Abhängiger leisten, sind nach wie vor moralische Standpunkte in der Therapie Abhängiger nicht zu unterschätzen. Der „point of no return" als zentrales Merkmal für die Diagnostik der Abhängigkeit zeigt auch, dass die fehlende Motivation zur Lebensstiländerung oder die Motivation, tabakfrei und auch alkoholfrei zu leben, ein wesentlicher Teil der Abhängigkeitserkrankung sind. In der Intoxikation oder im Zustand der Entzugssymptomatik mit den fast immer vorhandenen Durchgangssyndromen unterliegt die Motivation nur im geringsten Ausmaß einer freien Willensentscheidung des Patienten.

Psychologische Theorien, die heute im Zusammenhang mit den Ursachen der Abhängigkeit noch diskutiert werden und die in der Psychotherapie in der Rückfallprophylaxe in Bezug zur Typologie nach Lesch herangezogen werden können, sind folgende:

3.2.1 Lerntheoretische Ansätze

Bei lerntheoretischen Erklärungsmodellen stehen die Fragen nach der Funktionalität des Alkohols und nach den Mechanismen der Einnahme im Vordergrund, die Schutz- und Risikofaktoren des Abhängigkeitsprozesses darstellen. Der Konsum wird als erlerntes Verhalten aufgefasst, das von den jeweiligen Lebensumständen und persönlichen Variablen bestimmt wird. Hull CL formulierte bereits 1943, basierend auf dem klassischen Konditionierungsmodell nach Pawlow, seine Spannungs-Reduktions-Theorie, die besagt, dass Individuen jene Reaktionen auf Reize erlernen, die zu einer Reduktion von Spannungszuständen im Körper führen (Hull 1943). Alkohol- und Tabakabhängigkeit sind demnach ein durch Verstärkung erlerntes Verhalten, das zur Verminderung von Spannungszuständen (oft auch Angst) führt. Dieses Verhalten von Rauchen und Alkoholzufuhr verstärkt aber dann wieder Spannungszustände, sodass es zu Dosissteigerungen kommen muss, um diese Spannungszustände wieder zu reduzieren. Dieser Kreislauf wird als ätiologischer Faktor zur Entwicklung von Abhängigkeitserkrankungen herangezogen. In dem Modell von Skinner BF (Transaktionales Modell des operanten Konditionierens) wird noch betont, dass positive und negative Stimuli dieses Einnahmeverhalten noch verstärken oder auch abschwächen können (Skinner 1938). Da die Wirkung von Tabak und Alkohol sofort auftritt, wird dies als positiver Stimulus erlebt, und dies bewirkt wieder den Stimulus zu rauchen oder zu trinken. Kurz zusammengefasst bewirken Stimuli der Umwelt und persönliche Stimuli das Einnahmeverhalten, und die sofort erlebte Wirkung ist selbst wieder als positiver Stimulus zu sehen. Entzugserscheinungen, die erst später auftreten und als Bestrafung erlebt werden, haben aufgrund des zeitlichen Ablaufes weniger Einfluss auf das Einnahmeverhalten (Schmitz und DeLaune 2003). In den Erwartungstheorien wird postuliert, dass der auslösende Stimulus, das Einnahmeverhalten und die Folgen dieses Einnahmeverhaltens zu einer Erwartungshaltung führen, die dann neuerliche Einnahme fördern oder

hemmen kann. Für die Alkoholeinnahme konnte man sechs Erwartungshaltungen definieren:

- die Erwartung, dass sich durch das Suchtmittel Sichtweisen angenehmer und positiver darstellen
- die Erwartung, dass das Suchtmittel persönliches und soziales Wohlbefinden steigert
- die Erwartung, dass das Suchtmittel die Sexualität positiv beeinflusst
- die Erwartung, dass das Suchtmittel Macht und Aggression verstärkt
- die Erwartung, dass das Suchtmittel das soziale Durchsetzungsvermögen verbessert
- die Erwartung, dass das Suchtmittel Spannungen reduziert oder sogar abbaut

Dieses Zusammenspiel zwischen Erwartung und pharmakologischer Wirkung von Alkohol und auch Tabak bildet sich auch biologisch ab und erlaubt verhaltenspharmakologische Überlegungen, die auch therapeutische Relevanz haben.

85 % der Bevölkerung trinken Alkohol, und je nach Alter rauchen 50 % im 18. Lebensjahr und 30 % im 50. Lebensjahr. Jugendliche lernen am Modell, und sie lernen früh in ihrem Leben, dass fast alle feierlichen Anlässe immer mit Alkohol in Verbindung stehen. Dieses soziale Lernen erlaubt es dann auch, Orte und Situationen zu definieren, in denen geraucht und getrunken wird und die wir heute als „Hot Spots" bezeichnen (Gaststätte, Party usw.). Genauso können wir aber sogenannte Orte und Situationen definieren, in denen normalerweise weder getrunken noch geraucht wird, sogenannte „Cool Spots" (z. B. Sport oder andere Aktivitäten). Je mehr Möglichkeiten eine Person hat, „Cool Spots" zu definie-

ren, und je mehr Coping-Strategien man hat, umso geringer ist die Gefahr der Abhängigkeitsentwicklung. Personen, die ihr Leben vor allem an „Hot Spots" leben und eine geringe Zahl von anderen Coping-Möglichkeiten haben, sind stärker gefährdet, eine Abhängigkeit zu entwickeln, und es fällt ihnen auch deutlich schwerer, sich aus einer Abhängigkeit zu befreien. Verhaltenstherapeutische Konzepte stützen sich vor allem auf diese lerntheoretischen Modelle. In pharmakologischen Studien wird die Verhaltenstherapie gerne standardisiert, und es hat sich heute die verhaltenstherapeutische Methode in einem standardisierten Interview in diesen Studien von Abhängigen durchgesetzt (Methode nach BRENDA: B = Biopsychosoziale Auswertung, R = Report [Bericht für den Patienten], E = Empathie, N = Need [Auswertung der Bedürfnisse], D = Direkter Rat, A = Auswertung der Reaktion); (Volpicelli et al. 2001).

In der Praxis ist vor allem beim Typ I und Typ IV nach Lesch dieser verhaltenstherapeutische Ansatz von hoher Relevanz.

3.2.2 Tiefenpsychologische Modelle

Diese Modelle stellen Störungen der prämorbiden Persönlichkeit in den Vordergrund. Die kindliche Entwicklung ist ein Prozess, der an bestimmten Stellen gestört wird, und es treten Fehlentwicklungen auf, die zur Disposition für Suchtentwicklungen führen. Zingerle hat 1994 drei zentrale Funktionen aus tiefenpsychologischer Sicht betont, nämlich erstens Abhängigkeit im Dienste der Befriedigung, zweitens Abhängigkeit im Dienste der Abwehr von

z. B. Depression und Angst und drittens Abhängigkeit im Dienste der Kompensation von z. B. Minderwertigkeitsgefühlen (Zingerle 1994). In unseren Arbeiten postulieren wir deshalb, dass beim Typ III nach Lesch vor allem Abwehrmechanismen bearbeitet werden müssen, während beim Typ II nach Lesch vorrangig die Auseinandersetzungen mit Kompensationsmechanismen in Bezug auf Minderwertigkeitsgefühle im Vordergrund stehen. Verlaufs- und Therapiestudien zu diesen Konzepten, nämlich zur Verknüpfung der Typologie nach Lesch mit tiefenpsychologischen Modellen, fehlen noch. In einem dreimonatigen stationären, tiefenpsychologischen Gruppenkonzept haben wir Gruppen mit Typ-I- und Typ-II-Patienten nach Lesch gebildet und dann gemessen, welche Veränderungen nach drei Monaten bei den Patienten, aber auch bei den Therapeuten stattgefunden haben. Bei Gruppen mit Typ-II-Patienten wird die analytische Gruppenarbeit sowohl vom Patienten wie auch von Therapeuten als äußerst interessant, fordernd und auch wirksam beschrieben. In Gruppen mit Typ-I-Patienten empfinden sowohl Patienten als auch Therapeuten die regelmäßigen Gruppensitzungen als äußerst mühsam, zum Teil sogar als höchst eintönig (Platz W und Lesch OM, nicht publizierte Daten).

3.2.3 Triebpsychologischer Ansatz

Strotzka H formulierte schon 1982, dass Abhängigkeit als Fixierung auf der oralen Entwicklungsstufe zu sehen ist (Strotzka 1982). Die tägliche Triebbefriedigung durch Rauchen und Trinken stellt den Versuch dar,

Triebkonflikte zu lösen, wobei die Triebhaftigkeit unkontrolliert und unsubliert ist. Freud betonte die oralerotische Komponente und erklärte dies durch Mangel an Zuwendung und durch emotionale Störungen in der frühen Kindheit, wobei Reifungsverzögerungen im Mittelpunkt stehen. Stimmungsverschiebungen und der Umgang mit Gefühlen, basierend auf der zugrunde liegenden unerkannten Unsicherheit, Wut und Schuld, sind für Freud wesentliche Kriterien für die Entwicklung einer Abhängigkeitserkrankung. Der Erwachsene regrediert unter Suchtmitteleinfluss, Hemmungen und Abwehr werden beseitigt, und unterdrückte Lustquellen werden wieder zugänglich. Das Suchtmittel ermöglicht den Rückschritt vom Realitätsprinzip zum Lustprinzip des Kindes und damit eine Flucht aus der Realität (Freud 1905; Innerhofer et al. 1993; Vogler und Revenstorf 1978). Freud sieht in der Masturbation die Urform der Abhängigkeit, und Radó spricht sogar von einem „pharmakogenen Orgasmus" (Radó 1926/1975). Eines der Motive des Einnahmeverhaltens ist der Drang nach Triebentladung. Fenichel O. sieht als Ursache eines überhöhten Alkoholkonsums Frustration und innere Hemmungen, das schwache Ich ist den rivalisierenden Impulsen von Über-Ich und Es ausgesetzt, es ist unfähig, Bedürfnisse und Triebwünsche sinnvoll zu befriedigen (Fenichel 2005). Das Ich wird also durch die Hilfe des Alkohols vom einschränkenden Über-Ich befreit, woraus Spannungs- und Angstminderung resultieren und damit Lustgewinn. Strotzka beschreibt auch für Depressionen den oralen Charakter als maßgebend: „Ein Patient mit einer schweren Depression ist ein oral abhängiges Individuum, dem die vitalen Zufuhren fehlen." (Strotzka 1982). In unserer Arbeitsgruppe wird deshalb diskutiert, dass vor allem für den

Typ III nach Lesch diese ätiologischen Überlegungen äußerst wichtig sind und für das therapeutische Vorgehen herangezogen werden sollten. Man behandelt die gemeinsamen psychologischen Ursachen, die zur Abhängigkeit und zur Depression führen (Nurnberger et al. 2002; Thompson und Kenna 2016).

3.2.4 Ich-psychologische Ansätze

Störungen der Ich-Organisation führen zu Wahrnehmungsstörungen, mit der Folge der mangelnden Differenzierung von Affekten und ihrer Signalfunktionen, zu Störungen der Objektbeziehungen, die sich häufig mit primitiven Abwehrmechanismen verbinden, zu Frustrationsintoleranz, zu Störungen der Affekt- und Impulskontrolle, zu Störungen des Urteilens, insbesondere der Antizipation der Wirkungen des eigenen Verhaltens auf andere, und zu Abhängigkeitskonflikten zwischen symbiotischen Ansprüchen und Autonomietendenzen. Feuerlein W sieht die Suchtmitteleinnahme als eine Möglichkeit, das in seiner Struktur geschwächte Ich zu stärken (Typ II nach Lesch). Auch Knight RP sieht Alkoholismus als Versuch an, emotionale Konflikte zu lösen, die durch erhöhte Ansprüche auf Triebbefriedigung, Aggressionen, Schuldgefühlte, Regressionen und Neigung zur Selbstbestrafung entstehen (Knight 1937). De Vito RA sieht exzessiven Alkoholmissbrauch als Schutz gegen unterschiedliche das Ich bedrohende Gefühle, wie z. B. starke und bedrohliche Affektzustände (De Vito 1970). Gleichzeitig werden Hemmungen beseitigt, und das Ausagieren dieser Affekte wird möglich. Alkohol schützt und stabilisiert das schwache Ich durch Affektreduktion und Grenzsetzung, er übernimmt

Funktionen, die beim gesunden Ich durch Abwehrmechanismen erfüllt werden (Feuerlein 1981, 1989; Kovačić-Petrović et al. 2018).

Impulskontrollschwächen beim Typ IV nach Lesch und Probleme in der Subjekt-Objekt-Beziehung beim Typ III nach Lesch sowie Ich-Schwäche beim Typ II nach Lesch werden heute diskutiert. Der Zusammenhang zwischen Impulsschwäche und Zwangshandlungen, gemessen mit der OCDS, der Skala nach Anton RF et al., ist die Ursache für das Trinkverhalten bei Typ-IV-Patienten, benötigt aber weitere Forschungsarbeit in diesem Bereich (Anton et al. 1995; Wang et al. 2018).

3.2.5 Objektpsychologisches Modell

Melanie Klein weist auf die wichtige Funktion der Mutter für die Entwicklung hin, wobei die ernährende, schützende und gute Mutter einer frustrierten, bedrohlichen und bösen Mutter gegenübersteht (Klein 1972). Gelingt die Internalisierung der guten Mutter nicht, so kommt es nach Balint M zu einer primitiven, unreifen Objektbeziehung (Balint 1970). Die Differenzierung von Selbst- und Objektrepräsentanzen gelingt nicht ausreichend, und so entsteht kein stabiles Gleichgewicht dieser beiden Objektbeziehungen. Diese Personen benötigen äußere Objekte, meist soziale Bezugspersonen, die jederzeit verfügbar sein sollten, um ihre Triebbedürfnisse zu befriedigen. Fallen diese Außen-Objekte in diesen Funktionen weg, bricht diese „primitive Abwehr" zusammen. Das durch die Außenstützung aufrechterhaltene „grandiose Selbst" bricht zu einem „entwerteten Selbst" zusammen, Suchtmittel werden dann zur Regulierung dieser Entwertung herangezogen (Typ II nach Lesch; Heigl-Evers et al. 1981; Heigl-

Evers und Standke 1991; Heigl und Heigl-Evers 1991). In dieser Entwicklung sind auch deutliche Geschlechtsunterschiede zu berücksichtigen (Kernberg 1979; Magnusson et al. 2012).

Bei einigen Vertretern des objektpsychologischen Ansatzes werden die autodestruktiven Tendenzen der Sucht besonders betont, so sieht Menninger KA die Selbstzerstörung als wesentliches Merkmal der Sucht, wobei er den Alkoholismus als eine Sonderform der Selbstbestrafung betrachtet, die einem chronischen langsamen Suizid entspricht (Typ III nach Lesch; Heigl und Heigl-Evers 1991; Menninger 1974; Baumeister 2003).

3.2.6 Narzissmustheoretischer Ansatz

Traumatisierungen in einer frühen Entwicklungsphase, in der das Kind seine Selbstwertgefühle noch nicht ausreichend regulieren kann, können eine Entwicklung zur Abhängigkeit bewirken (Jang et al. 2000).

Ein schwaches, mangelhaft integriertes Selbst und ein Mangel an Vorstellungen und inneren Bildern führen zu einer starken Überempfindlichkeit gegenüber narzisstischen Kränkungen, und Suchtmittel sollen diesen Effekt kompensieren, unterstützen jedoch noch das – an sich hohle – Grandiositätsgefühl (Menninger 1974) und reduzieren damit die Kritikfähigkeit dem eigenen Verhalten gegenüber. 1979 beschrieb Kernberg, dass Alkohol von narzisstischen Persönlichkeiten deshalb missbraucht wird, weil sie ihr pathologisches Größen-Selbst stützen und die als feindlich und frustrierend erlebte Umwelt abwehren wollen (Adams 1978; Kernberg 1979; Kernberg et al. 2000; Passett 1981; vom Scheidt 1976).

3.2.7 Systemtheoretische Erklärungsmodelle

Aus systemischer Sicht sind Abhängigkeiten nicht nur dem Individuum zuzuordnen, sondern zeigen eine Störung des gesamten Ökosystems auf, in dem ein Mensch lebt. Der Mensch lebt in einem Gleichgewicht zwischen Individuum, Verhalten und Umwelt. Änderungen dieses Systems und Störungen dieses Gleichgewichtes benötigen eine Adaptation des Erlebens und Verhaltens des Individuums (Sudhinaraset et al. 2016).

Gelingt es dem Individuum nicht, dieses Gleichgewicht zu stabilisieren, werden oft Suchtmittel eingesetzt, um diese gestörten Regelkreise zu beeinflussen. Alkohol zum Beispiel wird zum zentralen Organisationsprinzip für die partnerschaftliche Interaktion mit der Hauptfunktion der Aufrechterhaltung oder Wiederherstellung eines Gleichgewichtszustandes (Schmid 1993). Systemische Probleme beim Typ-I-Alkoholabhängigen nach Lesch sind als sekundäre Probleme zu sehen, die hauptsächlich durch die chronische Intoxikation bedingt sind und vor allem zu Beginn der Therapie beachtet werden sollten. Im Typ II nach Lesch ist der mächtige und bestimmende Partner in Bezug zum geringen Selbstwertgefühl des Abhängigen ein wichtiger ätiologischer und therapeutischer Faktor. Im Typ III nach Lesch ist die fehlende Nähe zwischen Partnern und zwischen Patient und sozialem Umfeld oft ein wichtiger ätiologischer und therapeutischer Faktor, wobei sich der Patient äußerst mächtig fühlt. Im Typ IV nach Lesch gibt es oft keinen oder einen trinkenden Partner, und die gesamte Umwelt wird als negativ und feindlich erlebt. Nur im Rausch können diese Patienten die Aggressionen spiegeln,

und diese Interaktionen führen dann auch zu Prozessen, die das Einnahmeverhalten so schwer durchbrechbar machen. Bei allen Alkoholabhängigen durchlaufen die Angehörigen den Prozess der Co-Abhängigkeit. Zu Beginn kann der Abhängige unter Umständen bewundert werden, so große Mengen Alkohol trinken zu können. Nach den ersten Exzessen tritt das Einnahmeverhalten in den Vordergrund der Beobachtung, und es kommt zu Versprechungen, das Einnahmeverhalten zu reduzieren; dann werden Kontrollmechanismen etabliert, und nachdem dies auch nichts nützt, nimmt der Angehörige dann die Rolle des Richters ein, und es kommt zu Verurteilungen des „moralisch verwerflichen Verhaltens" (zum Thema Co-Abhängigkeit siehe auch: Beiglböck et al. 2006).

3.3 Soziale Erklärungsansätze

Epidemiologische Studien zeigen, dass das Rauch- und Trinkverhalten von sozialen Gegebenheiten abhängt. Länder mit einem alkoholpermissiven Klima haben deutlich höhere Raten von Alkoholgebrauch und -missbrauch als Länder mit einer Kultur, in der Alkoholtrinken ein nicht gewünschtes Verhalten ist (z. B. christliche Länder vs. moslemische Länder). Länder mit sozialer Sicherheit, garantierter Ausbildung und einem sicheren Arbeitsplatz haben ein geringeres Suchtmittelproblem als Länder mit Unsicherheiten und unsicherem Ausbildungsweg. Suchtmittelkonsum setzt sich in Familien fest, und neben biologischen Faktoren, die später dargestellt werden (siehe Abschn. 3.4), spielt sicher das soziale Lernen am Modell der geliebten Erwachsenen eine große Rolle (Tucker et al. 2008).

Die Sozialisation der Geschlechter ist je nach Kultur sehr unterschiedlich und beeinflusst natürlich auch das Rauch- und Trinkverhalten. Es gibt heute umfangreiche Literatur, die belegt, dass die Wertvorstellungen, die dem Jugendlichen von der Familie mitgegeben wurden, und die Wertvorstellungen, die die Jugendgruppen, in denen sich der Jugendliche aufhält, dominieren, das Einnahmeverhalten signifikant beeinflussen. In der „Peergroup"-Forschung konnte klar gezeigt werden, dass die Einstellung der Gruppe in Bezug auf Suchtmittel und Verhalten wichtiger ist als individuelle Einstellungen zum Suchtmittelgebrauch. Die Gruppe bestimmt, ob geraucht oder getrunken wird. Soziale Entwicklungen einer Gesellschaft, die dem Jugendlichen weder Freiraum noch Experimentierfelder, sondern nur Gebote und Verbote mitgeben, fördern das Einnahmeverhalten. Jugendliche müssen Zeit und Räume haben, ihre Jugend altersadäquat auszuleben. Zu starre Regeln, die nicht von Jugendlichen als ihre Regeln akzeptiert werden, fördern das Einnahmeverhalten. In allen Kulturen hat es klare, von der Gesellschaft akzeptierte Regeln und Rituale gegeben, in denen Suchtmittel erlaubt oder verboten waren. Die Erwachsenenwelt hält sich an keine Rituale und Regeln mehr und versucht trotzdem, Jugendlichen diese Rituale vorzuschreiben. Diese Doppelmoral fördert den Suchtmittelmissbrauch. Die Veränderungen der Familienstrukturen (knapp 60 % Scheidungsrate in Wien, Patchworkfamilien, 40 % alleinerziehende Frauen, Leben an der Armutsgrenze usw.) führen zu Entwicklungsstörungen, die wieder den Missbrauch fördern (Jessor und Jessor 1978; Lazarus und Launier 1978). Je unterschiedlicher die Einkommensverhältnisse in einem Land sind, desto höher ist der Suchtmittelmissbrauch. Geschlechtsunterschiede bei den Gehältern, aber auch in der Sozialisation (z. B. mächtiger, verdienender Mann vs. abhängige Frau oder umgekehrt) fördern den Suchtmittelmissbrauch. McClelland DC et al. zeigen zum Beispiel, dass Männer Alkohol verwenden, um Macht und Stärke besser ausleben zu können (McClelland et al. 1972). Diese soziologischen Ätiologien sind je nach Kultur und sozialem Wohlstand noch deutlich differenzierter zu beschreiben und können bei Experten für soziologische Fragen noch viel genauer nachgelesen werden (Cahalan 1970; Eisermann 1973; Quensel 2004; Reinhardt 2005; Schulz 1976; Springer 1995; Vogler und Revenstorf 1978; Zander et al. 2006).

Abhängigkeitserkrankungen sind in allen westlichen Gesellschaften etwa gleich häufig. Man nimmt an, dass etwa 7 % der Bevölkerung im Laufe ihres Lebens in jeder Kultur die Kriterien einer Abhängigkeit entwickeln. Die Frage, welches Suchtmittel gewählt wird, ist jedoch abhängig von den sozialen Bedingungen, der Erreichbarkeit und dem Image des Suchtmittels. Soziale Entwicklungen und Belastungen, die dazu führen, dass es Personen über längere Zeit psychisch schlecht geht und diese auch keine Zukunftsperspektiven sehen, führen bei den Betroffenen signifikant häufiger auch zu psychiatrischen Beschwerdebildern. Je häufiger diese auftreten, umso eher wird auf ein Suchtmittel als Psychopharmakon zurückgegriffen. Im Kapitel zur Prävention (4) werden diejenigen Faktoren herausgearbeitet, die gefördert werden sollen, um eine Suchtentwicklung zu reduzieren. Prinzipiell müssen sich solche Maßnahmen an den Einzelnen in seinem System richten. („Hinschauen und Helfen" ist das Prinzip, und nicht „Wegschauen und Vorschriften machen".) Die Reduktion der Nachfrage nach einem Suchtmittel ist das Ziel jeder Abhängigkeitsprävention. Eine Verschlechterung der Erreichbarkeit eines Suchtmittels führt meist nur zur Verschiebung zu einem anderen Abhängigkeitsprozess und verhindert keinen einzigen Abhängigkeitskranken. In Russland wurde nachgewiesen, dass auch bei schärfsten Kontrollen und einer Armut, die es nicht erlaubt, ein Suchtmittel zu erwerben, Jugendliche im Notfall dann zu billigsten Suchtmitteln greifen (beispielsweise Feuerzeugbenzin inhalieren) oder so lange in einen leeren Plastiksack atmen, bis sie durch die Hypoxie und die Kohlenmonoxidvergiftung einen Rauschzustand und ein Durchgangssyndrom erleiden. Todesfälle sind beim Atmen in einen Plastiksack nicht selten und wurden auch schon in Westeuropa beobachtet. Auch die Prohibition in den USA hat nur die Kriminalität gefördert, aber keine Verbesserung der Abhängigkeitszahlen produziert (Gomberg 2003).

3.4 Biologische Theorien zur Ätiologie von Tabak- und Alkoholabhängigkeit – verfasst mit Henriette Walter

Die Literatur zur Basisforschung sowohl zum Thema Alkohol als auch Tabak ist bereits so umfangreich, dass nur ganz wesentliche Befunde in diesem Buch dargestellt werden können. Beforscht wurde nicht nur die Krankheit „Sucht", sondern in Tiermodellen wie auch in der Forschung am Menschen wurden Einzelphänomene wie die Wirkung von Suchtmitteln, Entzugssymptome, Craving oder Folgekrankheiten biologisch untersucht (Lawrence et al. 2013; Akkisi-Kumsar und Dilbaz 2015).

Das Wissen zu biologischen Suchttheorien stammt vor allem von neuronalen Modellen, von Tierversuchsmodellen, von Zellkulturen, von genetischen Daten und letztlich auch von Rückschlüssen aus Verlaufs-, Therapie- oder Zwillingsstudien an Menschen (Hill et al. 2000; Ferraguti et al. 2015; Palmisano und Pandey 2017; Kendler et al. 2016).

Der schädigende Einfluss von Tabak und Alkohol vor allem auf das sehr junge Lebewesen und vor allem auf die Entwicklung des Gehirns ist ein wichtiger ätiologischer Faktor für jede Suchtentwicklung (Carson 2015; Cross et al. 2017).

3.4.1 Wichtige Aspekte zu Tabak und Alkohol aus der Grundlagenforschung

Alkohol- und Tabakkonsum sind eng verbunden, und meist sind Menschen mit hohem Alkoholkonsum auch schwere Raucher (Bien und Burge 1990; Collins 1990; Zacny 1990). Vermutet wird, dass Tabak das „Sich-besser-Fühlen" bei Alkoholkonsum verstärkt, wobei vor allem die Wirkungen auf mesolimbische dopaminerge Rezeptoren, die im Nucleus accumbens lokalisiert sind, als Erklärung dafür herangezogen werden (Koob et al. 1998; Koob und Moal 2006; Kapusta et al. 2006, 2007; Chitty et al. 2014).

Das komplexe Verhalten von Rauchen und Trinken wird heute vor allem durch das Zusammenspiel von genetischen Faktoren mit Umwelteinflüssen verstanden. Heath AC et al. geben die Vererbbarkeit von Alkoholabhängigkeit mit 64 % an (Heath et al. 1997). Ähnliche Studien bei Nikotinabhängigen zeigten eine Vererbung von 60 % (True et al. 1997). Die Tatsache, dass genetische Faktoren sowohl Rauchen als auch Trinken beeinflussen, wurde in Zwillingsstudien gezeigt. In einer Studie an Tabak- und Alkoholabhängigen konnten True et al. eine genetische Korrelation von 0,68 % feststellen, sodass heute mit großer Wahrscheinlichkeit angenommen werden kann, dass für Alkohol- und Nikotinabhängigkeit gemeinsame zugrunde liegende genetische Vulnerabilitäten vorliegen (True et al. 1999). Die Häufung beider Abhängigkeitsformen in Familien ist jedoch nicht nur genetisch zu sehen, sondern könnte auch mit der frühen Intoxikation während der Schwangerschaft (trinkende und/oder rauchende Mutter) zumindest zum Teil erklärt werden. In Linkage-Studien wurden verschiedene chromosomale Regionen untersucht, wobei jedoch bisher keiner der Gen-Loci repliziert werden konnte. Alle beschriebenen Loci jedoch zeigen einen Einfluss auf die Regulierung des dopaminergen Systems. Daneben gibt es auch Anhaltspunkte, dass das Noradrenalin-System, das Serotonin-System und der nikotinische Acetylcholinrezeptor in dieses Suchtverhalten involviert sind. Wodarz N et al. stellten die Bedeutung serotonerger Systeme in Bezug auf das Trink- und Rauchverhalten dar (Wodarz et al. 2004). Serotonindefizite fanden sich bei beiden Abhängigkeiten, wobei vor allem Typ-II-Alkoholabhängigkeit nach den Cloninger-Kriterien wie auch eine antisoziale Persönlichkeit und Symptome wie

Aggressivität, Suizidalität, Brandstiftung und pathologisches Spielen zu serotonergen Defiziten in Beziehung gesetzt wurden (Bailer et al. 2004, 2005, 2007a, b; Brown und Linnoila 1990; Cloninger 1987; Frank et al. 2005; Kruesi et al. 1992; Virkkunen et al. 1994). Die neueren Erkenntnisse, dass sowohl hemmende als auch aktivierende serotonerge Funktionen eine Rolle spielen, wurden vor allem von Pettinati HM et al. aufgegriffen, die meinen, dass primär Ungleichgewichte in diesem serotonergen System für die Suchtentwicklung wichtig sind (Pettinati et al. 2003). Chronobiologische Aspekte des serotonergen Systems dürfen aber nicht unterschätzt werden (Praschak Rieder et al. 2008). Lallemand F et al. zeigten, dass im Alkoholentzug, aber auch im Nikotinentzug Veränderungen der Glutamat-GABA-Systeme in unterschiedlicher zeitlicher Abfolge zu beobachten sind (Lallemand et al. 2006, 2007; Ostrumov und Dani 2018). Dieses Ungleichgewicht bleibt manchmal auch über längere Zeit bestehen, wobei vor allem Patienten mit schweren Entzugssyndromen (Lesch Typ I) auch in der Abstinenz unter starkem Alkoholverlangen leiden und deshalb Substanzen empfohlen werden, die dieses Gleichgewicht wiederherstellen sollen (Acamprosat).

In den letzten Jahren wurde auch das opioide System, welches eine modulierende Rolle des dopaminergen Systems einnimmt, stärker diskutiert. Die in Tierstudien gewonnenen Erkenntnisse, dass Opiatrezeptorblocker (Naltrexon) das Trinkverhalten reduzieren, konnte dann auch von O'Malley et al. 2002 und Volpicelli et al. 1997 beim Menschen repliziert werden (siehe Abschn. 9.5.1.1). Alkohol verstärkt die Endorphinausschüttung, und dies aktiviert indirekt das dopaminerge System (Gianoulakis 2004). Vor allem in Bezug auf die Interaktion Rauchen und Alkohol steht heute das cholinerge System im Zentrum des Interesses. Ethanol wirkt auch auf den nikotinischen Acetylcholinrezeptor und aktiviert diesen (Otto et al. 2017; Tarren und Bartlett 2017). Diese Aktivierung von acetylcholinergen und dopaminergen Neuronen könnte eine Erklärung für die Interaktion zwischen Tabak- und Alkoholabhängigkeit sein (Cardoso et al. 1999; Mann 2004; Söderpalm et al. 2000; Nocente et al. 2013). Bei Alkoholabhängigen konnte die Zerstörung cholinerger Neurone in der basalen Hirnrinde gezeigt werden, und dies könnte cholinerge Funktionen verschlechtern. Da auch in Neuroimaging-Studien gezeigt werden konnte, dass die Aktivität des Hippocampus reduziert wird, könnten diese Verringerungen im cholinergen System für die kognitiven Störungen Alkoholabhängiger verantwortlich sein (Arendt 1994; Pepeu und Grazia 2017; Littleton et al. 2007). Auch beim CB1-Rezeptor wird eine indirekte dopaminagonistische Wirkung angenommen, wobei heute der genaue Mechanismus nicht bekannt ist. Man nimmt an, dass CB1-Rezeptor-Antagonisten das Einnahmeverhalten von Tabak und Alkohol beeinflussen können (Woods 2007; Soyka et al. 2008; Assini et al. 2012).

3.4.2 Aspekte aus dem Alkohol- und Tabakmetabolismus

Tabak hat etwa 4800 verschiedene Inhaltsstoffe, die je nach Zusammensetzung sehr unterschiedliche Wirkungen entfalten können. Soweit man derzeit weiß, scheint für den Gehirnstoffwechsel das Nikotin der wesentlichste Inhaltsstoff zu sein, wobei Kohlenmonoxid und andere Rauchinhaltsstoffe bisher noch zu wenig beforscht wurden. Veränderungen im nikotinischen Acetylcholinrezeptor und Wirkungen auf das Monoaminooxidase-System (MAO) sind die wichtigsten Überlegungen zur Entwicklung von Tabakabhängigkeiten (Rendu et al. 2011). Alkoholische Getränke beinhalten neben Ethanol auch Methanol und andere längerkettige Alkohole (Pohanka 2016; Beauchamp et al. 2016). Die Stoffwechselprodukte wie Azetaldehyd (Abb. 3.1) von

Abb. 3.1 Methanolgehalt von Getränken

Methanolgehalt (mg/l) in alkoholischen Getränken

Bier 4–50	Sliwowitz 1.500–4.000
Weißwein 15–45	Rum 6–70
Rotwein 70–130	Scotch 100–130
Weinbrand 200–350	Irish 10–110
Cognac 180–370	Bourbon 200–300
Kirschwasser 1900–2.500	Aquavit 5–650
Zwetschkenwasser 3.000–4.500	Gin 10–1.350
Likör 10–560	Wodka 5–170

Bonte W 1987

Ethanol und Formaldehyd von Methanol scheinen für die Entwicklung zur Abhängigkeit von eminenter Bedeutung zu sein.

Die Metabolisierung von Ethanol und Methanol ist bei Alkoholabhängigen gegenüber einer gesunden Kontrollpopulation deutlich verschieden. Genetische Faktoren des Alkoholmetabolismus spielen hier eine wesentliche ätiologische Rolle (Aldehyddehydrogenasevariationen). Die Typologie nach Lesch zeigt aber auch, dass in den nach Lesch definierten Untergruppen der Alkoholmetabolismus signifikant unterschiedlich ist. In einer Studie an 61 alkoholisierten Alkoholabhängigen wurden die Eliminationen in Bezug zur Typologie untersucht. Im Typ I wird Ethanol am raschesten eliminiert und im Typ I wird auch

Methanol am schnellsten verstoffwechselt, obwohl Ethanol noch mit über 0,2 mg/l im Blut ist. Im Gegensatz dazu erfolgt die Eliminierung von Ethanol und Methanol im Typ IV nach Lesch äußerst langsam (Sprung et al. 1988; Mackus et al. 2017) (Abb. 3.2).

Alkoholisierte Alkoholabhängige metabolisieren Ethanol und Methanol sehr unterschiedlich. In dieser Abbildung ist die Methanolelimination dargestellt, und im Typ I nach Lesch wird Methanol sehr rasch ausgeschieden, während im Typ IV nach Lesch nur eine sehr langsame Metabolisierung stattfindet (Wakayama et al. 2016). Wir nehmen heute an, dass die zentralen Wirkungen des Alkohols vor allem von den Aldehyden hervorgerufen werden, während die peripheren Schäden vor allem durch

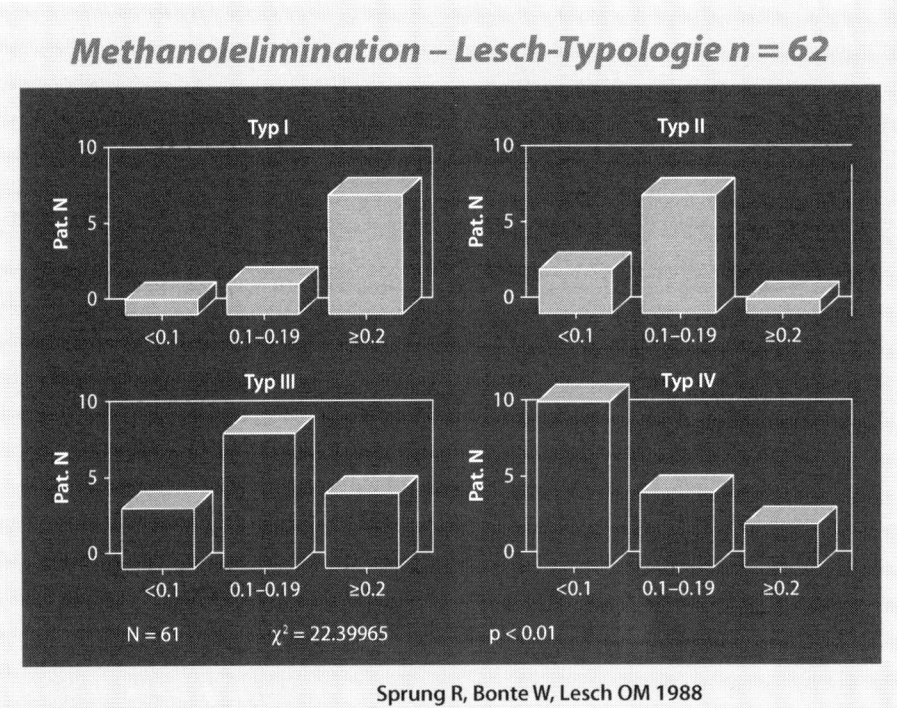

Abb. 3.2 Methanolelimination in Bezug zur Lesch-Typologie

den Alkohol selbst zustande kommen. Aldehyde kondensieren mit Dopamin zu TIQs und mit Indolaminen zu Beta-Carbolinen (Juricic et al. 2012). Diese Beta-Carboline (vor allem Norharmane) entstehen nicht nur durch Alkohol, sondern vor allem auch durch Rauchinhaltsstoffe.

3.4.3 Schädigungen durch Tabak und Alkohol in der Schwangerschaft – ein Risikofaktor

Eine genauso wichtige Vorbedingung zur biologisch bedingten Abhängigkeitsentwicklung ist die Schädigung des sehr jungen Gehirns durch Suchtmittel. Rauchen und Alkohol während der Schwangerschaft führen zu deutlichen Veränderungen der Hirnfunktion. Während beim Alkohol das Trinkverhalten der Mutter für die Entwicklung des Kindes die wichtigste bekannte Ursache für Schäden des Kindes ist, ist beim Rauchen nicht nur das Rauchen der Mutter, sondern auch das Passivrauchen äußerst schädlich. In sozial armen Schichten leben oft viele Menschen in sehr kleinen Wohnungen, und wenn alle rauchen, ist auch die passive hohe Aufnahme des Tabakrauchs bei der Mutter zu berücksichtigen (Lange et al. 2015; Shisler et al. 2017).

3.4.3.1 Rauchen in der Schwangerschaft

Zahlreiche Studien belegen schwerwiegende negative Auswirkungen des Rauchens während der Schwangerschaft für das Ungeborene (Chantenoud et al. 1998; Haustein 2000; Kries 2001; Ledermair 1988; Salafia und Shiverick 1999a, b; Rydell et al. 2016; Cnattingius und Lambe 2002). So haben Neugeborene von Raucherinnen zum Zeitpunkt der Geburt und im ersten Lebensjahr infolge des sogenannten „sudden infant death syndrome" (SIDS) ein dreimal so großes Sterblichkeitsrisiko (Jorch 2001; Wisborg et al. 2000; Lavezzi et al. 2017).

Krebserregende Stoffe wurden im Urin Neugeborener, sowohl aktiv als auch nur passiv rauchender Mütter, nachgewiesen, wobei dies auf ein erhöhtes Krebsrisiko dieser Kinder hinweist.

Die Kinder von Müttern, die während der Schwangerschaft geraucht haben, zeigen während der ersten Lebensjahre eine verminderte Lungenfunktion und entwickeln häufiger obstruktive Atemwegserkrankungen (Mutius 2001; Trager und Hanrahan 1995; McEvoy und Spindel 2017). Auch die mentale Entwicklung dieser Kinder kann verzögert sein (Naeye und Peters 1984), weil Rauchen die Entwicklung des Gehirns des Ungeborenen beeinträchtigt (Roy und Sabherwal 1994; Campos et al. 2016; Ekblad et al. 2015). So werden Lernschwierigkeiten (Aramakis et al. 2000; Butler und Goldstein 1973; Fabian-Fine et al. 2001), Aufmerksamkeitsdefizite (McCartney und Fried 1994), Hyperaktivität (Gustavson et al. 2017) und Verhaltensauffälligkeiten im Grundschulalter auf die negativen Auswirkungen von Tabakkonsum auf das kindliche Zentralnervensystem zurückgeführt (Makin und Fried 1991; Wakschlag et al. 1997; Kovess et al. 2015).

Diabetes und ein fast verdoppeltes Risiko für schweres Übergewicht im Grundschulalter werden auf eine Abweichung der Stoffwechselprogrammierung aufgrund fetaler Unterernährung zurückgeführt. Der Körper des Babys hat sich darauf eingestellt, in eine ernährungsarme Umwelt hineingeboren zu werden, und entwickelt einen lebenslangen

Insulinmangel sowie eine erhöhte Neigung, Fett zu speichern (Montgomery und Ekbom 2002; Mattsson et al. 2015).

3.4.3.2 Alkohol in der Schwangerschaft

Alkoholkonsum während der Schwangerschaft ist eine der Hauptursachen für Fehlbildungen. Bei der schwersten Form der Schädigung, welche erstmals 1968 von dem französischen Kinderarzt Paul Lemoine beschrieben wurde, handelt es sich um das „Fetal Alcohol Syndrom" (FAS oder auch Alkohol-Embryopathie). Das FAS ist eine unterschiedlich ausgeprägte Kombination aus diversen Fehlbildungen und Entwicklungsauffälligkeiten bei Kindern alkoholkranker Mütter. Die Häufigkeit des Auftretens in den westlichen Industrienationen wird mit bis zu drei von 1000 Neugeborenen angegeben (Freunscht und Feldmann 2011; May et al. 2011, 2014, 2016, 2017; Nowakowska-Domagała et al. 2017)

Kinder mit dem „Fetal Alcohol Effect" (FAE) wurden während der Schwangerschaft Alkoholeinflüssen ausgesetzt, zeigen aber nicht alle Symptome des FAS. Sie tragen jedoch sehr wohl Konsequenzen des mütterlichen Alkoholkonsums – beispielsweise in Form von Lernstörungen, Beeinträchtigungen der Sprachentwicklung etc. Die Zahl der von FAE betroffenen Kinder wird im Vergleich zu FAS mehr als doppelt so hoch eingeschätzt (bis zu zehn von 1000 Neugeborenen). Alkoholkranke Mütter geben nur sehr ungern Auskunft über ihre Sucht, weshalb man in diesen Fällen auf Schätzungen angewiesen ist. Die Kombination von Alkohol und Rauchen ist für das Ungeborene besonders schädlich. Im Zentrum des Interesses stehen die dopaminergen Systeme, die durch Alkohol und Rauchen in

ihrer Entwicklung und Zellpositionierung im Gehirn des Ungeborenen beeinflusst werden. Aus Neuroimaging-Studien weiß man, dass vor allem folgende Hirnregionen betroffen sind:

- Das Corpus callosum, das in der Größe reduziert ist. Diese Reduktion findet sich auch bei Kindern mit einer „Attention Deficit Hyperactivity Disorder"-Störung (ADHD), wobei vor allem der fordere Anteil des Corpus callosum betroffen ist. Diese hyperaktiven Kinder mit ihren Aufmerksamkeitsdefiziten sind dann auch in größerer Gefahr, später in ihrem Leben eine Abhängigkeit zu entwickeln.
- Die Basalganglien sind Strukturen, die nicht nur für die motorischen Funktionen wichtig sind, sondern sicher auch für kognitive Störungen und für Funktionen, bei denen man sich emotionale Inhalte merken sollte. MRI-Studien zeigen, dass vor allem der Nucleus caudatus betroffen ist.
- Das Cerebellum: Auch hier finden sich kognitive Funktionen und autonome, motorische Funktionen. Bei Störungen wird man ungeschickter, und es fällt deutlich schwerer, neue Inhalte zu begreifen.

Die Forschungsgruppen um Crews FT und Obernier JA konnten zeigen, dass jugendliche Ratten und genetisch vorbelastete Ratten nach einer Exposition über einige Tage mit hohen Alkoholdosen deutliche morphologische Schäden aufweisen und auch in einer folgenden völligen Alkoholfreiheit Defizite zeigen, die es ihnen deutlich schwerer machen, neue Lösungen zu entwickeln (Crews et al. 2000; Crews und Braun 2003; Obernier et al. 2002). In einer Kontrollstudie zeigte Obernier, dass junge Ratten nach Alkoholexposition wesentlich schwerer aus einem Wasserbottich einen neuen Ausstieg finden können.

In diesem Test lernen die Ratten, aus dem kalten Wasser über einen Ausstieg (Plattform) zu fliehen. Nachdem sie dies gelernt haben, wird eine Gruppe von Ratten einem „Binge drinking"-Experiment ausge-setzt, und nach weiteren drei Wochen völliger Abstinenz wird diese Gruppe mit einer Kontrollgruppe verglichen. Die Ausstiegs-stelle wird in einen anderen Quadranten verlegt, und die Ratten finden nach einer „Binge drinking"-Episode nicht mehr die neue Lösung zum roten Punkt (Abb. 3.3 und 3.4).

Abb. 3.3 Das jugendliche Gehirn – Schädigungen durch Alkohol

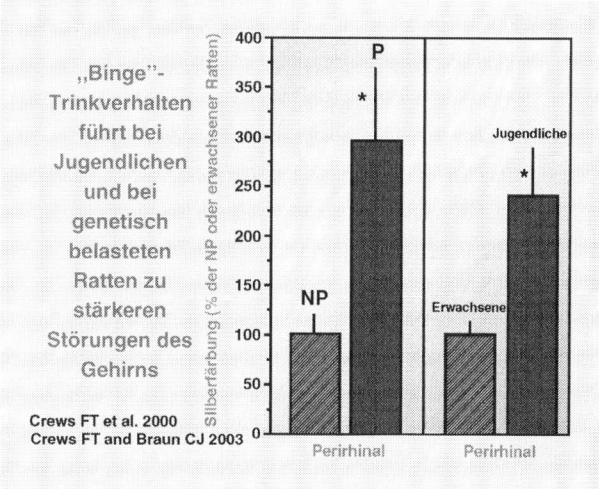

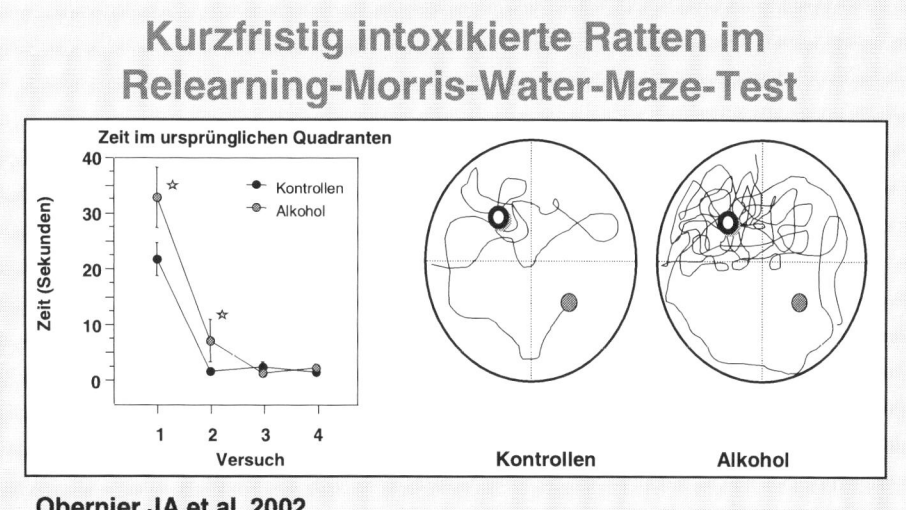

Abb. 3.4 Alkohol und Lösungsstrategien

Lernstörungen

Defizite im logischen Denken

Sprachentwicklungsverzögerungen

Störungen der Motorik

Verhaltensauffälligkeiten

Reifungsverzögerungen in der sozialen Entwicklung

Alkohole und Aldehyde sind plazenta-gängig und schädigen die kindlichen Zellen. In den ersten zwölf Wochen der Schwangerschaft (Organausbildung beim Embryo) besteht eine hohe Empfindlichkeit gegenüber schädigenden Einflüssen. Sämtliche Körperzellen können Schaden nehmen, und eine ausreichende Zellentwicklung und -vermehrung werden verhindert, sodass sich Gewebe mangelhaft oder fehlerhaft entwickelt.

Da die Leber des Kindes noch nicht vollständig ausgebildet ist, kann sie den Alkohol nicht so effektiv abbauen wie die Leber Erwachsener. Der Alkohol kumuliert und schädigt den Organismus. Weiters kommen bei schwangeren Alkoholabhängigen auch andere gesundheitliche Folgen hinzu. Der Mangel an Mineralstoffen, Vitaminen, Zink, Magnesium und Kalzium wirkt sich selbstverständlich auch negativ auf das Kind aus (Murthi et al. 2017; Jans et al. 2015; Clemente et al. 2016).

Alkoholbedingte embryonale Störungen manifestieren sich in leichtesten kognitiven Defiziten bis hin zu schwersten körperlichen Behinderungen. Wir differenzieren die fetalen Alkoholeffekte von der alkoholbedingten Embryopathie, wie sie Majewski F, Streissguth AP und Löser zusammengefasst haben (Löser 1995; Majewski 1987a, b ; Streissguth et al. 1990) (Abb. 3.5).

Diese Alkoholeffekte, die sich vor allem im Lernen und im Verhalten zeigen, werden heute als leichtere Störungen zusammengefasst, obwohl sie einen ganz wesentlichen Einfluss auf die weitere Entwicklung des Lebens der Betroffenen haben. Schulschwierigkeiten, schlechter Ausbildungsgrad und manchmal auch kriminelle Delikte werden bei FAE-Patienten häufiger beobachtet als in der Normalbevölkerung, und diese Veränderungen in Kombination mit sozialen Defiziten führen auch eher wieder zu Abhängigkeitserkrankungen. Die Tatsache, dass Alkoholabhängigkeiten oft gehäuft in Familien vorkommen, könnte, neben der Genetik und dem Lernen am Modell, auch diese frühen Störungen als Ursache haben. Wenn neben der Alkoholvergiftung im frühesten Leben auch Tabak und seine Inhaltsstoffe das Ungeborene schädigen, werden diese Regelkreise noch nachhaltiger gestört. Alkohol und auch Rauchen erhöhen die freien Radikale wie z. B. Acetaldehyd auch im Ungeborenen (Abb. 3.6).

Wenn diese Veränderungen zu manifesten Organschäden führen, so spricht man von der Alkoholembryopathie. Es können

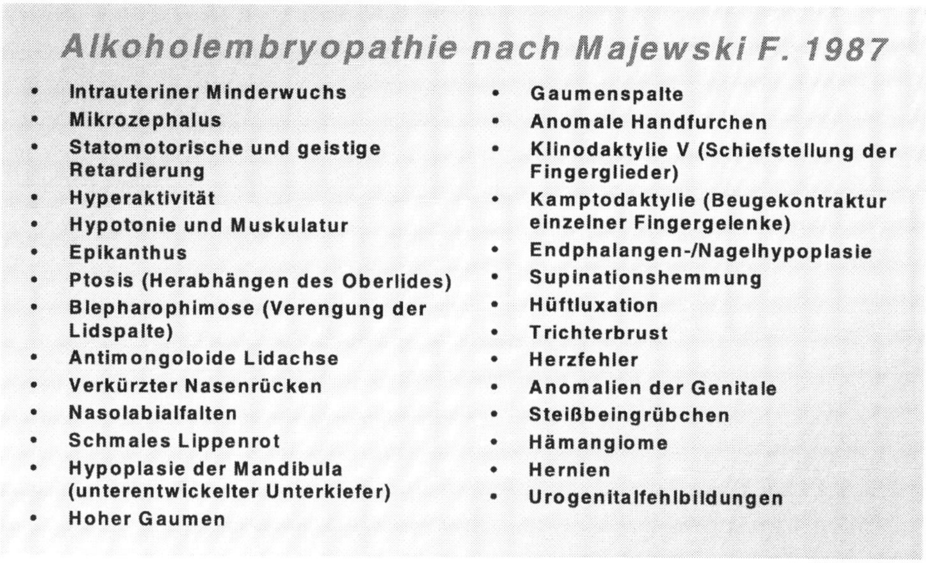

Alkoholembryopathie nach Majewski F. 1987

- **Intrauteriner Minderwuchs**
- **Mikrozephalus**
- **Statomotorische und geistige Retardierung**
- **Hyperaktivität**
- **Hypotonie und Muskulatur**
- **Epikanthus**
- **Ptosis (Herabhängen des Oberlides)**
- **Blepharophimose (Verengung der Lidspalte)**
- **Antimongoloide Lidachse**
- **Verkürzter Nasenrücken**
- **Nasolabialfalten**
- **Schmales Lippenrot**
- **Hypoplasie der Mandibula (unterentwickelter Unterkiefer)**
- **Hoher Gaumen**

- **Gaumenspalte**
- **Anomale Handfurchen**
- **Klinodaktylie V (Schiefstellung der Fingerglieder)**
- **Kamptodaktylie (Beugekontraktur einzelner Fingergelenke)**
- **Endphalangen-/Nagelhypoplasie**
- **Supinationshemmung**
- **Hüftluxation**
- **Trichterbrust**
- **Herzfehler**
- **Anomalien der Genitale**
- **Steißbeingrübchen**
- **Hämangiome**
- **Hernien**
- **Urogenitalfehlbildungen**

Abb. 3.6 Alkoholembryopathie nach Majewski

praktisch alle Organe betroffen sein, wobei heute noch nicht genügend untersucht ist, wieweit auch Rauchen an diesen Schäden beteiligt ist.

3.5 Ätiologische Aspekte von Tabak- und Alkoholabhängigkeit aus epidemiologischer Sicht

In epidemiologischen Arbeiten unserer Forschungsgruppe konnten wir den Zusammenhang von Rauchen und Alkoholkonsum herausarbeiten, wobei es wichtig scheint, dass vor allem Jugendliche mit schwerer Nikotinabhängigkeit (Heavy Smoking Index – HSI $\geq$ 4 = definiert durch die ersten zwei Fragen des Fagerström-Tests: Wann nach dem Aufstehen rauchen Sie die erste Zigarette?, Wie viele Zigaretten rauchen Sie pro Tag?, Heatherton et al. 1989) einen signifikant erhöhten

Alkoholmissbrauch und eine signifikant erhöhte Alkoholabhängigkeitsrate aufweisen. Auch der Missbrauch von illegalen Drogen korreliert mit diesen Daten, sodass wir heute mit hoher Wahrscheinlichkeit annehmen können, dass die biologische Ätiologie der Abhängigkeit für alle Suchtmittel gilt (Svicher et al. 2018; Ma et al. 2017; Peles et al. 2017).

In einer Studie im Jahre 2002 wurden alle 1870 18-jährigen Männer aus einer Catchment Area (4 % aller 18-jährigen Männer Österreichs) mittels Fragebogen und biologischer Marker untersucht, und die Ergebnisse zeigen, dass die Häufigkeit von Suchtmittelmissbrauch regional sehr unterschiedlich ist. Von diesen 1870 Männern rauchen 962 (51,5 %), und davon rauchen 145 (7,8 %) mit einem HSI-Wert von $\geq$ 4, wobei diese dann als biologisch schwer Abhängige zu bezeichnen sind. Die Größe des Wohnortes und die Erreichbarkeit der Großstadt Wien spielen für die Häufigkeit,

illegale Drogen zu nehmen, eine wesentliche Rolle. Ob diese 18-Jährigen in einem
Weinanbaugebiet leben oder in einem In-
dustriegebiet, hat jedoch keinen Einfluss
auf die Häufigkeit von Alkoholabhängigkeit (Kapusta et al. 2006, 2007). In einer
zweiten Welle wurde 2010 ein repräsentati-
ves Sample von Jugendlichen in Österreich
zum Thema Tabak und Alkohol befragt.
Die Anzahl der Rauchenden hat sich deutlich reduziert (etwa 35 %), jedoch hat sich
die Anzahl der Tabakabhängigen (Fagerström ≥5) auf mehr als 60 % erhöht. Dies
bedeutet, dass die Warnhinweise und die
Preiserhöhungen zwar die Gesamtzahl der
Rauchenden reduzierten, jedoch die Gruppe
der Abhängigen, die dann auch entsprechende Folgeschäden entwickelten, nicht
beeinflusst hatten. Entwicklungsstörungen,
wie ADHS und cyclothyme und irritable
Temperamente sind Risikofaktoren für spätere Suchtentwicklungen und dieser Personengruppe sollte so früh wie möglich geholfen werden (Huemer et al. 2016; Riegler
et al. 2017). In dieser Riskogruppe startet
später entweder eine Suchtentwicklung
oder es entsteht ein deutliches Übergewicht
(Blüml et al. 2012).

Wenn man das Rauchverhalten mit dem
Trinkverhalten korreliert, geben Raucher
signifikant häufiger an, dass sie Alkohol

trinken, weil sie eine psychopharmakologische Wirkung des Alkohols wünschen. Der
CAGE-Fragebogen besteht aus vier Fragen,
und wenn eine Frage positiv beantwortet
wird, ist ein Alkoholmissbrauch nach
DSM-IV anzunehmen. Bei zwei positiv be-
antworteten Fragen ist die Diagnose Alkoholabhängigkeit nach DSM-IV und ICD-10
zu stellen (Kapusta et al. 2006, 2007)
(Abb. 3.7).

Wenn man dieses Instrument Rauchern
und Nichtrauchern vorlegt, sind bei den
Rauchern signifikant häufiger alkoholmiss-
brauchende und alkoholabhängige Jugendliche zu finden. Raucher sind doppelt so
häufig alkoholabhängig und weisen im
Harn 14-mal so häufig Cannabis auf. Opiate werden in der Gruppe der Nichtraucher
häufiger eingenommen als in der Gruppe
der Raucher, aber alle anderen Substanzen
korrelieren mit der Gruppe der Raucher.

Wenn man den Schweregrad der Rauchabhängigkeit berücksichtigt und dazu die
Frage heranzieht „Wann rauchen Sie die
erste Zigarette nach dem Erwachen?", wird
dieser Zusammenhang noch deutlicher (Fagerström und Schneider 1989) (Abb. 3.8
und 3.9).

Der Schweregrad der biologischen Nikotinabhängigkeit korreliert signifikant mit
allen anderen Suchtmitteln. 11,1 % der Rau-

CUT DOWN: Waren Sie je der Meinung, Sie sollten Ihr Trinken EINSCHRÄNKEN?

ANNOYED BY CRITICISM: Hat man Sie durch Kritik an Ihrem Trinkverhalten VERÄRGERT?

GUILT FEELINGS: Hatten Sie wegen Ihres Trinkens jemals ungute oder SCHULDGEFÜHLE?

EYE OPENER: Haben Sie jemals gleich frühmorgens als Erstes etwas getrunken (einen MUNTER-
MACHER), um Ihre Nerven zu beruhigen oder einen Kater loszuwerden?

Abb. 3.7 CAGE-Fragebogen (nach Mayfield et al. 1974 und Ewing 1984)

	Raucher (n = 978) %	Nichtraucher (n = 907) %	Chi²	p
Trinken wg. Wirkung	36,0	21,8	45,471	<0,001*
Alkoholmissbrauch	19,6	10,4	31,409	<0,001*
Alkoholabhängigkeit	4,2	2,1	6,719	<0,01*
THC	**10,0**	**0,7**	69,939	**<0,001***
Opiate	2,2	3,1	1,286	0,257
Kokain	0,7	0	6,510	(0,011)*
Amphetamin	0,5	0	4,645	(0,031*)
Benzodiazepine	0,1	0,2	0,262	0,609
mind. eine illegale Droge	10,9	3,9	33,810	<0,001*

Kapusta ND et al. (2006) Epidemiology of substance use in a representative sample of 18-year-old males. Alcohol & Alcoholism 41/2:188–192.

Abb. 3.8 Raucher vs. Nichtraucher als Prädiktor für den Konsum anderer Suchtmittel

Item	bis 5 min. (n = 107) %	6–30 min. (n = 390) %	31–60 min. (n = 183) %	>60 min. (n = 282) %	NR (n = 907) %	Chi²	p
Alkoholmissbrauch	29,4	23,4	18,5	11,3	10,4	59,5	<0,001*
Alkoholabhängigkeit	11,1 ↑	4,5	2,1	2,1	2,1	28,5	<0,001*
THC	16,3 ↑	9,3	9,2	5,6	0,7	88,8	<0,001*
Opiate	4,5 ↑	2,0	2,7	1,4	3,1↑	4,5	0,345
Kokain	3,6 ↑	0,3	1,1	–	–	38,8	<0,001*
Amphetamine	2,7 ↑	–	0,5	–	–	37,1	<0,001*
mindestens eine illegale Droge	20,0 ↑	10,8	11,4	7,1	3,9	52,7	<0,001*

Kapusta ND et al. (2007) Multiple substance use among young males. Pharmacology, Biochemistry and Behavior 86:306–311.

Abb. 3.9 Zusammenhang zwischen erster Zigarette und Suchtmittelmissbrauch

Abb. 3.10 100 Raucher –
Bezug zur Alkoholtypologie
nach Lesch

Nikotinabhängigkeit nach Alkoholtypologie (Lesch)

N = 100	Typ I	Typ II	Typ III	Typ IV	Total
Rauchen ohne Abhängigkeit	6	18	10	2	36
Nikotin- abhängigkeit	14	13	20	17	64
Total	20	31	30	19	100

Lesch OM et al. Nicht publizierte Daten

cher, die ihre erste Zigarette sofort nach dem Aufwachen rauchen, zeigen auch die Kriterien der Alkoholabhängigkeit (CAGE $\geq$ 2). Auch der Konsum von Opiaten korreliert signifikant mit dem Schweregrad der biologischen Nikotinabhängigkeit, wobei aber in der Nichtrauchergruppe ein höherer Opiatgebrauch zu beobachten ist als z. B. bei Rauchern, die ihre erste Zigarette erst später als eine Stunde nach dem Aufwachen rauchen (3,1 % vs. 1,4 %). Diese Ergebnisse legen nahe, dass es gemeinsame Ätiologien von Tabak- und Alkoholabhängigkeit und Haschischmissbrauch gibt, während bei Opiaten verschiedene ätiologische Wege den Prozess der Abhängigkeit auslösen könnten.

Die Tatsache, dass Alkoholabhängige meist auch rauchen, ist hinlänglich bekannt, es ist jedoch wichtig zu wissen, bei welchen Untergruppen von Alkoholabhängigen welches Rauchverhalten zu beobachten ist (z. B. Fagerström-positiv vs. Fagerström-negativ). Wir führten deshalb eine Studie an 100 rauchenden Alkoholkranken durch und konnten zeigen, dass je nach Untergruppe der Alkoholabhängigkeit das Rauchverhalten unterschiedlich zu sehen ist. Im Typ I, III und IV nach Lesch wird äußerst häufig auch Fagerström-positiv ge-

raucht, während im Typ II nach Lesch nicht einmal bei 50 % die Kriterien der Rauchabhängigkeit erfüllt werden (Abb. 3.10).

3.6 Die Ätiologie der Abhängigkeit aus klinisch-psychiatrischer Sicht

Emotionen, Zufriedenheit, aber auch Glück sind für alle Menschen wichtige Lebensbereiche, und Damasio AR hat aus biologischer Sicht gewisse Differenzierungen dieser Bereiche ermöglicht (Damasio 2003). Er unterscheidet sechs primäre Emotionen, nämlich Furcht, Ärger, Traurigkeit, Ekel, Überraschung und Freude-Glück, und trennt sie von sekundären Emotionen wie Verlegenheit, Eifersucht, Schuld und Stolz; dies findet vor den Hintergrundemotionen wie Wohlbehagen, Unbehagen, Ruhe, Anspannung und anderen mehr statt. Diese Emotionen werden im Gehirn von einigen sehr komplexen Regelkreisen repräsentiert, und das Gleichgewicht in diesen Regelkreisen ist sicher nie mit einer isolierten Funktionsstörung zu erklären. Biologische Erklärungsmodelle beleuchten häufig nur einzelne Funktionen (z. B. das serotonerge

System), wobei diese Reduktionen für manche wissenschaftliche Fragen sicher wichtig sind, aber für klinische Belange sind diese Simplifizierungen oft der wesentlichste Grund, dass die untersuchten Medikamente (wie z. B. SSRIs), die sich im Tierversuch als wirksam gezeigt haben, in der Therapie der Abhängigen dennoch häufig negative Resultate bringen.

Das Zusammenspiel zwischen Basalganglien, Frontalhirn, Hypophysen-Schilddrüsenachse, der Nebenniere, aber auch dem Fettstoffwechsel ist für das Wohlbefinden jedes Menschen äußerst wichtig. Manzanares J zeigte 2004, wie Alkohol diese einzelnen Regelkreise beeinflussen kann, und er zeigte auch ganz klar, dass einzelne Bereiche der Abhängigkeitsentwicklung und auch therapeutische Strategien ganz unterschiedliche Angriffspunkte haben (Manzanares et al. 2005) (Abb. 3.11).

Johnson BA vereinfachte 2003 für die medikamentöse Therapie dieses System und stellte vor allem die Interaktionen zwischen Nucleus accumbens, ventralem Tegmentum und Kortex dar (Johnson et al. 2003). Die primäre Emotionslage wird durch die Aktivität des Nucleus accumbens bestimmt (Kasten und Boehm 2014; Ding et al. 2015).

Durch frontobasale Hirnregionen nehmen wir Eindrücke auf und entwickeln Erwartungen in Bezug auf die Wirkung des Suchtmittels, welche dann als angenehm, erstrebenswert oder auch abzulehnend bewertet werden (Courtney et al. 2015). Diese Funktionen werden dem ventralen Tegmentum zugeschrieben (Abb. 3.12).

Wir haben 1993 aus klinischer Sicht und aufgrund unserer prospektiven Langzeitstudien den Prozess der Abhängigkeitsentwicklung in einem dynamischen Modell zusammengefasst (Lesch et al. 1993).

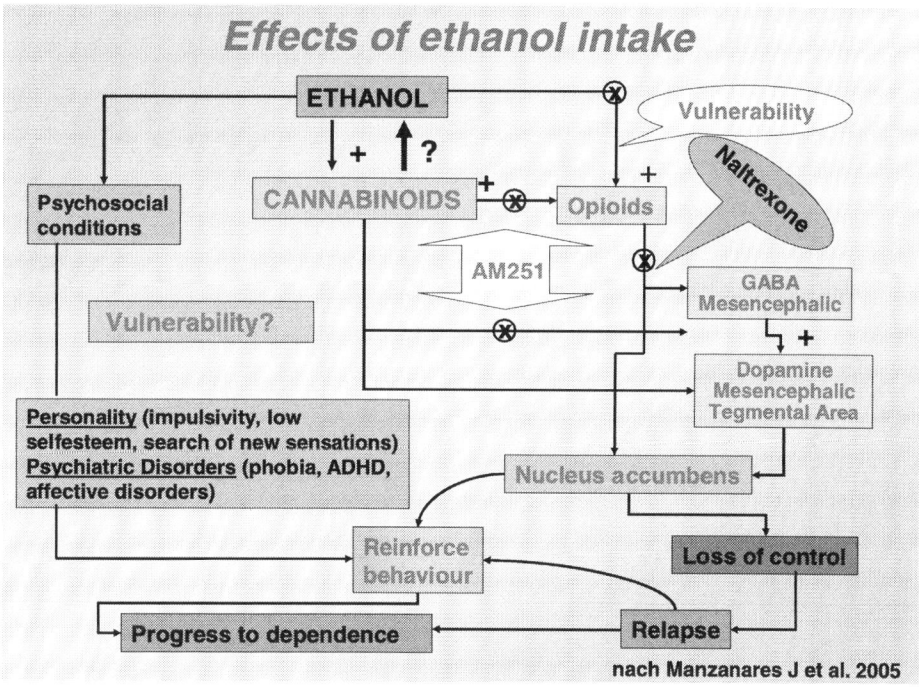

Abb. 3.11 Regelkreise und die Wirkung von Alkohol

Abb. 3.12 Biologie des Suchtverlangens (Alkohol – Tabak – Illegale Drogen)

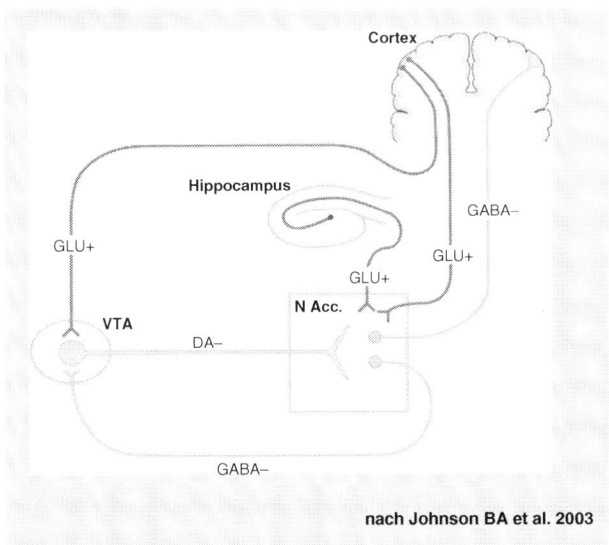

nach Johnson BA et al. 2003

Am Beginn jeder Abhängigkeitsentwicklung steht die Tatsache, dass die Wirkung des Suchtmittels sehr rasch als angenehm erlebt werden muss (Fairbairn et al. 2015) Der Erstkonsum von Tabak und Alkohol wird meist negativ erlebt, und erst nach einigen Versuchen, die oft durch die Peergroup mit verursacht sind, kommt es zum häufigeren Gebrauch. Wenn die pharmakologische Wirkung des Rauchens und der Tabakinhaltsstoffe oder des Alkohols von den Betroffenen pharmakologisch positiv besetzt wird, wird das Suchtmittel auch häufiger eingenommen (Schlüssel-Schloss-Prinzip). Die Bedingungen, die zu einem Suchtmittelgebrauch führen, sind äußerst heterogen (z. B. Angst, Kontaktprobleme, Mutfragen, Depressionen, gewünschtes Verhalten in der Gruppe und vieles andere), und deshalb ist der Eingang des Trichters in Abb. 3.13 auch sehr breit dargestellt. Kommt es zu einem häufigen Konsum, pendelt der Betroffene oft viele Jahre zwischen Vergiftung und Entzug, Folgeerscheinungen treten auf, und

ein gewisser Prozentsatz entwickelt auch Symptome, die als Entzugssymptome zu definieren sind. Alkohol bewirkt vor allem kognitive Störungen, was die Abnahme von Intelligenzfunktionen wie zum Beispiel Kreativität, Fantasie und Kritikfähigkeit zur Folge hat. Alkoholabhängige werden von ihrer Umgebung dann häufig abgelehnt, und es kommt deshalb zu zunehmender Isolation. Je später man Patienten mit dieser Suchtentwicklung kennen lernt, umso mehr imponieren die Vergiftung, die Folgekrankheiten, die Entzugssyndrome und die soziale Isolation, und umso ähnlicher werden sich die Krankheitsbilder dieser Patienten hinsichtlich ihres Verhaltens, ihrer Reaktionen und Symptome. Die Diagnosen (siehe Kapitel Diagnose) nach ICD-11 und DSM 5 beschreiben diese Erscheinungsbilder, berücksichtigen aber viel zu wenig die unterschiedlichen Ätiologien und die primären Persönlichkeitszüge. Erst nach einigen Wochen Abstinenz bilden sich diese Folgeerscheinungen zurück, und es treten Persön-

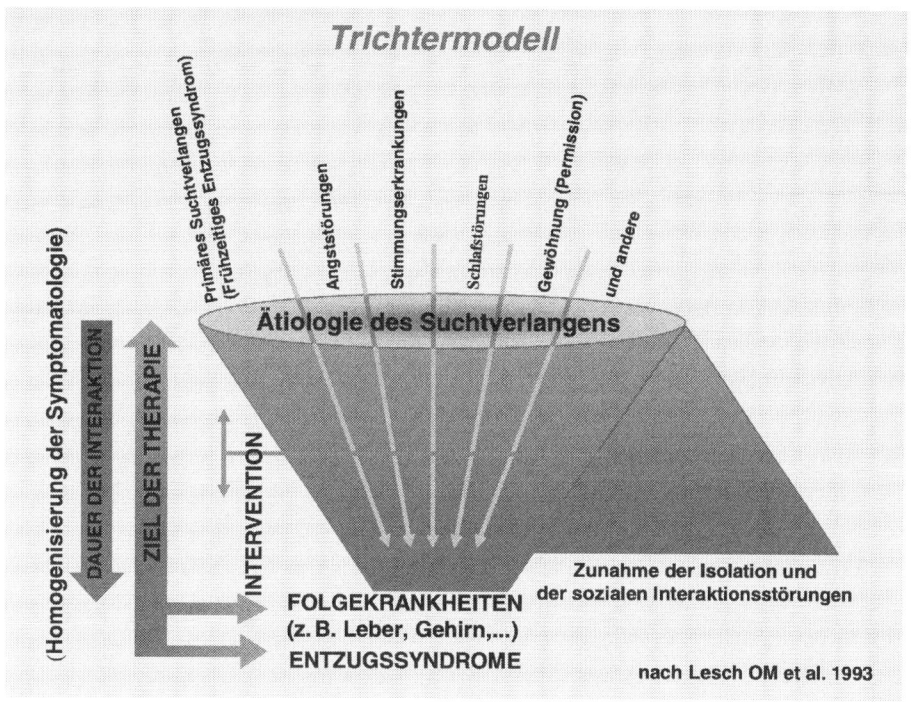

Abb. 3.13 Die Entstehung und der Verlauf von Abhängigkeiten

lichkeitsmerkmale in den Vordergrund, die dann eine psychotherapeutische Bearbeitung der Grundproblematik ermöglichen. Erst in diesem Zustand ist ein Patient paktfähig, und langfristige Therapieziele können rational so definiert werden, dass sie sowohl vom Patienten als auch vom Therapeuten akzeptiert werden können.

Rauchen bewirkt ähnliche Veränderungen wie Alkohol, allerdings kommt es zu keiner sozialen Isolation und meist zu anderen Folgekrankheiten (z. B. Atembeschwerden). Diese Folgebeschwerden führen den Rauchenden meist in die Therapie. Im Falle einer kombinierten Nikotin- und Alkoholabhängigkeit liegen oft schwerere Folgekrankheiten vor, und es werden auch meist noch stärkere Entzugserscheinungen beobachtet.

Literatur

Adams JW (1978) Psychoanalysis of drug dependence. In: Feuerlein W (Hrsg) Sozialisationsstörungen und Sucht, Entstehungsbedingungen, Folgen, therapeutische Konsequenzen. Akademische Verlagsgesellschaft, Wiesbaden. (1981)

Akkii Kumsar N, Dilbaz N (2015) Relationship between craving and ghrelin, adiponectin, and resistin levels in patients with alcoholism. Alcohol Clin Exp Res 39(4):702–709

Anton RF, Moak DH, Latham P (1995) The obsessive compulsive drinking scale: a self-rated instrument for the quantification of thoughts about alcohol and drinking behaviour. Alcohol Clin Exp Res:1992–1999. 19(1):92–9

Aramakis VB, Hsieh CY, Leslie FM, Metherate R (2000) A critical period for nicotine-induced disruption of synaptic development in rat auditory cortex. J Neurosci 20(16):6106–6116

Arendt F (1994) Impairment in memory function and neurodegenerative changes in the cholinergic forebrain system induced by chronic intake of ethanol. J Neural Transm 44:173–187

Assini FL, Nakamura CA, Piermartiri TC, Tasca CI, Takahashi RN (2012) Coadministration of cannabinoid CB1-receptor and adenosine A1-receptor antagonists improves the acquisition of spatial memory in mice: participation of glutamatergic neurotransmission. Behav Pharmacol 23(3):292–301

Bailer UF, Price JC, Meltzer CC, Mathis CA, Frank GK, Weissfeld L, McConaha CW, Henry SE, Brooks-Achenbach S, Barbaric N, Kaye WH (2004) Altered 5-HT 2A receptor binding after recovery from bulimia-type anorexia nervosa: relationship to harm avoidance and drive for thinness. Neuropsychopharmacology 29:1143–1155

Bailer UF, Frank GK, Henry SE, Price JC, Meltzer CC, Weissfeld L, Mathis CA, Drevets WC, Wagner A, Hoge J, Ziolko SK, McConaha CW, Kaye WH (2005) Altered brain serotonin 5-HT 1A receptor binding after recovery from anoresia nervosa measured by positron emission tomography and [Carbonyl11C]way-100635. Arch Gen Psychitry 62:1032–1041

Bailer UF, Frank GK, Henry SE, Price JC, Meltzer CC, Becker C, Ziolko SK, Mathis CA, Wagner A, Barbaric-Marsteller NC, Putnam K, Kaye WH (2007a) Serotonin transporter binding after recovery from eating disorders. Psychopharmacology 195(3):315–324

Bailer UF, Frank GK, Henry SE, Price JC, Meltzer CC, Mathis CA, Wagner A, Thornton L, Hoge J, Ziolko SK, Becker CR, McConaha CW, Kaye WH (2007b) Exaggerated 5-HT 1A but normal 5-HT 2A receptor activity in individuals III with anorexia nervosa. Biol Psychiatry 61:1090–1099

Balint M (1970) Therapeutische Aspekte der Regression. Klett, Stuttgart

Baumeister RF (2003) Ego depletion and self-regulation failure: a resource model of self-control. Alcohol Clin Exp Res 27(2):281–284

Beauchamp GA, Valento M, Kim J (2016) Toxic alcohol ingestion: prompt recognition and management in the emergency department [digest]. Emerg Med Pract 18(9 Suppl Points & Pearls):S1–S2. Review

Beiglböck W, Feselmayer S, Honemann E (2006) Handbuch der klinischen-psychologischen Behandlung. 2. erweiterte und überarbeitete Auflage. Springer, Berlin

Bien TH, Burge R (1990) Smoking and drinking: a review of the literature. Int J Addict 25:1429–1454

Blüml V, Kapusta N, Vyssoki B, Kogoj D, Walter H, Lesch OM (2012) Relationship between substance use and body mass index in young males. Am J Addict 21(1):72–77

Brown GL, Linnoila MI (1990) CSF serotonin metabolite (5-HIAA) studies in depression, impulsivity and violence. J Clin Psychiatry 51:31–41

Butler R, Goldstein H (1973) Smoking in pregnancy and subsequent child development. Br Med J 4:573–575

Cahalan D (1970) Problem Drinkers. Jossey-Bass, San Francisco

Campos MW, Serebrisky D, Castaldelli-Maia JM (2016) Smoking and cognition. Curr Drug Abuse Rev 9(2):76–79

Cardoso RA, Brozowski SJ, Chavez-Noriega LE, Harpold M, Valenzuela CF, Harris RA (1999) Effects of ethanol on recombinant human neuronal nicotinic acetylcholine receptors expressed in Xenopus oocytes. J Pharmacol Exp Ther 289(2):774–780

Carmona-Perera M, Clark L, Young L, Pérez-García M, Verdejo-García A (2014) Impaired decoding of fear and disgust predicts utilitarian moral judgment in alcohol-dependent individuals. Alcohol Clin Exp Res 38(1):179–185

Carson A (2015) Alcohol and the developing adolescent brain: evidence review. J R Coll Physicians Edinb 45(1):12–14

Chantenoud L, Parazzini F, Di Cintio E, Zanconato G, Benzi G, Bortolus R, La Vecchia C (1998) Paternal and maternal smoking habitus bifore conception and durino the first trimestre: relation to spontaneous abortion. Ann Epidemiol 8(8):520–526

Chitty KM, Lagopoulos J, Hickie IB, Hermens DF (2014) The impact of alcohol and tobacco use on in vivo glutathione in youth with bipolar disorder: an exploratory study. J Psychiatr Res 55:59–67

Clemente MG, Mandato C, Poeta M, Vajro P (2016) Pediatric non-alcoholic fatty liver disease: recent solutions, unresolved issues, and future research directions. World J Gastroenterol 22(36):8078–8093

Cloninger CR (1987) Neurogenetic adaptive mechanisms in alcoholism. Science 236:410–416

Cnattingius S, Lambe M (2002) Trends in smoking and overweight during pregnancy: prevalence, risks of pregnancy complications, and adverse pregnancy outcomes. Semin Perinatol 26(4):286–295

Collins AC (1990) Interactions of ethanol and nicotine at the receptor level. Recent Dev Alcohol 8:221–231

Courtney KE, Ghahremani DG, Ray LA (2015) The effect of alcohol priming on neural markers of alcohol cue-reactivity. Am J Drug Alcohol Abuse 41(4):300–308

Crews FT, Braun CJ (2003) Binge ethanol treatment causes greater brain damage in alcoholpreferring P rats than in alcohol-non-preferring NP rats. Alcohol Clin Exp Res 27(7):1075–1082

Crews FT, Braun CJ, Hoplight B, Switzer RC, Knapp DJ (2000) Binge ethanol consumption causes differential brain damage in young adolescent rats compared with adult rats. Alcohol Clin Exp Res 24(11):1712–1723

Cross SJ, Linker KE, Leslie FM (2017) Sex-dependent effects of nicotine on the developing brain. J Neurosci Res 95(1–2):422–436

Damasio AR (2003) Der Spinoza Effekt. Wie Gefühle unser Leben bestimmen. List

De Vito RA (1970) Toward a psychodynamic theory of alcoholism. In: Wetzer E (Hrsg) Determinanten des Suchtverhaltens und der Rückfallsituation bei Alkoholkranken typologiesiert nach Lesch. Diplomarbeit aus dem Hauptfach Psychologie, Wien; 1995

Ding ZM, Ingraham CM, Rodd ZA, McBride WJ (2015) The reinforcing effects of ethanol within the nucleus accumbens shell involve activation of local GABA and serotonin receptors. J Psychopharmacol 29(6):725–733

Eisermann G (1973) Die Lehre von der Gesellschaft Ein Lehrbuch der Soziologie, 2. Aufl. Enke Ferdinand

Ekblad M, Korkeila J, Lehtonen L (2015) Smoking during pregnancy affects foetal brain development. Acta Paediatr 104(1):12–18

Ewing JA (1984) Detecting alcoholism. The CAGE questionnaire. J Am Med Assoc 252:1905–1907

Fabian-Fine R, Skehel P, Errington ML, Davies HA, Sher E, Stewart MG, Fine A (2001) Ultrastructural distribution of the alpha7 nicotinic acetylcholine receptor subunit in rat hippocampus. J Neurosci 21(20):7993–8003

Fagerström KO, Schneider NG (1989) Measuring nicotine dependence: a review of the Fagerström Tolerance Questionnaire. J Behav Med 12(2):159–182

Fairbairn CE, Sayette MA, Wright AG, Levine JM, Cohn JF, Creswell KG (2015) Extraversion and the rewarding effects of alcohol in a social context. J Abnorm Psychol 124(3):660–673

Fenichel O (2005) Psychoanalytische Neurosenlehre. Band I, II und III. Psychosozial-Verlag

Ferraguti G, Pascale E, Lucarelli M (2015) Alcohol addiction: a molecular biology perspective. Curr Med Chem 22(6):670–684. Review

Feuerlein W (1981) Sozialisationsstörungen und Sucht, Entstehungsbedingungen, Folgen, therapeutische Konsequenzen. Akademische Verlagsgesellschaft, Wiesbaden

Feuerlein W (1989) Wenn Alkohol zum Problem wird. TRIAS, Thieme Hippokrates Enke

Frank GK, BailerUF HSE, Drevets W, Meltzer CC, Price JC, Mathis CA, Wagner A, Hoge J, Ziolko S, Barbaric-Marsteller N, Weissfeld L, Kaye WH (2005) Increased dopamine D2/D3 receptor binding after recovery from anorexia nervosa measured by positron emission tomography and [11C] raclopride. Biol Psychiatry 58:908–912

Freud S (1905) 3 Abhandlungen zur Sexualtheorie. Fischer

Freunscht I, Feldmann R (2011) Young adults with Fetal Alcohol Syndrome (FAS): social, emotional and occupational development. Klin Padiatr 223(1):33–37

Gianoulakis C (2004) Endogenous opioids and addiction to alcohol and other drugs of abuse. Curr Top Med Chem 4(1):39–50. Review

Gomberg ES (2003) Treatment for alcohol-related problems: special populations: research opportunities. Recent Dev Alcohol 16:313–333. Review

Gustavson K, Ystrom E, Stoltenberg C, Susser E, Surén P, Magnus P, Knudsen GP, Smith GD, Langley K, Rutter M, Aase H, Reichborn-Kjennerud T (2017) Smoking in pregnancy and child ADHD. Pediatrics 139(2):2016–2509

Haustein KO (2000) Rauchen, Nikotin und Schwangerschaft. Geburtshilfe und Frauneheilkunde 60(1):11–19

Heath AC, Bucholz KK, Madden PAF, Dinwiddie SH, Slutske WS, Statham DJ, Dunne MP, Whitfield J, Martin N (1997) Genetic and environmental contributions to alcohol dependence risk in a national twin sample consistency of findings in men and women. Psychol Med 27:1381–1396

Heatherton TF, Kozlowski LT, Frecker RC, Rickert W, Robinson J (1989) Measuring the heaviness of smoking: using self-reported time to the first cigarette of the day and number of cigarettes smoked per day. Br J Addict 84:791–799

Heigl FS, Heigl-Evers A (1991) Basale Störungen bei Abhängigkeit und Sucht und ihre Therapie. In: Heigl-Evers A, Helas I, Vollmer HC (Hrsg) Suchttherapie, psychoanalytisch, verhaltenstherapeutisch. Vandenhoeck & Ruprecht, Göttingen, S 128–139

Heigl-Evers A, Standke G (1991) Die Beziehungsdynamik Patient-Therapeut in der psychoanalytisch-orientierten Diagnostik. In: Heigl-Evers A, Helas I, Vollmer HC (Hrsg) Suchttherapie, psychoanalytisch, verhaltenstherapeutisch. Vandenhoeck & Ruprecht, Göttingen, S 43–56

Heigl-Evers A, Standke G, Wienen G (1981) Sozialisation und Sucht – psychoanalytische Aspekte. In: Feuerlein W (Hrsg) Sozialisationsstörungen und Sucht, Entstehungsbedingungen, Folgen, therapeutische Konsequenzen. Akademische Verlagsgesellschaft, Wiesbaden, S 51–61

Hill SY, Shen S, Lowers L, Locke J (2000) Factors predicting the onset of adolescent drinking in families at high risk for developing alcoholism. Biol Psychiatry 48(4):265–275

Huemer J, Riegler A, Völkl-Kernstock S, Wascher A, Lesch OM, Walter H, Skala K (2016) The influence of reported ADHD and substance abuse on suicidal ideation in a non-clinical sample of young men. Neuropsychiatrie 30(3):131–137. Epub 2016; Oct 6. Erratum in Neuropsychiatr. 2016;Nov 16

Hull CL (1943) Principles of behaviour. Appleton-Century-Crafts, New York

Innerhofer P, Schuster B, Klicpera C, Lobnig H, Weber G (1993) Psychosoziale Probleme im Erwachsenenalter. WUV-Universitätsverlag, Wien

Jang KL, Vernon PA, Livesley WJ (2000) Personality disorder traits, family environment, and alcohol misuse: a multivariate behavioural genetic analysis. Addiction 95(6):873–888

Jans G, Matthys C, Bogaerts A, Lannoo M, Verhaeghe J, Van der Schueren B, Devlieger R (2015) Maternal micronutrient deficiencies and related adverse neonatal outcomes after bariatric surgery: a systematic review. Adv Nutr 6(4):420–429

Jessor SL, Jessor R (1978) Die Entwicklung Jugendlicher und der Beginn des Alkoholkonsums. In: Vogler E, Revenstorf D (Hrsg) Alkoholmissbrauch, sozialpsychologische und lerntheoretische Ansätze. Fortschritte der Klinischen Psychologie 13. Urban & Schwarzenberg, München/Wien/Baltimor, S 19–43

Johnson BA, Ait-Daoud N, Bowden CL, DiClemente CC, Roache JD, Lawson K, Javors MA, Ma JZ (2003) Oral topiramate for treatment of alcohol dependence: a randomised controlled trial. Lancet 361(9370):1677–1685

Jorch G (2001) Privates Symposium der Stiftung Kindergesundheit im Dr. v. Haunerschen Kinderspital der Universität München

Juricic MA, Berríos-Cárcamo PA, Acevedo ML, Israel Y, Almodóvar I, Cassels BK (2012) Salsolinol and isosalsolinol: condensation products of acetaldehyde and dopamine. Separation of their enantiomers in the presence of a large excess of dopamine. J Pharm Biomed Anal 63:170–174

Kapusta ND, Ramskogler K, Hertling I, Schmid R, Dvorak A, Walter H, Lesch OM (2006) Epidemiology of substance use in a representative sample of 18-year-old males. Alcohol Alcohol 41:188–192

Kapusta ND, Plener PL, Schmid R, Thau K, Walter H, Lesch OM (2007) Multiple substance use among young males. Pharmacol Biochem Behav 86:306–311

Kasten CR, Boehm SL 2nd. (2014) Intra-nucleus accumbens shell injections of R(+)- and S(-)-baclofen bidirectionally alter binge-like ethanol, but not saccharin, intake in C57Bl/6J mice. Behav Brain Res 272:238–247

Kendler KS, PirouziFard M, Lönn S, Edwards AC, Maes HH, Lichtenstein P, Sundquist J, Sundquist K (2016) A National Swedish twin-sibling study of alcohol use disorders. Twin Res Hum Genet 19(5):430–437

Kernberg OF (1979) Borderline-Störungen und pathologischer Narzissmus, 3. Aufl. Suhrkamp, Frankfurt/Main

Kernberg OF, Dulz B, Sachsse U (2000) Handbuch der Borderline-Störungen. Schattauer, Stuttgart/New York

Klein M (1972) Das Seelenleben des Kleinkindes und andere Beiträge zur Psychoanalyse. Rowohlt, Reinbeck bei Hamburg

Knight RP (1937) Zur Dynamik und Therapie des chronischen Alkoholismus. Int Z Psychoanal 23:429–442

Koob GF, Le Moal M (2006) Neurobiology of addiction, 1. Aufl. Academic Press – Elsevier

Koob GF, Roberts AJ, Schulteis G, Parsons LH, Heyser CJ, Hyytiä P, Merlo-Pich E, Weiss F (1998) Neurocircuitry targets in ethanol reward and dependence. Alcohol Clin Exp Res 22:3–9

Kovačić-Petrović Z, Peraica T, Kozarić-Kovačić D (2018) Comparison of ego strength between aggressive and non-aggressive alcoholics: a cross-sectional study. Croat Med J 59(4):156–164

Kovess V, Keyes KM, Hamilton A, Pez O, Bitfoi A, Koç C, Goelitz D, Kuijpers R, Lesinskiene S, Mihova Z, Otten R, Fermanian C, Pilowsky DJ, Susser E (2015) Maternal smoking and offspring inattention and hyperactivity: results from a cross-national European survey. Eur Child Adolesc Psychiatry 24(8):919–929

Kries Rv (2001) Langzeitwirkungen des Rauchens in der Schwangerschaft auf die spätere Gesundheit. Privates Symposium der Stiftung Kindergesundheit im Dr. v. Haunerschen Kinderspital der Universität München

Kruesi MJ, Fine S, Valladares L, Phillips RA Jr, Rapoport JL (1992) Paraphilias: a double-blind crossover comparison of clomipramine versus desipramine. Arch Sex Behav 21(6):587–593

Lallemand F, Ward RJ, Dravolina O, De Witte P (2006) Nicotine-induced changes of glutamate and arginine in naive and chronically alcoholised rats: an in vivo microdialysis study. Brain Res 1111(1):48–60

Lallemand F, Ward RJ, De Witte P (2007) Nicotine increases ethanol preference but decreases locomotor activity during the initial stages of chronic ethanol withdrawal. Alcohol Alcohol 42(3):207–218

Lange S, Probst C, Quere M, Rehm J, Popova S (2015) Alcohol use, smoking and their co-occurrence during pregnancy among Canadian women, 2003 to 2011/12. Addict Behav 50:102–109

Lavezzi AM, Ferrero S, Roncati L, Piscioli F, Matturri L, Pusiol T (2017) Nicotinic receptor abnormalities in the cerebellar cortex of sudden unexplained fetal and infant death victims-possible correlation with maternal smoking. ASN Neuro 9(4):1759091417720582

Lawrence RE, Rasinski KA, Yoon JD, Curlin FA (2013) Physicians' beliefs about the nature of addiction: a survey of primary care physicians and psychiatrists. Am J Addict 22(3):255–260

Lazarus RS, Launier R (1978) Stress-related transactions between person and environment. In: Pervin LA, Lewis M (Hrsg) Perspectives in international psychology. Plenum, New York, S 287–327

Ledermair O (1988) Rauchen und Schwangerschaft. Wien Med Wochenschr 138 (6–7):138–139

Lesch OM, Ades J, Badawy A, Pelc I, Sasz H (1993) Alcohol dependence – classificatory considerations. Alcohol Alcohol 2:127–131

Littleton J, Barron S, Prendergast M, Nixon SJ (2007) Smoking kills (alcoholics)! shouldn't we do something about it? Alcohol Alcohol 42(3):167–173. Review

Löser H (1995) Alkoholembryopathie und Alkoholeffekte. Fischer, Stuttgart

Ma E, Brown N, Alshaikh B, Slater D, Yusuf K (2017) Comparison of the fagerström test for cigarette dependence and the heaviness of smoking index in the second and third trimester of pregnancy. Nicotine Tob Res 20(1):124–129

Mackus M, Van de Loo AJ, Korte-Bouws GA, Van Neer RH, Wang X, Nguyen TT, Brookhuis KA, Garssen J, Verster JC (2017) Urine methanol concentration and alcohol hangover severity. Alcohol 59:37–41

Magnusson Å, Lundholm C, Göransson M, Copeland W, Heilig M, Pedersen NL (2012) Familial influence and childhood trauma in female alcoholism. Psychol Med 42(2):381–389

Majewski F (1987a) Die Alkohol Embryopathie. Umwelt & Medizin Verlagsgenossenschaft mbH, Springer, Frankfurt/Main

Majewski F (1987b) Die Alkoholembryopathie – eine häufige und vermeidbare Schädigung. In: Majewski F (Hrsg) Die Alkoholembryopathie – Ein Leitfaden der Stiftung für das behinderte Kind zur Förderung von Vorsorge und Früherkennung. Springer, Frankfurt, S 109–123

Makin J, Fried PA (1991) A comparison of active and passive smoking during pregnancy: long term effects. Neurotoxicol Teratol 13(1):5–12

Mann K (2004) Pharmacotherapy of alcohol dependence: a review of the clinical data. CNS Drugs 18(8):485–504

Manzanares J, Ortiz S, Oliva JM, Pérez-Rial S, Palomo T (2005) Interactions between cannabinoid and opioid receptor systems in the mediation of ethanol effects. Alcohol Alcohol 40(1):25–34

Mattsson K, Jönsson I, Malmqvist E, Larsson HE, Rylander L (2015) Maternal smoking during pregnancy and offspring type 1 diabetes mellitus risk: accounting for HLA haplotype. Eur J Epidemiol 30(3):231–238

May PA, Tabachnick BG, Gossage JP, Kalberg WO, Marais AS, Robinson LK, Manning M, Buckley D, Hoyme HE (2011) Maternal risk factors predicting child physical characteristics and dysmorphology in fetal alcohol syndrome and partial fetal alcohol syndrome. Drug Alcohol Depend 119(1-2):18–27

May PA, Baete A, Russo J, Elliott AJ, Blankenship J, Kalberg WO, Buckley D, Brooks M, Hasken J, Abdul-Rahman O, Adam MP, Robinson LK, Manning M, Hoyme HE (2014) Prevalence and characteristics of fetal alcohol spectrum disorders. Pediatrics 134(5):855–866

May PA, Marais AS, de Vries MM, Kalberg WO, Buckley D, Hasken JM, Adnams CM, Barnard R, Joubert B, Cloete M, Tabachnick B, Robinson LK, Manning MA, Jones KL, Bezuidenhout H, Seedat S, Parry CDH, Hoyme HE (2016) The continuum of fetal alcohol spectrum disorders in a community in South Africa: prevalence and characteristics in a fifth sample. Drug Alcohol Depend 168:274–286

May PA, De Vries MM, Marais AS, Kalberg WO, Buckley D, Adnams CM, Hasken JM, Tabachnick B, Robinson LK, Manning MA, Bezuidenhout H, Adam MP, Jones KL, Seedat S, Parry CDH, Hoyme HE (2017) Replication of high fetal alcohol spectrum disorders prevalence rates, child characteristics, and maternal risk factors in a second sample of rural communities in South Africa. Int J Environ Res Public Health 14(5)

Mayfield D, McLeod G, Hall P (1974) The CAGE questionnaire: validation of a new alcoholism instrument. Am J Psychiatry 131:1121–1123

McCartney JS, Fried PA (1994) Central auditory processing in school-age children prenataly exposed to cigarette smoke. Neurotoxicilogy Teratol 16(3):269–276

McClelland DC, Davis W, Wanner E, Kalin R (1972) The drinking man, alcohol and human motivation. The Free Press, New York/London

McEvoy CT, Spindel ER (2017) Pulmonary effects of maternal smoking on the fetus and child: effects on lung development, respiratory morbidities, and life long lung health. Paediatr Respir Rev 21:27–33

Menninger KA (1974) Selbstzerstörung. Psychoanalyse des Selbstmords. Suhrkamp, Frankfurt

Montgomery SM, Ekbom A (2002) Smoking during pregnancy and diabetes mellitus in a British longitudinal birth cohort. Br Med J 324(7328):26–27

Murthi P, Davies-Tuck M, Lappas M, Singh H, Mockler J, Rahman R, Lim R, Leaw B, Doery J, Wallace EM, Ebeling PR (2017) Maternal 25-hydroxyvitamin D is inversely correlated with foetal serotonin. Clin Endocrinol 86(3):401–409

Mutius Ev (2001) Privates Symposium der Stiftung Kindergesundheit im Dr. v. Haunerschen Kinderspital der Universität München

Naeye RL, Peters ED (1984) Mental development of children whose mothers smoked during pregnancy. Am J Obstet Gynecol 64:601–607

Nocente R, Vitali M, Balducci G, Enea D, Kranzler HR, Ceccanti M (2013) Varenicline and neuronal nicotinic acetylcholine receptors: a new approach to the treatment of co-occurring alcohol and nicotine addiction? Am J Addict 22(5):453–459

Nowakowska-Domagała K, Jabłkowska-Górecka K, Mokros Ł, Koprowicz J, Pietras T (2017) Differences in the verbal fluency, working memory and executive functions in alcoholics: short-term vs. long-term abstainers. Psychiatry Res 249:1–8

Nurnberger JI Jr, Foroud T, Flury L, Meyer ET, Wiegand R (2002) Is there a genetic relationship between alcoholism and depression? Alcohol Res Health 26(3):233–240

O'Malley SS, Krishnan-Sarin S, Farren C, Sinha R, Kreek MJ (2002) Naltrexone decreases craving and alcohol self-administration in alcohol-dependent subjects and activates the hypothalamo-pituitary-adrenocortical axis. Psychopharmacology 160:19–29

Obernier JA, White AM, Swartzwelder HS, Crews FT (2002) Cognitive deficits and CNS damage after a 4-day binge ethanol exposure in rats. Pharmacol Biochem Behav 72(3):521–532

Ostroumov A, Dani JA (2018) Convergent neuronal plasticity and metaplasticity mechanisms of stress, nicotine, and alcohol. Annu Rev Pharmacol Toxicol 58:547–566

Otto JM, Gizer IR, Ellingson JM, Wilhelmsen KC (2017) Genetic variation in the exome: associations with alcohol and tobacco co-use. Psychol Addict Behav 31(3):354–366

Palmisano M, Pandey SC (2017) Epigenetic mechanisms of alcoholism and stress-related disorders. Alcohol 60:7–18

Passett P (1981) Gedanken zur Narzissmuskritik: Die Gefahr, das Kind mit dem Bade auszuschütten. In: Psychoanalytisches Seminar Zürich 1981. Die neuen Narzissmustheorien: zurück ins Paradies? Syndikat, Frankfurt/Main

Peles E, Sason A, Schreiber S, Adelson M (2017) Newborn birth-weight of pregnant women on methadone or buprenorphine maintenance treatment: a national contingency management approach trial. Am J Addict 26(2):167–175

Pepeu G, Grazia GM (2017) The fate of the brain cholinergic neurons in neurodegenerative diseases. Brain Res 1670:173–184

Pettinati HM, Kranzler HR, Madaras J (2003) The status of serotonin-selective pharmacotherapy in the treatment of alcohol dependence. Recent developments in alcoholism: an official publication of the American Medical Society On Alcoholism, the Research Society On Alcoholism and the National Council On Alcoholism 16:247–262

Pohanka M (2016) Toxicology and the biological role of methanol and ethanol: current view. Biomed Pap Med Fac Univ Palacky Olomouc Czech Repub 160(1):54–63

Praschak-Rieder N, Willeit M, Wilson AA, Houle S, Meyer JH (2008) Seasonal variation in human brain serotonin transporter binding. Arch Gen Psychiatry 65(9):1072–1078

Quensel S (2004) Das Elend der Suchtprävention. Analyse – Kritik – Alternative. VS-Verlag für Sozialwissenschaften, Wiesbaden

Radó S (1975) Die psychische Wirkung der Rauschgifte. Versuch einer psychoanalytischen Theorie der Süchte. Psyche 29, Orig. 1926

Reinhardt JD (2005) Alkohol und Soziale Kontrolle. Gedanken zu einer Soziologie des Alkoholismus. Ergon, Würzburg

Rendu F, Peoc'h K, Berlin I, Thomas D, Launay JM (2011) Smoking related diseases: the central role of monoamine oxidase. Int J Environ Res Public Health 8(1):136–147

Riegler A, Völkl-Kernstock S, Lesch O, Walter H, Skala K (2017) Attention deficit hyperactivity disorder and substance abuse: an investigation in young Austrian males. J Affect Disord 217:60–65

Roy TS, Sabherwal U (1994) Effects of prenatal nicotine exposure on the morphogenesis of somatosensory cortex. Neurotoxicol Teratol 16(4):411–421

Rydell M, Granath F, Cnattingius S, Svensson AC, Magnusson C, Galanti MR (2016) Maternal smoking during pregnancy and offspring's tobacco dependence. A study of exposure-discordant sibling pairs. Drug Alcohol Depend 167:23–28

Salafia C, Shiverick K (1999a) Cigarette smoking and pregnancy I: ovarian, uterine and placental effects. Placenta 20:265–272

Salafia C, Shiverick K (1999b) Cigarette smoking and pregnancy II: vascular effects. Placenta 20:273–279

Schmid C (1993) Systemische Therapie im stationären Kontext – Möglichkeiten und Grenzen. In: Deutsche Hauptstelle gegen die Suchtgefahren (Hrsg) Sucht und Familie. DHS, Freiburg im Breisgau, S 168–175

Schmitz JM, DeLaune KA (2003) Psychological foundations. In: Johnson B, Ruiz P, Galanter M (Hrsg) Handbook of clinical alcoholism treatment. Lippincott Williams & Wilkins, S 19–25

Schulz W (1976) Ansatz einer Theorie sozialen Trinkens. In: Antons K, Schulz W (Hrsg) Normales Trinken und Suchtentwicklung. Hogrefe, Göttingen, S 158–166

Shisler S, Eiden RD, Molnar DS, Schuetze P, Huestis M, Homish G (2017) Smoking in pregnancy and fetal growth: the case for more intensive assessment. Nicotine Tob Res 19(5):525–531

Skinner BF (1938) The behaviour of organism. An experimental analysis. Appleton-Century-Crafts, New York

Söderpalm B, Ericson M, Olausson P, Blomqvist O, Engel JA (2000) Nicotinic mechanisms involved in the dopamine activating and reinforcing properties of ethanol. Behav Brain Res 113:85–96

Soyka M, Koller G, Schmidt P, Lesch OM, Leweke M, Fehr C, Gann H, Mann K (2008) The cannabinoid receptor 1 antagonist SR 141716 (Rimonabant) for treatment of alcohol dependence – results fro a placebo-controlled double-blind trial. J Clin Psychopharmacol 28(3):317–324

Springer A (1995) Jugendkultur und Drogengebrauch. In: Brosch R, Juhnke G (Hrsg) Jugend und Sucht Wien. Orac, Wien

Springer-Kremser M, Ekstein R (1987) Wahrnehmung-Fantasie-Wirklichkeit. Franz Deuticke

Sprung R, Bonte W, Lesch OM (1988) Methanol. Ein bisher verkannter Bestandteil aller alkoholischen Getränke; Eine neue biochemische Annäherung an das Problem des chronischen Alkoholismus. Wien Klin Wochenschr 100(9):282–288

Streissguth AP, Barr HM, Sampson PD (1990) Moderate prenatal alcohol exposure: Effects on child IQ and learning problems at age 7 ½ years. Alcohol Clin Exp Res 14:662–669

Strotzka H (1982) Psychotherapie und Tiefenpsychologie. Ein Kurzlehrbuch. Springer, Berlin

Sudhinaraset M, Wigglesworth C, Takeuchi DT (2016) Social and cultural contexts of alcohol use: influences in a social-ecological framework. Alcohol Res 38(1):35–45. Review

Svicher A, Cosci F, Giannini M, Pistelli F, Fagerström K (2018) Item response theory analysis of Fagerström test for cigarette dependence. Addict Behav 77:38–46

Tarren JR, Bartlett SE (2017) Alcohol and nicotine interactions: pre-clinical models of dependence. Am J Drug Alcohol Abuse 43(2):146–154

Thompson MD, Kenna GA (2016) Variation in the serotonin transporter gene and alcoholism: risk and response to pharmacotherapy. Alcohol Alcohol 51(2):164–171

Trager JB, Hanrahan JP (1995) Maternal smoking during pregnancy. Am J Respir Disease-and Cutic Care Med 152:977–983

True WR, Heath AC, Scherrer JF, Waterman B, Goldberg J, Lin N, Eisen SA, Lyons MJ, Tsuang MT (1997) Genetic and environmental contributions to smoking. Addiction 92:1277–1287

True WR, Xian H, Scherrer JF, Madden PA, Bucholz KK, Heath AC, Eisen SA, Lyons MJ, Goldberg J, Tsuang M (1999) Common genetic vulnerability for nicotine and alcohol dependence in men. Arch Gen Psychiatry 56:655–661

Tucker JS, Ellickson PL, Klein DJ (2008) Growing up in a permissive household: what deters at-risk adolescents from heavy drinking? J Stud Alcohol Drugs 69(4):528–534

Virkkunen M, Rawlings R, Tokola R, Poland RE, Guidotti A, Nemeroff C, Bissette G, Kalogeras K, Karonen SL, Linnoila M (1994) CSF biochemistries, glucose metabolism, and diurnal a ctivity rhythms in alcoholic, violent offenders, fire setters, and healthy volunteers. Arch Gen Psychiatry 51:20–27

Vogler E, Revenstorf D (1978) Alkoholmissbrauch, sozialpsychologische und lerntheoretische Ansätze. Fortschritte der Klinischen Psychologie 13. Urban & Schwarzenberg, München/Wien/Baltimor

Volpicelli JR, Rhines KC, Rhines JS, Volpicelli LA, Alterman AI, O'Brien CP (1997) Naltrexone and alcohol dependence. Role of subject compliance. Arch Gen Psychiatry 54(8):737–742

Volpicelli JR, Pettinati HM, McLellan AT, O'Brien CP (2001) Combining medication and psychosocial treatments for addictions: The BRENDA method. Guilford Press, NY

vom Scheidt J (1976) Der falsche Weg zum Selbst. Studien zur Drogenkarriere. Erstausgabe. Kinler, München

Wakayama K, Yamaguchi S, Takeuchi A, Mizumura T, Ozawa S, Tomizuka N, Hayakawa T, Nakagawa T (2016) Regulation of intracellular formaldehyde toxicity during methanol metabolism of the methylotrophic yeast Pichia methanolica. J Biosci Bioeng 122(5):545–549

Wakschlag LS, Lahey BB, Loeber R, Green SM, Gordon RA, Leventhal BL (1997) Smoking during pregnancy and the risk of conduct disorder in boys. Arch Gen Psychiatry 54:670–676

Wang FL, Eisenberg N, Spinrad TL (2018) Bifactor model of effortful control and impulsivity and their prospective prediction of ego resiliency. J Pers, 87(5):919–933

Wisborg K, Kesmodel U, Henriksen TB, Olsen SF, Secher NJ (2000) A prospective study of smoking during pregnancy and SIDS. Arch Dis Child 83(3):203–206

Wodarz N, Lange K, Laufkötter R, Johann M (2004) ADHS und Alkoholabhängigkeit: Gemeinsame genetische Grundlagen? Psychiatr Prax 31(1):111–113

Woods SC (2007) The endocannabinoid system: novel pathway for cardiometabolic risk-factor reduction. JAAPA 2007; (Suppl Endocannabinoid):7–10. https://doi.org/10.1097/01720610-200711000-00005

Zacny JP (1990) Behavioral aspects of alcohol-tobacco interactions. Recent Dev Alcohol 8:205–219

Zander M, Hartwig L, Jansen I (2006) Geschlecht Nebensache? Zur Aktualität einer Genderperspektive in der sozialen Arbeit. VS-Verlag für Sozialwissenschaften, Wiesbaden

Zingerle H (1994) Psychologische Hintergründe des Alkoholismus. Update, Internationale Zeitschrift für ärztliche Fortbildung 43, Konsensusstatement, November 94. Update Europe – Gesellschaft für ärztliche Fortbildung GmbH, Wien

Präventionsstrategien

Otto-Michael Lesch, Henriette Walter, Michie Hesselbrock
und Daniel König

4

► Europa hat ein alkoholpermissives Klima, mit einem Nord-Süd Gefälle, wobei im Norden viel und vor allem an Wochenenden massiv getrunken wird (z. B. Finnland, England, Schottland, Russland) und im Süden regelmäßig, jedoch in kleineren Mengen und ritualisiert (z. B. zum Essen). In Mitteleuropa werden ca 11–14 Liter Alkohol pro Kopf/pro Jahr (≥ 15 Jahre) getrunken (Weissrussland 17,6 – Portugal 12,9) (WHO 2014). In den Europäischen Ländern wird Nikotinrauchen aus dem Alltag verbannt. In Österreich rauchen noch 30 % der Bevölkerung. Es sind jedoch nicht die gesamte Menge, die Anlass zur Sorge gibt, sondern diejenigen Raucher, die mehr als 5 Punkte auf der Fagerström Skala erreichen (i.e. süchtiges Rauchen). Jede Reduktion der Erreichbarkeit von Tabak und Alkohol verringert die Missbrauchsraten, nicht jedoch die Raten der süchtigen Menschen. Prävention soll und muss vor allem auf diese Gruppen von Menschen zielen. Des weiteren brauchen Risikogruppen besondere Präventionsstrategien. Die Tertiärprävention von Alkohol und Tabak bietet Information über Hilfestellung im und außerhalb des sozialen Systems.

4.1 Einstellung zu Suchtmitteln

4.1.1 Einstellung zum Alkoholkonsum

Seit Jahrhunderten werden in Mitteleuropa alle Arten von alkoholischen Getränken – Wein, Bier, Most, Spirituosen – erzeugt. Jugendliche wachsen in einem alkoholpermissiven Milieu auf und erleben eine Erwachsenenwelt, in der Trinken durchaus als

O.-M. Lesch (✉) · H. Walter · D. König
Psychiatrische Universitätsklinik, Medizinische
Universität Wien, Wien, Österreich
e-mail: otto.lesch@meduniwien.ac.at;
henriette.walter@meduniwien.ac.at; daniel.
koenig@meduniwien.ac.at

M. Hesselbrock
University of Connecticut Health Center,
Farmington, USA
e-mail: hesselbrock@neuron.uchc.edu

© Springer-Verlag GmbH Deutschland, ein Teil von Springer Nature 2020
O.-M. Lesch, H. Walter (Hrsg.), *Alkohol und Tabak*,
https://doi.org/10.1007/978-3-662-60284-3_4

sozial anerkanntes bis gewünschtes Verhalten demonstriert wird. Der Vorteil frühen Konsums ist, dass Jugendliche frühzeitig lernen, mit alkoholischen Getränken umzugehen. Die Nachteile sind die Risiken frühen Konsums und dabei vor allem die Entwicklung von körperlichen und psychischen Störungen und wohl auch das Erlernen der Einstellung, dass Alkohol fast wie ein Grundnahrungsmittel verwendet werden kann (Boogaerts et al. 2016; Hnilicová et al. 2017; Hagemeister und Kronmaier 2017; de Vocht et al. 2016).

Knapp 50 % der Erwachsenen halten es für angemessen, dass Jugendliche zwischen dem 16. und dem 18. Geburtstag zu Hause oder bei Partys Alkohol zu sich nehmen – eine Einstellung, die sich im Wesentlichen mit den geltenden Jugendschutzbestimmungen deckt. Je nach Situation halten 9 bis 18 % Alkoholkonsum auch schon vor dem 16. Geburtstag für zulässig. Die restlichen ca. 40 % der Befragten würden ihren Kindern Alkohol erst nach dem 18. Lebensjahr verabreichen. In den letzten Jahren hat sich der Beginn des Trinkens bei Mädchen in jüngere Jahre verschoben, während Burschen ihr Trinkverhalten eher leicht reduziert haben (Eisenbach-Stangl 1991, 1994); Der Alkoholkonsum in Europa ist höher als in anderen Kontinenten (Eisenbach-Stangl 1991; Hurst et al. 1997) – die mitteleuropäischen Staaten liegen mit einem Pro-Kopf-Verbrauch von etwa 14 Litern Alkohol pro Jahr um Platz 10 in Europa. Aufgrund einer Abnahme in den letzten Jahren liegt der Verbrauch derzeit bei etwa 11 Litern reinen Alkohol pro Jahr (Cheng und Anthony 2017; Bosque-Prous et al. 2017; Grüne et al. 2017; Perlman 2010).

In Österreich wurde bereits um 1900 eine groß angelegte epidemiologische Studie durchgeführt, wobei Jugendliche verschiedenen Alters und verschiedener Schultypen nach ihrem Alkoholkonsum befragt wurden. Der Konsum um 1900 ist bei diesen Jugendlichen etwa so hoch wie die durch Studien und Verkaufszahlen belegte Alkoholeinnahme für das Jahr 1975. Seit dieser Zeit ist in Mitteleuropa der Alkoholkonsum deutlich zurückgegangen, und 2006 wurden um etwa 20 % weniger alkoholische Getränke verkauft als 1975. Um 1900 hatten etwa 3,2 % der 14-jährigen Burschen schon mehrmals harte Getränke (40 Vol.-% und mehr), meist Spirituosen minderer Qualität, konsumiert. Es ist anzunehmen, dass auch heute knapp über 3 % der 14-Jährigen schon mehrmals harte Getränke zu sich genommen haben. Berichte in den Printmedien, die das Rauschtrinken als Grenzerfahrung von Jugendlichen verurteilen und damit aber auch ins Zentrum des Interesses für Jugendliche rücken, wurden in Mitteleuropa bereits um 1900 publiziert und werden seither in Intervallen immer wieder in den Mittelpunkt der Berichterstattung gestellt. Die einen persönlich-politischen Auftrag repräsentierende Parole der sozialdemokratischen Partei am Beginn des 20. Jahrhunderts, die da lautete „Ein denkender Arbeiter trinkt nicht, und ein trinkender Arbeiter denkt nicht", trug dazu bei, dass der Konsum alkoholischer Getränke bis zum Ersten Weltkrieg deutlich zurückging. Demgegenüber kam es nach dem Zweiten Weltkrieg mit dem steigenden Wohlstand zu einer deutlichen Zunahme des Verbrauchs von Alkoholika. Seit Mitte der 70er-Jahre hat sich die Arbeitswelt jedoch drastisch verändert (kürzere Arbeitspausen, geregeltere und kontrollierte Arbeitszeiten, Gesetze, die Alkohol am Steuer und in der Arbeit einschränken usw.), und dies führte zu einer

Reduktion des Verbrauchs alkoholischer Getränke. In der Folge entwickelte sich, wie in ganz Europa, eine Tendenz zum Konsum „leichterer Alkoholika". Der Anteil des reinen Alkohols, der in Form von Bier genossen wird, stieg an, der Weinanteil ging in den 90er-Jahren zurück. Der Spirituosenkonsum hat sich seit dem Zweiten Weltkrieg um die Hälfte reduziert (Eisenbach-Stangl 1991, 1994; Eisenbach-Stangl und Allamani 2014) (Abb. 4.1).

In Österreich gelten 16 bis 39 % der erwachsenen Bevölkerung als alkoholgefährdet, und 2,2 bis 4 % der Gesamtpopulation werden als alkoholabhängig eingeschätzt. Hinsichtlich der geschlechtsspezifischen Gefährdungsraten differieren dabei die Angaben. Während Rathner G und Dunkel D beim Verhältnis Männer zu Frauen von 3:1 ausgehen, geben andere Studien ein Verhältnis von 14:1 an (Lesch et al. 1989; Rathner und Dunkel 1998; Skala und Walter 2013). Auch wenn man nur die stationären Aufnahmen wegen Alkoholabhängigkeit berücksichtigt, ist heute noch immer ein Verhältnis von 5:2 (Männer zu Frauen) zu beobachten (Abb. 4.2).

Bei einer Repräsentativerhebung fand sich bei den 60- bis 69-Jährigen ein durchschnittlicher Pro-Kopf-Konsum von 25 g Alkohol/d, in der Gruppe der 70- bis 99-Jährigen von 26 g Alkohol/d (1 Unit = 10 g reinen Alkohols = ca. 1/8 l Wein bzw. 1/3 l Bier) (Uhl und Springer 1996).

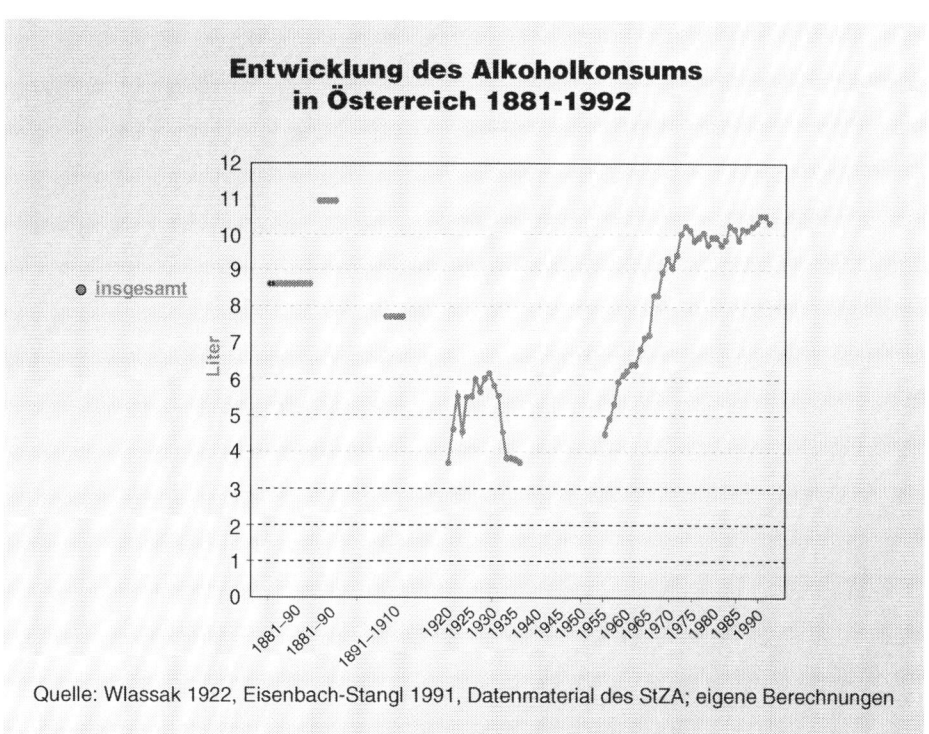

Quelle: Wlassak 1922, Eisenbach-Stangl 1991, Datenmaterial des StZA; eigene Berechnungen

Abb. 4.1 Entwicklung des Alkoholkonsums in Österreich 1881–1992

reiner	**Bundesländer**								
Alkohol/Woche	B	W	NÖ	St	K	OÖ	S	T	V
≤245 g ♂	34	56	40	43	59	39	53	57	39
♀	61	74	68	73	73	73	68	69	75
246 g – 420 g ♂	26	7	7	18	13	21	20	9	22
♀	6	5	1	7	5	10	5	2	–
>420 g	33	17	35	31	22	32	21	17	21
	2	2	2	1	2	2	1	–	1

Uhl A, Springer A, Reoräsentativerhebung 1993–94; Lesch OM et al. 1989

Abb. 4.2 Alkoholgebrauch in Österreich nach Regionen

4.1.2 Einstellungen zum Tabakkonsum

Obwohl seit vielen Jahren bekannt ist, dass die durch Rauchen zugeführten Inhaltsstoffe verschiedenste Schäden im Körper bewirken, hat die Tabakindustrie viele Jahre lang alle wirksamen Methoden verhindert, die das Rauchverhalten reduzieren würden. Es wurde viele Jahre behauptet, dass Nikotin nicht abhängig macht, und die Tabakindustrie versuchte, neue, leichtere Zigaretten zu produzieren, wobei diese dann als „gesündere Zigaretten" beworben wurden. Erst in den letzten 15 Jahren ist diese Argumentation zusammengebrochen, und es ist heute ganz klar, dass es keine „gesunde Zigarette" gibt. Nikotin hat ein hohes Abhängigkeitspotenzial, und die Rauchinhaltsstoffe schädigen den gesamten Körper. Die europäische Gemeinschaft hat nur zögerlich begonnen, die Werbung für Tabak zu beschränken. Die einzelnen Staaten haben seit etwa zehn Jahren angefangen, die schädlichen Wirkungen der Zigaretten auf den Zigarettenpackungen auszuweisen. Neben den Hinweisen auf die schädlichen Folgen wie zum Beispiel „Rauchen kann tödlich

sein" oder „Rauchen kann zu einem langsamen und schmerzhaften Tod führen" werden auch die Inhaltsstoffe wie Teer, Nikotin und Kohlenmonoxid angegeben. Trotzdem hat sich das Rauchverhalten vor allem Jugendlicher in den letzten Jahren nicht wesentlich verändert, und Rauchen ist auch heute noch die Suchtform, die die höchste Sterblichkeitsrate aufweist. (Es gibt nur eine Prävention für das Lungenkarzinom, und das ist ein rauchfreies Leben.) Nachdem jetzt immer mehr bekannt wird, dass auch eine Belastung durch Passivrauchen Schäden erzeugt, werden in verschiedenen Ländern rauchfreie Zonen geschaffen. In Österreich wird dies nur zögerlich eingeführt, und in manchen stressbelasteten Bereichen (zum Beispiel auch in Krankenhäusern) gelingt dies nach wie vor nicht(Muttarak et al. 2015; Lina et al. 2016; Principe et al. 2014; Carreras-Torres et al. 2018; North et al. 2015; Cofta und Staszewski 2008; Martínez et al. 2009).

30 % der Bevölkerung rauchen, wobei das Rauchverhalten sich im Laufe des Lebens insofern verändert, als der Tabakmissbrauch mit dem Alter geringer wird. Im Alter von 18 Jahren rauchen über 50 % der

Männer, und auch bei Frauen ist in diesem Alter mit einem ähnlichen Rauchverhalten zu rechnen. Studien mit weiblichen Raucherinnen fehlen fast in allen Bereichen. Da fast die Hälfte der 18-jährigen rauchenden Männer, nämlich 20,3 %, ein Rauchverhalten zeigen, welches fünf oder mehr Punkte auf der Fagerström-Skala erreicht, muss diese Gruppe als biologisch abhängig rauchend nach ICD-11 und DSM 5bezeichnet werden (Fagerström und Schneider 1989; Heatherton et al. 1989, 1991; Kapusta et al. 2007; Tomintz et al. 2016).

Die Hälfte der Raucher ist mit ihrem Tabakkonsum unzufrieden (dissonante Raucher), und es ist deshalb nicht überraschend, dass mit 50 Jahren knapp weniger als 30 % der Bevölkerung rauchen(-Kunze 2000). Es ist jedoch zu vermuten, dass Aufklärung und das Erkennen des Risikos beim Rauchen nur die Personen erreicht, die einen Tabakmissbrauch betreiben, während Raucher, die die Kriterien der biologischen Abhängigkeit erfüllen, von diesen Präventionsprogrammen nicht beeinflusst werden können. Aber genau diese Gruppe entwickelt bei einer Reduktion ihrer Zigarettenzahl ein Entzugssyndrom, und primär diese Gruppe von Abhängigen zeigt schwere körperliche Folgeschäden.(Groman et al. 2000)

4.2 Primäre Prävention von Tabak- und Alkoholabhängigkeit

Es werden darunter Maßnahmen verstanden, die eine Gesellschaft so verändern, dass die Nachfrage nach einem Suchtmittel sinkt. Suchtmittel und auch das Rauchen sind genauso alt wie die Menschheit. Es hat nie eine suchtmittelfreie Gesellschaft

gegeben, und ob eine suchtmittelfreie Gesellschaft wünschenswert ist, wird heute kontrovers diskutiert. Es wäre jedoch wichtig, die Einstellung der Gesellschaft so zu verändern, dass ein Leben ohne Tabak und Alkohol, aber auch ohne alle anderen Suchtmittel, erstrebenswert ist (unter dem Schlagwort: Lebensglück ohne Suchtmittel). Wenn man die Gründe für den Beginn einer Suchtmitteleinnahme bei Jugendlichen erhebt, finden sich folgende Motive für den Beginn des Rauchens und des Trinkens:

- „Ich wollte es nur ausprobieren", wobei das Experimentieren mit Risiko als ein Teil der natürlichen Entwicklung zu sehen ist.
- Jugendliche verwenden Tabak und Alkohol, um sich „wie Erwachsene" zu benehmen. (Der Aufdruck auf den Zigaretten „Rauchen: Nur für Erwachsene" trägt sicher dazu bei, dass das Rauchverhalten unter Jugendlichen eher zunimmt.)
- Jugendliche möchten rauchen, weil sie in einer Jugendgruppe integriert sein wollen, und wenn in der Gruppe Rauchen ein gewünschtes Verhalten ist, fällt es Ihnen sehr schwer, nicht zu rauchen.
- Um Unabhängigkeit zu demonstrieren.
- Zum Spaß, die Neugierde spielt am Beginn des Rauchens und Trinkens eine große Rolle.
- Um in bestimmten Situationen, z. B. vor Prüfungen, Angst zu vermindern.
- Tabak ist auch ein Psychopharmakon, welches kurzfristig das Gedächtnis verbessert, deshalb verwenden es Jugendliche beim Lernen, und er ist auch ein Antidepressivum und wird deshalb zur Stimmungshebung verwendet (Balfour und Ridley 2000; Best et al. 1988; Merrill et al. 1999; Sutherland und Willner 1998) (Abb. 4.3).

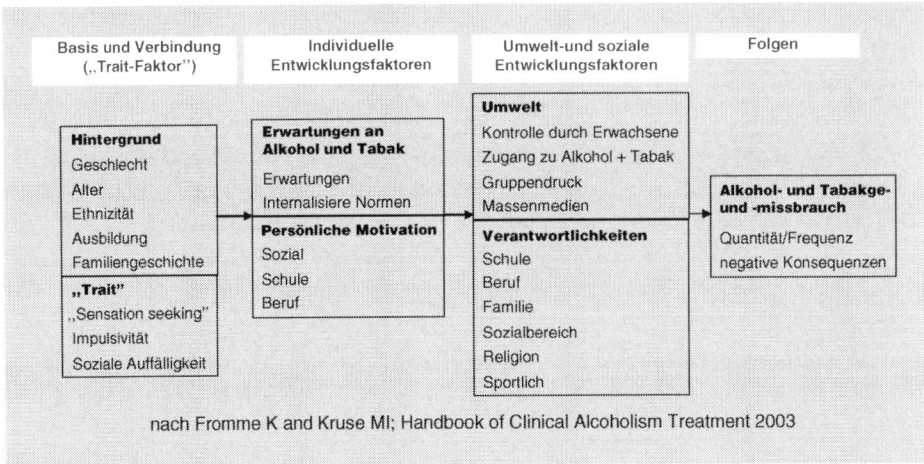

nach Fromme K and Kruse MI; Handbook of Clinical Alcoholism Treatment 2003

Abb. 4.3 Soziokulturelles Model von Alkohol- und Tabakge- und -missbrauch bei Jugendlichen und jungen Erwachsenen

Zur primären Prävention müssten alle soziokulturellen Faktoren wie auch individuelle Modelle herangezogen werden. Dementsprechend wäre eine primäre Prävention ein Maßnahmenbündel, welches alle diese Faktoren zu beeinflussen versucht, sodass die Nachfrage nach einem Suchtmittel sinkt.

Bei einer soziokulturellen Betrachtung stehen die individuellen Ursachen des Tabak- und Alkoholkonsums im Hintergrund.

Neben diesem soziokulturellen Modell kennen wir aus der Lebensqualitätsforschung jene Faktoren, die das Einnahmeverhalten von Jugendlichen und Erwachsenen wesentlich beeinflussen. Es gibt Schutzfaktoren für den Suchtmittelmissbrauch wie zum Beispiel eine hohe Zufriedenheit der Jugendlichen, und soziale Verhältnisse können so gestaltet sein, dass sich Jugendliche stabil und sicher fühlen. Wenn Jugendliche in einer Gruppe aufgenommen sind, in der ein Leben ohne Suchtmittel gewünscht wird, ist dies auch ein Schutzfaktor. In der Forschung werden vor allem Gefährdungsfaktoren definiert, wie z. B. psychisches Leiden, Armut und ein suchtmittelpermissives Milieu, welches Jugendliche eher in eine Abhängigkeitskarriere drängt (Tabak, Alkohol und alle anderen Suchtmittel).

78,9 % beschreiben bei Alkohol-, Tabak- und Haschischkonsum Neugierde als die wichtigste Motivation, während dies bei Opium und Kokain nur 57,9 % als wichtigsten Einstiegsfaktor angaben. Im Unterschied dazu beschreiben 42,1 % nicht lösbare Konflikte als Einstiegsmotivation zum Opium- und Kokainmissbrauch, während nur 5,3 % Konflikte als Ursache angeben, die zu Alkohol-, Tabak- oder Haschischmissbrauch geführt haben (Abb. 4.4).

Mit einer Erhöhung des Preises und Maßnahmen, die das Rauchen und Trinken teurer machen, kann jene Gruppe beeinflusst werden, die Tabak und Alkohol gebraucht oder missbraucht, aber nicht die Gruppe, bei der bereits eine Tabakabhängigkeit oder Alkoholabhängigkeit besteht. Ein sogenannter „Krieg" gegen Suchtmittel

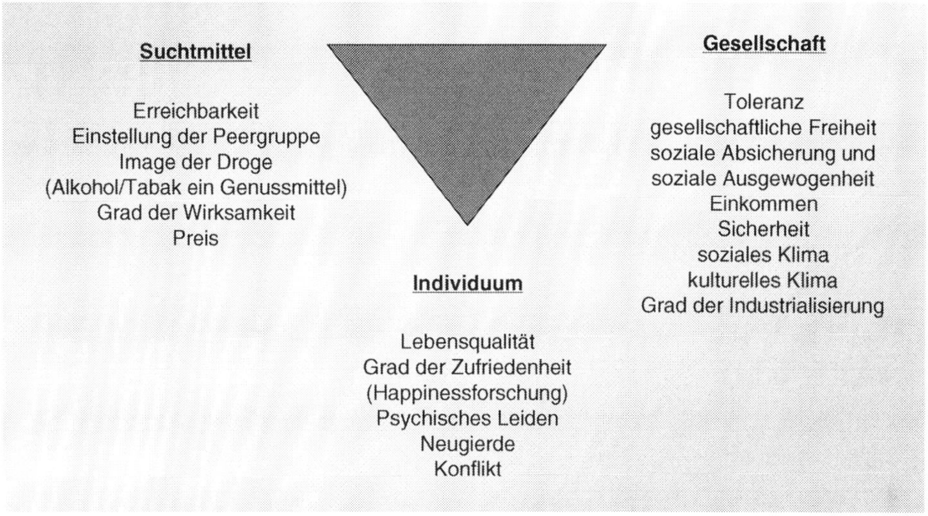

Suchtmittel

Erreichbarkeit
Einstellung der Peergruppe
Image der Droge
(Alkohol/Tabak ein Genussmittel)
Grad der Wirksamkeit
Preis

Gesellschaft

Toleranz
gesellschaftliche Freiheit
soziale Absicherung und
soziale Ausgewogenheit
Einkommen
Sicherheit
soziales Klima
kulturelles Klima
Grad der Industrialisierung

Individuum

Lebensqualität
Grad der Zufriedenheit
(Happinessforschung)
Psychisches Leiden
Neugierde
Konflikt

Abb. 4.4 Suchtmittelgebrauch – Faktoren, die den Gebrauch in der Gesellschaft bestimmen

(„war against drugs"), wie er mancherorts ausgerufen wird – ohne Maßnahmen und Hilfen für die betroffenen Jugendlichen –, führt nur zu Verschiebungen zu anderen Suchtmitteln (Drogen, Tabletten usw.) oder anderen Verhaltensstörungen (wie z. B. Essstörungen) (Csete et al. 2016)

Wie im Abschn. 6.3 dargestellt, sind Abhängigkeitskrankheiten sehr heterogen, und wenn man sich bezogen auf die Untergruppen die Ätiologie überlegt, gibt es drei ganz verschiedene Wege zu einer Suchtmittelkarriere. Diese unterschiedlichen Wege benötigen auch ganz unterschiedliche präventive Maßnahmen. Es ist unrealistisch, dass Bedingungen geschaffen werden, die diese Entwicklungen gänzlich verhindern können, aber man kann sich gut vorstellen, dass bei Kenntnis dieser Mechanismen ein früheres Erkennen möglich wäre und so auch eine frühere Hilfestellung eingeleitet werden könnte. International ist man heute übereingekommen, dass die sekundäre Prävention der Königsweg der Prävention ist.

4.3 Sekundäre Prävention: Früherkennung und Frühintervention

4.3.1 Wege der Entwicklung von Tabak- und Alkoholabhängigkeit

In vielen Jugendgruppen ist Rauchen und Trinken ein gewünschtes Verhalten, und dieses Verhalten wird auch als Ritual verwendet, da es den Zusammenhalt der Gruppe zeigt. Dies führt oft dazu, dass Jugendliche ein Suchtmittel wie z. B. Tabak oder Alkohol über lange Zeit in hohen Dosierungen missbrauchen, und Jugendliche, die eine psychologische oder biologische Vulnerabilität aufweisen (Rommelspacher 2007), entwickeln dann oft ein Abhängigkeitssyndrom (Gowin et al. 2017; Christensen et al. 2017; Agabio et al. 2017; Gatta et al. 2016; Chwedorowicz et al. 2017; Diószegi et al. 2017)

Dieser Missbrauch beginnt manchmal schon im Mutterleib, wenn die Mutter aktiv oder passiv das Ungeborene mit Tabak regelmäßig „vergiftet". Wir wissen heute, dass vor allem bis zur achten Schwangerschaftswoche das sich entwickelnde Gehirn massiv und das Belohnungssystem, aber auch das Suchtgedächtnis wesentlich beeinflusst werden (Chantenoud et al. 1998; Haustein 2000; Ledermair 1988; Salafia und Shiverick 1999a, b; Haghighi et al. 2013; Chen et al. 2012). In der Sozialisation der Jugendlichen werden Traumatisierungen gesetzt, die zu einer selbstunsicheren Persönlichkeit führen, die von der Zuwendung ihrer näheren Umgebung äußerst abhängig ist. Sie befürchten häufig, nicht gut genug zu sein oder die Anforderungen nicht entsprechend erfüllen zu können. Sie dienen mit allen Mitteln der Gruppe, verlernen, „Nein" zu sagen, und dies spiegelt sich meist auch in der Partnerwahl wider. Es werden mächtige Partner gesucht, die diese eigene Selbstunsicherheit stützen. Diese Interaktionen zwischen unsicherer Persönlichkeit und den sozialen Anforderungen führen zu belastenden Situationen, zu Angst und Stress, und die Jugendlichen verwenden Suchtmittel wie Tabak und Alkohol, um mit diesen belastenden Situationen besser fertig werden zu können.

Manche Jugendliche wachsen in einer sehr rigiden und auf starre Werte bezogenen Erziehung auf. Die erwachsenen Bezugspersonen werden von den Kindern sehr geliebt, und deshalb versuchen die Kinder, diese Werte oft direkt als eigene, nicht verrückbare Werte zu übernehmen. Als Jugendliche merken sie dann, dass diese Werte und Regeln von ihnen oft nicht gelebt werden können (z. B. lautet der „innere" Auftrag: Man ist ein guter Schüler – aber die Schulleistungen zeigen etwas anderes), und sie reagieren mit depressiv-ängstlichen Syndromen und merken, dass dieses Unwohlsein durch die Pharmakologie des Suchtmittels akut gut kompensiert werden kann. Die geliebten Erwachsenen demonstrieren oft eine Doppelmoral, weil sie zwar davon reden, dass man immer brav sein und keine Suchtmittel nehmen soll, selbst aber ein ganz anderes Verhalten zeigen und auch im Rauchen und Trinken als Modell dienen (rauchende und trinkende Eltern, Jugendtrainer, Lehrer usw.). Jugendliche lernen am Modell und passen sich oft unbewusst dieser Doppelmoral an Barr et al. (2016); Beison und Rademacher (2017).

Außer den oben beschriebenen Mechanismen zur Entwicklung der Abhängigkeit gibt es sicher noch viele andere Ursachen. Frühe cerebrale und psychische Schädigungen führen oft schon zu frühen Auffälligkeiten (Brückensymptome), die so schwer sind, dass die Betroffenen z. B. Schulen nicht besuchen können, keine Ausbildung abschließen, oft sozial auffällig werden und manchmal mit dem Gesetz in Konflikt geraten. Diesen Randgruppen der Gesellschaft, die etwa 10 % der Bevölkerung ausmachen, sollte rechtzeitig Hilfe angeboten werden, und es sollten vor allem in diesen Risikogruppen wirksame, von den Betroffenen akzeptierbare Interventionen gesetzt werden.

4.3.2 Schlussfolgerungen für die sekundäre Prävention

4.3.2.1 Maßnahmen, die das Suchtmittel betreffen

Die Reduktion der Erreichbarkeit von Alkohol- und Tabakprodukten verbessert die Missbrauchsraten. Einige Beispiele: Tabakprodukte könnten nur in Trafiken und nur zu gewissen Zeiten (etwa von 5 Uhr am Morgen bis 12 Uhr mittags) erhältlich sein, kein Verkauf von Zigaretten an Tankstellen, in Gasthäusern oder über Automaten, Rauchverbote für alle öffentlichen Gebäude wie Krankenhäuser, Schulen, Ämter usw., in Gaststätten eine klare Trennung zwischen Räumen für Nichtraucher und für Raucher. Die öffentliche Kennzeichnung von Raucher- und Nichtraucherlokalen würde dazu führen, dass die Konsumenten wählen können, ob sie sich den Rauchinhaltsstoffen aussetzen. Lokale unter 50 m² und ohne Angestellte sollten sich als Raucherlokale definieren dürfen (Arbeitnehmerschutzgesetz). Das Einhalten von Jugendschutzbestimmungen in Bezug auf Alkohol wäre bereits ein Fortschritt; wenn Alkohol nur in gewissen Geschäften und zu gewissen Zeiten gekauft werden könnte, würde auch die Erreichbarkeit eingeschränkt. Der Verkauf von alkoholischen Getränken in Restaurants sollte während des Tages an die Konsumation von Essen gekoppelt sein, und tagsüber sollten prinzipiell nur alkoholische Getränke mit sehr niederem Alkoholwert ausgeschenkt werden (siehe z. B. Schweden) (Clark und Moss 2011)

Der Preis sollte so weit hinaufgesetzt werden, dass es für Jugendliche schwierig wird, regelmäßig zu trinken und zu rauchen. 10 % der Steuern für Alkohol und Tabak sollten zweckgebunden für Suchtprävention und Therapie verwendet werden.

In regelmäßigen Kampagnen sollte darüber aufgeklärt werden, dass Tabak ein Suchtmittel mit vielen giftigen Stoffen und sicher kein Genussmittel ist. Beim Rauchen wird nicht nur Nikotin aufgenommen, sondern auch viele andere giftige Stoffe, die in der Entwicklung einer Abhängigkeitserkrankung eine wesentliche Rolle spielen. Kommt es zur Tabakabhängigkeit, so scheint diese Ab-

hängigkeit ein „precursor" für alle anderen Abhängigkeitsformen zu sein. Abhängige Raucher sind wesentlich stärker gefährdet, auch andere legale und illegale Drogen in abhängiger Weise einzunehmen, als Raucher, die nicht als biologisch abhängig bezeichnet werden können (Kapusta et al. 2006, 2007). Diese Zusammenhänge sollten auch Inhalt von Aufklärungsprogrammen sein. Alkohol in geringen Mengen als Genussmittel sollte nicht verteufelt werden, aber man sollte klarmachen, dass Alkohol eine Rauschdroge ist, eine Droge, die schon bei geringen Mengen Intelligenz und Koordination reduziert, und man deshalb nicht an gefährlichen Maschinen arbeiten oder Auto fahren sollte, wenn man Alkohol getrunken hat. Regelmäßiger hoher Alkoholkonsum führt genauso wie regelmäßiger Tabakkonsum zur Schädigung des gesamten Organismus.

Aktiv-, aber auch Passivrauchen in der Schwangerschaft sollte ein wichtiges Thema für die Prävention werden. Es sollten nicht nur Broschüren („0,0 ‰ 0 ppm") verteilt werden, sondern rauchende Schwangere sollten so früh wie möglich motiviert werden, das Rauchen zu lassen oder zumindest zu reduzieren (Bericht des Medizinisch-Wissenschaftlichen Fonds des Bürgermeisters der Bundeshauptstadt Wien 2005, Hartl Doris;). (Chamberlain et al. 2017)

4.3.2.2 Maßnahmen, die den Jugendlichen helfen sollen, ein suchtmittelfreies Leben zu führen

Alle präventiven Maßnahmen sollten am besten folgenden Leitsatz berücksichtigen:

„Das politische Credo der Gesellschaft sollte sich an folgenden Grundsätzen orientieren: Bei uns geht kein Kind verloren. Wir kümmern uns um jedes Kind. Es gibt Teams, die in jedem Alter das Kind unterstützen, und jedes Kind sollte medizinisch und sozial so betreut werden, dass es optimale Bildungsmöglichkeiten hat."

Jugendlichen sollte in schwierigen Situationen, ob sie familiär sind, im schulischen Bereich oder an der Arbeitsstelle, die Möglichkeit geboten werden, Hilfe von außen zu erhalten, die ihnen auf keinen Fall schaden kann. Die Grundregel lautet hier „Hinschauen, und nicht Wegschauen!". Je früher man die für den Jugendlichen nicht lösbar scheinenden Probleme erkennt und je früher man Lösungen anbieten kann, die vom Jugendlichen akzeptiert werden können, um so seltener wird ein Suchtmittel zum Problem für Jugendliche werden. Junge Menschen sind ein „besonderes Gut" jeder Gesellschaft, und die Erwachsenen dieser Gesellschaft sollten noch viel mehr in die Pflicht genommen werden, sich auch um schwierige Jugendliche zu kümmern. In Finnland beispielsweise ist es viel schwieriger als in den deutschsprachigen Ländern, Jugendliche „abzuschieben" (z. B. aus der Schulklasse auszuschließen). Diese Pflicht für Familie, Schule und alle Beteiligten in der Betreuung Jugendlicher führt dann zu den guten Ergebnissen, wie sie etwa durch die PISA-Studie reflektiert werden (Armstrong et al. 2017).

Die Gruppe ist für Jugendliche ein wichtiger Schutzfaktor, und diesen Gruppen sollten Möglichkeiten angeboten werden, die sie sich wünschen: beispielsweise aktive kulturelle Betätigungen (Musikgruppen oder Theatergruppen), sportliche Möglichkeiten (von Leichtathletik bis zu Ballspielen) und vor allem genügend Zeit und Raum, wo sie ihre Aktivitäten gefahrlos, aber auch abenteuerlustig ausleben können. In der Prävention gilt es heute als gesichert,

dass diese risikoarmen Ausbildungsfelder, in denen Jugendliche ihre Neugier ausleben können, für sie wichtig sind, um eine gesunde, lebensbejahende Persönlichkeit zu entwickeln. Gebote oder Verbote, die von der Gruppe nicht akzeptiert werden, sind kontraproduktiv und führen zu einer Vergrößerung von Randgruppen und damit zu einer Erhöhung der Anzahl von Jugendlichen, die Suchtmittel konsumieren.

Die Verbesserung der sozialen Situation Jugendlicher ist ein ganz zentraler Faktor. Wenn ein Jugendlicher aufgrund seines schulischen Versagens auch noch die Gruppe verliert, ist dies ein Risikofaktor für die weitere Entwicklung. Je klarer die sozialen Entwicklungsmöglichkeiten für Jugendliche sind, umso geringer ist deren Suchtmitteleinnahme. Die soziale Sicherheit in der Familie, im Freundeskreis, aber auch in der eigenen beruflichen Situation sind Schutzfaktoren gegen Suchtmittelgebrauch. Je sinnvoller den Jugendlichen ihre Tätigkeit erscheint und je klarer die Rolle in diesen Tätigkeiten definiert ist, umso geringer ist die Gefahr, dass sie ein Suchtmittel regelmäßig konsumieren.

In der Pubertät fällt es vielen Jugendlichen noch schwer, eine eigene Identität zu entwickeln. Die moralischen und ethischen Vorgaben geliebter Erwachsener können oft kaum eingehalten werden. Sie benötigen daher Experimentierfelder, in denen sie versuchen können, ihre eigene Identität zu entwickeln und Grenzen für sich selbst auszuprobieren. Diese Experimentierfelder sollten von der öffentlichen Hand unterstützt werden, sodass die Gefährdung der Jugendlichen so gering wie möglich ist. Der Einfluss der Erwachsenen sollte jedoch auch so gering wie möglich gehalten werden. Manche Menschen können für sich

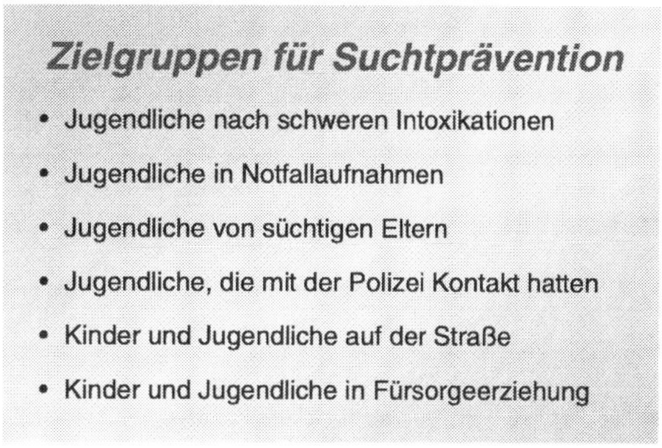

Abb. 4.5 Risikogruppen

Zielgruppen für Suchtprävention

- Jugendliche nach schweren Intoxikationen

- Jugendliche in Notfallaufnahmen

- Jugendliche von süchtigen Eltern

- Jugendliche, die mit der Polizei Kontakt hatten

- Kinder und Jugendliche auf der Straße

- Kinder und Jugendliche in Fürsorgeerziehung

selbst nur dann etwas als wahr annehmen, wenn sie es selbst erlebt haben, und dieses Erleben ist oft schmerzhaft. Wenn eine Gruppe diesen Schmerz ohne Erwachsene auffangen kann, dann kann sich eine solidarische Gruppe bilden, die ein guter Schutz gegen Gefährdungen durch Suchtmittel ist.

Besondere Präventionsstrategien sollten für Risikogruppen angeboten werden, wobei je nach Risikogruppe ganz unterschiedliche Maßnahmen notwendig sind Beison und Rademacher (2017). Ein Jugendlicher, der mit einer schweren Intoxikation stationär aufgenommen wird, ist ein Notfall, der nach der medizinischen Behandlung sicher eine psychologisch-psychiatrische Unterstützung braucht (Krisenkonzept). Familien mit mehreren Abhängigen brauchen eine Hilfe für das gesamte System. Die Kinder dieser Familien sind sicher hoch gefährdet und benötigen intensive Betreuung(Temko et al. 2017).

Diese Zielgruppen benötigen auch ohne die Diagnose Abhängigkeit die Hilfe durch ein therapeutisches Team (Sozialarbeiter, Psychologen, Mediziner usw.), welches die Betroffenen über Jahre begleiten sollte, und diese Teams sollte man auch viel stärker in die Pflicht nehmen, wenn es zu negativen Entwicklungen der Betroffenen kommt (Hertrich und Lutz 2002) (Abb. 4.5).

4.4 Tertiäre Prävention (siehe Kap. 9)

Wie bereits ausgeführt, raucht fast die Hälfte aller Jugendlichen biologisch abhängig (= Fagerström 5 oder mehr). Bei diesen Gruppen wird man mit den oben genannten Maßnahmen keine Reduktion der Suchtmitteleinnahme erreichen, sondern die Jugendlichen werden sich in ihrem Rauchverhalten unwohler fühlen, aber nur selten das Rauchverhalten auch wirklich ändern können. Hier sollten die therapeutischen Überlegungen für Tabakabhängige, wie sie in anderen Kapiteln geschildert werden, zum Tragen kommen.

Alkoholabhängige sind Kranke im medizinischen Sinn und benötigen daher therapeutische Hilfe. Es macht wenig Sinn, ihnen Vorschriften zu machen, und schon gar nicht, ihnen zu sagen, dass sie sich zusammennehmen sollen – sie brauchen professionelle therapeutische Begleitung und Hilfe. Es ist auch günstig, wenn sie manchmal ein Umfeld aufsuchen, in dem sie mit anderen Betroffenen reden können, sodass sie merken, dass ihre Symptome auch verbesserbar sind und ihnen bei Problemlösungen beigestanden wird. Die Hilfe sollte außerhalb ihres Systems (Familie, Beruf, Schule) gesucht werden, und die Helfenden sollten sowohl psychologische als

auch soziotherapeutische, aber auch pharmakologische Kenntnisse haben. Ein Abhängiger, der erlebt, dass man Interesse an ihm hat,
dass man aber nicht neugierig ist, kann oft an
ein therapeutisches Netz angebunden werden. Diese Anbindung über längere Zeit ist
einer der wichtigsten therapeutischen Faktoren (siehe Kap. 9).

Erfolgreich behandelte Alkohol- oder
Tabakabhängige führen ein abstinentes und
rauchfreies Leben. Sie stellen für Jugendliche dann sehr gute Modelle für ein suchtmittelfreies Leben dar.

Literatur

Agabio R, Pisanu C, Gessa GL, Franconi F
(2017) Sex differences in alcohol use disorder. Curr Med Chem 24(24):2661–2670

Armstrong R, Arnott W, Copland DA, Mc-
Mahon K, Khan A, Najman JM, Scott JG
(2017) Change in receptive vocabulary from
childhood to adulthood: associated mental
health, education and employment outcomes. Int J Lang Commun Disord
52(5):561–572

Balfour DJ, Ridley DL (2000) The effects of nicotine on neural pathways implicated in depression: a factor in nicotine addiction?
Pharmacol Biochem Behav 66(1):79–85

Barr PB, Salvatore JE, Maes H, Aliev F, Latvala
A, Viken R, Rose RJ, Kaprio J, Dick DM
(2016) Education and alcohol use: a study of
gene-environment interaction in young adulthood. Soc Sci Med 162:158–167

Beison A, Rademacher DJ (2017) Relationship
between family history of alcohol addiction,
parents' education level, and smartphone
problem use scale scores. J Behav Addict
6(1):84–91

Best JA, Thomson SJ, Santi SM (1988) Preventing cigarette smoking among school children. Annu Rev Public Health 9:161–201

Boogaerts T, Covaci A, Kinyua J, Neels H, van
Nuijs AL (2016) Spatial and temporal trends
in alcohol consumption in Belgian cities: a
wastewater-based approach. Drug Alcohol
Depend 160:170–176

Bosque-Prous M, Kuipers MAG, Espelt A,
Richter M, Rimpelä A, Perelman J, Federico
B, Brugal MT, Lorant V, Kunst AE (2017)
Adolescent alcohol use and parental and ado-
lescent socioeconomic position in six Euro-
pean cities. BMC Public Health 17(1):646

Carreras-Torres R, Johansson M, Haycock PC,
Relton CL, Davey Smith G, Brennan P, Martin RM (2018) Role of obesity in smoking
behaviour: mendelian randomisation study
in UK Biobank. BMJ 361:k1767

Chamberlain C, O'Mara-Eves A, Porter J, Coleman T, Perlen SM, Thomas J, McKenzie JE
(2017) Psychosocial interventions for suppor-
ting women to stop smoking in pregnancy.
Cochrane Database Syst Rev 2:CD001055

Chantenoud L, Parazzini F, Di Cintio E, Zanconato G, Benzi G, Bortolus R, La Vecchia C
(1998) Paternal and maternal smoking habitus bifore conception and durino the first trimestre: relation to spontaneous abortion.
Ann Epidemiol 8(8):520–526

Chen H, Saad S, Sandow SL, Bertrand PP (2012)
Cigarette smoking and brain regulation of
energy homeostasis. Front Pharmacol 3:147

Cheng HG, Anthony JC (2017) A new era for drinking? Epidemiological evidence on adolescent
male-female differences in drinking incidence
in the United States and Europe. Soc Psychiatry Psychiatr Epidemiol 52(1):117–126

Christensen HN, Diderichsen F, Hvidtfeldt UA,
Lange T, Andersen PK, Osler M, Prescott E,
Tjønneland A, Rod NH, Andersen I (2017)
Joint effect of alcohol consumption and
educational level on alcohol-related medical
events: a Danish register-based cohort study.
Epidemiology 28(6):872–879

Chwedorowicz R, Skarżyński H, Pucek W, Stu-
dziński T (2017) Neurophysiological ma-
turation in adolescence – vulnerability and
counteracting addiction to alcohol. Ann Ag-
ric Environ Med 24(1):19–25

Clark BJ, Moss M (2011) Secondary prevention
in the intensive care unit: does intensive care
unit admission represent a „teachable mo-
ment?". Crit Care Med 39(6):1500–1506

Cofta S, Staszewski R (2008) Hospital staff and
smoking habits: do we need modification of

smoking behavior in Polish hospitals? J Physiol Pharmacol 59(Suppl 6):191–199

Csete J, Kamarulzaman A, Kazatchkine M, Altice F, Balicki M, Buxton J, Cepeda J, Comfort M, Goosby E, Goulão J, Hart C, Kerr T, Lajous AM, Lewis S, Martin N, Mejía D, Camacho A, Mathieson D, Obot I, Ogunrombi A, Sherman S, Stone J, Vallath N, Vickerman P, Zábranský T, Beyrer C (2016) Public health and international drug policy. Lancet 387(10026):1427–1480

Diószegi J, Fiatal S, Tóth R, Moravcsik-Kornyicki Á, Kósa Z, Sándor J, McKee M, Ádány R (2017) Distribution characteristics and combined effect of polymorphisms affecting alcohol consumption behaviour in the hungarian general and Roma populations. Alcohol Alcohol 52(1):104–111

Eisenbach-Stangl I (1991) Eine Gesellschaftsgeschichte des Alkohols. Produktion, Konsum und soziale Kontrolle alkoholischer Rausch- und Genußmittel in Österreich 1918–1984. Campus, Frankfurt

Eisenbach-Stangl I (1994) Die neue Nüchternheit. Epidemiologie legalen und illegalen Drogengebrauchs von Kindern, Jugendlichen und jungen Erwachsenen in Österreich. In: Janig H, Rathmayr B (Hrsg) Wartezeit. Studien zu den Lebensverhältnissen Jugendlicher in Österreich. Österreichischer Studienverlag, Wien, S 189–216

Eisenbach-Stangl I, Allamani A (2014) Alcohol consumption, alcohol consumption-related harm and alcohol control policy in Austria: do they link up? Subst Use Misuse 49(12):1619–1632

Fagerström KO, Schneider NG (1989) Measuring nicotine dependence: a review of the Fagerström Tolerance Questionnaire. J Behav Med 12(2):159–182

Gatta M, Penzo M, Svanellini L, Lai J, Spoto A, Battistella PA (2016) Sociodemographic characteristics, risk factors and psychobehavioral disorders associated to alcohol consumption in adolescents of Veneto. Minerva Pediatr 68(2):103–113

Gowin JL, Sloan ME, Stangl BL, Vatsalya V, Ramchandani VA (2017) Vulnerability for alcohol use disorder and rate of alcohol consumption. Am J Psychiatry 174(11):1094–1101

Groman E, Bayer P, Kunze U, Schmeiser-Rieder A, Schoberberger R (2000) Analysis of the needs for diagnosis and therapy of tobacco dependence in Austria. Wien Med Wochenschr 150(6):109–114

Grüne B, Piontek D, Sleczka P, Kraus L, Pogarell O (2017) Drinking location and drinking culture and their association with alcohol use among girls and boys in Europe. J Stud Alcohol Drugs 78(4):549–557

Hagemeister C, Kronmaier M (2017) Alcohol consumption and cycling in contrast to driving. Accid Anal Prev 105:102–108

Haghighi A, Schwartz DH, Abrahamowicz M, Leonard GT, Perron M, Richer L, Veillette S, Gaudet D, Paus T, Pausova Z (2013) Prenatal exposure to maternal cigarette smoking, amygdala volume, and fat intake in adolescence. JAMA Psychiatry 70(1):98–105

Haustein KO (2000) Rauchen, Nikotin und Schwangerschaft. Geburtshilfe und Frauenheilkunde 60(1):11–19

Heatherton TF, Kozlowski LT, Frecker RC, Rickert W, Robinson J (1989) Measuring the heaviness of smoking: using self-reported time to the first cigarette of the day and number of cigarettes smoked per day. Br J Addict 84:791–799

HeathertonTF, Kozlowski LT, Frecker RC, Fagerström KO (1991) The agerström Test for for Nicotine Dependence: a revision of the Fagerström Tolerance Questionnaire. Br J Addict 86:1119–27.

Hertrich R, Lutz S (2002) On the necessity of improving the supply network for chronic alcoholics with multiple impairments. Psychiatr Prax 29(1):34–40

Hnilicová H, Nome S, Dobiášová K, Zvolský M, Henriksen R, Tulupova E, Kmecová Z (2017) Comparison of alcohol consumption and alcohol policies in the Czech republic and Norway. Cent Eur J Public Health 25(2):145–151

Hurst W, Gregory E, Gussman T (1997) Alcoholic beverage taxation and control policies. International Survey, Brewers Association of Canada, Ontario

Kapusta ND, Ramskogler K, Hertling I, Schmid R, Dvorak A, Walter H, Lesch OM (2006) Epidemiology of substance use in a representative sample of 18-year-old males. Alcohol Alcohol 41:188–192.

Kapusta ND, Plener PL, Schmid R, Thau K, Walter H, Lesch OM (2007) Multiple substance use among young males. Pharmacol Biochem Behav 86:306–311

Kunze M (2000) Maximizing help for dissonant smokers. Addiction 95(Suppl 1):13–17

Ledermair O (1988) Rauchen und Schwangerschaft. Wien Med Wochenschr 138(6–7):138–139

Lesch OM, Dietzel M, Musalek M, Walter H, Zeiler K (1989) Therapiekonzepte und Therapieziele im Lichte langfristiger Katamnesen (therapierelevante Untergruppen Alkoholkranker). In: Heimann H, Mayer K, Schied HW (Hrsg) Psychiatrische und neurologische Aspekte des Alkoholismus heute. Frankfurt am Main, Gustav Fischer, S 267–284

Lina M, Mazza R, Borreani C, Brunelli C, Bianchi E, Munarini E, De Marco C, Pozzi P, Boffi R (2016) Hospital doctors' smoking behavior and attitude towards smoking cessation interventions for patients: a survey in an Italian Comprehensive Cancer Centre. Tumori 2016(3):244–251

Martínez C, Fu M, Martínez-Sánchez JM, Ballbè M, Puig M, García M, Carabasa E, Saltó E, Fernández E (2009) Tobacco control policies in hospitals before and after the implementation of a national smoking ban in Catalonia, Spain. BMC Public Health 9:160

Merrill JC, Kleber HD, Shwartz M, Liu H, Lewis SR (1999) Cigarettes, alcohol, marijuana, other risk behaviors, and American youth. Drug Alcohol Depend 56:205–212

Muttarak R, Steiber N, Gallus S (2015) Smoking ban in Austria: a long overdue step but still a lot to be done. Lancet 385(9972):941–942

North TL, Palmer TM, Lewis SJ, Cooper R, Power C, Pattie A, Starr JM, Deary IJ, Martin RM, Aihie Sayer A, Kumari M, Cooper C, Kivimaki M, Kuh D, Ben-Shlomo Y, Day IN (2015) Effect of smoking on physical and cognitive capability in later life: a multicohort study using observational and genetic approaches. BMJ Open 5(12):e008393

Perlman FJ (2010) Drinking in transition: trends in alcohol consumption in Russia 1994-2004. BMC Public Health 10:691

Principe R, Paone G, Damante S, Fuselli S, Palermo P, De Marchis L, Massafra S, Zuccaro P (2014) Implementation of smoking ban: a survey in a public hospital setting. Eur J Pub Health 24(3):469–471

Rathner G, Dunkel D (1998) Die Häufigkeit von Alkoholismus und Problemtrinken in Österreich. Wien Klin Wochenschr 110(10):356–363

Rommelspacher H. (2007) Rauchen aus der Sicht der Hirnforschung. In: Lesch OM (Hrsg) Raucherentwöhnung – Tipps zur Prävention und Therapie in der Praxis. Uni-Med, Wien

Salafia C, Shiverick K (1999a) Cigarette smoking and pregnancy I: ovarian, uterine and placental effects. Placenta 20:265–272

Salafia C, Shiverick K (1999b) Cigarette smoking and pregnancy II: vascular effects. Placenta 20:273–279

Skala K, Walter H (2013) Adolescence and alcohol: a review of the literature. Neuropsychiatrie 27(4):202–211

Sutherland I, Willner P (1998) Patterns of alcohol, cigarette and illicit drug use in English adolescents. Addiction 93:1199–1208

Temko JE, Bouhlal S, Farokhnia M, Lee MR, Cryan JF, Leggio L (2017) The microbiota, the gut and the brain in eating and alcohol use disorders: a ‚Ménage à Trois'? Alcohol Alcohol 52(4):403–413

Tomintz M, Kosar B, Clarke G (2016) SmokeSALUD: exploring the effect of demographic change on the smoking prevalence at municipality level in Austria. Int J Health Geogr 15(1):36

Uhl A, Springer A (1996) Studie über den Konsum von Alkohol und psychoaktiven Stoffen in Österreich unter Berücksichtigung problematischer Gebrauchsmuster – Repräsentativerhebung 1993/1994 Datenband. Bericht des LBI Sucht, Wien

de Vocht F, Brown J, Beard E, Angus C, Brennan A, Michie S, Campbell R, Hickman M (2016) Temporal patterns of alcohol consumption and attempts to reduce alcohol intake in England. BMC Public Health 16:917

WHO (2014) Global alcohol consumption 2010. elibrary.worrldbank.org/doi/pdf/10.1596/978-1-4648-0426-7p: 49

Diagnose von Missbrauch und Abhängigkeit

5

Otto-Michael Lesch, Henriette Walter, Michie Hesselbrock
und Victor Hesselbrock

▶ Psychiatrische Syndrome beruhen auf sehr unterschiedlichen biologischen, psychologischen und sozialen Ursachen und das multidimensionale Ursachenbündel ist weltweit anerkannt. Seit etwa 150 Jahren versucht zuerst Frankreich, dann der Weltenbund und jetzt die Weltgesundheitsorganisation (WHO) mittels Internationale Klassifikationssysteme für psychologische Störungen (ICD). Nachdem sich die 10 Revision (ICD-10) nur für die Beurteilung der Häufigkeit von Störungen zwischen verschiedenen Ländern und Kulturen und für die Abrechnung der Leistungen bewährt hat, aber für den Verlauf und die Therapie viel zu wenig aussagekräftig ist, wurde eine 11. Revision erarbeitet. Schon in ICD-10 wurde in der deutschen Version in der Einleitung (Seite 12) von den Autoren H. Dilling, W. Mombour und M.H. Schmidt festgestellt, dass ICD-10 nur eine deskriptive Diagnostik ist, die nur einen, wenn auch wesentlichen Teil des nosologischen Verständnisses darstellt. Weitreichende Aspekte der Psychopathologie, der Psychodynamik, wie auch der Psychophysiologie, vor allem aber die individuelle persönliche und biographische Entwicklung darf man nicht aus den Augen verlieren (Lit ICD-10) (WHO 1993). Auch Zukunftsaussichten spielen eine wesentliche Rolle.

▶ Im ICD-11 wird neben dem Schweregrad, auch noch auf Verläufe näher eingegangen, wobei dies sicher eine wesentliche Verbesserung ist. Das DSM 5 hat sich dem ICD genähert und auch das unstillbare Verlangen (Craving) in die Diagnostik aufgenommen. DSM 5

O.-M. Lesch (✉) · H. Walter
Psychiatrische Universitätsklinik, Medizinische
Universität Wien, Wien, Österreich
e-mail: otto.lesch@meduniwien.ac.at;
henriette.walter@meduniwien.ac.at

M. Hesselbrock · V. Hesselbrock
University of Connecticut Health Center,
Farmington, USA
e-mail: hesselbrock@neuron.uchc.edu;
hesselbrock@neuron.uchc.edu

© Springer-Verlag GmbH Deutschland, ein Teil von Springer Nature 2020
O.-M. Lesch, H. Walter (Hrsg.), *Alkohol und Tabak*,
https://doi.org/10.1007/978-3-662-60284-3_5

hat 3 Schweregrade eingeführt (man will die Forschung auf Unterschiede der Schweregrade fördern), wobei moderate und schwere Erkrankungen dem ICD-11 Begriff der Abhängigkeit entsprechen. Die Therapieforschung nach DSM 5 und ICD-10 zeigt äußerst heterogene Ergebnisse, es gibt keine Therapie für alle Abhängigen, weshalb für die Therapie immer Untergruppen gebildet werden müssen (siehe Kap. 6) (Humphreys und Lingford-Hughes 2016; UNODC und WHO 2016).

5.1 Probleme psychiatrischer Diagnosen

Die Diagnosesysteme in der Psychiatrie versuchen, homogene Gruppen zu definieren, die zu Hypothesen führen, welche spezifische Ätiologie bestimmte Syndrome bewirkt, und aus der Ätiologie sollte abgeleitet werden können, welche spezifische Therapie für diese Krankheitsgruppe zu den besten Ergebnissen führt. Für die Diagnose einer Erkrankung wären folgende Voraussetzungen wünschenswert:

Durch die Definition einer Erkrankung ist deren Ätiologie definiert. Bei den Abhängigkeitserkrankungen ist zum Beispiel Rauchen und Trinken oft nur ein sekundäres Phänomen. Die Ätiologie von Missbrauch und die Ursache von Abhängigkeitserkrankungen wurden schon immer als sehr unterschiedlich gesehen.

Das therapeutische Vorgehen ist nach Ätiologie und nach dem Zustandsbild zu Beginn der Therapie wissenschaftlich belegt und vorgegeben. Mindestens 88 ganz verschiedene Therapien in den Abhängig-

keitserkrankungen werden weltweit verwendet und führen manchmal zu positiven, oft aber auch zu negativen Ergebnissen (Hester und Miller 2003). Das therapeutische Vorgehen ist von vielen Faktoren und meist nicht vom Einnahmeverhalten abhängig. Die Diagnose Abhängigkeit beschreibt immer nur einen Teil des gesamten Problems.

Der natürliche Verlauf der Erkrankung ist aufgrund der Diagnose häufig vorauszusagen. Missbrauch und Abhängigkeit haben aber ganz unterschiedliche Verläufe, die am wenigsten vom Einnahmeverhalten abhängen (siehe Abschn. 6.3).

Da alle diese Voraussetzungen bei Erkrankungen, die mit Suchtmitteln in Verbindung stehen, nicht gegeben sind, werden immer wieder neue Untergruppen von Abhängigkeitserkrankungen definiert (siehe Kap. 6). Trotzdem haben sich international zwei Klassifikationssysteme (ICD-10 und DSM-IV) etabliert, die heute weltweit verwendet werden. Der Vorteil dieser Systeme liegt vor allem darin, dass bei epidemiologischen Studien Vergleiche der Häufigkeiten von Abhängigkeitserkrankungen in verschiedenen Kulturen durchgeführt werden können und dass in der westlichen Welt und insbesondere in Mitteleuropa sich das Diagnoseschema ICD-10 für die Verrechnung mit den Kostenträgern bewährt hat. Es war deshalb auch sehr wichtig, dass die Tabakabhängigkeit in das ICD-10 als eigene Erkrankung Eingang gefunden hat. In dem Augenblick, in dem man sich nicht mehr an diesen beiden Zielen orientiert (Epidemiologie und Kostenersatz), erweisen sich beide Systeme als viel zu breit und eindeutig zu wenig aussagekräftig, um eine spezifische Therapie zu entwickeln. Auch die neu entwickelten Systeme ICD 11 und

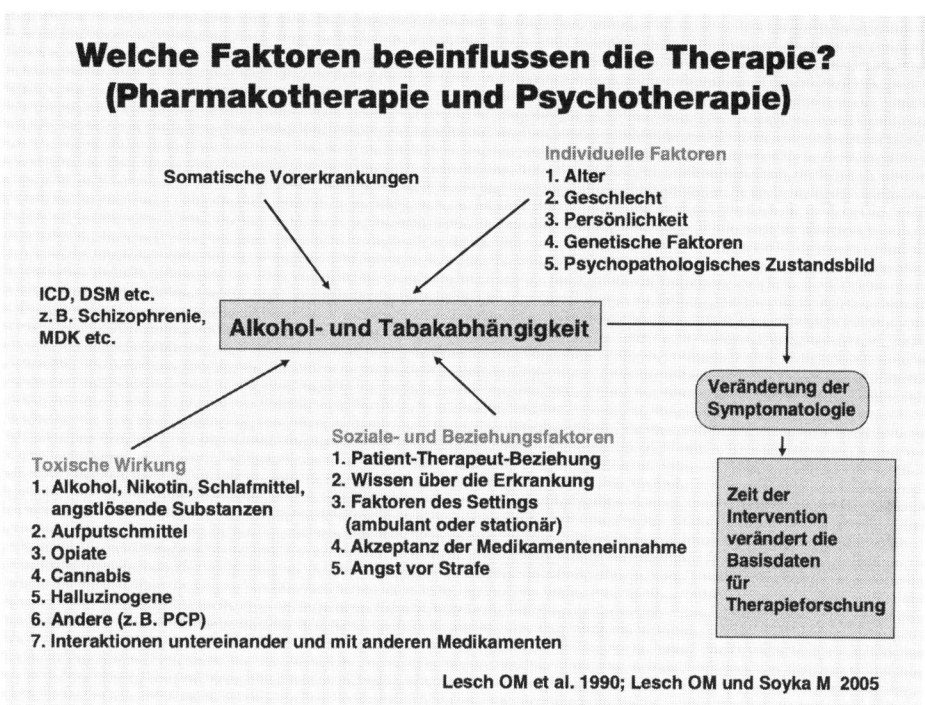

Abb. 5.1 Wovon ist die Therapie abhängig?

DSM 5 sind zwar besser, weil sie auf den Schweregrad und auch auf den Langzeitverlauf eingehen, aber sie sind sicher noch immer zu weit gefasst. Nach der Substanz oder dem Verhalten werden zwar 19 unterschiedliche Gruppen gebildet, aber die für die Tharapie wichtige Faktoren wie Biographie, Vulnerabilitäten usw. werden nicht erfasst (APA 2013; WHO 2018; Johnson 2017; Saunders 2017)

Die jetzigen Therapieangebote mit ihren starren Vorgaben richten sich meist nach den Notwendigkeiten der stationären oder der ambulanten Institutionen. Sie richten sich aber viel zu wenig nach den realen Bedürfnissen und den Möglichkeiten der Abhängigen. Die Ergebnisse der Basisforschung, aber auch pharmakologischer Basisforschung können nie auf alle Abhän-

gigkeitskranken angewendet werden (Koob und Le Moal 2006). Aus therapeutischen und Forschungsgründen entwickelten sich deshalb auch aus beiden Klassifikationssystemen Untergruppen, die der Forschung und auch der Therapie deutlich besser gerecht werden (Abb. 5.1).

5.2 Entwicklung des Suchtbegriffes

Geschichtlich gesehen wurde der Terminus „Alkoholismus" von Magnus Huss 1852 in die medizinische Literatur eingeführt (Huss 1852). Aber bereits zu Beginn des 20. Jahrhunderts wurde zwischen verschiedenen Ätiologien des Alkoholismus differenziert. Primärer oder sekundärer Alkoholismus oder auch Alkoholabhängigkeit aufgrund einer neurotischen, einer psychiatrischen oder einer psychopathischen Entwicklung oder aufgrund von körperlichen Vulnerabilitäten wurden bereits damals definiert (siehe Feuerlein 1975). Die Weltgesundheitsorganisation hat 1952 vor allem die Folgen des exzessiven Trinkens hinsichtlich körperlicher, geistiger, sozialer und wirtschaftlicher Probleme hervorgehoben. Eine Expertenkommission der WHO hat 1977 vorgeschlagen, zwischen alkoholbezogenen Folgeschäden und Alkoholabhängigkeit zu unterscheiden (Dilling et al. 1991). Die Symptome der Alkoholabhängigkeit wurden durch drei Kriterien definiert:

- Dosissteigerung
- Entzugssymptomatik (psychisch und physisch)
- Kontrollverlust

Diese Kriterien sind noch immer ein Teil der ICD-10- und DSM-IV-Diagnose, wobei für die Entwicklung von ICD-11 und DSM-V jetzt heftig diskutiert wird, ob Dosissteigerung noch ein Symptom der Abhängigkeit bleiben soll. (Das Problem ist, dass alle Tabak- und Alkoholkonsumenten mit und ohne Abhängigkeit die Dosis steigern.) Um 1977 hat sich dann die Differenzierung zwischen Alkoholmissbrauch und Alkoholabhängigkeit durchgesetzt, und diese Unterscheidung findet sich auch in den heute gängigen Klassifikationssystemen.

Die Abhängigkeit des Terminus Missbrauch von soziokulturellen Bedingungen wird heute allgemein akzeptiert. Temperenzgesellschaften wie zum Beispiel die skandinavischen Länder oder die USA bezeichnen jeden übermäßigen Gebrauch als Missbrauch (z. B. „einmalig mit Alkohol ein Auto lenken" oder „eine Zigarette rauchen" erfüllt bereits die Kriterien des Missbrauchs), während alkoholpermissive Kulturen und Alkohol produzierende Länder den Begriff viel weiter fassen. Erst hohe Dosen über längere Zeit werden als Missbrauch definiert. Diese Tatsache spiegelt sich auch in der Definition einer Trinkeinheit, die im Norden Europas acht Gramm reinen Alkohols pro Trinkeinheit erlaubt, während die Mittelmeerländer mit ihrer hohen Weinproduktion zwölf Gramm als eine Trinkeinheit bezeichnen. In der Definition der Abhängigkeitserkrankungen ist die Suchtmitteleinnahme als Epiphänomen akzeptiert, und deshalb wird im ICD-10 zum Beispiel auch das Suchtmittel erst an zweiter Stelle kodiert. Missbrauch entwickelt sich nur in wenigen Fällen zu Abhängigkeiten. Oft bleibt ein unterschiedlicher Missbrauch über viele Jahre ein stabiles Verhalten (Widiger et al. 1994).

5.3   ICD 10 und DSM IV

5.3.1   ICD 10

5.3.1.1   Suchtmittelbezogene Diagnosen im ICD-10

Die WHO hat dieses Klassifikationssystem entwickelt, wobei die WHO den Grundsatz hat, dass eine Person nur dann als gesund zu bezeichnen ist, wenn sie keinerlei somatische Probleme hat, sich psychisch wohl fühlt und in einem stabilen, stützenden sozialen Netz lebt. Um dieses Ziel zu erreichen, versucht die WHO, Präventionsprogramme und das Gesundheitswesen in verschiedenen Ländern dieser Erde zu fördern. In der Einleitung des ICD-10 (Dilling et al. 1991) wird den Klinikern empfohlen, „der gene-rellen Regel zu folgen, so viele Diagnosen zu verschlüsseln, wie für die Beschreibung des klinischen Bildes notwendig. Bei meh-reren Diagnosen sollte eine Hauptdiagnose gestellt werden, die die größte aktuelle Be-deutung für die Therapie und den Verlauf hat." Im ICD-10 werden Abhängige mit all ihren Folgekrankheiten (somatisch-psychi-atrisch), in ihrem Verlauf und in ihrem therapeutischen Setting erfasst. Unter F1 werden alle psychischen und Verhaltens-störungen durch psychotrope Substanzen kodiert. An der zweiten Stelle wird dann das Suchtmittel angegeben (F10 Störun-gen durch Alkohol, F17 Störungen durch Tabak). Die vierte und fünfte Stelle be-schreiben das klinische Erscheinungsbild (F10.00-07 oder F17.00-07), die akute In-toxikation mit und ohne Komplikationen, den schädlichen Gebrauch (F10.1, F17.1) oder das Abhängigkeitssyndrom (F10.2, F17.2). Dieses wird dann an der nächsten Stelle noch differenziert, wobei das Trink-verhalten erfasst wird, die Entzugssymp-tomatik, psychotische Störungen, amnesti-sche Syndrome und andere psychische Störungen oder auch Verhaltensstörungen. Diese genaue Erfassung sollte Vergleiche zwischen verschiedenen Ländern zulassen und zu therapeutischen Überlegungen füh-ren, wie etwa folgenden Fragen: Braucht man ein Spital für diese Krankheitsgruppe? Welche Profession bietet das beste thera-peutische Setting? usw.

5.3.1.2 Der schädliche Gebrauch (Missbrauch F10.1, F17.1 im ICD-10)

Diagnostische Leitlinien Die Diagnose erfordert eine tatsächliche Schädigung der psychischen oder physischen Gesundheit des Konsumenten (Tabak und/oder Alko-hol). Schädliches Verhalten wird häufig von anderen kritisiert und hat auch häufig unterschiedliche negative soziale Folgen. Die Ablehnung des Konsumverhaltens von Tabak und Alkohol durch andere Personen, ja auch durch ganze Gesellschaften, ist kein Beweis für den schädlichen Gebrauch, ebenso wenig wie etwaige negative soziale Folgen, z. B. Inhaftierung oder Ehepro-bleme. Eine akute Intoxikation oder ein „Kater" (Hang-over) beweisen allein noch nicht den Gesundheitsschaden, der für die Diagnose schädlicher Gebrauch erforder-lich ist. Liegt ein Abhängigkeitssyndrom vor oder andere alkohol- oder tabakbedingte psychische Störungen, ist schädlicher Ge-brauch nicht zu diagnostizieren (schädli-cher Gebrauch und Abhängigkeit sind zwei getrennte Kategorien im ICD-10).

5.3.1.3 Das Abhängigkeitssyn-drom F10.2 oder F17.2 (im ICD-10)

Diagnostische Leitlinien Die sichere Dia-gnose Abhängigkeit sollte nur gestellt wer-den, wenn irgendwann während des letzten Jahres drei oder mehr der folgenden Krite-rien gleichzeitig erfüllt waren:

- Ein starker Wunsch oder eine Art Zwang, psychotrope Substanzen wie z. B. Tabak und/oder Alkohol zu konsumieren.
- Verminderte Kontrollfähigkeit bezüglich des Beginns, der Beendigung und der Menge des Tabak- und Alkoholkonsums.
- Ein körperliches Entzugssyndrom bei Beendigung oder Reduktion des Kon-sums, nachgewiesen durch die substanz-spezifischen Entzugssymptome oder

durch die Aufnahme der gleichen oder einer nahe verwandten Substanz, um Entzugssymptome zu mildern oder zu vermeiden.

- Nachweis einer Toleranz. Um die ursprünglich durch niedrigere Dosen erreichten Wirkungen der psychotropen Substanz hervorzurufen, sind zunehmend höhere Dosen erforderlich (eindeutige Beispiele hierfür sind die Tagesdosen von Alkohol- und Opiatabhängigen, die bei Konsumenten ohne Toleranzentwicklung zu einer schweren Beeinträchtigung oder sogar zum Tode führen würden).
- Fortschreitende Vernachlässigung anderer Vergnügen oder Interessen zugunsten des Substanzkonsums, erhöhter Zeitaufwand, um die Substanz zu beschaffen, zu konsumieren oder sich von den Folgen zu erholen.
- Anhaltender Substanzkonsum trotz Nachweises eindeutiger schädlicher Folgen, wie z. B. Leberschädigung durch exzessives Trinken, depressive Verstimmungen infolge starken Substanzkonsums oder Rauchen trotz schwerer Lungenerkrankung. Es sollte dabei festgestellt werden, dass der Konsument sich tatsächlich über Art und Ausmaß der schädlichen Folgen im Klaren war oder dass zumindest davon auszugehen ist.

Ein eingeengtes Verhaltensmuster im Umgang mit Alkohol und Tabak wird ebenfalls als charakteristisches Merkmal beschrieben. Ein aktueller Konsum oder ein starker Wunsch nach Tabak und Alkohol wird oft als innerer Zwang erlebt und wird erst bewusst, wenn versucht wird, den Konsum zu beenden oder zu kontrol-

lieren. Das Abhängigkeitssyndrom kann sich nur auf Alkohol oder Tabak beziehen, aber es kann auch mit anderen Suchtmitteln kombiniert auftreten, z. B. mit Tabak, Alkohol, Beruhigungsmitteln und vielleicht auch Cannabis.

5.3.1.4 Das Entzugssyndrom (ICD-10: F10.3)

Diagnostische Leitlinien Das Entzugssyndrom ist einer der Indikatoren des Abhängigkeitssyndroms, und in der Akutsituation ist auch diese Diagnose äußerst wichtig. Das Entzugssyndrom soll als Hauptdiagnose dann diagnostiziert werden, wenn es Grund für die gegenwärtige Konsultation ist und wenn das Erscheinungsbild so schwer ist, dass es eine besondere medizinische Behandlung erfordert.

Die körperlichen Symptome sind je nach verwendeter Substanz unterschiedlich. Häufige Merkmale sind auch psychische Störungen (z. B. Angst, Depression und Schlafstörungen). Typischerweise berichten die Patienten, dass sich die Entzugssymptome durch die erneute Zufuhr der Substanz bessern.

Es ist auch daran zu denken, dass Entzugssyndrome durch konditionierte Reize ohne unmittelbar vorhergehende Substanzzufuhr ausgelöst werden können. In solchen Fällen ist ein Entzugssyndrom nur dann zu diagnostizieren, wenn der Schweregrad dies rechtfertigt.

Es ist noch zu differenzieren, ob dieses Entzugssyndrom mit oder ohne Krampfanfälle oder mit oder ohne Delirium tremens abläuft.

Längerfristige psychiatrische Beschwerdebilder werden in einem eigenen Kapitel behandelt (Abschn. 7.3.2.3).

5.4   DSM IV Suchtmittelbezogene Diagnosen im DSM-IV (American Psychiatric Association 1994)

Da die amerikanische psychiatrische Gesellschaft mit ihrem Klassifikationssystem vor allem die Forschung besser vergleichbar machen möchte und klar erkannt hat, dass die psychiatrischen Diagnosen (Depression, Schizophrenie, Abhängigkeit) zu breit sind, hat man sich entschlossen, neben der Achse I (Diagnose von Missbrauch, Abhängigkeit, Entzugssyndrom) auch andere Bereiche genauer zu erfassen, die die untersuchten Patientengruppen besser beschreiben. Es ist heute allgemein bekannt, dass der Langzeitverlauf jeder psychiatrischen Erkrankung nicht nur durch die Achse-I-Diagnose, sondern vor allem auch durch die Persönlichkeitscharakteristika, die somatischen Bedingungen, den Grad der sozialen Depravation und durch das soziale Funktionsniveau bedingt ist. Dieser multidimensionale Ansatz ist zwar allgemein bekannt, aber in den meisten Publikationen werden nur die Achse-I-Diagnosen angegeben, sodass die ermittelten Ergebnisse dann oft auf Gruppen mit gleichen Erkrankungen, aber unterschiedlichen psychosozialen Ausgangslagen nicht übertragbar sind. Ein trinkender 50-jähriger Obdachloser mit schwerer Leberzirrhose ist, wie zu erwarten, anders zu behandeln als eine 30-jährige depressive, trinkende Frau mit einem dominanten Partner, der seine Frau seelisch „verhungern" lässt. Jeder diagnostische Prozess sollte deshalb alle fünf Achsen einschließen und zumindest neben der Achse-I-Diagnose so beschrieben werden, dass der Leser erkennen kann, um welche Personengruppe es sich handelt.

5.4.1   Das DSM-IV und die multidimensionale Diagnostik in fünf Achsen

- Achse I: Abhängigkeitserkrankungen, Tabak und/oder Alkohol, Entzugserscheinungen
- Achse II: Dauerhafte Entwicklungs- und Persönlichkeitsstörungen ebenso wie mentale Defizite und geistige Behinderungen (z. B. Cloninger-Persönlichkeitsdimensionen)
- Achse III: Medizinische Krankheitsform. Diese Achse umfasst körperliche Probleme, die bedeutsam für die ersten beiden Achsen sein können (Folgekrankheiten, z. B. Schweregrad der Lebererkrankung oder der Lungenerkrankung)
- Achse IV: Psychosoziale und umgebungsbedingte Belastungsfaktoren (siehe Kap. 10)
- Achse V: Globale Erfassung des Funktionsniveaus (siehe Kap. 10)

5.4.2   Diagnose Abhängigkeit nach DSM-IV Achse I

5.4.2.1   Tabak- oder Alkoholmissbrauch

Diagnostische Leitlinien Patienten missbrauchen Alkohol oder Tabak, obwohl dieser Gebrauch zu sozialen Schwierigkeiten und klinisch bedeutsamen Leiden geführt hat. Zur Definition muss mindestens eines der unten angeführten Kriterien innerhalb einer 12 Monate dauernden Periode erfüllt sein:

- Kriterium A1: Substanzgebrauch trotz wiederholter und deutlich nachteiliger Konsequenzen, Versagen bei der Erfüllung wichtiger Verpflichtungen

- Kriterium A2: Inkaufnahme körperlicher Gefährdung (z. B. alkoholisiert Auto fahren)
- Kriterium A3: Probleme mit dem Gesetz
- Kriterium A4: Soziale oder zwischenmenschliche Probleme
- Kriterium B: Im DSM-IV wird Missbrauch und Abhängigkeit in einem dimensionalen Kontinuum gesehen. Erreicht ein Missbrauchender einmal die Diagnose Abhängigkeit, soll er nie wieder als Missbrauchender definiert werden.

5.4.2.2 Tabak- oder Alkoholabhängigkeit

Diagnostische Leitlinien Patienten zeigen ein charakteristisches Muster kognitiver, verhaltensbezogener und physiologischer Symptome, trotz Einsicht in die Schädlichkeit des Konsums und seiner Folgen. Drei oder mehr der folgenden Symptome innerhalb einer Zwölfmonatsperiode sind für eine Diagnose von Substanzabhängigkeit notwendig:

- Kriterium 1: Toleranz
- Kriterium 1a: VerlangennachDosissteigerung
- Kriterium 1b: Verminderte Wirkung bei gleicher Dosis
- Kriterium 2: Entzugssymptome
- Kriterium 2a: CharakteristischesEntzugssyndrom
- Kriterium 2b: Wiederaufnahme des Substanzkonsums zur Linderung oder Vermeidung von Entzugsyndromen
- Kriterium 3: VermehrterKonsumalsbeabsichtigt
- Kriterium 4: Wunsch, den Gebrauch zu reduzieren; trotzdem keine Kontrolle möglich

- Kriterium 5: Es wird viel Zeit für die Verfügbarkeit und den Konsum aufgewendet
- Kriterium 6: Aufgabe oder Reduktion von sozialen, beruflichen oder Freizeitaktivitäten
- Kriterium 7: Fortsetzung des Konsums trotz Einsicht in körperliche oder psychische Probleme

5.4.2.3 Untergruppen im DSM-IV in Bezug auf die Art der Abhängigkeit

1. Körperliche Abhängigkeit wird dann definiert, wenn wenigstens ein Symptom aus Kriterium 1 oder 2 vorliegt.
2. Abhängigkeit ohne körperliche Symptome soll dann gestellt werden, wenn kein Symptom aus Kriterium 1 oder 2 vorliegt.

5.4.2.4 Untergruppen nach dem Verlauf

Es wird zwischen verschiedenen Remissionsstadien unterschieden (frühe und volle Remission vs. frühe teilweise Remission vs. späte Vollremission vs. späte teilweise Remission). Außerdem sollte noch angegeben werden, ob der Patient in einer medikamentösen Therapie ist oder ob der Zustand nur in einem kontrollierten Umfeld beurteilt wird.

5.4.2.5 Entzugssymptomatik von Tabak und Alkohol

Kriterium A:

Nach langem schwerem Missbrauch von Alkohol und/oder Tabak treten spezifische Symptome auf. Bei Alkohol z. B. Zittern, Schwitzen, Schlafstörungen, ängstlich-depressive Durchgangssyndrome. Bei Tabak z. B. depressiv-dysphorische Durchgangssyndrome mit massiver Ungeduld, wobei Verlangen nach Zigaretten nicht als Symptom des Entzugs gewertet werden soll (Widiger et al. 1994).

Kriterium B:

Verursacht klinisch bedeutsam Leiden oder Beeinträchtigung in sozialen, beruflichen oder anderen wichtigen Funktionsbereichen.

Kriterium C:

Die Symptome sind nicht durch andere medizinische Erkrankungen (z. B. Hypertonie, Diabetes, cerebrale Durchblutungsstörungen) oder durch andere psychiatrische Erkrankungen verursacht.

5.5 Gemeinsamkeiten und Unterschiede von ICD-10 und DSM-IV

In beiden Diagnosesystemen wird hervorgehoben, dass der Zwang der Einnahme und die fehlende Motivation, auf das Suchtmittel zu verzichten, ein wesentlicher Bestandteil der Diagnose sind. Motivationsarbeit ist deshalb immer der Beginn jeder Therapie. Die Diagnose beinhaltet auch, dass zeitweilig das Verlangen nach einem Suchtmittel so stark ist, dass dieses Verlangen willentlich nicht oder nicht ausreichend bekämpft werden kann und Rückfälle deshalb ein wesentlicher Teil einer Abhängigkeitserkrankung sind. Im ICD-10 wird „Craving" als ein subjektiv starker Drang zur Substanzeinnahme bezeichnet und als erster Punkt in der Diagnose angeführt. Dieses Phänomen als zentrales Symptom ist vom Suchtmittel unspezifisch zu sehen und hat sowohl beim Rauchen als auch beim Alkohol, aber auch bei anderen Suchtmitteln eine eminente Bedeutung. Im DSM-IV wird Craving wesentlich weniger ins Zentrum der Diagnose gestellt. Starkes

Verlangen ohne Suchtmittelbezug, z. B. der Drang zu spielen oder der unwiderstehliche Drang zu essen usw., wird bei beiden Klassifikationssystemen unter den Verhaltensstörungen kodiert, und diese Monomanien werden als völlig unterschiedliche Phänomene gesehen. Aus meiner Erfahrung stehen z. B. bei der Spielsucht Phänomene im Vordergrund, die wie die Interpretation normaler Wahrnehmungen imponieren, manchmal finden sich auch die Interpretationen von pathologischen Wahrnehmungen, und manchmal ist sogar eine Wahnarbeit zu definieren. In zukünftigen Klassifikationssystemen könnten die nicht stoffgebundenen Suchtformen unter den Impulskontrollstörungen subsumiert werden. Diskussionen in Expertengremien zum DSM-V und ICD-11 gehen in diese Richtung. Bei Essstörungen und insbesondere bei anorektischen Patienten wurde diese Wahnsymptomatik schon häufig beschrieben. Diese Zuordnung, die heute noch unterschiedlich diskutiert wird, ist vor allem in Bezug auf die mögliche Behandlung mit Anti-Craving-Substanzen äußerst wichtig. Beim Rauchen wie beim Trinken ist Craving jedoch ein Phänomen, welches im Verlauf der Abhängigkeitserkrankung verschieden stark auftreten kann. Es kann von Situationen oder Gefühlen massiv verstärkt werden, wobei heute mindestens drei unterschiedliche Craving-Arten differenziert werden müssen. Craving, weil man eine angenehme Stimmung noch verstärken möchte, Craving, weil man unangenehme Gefühle unterdrücken möchte, und Craving, welches durch Situationen und andere Reize („key exposure") gefördert wird (Pawlow'sches Prinzip). Während der stationären Therapie wird Craving nur äußerst selten berichtet, weil Trinken in diesen Institutionen nie konditioniert wurde (Cool Spots). Craving wird von den stationär

Tätigen deshalb oft unterschätzt, und nur etwa 6 % der Alkoholabhängigen verlassen stationäre Suchttherapien mit einer Anti-Craving-Medikation.

5.6 Veränderungen der Klasifikationsysteme

5.6.1 ICD-11

Da man schon sehr rasch nach Einführung des ICD-10 zur Kenntnis nehmen musste, dass diese Diagnose weder für Verlauf noch für Therapie Fortschritte brachte, wurde ein weltweiter Diskussionsprozess eingeleitet, um ein besseres System (ICD-11) zu erstellen.

Im ICD-11, welches 2017 erstmals publiziert wurde, hat man unter dem Kap. 6, „Mental, behavioural or neurodevelopmental disorders" die Diagnose Störungen durch Suchtmittel oder abhängige Verhaltenweisen (BlockL1-6C4) definiert. Diese Patienten leiden unter Substanzmissbrauch oder Substanzabhängigkeit oder unter süchtigen Verhaltensweisen. Diese Symptome erfüllen die Kriterien von Geistesstörungen oder massiven Verhaltensstörungen. Die Ursachen dafür sind das Ergebnis von diesen eingenommenen Substanzen. Alle diese Einteilungen gelten für 19 Substanzen und auch für Verhaltensweisen wie Spielen und natürlich auch für Alkohol und Tabak. Nach dem Schweregrad werden folgende Untergruppen unterschieden:

5.6.1.1 Schädigendes Einnahme Verhalten (6C40.1)

Trink oder Rauchverhalten führt zu Schäden, die sich somatisch, psychisch oder sozial manifestieren. Auch Schäden für Andere sollten berücksichtigt werden (Passivrauchen, Schäden für Ungeborene). Ausschlusskriterien sind Abhängigkeitserkrankungen: 6C40.10. Diese Kategorie wird nach dem Trinkverhalten in episodische oder dauendes regelmäßiges Trinken eingeteilt (6C40.11, 6C40.1Z).

5.6.1.2 Abhängigkeit (Alkohol, Tabak und noch 17 andere Substanzen und Faktoren) (6C40.2)

Das Verlangen wird im Zentrum der Symptomatologie gesehen, sonst gibt es in Bezug auf die Symptomatologie keine wesentliche Veränderung zu ICD-10. Die diagnostischen Leitlinien des ICD-10 und die Entwicklung der letzten 12 Monate wird berücksichtigt (siehe Abschn. 5.3.1.3). Auch zum DSM 5 gibt es in Bezug auf mittlere oder schwere Erkrankungen keine wesentlichen Unterschiede. Auch im DSM 5 wird das Verlangen „Craving in den Mittelpunkt gestellt, dies war im DSM IV noch nicht der Fall" (Lago et al. 2016; Saunders 2017).

Nach dem Verlauf des Trinkverhaltens werden im ICD-11 Untergruppen gebildet:

1. Jetziger regelmäßiger kontinuierliches Trinkverhalten (6C40.20) dies würde dem Delta Typ nach Jellinek entsprechen (Typ 4 nach Lesch?)
2. In Trinkperiode, bei episodischen hohen Tribkmengen in den letzten 12 Monaten (6C40.21, Gamma Typ nach Jellinek, Typ 2 ode 3 nach Lesch?)
3. Nach einer Intervention frühe Remission mit Abstinenz von 1 bis 12 Monaten (6C40.22, Typ 1 nach Lesch?).
4. Deutlich verringerte Trinkmengen nach Intervention länger als 12 Monate (6C40.23, Typ 2 Nach Lesch?).

5. Stabile volle Remission mit absoluter Abstinenz länger als 12 Monate (6C40.24, Typ 1 nach Lesch?).

Diese Zusammenhänge zwischen Trinkverhalten und Jellinek sind sehr wahrscheinlich, haben aber keine therapeutische Relevanz. Die Zusammenhänge zwischen der Lesch Typologie und de Verlaufsbeschreibungen sind auch anzunehmen, weil die Typolgie nach Lesch aus den Langzeitverläufen von 4 bis 7 Jahren gebildet wurden und haben sicher Therapierelevanz, müssen aber noch genauer untersucht werden. Auch der bezug zu Persönlichkeitsfaktoren und/oder zur Comorbidität mit anderen psychiatrischen Störungen zu den unterschiedlichen Verläufen ist sehr wahrscheinlich, bedarf aber auch noch einer wissenschaftlichen Bestätigung.

Die Alkoholintoxikation, das Alkohollentzugssyndrom oder psychiatrische und somatische Folgekrankheiten haben sich zum ICD 10 nicht verändert.

5.6.2   DSM5

Die Amerikanische Psychiatrische Gesellschaft hat diese neue Klassifikation entwickelt, um die Forschung vor allem für frühe Stadien von psychischen Störungen zu befruchten. Es wurde auch versucht klinisch Tätige und die Öffentlichkeit vor allem auf frühe Stadien zu sensibilisieren. Das unstillbare Verlangen „Craving" wurde neu in den Mittelpunkt gestell, wobei dies im DSM IV noch kein diagnostisches Symptom war. Dosisteigerung und Entzugssymptomatik wird als Symptom deutlich kritischer gesehen und sollte bei der Behandlung

mit Opiaten bei schweren somatischen Störungen nicht als Symptom der Abhängigkeit gewertet werden. Die Tatsache, dass die Expertengruppen diese Diagnosen als Forschungsanstoß sehen, sieht man auch an der Tatsache, dass man diese Diagnosen nicht für forensische Zwecke und nicht für Therapierichtlinien verwenden sollte (Seite 25 im DSM 5 Lit).

5.6.2.1 Störungen wegen dem Mißbrauch von Alkohol/ Tabak (6 C)

In diesem Kapitel werden nach Schweregraden folgende Syndrome unterschieden:

1. Einzelne Episode von schädlichem Gebrauch
2. Schädlicher Gebrauch von Alkohol/Tabak (dauernd oder episodisch)
3. Abhängigkeit

Es werden noch die Intoxiktion, das Entzugssyndrom, delirante Zustände, psychotische Symptome und Tabak oder Alkohol verursachte Folgekrankheiten beschrieben, aber diese haben sich in bezug auf DSM IV nicht wesentlich verändert

Abhängigkeit (6 c 4):
Diagnostische Leitlinien Mißbrauch von Tabak/Alkohol führt zu schweren Schäden oder Störungen, wobei in den letzten 12 Monaten mindestens 2 Mal zu diagnostizieren war:

1. Die Substanzen werden in größeren Mengen und länger als selbst gewünscht oder geplant eingenommen.
2. Es besteht ein daurndes Verlangen nach den Substanzen oder es glingt nicht die Mengen zu reduzieren.

3. Es benötigt viel Zeit, um die Substanzen zu bekommen und/oder es braucht lange, um sich von Trink oder Rauchperioden wieder zu erholen.

4. Craving, unstillbares Verlangen nach der Einnahme.

5. Wichtige Tätigkeiten werden vernachlässigt (Arbeit, Familie, Schule usw.).

6. Der daurende Gebrauch führt zu schweren sozialen und Beziehungsproblemen.

7. Wichtige soziale, berufliche und Freizeitaktivitäten werden wegen der Einahme nicht mehr gemacht.

8. Immer wieder Einahme in gefährlichen Situationen.

9. Das Einnahmevehalten wird trotz des Wissens das die vorhandenen Schäden und Probleme durch die Substanz bedint sind, weiter geführt.

10. Toleranzentwicklung.

11. Entzugssymptome.

Wenn 3 der Symptome in den letzten 12 Monaten zu diagnostizieren sind ist die Diagnose Abhängigkeit erfüllt. Wenn nur 3 Symptome erfüllt sind, wird der Schweregrad als mild bezeichnet, sind 4 oder 5 Symptome vorhanden wird dies als moderater Schweregrad beschrieben und ab 6 Symptomen oder mehr ist ein schweres Abhängigkeitssyndrom vorhanden.

Man sieht an dieser Einteilung, dass DSM 5 auch leichte Fälle beforscht haben will und schwere Fälle nicht nur mit Gesunden sondern auch mit leichten Fällen verglichen werden sollten, um neue Erkenntnisse zur Ursache und zur Therapie zu gewinnen. Im Verleich mit ICD-10 und DSM IV hat sich gezeigt, dass die moderaten und schweren Verläufen mit den alten Diagnosen gleich zu setzen sind und für diese 2 Schwergrade auch die Tharapie-Literatur der alten Klassifikationssysteme gilt.

Die wichtige und richtige Beschreibung der 5 Achsen im DSM IV wurde bereits im DSM IV praktisch nie benützt, weshalb im DSM 5 darauf verzichtet wurde. Es gibt aber ein neues Kapitel im DSM 5 nämlich Enticklungs und Verhaltensstörungen in der Jugend, welches man zu allen psychiatrischen Diagnosen mitberücksichtigen soll. Abhängige mit Entwicklungstörungen vor dem 14 Lebensjahr sind eine wichtige eigene Untergruppe, wobei diese dem Typ 4 nach Lesch sehr ähnlich sind und deshalb Forschungsergebnisse zur Ursache und Therapie mit großer Wahrscheinlichkeit in dieser Untergruppe zum Tragen kommen (siehe: Kap. 6)

5.7 Folgen dieser Klassifikationssysteme für Therapie und Forschung

5.7.1 Alkohol

Vor allem aufgrund dieser viel zu breiten Klassifikationssysteme gibt es verschiedenste therapeutische Angebote, die vorrangig durch organisatorische Hintergründe oder ideologische Einstellungen definiert sind. Weder aus psychotherapeutischer noch aus pharmakologischer Sicht gibt es nur eine Methode oder auch eine Medikation, die nicht auch in der Therapie von Abhängigkeitserkrankungen verwendet wurde und von der behauptet wird, dass sie positive Wirkungen erzielt (z. B. längere Abstinenzraten). Die Forschung, die zur Definition einer zur Sucht neigenden Persönlichkeit führen sollte, kann heute längst als abgeschlossen betrachtet werden. Es gibt keine typische suchtspezifische Persönlichkeit (McCord et al. 1960; Lesch 1985). Die soziologische Forschung, die Abhängigkeitsprozesse vor allem mit Armut, Arbeitslosigkeit, kulturellen Bedingungen oder durch „Broken-Home"-Situationen erklären möchte, findet immer mehr heraus, dass Abhängigkeiten in allen Schichten und allen sozialen Situationen vorkommen. Der Verlauf jedoch scheint mit sozialen Faktoren und mit Persönlichkeitsdimensionen vergesellschaftet zu sein. Die biologische Basisforschung von der Genetik über pharmakologische Tier- bis zu Therapiestudien Abhängiger bringt immer wieder positive Ergebnisse und Highlights, die in Top-Journals publiziert werden, die aber dann entweder nicht repliziert werden können oder durch andere Forschergruppen widerlegt werden (Koob und Le Moal 2006; Johnson 2017; UNODC und WHO 2016 International Standards for the Treatment of Drug Use Disorders). Aus der Pharmakotherapieforschung ist klar zu sehen, dass die empfohlene Entzugsmedikation bei Alkohol vom soziokulturellen Hintergrund, vom medizinischen Versorgungssystem und nicht zuletzt von den Selektionskriterien abhängt, welche Untergruppen von Abhängigkeitserkrankungen durch welche Profession behandelt werden. Frankreich mit Benzodiazepinen. Deutschland mit Clometiazol, und Carbamazepin und Italien mit Gammahydroxibuttersäure und Baclofen sind nur einige Beispiele. In Österreich sieht man ganz klar, dass an Intensivstationen vor allem Benzodiazepine zum Einsatz kommen, während in psychiatrischen Krankenhäusern oft auch Gammahydroxibuttersäure und Carbamazepin verwendet werden. An der Universitätsklinik für Psychiatrie in Wien

werden die Entzugsmedikamente je nach Untergruppe spezifisch verwendet (siehe Abschn. 9.5.1.1). Hester RK und Miller WR haben die Therapiemethoden zusammengestellt, die weltweit für die Rückfallprophylaxe verwendet werden. Wenn man aus diesem Buch Beispiele zur Medikation, zur Psychotherapie und zur Soziotherapie auswählt, sieht man ganz klar, dass es keine Methode gibt, die nur positive Daten hat. Heute werden weltweit vor allem Disulfiram, Naltrexon und Acamprosat und Sodium Oxybate zur Rückfallprophylaxe verwendet. Die Wirkungsweisen dieser Medikamente ist ganz unterschiedlich: Disulfiram erzeugt eine Unverträglichkeit für Alkohol, Accamprosate unterstützt die Abstinenz, Naltexon reduziert Trinkmengen und Gammahydroxibuttersäure ist als Substitution vor allem für hohe Trinkmengen zu sehen. (van den Brink et al. 2014). Diese Unterschiede erklären auch, warum man in manchen Fällen bei Untergruppen (siehe Kap. 6) auch Kombinationen verweden sollte.

5.7.1.1 Studien zur medikamentösen Rückfallprophylaxe (nach Hester und Miller 2003)

Mehrere Studien belegen, dass sodium oxybate Rückfallshäufigkeit reduziert, die Dauer der Abstinenz verlängert und das Verlangen nach Alkohol verringert. (van den Brink et al. 2014; Gallimberti et al. 1992; Caputo et al. 2003, 2007; Di bello et al. 1995; Nava et al. 2006) (Abb. 5.2, 5.3 und 5.4).

In der Untergruppe der Alkoholabhängigen, die täglich sehr hohe Dosen trinkt, ist die Wirkung besonders gut ausgeprägt (Sodium oxybate substituiert den Alkohol, van den Brink et al. 2014).

Disulfiram in der Rückfallprophylaxe

16 Studien guter Qualität:

– **6 Studien – positive Resultate, wenig Rückfälle** (Fuller RK et al. 1986; Carroll KM et al. 2000; Azrin NH et al. 1982; Chick J et al. 1992; Wilson A et al. 1978 und 1980)

– **6 Studien – negative Resultate, vermehrt Rückfälle** (Aliyev NN. 1993; Ling W et al. 1983; Powell BJ et al. 1985; Johnsen J et al. 1987; Dahlgren L und Willander A. 1989; Johnsen J und Morland J. 1991)

– **4 Studien – keine wesentlichen Veränderungen der Rückfälle** (Ludwig A et al. 1969; Miller WR et al. 2001; Smith JE et al. 1998; Fuller RK und Roth HP. 1979)

Abb. 5.2 Studien zur Rückfallprophylaxe bei Alkoholabhängigen mit Disulfiram

Naltrexon und Acamprosat

Einige Studien zeigen, dass Naltrexon und Acamprosat die Rückfallraten signifikant verbessern (Volpicelli et al. 1992; O´Malley et al. 1992; Geerlings et al. 1995; Pelc et al. 1997; Sass et al. 1996; Whitworth et al. 1996).

Einige Studien zeigen keinen Effekt von Naltrexon und Acamprosat (Gastpar et al. 2002; Krystal et al. 2001; Chick et al. 2000; Mason et al. 2001).

Schlussfolgerungen aus den vorliegenden Studien:

Acamprosat verlängert die Dauer der Abstinenz, während Naltrexon den Schweregrad und die Dauer der Trinkepisoden verbessert .

Abb. 5.3 Studien zur Rückfallprophylaxe bei Alkoholabhängigen mit Naltrexon und Acamprosat

Zusammenfassend ist Sodium Oxybate eine wirksame Anticraving Substanz vor allem in der Vieltrinkgruppe und ist in einem psychiatrischen Therapiesetting praktisch gut zu verwenden (siehe auch praktische Erfahrung über mehr als 10 Jahre in Österreich und Italien).

5.7.1.2 Studien zur Rückfallprophylaxe mittels Psychotherapie

Kontrollierte Studien zu individueller oder Gruppen-Psychotherapie zeigen erstaunlich konsistente, negative Ergebnisse im Bezug auf die Rückfallprophylaxe. Eine

---

Sodium oxybate

Viele Studien zeigten die Wirksamkeit von Sodium Oxybate im Entzug und im Rückfall (Caputo
F. et al. 2003, 2005, 2009, 2014; Leone MA. et al. 2010 Review; Nava F. et al. 2006;
Nimmerrichter A. et al. 2002).

Besonders bei sehr viel trinkenden Abhängigen war die Wirkung von Sodium oxybate in
einer Dosis von 1.75g t.i.d. sehr gut (van den Brink W. et al. 2018).

In Italien und Österreich wird Sodium Oxybate seit vielen Jahren (Alcover R) in der Praxis
eingesetzt und es hat sich außer beim Typ 1 im Entzug bei allen anderen Gruppen im Entzug
und Verlauf bewährt

Abb. 5.4 A Studien zu sodium oxybate

Ausnahme davon sind klientenzentrierte Psychotherapien nach Rogers (1951). Konfrontative psychotherapeutische Methoden, wie sie eine Zeit lang in den USA modern waren, zeigen durchgehend negative Ergebnisse. „Motivational interviewing" nach Miller WR und Rollnick S, oft kombiniert mit klientenzentrierter Psychotherapie, hat dagegen die besten Ergebnisse (Miller und Rollnick 2002) (Abb. 5.5).

In der Psychotherapie werden soziales Lernen und verhaltenstherapeutisches Lernen zur Eigenkontrolle häufig durchgeführt. Auch hier liegen positive und negative Daten vor (Abb. 5.6 und 5.7).

Auch die Soziotherapie zeigt ähnliche unterschiedliche Ergebnisse, wie dies z. B. bei der Milieutherapie oder bei der Teilnahme an AA-Gruppen zu sehen ist.

Diese Ergebnisse sind vor allem durch die Heterogenität der Patienten zu erklären, die in solchen Studien eingeschlossen werden. Es ist deshalb unbedingt notwendig, Untergruppen zu bilden, nach denen man spezifische Therapiemethoden zur Verfügung stellen sollte. Seit mehr als 100 Jahren wird versucht, Dimensionen der Abhängig-

keit zu beschreiben, die dann mit spezifischen Therapien behandelt werden könnten. Die vorwiegend in der Praxis arbeitenden Therapeuten verwenden häufig Schlagworte wie z. B. dimensionale Diagnostik und dimensionsbezogene Therapie oder Therapie nach Ressourcen des Patienten. Diese Therapeuten versuchen, behandelbare Ressourcen der Patienten zu definieren, um durch deren Therapie die Verläufe zu verbessern. Prinzipiell ist gegen eine dimensionale Therapie und eine ressourcenbezogene Therapie kein Einwand zu erheben, insbesondere wenn man mit dem Patienten in einem langfristigen therapeutischen Prozess steht. Man sollte dabei aber nicht vergessen, dass es allgemeingültige Regeln einer psychiatrischen Therapie und auch in der Therapie abhängiger Prozesse gibt, die sich über viele Jahre bewährt haben (Berner et al. 1986; Bleuler 1983; Feuerlein 1989; Lenz und Küfferle 2002; Lesch und Soyka 2005; Möller 1993; Rommelspacher und Schuckit 1996; Uexküll et al. 1996). Wenn man sich von den „Evidencebased"-Therapien entfernt, sollte man aber

Psychotherapie

- **6 Studien guter Qualität:**

  - **4 Studien – negative Resultate, vermehrt Rückfälle** (Wells-Parker E et al. 1988; Peniston EG und Kulkosky PJ. 1989; Bowers TG und Al-Redha MR. 1990; Formigoni MLOS und Neumann BRG. 1995)

  - **2 Studien – keine wesentlichen Veränderungen der Rückfälle** (Ludwig A et al. 1969; Öjehagen A et al. 1992)

- **13 Studien minderer Qualität:**

  - **2 Studien – positive Resultate, weniger Rückfälle** (Rhead JC et al. 1977; Smith TL et al. 1999)

  - **3 Studien – negatives Resultat, vermehrt Rückfälle** (Conrad KJ et al. 1998; Swenson PR et al. 1981; Olson RP et al. 1981)

  - **8 Studien – keine wesentlichen Veränderungen der Rückfälle** (Potamianos G et al. 1986; Kish GB et al. 1980; Sandahl C et al. 1998; Glotzbach LD. 1984; Johnson FG. 1970; Bruun K. 1963; Jacobson NO und Silfverskiold NP. 1973; Zimberg S. 1974)

Abb. 5.5 Studien zur Rückfallprophylaxe bei Alkoholabhängigen mit Psychotherapie

Verhaltenstherapeutisches Lernen zur Eigenkontrolle

22 Studien guter Qualität:

  - **7 Studien – positive Resultate, weniger Rückfälle** (Harris KB und Miller WR. 1990; Brown RA. 1980; Alden LE. 1988; Baker TB et al. 1975; Sobell MB und Sobell LC. 1973; Caddy GR und Lovibond SH. 1976; Hester RK und Delaney HD. 1997)

  - **2 Studien – negative Resultate, vermehrt Rückfälle** (Connors GJ et al. 1992; Foy DW et al. 1984)

  - **13 Studien – keine wesentlichen Veränderungen der Rückfälle** (Miller WR et al. 1980b; Robertson I et al. 1986; Baldwin S et al. 1991; Alden L. 1980; Vogler RE et al. 1977; Miller WR et al. 1981; Pomerleau O et al. 1978; Sanchez-Craig M et al. 1989; Skutle A und Berg G. 1987; Miller WR.1978; Sanchez-Craig M et al. 1984; 1991; Miller WR und Taylor CA. 1980a)

Abb. 5.6 Studien zur Rückfallprophylaxe bei Alkoholabhängigen mit Verhaltenstherapie

Soziales Lernen

8 Studien guter Qualität:

– **4 Studien – positive Resultate, weniger Rückfälle** (Azrin NH et al. 1982; Chaney ER et al. 1978; Eriksen L et al. 1986; West PT. 1979)

– **1 Studie – negative Resultate, vermehrt Rückfälle** (Sannibale C. 1989)

– **3 Studien – keine wesentlichen Veränderungen der Rückfälle** (Oei TPS und Jackson PR. 1982; Cooney NL et al. 1991; Miller WR et al. 1980b)

Abb. 5.7 Studien zur Rückfallprophylaxe bei Alkoholabhängigen mit „Sozialem Lernen" als Therapie

ganz klar die Begründungen dazu dokumentieren, warum man in diesem spezifischen Fall keine der „Evidence-based"-Therapien verwendet hat.

Die groß angelegte amerikanische Studie MATCH hat Missbrauchende und Abhängige eingeschlossen, und es konnte praktisch keine Therapiemethode gefunden werden, die zu einem Profil einer Patientengruppe gepasst hätte. Eines der wenigen positiven Ergebnisse dieser Studien war die Feststellung des Zusammenhangs zwischen psychischen Auffälligkeiten und der Wirksamkeit der Teilnahme an AA-Gruppen. (Je schwerer ein Alkoholabhängiger psychologisch auffällig war, umso weniger profitierte er von einer AA-Gruppe.) (Kadden 1996; Longabaugh 1996; Project MATCH Research Group 1998) (Abb. 5.8).

5.7.1.3 Systemische Therapien

Wie jedem in Systemtherapie ausgebildeten Therapeuten völlig klar ist, wird das Trinkverhalten und der Umgang mit Alkohol immer nur als ein Teil der systemischen Beziehungen und des systemischen Gleichgewichtes aufgefasst (Schmid 1993). Die Diagnose hat in ei-

ner Systemtherapie allerdings nur einen geringen bis keinen Stellenwert.

Die Medikamente, die im Entzug, in der Rückfallprophylaxe und in der Behandlung des Rückfalls eingesetzt werden, haben ganz unterschiedliche Wirkmechanismen, und für die Abschätzung der Wirkung ist es äußerst wichtig, die Patientengruppen zu definieren, die in dem biologischen System jene Art der Störung haben, die durch die Medikation günstig beeinflusst werden kann.

5.7.2 Tabak

Auch in der Tabakabhängigkeit belegen medikamentöse und psychopädagogische therapeutische Studien die Heterogenität dieser Abhängigkeit.

Es ist international mehrmals belegt, dass eine Untergruppe von Tabakabhängigen – 20 bis 30 % werden in der Literatur angegeben – bereits durch den klaren ärztlichen Rat die Zigarettenzahl signifikant reduziert oder sogar das Rauchen einstellt (Fiore et al. 2000; US Department of Health and Human Services 2000; World He-

AA-Gruppen

3 Studien guter Qualität:

– **2 Studien – negative Resultate, vermehrt Rückfälle** (Ditman KS et al. 1967; Brandsma JM et al. 1980)

– **1 Studien – keine wesentlichen Veränderungen der Rückfälle** (Walsh DC et al. 1991)

Milieutherapie

6 Studien guter Qualität:

– **2 Studien – negative Resultate, vermehrt Rückfälle** (Chapman PLH und Huygens I. 1988; Longabaugh R et al. 1983)

– **4 Studien – keine wesentlichen Veränderungen der Rückfälle** (McLachlan JFC und Stein RL. 1982; Pittman DJ und Tate RL. 1972; Rychtarik RG et al. 2000; Edwards G und Guthrie S. 1967)

Abb. 5.8 Studien zur Rückfallprophylaxe bei Alkoholabhängigen, die an AA-Gruppen teilnehmen, und bei der Milieutherapie

alth Organization 2003; Henningfield et al. 2005).

In der medikamentösen Therapie wurden vor allem Nikotinersatzpräparate und Antidepressiva wie Bupropion, Nortryptilin und Doxepin eingesetzt, deren Wirkung heute weltweit anerkannt wird. Die Tatsache, dass Nikotinersatzpräparate vor allem nur bei Fagerströmpositiven Rauchern wirken und Antidepressiva primär bei Rauchabhängigen mit niederen Fagerström-Werten, zeigt einmal mehr die Heterogenität der Abhängigkeit (Benowitz et al. 1988; Shiffman et al. 1996; Henningfield et al. 2005; Sweeney et al. 2001; Tonnesen et al. 1999; Le Foll et al. 2005; J. Clin Psychiatry Monograph 2003; National Institute for Clinical Excellence 2004; Lerman et al. 2004; Fiore et al. 2000; Jorenby et al. 1999; Henningfield et al. 1998; Hughes et al. 2004; Ferry 1999;

Prochazka et al. 1998; Hall et al. 1998; Edwards et al. 1988; Murphy et al. 1990). In einer Cochrane Review wurde festgehalten, dass Studien über 12 verschidene Medikamente vorliegen. Nikotin Replacement, bupropion, varenicline und cystine verbessern gegen Placebo signifikant die Verläufe von Tabakabhängigen (Cahill et al. 2013).

In der neueren medikamentösen Therapieforschung scheinen vor allem zwei neue Substanzklassen interessante Ergebnisse zu liefern. Vareniclin wirkt wahrscheinlich bei denjenigen Patienten, bei denen die Beeinflussung des Nikotinrezeptors der wesentlichste pathogenetische Faktor ist.

Vareniclin ist ein partieller Nikotinrezeptoragonist (Alpha4Beta2). Diese Selektivität lässt erwarten, dass für manche Raucher die Effektivität als Nikotinersatz

deutlich besser ist, aber es ist auch zu erwarten, dass Raucher, bei denen andere
Subunits des Rezeptors eine Rolle spielen,
davon weniger profitieren. Klinische Studien zeigten eine Verdoppelung der Abstinenzraten, und deshalb kann heute Vareniclin 1 mg täglich zum Nikotinentzug und für
das Verlangen nach Nikotin (Fagerström 5
oder mehr Punkte) empfohlen werden
(Tonstad et al. 2006; Zierler-Brown und
Kyle 2007; Oncken et al. 2006; Williams
et al. 2007; Coe et al. 2005; Gonzales et al.
2006; Cochrane Review Cahill und Ussher
2007). In einer Studie, die gegen Bupropion 150 mg und Placebo durchgeführt
wurde, hat sich Vareniclin deutlich besser
als Bupropion und Placebo gezeigt. Diese
Wirkung war auch noch nach 52 Wochen
nachweisbar. Cahill und Ussher publizierten 2007 eine Review zu Vareniclin und
fassten die Daten für die tägliche Praxis folgendermaßen zusammen:

1. Vareniclin verbessert auch im Langzeitverlauf das Rauchverhalten dreimal besser als Placebo.
2. Bei Rauchern ist Vareniclin dem Bupropion überlegen. Studien, die Vareniclin
   und andere therapeutische Methoden
   kombinieren, fehlen noch, und die meisten Forschungsgruppen sind der Meinung, dass Vareniclin in der Raucherentwöhnung noch besser untersucht
   werden sollte.

Eine andere Untergruppe von Tabakabhängigen könnte ihre Vulnerabilität im
CB1-Rezeptor haben, und es liegen Daten
zu CB1-Antagonisten (Rimonabant) vor,
die eine Verbesserung der Impulskontrolle
für Nahrungszufuhr, Alkohol und Rauchen
belegen. Die klinische Definition dieser

Untergruppe fehlt jedoch noch. In den Studien wurden sowohl leichte Raucher als
auch Raucher mit einem Fagerström von
fünf oder mehr aufgenommen, und es fand
sich nicht nur gegenüber Placebo eine doppelt so hohe Abstinenzrate mit einer gleich-
zeitigen Gewichtsreduktion, sondern es
zeigte sich auch gegenüber Bupropion ein
signifikant besseres Ergebnis (Després
et al. 2005; Pi-Sunyer et al. 2006; Cohen
et al. 2002; Anthenelli 2004; Klesges et al.
1989, 1997; Soyka et al. 2008). Aufgrund
unserer eigenen Studien nehmen wir an,
dass Antidepressiva vor allem in der Untergruppe wirksam sind, in der Tabak als Antidepressivum verwendet wird. Frauen rauchen deutlich häufiger wegen einer
depressiven Grundstimmung und auch
deutlich häufiger zur Gewichtskontrolle.
Unsere Daten zeigen in die Richtung, dass
vor allem diese Untergruppe Tabakabhängiger auf Rimonabant 20 mg täglich ansprechen könnte (Lesch et al. 2004; Lesch
2007). Die Warnungen in Bezug auf depressive Reaktionen bei Rimonabant sollten noch besser untersucht werden. Das
Fehlen der Tabakwirkung mit seinen antidepressiven Effekten sollte von den Wirkungen der Medikation getrennt gesehen werden.

Psychotherapeutische Methoden sind in
der Therapie Rauchabhängiger nur im Bezug auf verhaltenstherapeutische Ansätze
gut untersucht. Verhaltenstherapeutische
Selbstkontrolltechniken, gepaart mit Strategien zur Rückfallprophylaxe, liefern durchschnittliche Langzeiterfolgsraten von 25 bis
30 % Abstinenz (Hanewinkel et al. 1996;
Hughes 2000; Prochaska und DiClemente
1992; Schoberberger 2006a, 2006b; Schoberberger et al. 2002; Batra 2005; Kienast
et al. 2007). Alle diese Ergebnisse belegen

die Heterogenität der Tabakabhängigkeit, und es liegen heute Daten vor, die eine Vier-Cluster-Lösung auch für Untergruppen Rauchabhängiger nahelegen, wobei auch die Craving-Mechanismen unterschiedlich zu sehen sind (siehe Abschn. 9.5.1.2 – European Smoker Classification System – Anhang 2, Lesch 2007).

Diese seit mehr als 100 Jahren beforschten Mechanismen führten zur Definition von Typen Alkohol- und Tabakabhängiger, die eine unterschiedliche Ätiologie und damit einen unterschiedlichen Verlauf haben und natürlich auch ganz unterschiedliche Therapien brauchen. Diese Typen haben eine stärkere Aussagekraft als die Diagnose Abhängigkeit. Diese Zuordnungen stellen eine erste Hilfe in der Therapie der Abhängigen dar und sind für medizinische Handlungen, für die Motivation und auch für die Zuordnung zu einer psychotherapeutischen Schule sehr hilfreich. Die meisten Abhängigen wollen keine intensive Psychotherapie und bleiben oft beim praktischen Arzt oder bei Sozialhilfestellen. Wenn es zu einem psychotherapeutischen Prozess kommt, sind persönliche Merkmale, der Umgang mit Stress und noch andere Ressourcen unserer Patienten oft deutlich wichtiger als eine psychiatrische Diagnose (aus ICD-10 Seite 12).

Literatur

American Psychiatric Association (1994) DSM IV. Diagnostic and statistical manual of mental disorders, 4. Aufl.

American Psychiatric Association (2013) Diagnostic and statistical manual of mental disorders, DSM-5TM, 5. Aufl. American Psychiatric Publishing, Washington, DC

Anthenelli R (2004) Smoking cessation in smokers motivated to quit. Presented at American College of Cardiology Scientific Sessions, 7–10 March 2004, New Orleans

Batra A (2005) Tabakabhängigkeit. Wissenschaftliche Grundlagen und Behandlung. Kohlhammer, Stuttgart. S 164

Benowitz NL, Porchet H, Sheiner L, Jacob P III (1988) Nicotine absorption and cardiovascular effects with smokeless tobacco use: comparison with cigarettes and nicotine gum. Clin Pharmacol Ther 44:23–28

Berner P, Lesch OM, Walter H (1986) Alcohol and depression. Psychopathology 19(2): 177–183

Bleuler M (1983) Lehrbuch der Psychiatrie, 15. Aufl. Springer.

van den Brink W, Sørensen P, Torup L, Mann K, Gual A, SENSE Study Group (2014) Long-term efficacy, tolerability and safety of nalmefene as-needed in patients with alcohol dependence: a 1-year, randomised controlled study. J Psychopharmacol 28:733–744

Cahill K, Ussher M (2007) Cannabinoid type 1 peceptor antagonists (rimonabant) for smoking cessation. Cochrane Database Syst Rev (3):CD005353

Cahill K, Stevens S, Perera R, Lancaster T (2013) Pharmavological interventions for smoking cessation: an overview and network metaanalysis. Cochrane Database Syst Rev 31:(5)

Caputo F, Addolorato G, Lorenzini F, Domenicali M, Greco G, del Re A, Gasbarrini G, Stefanini GF, Bernardi M (2003) Gamma-hydroxybutyric acid versus naltrexone in maintaining alcohol abstinence: an open randomized comparative study. Drug Alcohol Depend 70:85–91

Caputo F, Addolorato G, Stoppo M, Francini S, Vignoli T, Lorenzini F, Del Re A, Comaschi C, Andreone P, Trevisani F et al (2007) Comparing and combining gamma-hydroxybutyric acid (GHB) and naltrexone in maintaining abstinence from alcohol: an open randomised comparative study. Eur Neuropsychopharmacol 17:781–789

Coe JW, Brooks PR, Vetelino MG, Wirtz MC, Arnold EP, Huang J, Sands SB, Davis TI, Lebel LA, Fox CB, Shrikhande A, Heym JH, Schaeffer E, Rollema H, Lu Y, Mansbach RS, Chambers LK, Rovetti CC, Schulz DW, Tingley FD 3rd, O'Neill BT (2005) Varenicline: an alpha4beta2 nicotinic receptor partial agonist for smoking cessation. J Med Chem 48(10):3474–3477

Cohen C, Perrault G, Voltz C, Steinberg R, Soubrie P (2002) SR141716, a central cannabinoid (CB(1)) receptor antagonist, blocks the motivational and dopamine-releasing effects of nicotine in rats. Behav Pharmacol 13:451–463

Després JP, Golay A, Sjöström L (2005) Effects of rimonabant on metabolic risk factors in overweight patients with dyslipidemia. N Engl J Med 353:2121–2134

Di Bello M, Gambassi F, Mugnai L, Masini E, Mannaioni P (1995) Gamma-hydroxybutyric acid induced suppression and prevention of alcohol withdrawal syndrome and relief of craving in alcohol-dependent patients. Alcologia 7:111–118

Dilling H, Mombour W, Schmidt MH (1991) Internationale Klassifikation psychischer Störungen. Hans Huber, Bern/Göttingen/Toronto. (WHO)

Edwards NB, Simmons RC, Rosenthal TL, Hoon PW, Downs JM (1988) Doxepin in the treatment of nicotine withdrawal. Psychomatics 29:203–206

Ferry LH (1999) Non-nicotine pharmacotherapy for smoking cessation. Prim Care 26:653–669

Feuerlein W (1975) Alkoholismus – Missbrauch und Abhängigkeit, Entstehung – Folgen – Therapie, 1. Aufl. Thieme

Feuerlein W (1989) Wenn Alkohol zum Problem wird. TRIAS. Thieme Hippokrates Enke,

Fiore M, Bailey WC, Cohen SJ, Dorfman SF, Goldstein MG, Gritz ER, Heyman RB, Jaen CR, Kottke TE, Lando HA, Mecklenberg RE, Mullen PD, Nett LM, Robinson L, Stizer ML, Tommasello AC, Villejo L, Wewers ME (2000) Treating tobacco use and dependence. Clinical practice guideline. US Department of Health and Human Services, Public Health Service, Rockville

Gallimberti L, Ferri M, Ferrara SD, Fadda F, Gessa GL (1992) gamma-Hydroxybutyric acid in the treatment of alcohol dependence: a double-blind study. Alcohol Clin Exp Res 16:673–676

Gonzales DH, Rennard SI, Billing CB, Reeves KR (2006) A pooled analysis of varenicline, an alpha4beta2 nicotinic receptor partial agonist versus bupropion for smoking cessation. Presented at Society for Research on Nicotine and Toobacco

Hall SM, Reus VI, Munoz RF, Sees KL, Humfleet G, Hartz DT, Frederick S, Triffleman E (1998) Nortriptyline and cognitive-behavioral therapy in the treatment of cigarette smoking. Arch Gen Psychiatry 55:683–689

Hanewinkel R, Burow F, Ferstl R (1996) Verhaltenstherapeutische Primär- und Sekundärprävention des Rauchens am Beispiel einer Interventionsstudie an Schulen. In: Reinecker S, Schmelzer D (Hrsg) Verhaltenstherapie, Selbstregulation, Selbstmanagement. Hogrefe, Göttingen, S 417–433

Henningfield JE, Fant RV, Gopalan L (1998) Non-nicotine medications for smoking cessation. J Respir Dis 19:33–42

Henningfield JE, Fant RV, Buchhalter AR, Stitzer ML (2005) Pharmacotherapy for nicotine dependence. CA Cancer J Clin 55:281–299

Hester RK, Miller WR (2003) Handbook of alcoholism and treatment approaches. Effective alternatives, 3. Aufl. Allyn & Bacon,

Hughes JR (2000) New treatments for smoking cessation. CA Cancer J Clin 50:143–151

Hughes J, Stead L, Lancaster T (2004) Antidepressants for smoking cessation. Cochrane Database Syst Rev 4:CD000031

Humphreys K, Lingford-Hughes A (2016) Edwards' treatment of drinking problems: a guide for the helping proffesion, 6. Aufl. Cambridge Press,

Huss M (1852) Chronische Alkoholkrankheit. C.E. Fritz, Stockholm,

J Clin Psychiatry Monograph. 18/1 „Treatment of Tobacco Dependence". 2003

Johnson B (2017) Handbook of clinical alcoholism treatment. Create Space Independent Publishing Platform,

Jorenby DE, Leischow SJ, Nides MA, Rennard SI, Johnston JA, Hughes AR, Smith SS, Muramoto ML, Daughton DM, Doan K, Fiore MC, Baker TB (1999) A controlled trial of sustained-release bupropion, a nicotine patch, or both for smoking cessation. N Engl J Med 340:685–691

Kadden RM (1996) Project MATCH: treatment main effects and matching results. Alcoholism. Clin Exp Res 20(8):196a–197a

Kienast T, Lindenmeyer J, Löb M, Löber S, Heinz A (2007) Alkoholabhängigkeit. Ein Leitfaden zur Gruppentherapie. In der Serie Batra A und Buchkremer G. Störungsspezifische Psychotherapie. Kohlhammer

Klesges RC, Meyers AW, Klesges LM, La Vasque ME (1989) Smoking, body weight, and their effects on smoking behaviour: a comprehensive review of the literature. Psychol Bull 106:204–230

Klesges RC, Winders SE, Meyers AW, Eck LH, Ward KD, Hultquist CM, Ray JW, Shadish WR (1997) How much weight gain occurs following smoking cessation? A comparison of weight gain using both continuous and point prevalence abstinence. J Consult Clin Psychol 65:286–291

Koob GF, Le Moal M (2006) Neurobiology of addiction, 1. Aufl. Academic/Elsevier,

Lago L, Bruno R, Degenhardt L (2016) Concordance of ICD 11 and DSM 5 definitions of alcohol and cannabis use disorders: a population survey. Lancet Psychiatry 3(7):673

Le Foll B, Melihan-Cheinin P, Rostoker G, Lagrue G, Working Group of AFSSAPS (2005) Smoking cessation guidelines: evidence-based recommendations of the French Health Products Safety Agency. Eur Psychiatry 20(5–6):431–441

Lenz G, Küfferle B (2002) Klinische Psychiatrie. Grundlagen, Krankheitslehre und spzifische Therapiestrategien, 2. Aufl. Facultas,

Lerman C, Niaura R, Collins BN, Wileyto P, Audrain-McGovern J, Pinto A, Hawk L, Epstein LH (2004) Effect of bupropion on depression symptoms in a smoking cessation clinical trial. Psychol Addict Behav 18:362–366

Lesch OM (1985) Chronischer Alkoholismus – Typen und ihr Verlauf – eine Langzeitstudie.

Thieme Copythek, Georg Thieme, Stuttgart/New York, 235 Seiten, 116 Tabellen

Lesch OM (2007) Raucherentwöhnung – Tipps zur Prävention und Therapie in der Praxis. Uni-Med

Lesch OM, Soyka M (2005) Typologien der Alkoholabhängigkeit und ihre Bedeutung für die medikamentöse Therapie. In: Riederer, Laux (Hrsg) Neuro-Psychopharmaka, Bd 6, 2. Aufl. Springer, S 332–348

Lesch OM, Dvorak A, Hertling I, Klingler A, Kunze M, Ramskogler K, Saletu-Zylharz G, Schoberberger R, Walter H (2004) The Austrian multicentre study on smoking: subgroups of nicotine dependence and their craving. Neuropsychobiology 50:78–88

Lesch O.M, Platz W, Soyka M. und H.Walter (2010) Die medikamentöse Therapie von Missbrauch und Abhängigkeiten (Tabak,Alkohol und illegale Drogen in Grundlagen der Neuro-Psychopharmakologie HG Riederer P. und Laux G. Springer Wien New York: 537–555

Longabaugh R (1996) Matching relational vs. individual treatment focus to patients. Alcohol Clin Exp Res 20(8):248a–249a

McCord W, McCord J, Gudeman J (1960) Origins of alcoholism. Stanford University Press,

Miller WR, Rollnick S (2002) Motivational interviewing: preparing people for chane, 2. Aufl. Guilfort Press, New York

Möller HJ (1993) Therapie psychiatrischer Erkrankungen. Ferdinand Enke,

Murphy JK, Edwards NB, Downs AD, Ackerman BJ, Rosenthal TL (1990) Effects of doxepin on withdrawal symptoms in smoking cessation. Am J Psychiatry 147:1353–1357

National Institute for Clinical Excellence (2004) Guidance on the use of nicotine replacement therapy (NRT) and bupropion for smoking cessation. National Institute for Clinical Excellence, Reference No. N0082, London

Nava F, Premi S, Manzato E, Lucchini A (2006) Comparing treatments of alcoholism on craving and biochemical measures of alcohol consumptions. J Psychoactive Drugs 38:211–217

Oncken C, Gonzales D, Nides M, Rennard S, Watsky E, Billing CB, Anziano R, Reeves K (2006) Efficacy and safety of the novel selective nicotinic acetylcholine receptor partial agonist, varenicline, for smoking cessation. Arch Intern Med 166:1571–1577

Pi-Sunyer FX, Aronne LJ, Heshmati HM, Devin J, Rosenstock J, RIO-North America Study Group (2006) Effect of rimonabant, a cannabinoid-1 receptor blocker, on weight and cardiometabolic risk factors in overweight or obese patients: RIO-North America: a randomized controlled trial. JAMA 295(7):761–775

Prochaska J, DiClemente C (1992) Stages of change in modification of problem behaviors. In: Hersen M, Eisler R, Miller P (Hrsg) Progress in behavior modification. Sage, Newbury Park, S 84–218

Prochazka A, Weaver MJ, Keller RT, Fryer GE, Licari PA, Lofaso D (1998) A randomized trial of nortriptyline for smoking cessation. Arch Intern Med 158:2035–2039

Project MATCH Research Group (1998) Matching alcoholism treatments to client heterogeneity: project match three-year drinking outcomes. Alcohol Clin Exp Res 22(6):1300–1311

Rogers CR (1951) Client-centered therapy. Houghton Mifflin, Boston

Rommelspacher H, Schuckit M (1996) Drugs of abuse. Elsevier

Saunders JB (2017) Substance use and addictive disorders in DSM 5 and ICD-10 and the draft ICD-11. Curr Opin Psychiatry 30(4):227

Schmid C (1993) Systemische Therapie im stationären Kontext – Möglichkeiten und Grenzen. In: Deutsche Hauptstelle gegen die Suchtgefahren (Hrsg) Sucht und Familie. C.E. Fritze, Freiburg im Breisgau, S 168–175

Schoberberger R (2006a) Expanding access to cessation treatment as an important tobacco control measure. In: Varma AK (Hrsg) Tobacco counters health, Bd 4. Northern Book Centre, New Delhi, S 3–10

Schoberberger R (2006b) In-patient smoking cessation treatment. Psychol Health 21(1):133

Schoberberger R, Bayer P, Groman E, Kunze M (2002) New strategies in smoking cessation: experienceswithinpatient smoking treatment in Austria. In: Varma AK (Hrsg) Tobacco counters health, Bd 2. Macmillan, New Delhi, S 177–181

Soyka M, Koller G, Schmidt P, Lesch OM, Leweke M, Fehr C, Gann H, Mann K (2008) The cannabinoid receptor 1 antagonist SR 141716 (Rimonabant) for treatment of alcohol dependence – results fro a placebo-controlled double-blind trial. J Clin Psychopharmacol 28(3):317–324

Sweeney CT, Fant RV, Fagerström KO, McGovern JF, Henningfield JE (2001) Combination nicotine replacement therapy for smoking cessation: rationale, efficacy and tolerability. CNS Drugs 15:453–467

Tonnesen P, Paoletti P, Gustavsson G, Russell MA, Saracci R, Gulsvik A, Rijcken B, Sawe U (1999) Higher dosage nicotine patches increase one-year smoking cessation rates: results from the European CEASE trial. Collaborative European Anti-Smoking Evaluation. European Respiratory Society. Eur Respir J 13:238–246

Tonstad S, Tonnesen P, Hajek P, Williams KE, Billing CB, Reeves KR (2006) Effect of Maintenance Therapy with Varenicline on smoking cessation – a randomized controlled trial. JAMA 296(1):64–71

Uexküll T, Adler RH, Hermman JM, Köhle K, Schonecke OW, Wesiack W (Hrsg) (1996) Psychosomatische Medizin, 5. Aufl. Urban und Schwarzenberg, München

UNODC, WHO (2016) International standards for the treatment of drug use disorders – draft for field testing

US Department of Health and Human Services (2000) Management of nicotine addiction. Reducing tobacco use: a report of the surgeon general. Centers for Disease Control and Prevention, National Center for Chronic Disease Prevention and Health Promotion. Office on Smoking and Health, Atlanta

Widiger TA, Frances AJ, Picus HA, First MB, Ross R, Davis W (1994) DSM-IV sourcebook, Bd 1. American Psychiatric Association, Wien

Williams KE, Reeves KR, Billing CB Jr, Pennington AM, Gong J (2007) A double-blind study evaluating the long-term safety of varenicline for smoking cessation. Curr Med Res Opin 23(4):793–801

World Health Organization (1993) The ICD-10 classification of mental and behavioural disorders: psychiatric adaption. Geneva

World Health Organization (2003) Policy recommendations for smoking cessation and treatment of tobacco dependence. Geneva

World Health Organization (2018) ICD-11 for mortality and morbidity statistics (ICD-11 MMS)

Zierler-Brown S, Kyle JA (2007) Oral varenicline for smoking cessation. Ann Pharmacother 41:95–99

Typen, Dimensionen und Verläufe

6

Otto-Michael Lesch, Henriette Walter, Daniel König
und Benjamin Vyssoki

▶ Die Heterogenität der Alkoholabhängigen ist unbestritten und es wurden seit mehr als 100 Jahren immer wieder im Querschnitt Untergruppen gebildet. Nach dem Aufbau einer Catchment Area und dem Aufbau eines Teams mit therapeutischer und wissenschaftlicher Kompetenz konnte eine prospektive Langzeituntersuchung durchgeführt werden, die zu klar unterschiedlichen Untergruppen geführt haben und seit Jahren in einem Computerprogramm erfasst werden können (www.lat-online.at). Diese Untergruppen unterscheiden sich in bezug Prognose und therapeutischer Strategien und werden heute weltweit verwendet. Genetische, biologische und Therapiestudien erlauben heute nach der Typologie besser zu behandeln als mit der Diagnose Abhängigkeit nach ICD oder DSM.

6.1 Alkoholabhängigkeit

6.1.1 Die Entwicklung der Typologieforschung

Wie bereits im letzten Kapitel betont, ist seit langem bekannt, dass Alkoholabhängige keine homogene Population darstellen. Studien, die zur Gruppenbildung das DSM-IV verwendet haben, konnten zeigen, dass der größte Teil der Patienten entweder eine zweite Achse-I-Diagnose oder eine Achse-II- oder sowohl eine Achse-I- als auch eine Achse-II-Diagnose hat.

In mehreren Arbeiten beschrieb die Gruppe um Driessen M die hohe Komorbidität auf Achse I und Achse II. Mehr als 50 % der Patienten weisen eine psychiatrische Komorbidität auf, wobei 24 % eine zusätzliche Diagnose auf Achse I haben. Zusätzlich haben 17,2 % sowohl eine weitere Achse-I-Störung als auch eine weitere

O.-M. Lesch (✉) · H. Walter ·
D. König · B. Vyssoki
Psychiatrische Universitätsklinik, Medizinische
Universität Wien, Wien, Österreich
e-mail: otto.lesch@meduniwien.ac.at;
henriette.walter@meduniwien.ac.at; daniel.
koenig@meduniwien.ac.at; benjamin.
vyssoki@meduniwien.ac.at

© Springer-Verlag GmbH Deutschland, ein Teil von Springer Nature 2020
O.-M. Lesch, H. Walter (Hrsg.), *Alkohol und Tabak*,
https://doi.org/10.1007/978-3-662-60284-3_6

Achse-II-Störung, und 16,4 % haben neben der Abhängigkeitsdiagnose von Alkohol auch eine Achse-II-Diagnose (Driessen et al. 2001; Zimmermann et al. 2003). Auch die Veränderungen zum DSM 5 und ICD 11 haben zwar Verbesserungen gebracht (Schweregrad, Verlauf und Entwicklungsstörungen), aber sie konnten auch das Problem der Heterogenität der Erkrankung (siehe auch : UNDOC und WHO 2016). Diese Tatsache, dass die Diagnose Alkoholabhängigkeit mit ihren sehr unterschiedlichen Patienten z. B. für die Empfehlung zur Pharmakotherapie verwendet wird, spiegelt sich in den Ergebnissen, dass verschiedenst wirkende Medikamente für die Rückfallsprophylaxe empfohlen werden (Disulfiram, Naltrexone, Nalmefene, Acamprosate, Sodium Oxybate, Baclofen, Topiramate Varenicline und noch viele andere Psychopharmaka). Es wird aber keine Empfehlung ausgesprochen für welche Untergruppe man welche Medikamente verwenden soll (Berrettini und Lerman 2005; Kiefer et al. 2005a; Michalak und Biala 2016; Rolland et al. 2016; Soyka und Müller 2017) Nur wenige Autoren geben schon Empfehlungen zu Untegruppen ab (z. B.: Leggio und Kiefer et al. 2005a; Lesch et al. 1988a, 1997b, 2001; Walter et al. 2001b).

Aufgrund dieser Heterogenität wurde in den letzten 100 Jahren versucht, Untergruppen Alkoholabhängiger zu bilden, wobei die Faktoren Trinkgeschichte und Einnahmeverhalten von anderen Drogen, biografische Daten, andere psychiatrische Störungen, Folgeerkrankungen oder auch Persönlichkeitsstörungen herangezogen wurden. Diese Faktoren wurden meist während einer stationären Aufnahme nur einmalig erfasst und führten je nach Sichtweise des Untersuchers und je nach Selektionskriterien zu verschiedensten Typologien (für Tabak: Borland

et al. 2019, für Alkohol: Purshouse et al. 2017). Die Anzahl der Untergruppen dieser Typologien von Alkoholabhängigen reichten von zwei bis zehn, wobei heute Übereinstimmung besteht, dass eine Vier-Cluster-Lösung zu bevorzugen ist. Vier Gruppen scheinen sich am besten für die Basisforschung und für die Therapie zu eignen (Hesselbrock und Hesselbrock 2006).

Die auf das Trinkverhalten ausgerichtete Typologie von Jellinek (Jellinek 1960), die sich aufgrund ihrer Einfachheit weltweit durchgesetzt hat, konnte weder die Basisforschung fördern noch Informationen für spezifische Therapieformen bieten. Für die Entwicklung der Diagnostik, vor allem aber auch für die Aktivitäten der WHO zur Definition von Abhängigkeit und Missbrauch war diese Typologie jedoch äußerst wichtig. Sie wird aber heute in keiner international anerkannten Zeitschrift erwähnt und in keiner Therapiestudie dokumentiert.

Die französische Schule, die immer deutlich stärker als deutschsprachige psychiatrische Schulen auf die Ätiologie und den Verlauf psychischer Beschwerdebilder Rücksicht nahm, entwickelte durch Foucault 1980; Malka et al. 1983 eine Typologie, die vor allem Ätiologie und Folgekrankheiten berücksichtigte. Der Typus „alcoolite" (etwa 60 % der männlichen und 5 % der weiblichen Alkoholabhängigen) entspricht in etwa dem Spiegeltrinker oder dem Typ I nach Lesch. Der Typus „alcoolose" (knapp 40 % der männlichen und 80 % der weiblichen Abhängigen) ist durch psychische Störungen gekennzeichnet, zeigt oft ein episodisches intoxikierendes Trinken und findet sich am ehesten im Typ III nach Lesch wieder. Der Typus „somaalcoolose" zeigt oft körperliche Symptome, wie z. B. schwere Polyneuropathie oder echte Epilepsien, unabhängig vom Trink-verhalten, und ist am ehesten mit dem Typ IV nach Lesch vergleichbar.

Multivariate und multidimensionale Ty-pologien (wie z. B. von Bleuler 1983; Morey und Blashfield 1981; Rounsaville et al. 1987; Skinner 1982; Tarter et al. 1977) haben zwar zu Erhebungsinstrumenten geführt, die eine Krankheitsgruppe von Alkoholabhängigen gut definieren, aber es fehlen in Bezug auf Basisforschung und Therapie weiterführende Studien zu diesen Untergruppen.

6.1.2 Typen, die heute wissenschaftliche und praktische Bedeutung haben

6.1.2.1 Die Zwei-Typen-Lösungen

Die Typologie nach Schuckit
1985 differenzierte Schuckit MA zwischen primären und sekundären Alkoholkranken.

Primäre Alkoholkranke weisen vor dem Be-ginn des Alkoholmissbrauchs keinerlei psy-chische Störungen auf, während sekundäre Alkoholkranke schon vor der Behandlung psychische Beschwerdebilder zeigen, bei de-nen der Alkohol als Selbsttherapie eingesetzt wurde. Im Verlauf zeigte Schuckit MA dann, dass die Rückbildung psychischer Symp-tome, z. B. von Angst oder von Depressio-nen, bei vielen Patienten auch ohne jede spe-zifische Therapie nur durch die absolute Abstinenz innerhalb von 14 bis 21 Tagen er-folgt (Schuckit 1985) (Abb. 6.1).

Die Typologie nach Cloninger
1981 haben dann Bohman MS et al. und Cloninger CR et al. aufgrund von gene-tischen Untersuchungen zwei Typen von Alkoholkranken differenziert (Knorring et al. 1985).

Der Typ I nach Cloninger zeigt einen wechselnden Alkoholmissbrauch (manch-mal leicht, manchmal schwer), die Väter zeigen kein kriminelles Verhalten und kom-

Typ I	Typ II
Beginn der Alkoholabhängigkeit ab dem 25. Lebensjahr	Beginn der Alkoholabhängigkeit vor dem 25. Lebensjahr
Männer und Frauen	Nur Männer
Leichte alkoholbedingte Folgen	Probleme mit der Polizei und Aggressionen
Wenige Probleme mit Aggression und Gericht	Kein Vermeidungsverhalten, sondern Ausleben von Aggressionen
Vermeidungsverhalten in Bezug auf soziale Schwierigkeiten	Hohes Potential für „novelty seeking"
Möchte keine Überraschungen	

Abb. 6.1 CloningerTyp I und II

men aus oberen sozialen Schichten. Die biologische Mutter ist oft alkoholabhängig. Typ-I-Abhängige nach Cloninger haben weniger alkoholbedingte soziale Probleme mit selteneren stationären Aufnahmen, und der Beginn der Alkoholabhängigkeit ist nach dem 25. Lebensjahr. Diese Abhängigen sind von ihrer Umwelt leicht zu beeinflussen („high rewarddependence"), äußerst vorsichtig und reagieren häufig mit einem Vermeidungsverhalten („high harmavoidance"). Sie begeben sich äußerst ungern in Risikosituationen („lownoveltyseeking") (Kiefer et al. 2007).

Cloninger-Typ-II-Patienten haben neben der alkoholabhängigen Mutter oft noch weitere Alkoholabhängige in der Familie. Typ- II-Alkoholabhängige nach Cloninger wachsen unter schwierigsten sozialen Bedingungen auf, und Aggressionsdurchbrüche und Gewalt sind in diesen Familien häufig zu beobachten. Auch die Patienten selbst haben bereits bei geringen Anlässen Aggressionsdurchbrüche. Sie nehmen häufig auch andere Drogen, und ihr Krankheitsprozess beginnt vor dem 25. Lebensjahr. In den Cloninger-Persönlichkeitsdimensionen imponieren sie durch eine hohe Risikobereitschaft („high noveltyseeking"), lieben unsichere Lebenssituationen („lowharmavoidance") und geben sich von ihrer Umgebung meist unabhängig („lowrewarddependence"). Diese Typen wurden biologisch validiert (Typ II zeigt eine höhere MAO-Aktivität), und diese Zuordnung wurde auch von verschiedenen Forschern in Therapiestudien verwendet, wobei Acamprosat, aber auch Topiramat bei den Typen nach Cloninger unterschiedliche Wirkungen zeigen (Kiefer et al. 2005a; Johnson et al. 2004). Für genetische Studien werden die Typen

nach Cloninger immer wieder herangezogen. Typ-II- Patienten nach Cloninger haben eine höhere Vererbbarkeit als Typ-I-Patienten, wobei Typ-II- Patienten in den Krankheitsverläufen häufiger stationär aufgenommen werden und schwere psychiatrische Probleme haben (Gilligan et al. 1987; Van den Bree et al. 1998).

Cloningers Typologie wurde auch in verschiedenen medikamentösen Rückfallstudien berücksichtigt, und der Typ II nach Cloninger zeigt in Bezug auf Anti-Craving-Substanzen deutlich bessere Ergebnisse. Naltrexon reduziert die Rückfälle im Typ II nach Cloninger (Kiefer et al. 2005a, b). Ondansetron zeigte auch im Typ II nach Cloninger bessere Ergebnisse (Johnson et al. 2000). Diese Daten belegen, dass die biologischen Mechanismen von Craving auch im Typ II noch heterogen sind, und diese Daten passen gut zur Typologie nach Lesch, weil der Typ IV früh mit der Abhängigkeit beginnt und durch schwere psychiatrische und neurologische Komplikationen definiert ist.

Die Typologie nach Babor

1992 untersuchte Babor TF während der stationären Aufnahme 321 Alkoholabhängige beiderlei Geschlechts. Er zog für eine multidimensionale Klassifikation nur 17 Kategorien heran, wobei er prämorbide Risikofaktoren, den Missbrauch von Alkohol, den Gebrauch anderer Suchtmittel, die Chronifizierung im Verlauf und Alkoholfolgekrankheiten erfasste (Babor et al. 1992).

Im Typ A nach Babor finden sich, ähnlich wie im Typ I nach Cloninger, Symptome wie ein später Beginn, wenige Probleme in der Kindheit und geringere psychopathologische Auffälligkeiten.

Im Typ B nach Babor zeigt sich eine hohe Prävalenz von kindlichen Verhaltensauffälligkeiten, in der Familie gab es oft mehrere Alkoholabhängige, die Symptome der Alkoholabhängigkeit traten früh im Leben der Betroffenen auf, und eine schwere psychopathologische Störung mit häufigen und schweren Lebensstressfaktoren ist zu beobachten. Diese Gruppe von Abhängigen weist eine längere Behandlungsdauer auf und war meist schon mehrmals stationär aufgenommen. Die Symptomatik ist dem Typ II nach Cloninger sehr ähnlich. Andere Autoren (wie z. B. Brown et al. 1994; Del Boca 1994; Del Boca und Hesselbrock 1996) konnten diese Syndrome nach Babor A und Babor B auch in ihrem Krankengut verifizieren.

Die Babor'sche Typologie wurde auch in Therapiestudien berücksichtigt, wobei SSRIs vor allem im Typ B nach Babor zu einer Verbesserung des Verlaufes führen (Kranzler et al. 1996). Johnson zeigte erst kürzlich, dass Ondansetron vor allem bei „Early onset"-Abhängigen und bei Babor B die Rückfallrate signifikant senkt (Roache et al. 2008).

Seit 1992 hat vorrangig die Gruppe um Schuckit MA die Typologie nach Babor weiterbeforscht (z. B. Schuckit et al. 1995), andere Forscher konnten mit den Typologien nach Cloninger und Babor manche Fälle nicht zuordnen, sodass die Zwei-Typen-Lösung von einigen Autoren als nicht zufriedenstellend bezeichnet wurde (Hesselbrock und Hesselbrock 2006).

6.1.2.2 Die Vier-Typen-Lösungen

Die Typologie nach Del Boca und Hesselbrock

Del Boca FK und Hesselbrock MN setzten sich 1996 mit den Daten von Babor neuerlich auseinander und benützten Variable,

die das Risiko, alkoholabhängig zu werden, und den Schweregrad als definierende Charakteristika benützten. In diesem statistischen Prozess entwickelten sie eine Vier-Cluster-Lösung. Diese Cluster zeigen signifikante Geschlechtsunterschiede und scheinen auch deutlich spezifischere ätiologische und klinische Bedeutung zu haben, als dies von den Typen nach Babor zu erwarten ist.

Cluster 1 Der Hochrisiko-Cluster mit dem höchsten Schweregrad zeigte den frühesten Beginn der Alkoholabhängigkeit und hatte die schwerste Belastung durch familiären Alkoholismus, wobei dies in beiden Geschlechtern gleich häufig auftrat. Diese Untergruppe hatte die höchste Anzahl von Alkoholkranken in der Familie und war am jüngsten, als sie ihre Alkoholkarriere startete. Diese Gruppe zeigte auch häufig andere psychiatrische Symptome, wobei Kontaktstörungen und der Gebrauch anderer Drogen besonders auffällig waren, und sie fand sich auch in einem ähnlichen Design in einer Fünf-Cluster-Lösung in Portugal (Cardoso et al. 2006; Pombo 2008, Pombo und Lesch 2009, 2015).

Cluster 2 Diese Gruppe wird durch Patienten gebildet, die nur ein sehr geringes Risikoprofil aufwiesen und auch im Schweregrad deutlich die geringsten Störungen zeigten. Die Alkoholmengen waren nicht sehr hoch, und Alkoholfolgekrankheiten waren selten. Sie hatten wenig psychiatrische Komorbiditäten und verwendeten selten andere Drogen.

Cluster 3 Der dritten Cluster, wobei Del Boca und Hesselbrock diesen Cluster als „internalizer" bezeichneten, war durch häufige und schwere Ausprägung depressiver und ängstlicher Symptome gekennzeichnet.

Cluster 4 Der vierte Cluster, der von ihnen als „externalizer" bezeichnet wurde, wies oft kindliche Verhaltensstörungen auf. Diese Patienten zeigten den schwersten Alkoholmissbrauch, versuchten sich häufig selbst mit Benzodiazepinen zu behandeln und litten oft unter schweren somatoneurologischen Folgekrankheiten. Sie hatten seltener Familienangehörige mit einer Alkoholabhängigkeit, aber in diesen Familien wurde vermehrt viel Alkohol in einem alkoholpermissiven Milieu konsumiert. Aggressive Auseinandersetzungen in den Familien wurden häufig beschrieben. Patienten dieses Clusters zeigten oft eine Persönlichkeitsstörung vom antisozialen Typ.

Del Boca FK und Hesselbrock MN verwendeten eine nur von den wenigsten Forschern benützte Methode, indem sie nach einem Jahr und nach drei Jahren die Therapieergebnisse mit den Clustern korrelierten. Sie konnten klar nachweisen, dass diese Cluster in Bezug auf das Trinkverhalten und in Bezug auf die Compliance für eine Therapie einen signifikanten Einfluss hatten. Wie zu erwarten, wurde im Cluster 1 wie auch im Cluster 4 sowohl nach einem Jahr als auch nach drei Jahren am meisten getrunken, die Cluster 2 und 3 wiesen die längste Zeit absolute Abstinenz auf oder zeigten nur zeitweiliges unbedeutendes Trinkverhalten ohne Kontrollverlust. Der Cluster 1 und der Cluster 4 waren am längsten in stationärer Behandlung. Patienten vom Cluster 3 zeigten die kürzesten stationären und/oder ambulanten Behandlungsepisoden. Auch die Mortalitätsraten waren im Bezug auf die Cluster signifikant unterschiedlich (Hesselbrock et al. 2001).

Die Typologie nach Windle und Scheidt

Diese Autoren identifizierten ebenfalls vier Cluster von Alkoholabhängigkeit, wobei sie eine ähnliche Erfassungsmethode wie Babor verwendeten. Sie definierten einen milden Verlauf und einen Verlauf mit mehreren Suchtmitteln und stellten dem eine Alkoholabhängigkeit mit einer depressiven Symptomatik und einen chronischen Verlauf mit einer Persönlichkeitsstörung vom antisozialen Typ gegenüber.

Cluster 1 Im milden Verlauf fanden sich weniger kindliche Verhaltensstörungen und ein späterer Beginn der Alkoholabhängigkeit, wobei dieseGruppe insgesamt weniger trank als die anderen Gruppen, zusätzlich traten deutliche Entzugssyndrome auf.

Cluster 2 Im Cluster 2 fand sich der höchste Beigebrauch von anderen Suchtmitteln, insbesondere von Benzodiazepinen.

Cluster 3 Im Cluster 3 lag die schwerste Ausprägung von affektiven Syndromen und Angstsyndromen vor.

Cluster 4 Im Cluster 4 fand sich der höchste Alkoholmissbrauch, sowohl hinsichtlich der Menge als auch hinsichtlich der Dauer.

Diese Cluster zeigten deutliche Geschlechtsunterschiede. Im Cluster 4 waren signifikant mehr Männer, während in den Clustern 1–3 mehr Frauen definiert werden konnten. Diese Cluster decken sich gut mit den Clustern, wie sie von Zucker RA und Gomberg E, Schuckit MA, Del Boca FK und Hesselbrock MN, Hesselbrock VM und Lesch OM beschrieben wurden (Hesselbrock und Hesselbrock 2006).

Die Typologie nach Foroud

1998 definierte Foroud T Alkoholkranke nach dem Schweregrad und beschrieb so ebenfalls vier Cluster: Patienten mit fast keinen Alkoholfolgeproblemen, Patienten mit einer leichten Problematik, eine Gruppe mit einem mittleren Schweregrad und eine Gruppe mit schweren Störungen in allen psycho-sozio-biologischen Bereichen. Diese Einteilung wurde auch für genetische Studien herangezogen, wobei aber noch keine replizierten Daten vorliegen (Foroud et al. 1998).

6.1.3 Erfassung des Schweregrades in verschiedenen Dimensionen

Neben diesen Definitionen und Typologien wird seit mehreren Jahren versucht, den Schweregrad der Abhängigkeitserkrankungen in verschiedenen Dimensionen darzustellen.

Die dafür erforderlichen Erhebungsinstrumente erfassen auch die Intensität der notwendigen dimensionalen therapeutischen Interventionen. International hat sich vor allem der Addiction Severity Index (ASI) von McLellan AT durchgesetzt, in Österreich ist die multidimensionale Diagnostik von Scholz H ein anerkanntes Verfahren (McLellan et al. 1980; Scholz 1996).

6.1.3.1 Addiction Severity Index (ASI)

Der ASI beschreibt ein Schweregradprofil in sieben Dimensionen und definiert auch, wie weit diese einzelnen Bereiche eine Therapie benötigen. Dieses Instrument kommt aus den Vereinigten Staaten und ist in den meisten europäischen Ländern eingeführt.

Van den Brink beschrieb bereits 2003, dass eine Konsensuskonferenz des ECNP in Nizza vorschlug, dass alle Therapiestudien in den Abhängigkeitserkrankungen und natürlich

Abb. 6.2 Schweregradprofil (ASI)

Probleme	0	1	2	3	4	5	6	7	8	9
körperliche										
Arbeit/Unterhalt										
Alkohol										
Drogen										
rechtliche										
familiäre/soziale										
psychische										

0–1	kein echtes Problem, keine Behandlung erforderlich
2–3	leichtes Problem, Behandlung möglicherweise nicht notwendig
4–5	mittleres Problem, Behandlung empfohlen
6–7	beträchtliches Problem, Behandlung notwendig
8–9	extremes Problem, Behandlung absolut erforderlich

auch in der Alkoholabhängigkeit den ASI verwenden sollten, damit die Studienergebnisse aus verschiedenen Ländern besser vergleichbar werden. Eine deutschsprachige validierte Version ist publiziert (Gsellhofer et al. 1993, 1999; van den Brink et al. 2006) (Abb. 6.2).

6.1.3.2 Syndromdiagnose nach Scholz

In Österreich wurden von Scholz H fünf Dimensionen zur genauen Erfassung von Abhängigkeitserkrankungen vorgeschlagen.

Zusammengefasst sind diese Strategien in dem Buch „Syndrombezogene Alkoholismustherapie" von Scholz (1996). Diese Erfassung nach Scholz wurde auch mit der Typologie nach Lesch verglichen, und die Typen nach Lesch zeigten klar unterschiedliche Profile, sodass die Typologie nach Lesch auch mit der Methode nach Scholz zugeordnet werden kann (Lesch et al. 1985, 1990a, b, 1996d).

Die meisten dieser Typologien konnten zeigen, dass sie deutlich homogenere Gruppen von Patienten definieren, als dies durch die Diagnose Alkoholabhängigkeit nach DSM-IV oder ICD-10 oder DSM 5 oder ICD 11 zu erzielen ist. Viele dieser Typologien

wurden jedoch nur im Querschnitt beschrieben, und es fehlen psychologische, biologische und therapeutische Validierungen, die die Stabilität dieser Typen über lange Zeit (Jahrzehnte) festhalten. Alle diese Typologien sind sich einig, dass es einen schweren chronischen Verlaufstyp gibt, dass es einen milden Verlauf ohne schwere Folgekrankheiten gibt, dass es einen Cluster gibt, bei dem Alkohol als Antidepressivum und Anxiolytikum eingesetzt wird, und dass die Entwicklung einer anti-sozialen Persönlichkeit mit dem komplizierenden Faktor einer Alkoholabhängigkeit eine eigene Verlaufsform darstellt. Hesselbrock VM und Hesselbrock MN fordern in ihrem Artikel zu den Untergruppen von Alkoholkranken auf, diese oben beschriebenen Cluster nach ihrer genetischen Vulnerabilität, ihren biologischen Ätiologien und in Bezug auf ihre Stabilität und Therapierbarkeit zu untersuchen. Solche Untersuchungen könnten in der Folge zur Entdeckung von Ätiologien dieser Cluster führen, und psychologische und pharmakologische Therapien könnten dann in einem Langzeitsetting untersucht werden (Basu et al. 2004; Kadden et al. 2001; Kranzler et al. 1996; Lesch 1988) (Abb. 6.3).

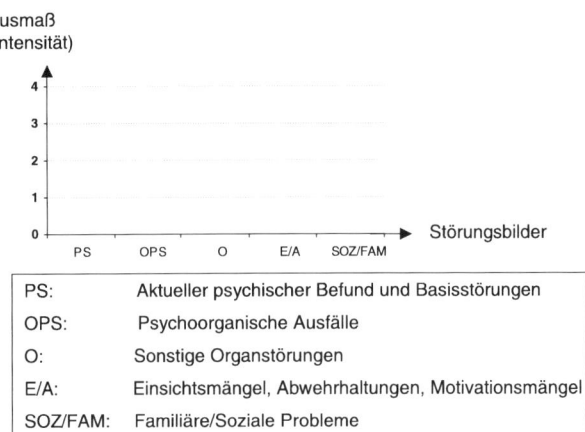

Abb. 6.3 Syndromdiagnose nach Scholz

PS:	Aktueller psychischer Befund und Basisstörungen
OPS:	Psychoorganische Ausfälle
O:	Sonstige Organstörungen
E/A:	Einsichtsmängel, Abwehrhaltungen, Motivationsmängel
SOZ/FAM:	Familiäre/Soziale Probleme

6.2   Tabakabhängigkeit

Die Forschung zur Tabakabhängigkeit ist aus psychiatrischer Sicht noch deutlich jünger, und es haben sich bisher vor allem Internisten und hier vor allem Pulmologen mit der Tabakforschung auseinandergesetzt. Die Sozialmedizin hat nach dem Jellinek-Schema bei Alkoholkranken nach dem Rauchverhalten Untergruppen beschrieben (Schoberberger und Kunze 1999).

„Spiegelraucher"

Damit werden Raucher bezeichnet, die gleichmäßig über den Tag verteilt regelmäßig rauchen.

„Spitzenraucher"

Die Spitzenraucher rauchen die meiste Zeit wenige oder keine Zigaretten, und wenn sie in eine Stresssituation geraten, rauchen sie in kurzer Zeit sehr viele Zigaretten.

Diese beiden Gruppen liegen jedoch häufig nicht getrennt vor, man spricht dann vom Mischtyp.

In Österreich sind etwa 60 % der Raucher mit ihren Rauchgewohnheiten unzufrieden und würden ihren Zigarettenkonsum gerne einstellen oder zumindest reduzieren. Diese zwei Gruppen von Rauchern werden als dissonante Raucher bezeichnet (Schoberberger und Kunze 1999).

1989 entwickelten Fagerström KO und Schneider NG und später Heatherton den Fagerström-Test, um den Schweregrad der biologischen Tabakabhängigkeit zu erfassen (Fagerström und Schneider 1989; Heatherton et al. 1989, 1991) (Abb. 6.4 und 6.5).

Dieser Test führt zu einer Einteilung nach dem Schweregrad der Nikotinabhängigkeit:

Score 0–2: sehr geringe (keine) Nikotinabhängigkeit
Score 3–4: geringe Nikotinabhängigkeit
Score 5–10: mittlere bis hohe Nikotinabhängigkeit

Der Fagerström-Score erfasst vor allem den Schweregrad der biologischen Tabakabhängigkeit, und in der Abb. 6.6 wird klar,

Abb. 6.4 Rauchtypen nach Schoberberger R und Kunze M

Welcher Rauchertyp sind Sie?

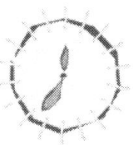

Greifen Sie während des Tages – sofern möglich – in regelmäßigen Intervallen, z. B. jede halbe Stunden oder jede Stunde, zur Zigarette?

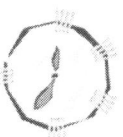

Kommt es tagsüber vor, dass Sie stundenlang kein Rauchverlangen haben und dann in bestimmten Situationen rauchen, evtl. auch vermehrt rauchen?

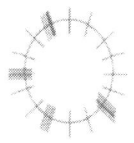

Rauchen Sie regelmäßig über den Tag verteilt und zusätzlich vermehrt in bestimmten Situationen?

Wann nach dem Aufstehen rauchen Sie die erste Zigarette?

☐ innerhalb von 5 Minuten (3 Pkt.)   ☐ 6–30 Minuten (2 Pkt.)

☐ 31–60 Minuten (1 Pkt.)   ☐ nach 60 Minuten (0 Pkt.)

Finden Sie es schwierig, an Orten, an denen das Rauchen verboten ist (z. B. Kirche, Bücherei, Kino …), das Rauchen zu unterlassen?

☐ ja (1 Pkt.)   ☐ nein (0 Pkt.)

Auf welche Zigarette würden Sie nicht verzichten wollen?

☐ die erste am Morgen (1 Pkt.)   ☐ andere (0 Pkt.)

Wie viele Zigaretten rauchen Sie im Allgemeinen pro Tag?

☐ bis 10 (0 Pkt.) ☐ 11–20 (1 Pkt.)

Rauchen Sie am Morgen im Allgemeinen mehr als am Rest des Tages

☐ ja (1Pkt.)   ☐ nein (0 Pkt.)

Kommt es vor, dass Sie rauchen, wenn Sie krank sind und tagsüber im Bett bleiben müssen?

☐ ja (1 Pkt.)   ☐ nein (0 Pkt.)

Abb. 6.5 Fagerström-Test

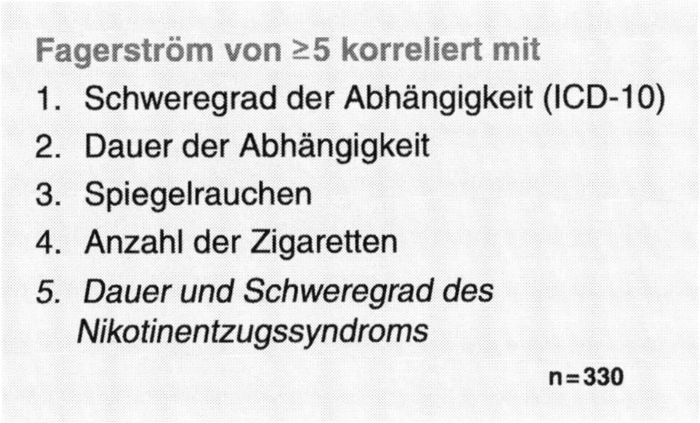

Abb. 6.6 Fagerström-Aussagekraft in Bezug zu verschiedenen Suchtdimensionen bei Tabakabhängigen nach ICD-10 (Lesch et al. 2004)

Fagerström von ≥5 korreliert mit
1. **Schweregrad der Abhängigkeit (ICD-10)**
2. **Dauer der Abhängigkeit**
3. **Spiegelrauchen**
4. **Anzahl der Zigaretten**
5. *Dauer und Schweregrad des Nikotinentzugssyndroms*

n = 330

dass diese Fagerström-Scores mit den Kohlenmonoxidwerten gut korrelieren und dass Werte von fünf oder mehr mit Tabakfolgekrankheiten und mit dem Schweregrad des Entzugs hervorragend korrelieren.

Zwei Fragen des Fagerström-Tests haben sich als die bedeutendsten erwiesen, und diese beiden Fragen werden heute zur Definition der biologischen Tabakabhängigkeit herangezogen. Man bezeichnet sie als Heavy Smoking Index (HSI) (Heatherton et al. 1989, 1991; Kapusta et al. 2006). Ein Wert im HSI-Score von 1–3 wird als leichte Nikotinabhängigkeit bezeichnet, ein Wert von 4 oder mehr als schwere Nikotinabhängigkeit (Diaz et al. 2005). Wenn man mittels dieser Instrumente (Fagerström-Test oder HSI) das Rauchverhalten erfasst, findet sich aber keine Korrelation zur Motivation, dieses zu verändern, auch nicht zu den rauchfreien Intervallen, und der Fagerström-Score trifft auch keine Aussage zu der Art des Tabakverlangens. Für den Schweregrad des Entzugssyndroms und damit auch für die medikamentöse Therapie des Entzugs (Nikotinersatzpräparate oder Vareniclin) gibt dieser Test jedoch ausreichende Informationen, um die Dosis der Nikotinersatztherapie zu bestimmen (Henningfield et al. 2005a; Le Foll et al. 2005; National Institute for Clinical Excellence 2004).

1973 und 1997 wurden Arbeiten publiziert, in denen man versuchte, Persönlichkeitsfaktoren und das Rauchverhalten in Beziehung zu setzen. Patton et al. 1997 entwickelten eine Typologie, die unterschiedliche Persönlichkeitscharakteristika verwendete. Diese Gruppen wurden aber nicht weiter untersucht, und insbesondere finden sich keine Therapiestudien in Bezug auf diese Untergruppen (Eysenck 1973; Patton et al. 1997). Pomerleau beschrieb in einer Zusammenarbeit mit Fagerström die Heterogenität der Tabakabhängigkeit und meinte, dass man in Bezug auf das Nikotinverlangen zumindest drei verschiedene Mechanismen differenzieren sollte (Pomerleau et al. 2000):

- Rauchen, um negative Gefühle, wie z. B. Depressionen oder Angst, zu mildern.
- Rauchen, um positive Gefühle zu verstärken.
- Rauchen als Gewohnheit, weil in der sozialen Gruppe sehr stark geraucht wird.

Er meint auch, dass diese drei Mechanismen unterschiedliche biologische Ursachen haben, und man dies in der medikamentösen Therapie und in den Motivationsstrategien berücksichtigen sollte.

Unsere Arbeitsgruppe konnte nachweisen, dass man vier unterschiedliche Mechanismen von Craving differenzieren muss, wobei diese innerhalb der Geschlechter signifikant unterschiedlich verteilt sind (Abb. 6.7 und 6.8).

Auch diese unterschiedlichen Mechanismen des Verlangens nach Tabak werden mit großer Wahrscheinlichkeit unterschiedliche biologische Ursachen haben. Die Me-

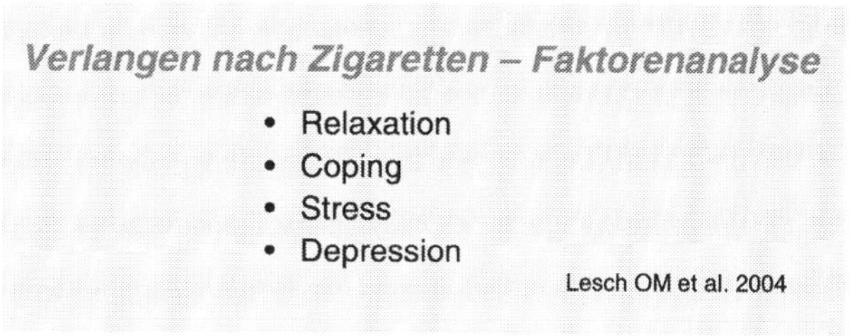

Abb. 6.7 Faktorenanalyse von Craving bei Tabakabhängigen, n = 330 (Lesch et al. 2004, 2006; Lesch 2007)

Verlangen nach Zigaretten – Faktorenanalyse
- Relaxation
- Coping
- Stress
- Depression

Lesch OM et al. 2004

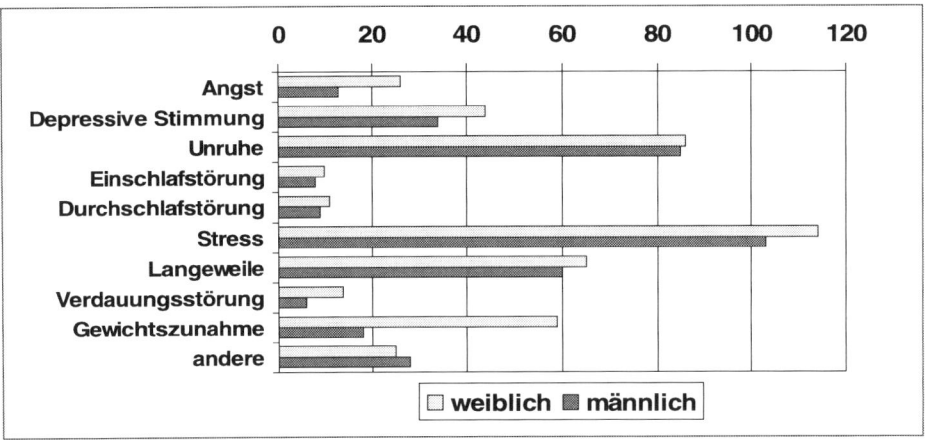

Abb. 6.8 Craving nach Tabak nach den Geschlechtern, n = 330 (Lesch et al. 2004, 2006; Lesch 2007)

dikation wurde aber bis jetzt in der Rückfallprophylaxe nur im Bezug auf alle Tabakabhängigen geprüft. Nur der Fagerström-Score wurde in den Studien berücksichtigt. Zukünftig sollten aber in Rückfallstudien die unterschiedlichen Arten des Cravings, wie sie von Pomerleau CS, Fagerström KO und der Forschungsgruppe um Lesch OM beschrieben wurden, berücksichtigt werden. Geschlechtsunterschiede im Umgang mit Stress und im Tabakverlangen müssten in solche Studien unbedingt miteinfließen. Frauen rauchen vor allem, um negative Gefühle zu mildern, während Männer meist versuchen, ihre positiven Gefühle zu verstärken (Lesch et al. 2006; Hertling et al. 2005).

Motivationsphänomene und unterschiedliche psychotherapeutische Rückfallprophylaxemethoden sind leider noch viel zu wenig untersucht. Shiffman setzte sich mit den Unterschieden der Motivationsbedingungen auseinander und differenzierte die Motivation in Bezug auf unterschiedliches Rauchverhalten (Shiffman et al. 1996). Verhaltenstherapeutische Studien und hyp-

notherapeutische Studien für diese Untergruppen wären unbedingt notwendig (Lesch 2007).

6.3 Alkoholabhängigkeit – die Typologie nach Lesch

6.3.1 Rahmenbedingungen zur Definition der Typologie nach Lesch

1972 hat sich an der Universitätsklinik für Psychiatrie in Wien unter der Leitung von Peter Berner eine Forschungsgruppe gebildet, die sich dem Thema Alkoholabhängigkeit widmete und die bis heute tätig ist. Die damalige Ausrichtung der Forschung an der Wiener psychiatrischen Klinik war vor allem durch die Psychopathologieforschung und die Definition von Syndromen, die eine psychopathologische Teilstrecke beschrieben, geprägt. Es wurde davon ausgehend versucht, diese Syndrome (z. B. Wahnerkrankungen oder Mischbilder) in Therapiestudien zu evaluieren, wobei die Hypothese bestand, dass sich diese Syndrome als Entscheidungsbasis für die Wahl der Therapie und für die Basisforschung besser eignen als die Beschreibung durch die üblichen Klassifikationssysteme. Da an unserer Klinik die französische psychiatrische Schule (Pichot, Alliere) immer gleichrangig mit der deutschsprachigen psychiatrischen Schule (Schneider, Bleuler, Kräpelin) behandelt wurde, war die Verlaufsforschung nach französischem Muster und die Querschnittsforschung mit Instrumenten nach deutschsprachigem Muster immer gleich bedeutend (Berner 1986; Bleuler 1972).

In Kooperation von Universitätsklinik für Psychiatrie in Wien und Anton-Proksch-Institut entstand ein ambulantes Versorgungssystem für psychisch Kranke im Bur-

genland, einem Bundesland Österreichs. Peter Berner als Leiter der Universitätsklinik für Psychiatrie und Rudolf Mader, der Leiter des Anton-Proksch- Institutes, haben mich 1972 beauftragt, die nur sehr lückenhafte ambulante Versorgung dieses Bundeslandes aufzubauen und auch die Leitung eines Teams für die ambulante Versorgung zu übernehmen (Lesch et al. 1980, 1983, 1984, 1985a, b; 1985; Spielhofer und Lesch 1980). Diese Tätigkeit führte zum Psychosozialen Dienst (PSD) Burgenland, der heute flächendeckend das gesamte Gebiet des Bundeslandes versorgt. Wir haben bereits 1973 begonnen, für wissenschaftliche Zwecke eine „Catchment Area" zu definieren, die etwa 160.000 Einwohner umfasste (siehe Abb. 6.9). Das aufgebaute Versor-

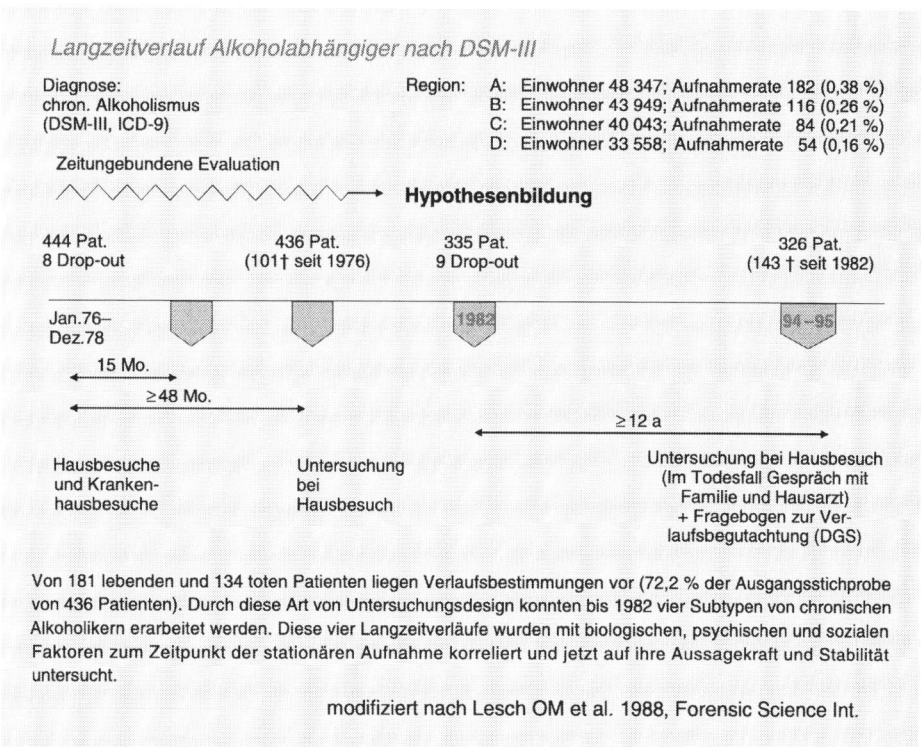

Abb. 6.9 Studiendesign

gungssystem erlaubte es uns, prospektiv Langzeitverläufe zu verschiedenen Krankheiten, wie z. B. zu paraphrenen Psychosen, depressiven Störungen und zu Alkoholabhängigkeit, zu untersuchen (Lesch et al. 1985a, b). In diesem Setting wurden natürlich auch Alkoholabhängige betreut, die vorausschauend im Querschnitt durch Instrumente so erfasst wurden, dass sie auch für prospektive Therapie- und Basisstudien herangezogen werden konnten (Lesch et al. 1983). Diese Möglichkeiten der Langzeitversorgung, verbunden mit der wissenschaftlichen Langzeitbeobachtung, führten dann zur Typologie nach Lesch.

6.3.2 Alkoholabhängigkeit in der Längsschnittbetrachtung 1976–1982–1995

Der in der Psychiatrie immer wieder zu beobachtende Trend, Zustandsbilder anhand einer kurzen psycho-pathogenetischen Teilstrecke oder sogar nur im Querschnitt zu beschreiben und dann diese Syndrome den gängigen Diagnosesystemen (ICD-10, DSM-IV) zuzuordnen, führt oft unweigerlich zu einer für den Langzeitverlauf des einzelnen Patienten ungenauen und kaum relevanten Diagnostik.

Diese Tatsache hatte vor allem im deutschen Sprachraum zur Folge, dass bei allen großen psychiatrischen Krankheiten sehr unterschiedliche Langzeitverläufe beschrieben wurden. Kraepelin und Bleuler etwa beobachteten bei Erkrankungen aus dem schizophrenen Formenkreis verschiedenen Verläufe (Remission, Prozessverlauf, Verlauf in Schüben, episodischer Verlauf). Angst und Perris beschäftigten sich in ihrer prospektiven Langzeitstudie mit dem Ver-

lauf affektiver Störungen. Ihre Einteilungen der Verläufe in unipolar oder bipolar 1 oder 2 waren nicht nur für die Therapie, sondern auch für die Komorbidität mit Abhängigkeitserkrankungen äußerst wichtig. Die beiden Forscher konnten zeigen, dass vor allem bipolare Verläufe mit Alkoholabhängigkeit in Beziehung stehen, während dies für unipolare Verläufe nicht nachgewiesen werden konnte (Angst 1973; Angst et al. 2006; Berner 1986; Bleuler 1972).

6.3.3 Das Modell Burgenland

In Österreich ist die Diagnose Alkoholabhängigkeit seit 1953 von den Sozialversicherungsträgern als Krankheitsdiagnose wie jede andere Diagnose akzeptiert. Seither wurden die Kosten ambulanter wie auch stationärer Behandlung problemlos von den öffentlichen Krankenkassen übernommen. Wenn Patienten nicht versichert sind, werden die Kosten von den Ländern übernommen. Diese Möglichkeit, dass jeder Alkoholkranke eine Therapie erhalten kann, führte zum Konzept der Langzeitbetreuung von Alkoholabhängigen (Lesch et al. 1980, 1983,1984; Spielhofer und Lesch 1980). In diesem Bundesland wurden in neun Beratungsstellen mit Sozialarbeitern, Psychologen und Ärzten Alkoholkranke entweder ambulant oder wenn nötig in manchen Fällen im Rahmen von kurzfristigen stationären Aufenthalten betreut. Dieses Konzept ist nur durch eine enge Zusammenarbeit mit den praktischen Ärzten und den wenigen niedergelassenen Fachärzten für Psychiatrie und Neurologie möglich. Wenn ein Alkoholabhängiger stationär in einem der folgenden Krankenhäuser aufgenommen wurde – Universitätsklinik für Psychiatrie in Wien, Universitätsklinik für Psychiatrie in Graz, Psychiatrisches Krankenhaus Mauer-Öling, Psychiatrisches Krankenhaus Graz Feldhof oder Anton-Proksch-Institut Kalksburg -, wurde dieser Patient von den Mitarbeitern der zuständigen Beratungsstelle im Spital besucht. Bei diesen Besuchen wurden den dort behandelnden Therapeuten Informationen über die Familie übermittelt (es fand vorher auch ein Hausbesuch statt), und es wurde Motivationsarbeit geleistet, die zu einer ambulanten weiterführenden Therapie in der Beratungsstelle oder in anderen Versorgungsstrukturen führen sollte. Wenn Patienten dieses Setting nicht einhielten, wurden sie in den nächsten Wochen zu Hause besucht, und bei manchen konnte dann ein Therapieplan entwickelt werden. Die niedrige Migration dieser Jahre in diesem Bundesland und dieses Betreuungskonzept erlaubten eine Begleitforschung mit sehr niederen Drop-out-Raten und führten letztlich zu den Untergruppen, wie sie in der Typologie nach Lesch zusammengefasst werden (Lesch 1985). In den Langzeitbeobachtungen Alkoholabhängiger wurde immer klarer, dass das Rauchverhalten auch bei absoluter Alkoholabstinenz die Gesundheit massiv beeinträchtigte und dass die hohen Mortalitätsraten auch bei absoluter Abstinenz vor allem auf das Rauchen zurückgeführt werden können (Lesch und Walter 1984). Diese Tatsachen führten dazu, dass wir 2002 begannen, auch das Rauchverhalten allgemein genauer zu untersuchen. Wir verwendeten dazu die von der Alkoholforschung gewonnenen Erkenntnisse in der Typologie und in den Erhebungsinstrumenten und entwickelten daraus eine Rauchertypologie (siehe Anhang 2; Lesch et al. 2004).

6.3.4 Methodik der Langzeitstudie bei Alkoholabhängigen nach DSM-III und ICD-9, die für die Entwicklung der Typologie nach Lesch herangezogen wurde

Vom Jänner 1976 bis Dezember 1978 wurden alle stationär behandelten Alkoholabhängigen, die in den vier nördlichsten Bezirken des Burgenlandes wohnten, in die Studie aufgenommen. Insgesamt wurden 444 Patienten rekrutiert, wobei acht Patienten innerhalb der ersten 24 Stunden nach der Aufnahme im Spital verstarben, folglich also 436 Patienten in die Studie eingeschlossen werden konnten. Diese Patienten wurden damals im Spital während der Aufnahme besucht und anschließend über mindestens vier Jahre sechsmal pro Jahr in einem persönlichen Interview durch einen Sozialarbeiter beurteilt. Die Beurteilung im Spital wurde noch durch einen Hausbesuch bei der Familie des Aufgenommenen abgesichert. Nach diesen vier Jahren hatte ich die Möglichkeit, die Patienten persönlich zu Hause oder auch in Institutionen zu besuchen. Dieser Untersuchungsabschnitt dauerte ca. 2 Jahre. Wenn Patienten verstorben waren (n = 101), wurden die Angehörigen befragt, um den Verlauf bis zum Tod zu dokumentieren. Der zuvor nach der Literatur definierte Verlauf wurde dann mit den Fakten (Biografie, Erkrankungen usw.), die bei der Aufnahme erhoben worden waren, in Beziehung gesetzt. Ab 1985 wurden dann die verschiedenen Verläufe mit den bei der Aufnahme erhobenen Daten und der Therapie publiziert, und zwölf Jahre später (1994/95) wurden die noch lebenden Alkoholkranken (335 Patienten) von zwei unabhängigen Psychiaterinnen in einem persönlichen Gespräch mit dem Patienten und/ oder den Angehörigen untersucht, um die Stabilität der Verläufe zu dokumentieren. Auch in der unabhängigen Beurteilung nach zwölf Jahren wurden sowohl die Patienten wie auch die Angehörigen von verstorbenen Patienten (n = 143) befragt (Lesch et al. 1985, 1988b) (Abb. 6.10 und 6.11).

Die vier Bezirke wurden ausgewählt, weil ein unterschiedlicher sozial-kultureller Hintergrund der Bezirke definiert werden konnte, z. B. Region A: reichere Weinbauern, Region C: keine Weinproduktion, und viele Einwohner dieser Region fahren nach Wien zur Arbeit (hohe Pendlerquote), Region D: bäuerliche Struktur mit deutlich

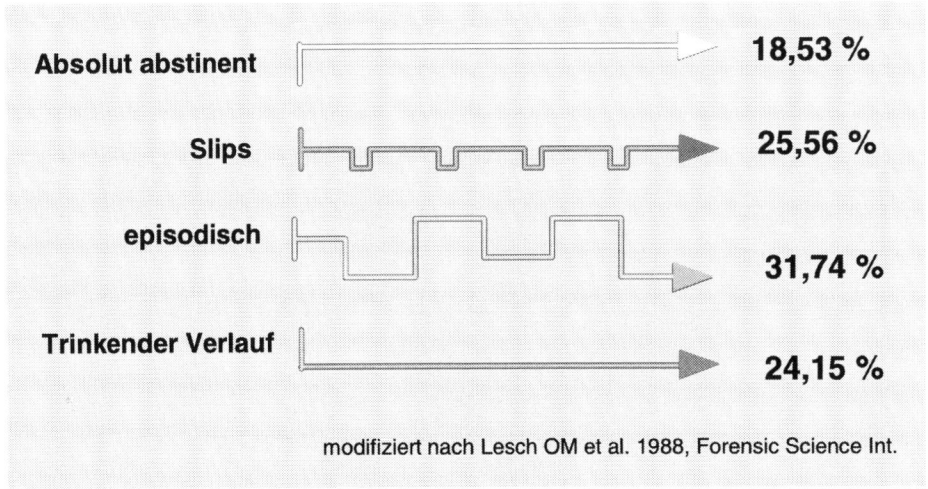

Abb. 6.10 Langzeitverlauf Alkoholabhängiger nach DSM-III (n = 335)

PKH Mauer: 338 Alkoholabhängige

                        307 Patienten freiwillig

                        31 Patienten zwangsweise

Anton-Proksch-Institut: 87 Patienten – alle freiwillig

11 Patienten sowohl zwangsweise im PKH Mauer

als auch freiwillig im Anton-Proksch-Institut

Der Ort und die Art der Aufnahme zeigten keinen Zusammenhang zum Verlauf.

Die Nachbetreuung hatte einen signifikanten Einfluss auf den Verlauf.

Abb. 6.11 Aufnahmeort und Art der Aufnahme und der Verlauf

Verlauf	Regelmäßig	Zeitweise und unregelmäßig	keine	Summe
Optimal	44	10	12	66
Gut	50	29	12	91
Wechselnd	47	43	22	112
Schlecht	16	38	32	86
Total	157	120	78	355

Ein Patient fehlt, p < 0,0001   Lesch OM. 1983

Abb. 6.12 Inanspruchnahme der Nachbetreuung und Verlauf

weniger Einkommen als Region A und keine Alkoholproduktion. Die signifikant unterschiedlichen Aufnahmezahlen mit der Diagnose Alkoholabhängigkeit (Region A hat mehr als doppelt so viele stationäre Alkoholbehandlungen als Region D) hatten keinen Einfluss auf den Langzeitverlauf. Nach mindestens vier und längstens sieben Jahren wurden die Verläufe nach dem Trinkverhalten zugeordnet, wobei vier Verläufe definiert und zugeordnet werden konnten (Abb. 6.12).

Wie in der Abbildung zu sehen ist, konnten wir zeigen, dass 18,5 % der Patienten in der gesamten Beobachtungszeit über mindestens vier Jahre absolut abstinent waren und auch sonst keine schweren sozial-psychiatrischen Probleme hatten. 25,6 % berichteten zwar kurze Trinkepisoden, sie gaben aber an, in der Verlaufsbeobachtung nie einen Kontrollverlust erlitten zu haben, und diese kurzen Rückfälle hätten keinerlei negative Auswirkung auf ihr psychisches, soziales oder somatisches Wohlbefinden gehabt. 31,7 % zeigten einen wechselnden Verlauf, wobei

dieser Verlauf oft episodisch in regelmäßigen Abständen zu beobachten war. 24,2 % zeigten auch nach der stationären Behandlung einen völlig unbeeinflussten trinkenden Verlauf mit schweren psychosozialen Schäden und einer hohen Mortalitätsrate.

Es wurde keine Korrelation zwischen Aufnahmeort (psychiatrische Klinik vs. psychiatrisches Krankenhaus vs. spezialisierte Suchtklinik) und Verlauf gefunden.

Es gab auch keine Korrelation zwischen freiwillig aufgenommenen Patienten und solchen, die zwangsweise (per Anhalteverfahren) in der Psychiatrie aufgenommen wurden, und dem Langzeitverlauf (Lesch 1985; Lesch et al. 1988b).

Die Frequenz und Regelmäßigkeit der in Anspruch genommenen ambulanten Weiterbetreuung zeigten einen signifikanten Einfluss auf die Langzeitprognose. Die Patienten, die regelmäßig ihre Termine einhielten, waren signifikant häufiger in den guten Verläufen, während Patienten, die keine Beratungsstellen aufsuchten, in den rückfälligen Verläufen mit schweren

Folgeschäden zu finden waren. Diese Daten belegen eindeutig, dass die Langzeitbetreuung deutlich wichtiger ist als die Frage der Aufnahmeart und des Ortes der Aufnahme.

6.3.5 Stabilität der Verläufe

Zwölf Jahre später wurde diese Patientengruppe von zwei unabhängigen Psychiaterinnen neuerlich im Rahmen von Hausbesuchen untersucht. Da im zweiten Beobachtungsabschnitt wieder 143 Patienten verstorben waren, ist die Erfassung des Verlaufs bis zum Tod durch Interviews

mit Angehörigen und Therapeuten äußerst wichtig. Wie in den Abb. 6.13a, b zu sehen ist, zeigt sich in den Untergruppen I, III, und IV eine hohe Stabilität der Verläufe.

Wenn man sowohl die im gesamten Beobachtungszeitraum Lebenden wie auch den Verlauf der im Beobachtungszeitraum Verstorbenen berücksichtigt, zeigt sich klar, dass Patienten, die dem Verlauf nach dem Typ II zugeordnet werden können (Slips ohne Kontrollverlust), in den weiteren zwölf Jahren in fast gleichen Teilen in alle anderen Gruppen wechseln. Die chronischen Vergiftungen führen dann doch zu Symptomen, die eine Zuordnung zum Typ

Abb. 6.13 (**a, b**) Stabilität der Verläufe

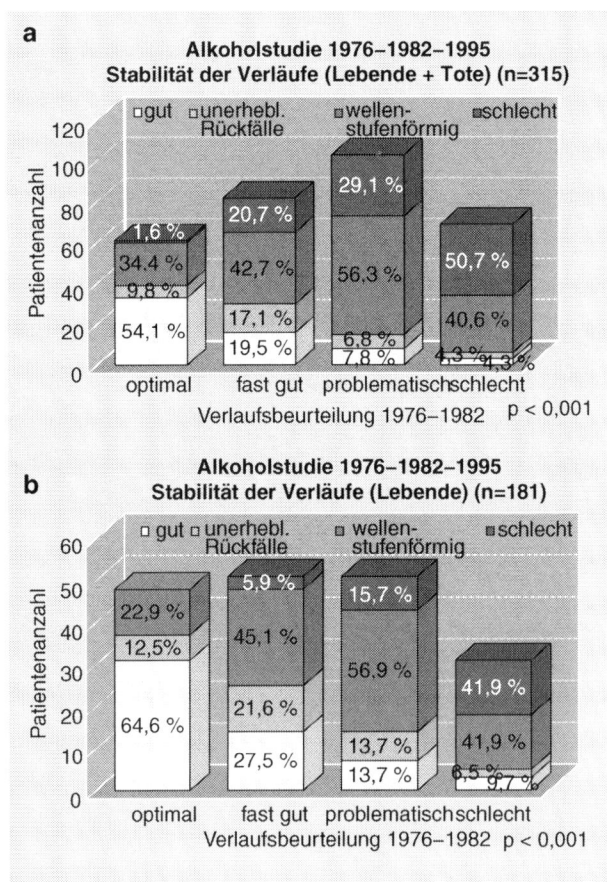

I, III oder IV zur Folge haben. Schädel-Hirn-Traumen im späteren Verlauf können beim Typ I aufgrund hoher Intoxikationen oder aufgrund von Entzugsanfällen Verlaufsformen vortäuschen, die dann dem Typ IV entsprechen. Die soziale Depravation von Typ-II-Alkoholabhängigen kann auch zu Suizidversuchen in der Abstinenz führen und so Zuordnungen zum Typ III verlangen usw. Je länger der Prozess der Alkoholabhängigkeit den Patienten schädigt, umso „ähnlicher" werden sich diese Patienten aufgrund biologischer Folgekrankheiten und schwerer Entzugssyndrome. Wenn man, wie dies in vielen Studien passiert, die Verstorbenen vernachlässigt und nur diejenigen untersucht, die am Ende der Langzeitstudie überleben, erhält man wesentlich positivere Ergebnisse. Es bleiben nur 21,6 % von Typ-II-Patienten in der Gruppe derer mit gutem Verlauf bei unerheblichen Rückfällen. 27,5 % wurden völlig abstinent, 45,1 % wechselten in den wellenförmigen Verlauf, und nur 5,9 % wechselten in den ganz schlechten regelmäßig trinkenden Verlauf. Die im Erstbeobachtungszeitraum zugeordneten Patienten zu den anderen drei Gruppen (Typ I, III und IV) bleiben im Wesentlichen in ihrer Gruppe, allerdings sterben aus der Gruppe III und IV sehr viele Patienten (Abb. 6.14).

Die hohe Mortalitätsrate kann man daraus ersehen, dass von 436 Patienten acht Patienten in den ersten 24 Stunden nach der Aufnahme sterben, nach vier Jahren sind weitere 101 (22,7 %) Patienten verstorben, und in den folgenden zwölf Jahren sterben nochmals 143 Patienten (32,2 %). Wenn man diese Sterblichkeitsraten mit einer nicht alkoholabhängigen Kontrollgruppe aus den gleichen Gemeinden vergleicht, wobei dies im persönlichen Kontakt mit den praktischen Ärzten dieser Gemeinden geschehen ist, leben Alkoholkranke durchschnittlich 23,9 Jahre kürzer als die Kontrollgruppe (Lesch und Walter 1984).

Diese hohe Sterblichkeit zeigt auch, dass die chronische Intoxikation zu schweren somatischen Schäden führt, wobei das Rauchverhalten Alkoholabhängiger aber nicht unterschätzt werden soll (siehe Abschn. 7.3). Diese hohe Sterblichkeit zeigt auch die Schwere dieser somatischen Schäden, deshalb ist es wichtig, die Therapie so früh wie möglich zu beginnen. Es gibt

Abb. 6.14 Langzeitverläufe und Mortalitätsraten

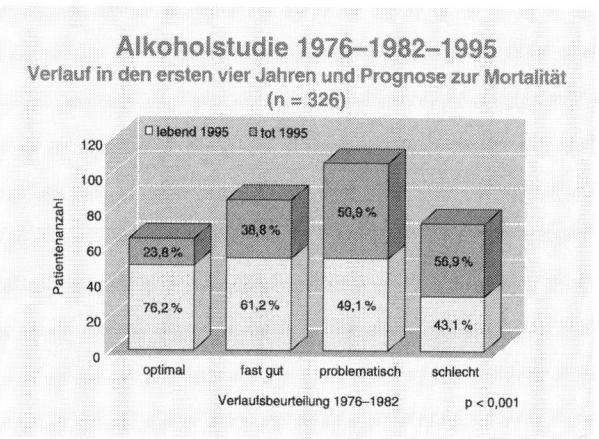

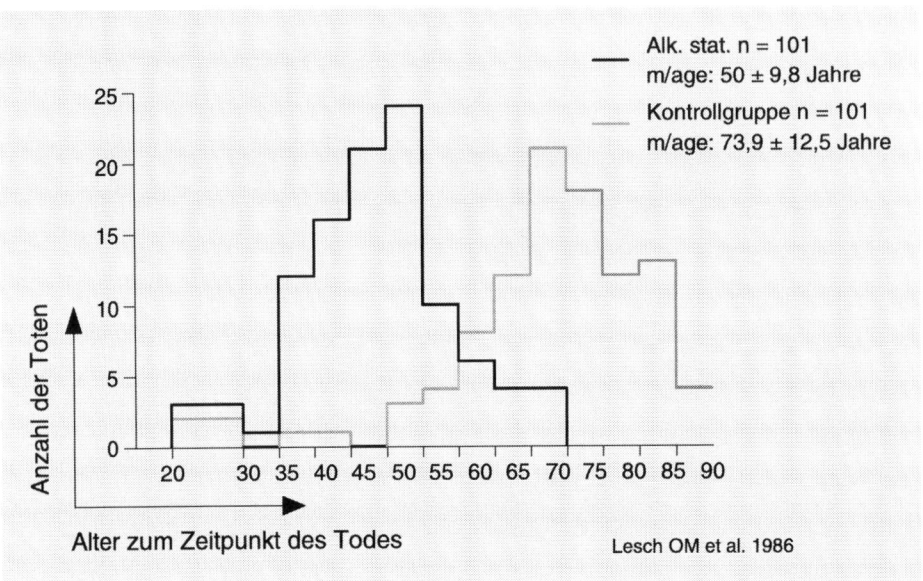

Abb. 6.15 Lebenserwartung von Alkoholkranken

heute immer noch therapeutische Anlaufstellen, die als „wahre" Motivation für Patienten die Situation voraussetzen, dass „der
Patient am Boden liegen muss", und dieser
Annahme ist vehement entgegenzutreten.
Die Verweigerung einer Therapie, nur weil
ein Patient angibt, keine Motivation zur lebenslangen Abstinenz aufbringen zu können, ist aufgrund dieser hohen Mortalitätsrate absolut abzulehnen („Hinschauen,
nicht Wegschauen", „Rasche suffiziente
Hilfe und nicht lebenslange Pläne")
(Abb. 6.15).

6.3.6 Vier Verläufe werden zur Diagnostik der Typologie nach Lesch herangezogen

Diese vier Verlaufsformen wurden mit
Symptomen vor der Aufnahme, aber auch
mit Symptomen, die bei der Aufnahme er-

hoben werden konnten, korreliert und als
„Typologie nach Lesch" in einem Entscheidungsbaum geordnet und gewichtet.
Es wurden insgesamt 136 Items (soziale,
biografische, somatische, Einnahmeverhalten, Entzugssymptome usw.) mit den Verläufen korreliert, und es zeigte sich, dass
nur einige Items klar auf die Verläufe bezogen waren. Wenn mehrere Items untereinander verknüpft waren, wurde das wichtigste Item für die Diagnostik herangezogen.
Manche Items waren so dominant, dass sie
zur Zuordnung des Verlaufes ausreichten.
Es zeigte sich zum Beispiel, dass eine
schwere Enuresisnocturna (länger als ein
halbes Jahr, für die Patienten sozial deutlich störend, z. B. Übernachten bei Freunden ist nicht möglich) nur in den wechselnden und schlechten Verläufen vorkam.
Wenn gleichzeitig zur Enuresisnocturna
eine psychiatrische Vorerkrankung (Komorbidität einer affektiven Erkrankung

vor Beginn oder unabhängig vom Trinkverhalten) oder ein Suizidversuch unabhängig von Alkohol und Entzug zu eruieren
war, waren diese Patienten im episodischen
Verlauf, während bei Patienten ohne zusätzliche Komorbidität immer ein schlechter Verlauf zu beobachten war. Patienten
mit Enuresisnocturna zeigten meist auch
andere schwere Schädigungen vor dem 14.
Lebensjahr wie z. B. epileptische Anfälle
in der Kindheit. Aus diesen Gründen war
es äußerst wichtig, dass man im Entscheidungsbaum diese Symptome gewichtete,
weil z. B. für den Langzeitverlauf Symptome wie eine schwere Entzugssymptomatik deutlich weniger wichtig waren als etwa
ein Suizidversuch in der Abstinenz oder
eine epileptische Erkrankung in der Kindheit. Der durch diese Studie entwickelte
Entscheidungsbaum wurde 1990 publiziert
(Lesch et al. 1990c).

1990 wurde dieser Entscheidungsbaum
nicht nur publiziert, sondern es wurde von
Herbert Poltnig eine Computerversion erstellt, die eine Zuordnung zu den Untergruppen erlaubt. Die Typen werden nach
Eingabe der Daten automatisch durch das
Programm am PC, dem der Entscheidungsbaum zugrunde liegt, zugeordnet. Die Diagnostik im Entscheidungsbaum beginnt
mit den Symptomen des Typ IV, und nur
wenn keines dieser Items vorliegt, wird der
Patient je nach Symptomen den Typen III,
I oder II zugeordnet. Wenn er Symptome
des Typs III hat, ist er dem Typ III zuzuordnen, auch wenn Symptome für den Typ I
oder II vorliegen. Sind keine Symptome
von Typ IV und III vorhanden, teilen Symptome (Entzugssyndrome und/oder Entzugsanfälle) vom Typ I dann die Patienten
in Typ I oder Typ II. Typ II ist also eine
Restgruppe ohne Symptome von Typ I, III

oder IV, obwohl auch bei dieser Restgruppe (Typ II) die Diagnostik der Alko-
labhängigkeit nach DSM-IV oder ICD-10
vorliegt. Da bereits seit 1990 internationale Therapiestellen, aber auch internationale Forschungsgruppen diese Einteilung
verwenden wollten, wurde dieses Instrument in einige wichtige Sprachen übersetzt
(Englisch, Französisch, Italienisch, Portu-
giesisch, Dänisch, Norwegisch, Russisch).
Heute ist das Diagnose Instrument, entwickelt von H. Walter, P. Munda, P. Ferenci
und O. Lesch, in 17 Sprachen kostenlos
herunterzuladen (www.lat-online.at, Lesch
et al. 1990c, 1988b, c) Eine Seite ist der
Entscheidungsbaum mit einer automati-
schen Empfehlung für dieTherapie. Die
anderen Seiten geben Typologie unabhängige notwendige Informationen jedes Patienten, die man für die Therapie benötigt
(Beginn der Abhängigkeit, familiäreBelas-
tung, Traumatisierungen, Delikte, Interaktion mit Rauchen). Die Typologie liegt
zwischen der Diagnose und der individuellen Behandlung. 2 Seiten beschäftigen sich
mit somatischen Folgekrankheiten. Verschiedene Forschungsgruppen und auch
unsere Gruppe an der Universitätsklinik
für Psychiatrie und teilweise auch im An-
ton- Proksch-Institut haben diese Untergruppen validiert und im Bezug auf ihre
prognostische Aussagekraft und auf das
therapeutische Vorgehen untersucht. Es
liegen heute Daten zur Typologie in Bezug
auf verschiedene Arten von Entzugssyndromen, auf zugrunde liegende Persönlichkeitscharakteristika, auf unterschiedliche
Mechanismen von Craving und Rückfall,
auf Prognose und Mortalität sowie auch
auf unterschiedliche Folgekrankheiten vor.
Aus der Basisforschung gibt es Daten zum
Alkoholmetabolismus, zu Kondensations-

produkten, zu genetischen Vulnerabilitäten, zu neurophysiologischen Mechanismen wie z. B. zur dynamischen Pupillometrie, zur bildgebenden Diagnostik und zur Therapieforschung (Medikation, Hypnosetherapie, soziotherapeutische Konzepte). Die Ergebnisse dieser Studien wurden international publiziert, und Zusammenfassungen und spezifische therapeutische Strategien wurden in Lehrbüchern dargestellt (Übersicht bei Hillemacher und Bleich 2008; Leggio et al. 2009; Zago – Gomez Mda et al. 2009; Pombo und Lesch 2009; Walter 2009, Hypnose in der ME) (Abb. 6.16).

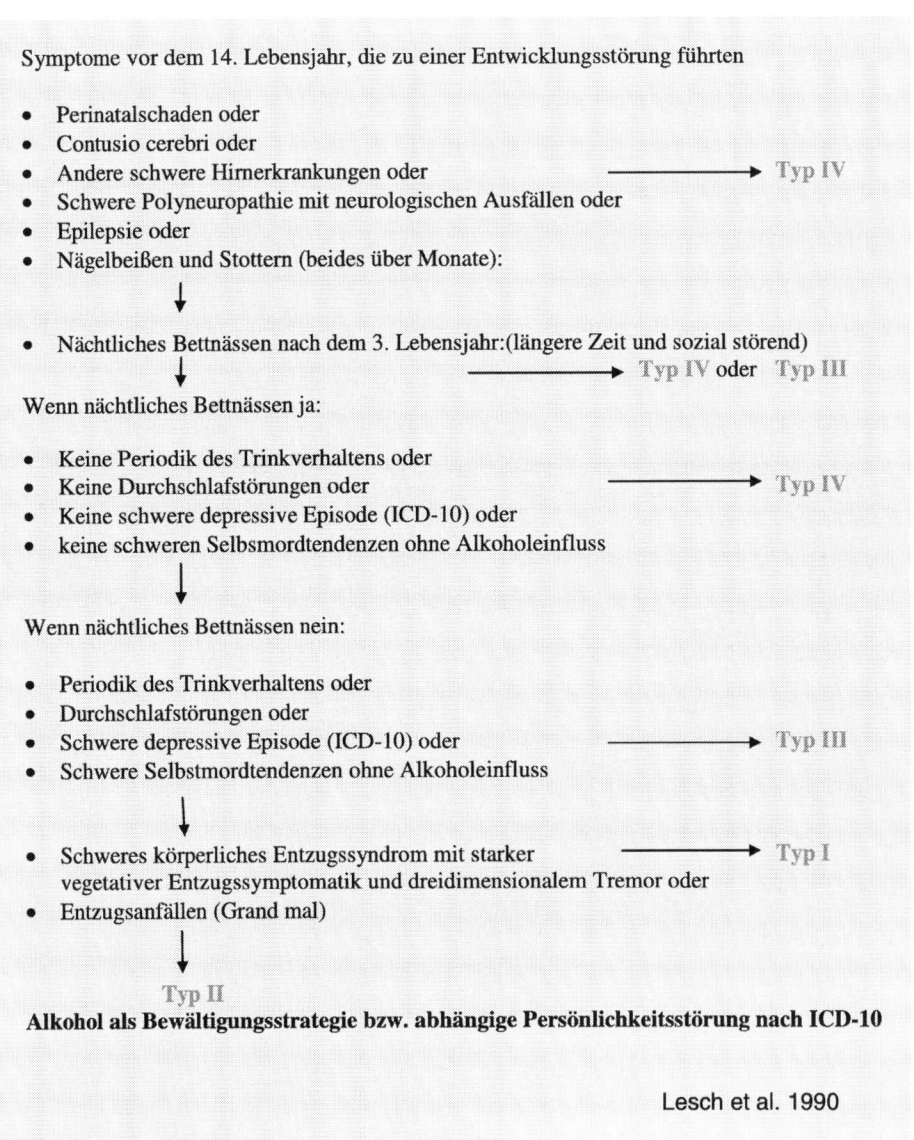

Abb. 6.16 Entscheidungsbaum zur Typologie nach Lesch

6.3.7 Wesentliche Ergebnisse der durchgeführten Studien zur Typologie

6.3.7.1 Prognose

Im Rahmen einer prospektiven Verlaufsbeurteilung von 84 Alkoholabhängigen nach DSM-IV und ICD-10 in einem normalen therapeutischen Setting (nach einer stationären Aufnahme) wurde die CAD (kumulative Abstinenzdauer) in Bezug auf die Typologie nach Lesch erhoben. Die Ergebnisse der neunmonatigen Studie zeigten den Nutzen der Typologie in der Prognoseerstellung auf. Aus mehreren Therapiestudien ist klar abzulesen, dass in der Placebogruppe die Prognose von der Typologie abhängig ist (Kiefer et al. 2005a; Lesch et al. 1996d, 2001; Walter et al. 2001b; Hillemacher et al. 2006a, b; Bogenschutz et al. 2009). Typ-II-Patienten haben nach drei Monaten die besten Abstinenzraten, Typ-I-Patienten sind entweder abstinent oder schwer rückfällig, während Typ-IV-Patienten auch nach der Therapie ihr Trinkverhalten nur selten verändern. So wird der Einsatz der Typologie nach Lesch bei der Erstellung psychiatrischer Gutachten als Parameter zur Erfolgsprognose und für die entsprechenden therapeutischen Empfehlungen vorgeschlagen (Platz 2007). In der Literatur werden deutliche Geschlechtsunterschiede im Verlauf von Alkoholabhängigen beschrieben. Da Frauen signifikant häufiger in die Gruppe der Typ-III-Patienten fallen und Männer in jene der Typ-IV-Patienten, ist diesen Unterschieden auch in der Therapie Rechnung zu tragen. Die neuen Therapiemethoden führen auch zu einer deutlichen Verbesserung im Langzeitverlauf von Alkoholabhängigen. Es konnte weiters gezeigt werden, dass Typ-IV-Patienten nach einem Jahr bei spezifischer Therapie

auch zu etwa 50 % dauerhaft abstinent sein können (Diplomarbeit Tiefengraber 2008). Die Lesch Typologie gibt auch wie die Cloninger Typologie (Typ 2 nach Cloninger) Auskunft, wie Wahrscheinlich man nach einer stationären Behandlung man mit einer neuerlichen Aufnahme rechnen muß (Weinland et al. 2017) Diese Ergebnisse wurden auch in Berlin von W. Platz bestätigt, der in der Gruppe IV mit einem spezifischen Therapieangebot nach zwei Jahren von einer 42 %ige Abstinenzrate berichtete (Platz 2007).

In einer prospektiven Studie in Serbien wurden die Ergebnisse der normalen Alkoholtherapie und ihre Kosten dokumentiert. Dann wurde die Typologie und das Instrument www.lat-online.at in serbischer Sprache eingeführt. Die verschiedenen Zentren wurden in der Diagnostik geschult und auch das therapeutische Vorgehen wurde in Kursen (Prof. Walter und Prof. Lesch) trainiert. Nach 2 Jahren wurden die Ergebnisse dieser neuen Diagnostik und Therapie mit den Ergebnissen vor der Einführung verglichen, wobei Paare nach Alter. Geschlecht und Schweregrad gebildet wurden. Es zeigte sich, dass mit der neuen Methode die Ergebnisse und Verläufe signifikant besser war und der frühere richtige Beginn der Behandlung auch die Kosten signifikant reduzierten (Jakovljevic et al. 2013, 2014).

6.3.7.2 Biologische Validierungsstudien

In einer Studie mit alkoholisierten Alkoholabhängigen konnte gezeigt werden, dass die unterschiedlichen Eliminationsraten von Ethanol, aber auch von Methanol signifikant mit der Typologie korrelieren (Leitner et al. 1994). Kondensationsprodukte wie die Norharmane korrelieren signifikant mit der Typologie, wobei dies aber auch mit dem Rauchverhalten zusammenhängen könnte, weil Typ-I-Patienten fast immer Fagerström-positiv rauchen (Leitner et al. 1994). In einer Forschungsarbeit, in der Alkoholabhängige mit und ohne schwere Polyneuropathie untersucht wurden, zeigte sich deutlich, dass die Patienten mit schwerer Polyneuropathie (Typ-IV-Patienten) signifikant langsamer Ethanol und Methanol eliminierten als Patienten ohne Polyneuropathie (Typ-I-, -II- oder -III-Patienten). Diese Ergebnisse legen nahe, dass Ethanol und Methanol mit peripheren Nervenschäden in Verbindung gebracht werden könnten, während zentrale Symptome (Entzugssymptome oder Entzugsanfälle) vor allem mit den zentral wirkenden Aldehyden in Beziehung gesetzt werden könnten. Walter H. und ihr Team fanden auch Unterschiede im Glutamatsystem bei den Typen nach Lesch (Walter et al. 2006).

Seit Jahren wird Alkoholabhängigkeit mit einer Hyperhomocysteinämie in Beziehung gesetzt (Bleich et al. 2004; Hultberg et al. 1993; Kamat et al. 2016; Coppola und Mondola 2018). Homocystein wird in Bezug auf Schädigungen des Herz-Kreislauf-Systems intensiv diskutiert (Stanger et al. 2001), wobei die Mechanismen heute noch nicht ganz geklärt sind (De Bree et al. 2002). Diese Zusammenhänge sind international bestätigt (Hultberg et al. 1993; Stanger et al. 2001, Bleich konnte 2004 zeigen, dass Homocysteinspiegel nur bei alkoholisierten Typ-I-Patienten mit und ohne epileptische Entzugsanfälle erhöht sind und sie sich in der Abstinenz rasch zurückbilden oder bei weiterem Trinkverhalten mit einer Therapie mit Folsäure reduziert werden können (Bleich et al. 2004). In einer noch nicht publizierten Studie fand sich

die Tatsache, dass an kardiologischen Abteilungen vor allem Typ-I-Alkoholabhängige als Herzkranke aufgenommen werden. Da Kiefer F in einer Therapiestudie mit Acamprosat nachwies, dass nur Typ-I-Patienten von Acamprosat profitieren, könnte Homocystein ein biologischer Marker für ein erfolgreiches Ansprechen von Acamprosat als Rückfallprophylaxe bei alkoholbedingten Herzerkrankungen sein (Kiefer et al. 2005a).

In den letzten 15 Jahren wurde in verschiedensten Zentren untersucht, ob sich die 4 Typen auch genetisch unterscheiden. Es wurden in verschiedenen Systemen Unterschiede gefunden, die aber noch von anderen Forschungsgruppen bestätigt werden sollten (siehe z. B.: Bönsch et al. 2006; Saffroy et al. 2004; Samochowiec et al. 2008, 2011, 2015, 2016; Jablonski et. al. 2011; Lee et al. 2013; Biermann et al. 2009). Die Tatsache, dass die Typologie für genetische oder biologische Forschung noch biologisch gesehen zu heterogen ist, konnten wir z. B. damit belegen, dass das Geschlecht mit berücksichtigt werden sollte (siehe auch Mueller et al. 2009). Die Ergebnisse unserer österreichischen/USA Studie z. B. belegen, dass die gefundene genetische Vulnerabilität nur für Frauen vom Typ 3 gilt Procopio et al. 2013). Genetische Studien sollten neben der Typologie und dem Geschlecht auch noch die familiäre Genetik, den Beginn der Abhängigkeit und Alkoholfolgekrankheiten berücksichtigen. Die Veränderungen wie sie Saffroy oder Benyamina beschreiben könnte auch einen Einfluss auf die Colon Carcinomrate haben (Saffroy et al. 2004; Benyamina et al. 2009; Bönsch et al 2006)

Neuroendokrinologische Studien zeigten, dass die HPA-Achse mit dem Trinkverhalten, dem Entzug und mit dem Verlangen in der Abstinenz in Verbindung steht (Hillemacher et al. 2006b, Hillemacher und Belich 2008; Kiefer et al. 2001a, b, 2005b). CRH- und ACTH-Veränderungen sind mit Cravingassoziiert. Prolactin, welches in enger Beziehung zu dopaminergen Funktionen steht, hat auch für Craving eine hohe Aussagekraft. Hillemacher konnte zeigen, dass vor allem im Typ II die Intensität von Craving mit veränderten Prolactinspiegeln zu sehen ist (Hillemacher et al. 2006a, b). Ein anderer wichtiger neuroendokrinologischer Aspekt ist die Beziehung zwischen Leptin und Ghrelin und die Regulierung der Intensität von Hunger und Appetit und Verlangen. In der Literatur liegen widersprüchliche Befunde vor (Addolorato et al. 2006; Hillemacher et al. 2007a, b; Kiefer et al. 2001a, b; Kim et al. 2005; Kraus et al. 2005; Nicolas et al. 2001; Wurst et al. 2003). Hillemacher zeigte eine positive Korrelation zwischen Leptin und Typ-I- und Typ-II-Alkoholabhängigen nach Lesch, während Ghrelin nur zum Typ I nach Lesch eine signifikante Korrelation zeigte (Hillemacher et al. 2007a, b). Die Kondensationsprodukte zwischen Azetaldehyd und Indolaminen führt zu Beta Carbolinen

(Norharmane und Harmane), die im Tierversuch Angst und Depression erzeugen. Leitner A. konnte zeigen, dass die Typenverteilung der Norharmane unterschiedlich ist (Leitner et al. 1994)

ue Daten in der Forschung „Microbiom und Hirnfunktion" zeigen, dass auch die Entzündungswerte und ihr Dauer bei Alkoholkranken im Entzug unterschiedlich sind. Im typ 1 mit schweren Entzugserscheinungen sind die Entzündungsmarke zu Beginn und nach 3 Wochen erhöht. Im typ 2 ist nur zu Beginn eine signifikante Erhöhung zu

messen, die sich in 3 Wochen rückbildet. Im Typ 3 bleiben die Entzündungsmarker niedrig (Hanak et al. 2017).

1988 publizierten Grünberger J et al., dass sich die vier Typen in der dynamischen Pupillometrie, die Rückschlüsse auf acetylcholinerge Aktivitäten erlaubt, signifikant unterscheiden (Grünberger et al. 1988, Grünberger 2007). Bei 117 Alkoholabhängigen beiderlei Geschlechts, die typologisch zugeordnet waren, wurden der Pupillendurchmesser der spontanen Fluktuation, die absolute Änderung und die maximale Pupillenverengung mittels der von Josef Grünberger entwickelten dynamischen Pupillometrie untersucht und mit 107 Kontrollpersonen (keine psychiatrische Diagnose und kein Alkoholmissbrauch) verglichen. Typ-I-Patienten nach Lesch unterschieden sich sowohl von den anderen Typen als auch von der Normgruppe. Im Typ II und Typ III konnten signifikant weniger Spontanfluktuationen im Vergleich zur Normgruppe beobachtet werden. Der Typ I war durch eine größere absolute Änderung gekennzeichnet, wobei sich alle vier Typen hinsichtlich ihrer absoluten Änderung signifikant von der Normgruppe unterschieden. Diese Differenzen wurden in den letzten zwei Jahren an 300 Alkoholkranken neuerlich untersucht und konnten im Wesentlichen die ersten Ergebnisse bestätigen (nicht publizierte Daten).

In verschiedenen Studien wurden neurologische oder psychiatrische Symptome zur Abhängigkeit untersucht. Hyperthyme Temperamente sind im Typ 1 häufig (positive Prognose) und cyclothyme und irritable Temperamente im Typ 4 (negative Prognose), wobei Typ 4 Patienten auch am häufigsten Lonkshänder sind und die größten frontalen Deffizite aufweisen (Vyssoki et al. 2011,

Zago – Gomes Mda et al. 2009; Samochowiec 2010; Sperling et al. 1999, 2000). Nakamura – Palacios und ihr Team haben dann bei der Untergruppe Typ 4 nach Lesch festgestellt, dass man mit einer tiefen Stimulation des Frontallappens, das Verlangen verbessern kann (Nakamura – Palacios et al. 2012).

Im Verlauf von Bipolaren Erkrankungen und depressiven Verstimmungen konnten die unterschiedlichen Arten von depressiven Syndromen erarbeitet werden, wobei auch die Suizidgefahr in den Typen 3 und 4 deutlich wichtiger ist (Angst 1973, 2006; Kiefer und Barocka 1999; Lesch 1985, Lesch et al.1984, 1988c, 1997a).

6.3.7.3 Validierung in Rückfallstudien mit Anti-Craving-Substanzen

2006 untersuchten Hillemacher et al. Alkoholabhängige, eingeteilt nach der Typologie nach Lesch, in Bezug auf verschiedene Mechanismen von Craving. Sie benutzten dazu die OCDS von Anton (Anton et al. 1995) und konnten zeigen, dass der Typ IV die höchsten Craving-Scores aufwies und der Typ II höhere Craving-Scores hatte als Typ I und III. Die Anzahl von schweren Entzugssyndromen war im Typ IV am höchsten und korrelierte auch mit dem stärksten Verlangen. Ein signifikanter Zusammenhang zwischen Craving und der Anzahl von früheren Entgiftungen konnte nur im Typ I nachgewiesen werden (Hillemacher et al. 2006a, b, Hillemacher und Bleich 2008; Lesch et al. 1988b) (Abb. 6.17).

Der Craving-Mechanismus wird heute in den Typen nach Lesch sehr unterschiedlich gesehen. Die einzelnen Untergruppen nützen Alkohol als Beruhigungsmittel, als Antidepressivum oder auch als Medikament gegen Entzugserscheinungen. Diese

	Mittelwerte ± SD				
	Lesch Typ 1 (n = 37)	Lesch Typ 2 (n = 94)	Lesch Typ 3 (n = 38)	Lesch Typ 4 (n = 23)	Population (n = 192)
OCDS Gesamt[a]	17,4 ± 7,3	21,0 ± 7,2	19,0 ± 7,9	24,3 ± 6,9	20,3 ± 7,6
OCDS Handlungsteil	6,8 ± 3,7	8,8 ± 4,8	7,7 ± 5,0	9,8 ± 5,3	8,3 ± 4,9
OCDS Zwangsgedanken[a]	10,5 ± 3,7	12,1 ± 3,5	11,3 ± 3,6	14,5 ± 3,2	12,0 ± 3,7
Alter (Jahre)	43,3 ± 8,8	43,9 ± 9,0	44,8 ± 8,2	41,4 ± 9,3	43,7 ± 8,8
Beginn der Erkrankung (Jahre)	25,8 ± 10,6	26,2 ± 9,2	24,9 ± 9,5	22,4 ± 8,1	25,4 ± 9,4
Anzahl früherer Entgiftungen[a]	9,0 ± 10,4	8,2 ± 10,1	14,7 ± 29,1	18,8 ± 17,1	10,9 ± 16,8
tägliche Einnahme in g	217,9 ± 123,3	263,3 ± 219,0	233,9 ± 190,0	230,1 ± 108,6	244,8 ± 186,9

[a] signifikante Unterschiede zwischen den Typen nach Lesch, untersucht mit dem Kruskal-Wallis-Test für unabhängige Stichproben (OCDS Gesamtscore Chi-Quadrat = 12,2, P = 0,007; OCDS Zwangsgedanken Chi-Quadrat = 17,4, P = 0,001, Anzahl der Entgiftungen Chi-Quadrat = 9,7, P = 0,021)

Abb. 6.17 Craving in Bezug zur Typologie nach Lesch (Hillemacher et al. 2006a, b)

verschiedenen Wirkungen und ihre möglichen biologischen Ätiologien wurden 1997
zusammengefasst, wobei man für die Forschung in Bezug auf Tiermodelle und klinische Therapieforschung folgende Überlegungen haben könnte (Lesch et al. 1997b):

Diese Überlegungen legen nahe, dass
diese unterschiedlichen ätiologischen Mechanismen eine unterschiedliche pharmakologische und psychotherapeutische
Behandlung brauchen. Studien mit Disulfiram, Acamprosat, Naltrexon, Flupentixol und Neramexan zeigten klar, dass die
Rückfallraten in den einzelnen Typen von
den Medikamenten positiv wie auch negativ beeinflusst werden können. Da weltweit
heute Acamprosat und Naltrexon als Anti-
Craving-Substanzen verwendet werden
und aus Tierstudien klar ersichtlich ist, dass
Acamprosat die Abstinenz verbessert, während Naltrexon die Menge und die Dauer
von Trinkperioden verringert, liegt es nahe,
dass die eher abstinenten Verläufe, nämlich
Typ I und II, durch Acamprosat beeinflusst
werden können, während Naltrexon in den
zeitweilig oder dauernd trinkenden Verläufen die besseren Wirkungen hat (Attilia et al. 2018; Lesch et al. 1997b; Soyka
et al. 2008; Wiesbeck et al. 2001). David

Sinclair verwendet deshalb auch Naltrexon
bei trinkenden Alkoholabhängigen als sogenannte „extinctionmethod" (Sinclair
2001). Unsere Arbeitsgruppe konnte in
einer placebokontrollierten Acamprosatstu-
die, wobei die Alkoholabhängigen ein Jahr
lang die Medikation erhielten, nachweisen,
dass Acamprosat nur im Typ I und Typ II
die Abstinenz signifikant verbessert (Lesch
et al. 1996a). Kiefer et al. wiesen 2005 in
einer drei Monate dauernden Acamprosat-
Naltrexon-Placebo-Studie ebenfalls nach,
dass Acamprosat nur im Typ I wirkt, nach
drei Monaten ist die Abstinenzrate von
Typ-II-Patienten noch so gut, dass keine
Medikation wirken kann. Im Typ III und
IV zeigt Naltrexon signifikante Verbesserungen, wobei man den Eindruck gewinnt,
dass eine Kombination von Naltrexon
mit Acamprosat im Typ III und Typ IV
die Ergebnisse signifikant verschlechtert
(Abb. 6.18 und 6.19).

Unter der Leitung von Wiesbeck G
wurde eine Flupentixolstudie (D2-Antago-
nist) durchgeführt, und es zeigte sich, dass
vor allem Typ- I- und Typ-III-Patienten
durch Flupentixol eine deutlich höhere
Rückfallrate hatten als unter Placebo (Wal-

Abb. 6.18 Craving nach der
Typologie nach Lesch und
wissenschaftliche Hypothesen

Typ I –	die Wirkung von Alkohol auf Entzugssyndrome (Neuroadaption)
Typ II –	Alkohol als Anxiolytikum (soziales Lernen und kognitive Modelle)
Typ III –	Alkohol als Antidepressivum (Selbstbehandlungsmodell)
Typ IV –	Alkohol als Impulskontrollschwäche und/oder Zwangsphänomen bei cerebraler Vorschädigung, Alkohol, um die sozialen Begebenheiten zu ertragen (sozio-kulturell-organisches Modell)

Walter H et al. 2006

Abb. 6.19 Acamprosat in der
Rückfallprophylaxe von
Alkoholabhängigen und die
Typologie nach Lesch

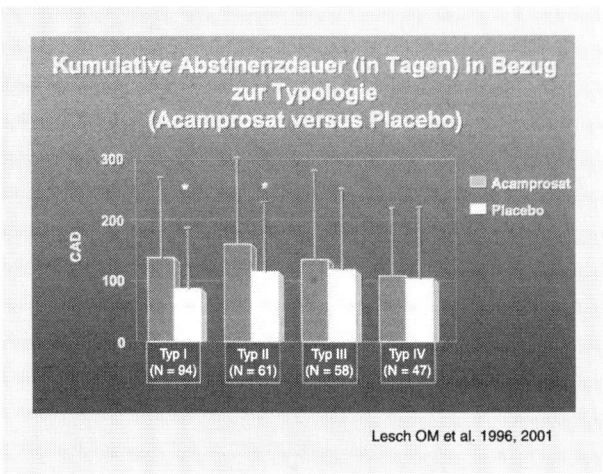

ter et al. 2001b; Wiesbeck et al. 2001)
(Abb. 6.20).

Neramexan (NMDA-Antagonist) zeigte
vor allem im Typ III eine Verschlechterung
des Verlaufes, während es im Typ I, II und
IV keinen Einfluss hat (nicht publizierte Daten).

CB1-Antagonisten oder SSRIs wie
z. B. Ritansarin zeigten keine Veränderung des Trinkverhaltens und auch keine
Unterschiede nach der Typologie (nicht
publizierte Studien, Soyka et al. 2008,
in Druck).

Sodium Oxybate ist im Entzug aber
auch in der Rückfallsprophylaxe bei allen
Typen wirksam, wobei vor allem die Patienten profitieren, die sehr hohe Trinkmengen zu sich nehmen Es scheint im Typ 2 am
besten zu wirken ohne aber die notwendige
Signifikanz zu erreichen. Inallen Typen reduziert Sodium oxybate die Trinkmengen
und fördert die Abstinenz, wenn sehr hohe
Trinkmengen vor der Studie konsumiert
wurde (Caputo et al. 2014; Van den Brinck
et al. 2018).

Zusammenfassend liegen heute Daten
zur Rückfallprophylaxe in Bezug zur Typo-

logie bei verschiedensten Medikamenten
vor, und deshalb schlagen wir auch hinsichtlich der Rückfallprophylaxe typenbezogen unterschiedliche Medikamente vor.
Da auch die Symptomatik der Entzugssymptome typenbezogen unterschiedlich ist,
sollten auch die Entzugssyndrome unterschiedlich behandelt werden (Abb. 6.21
und 6.22).

Psychotherapeutisch liegen in Bezug auf
die Typologie nur Studien zur Hypnosetherapie vor. Es konnte gezeigt werden, dass
hypnotherapeutische Gruppen sich vor allem für Typ-II- und Typ-III-Patienten nach
Lesch eignen (Hertling et al. 2002).

6.3.7.4 Andere wichtige Ergebnisse zur Typologie nach Lesch

Typenbezogen sind auch unterschiedliche
Folgeerkrankungen zu erwarten, was erklärt, dass in unterschiedlichen therapeutischen Strukturen die Häufigkeit, mit der
einzelne Typen aufgenommen werden, differiert (Vyssoki et al. 2010). Alkoholkranke, die zu einer psychiatrischen Therapie kommen, wurden typologisch bereits

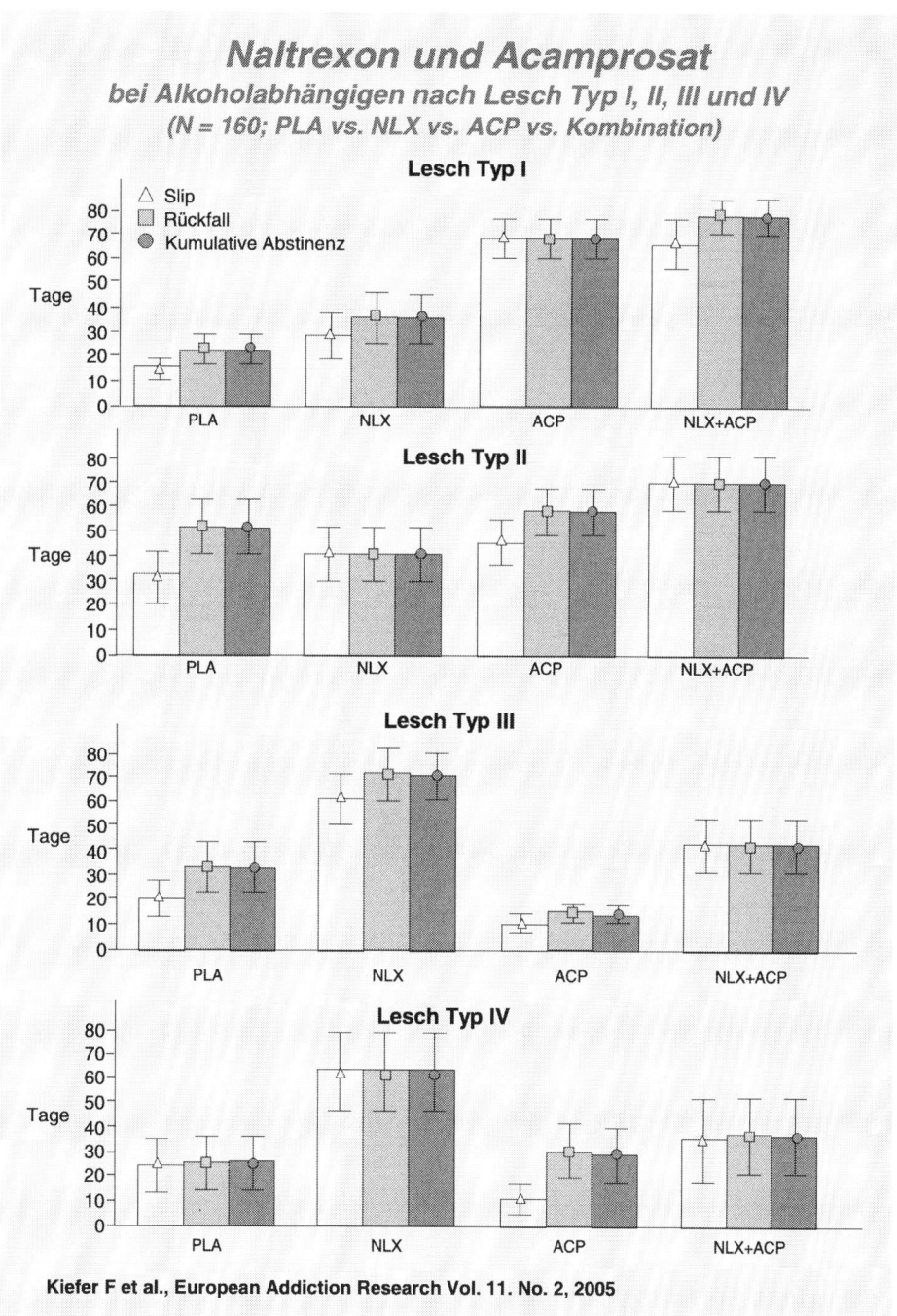

Naltrexon und Acamprosat
bei Alkoholabhängigen nach Lesch Typ I, II, III und IV
(N = 160; PLA vs. NLX vs. ACP vs. Kombination)

Kiefer F et al., European Addiction Research Vol. 11. No. 2, 2005

Abb. 6.20 Acamprosat und Naltrexon in der Rückfallprophylaxe bei Alkoholabhängigen diagnostiziert nach der Typologie nach Lesch

Abb. 6.21 Flupentixol in der Rückfallprophylaxe Alkoholabhängiger nach der Typologie nach Lesch

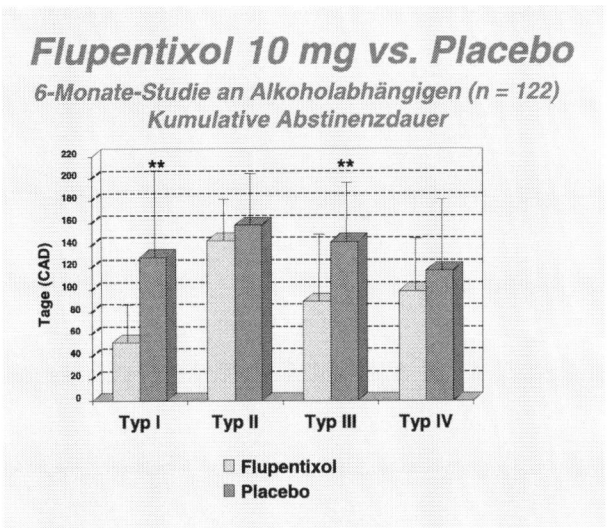

	Entzug	Rückfallsprophylaxe
Type I	Benzodiazepine, z. B Oxazepam	Acamprosate, Disulfiram, Nalmefene Cave: D1-Antagonisten
Typ II	Sodium Oxybate, Pregabalin Cave: Benzodiazepine	Acamprosate, Baclofen, Moclobemid, im Rückfall Sodium Oxybate, Cave: Benzodiazepine
Typ III	Sodium Oxybate	Naltrexone, Nalmefene Sodium Oxybate, Antidepressiva, Baclofen, Topiramate im Frühstadium, Valproinic Acid or lithium Cave: D1-Antagonisten,
Typ IV	Sodium Oxybate, Carbamazepine, atypical neuroleptics	Naltrexone, Nalmefene, Baclofen, Quetiapine, Valproinic Acid, Topiramate im Frühstadium, Sodium oxybate als Substitution

Leggio 2009, Lesch and Soyka, 2005, 2009

Abb. 6.22 Übersicht Medikation der Alkoholabhängigkeit nach Typen

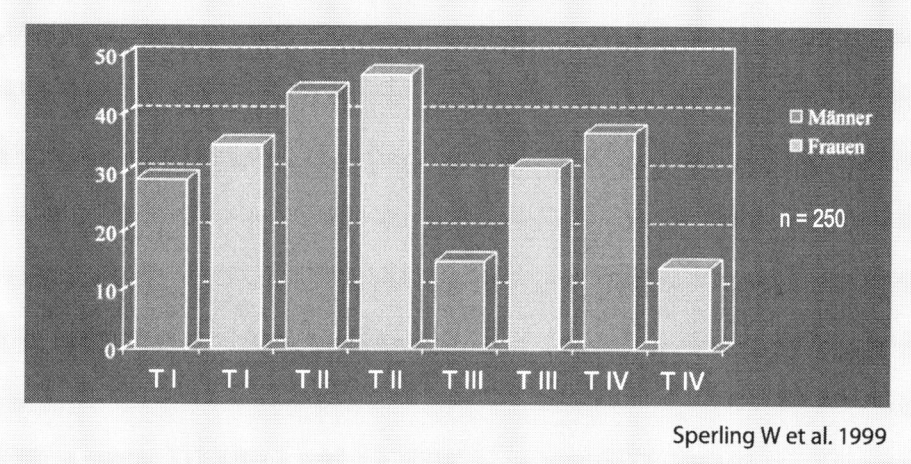

Sperling W et al. 1999

Abb. 6.23 Geschlechtsverteilung

Abb. 6.24 Mittelwerte von
Leberwerten und %CDT in
Bezug zur Typologie
nach Lesch

	GGT U/l	GPT U/l	GOT U/l	FIB mg/dl	CDT %
Typ I	287,00	47,44	54,09	447,57	5,21
Typ II	123,87	41,96	42,96	378,41	4,16
Typ III	122,74	36,04	37,87	385,28	3,02
Typ IV	221,25	54,00	37.87	379,60	4,25
Signifikanz	p < 0,01	p < 0,05	p < 0,05	p < 0,05	p < 0,05

n = 333

dargestellt (Typ I 18,53 %, Typ II 25,56 %, Typ III 31,74 %, Typ IV 24,15 %). Sperling et al. haben die Verteilung der Typen in Bezug auf die Geschlechter untersucht und festgestellt, dass Typ III signifikant häufiger bei Frauen und Typ IV deutlich häufiger bei Männern auftritt (Sperling et al. 1999) (Abb. 6.23 und 6.24).

Auch die Folgeschäden, wie z. B. der Schweregrad der Lebererkrankung, oder auch biologische Marker bilden sich in den Typen unterschiedlich ab (Walter et al. 2001a; Lesch et al. 1996a, b, c). Wirnsberger et al.

2007 untersuchten 333 Alkoholabhängige nach ICD-10 und DSM-IV (172 Männer und 161 Frauen), die an der psychiatrischen Klinik in Wien stationär aufgenommen wurden. Im Typ I und Typ IV fand sich eine signifikant stärkere Leberschädigung als im Typ II und Typ III (Wirnsberger nicht publiziert nur in ESBRA berichtet).

In einer Studie mit 509 Alkoholabhängigen nach DSM-IV konnten wir keinen Zusammenhang zwischen den Typen und der familiären Belastung mit Alkoholabhängigkeit finden (nicht publizierte Daten).

Barbara König hat in ihrer Diplomarbeit die Zuordnung der Typen in Strafanstalten untersucht und konnte nachweisen, dass in den von ihr untersuchten Gefängnissen 49 % Typ- IV-Patienten, 38 % Typ-III-Patienten und 13 % Typ-II-Patienten waren. Es konnte kein einziger Typ-I-Patient definiert werden. Im Gegensatz dazu zeigte sie, dass in einer spezifizierten stationären Suchttherapie (Anton-Proksch-Institut) meist Typ-I- und Typ-II-Patienten, seltener Typ-III- und Typ-IV-Patienten aufgenommen werden. An psychiatrischen Kliniken finden sich vor allem Typ-III-Patienten. Von einer deutschen Forschungsgruppe wurden Alkoholabhängige, die ein Tötungsdelikt begangen hatten, untersucht, und es fanden sich vor allem Typ-II- und Typ-III-Patienten als Täter, wobei Typ-II-Patienten meist Ersttäter waren, während Typ-III-Patienten schon vorher kriminelle Handlungen gesetzt hatten (Reulbach et al. 2007). Wir sind heute überzeugt, dass die sehr unterschiedlichen Therapievorschläge zwischen verschiedensten Versorgungsstrukturen (Notfalleinheiten, Abteilung für Innere Medizin, Psychiatrie, Gefängnis, Obdachlosenheime oder spezifische Suchtgiftkliniken) vor allem dadurch bedingt sind, dass unterschiedliche Untergruppen von Alkoholkranken definiert nach der Typologie nach Lesch in den verschiedenen Institutionen behandelt werden. WetschkaCh führt in seinem Beitrag aus, welche soziotherapeutischen Konzepte für die Gruppen vom Typ IV und Typ III zu empfehlen sind.

6.3.8 Die Typologie nach Lesch im internationalen Vergleich

Alle Typologien bei Abhängigen zeigen gewisse Überlappungen. Die Typologien, die zwei Untergruppen differenzieren (z. B. Cloninger CR und Babor TF), werden von den Typologien, die vier Untergruppen definieren, oft nur noch exakter beschrieben. Der Beginn der Alkoholabhängigkeit, der bei Cloninger CR und Babor TF als wesentlicher Faktor beschrieben wird, spielt bei Schuckit MA und auch in der Typologie nach Lesch OM keine wesentliche Rolle. Der sogenannte „primäre Alkoholismus" nach Schuckit bildet sich im Wesentlichen im Typ I und IV nach Lesch ab, während sich der „sekundäre Alkoholismus" nach Schuckit im Typ II und III nach Lesch findet. Wie man in Abb. 6.25 sieht, zeigen diejenigen Typologien, die in vier Untergruppen einteilen, eine gute Übereinstimmung. Der milde Verlauf, der episodische Verlauf und der Verlauf mit sozialen Problemen spiegelt sich in den jeweiligen Typen, nämlich Typ II (milder Verlauf), III (episodischer Verlauf) und IV (ungünstiger Verlauf) nach Lesch. Der Typ I nach Lesch, der nur durch regelmäßige hohe Trinkmengen mit schwersten Entzugssyndromen und/oder Entzugsanfällen definiert ist, findet sich nicht in den anderen Typologien (USA und England). Die Typologien aus den USA und England haben immer auch eine Gruppe von Polytoxikomanen. Es könnte sein, dass Typ-I-Patienten nach Lesch in diesen Ländern in die Gruppe der Polytoxikomanen fallen. Cardoso hat in Portugal auch eine gute Korrelation der Neter- Typologie zu den Typen II, III und IV nach Lesch nachweisen können, aber auch er versucht, eine eigene Gruppe von sehr jungen Polytoxikomanen

Lesch 1990	Zucker 1997	Del Bocka & Hesselbrock 1996	Windle & Scheidt 2004	Cardoso Neves et al. in A&A 2006, Pombo et al. 2008
Typ II	Milder Verlauf	Geringes Risikoverhalten, Schweregrad ist leichter	Milder Verlauf, Alkohol als Coping-Strategie	Alkohol zur Therapie der Angststörung
Typ III	Depressive Stimmung	Depressive Stimmung	Affektive Erkrankungen und Angststörungen	Alkohol als Antidepressivum bei affektiven Erkrankungen
Typ IV	Antisoziales Verhalten	Chronischer Verlauf und antisoziales Verhalten	Chronischer Verlauf und antisoziales Verhalten	Soziopathie – gekennzeichnet durch aggressive Durchbrüche unter Alkoholeinfluss
Typ I			Polytoxikomanie?	Alkoholabhängige in der Familie – Genetische Einflüsse auf den Alkoholmetabolismus
				Suchtpersönlichkeiten – Isolierte Jugendliche, die Alkohol und alle anderen psychoaktiven Substanzen mischen

Abb. 6.25 Vergleich Typologien

als eigene Untergruppe zu definieren (Cardoso Neves et al. 2006; Pombo et al. 2008). Neben der typologischen Zuordnung spielen für die Therapie natürlich auch andere Faktoren eine wesentliche Rolle. Wie in vielen anderen Studien zu Typologien festgehalten, scheinen vor allem der Beginn der Alkoholabhängigkeit, die genetische Belastung durch die Familie und eine antisoziale Persönlichkeitsstörung Faktoren zu sein, die für Therapie und Verlauf wichtig sind. Wenn man jedoch eine Pathway-Analyse bei Alkoholabhängigen durchführt, um die Faktoren zu bestimmen, die allein oder in Interaktionen zum Rückfall führen, zeigt sich, dass wesentlich mehr Dimensionen daran beteiligt sind (Abb. 6.26).

Wenn man die Faktoren, die in der Pathway-Analyse dargestellt werden, mit der heute gängigen Literatur zur Rückfallprophylaxe in Beziehung setzt, wird klar, dass Faktoren, die die Familie betreffen, oder auch soziale Faktoren neben den Typen eine wesentliche Rolle für den Rückfall spielen. In unserem Diagnoseinstrument (PC-Version) beschäftigt sich eine einzelne Seite ausschließlich mit der Typologie, alle anderen Seiten berücksichtigen diejenigen Faktoren, wie sie in der Pathway-Analyse und in der Literatur zur Rückfallprophylaxe beschrieben werden. Seit einigen Jahren führen wir Studien durch, verwenden dabei die PC- Version des Erhebungsinstruments

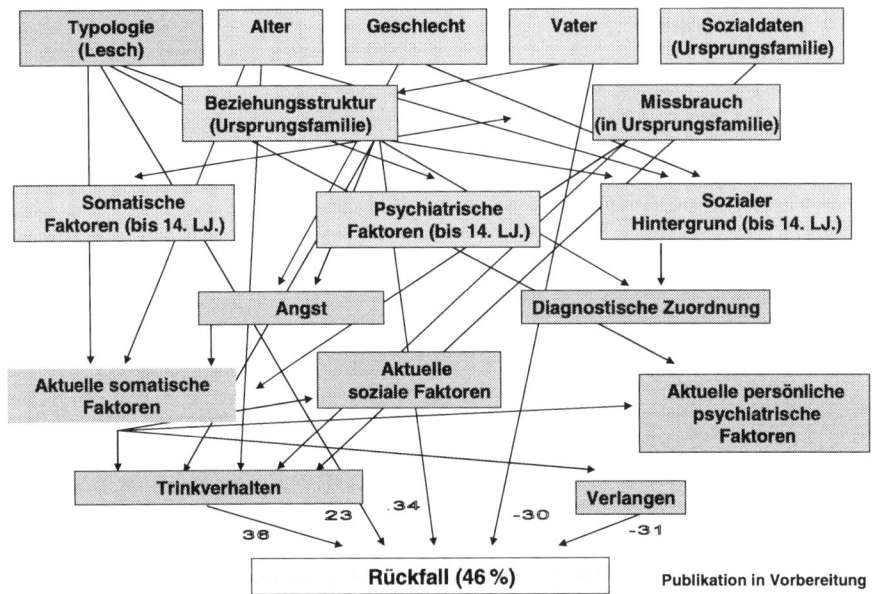

Abb. 6.26 Faktoren, die zum Rückfall führen, dargestellt in einer Pfadanalyse (n = 83)

und versuchen diese anderen Faktoren mit der Typologie in Beziehung zu setzen.

Das Erhebungsinstrument zur genauen Erfassung von Alkoholabhängigen (nach Kriterien wie z. B. Beginn der Erkrankung, genetische Belastungsfaktoren und Typologie), wie es heute in computerisierter Form vorliegt (www.ausam.at – Lesch AlcoholismTypology), ist im Anhang 1 zu finden.

6.4 Die Beziehung zwischen Alkoholabhängigen nach der Typologie nach Lesch und dem Schweregrad der Tabakabhängigkeit

Da häufig Alkohol und Tabak kombiniert konsumiert werden, macht es oft Sinn, die Lesch-Alkoholtypologie (LAT) und den European-Smoker-Classification-Fragebogen

zu verwenden. Unsere Arbeitsgruppe konnte klar nachweisen, dass die Intensität von Craving bei gleichzeitigem Missbrauch von Nikotin und Alkohol signifikant höher ist, als wenn nur eine der beiden Abhängigkeiten vorliegt (Hertling et al. 2005). Dieses verstärkte Verlangen war in allen Craving-Qualitäten zu erfassen. Alkoholabhängige Raucher zeigen signifikant häufiger depressive Symptome und Schlafstörungen, während Rauchabhängige ohne Alkoholmissbrauch vor allem rauchten, um ihr Gewicht zu kontrollieren und um mit ihrem Stress besser umgehen zu können. Alkoholabhängige, die auch eine Rauchabhängigkeit zeigen, rauchen vor allem bei Typ I und Typ IV Fagerström-positiv. Wir nehmen heute an, dass im Typ I und Typ IV Tabakinhaltsstoffe einen Drogenersatz für Alkoholabhängige darstellen können, während Typ-II- und Typ-III-Patienten sowohl Alkohol als auch Tabak zur Selbsttherapie ihrer Basisstörung einsetzen.

Diese Überlegungen sollten auch die Therapie beeinflussen.

Da für die Typologie der Nikotinabhängigen leider noch keine Studien zur Rückfallsprophylaxe stehen, werden die Medikamente wie Nikotinersatz, Varenicline oder Bupropion nur allgemein eingesetzt, können ab noch nicht zur Typologie gesichert angeboten werden (Mendelsohn 2016).

Bei Opiatabhängigen findet sich wie bei Tabak und Alkohol auch der Typ 3 und 4 in ähnlicher Häufigkeit, nur Typ 1 und 2 läßt sich bei Opiaten nicht trennen, weill alle schwere Entzüge zeigen (Salem et al. 2014). Bei Amphetamin Abhängigen konnten wir die Typen nicht herausarbeiten (Bananej et al. 2018).

Literatur

Addolorato G, Capristo E, Leggio L, Ferrulli A, Abenavoli L, Malandrino N, Farnetti S, Domenicali M, D'Angelo C, Vonghia L, Mirijello A, Cardone S, Gasbarrini G (2006) Relationshipbetweenghrelinlevels, alcoholcraving and nutritional status in currentalcoholics. Alcohol Clin Exp Res 30:1933–1937

Angst J (1973) The course of monopolar depression and bipolar psychosis. Psychiatr Neurol Neurochir 76(6):489

Angst J, Gamma A, Endrass J, Rössler W, Ajdacic – Gross V, Eich D, Herrell R, Merikangas KR (2006) Is the association of alcohol use disorders with major depressive disorder a consequence of undiagnosed bipolar – II disorder? Eur Arch Psychiatry Clin Neurosci 256:452–457

Anton RF, Moak DH, Latham P (1995) The obsessive compulsive drinking scale: a self-rated instrument for the quantification of thoughts about alcohol and drinking behaviour. Alcohol Clin Exp Res:1992–1999 OCDS - 1995, Feb 19(1):92-9

Attilia F, Perciballi R, Rotondo C, Capriglione I, Iannuzzi S, Attilia ML, Vitali M, Alessandrini G, MCM S, Fiore M, Ceccanti M (2018) Pharmacological treatment of alcohol use disorder. Scientific evidence. RivPsichiatr 53(3):123–127

Babor T, De Hoffman MI, Boca F, Hesselbrock V, Meyer R, Dolinsky Z, Rounsaville B (1992) Types of alcoholics. I. Evidence for an empirically derived typology based on indicators of vulnerability and severity. Arch Gen Psychiatry 49:599–608

Bananej A, Völkl-Kernstock S, Lesch O, Walter H, Skala K (2018) No evidence of subgroups found in amphetamine consumers in Iran. Neuropsychiatrie 32(2):69–74

Basu D, Sa B, Feinn R, Gelernter J, Kranzler HR (2004) Typologies of drug dependence: comparative validity of a multivariat and four univariat models. Drug Alcohol Depend 73:289–300

Benyamina A, Saffroy R, Blecha L, Pham P, Karila L, Debuire B, Lemoine A, Reynaud M (2009) Asociation between MTHFR 677C-T polymorphism and alcohol dependence according to Lesch and Babor typology. Addict Biol 14(4):503–505

Berner P (1986) Psychiatrische Systematik. Huber, Bern/Stuttgart/Wien

Berrettini WH, Lerman CE (2005) Pharmacotherapy and pharmacogenetics of nicotine dependence. Am J Psychiatry 162(8):1441–1451. Review

Biermann T, Reulbach U, Lenz B, Muschler M, Sperling W, Hillemacher T, Kornhuber J, Bleich S (2009) Herp mRNA expression in patients classified according to Lesch's typology. Alcohol 43(2):91–95

Bleich S, Bayerlein K, Reulbach U, Hillemacher T, Bonsch D, Mugele B, Kornhuber J, Sperling W (2004) Homocysteinelevels in patientsclassifiedaccordingtoLesch'stypology. Alcohol Alcohol 39(6):493–498

Bleuler M (1972) Die schizophrenen Geistesstörungen im Lichte langjähriger Kranken- und Familiengeschichten. Thieme, Stuttgart

Bleuler M (1983) Lehrbuch der Psychiatrie, 15. Aufl. Springer

Bogenschutz MP, Scott TJ, Pettinati HM (2009) Effects of alcoholism typology on response to naltrexone in the COMBINE study. Alcohol Clin Exp Res 33(1):10–18

Bönsch D, Bayerlein K, Reulbach U, Fiszer R, Hillemacher T, Sperling W, Kornhuber J, Bleich S (2006) Different allele-distribution of MTHFR 677 C -> T and MTHFR -393 C -> A in patientsclassifiedaccordingtosubtypes of Lesch'stypology. Alcohol Alcohol 41(4):364–367

Borland R, Murray K, Gravely S, Fong GT, Thompson ME, McNeill A, O'Connor RJ, Goniewicz ML, Yong HH, Levy DT, Heckman BW, Cummings KM (2019) A new classification system for describing concurrent use of nicotine vaping products alongside cigarettes (so-called, dual use'): findings from the ITC-4 Country smoking and vaping wave 1 Survey. Addiction 31. [Epub ahead of print]

Brown J, Babor TF, Litt M, Kranzler H (1994) The Type A/Type B distinction. Subtyping alcoholics according to indicators of vulnerability and severity. Babor T, Hesselbrock V, Meyer R, Shoemaker W. Types of alcoholics. Ann NY AcadSci 708:23–33

Caputo F, Del Re A, Brambilla R, Grignaschi A, Vignoli T, Vigna-Taglianti F, Addolorato G, Zoli G, Cibin M, Bernardi M (2014) Sodium oxybate in maintaining alcohol abstinence in alcoholic patients according to Leschtypologies: a pilot study. J Psychopharmacol 28(1):23–30

Cardoso Neves JM, Barbarosa A, Ismail F, Pombo S (2006) NETER alcoholic typology (NAT). Alcohol Alcohol 41(2):133–139

Coppola M, Mondola R (2018) Correlation between plasma homocysteine levels and craving in alcohol dependent stabilized patients. Clin Nutr 37:1061–1065

Del Boca FK (1994) Sex, gender and alcoholic typologies. Babor T, Hesselbrock V, Meyer R, Shoemaker W. Types of alcoholics. Ann NY AcadSci 708:34–48

Del Boca FK, Hesselbrock MN (1996) Gender and alcoholic subtypes. Alcohol Health Res World 20:56–66

Diaz FJ, Jane M, Salto E, Pardell H, Salleras L, Pinet C, De Leon J (2005) A brief measure of high nicotine dependance for busy clinicians and large epidemiological surveys. Aust N Z J Psychiatry 39:161–168

Driessen M, Meier S, Hill A, Wetterling T, Lange W, Junghanns K (2001) The course of anxiety, depression and drinking behaviours after completed detoxification in alcoholics with and without comorbid anxiety and depressive disorders. Alcohol Alcohol 36(3):249–255

Eysenck HJ (1973) Personaltiy and the amintenance of the smoking habit. Dunn WL. Smoking behavior: motives and incentives. Wiley, Toronto, S 113–136

Fagerström KO, Schneider NG (1989) Measuring nicotine dependence: a review of the Fagerström Tolerance Questionnaire. J Behav Med 12(2):159–182

Foroud T, Bucholz KK, Edenberg HJ, Goate A, Neuman RJ, Porjesz B, Koller DL, Rice J, Reich T, Bierut LJ, Cloninger CR, Nurnberger JI, Li TK Jr, Conneally PM, Tischfield JA, Crowe R, Hesselbrock V, Schuckit M, Begleiter H (1998) Evidence for linkage of an alcohol-related phenotype to chromosome 16. Alcohol Clin Exp Res 22:2035–2042

Foucault M (1980) Power/knowledge: selected interviews and other writings 1972–77. Pantheon, New York

Gilligan SB, Reich T, Cloninger CR (1987) Etiologic heterogeneity in alcoholism. Genet Epidemiol 4:395–414

Grünberger J (2007) Humaner Strafvollzug. Am Beispiel Sonderanstalt Mittersteig. Springer, Wien/New York

Grünberger J, Lesch OM, Linzmayer L (1988) Bestimmung von vier Alkoholikertypen mit Hilfe der statischen und licht-evozierten dynamischen Pupillometrie. Wiener Z für Suchtforschung 11(4):29–34

Gsellhofer B, Fahrner EM, Weiler D, Vogt M, Hron U (1993) Deutsche Version: (IFT Institut für Therapieforschung) und J. Platt (Hahnemann University); nach dem amerikanischen Original von T. McLellan, 5. Aufl., 1992, und der europäischen Version EuropASI von Kokkevi A, Hartgers Ch, Blanken P, Fahrner E-M, Pozzi G, Tempesta E, Uchtenhagen A (1993)

Hanak C, Benoit J, Fabry L, Hein M, Verbanck P, de Witte P, Walter H, Dexter DT, Ward RJ (2017) Changes in pro-inflammatory markers in detoxifying chronic alcohol abusers, divided by LeschTypology, reflect cognitive dysfunction. Alcohol Alcohol 52(5):529–534

Heatherton TF, Kozlowski LT, Frecker RC, Rickert W, Robinson J (1989) Measuring the heaviness of smoking: using self-reported time to the first cigarette of the day and number of cigarettes smoked per day. Br J Addict 84:791–799

Heatherton TF, Kozlowski LT, Frecker RC, Fagerström KO (1991) The fagerström test for nicotine dependence: a revision of the Fagerström Tolerance Questionnaire. Br J Addict 86:1119–1127

Henningfield JE, Fant RV, Buchhalter AR, Stitzer ML (2005a) Pharmacotherapy for Nicotine Dependence. CA Cancer J Clin 55:281–299

Henningfield JE, Fant RV, Buchhalter AR, Stitzer ML (2005b) Pharmacotherapy of nicotine dependence. CA Cancer J Clin 55:281–291

Hertling I, Walter H, Fischer DE, Lindner H, Ramskogler K, Lesch OM (2002) Behandlung der chronischen Alkoholabhängigkeit. Gibt es Untergruppen für Psychotherapie mit Hypnose. In: Burkhard P, Kraiker C (Hrsg) Hypnose in Medizin und Zahnmedizin. Hypnose und Kognition, Vol 19, 107–116, Wien

Hertling I, Ramskogler K, Dvorak A, Klingler A, Saletu-Zyhlarz G, Schoberberger R, Walter H, Kunze M, Lesch OM (2005) Craving and other characteristics of the comorbidity of alcohol and nicotine dependence. European Psychiatry 20:442–450

Hesselbrock MN, Hesselbrock V, Del Boca F (2001) Typology of alcoholism, gender and 20-year mortality. Alcohol Clin Exp Res 25:151A

Hesselbrock VM, Hesselbrock MN (2006) Are there empirically supported and clinically useful subtypes of alcohol dependence? Addiction 101(1):97–103

Hillemacher T, Bleich S (2008) Neurobiology and treatment in alcoholism – recent findings regarding Lesch's typology of alcohol dependence. Alcohol and Alcoholism accepted

Hillemacher T, Bayerlein K, Wilhelm J, Bönsch D, Poleo D, Sperling W, Kornhuber J, Bleich S (2006a) Recurrent detoxifications are associated with craving in patients classified as type 1 according toLesch's typology. Alcohol Alcohol 41(1):66–69

Hillemacher T, Bayerlein K, Wilhelm J, Frieling H, Sperling W, Kornhuber J, Bleich S (2006b) Prolactin serum levels and alcohol craving – an analysis using Lesch's typology. Neuropsychobiology 53:133–136

Hillemacher T, Bleich S, Frieling H, Schanze A, Wilhelm J, Sperling W, Kornhuber J, Kraus T (2007a) Evidence of an association of leptin serum levels and craving in alcohol dependence. Psychoneuroendocrinology 32 (1):87–90

Hillemacher T, Kraus T, Rauh J, Wei J, Schanze A, Frieling H, Wilhelm J, Heberlein A, Gröschl M, Sperling W, Kornhuber J, Bleich S (2007b) Role of appetite-regulating peptides in alcohol craving: an analysis in respect to subtypes and different consumption patterns in alcoholism. Alcohol Clin Exp Res 31(6):950–954

Hultberg B, Berglund M, Andersson A, Fran K (1993) Elevated plasma homocysteine in alcoholics. Alcohol Clin Exp Res 17:687–689

Jakovljevic M, Riegler A, Jovanovic M, Djordjevic N, Patek K, Lesch O, Walter H (2013) Serbian and Austrian alcohol-dependent patients: a comparison of two samples regarding therapeutically relevant clinical features. Alcohol Alcohol 48(4):505–508

Jakovljevic M, Jovanovic M, Rancic N, Vyssoki B, Djordjevic N (2014) LAT software induced savings on medical costs of alcohol addicts' care – results from a matched-pairs case-control study. PLoS One 9(11):e111931

Jellinek EM (1960) The disease concept of alcoholism. Hillhouse, New Brunswick RI

Johnson BA, Roache JD, Javors MA, DiClemente CC, Cloninger CR, Prihoda TJ, Bordnick PS, Ait-Daoud N, Hensler J (2000) Ondansetron for reduction of drinking among biologically predisposed alcoholic patients: a randomized controlled trial. J Am Med Assoc 284:963–971

Johnson BA, Ait-Daoud N, Akhtar FZ, Ma JZ (2004) Oral topiramate reduces the consequences of drinking and improves the quality of life of alcohol-dependent individuals: a randomized controlled trial. Arch Gen Psychiatry 61(9):905–912

Kadden RM, Litt MD, Cooney NL, Kabela E, Getter H (2001) Prospective matching of alcoholic clients to cognitive-behavioral or interactional group therapy. J Stud Alcohol 62:359–364

Kamat PK, Mallonee CJ, George AK, Tyagi SC, Tyagi N (2016) Homocysteine, alcoholism, and its potential epigenetic mechanism. Alcohol Clin Exp Res 40:2474–2481

Kapusta ND, Ramskogler K, Hertling I, Schmid R, Dvorak A, Walter H, Lesch OM (2006) Epidemiology of substance use in a representative sample of 18-year-old males. Alcohol Alcohol 41:188–192

Kiefer F, Barocka A (1999) Secondary depression in weaned alcoholics: implications of Lesch's typology of chronic alcoholism. Alcohol Alcohol 34(6):916–917

Kiefer F, Jahn H, Jaschinski M, Holzbach R, Wolf K, Naber D, Wiedemann K (2001a) Leptin: a modulator of alcohol craving? Biol Psychiatry 49:782–787

Kiefer F, Helwig H, Tarnaske T, Otte C, Jahn H, Wiedemann K (2005a) Pharmacological relapse prevention of alcoholism: clinical predictors of outcome. Eur Addict Res 11:83–91

Kiefer F, Jahn H, Wiedemann K (2005b) Aneuroendocrinological hypothesis on gender effects of naltrexone in relapse prevention treatment. Pharmacopsychiatry 38(4):184–186

Kiefer F, Jiménez-Arriero MA, Klein O, Diehl A, Rubio G (2007) Cloninger's typology and treatment outcome in alcohol-dependent subjects during pharmacotherapy with naltrexone. Addict Biol 13:124–129

Kim DJ, Yoon SJ, Choi B, Kim TS, Woo YS, Kim W, Myrick H, Peterson BS, Choi YB, Kim YK, Jeong J (2005) Increased fasting plasma ghrelin levels during alcohol abstinence. Alcohol Alcohol 40(1):76–79

Knorring AL, BohmanMv KL, Oreland L (1985) Platelet MAO activity as biological marker in subgroups of alcoholism. Acta psychiatscand 72:511–558

Kranzler HR, Burleson JA, Brown J, Babor TF (1996) Fluoxetine treatment seems to reduce the beneficial effects of cognitive behavioral therapy in type B alcoholics. Alcohol Clin Exp Res 20:1534–1541

Kraus T, Schanze A, Groschl M, Bayerlein K, Hillemacher T, Reulbach U, Kornhuber J, Bleich S (2005) Ghrelin levels are increased in alcoholism. Alcohol Clin Exp Res 29(12):2154–2157

Le Foll B, Melihan-Cheinin P, Rostoker G, Lagrue G, Working Group of AFSSAPS (2005) Smoking cessation guidelines: evidence-based recommendations of the French Health Products Safety Agency. EurPsychiatry 20(5-6):431–441

Lee SH, Lee BH, Lee JS, Chai YG, Choi MR, Han DM, Ji H, Jang GH, Shin HE, Choi IG (2013) The association of DRD2 -141C and ANKK1 TaqIA polymorphisms with alcohol dependence in Korean population classified by the Lesch typology. Alcohol Alcohol 48(4):426–432

Leggio L, Kenna GA, Fenton M, Bonenfant E, Swift RM (2009) Typologies of alcohol dependence. From Jellinek to genetics and beyond. Neuropsychol Rev 19(1):115–129

Leitner A, Gierth L, Lentner S, Platz WE, Rommelspacher H, Schmidt L, Lesch OM (1994) Untergruppen Alkoholkranker. Gibt es biologische Marker? Harmann- und Norharman-Befunde. In: Baumann P (Hrsg) Biologische Psychiatrie der Gegenwart, S 636–640, Lausanne

Lesch OM (1985) Chronischer Alkoholismus – Typen und ihr Verlauf – eine Langzeitstudie. Thieme Copythek, Georg Thieme, Stuttgart/New York, S 235, 116 Tabellen

Lesch OM (2007) Raucherentwöhnung – Tipps zur Prävention und Therapie in der Praxis. Uni-Med, Wien

Lesch OM, Walter H (1984) Chronischer Alkoholismus und Mortalität. Gemeindenahe Psychiatrie, Heft 1 und 2, Nr. 17/18:46–54

Lesch OM, Lang A, Rajna R (1980) Bericht über den Einfluss eine Behandlungsstruktur auf das Suchtverhalten der burgenländischen Patienten, die in der Zeit zwischen dem 1. Jänner 1973 und dem 31. Dezember 1975 im Anton-Proksch-Institut aufgenommen waren. Wiener Z für Suchtforschung 3:7–14

Lesch OM, Grünberger J, Rajna P (1983) Das Model „Burgenland". In: Mader R (Hrsg) Alkohol- und Drogenabhängigkeit, Neue Ergebnisse aus Theorie und Praxis, S 155–189

Lesch OM, Lentner-Jedlicka S, Walter H (1984) Umgang mit Alkoholkranken und anderen Süchtigen. Wien Klin Wochenschr 96(21):790–796

Lesch OM, Dietzel-Rogan M, Musalek M, Rajna P, Rustem-Begovich A, Schjerve M, Walter H (1985a) Soziale Integration paraphrener Langzeitpatienten bei niedrigdosierter Depotneuroleptikamedikation. Psychiatr Prax 12:63–68

Lesch OM, Grünberger J, Rajna P (1985b) Outpatient treatment of alcohol addicts – the Burgenland model. Med Law, Springer 4:71–76

Lesch OM, Bonte W, Grünberger J (1988a) Eine Typologie des chronischen Alkoholismus – Neue Basisdaten für Forschung und Therapie. In: Ladewig D (Hrsg) Drogen und Alkohol. ISPA Press, Lausanne, S 119–134

Lesch OM, Dietzel M, Musalek M, Walter H, Zeiler K (1988b) The course of alcoholism. Long – Term prognosis in different types. Forensic SciInt 36(1-2):121–138

Lesch OM, Walter H, Mader R, Musalek M, Zeiler K (1988c) Chronic alcoholism in relation to attempted or effected suicide – a long-term-study. Psychiatr&Psychobiol 3:181–188

Lesch OM, Dietzel M, Musalek M, Walter H, Zeiler K (1990a) Therapiekonzepte und Therapieziele im Lichte langfristiger Katamnesen. In: Kunze M, Schoberberger R (Hrsg) Psychosomatik 2000. Neue Aspekte. Dr. Peter Müller, Wien, S 161–178

Lesch OM, Bonte W, Walter H, Musalek M, Sprung R (1990b) Verlaufsorientierte Alkoholismus diagnostik. In: Schwoon DR, Krausz M (Hrsg) Suchtkranke – Die ungeliebten Kinder der Psychiatrie. Ferdinand Enke, S 81–91, Enke Verlag, Erlangen

Lesch OM, Kefer J, Lentner S, Mader R, Marx B, Musalek M, Nimmerrichter A, Preinsberger H, Puchinger H, Rustembegovic A, Walter H, Zach E (1990c) Diagnosis of chronic alcoholism – classificatory problems. Psychopathology 23(2):88–96

Lesch OM, Walter H, Antal J, Heggli DE, Kovacz A, Leitner A, Neumeister A, Stumpf I, Sundrehagen E, Kasper S (1996a) Carbohydrate deficient transferrin as a marker for alcohol intake: a study with healthy subjects. Alcohol Alcohol 31(3):265–271

Lesch OM, Walter H, Antal J, Kanitz RD, Kovacs A, Leitner A, Marx B, Neumeister A, Saletu M, Semler B, Stumpf I, Mader R

(1996b) Alcohol dependence. Is carbohydrate deficient transferrin a marker for alcohol intake? Alcohol Alcohol 31(3):257–264

Lesch OM, Walter H, Freitag H, Heggli DE, Leitner A, Mader R, Neumeister A, Passeg V, Pusch H, Semler B, Sundrehagen E, Kasper S (1996c) Carbohydrate deficient transferrin as a screening marker for drinking in a general hospital population. Alcohol Alcohol 31(3):249–256

Lesch OM, Walter H, Rommelspacher H (1996d) Alcohol abuse and alcohol dependence. In: Weller MPI, van Kammen DP (Hrsg) Rommelspacher H, Schuckit M. (Guest Hrsg) „Drugs of Abuse" Baillière's Clinical Psychiatry 2/3, Baillière's Clinical Psychiatry, Baillière Tindall, London-Philadelphia-Sydney-Tokio-Toronto, S 421–444

Lesch OM, Benda N, Gutierrez K, König B, Ramskogler K, Riegler A, Semler B, Zyhlarz G, Walter H, Mader R (1997a) Addictive behaviors on bipolar patients, classificatory issues. Psiquiatria Na PráticaMédica 10(6):14–21

Lesch OM, Benda N, Gutierrez K, Walter H (1997b) Craving in alcohol dependence-pharmaceutical interventions. In: Judd LL, Saletu B, Filip V (Hrsg) Basic and clinical science of mental and addictive disorders. Bibliotheca Psychiatrica 167(12):136–147

Lesch OM, Riegler A, Gutierrez K, Hertling I, Ramskogler K, Semler B, Zoghlami A, Benda N, Walter H (2001) The European acamprosate trials: conclusions for research and therapy. J Biomed Sci 8(1):89–95

Lesch OM, Dvorak A, Hertling I, Klingler A, Kunze M, Ramskogler K, Saletu-Zylharz G, Schoberberger R, Walter H (2004) The Austrian multicentre study on smoking: subgroups of nicotine dependence and their craving. Neuropsychobiology 50:78–88

Lesch OM, Hertling I, Ramskogler K, Riegler A, Dvorak A, Walter H (2006) Gender differences in smoking. Women's mental health – A central European Collaborative Research Discourse. Halbreich U, Gaszner P, Saletu B (Hrsg), 32–37, Wien

Malka R, Fouquet P, Vachorfrance G (1983) Alcoologie. Masson, Paris

McLellan AT, Luborsky I, O'Brien CP, Woody GE (1980) An improved evaluation instrument for substance abuse patients: the addiction severity index. J Nerv Ment Dis 168:26–33

Mendelsohn CP (2016) Three decades of high-dose nicotine gum dependence treated with nicotine patches. Nicotine Tob Res 18(5):1220–1221. Review

Michalak A, Biała G (2016) Alcohol dependence – neurobiology and treatment. Acta Pol Pharm 73(1):3–12

Morey LC, Blashfield RK (1981) Empirical classifications of alcoholics. J Stud Alcohol 42:925–937

Mueller SE, Degen B, Petitjean S, Wiesbeck GA, Walter M (2009) Gender Differences in interpersonal problems of alcohol – dependent patients and healthy controls. Int J Environ Res Public Health 6:3010–3022

Nakamura-Palacios EM, de Almeida Benevides MC, da Penha Z-GM, de Oliveira RW, de Vasconcellos VF, de Castro LN, da Silva MC, Ramos PA, Fregni F (2012) Auditory event-related potentials (P3) and cognitive changes induced by frontal direct current stimulation in alcoholics according to Lesch alcoholism typology. Int J Neuropsychopharmacol 15(5):601–616

National Institute for Clinical Excellence (2004) Guidance on the use of nicotine replacement therapy (NRT) and Bupropion for smoking cessation. National Institute for Clinical Excellence, London. Reference No. N0082

Nicolas JM, Fernandez-Sola J, Fatjo F, Casamitjana R, Bataller R, Sacanella E, Tobias E, Badia E, Estruch R (2001) Increased circulating leptin levels in chronic alcoholism. Alcohol Clin Exp Res 25(1):83–88

Patton D, Barnes GE, Murray RP (1997) A personality typology of smokers. AddictBehav 22:269–273

Platz W (2007) Forensische Psychiatrie. In: Brüssow R, Gatzweiler N, Krekeler W, Mehle V (Hrsg) Strafverteidigung in der Praxis, 4. Aufl. Deutscher Anwalt, Bonn

Pombo S, Lesch OM (2009) The alcoholic phenotypes among different multidimensional typologies: similarities and their classification procedures. Alcohol Alcohol 44(1):46–54

Pombo S, Reizinho R, Ismail F, Barbosa A, Figueira LM, Cardoso JMN, Lesch OM (2008) NETER1 alcoholic 5 subtypes: validity with

Lesch four evolutionary subtypes. Int J Psychiatry Clin Pract 12(1):55–64

Pombo S, da Costa NF, Figueira ML, Ismail F, Lesch OM (2015) Multidimensional alcoholism typologies: could they guide clinical practice? Results from a 3-month prospective study. Int J Psychiatry ClinPract 19(2):137–147

Pomerleau CS, Marks JL, Pomerleau OF (2000) Who gets what symptom? Effects of psychiatric co-factors and nicotine dependence on patterns of smoking withdrawal symptomatology. Nicotine Tob Res 2:275–280

Procopio DO, Saba LM, Walter H, Lesch O, Skala K, Schlaff G, Vanderlinden L, Clapp P, Hoffman PL, Tabakoff B (2013) Genetic markers of comorbid depression and alcoholism in women. Alcohol Clin ExpRes 37(6):896–904

Purshouse RC, Brennan A, Moyo D, Bicholls J, Norman P (2017) Typology and dynamics of Haevier drinking styles in Great Britain: 1978–2010. Alcohol Alcohol 52(3):372–381

Reulbach U, Biermann T, Bleich S, Hillemacher T, Kornhuber J, Sperling W (2007) Alcoholism and homicide with respect to the classification systems of Lesch and Cloninger. Alcohol Alcohol 42(2):103–107

Roache JD, Wang Y, Ait-Daoud N, Johnson BA (2008) Prediction of serotonergic treatment efficacy using age of onset and Type A/B typologies of alcoholism. Alcohol Chn Exp Res 32(8):1502–1512

Rolland B, Paille F, Gillet C, Rigaud A, Moirand R, Dano C, Dematteis M, Mann K, Aubin HJ (2016) Pharmacotherapy for alcohol dependence: the 2015 recommendations of the French alcohol society, issued in partnership with the European Federation of Addiction Societies. CNS Neurosci Ther 22(1):25–37

Rounsaville BJ, Dolinsky ZS, Babor TF, Meyer RE (1987) Psychopathology as a predictor of treatment outcome in alcoholics. Arch Gen Psychiatry 44:505–513

Saffroy R, Pham P, Chiappini F, Gross-Goupil M, Castera L, Azoulay D, Barrier A, Samuel D, Debuire B, Lemoine A (2004) The MTHFR 677 C>T polymorphism is associated with an increased risk of hepatocellular carcinoma in patients with alcoholic cirrhosis. Carcinogenesis 25(8):1443–1448

Salem BA, Vyssoki B, Lesch OM, Erfurth A (2014) Lesch typology and temperament in opioid dependence: a cross-sectional study. J Affect Disord 165:203–207

Samochowiec A (2010) The influence of parents personality measured by temperamental and character inventory (TCI) on course of alcoholism characterized by Cloninger's and Lesch's typologies. Ann Acad Med Stetin 56(2):33–39

Samochowiec A, Horodnicki JM, Samochowiec J (2011) The influence of parents personality and DRD4 and 5HTT genes polymorphisms on predisposition to alcohol dependence in their sons. Psychiatry 45(3):337–347

Samochowiec A, Chęć M, Kopaczewska E, Samochowiec J, Lesch O, Grochans E, Jasiewicz A, Bienkowski P, Łukasz K, Grzywacz A (2015) Monoamine oxidase a promoter variable number of tandem repeats (MAOA-uVNTR) in alcoholics according to Lesch typology. Int J Environ Res Public Health 12(3):3317–3326

Samochowiec A, Chęć M, Kopaczewska E, Samochowiec J, Lesch O, Jasiewicz A, Grochans E, Jabłoński M, Bieńkowski P, Kołodziej Ł, Grzywacz A (2016) Case control study of ANKK1 Taq 1A polymorphism in patients with alcohol dependence classified according to Lesch's typology. Postepy Hig Med Dosw (Online) 70:420–424

Samochowiec J, Kucharska-Mazur J, Grzywacz A, Pelka-Wysiecka J, Mak M, Samochowiec A, Bienkowski P (2008) Genetics of Lesch's typology of alcoholism. Prog Neuropsychopharmacol Biol Psychiatry 32(2):423–427

Schoberberger R, Kunze M (1999) Nikotinabhängigkeit – Diagnostik und Therapie. Springer, Wien

Scholz H (1996) Syndrombezogene Alkoholismustherapie. Ein verlaufsorientierter Stufenplan für die Praxis. Hogrefe/Verlag für Psychologie, Göttingen/Bern/Toronto/Seattle

Schuckit MA (1985) The clinical implications of primary diatgnostic groups among alcoholics. Arch Gen Psychiatry 42:1043–1049

Schuckit MA, Tipp J, Smith TL, Shapiro E, Hesselbrock V, Bucholz K, Reich T, Nurnberger JI Jr (1995) An evaluation of type A and Type B alcoholics. Addiction 90:1189–1204

Shiffman S, Gnys M, Richards TJ, Paty JA, Hickcox M, Kassel JD (1996) Temptations to smoke after quitting: a comparison of lapsers and maintainers. Health Psychol 15:455–461

Sinclair JD (2001) Evidence about the use of naltrexone and for different ways of using it in the treatment of alcoholism. Alcohol Alcohol 36(1):2–10

Skinner HA (1982) Statistical approaches to the classification of alcohol and drug addiction. Br J Addict 77:259–273

Soyka M, Müller CA (2017) Pharmacotherapy of alcoholism – an update on approved and off-label medications. Expert Opin Pharmacother 18(12):1187–1199

Soyka M, Koller G, Schmidt P, Lesch OM, Leweke M, Fehr C, Gann H, Mann K (2008) The cannabinoid receptor 1 antagonist SR 141716 (Rimonabant) for treatment of alcohol dependence – results fro a placebo-controlled double-blind trial. J Clin Psychopharmacol 28(3):317–324

Sperling W, Frank H, Lesch OM, Mader R, Ramskogler K, Barocka A (1999) Untergruppen Alkoholabhängiger und ihre primäre Vulnerabilität- Eine Untersuchung zweier Typologien (Cloninger, Lesch). Wiener Z Suchtforschung 22(4):21–26

Sperling W, Frank H, Martus P, Mader R, Barocka A, Walter H, Lesch M (2000) The concept of abnormal hemispheric organization in addiction research. Alcohol Alcohol 35(4):394–399

Spielhofer H, Lesch OM (1980) Probleme bei der Rehabilitation psychisch Kranker im ländlichen Raum. Bericht über ein Wohn- und Arbeitsheim im Burgenland (Großpetersdorf). In: Finzen A, Koester H, Rose HK (Hrsg) Psychiatrische Praxis 7/4. Georg Thieme, Stuttgart/New York, S 247–254

Stanger O, Weger M, Renner W, Konetschny R (2001) Vasculardysfunction in hyperhomocyst (e) inemia. Implications for atherothrombotic disease. ClinChem Lab Med 39(8):725–733

Tarter REH, McBride RN, Bounparte N, Schneider DU (1977) Differentiation of alcoholics. Arch Gen Psychiatry 34:761–768

UNDOC, WHO Commission on Narcotic Drugs (2016) International standards for the treatment of drug use disorders, Wien

Van de Bree A, Verschuren WMM, Kromhout D, Kluitmans LAJ, Blom HJ (2002) Homocysteine determinants and to what extent homocysteine determinenes the risk of coronary heart disease. Pharmacol Rev 54:599–618

Van den Bree MBM, Svilkis DS, Pickens RW (1998) Genetic influences in antisocial personality and drug use disorders. Drug Alcohol Depend:177–181, Jan15/43(2):139-45

Van den Brink W, Montgomery SA, Van Ree JM, van Zwieten-Boot BJ (2006) ECNP consensus meeting March 2003 Guidelines fort he investigation of efficacy in substance use disorders. Eur Neuropsychopharmacol 16:224–230

van den Brinck W, Addolorato G, Aubin HJ, Benyamina A, Caputo F, Dematteis M, Gual A, Lesch OM, Mann K, Maremmani I, Nutt D, Paille F, Perney P, Rehm J, Reynaud M, Simon N, Söderpalm B, Sommer WH, Walter H, Spanagel R (2018) Efficacy and safety of sodium oxybate in alcohol-dependent patients with a very high drinking risk level in. Addict Biol 23(4):969–986. https://doi.org/10.1111/adb.12645

Vyssoki B, Steindl-MundaD P, Ferenci P, Walter H, Höfer P, Blüml V, Friedrich F, Kogoj D, Lesch OM (2010) Comparison of alcohol-dependent patients at a gastroenterological and a psychiatric ward according to the Lesch alcoholism typology: implications for treatment. Alcohol Alcohol 45(6):534–540

Vyssoki B, Blüml V, Gleiss A, Friedrich F, Kogoj D, Walter H, Zeiler J, Höfer P, Lesch OM, Erfurth A (2011) The impact of temperament in the course of alcohol dependence. J Affect Disord 135(1–3):177–183

Walter H (2009) Alkohol in: HG: Revenstorf Peter: Hypnose in Psychotherapie, Psychosomatik und Medizin, 2. Aufl. Springer, Berlin

Walter H, Hertling I, Benda N, König B, Ramskogler K, Riegler A, Semler B, Zoghlami A, Lesch OM (2001a) Sensitivity and specificity of carbohydrate-deficient trans-

ferrin in drinking experiments and different patients. Alcohol 25(3):189–194

Walter H, Ramskogler K, Semler B, Lesch OM, Platz W (2001b) Dopamine and alcohol relapse: D1 and D2 antagonists increase relapse rates in animal studies and in clinical trials. J Biomed Sci 8:83–88

Walter H, Ramskogler-Skala K, Dvorak A, Gutierrez-Lobos K, Hartl D, Hertling I, Munda P, Thau K, Lesch OM, De Witte P (2006) Glutamic acid in withdrawal and weaning in patients classified according to Cloninger's and Lesch'stypologies. Alcohol Alcohol 41(5):505–511

Weinland C, Braun B, Mühle C, Kornhuber J, Lenz B (2017) Cloninger type 2 score and Lesch typology predict hospital readmission of female and male alcohol-dependent inpatients during a 24-month follow-up. Alcohol Clin Exp Res 41(10):1760–1767

Wiesbeck G, Weijers HG, Lesch OM, Glaser T, Toennes PJ, Boening J (2001) Flupenthixol decanoate and relapse prevention in alcoholics: results from a Placebo-controlled study. Alcohol Alcohol 36(4):329–334

Wirnsberger K, Walter H, Lesch OM, Hartl D (2007) Different degrees of liver damage between subgroups of alcohol-addicted persons. Alcohol Alcohol 42(1):i56

Wurst FM, Bechtel G, Forster S, Wolfersdorf M, Huber P, Scholer A, Pridzun L, Alt A, Seidl S, Dierkes J, Dammann G (2003) Leptin levels of alcohol abstainers and detoxification patients are not different. Alcohol Alcohol 38(4):364–368

Zago-Gomes Mda P, Nakamura-Palacios EM (2009) Cognitive components of frontal lobe function in alcoholics classified according to Lesch's typology. Alcohol Alcohol 44(5):449–457

Zimmermann P, Wittchen HU, Höfler M, Pfister H, Kessler RC, Lieb R (2003) Primary anxiety disorders and the development of subsequent alcohol use disorders: a 4-year community study of adolescents and young adults. Psychol Med 33:1211–1222

Motive, die Alkohol- und/oder Tabakabhängige zum Arzt führen

7

Otto-Michael Lesch, Henriette Walter, Samuel Pombo,
Daniel König, Noureddine Souirti und Benjamin Vyssoki

▶ In diesem Kapitel werden Motive beschrieben, die Alkohol- und Tabakabhängige in ärztliche Behandlung führen können. Es beginnt mit den
dissonanten und konsonanten Rauchern, geht weiter über Druck des sozialen Umfelds und dessen Ruf nach
Behandlung bis hin zu den Erkrankungen, die mit Alkohol- und Tabakkonsum in Beziehung stehen sowie zu
den diversen Folgeschäden, die ärztliche Behandlung notwendig machen.

O.-M. Lesch (✉) · H. Walter ·
D. König · B. Vyssoki
Psychiatrische Universitätsklinik, Medizinische
Universität Wien, Wien, Österreich
e-mail: otto.lesch@meduniwien.ac.at;
henriette.walter@meduniwien.ac.at; daniel.
koenig@meduniwien.ac.at; benjamin.
vyssoki@meduniwien.ac.at

S. Pombo
Abt. Neuropsychologie, Krankenhaus Santa
Maria, Lissabon, Portugal
e-mail: samuelpombo@gmail.com

N. Souirti
Universitätsklinik für Psychiatrie und
Neurologie, Wien, Österreich
e-mail: souirtinoureddine@gmail.com

7.1 Tabakabhängigkeit

60 % der Tabakabhängigen beschreiben sich als dissonante Raucher. Sie versuchen dauernd oder zeitweilig, das Rauchverhalten zu reduzieren oder auch aufzuhören. Sie wissen sehr genau, dass ihr Rauchen zu Folgekrankheiten führt. Sie kennen meist ihre Entzugssymptome, aber die echte Motivation, Hilfe von außen zu suchen, benötigt in dieser Gruppe oft noch einen Anstoß durch die soziale Situation (Partner, Arbeitssituation usw.) oder durch körperliche Symptome (Atemnot bei Belastung, Magenschmerzen, Schwangerschaft usw.). Wenn diese Gruppe einen Therapeuten aufsucht, wissen diese dissonanten Raucher, dass sie ein gewisses Abhängigkeitsproblem haben. Bei einer wirksamen Hilfe sind sie meist leicht zu motivieren, das Rauchverhalten zu reduzieren oder sogar einzustellen (Balfour et al. 2000).

40 % der Tabakabhängigen sind konsonante Raucher, betrachten das Rauchverhalten als einen wichtigen Teil ihres Lebens und empfinden jede Therapie als ein

Wegnehmen von etwas Angenehmen. Diese Gruppe von Rauchern kommt meist sehr spät in ihrer Abhängigkeitsentwicklung in Therapie. Sie kommen niemals freiwillig, sondern nur, wenn sie durch Außenfaktoren (z. B. absolutes Rauchverbot am Arbeitsplatz oder durch deutliche körperliche Folgeerkrankungen, die mit Rauchen in Beziehung stehen – COPD, Schlaganfall usw.) gezwungen werden, sich mit ihrem Rauchverhalten auseinanderzusetzen. In dieser Gruppe ist die Aufklärung des Zusammenhangs von Rauchinhaltsstoffen und der jeweiligen Erkrankung äußerst wichtig (Kunze et al. 2009). Wenn eine Erkrankung vorliegt, sollte man primär diese Erkrankung behandeln. Der Patient sollte erleben, dass man Interesse an ihm hat und dass man ihm helfen will, eine bessere Lebensqualität zu erreichen. Diese Motivationsarbeit benötigt Zeit und mehrere Termine. Das Anbinden an eine Therapiestelle oder die regelmäßige Kontrolle beim praktischen Arzt oder beim entsprechenden Facharzt sollte das erste Ziel sein. Ist die Anbindung gelungen, sollte ein klares Datum zur Reduktion oder Abstinenz des Rauchverhaltens festgelegt werden, es sollte ein klares Ziel formuliert werden. Das therapeutische Vorgehen zur Erreichung dieses Zieles sollte vom Patienten und vom Therapeuten akzeptiert werden und realistisch erreichbar sein. Die Entzugssymptomatik sollte so behandelt werden, dass im Gehirn so wenig wie möglich Schäden durch den Entzug entstehen (Nikotinersatztherapie z. B. mit dem richtigen Präparat oder in der richtigen Kombination hoch genug dosiert). Im Therapieteil wird dann die Rückfallprophylaxe und die Entzugssymptomatik genauer dargelegt (Bates et al. 2003; Lesch et al. 2004; Lesch 2007).

7.2   Alkoholabhängigkeit

Wir gehen heute davon aus, dass die meisten Alkoholabhängigen schon in jungen Jahren die Diagnose „Alkoholabhängigkeit" erfüllen. Wir konnten zum Beispiel zeigen, dass 3,2 % der 18-jährigen Männer bereits die Diagnose Alkoholabhängigkeit „erreichen" (Kapusta et al. 2006, 2007). Da das Trinkverhalten in den Wein produzierenden Ländern ein akzeptiertes Verhalten ist, trinken Alkoholabhängige viele Jahre, bevor sie bemerken, dass sie Probleme mit ihrer Gesundheit, mit ihrem Partner, mit ihrer Arbeit oder mit ihrer Lenkerberechtigung bekommen. Die hohen Trinkmengen werden von der Umgebung meist noch bewundert, und es dauert viele Jahre, bis klar wird, dass der Alkoholabhängige ein schweres Alkoholproblem hat. Die Umgebung oder auch der Arbeitgeber reagieren dann fast immer mit Kontrollmechanismen und Regeln, die der Patient oft nicht einhalten kann. Auch dieser Prozess läuft über Jahre, und erst wenn echte gesundheitliche Probleme (Folgekrankheiten, Entzugssymptome bis Entzugsanfälle) oder ein deutlicher sozialer Abstieg (Arbeitsplatzverlust, Scheidung, Verlust der Wohnung) eintreten, wird der Patient von der Umgebung genötigt, einen Arzt, Psychotherapeuten oder Psychologen aufzusuchen. Dies bedeutet, dass der Patient im Erstgespräch erwartet, dass er neue Regeln zu hören bekommt, wobei er selbst sehr genau weiß, dass er sie wahrscheinlich nicht einhalten kann.

Kommt der Patient ohne schwere Folgekrankheiten und nicht hoch alkoholisiert in die Behandlung, sollte primär ein Diagnoseprozess gestartet werden. Es sollte das zu erwartende Entzugssyndrom exploriert werden. Die meisten Patienten haben schon mehrere Entzüge ohne Behandlung durchgemacht und können diese meist sehr gut beschreiben (siehe Abschn. 9.5.2.1). Das primäre Therapieziel sollte die Reduktion des Trinkverhaltens oder, wenn akzeptiert, die absolute Abstinenz bis zum nächsten Termin (am besten in spätestens sieben Tagen) sein, und es sollte klar vereinbart werden, dass Rückfälle in dieser Zeit möglich sind und dass der Patient diese schildern sollte, damit bessere therapeutische Strategien angeboten werden können. Wenn diese Patienten unbedingt eine stationäre Aufnahme wünschen, sollte man diesen Wunsch auf alle Fälle erfüllen, aber man sollte die Patienten nur in Institutionen schicken, die nach einem kurzen stationären Aufenthalt eine gute stabile psychotherapeutische Nachbetreuung anbieten können. Am besten sollte die Vorbetreuung, die stationäre Behandlung und die psychotherapeutische Arbeit nach der Entlassung von einer einzelnen Person oder von einem Team durchgeführt werden. Das Prinzip „ambulant vor stationär" als gute Behandlung in der Psychiatrie gilt natürlich auch für Abhängige. Starre, lange Therapiekonzepte und Regeln, die vor allem der Institution, aber nicht dem Patienten dienen, sind heute als obsolet abzulehnen.

Wenn der Druck des sozialen Umfelds zur Behandlung führt, sollte der Patient auf alle Fälle primär außerhalb dieses Systems behandelt werden. Ist eine Partnerproblematik der Hintergrund, sollte zuerst ein guter Kontakt zum Patienten gefunden werden. Gespräche oder therapeutische Konzepte, die die Partner mitberücksichtigen, sollten erst später beginnen (z. B. fünf einstündige Sitzungen mit dem Patienten und in der sechsten Sitzung mit Zustimmung des Patienten gemeinsam mit dem Partner). Ist der Druck durch die Arbeitsstelle gegeben, sollte man mit dem Pa-

tienten klare Regeln festlegen, welche Informationen auch der Arbeitgeber, oft auch die Gewerkschaft, bekommen soll. Wenn eine Behandlung durch den Arbeitgeber bezahlt wird oder wenn der Arbeitgeber verlangt, dass regelmäßige Therapieberichte vorgelegt werden müssen, kann dies nur mit Zustimmung des Patienten geschehen. Klare Regelungen haben aber in diesem Spannungsfeld (Patient – Arzt – Arbeitgeber) oft einen sehr guten therapeutischen Effekt. Ist der Führerscheinentzug der Motivationsgrund, kann man bei Alkoholabhängigen, je nach Typ, nach drei oder neun Monaten eine Prognose abgeben. Oft ist es günstig, wenn eine Befristung der Lenkerberechtigung auf zwei Jahre ausgesprochen wird, wobei der Patient dann einen Behandlungsbericht zur weiteren Berechtigung, ein Kraftfahrzeug lenken zu dürfen, vorlegen sollte.

Entsteht die Motivation, in Therapie zu kommen, durch Folgekrankheiten, ist die Vorgangsweise vor allem nach dem Schweregrad der Folgekrankheiten zu modifizieren. Eine dekompensierte Leberzirrhose oder ein metastasierendes Karzinom benötigen eine andere Vorgangsweise als leicht erhöhte Leberwerte oder eine leichte Anämie. Es ist günstig, wenn die Behandlung an der spezifischen Stelle durchgeführt wird, die für die Folgekrankheit zuständig ist (z. B. Lebererkrankte an der Gastroenterologie oder Herzkranke an der Kardiologie). An diesen Fachstellen sollte jedoch ein in Suchtgiftfragen ausgebildeter Therapeut oder Psychiater zur Verfügung stehen, dem ein Liaisonangebot an dieser Facheinheit zur Verfügung steht. Wir konnten an der Klinischen Abteilung für Transplantation und an der Klinischen Abteilung für Gastroenterologie und Hepatologie in Zusammenarbeit mit der Ambulanz für Alkoholgefährdete und einer

Station für Kriseninterventon an der Universitätsklinik für Psychiatrie Wien zeigen, dass so ein Angebot zu einer Verbesserung der Verläufe, aber auch zu klareren Indikationsstellungen für die Transplantation und zu suffizienten Nachbetreuungen der Transplantierten führt. Wir konnten in einigen Studien auch nachweisen, dass dieses Konzept nicht nur Abstinenzraten, sondern auch die Lebensqualität der betroffenen Leberkranken deutlich verbessert (Baischer et al. 1995; Berlakovich et al. 1999).

Wenn die Patienten erleben, dass man sie in ihrer Folgekrankheit gut behandelt, sind sie oft motiviert, die Alkoholabhängigkeit mit behandeln zu lassen. Eine gute Aufklärung und ein klares Therapiekonzept sind bei diesen Patienten hilfreich. Wenn man sie in eine andere Institution in Behandlung schickt, wird dies von den Patienten als sehr enttäuschend erlebt und die Therapie wird meist abgebrochen. Auch bei diesen Patienten sind stationäre Entwöhnungsbehandlungen meist nicht notwendig. Es genügen häufig regelmäßige ambulante Termine und therapeutische Strategien, die der Typologie nach Lesch folgen.

7.3 Welche Folgekrankheiten führen Patienten in die Therapie?

7.3.1 Tabak und Folgeschäden (siehe auch Lesch 2007)

7.3.1.1 Einleitung

Tabak und die Rauchinhaltsstoffe schädigen praktisch alle Körperfunktionen, und in allen Fachrichtungen wird auf die Teilätiologie Rauchen hingewiesen. 2007 stellten wir in einem Sammelband diese Schäden genauer

dar, wobei nicht alle verschiedenen Fachrichtungen berücksichtigt werden konnten. In Österreich werden etwa 14.000 Tote pro Jahr dem Tabakmissbrauch zugeordnet. Die Kombination von Tabak- und Alkoholmissbrauch mit Übergewicht und wenig Bewegung ist tatsächlich lebensverkürzend, Kunze 2000.

7.3.1.2 Tabak und Gehirn

Rauchen gehört zu den am meisten veränderbaren Risikofaktoren für Diabetes mellitus, arterielle Hypertonie oder Alkoholmissbrauch. Bei Rauchern verdoppelt sich das Risiko eines ischämischen Schlaganfalls und 25 % aller Schlaganfälle sind direkt oder indirekt mit Rauchen verbunden. Rauchen potenziert die Risiken anderer Faktoren wie die Konsumation von oralen Kontrazeptiva (Dulicek et al. 2018).

Da Passivrauchen auch die Risiken in ähnlicher Weise vergrößert wie Aktivrauchen, kann angenommen werden, dass eine „Schwelle" existiert, die das Risiko vergrößert, und, dass der Zusammenhang mit der Dosisantwort nicht linear ist. Nach einem Schlaganfall verringert ein rauchfreier Lebensstil das Risiko eines weiteren Schlaganfalles. Das Rauchen aufzugeben ist somit effektiver als Vorbeugung mit Aspirin. Nach nur zwölf Monaten Abstinenz beobachtet man ein um 50 % reduziertes vaskuläres Risiko und nach weiteren fünf Jahren ohne Rauchen ist das Risiko für eine Gefäßkrankheit fast so gering wie für einen Nichtraucher. (Goldstein et al. 2006; Sander et al. 2006; Wolf et al. 1988).

Tabak und Chronobiologie[1]

Schlafprobleme bei Rauchern werden bis jetzt als pathologisches Rätsel betrachtet.

---

[1] Dieses Kapitel wurde mit Noureddini Souirti verfasst.

Seit langer Zeit betrachtete man Schlaf als ein Stadium eines Mangels an Vigilanz, das weniger medizinische Aufmerksamkeit verdient als die Diagnose von anderen pathologischen Erkrankungen. Diese klinische Vernachlässigung führt – nicht vorsätzlich – zu einem Nichtweiterverfolgen von zahlreichen Möglichkeiten, die genützt werden hätten können, um frühe Zeichen von kardiovaskulären Lungenkrankheiten über den Weg der Schlafstruktur von Rauchern zu entschlüsseln.

Abgesehen von der Verbreitung des Wissens hinsichtlich der Pathologie der Krankheiten, die in Verbindung mit Rauchen und Schlafstörungen stehen, liegt der Mechanismus hinter Rauchen, Schlafstörungen und kardiopulmonaler Krankheitsmatrix immer noch außerhalb unseres Verständnisses. Keine Forschung hat, unseres Wissens nach, Licht in diese Angelegenheit gebracht, was auch an hohen Komorbiditäten von Rauchen und anderen Störungen liegen mag. Um unser Verständnis für die Mechanismen, die zu Schlafstörungen führen, zu vertiefen, zielt das vorliegende Kapitel darauf ab, die verschiedenen Korrelationen zwischen Schlafarchitektur, chronische obstruktive Lungenstörung und kardiovaskuläre Krankheiten aufzuzeigen.

Störungen der Schlafchronobiologie

Bei der Entschlüsselung des Mechanismus, der ursächlich für eine Anzahl von Krankheiten ist, die in Zusammenhang mit dem zirkadianen Rhythmus stehen, hat die chronobiologische Forschung Beziehung zwischen dem zirkadianen Rhythmus und anderen physiologischen Systemen zeigen können (Haus 2007). Der zirkadiane Rhythmus ist ein universelles biologisches System, das mit dem endokrinen System, dem Immunsystem, der Homöostase, und dem Herz-Kreislauf-System interagiert und diese Systeme kontrolliert (Reite 1991; Hastings et al. 2007; Borb et al. 1999; Guo et al. 2016). Der zirkadiane Rhythmus leitet sich von der zirkadianen Uhr ab, welche die endogenen Mechanismen mit externen Signalen, wie z. B. Licht, Temperatur, sozialer Interaktion und Ernährungsgewohnheiten synchronisiert, um komplexe physiologische Prozesse aufrecht zu erhalten. Diese externen Signale werden „Zeitgeber" genannt.

Im vorderen Hypothalamus liegt der zentrale Schrittmacher, der Nucleus suprachiasmaticus (SCN), der den Tagesrhythmus und die Hormonausschüttung sowie Körpertemperatur und Stoffwechsel koordiniert. Die zirkadiane Uhr wurde in eine zentrale Uhr, die dem SCN entspricht, und einer peripheren Uhr, die sich über verschiedene Organe wie die Leber, Nieren und das Herz verteilt, differenziert. Jedes dieser Organe wird durch lokale Zellrhythmen koordiniert (Golombek et al. 2010; Storch et al. 2002). Trotzdem bleibt der SCN die „Hauptuhr", die alle lokalen Zeitrhythmen über hormonelle und neuronale Wege regelt (Charles et al. 1980; Olds 2014; Energ 2018). Frühere Arbeiten auf diesem Gebiet zeigten, wie der SCN die Rhythmik durch die Ausschüttung des Indolderivats Melatonin regelt, das in der Zirbeldrüse produziert wird und von dem angenommen wird, dass es innerhalb der Neurohormone für den Schlafrhythmus verantwortlich ist (Bernard et al. 1999). Abweichungen bei der Melatoninausschüttung oder im SCN-System verschlechtern den zirkadianen Rhythmus dramatisch und können zu einer negativen Auswirkung auf das Schlafmuster führen und somit Schlafstörungen verursachen (Kennaway et al. 2002).

Mehr Belege in Richtung Schlafstörung zeigte diese Abweichung beim Mechanismus des SCN, der Hypothalamus-Hypophysen-Nebennierenrinde-Achse (HPA) (Bukley et al. 2005).

Neurotransmitter beteiligt an der Schlafpathophysiologie

GABA, Acetylcholin, Adenosin, Serotonin, Norepinephrin, Histamin, Dopamin, Glutamat, Hypocretin, Leptin, Ghrelin sind in die zirkardianen Rhythmen des Menschen involviert (z. B. Leptin-Ghrelin-Quotient für den Rhythmus des Appetits und Craving-Mechanismen; Hillemacher et al. 2010; Leggio et al. 2012)

Der Tag-Nacht-Rhythmus als wichtiger Rhythmus wird auch von diesen Mechanismen gesteuert. Acetylcholin im Nucleus tegmentalis lateralis dorsalis (LDT) und dem Nucleus tegmentalis pedunculopontinus (PPT), ebenso wie Serotonin in den dorsalen und medialen Nuclei raphes und Dopamin in der periaquäduktalen grauen Masse (PAG), Histamin im Nucleus tuberomamillaris (TMN) und Norepinephrin im Locus coeruleus (LC) sind Neurotransmitter, die am System der Wachsamkeit des Gehirns beteiligt sind (Siegel 2004; Saper et al. 2005). Der Nucleus ventrolateralis preopticus (VLPO) segregiert GABA, Galanin und inhibitorische Neurotransmitter, die eine wichtige Rolle beim Inhibieren des Wachsystems im TMN, der dorsalen Raphe, im Locus coeruleus und im LDT spielen. Viele Studien zeigten die Auswirkung von Läsionen der VLPO-Neuronen, die das Schlafsystem repräsentieren, sowohl bei

nonREM- als aus bei REM-Mustern durch Verringerung der Schlafqualität um mehr als 50 %. Rezente Schlafstudien regten an, dass das Schlafsystem im anterioren Hypothalamus und basalem Vorderhirn situiert sei, das Wecksystem hingegen im posterioren Hypothalamus (Siegel 2004; Mignot et al. 2002; Schwartz et al. 2008).

Schlafstörungen und Rauchen
Abnormale EEG-Muster bei Rauchern

Tabak kann unerwünschte Effekte auf den Biorhythmus hervorrufen, die eine Desynchronisation des zirkadianen Systems bewirken. Nicht nur Nikotin sondern auch viele andere Inhaltsstoffe von Tabak spielen hier eine Rolle (Dalhout et al. 2011; Rodgman 2013). Neben Nikotin können solche weiteren Inhaltsstoffe zu vielen anderen Krankheiten führen.

Studien an großen Kohorten, wie z. B. die „The Sleep Heart Health Study (SHHS)" zeigten, dass unter 6400 Teilnehmern, darunter Raucher, Nichtraucher und ehemalige Raucher die Gruppe der aktiven Raucher die geringste totale Schlafdauer zeigten, die niedrigste Schlafeffizienz sowie eine Reduktion der Schlafwellen in Stadium 3 und Stadium 4 (Zhang et al. 2006). Dieses Ergebnis wurde durch eine weitere Studie bestätigt, die Schlaf bei Rauchern, mit einer hochgradigen Nikotinabhängigkeit nach DSM-5 Kriterien und Fagerström-Werten von ≥5 im Vergleich zu Nichtrauchern evaluierte (FTND. Knott 1988; Jaehne et al. 2012). Dieselbe Studie untersuchte weiterhin andere biologische Parameter, die Auswirkung auf den Schlaf haben und Störungen verursachen. Die Resultate der Studie von Jaehne et al. zeigten, dass Raucher längere Schlaf- und REM-Latenz haben; weniger totale Schlafzeit (TST) und weniger langsam welligen Schlaf (SWS) während der Schlafepisode. Des Weiteren führt nach McCarley und Hobson der cholinerge Einfluss auf den SWS bei Rauchern zu einer Abnahme der Schlafeffizienz (McCarley und Hobson 1975).

Einige vorangegangene Arbeiten zur EEG-Aktivität bei Rauchern vor und nach dem Rauchen wurden in den frühen 1900ern durchgeführt. Alpha-1- (8,0–9,8 Hz) und Alpha-2-Aktivitäten (10,0–11,8 Hz) waren in der Okzipitalregion und im cerebralen Cortex von Rauchern prominent, bei Abnahme von Theta- und Beta-Frequenzen (Domino und Matsuoka 1994). Überraschend war, dass Nichtrauchen ebenfalls Alpha- und Beta-Aktivität hervorrief (Domino und Matsuoka 1994). Andere Studien zeigten dieselben Resultate hinsichtlich der Überprüfung derselben EEG-Segmente bei Nichtrauchern, bei Rauchen nach Entzug und bei Rauchern ohne Entzug (Knott 1988; Guilleminault 1993). Nächtliche Alpha-Frequenz (7–11,5 Hz) trug nicht nur zu Schlafanomalien bei sondern auch zu schlafbezogenen Atmungsstörungen, rheumatoider Arthritis, Fibromyalgie und schlechter Schlafqualität (Moldofskyet al. 1983; Roizenblatt et al. 2001). Diese Erkenntnisse könnten die Wichtigkeit weiterer klinischer Untersuchungen über die schädlichen Effekte von Tabak auf die Schlafstruktur von Rauchern und ihre Korrelation zu anderen Krankheiten widerspiegeln.

Neuroendokrine Wirkungen von Nikotin

Es existiert immer noch eine erhebliche Unsicherheit hinsichtlich der Auswirkung von Nikotin über endokrine Bahnen auf das Schlafmuster. Einige Studien haben die Auswirkung auf den zirkadianen Rhythmus untersucht (Trachsel et al. 1995). In einer Studie an Tieren zeigte sich, dass Nikotin den zirkadianen Rhythmus beeinflusst, indem es nikotinerge acetylcholinerge Rezeptoren (nAChRs) im Hypothalamus stimuliert (O'Hara et al. 1998). Nikotin stimuliert die Effekte in den nAChRs, die auch Acetylcholin induziert (Rosecrans und Karin 1998). Überraschenderweise zeigte eine andere Studie, dass Nikotin eher eine inhibitorische Rolle spielt. Die Hypothalamus-Hypophysen-Nebennierenrinden-Achse (HPA) ist in die Aufrechterhaltung von Schlaf und dessen Regulierung involviert (Buckley und Schatzberg 2005). Nikotin wurde als potenter Stimulus identifiziert, der HPA aktiviert (Rohleder und Kirschbaum 2006). Normalerweise geht die HPA-Achse mit einer hohen Sekretion von adrenocorticotropen Hormonen (ACTH) und Cortisol morgens zwischen 5 Uhr und 9 Uhr einher und erreicht den Tiefpunkt zwischen 18 Uhr und 24 Uhr (Melmed 2015). Der stimulierende Effekt von Nikotin auf die HPA-Achse führt zu einer Sekretion des Corticotropin-Releasing Hormons (CRH) im paraventrikularen Nucleus des Hypothalamus. CRH ist bekannt dafür, Vigilanz und Aufmerksamkeit zu erhöhen (Tsigos und Chrousos 2002). Die CRH-Sekretion stimuliert die Produktion von ACTH in der Hypophyse und führt daher zu einer erhöhten Sekretion von Cortisol durch die Nebenniere.

Vgontzas zeigte, dass Schlaflosigkeit mit einer Erhöhung von ACTH und Cortisol im Plasma verbunden ist (Vgontzas et al. 2001). Dieses Ergebnis wurde durch eine weitere Studie unterstützt, die eine starke Korrelation zwischen der Synthese von Cortisol vor 4 Uhr morgens und der Schlafstruktur von

Patienten, die an primärer Schlaflosigkeit litten, zeigte (Backhaus et al. 2002). Vorab- bzw. nachträgliche Cortisol-Messungen im Abend- und Morgenspeichel von Patienten, die an primärer Schlaflosigkeit litten, zeigten, dass hohe Cortisolspiegel am frühen Morgen stark mit niedriger Schlafqualität dieser Patienten während der Nacht korrelierten (Backhaus et al. 2004).

Melatonin ist ein zentraler Faktor der Schlafregulierung. Eine große Kohortenstudie untersuchte, wie die Sekretion von Melatonin, dem Hauptschlafpromotor, durch Kontakt mit Licht gehemmt wird (Mc Intyre et al. 1989). Eine andere Studie zeigte die Wertigkeit von exogenem Melatonin als ein Antioxidans, das den Körper gegen die negativen Effekte von Nikotin abschirmt (Mohammadghasemi et al. 2012). Hingegen zeigten wenige Studien Effekte von Nikotin auf die Melatoninsekretion. Diese verlaufen auf andere Bahnen: entweder durch Hemmen der Neuronen im SCN 31 oder Stimulation der HPA-Funktionen über die Sekretion von monoaminergen Transmittern wie Serotonin, Dopamin und Noradrenalin.

Frühere Arbeiten zeigten, dass Rauchen das Dopaminsystem durch nikotinerge Acetylcholinrezeptoren stimuliert (Shearman et al. 2008). Weiters zeigte sich, dass Aldehydoxidase (AO) Nikotin zu Cotinin umwandelte (Hucker et al. 1960). Das Enzym Aldehydoxidase katalysiert Carbonsäure, Cytochrom P450 (CYP450) und Monoaminooxidase (MAO) (Gordon et al. 2018; Pryde et al. 2010). Nach Ursings stimuliert erstaunlicherweise Rauchen Cytochrom P450 CYP 1A2 durch die polyzyklischen aromatischen Wasserstoffe, die in Zigaretten vorkommen und von denen angenommen wird, dass sie kanzerogen sind. Polyzyklische aromatische Wasserstoffe haben starken Einfluss auf den Melatoninstoffwechsel (MT). Es zeigte sich auch, dass CYP 1A2 den Serum-MT-Spiegel bei aktiven Rauchern reduziert (Ursings et al. 2005).

Der Effekt von Nikotin auf die Schlafqualität

Es gibt eine große Zahl von Arbeiten hinsichtlich des Effekts von Nikotin auf die Schlafstruktur. In einem systematischen Review, das den Effekt von suchterzeugenden Substanzen auf Schlafparameter beurteilen sollte, zeigte sich, dass Nikotin einen deutlichen Einfluss auf die Schlafphasen hat. Interessanterweise steigt der Effekt von Nikotin dramatisch mit dem Grad des Missbrauchs an. Die Studie zeigt den reziproken Effekt von Schlafmangel auf den Gebrauch von Nikotin (Garcia und Salloum 2015).

Branstetter et al. überprüften den Zusammenhang zwischen dem Zeitpunkt des Rauchens der ersten Zigarette morgens (TTFC), der Schlafdauer und der Tagesschläfrigkeit. Die Ergebnisse spiegeln eine starke Korrelation zwischen schlechter Schlafqualität, Tagesschläfrigkeit, dem Verlangen in der Früh zu rauchen und dem Grad von Nikotinabhängigkeit bei Rauchern wider (Branstetter et al. 2016). Die Studie Branstetter et al. zeigt große Ähnlichkeit mit einer deutschen Studie, die den Grad von Nikotinabhängigkeit in Zusammenhang mit dem Grad von Schlafstörung bei Rauchern in Vergleich mit Nichtrauchern überprüfte: Die Ergebnisse zeigten Effekte von Nikotin auf die Schlafqualität im Vergleich zu Nichtrauchern (28,1 % versus 19,1 %; P < 0,0001) (Cohrs et al. 2014).

Schlafstörungen und Lungenerkrankungen von Rauchern

Rauchen ist ein eindeutiger Risikofaktor für atmungsbedingte Schlafstörungen. Nach

ICD-10 ist bei Atmungsproblemen eine Unterkategorie der Schlafapnoetypen zu diagnostizieren (Wetter et al. 1994). Die Hypoventilation bis Hypoxämie wie auch die Schlafapnoe führen häufig zu Schlafstörungen (Rennard-Schäfer und Waters 2017). Die Schlafapnoe hat drei Cluster, die man als zentrale Apnoe, obstruktive Apnoe oder als gemischt obstruktive Apnoe bezeichnet. Alle diese Typen werden dadurch charakterisiert, dass es auf Grund der Unterbrechung des Atmens für 10 bis 20 sec mehr als 20-mal pro Nacht zu einer Unterversorgung mit Sauerstoff und damit zu Schlafstörungen kommt (Wetter et al. 1994).

In einer epidemiologischen Studie an Rauchern und Ex-Rauchern wurde der Einfluss der Atmung auf die Häufigkeit von Apnoe, Hypnoe und Schlafstörungen nachgewiesen. Diese sind ein enormer Risikofaktor für schwere Zwischenfälle bei Rauchern mit Atmungsproblemen und dadurch ausgelösten Schlafstörungen (Wetter et al. 1994).

Schlafstörungen bei Rauchern mit chronischen Krankheiten
Die chronische obstruktive Lungenerkrankung (COPD)
COPD ist ein Überbegriff für die chronische Bronchitis und für das Lungenemphysem. COPD ist durch eine deutliche Reduktion des Atemvolumens gekennzeichnet, wobei der respiratorische Mangel durch Rauchen noch verstärkt wird (Celli et al. 2004). Aus epidemiologischen Studien schätzt man, dass weltweit 3,17 Millionen Tote im Jahr 2015 auf COPD zurückzuführen sind. Nach der WHO ist der bedeutendste Faktor für den Tod bei COPD-Patienten das Rauchen (Mathers et al. 2006). Rauchen fördert die Entzündungen der Atemwege, begleitet von Störungen der Proteasen, Antiproteasen, der antioxidati-

ven Kapazität und der „Repair"-Mechanismen (Kirkham et al. 2013; Bartal 2005). Die Studie von Rennard zeigte, dass bei 201.921 COPD-Patienten 40 % an Schlafstörungen litten. In dieser Studie wurde die Schlafqualität als die Zeit einschlafen zu können mit der Schlafdauer und einer Zunahme von leichten Schlafstadien sowie einer Abnahme von REM-Phasen definiert (Rennard et al. 2002).

In einer weiteren epidemiologischen Studie wurde die Prävalenz von Schlafstörungen mit der Koexistenz von obstruktiven Lungenerkrankungen untersucht, wobei von 2187 Patienten 41,4 % an Schlafstörungen litten (Klink und Quan 2018).

Schlafstörungen, Atmung und Emphysem Rauchen ist einer der Hauptgründe für die Entwicklung eines Emphysems (Rodriguez et al. 1977). Die Pathophysiologie des Emphysems wird durch die Veränderungen der Lungenmorphologie charakterisiert. Die Hyperinflation der Alveolen, der Verlust von elastischer Bewegungsfähigkeit der Lunge wie auch die Zerstörung der alveolären Kapillarwände sind die Hauptsymptome des Emphysems. Reizstoffe in der Luftverschmutzung und im Tabak fördern die Entzündungsreaktionen in den Lungen. Als eine Konsequenz der inhalierten Toxine wird neutrophile Elastase freigesetzt, welche, entzündungsbedingt, vermehrt Cytokine ausschüttet (z. B. IL-8, IL-6 oder TNFalpha). Außerdem entstehen Proteasen, die Kollagen und Elastinproteine zerstören. Auch oxidativer Stress spielt natürlich auch hier eine Rolle (van der Vaart et al. 2004).

Bronchitis und atmungsbedingte Schlafstörungen Chronische Bronchitis dauert mindesten drei Monate innerhalb der letzten zwei Jahre. Die Hauptursache ist Rauchen.

90 % aller Raucher leiden unter chronischer Bronchitis. Toxine im Tabakrauch stören die Bronchien und Bronchiolen und führen zu zähem mukosem Schleim. Die verstärkte Schleimproduktion bewirkt eine Störung der Luftwege und führt zu Atemproblemen. Sauerstoffmangel und Hyperkapnie sind häufige nächtliche Symptome bei Patienten mit Bronchitis (Casey et al. 2007). Eine der Symptome ist verstärktes Schnarchen. In einer Studie litten 25,9 % der Patienten mit chronischer Bronchitis unter Schnarchen, 21,3 % unter Keuchen, 17,9 % zeigten asthmatische Symptome und 14,7 % litten an einer Rhinitis (Casey et al. 2007).

Obstruktive Schlafapnoe Sie wird beim Mechanismus des Rauchens bei chronischen Lungenerkrankungen als wichtig angesehen. Eine Vielzahl verschiedenen Studien zeigen die erhöhte Prävalenz bei kardiovaskulären und anderen Lungenerkrankungen.

7.3.1.3 Tabak und Innere Medizin

Rauchen gehört zu den modifizierbaren Risikofaktoren wie unter anderem Diabetes mellitus oder arterielle Hypertonie oder auch Alkoholmissbrauch. Rauchen allein erhöht das Risiko für den ischämischen Schlaganfall um ungefähr das Doppelte. Insgesamt werden etwa 25 % aller Schlaganfälle direkt oder indirekt auf das Rauchen zurückgeführt. Rauchen potenziert das Risiko von anderen Risikofaktoren wie z. B. die Einnahme von oralen Kontrazeptiva (Dulicek et al. 2018).

Da auch Passivrauchen das kardiovaskuläre Risiko in ähnlicher Weise erhöht wie das aktive Rauchen, nimmt man an, dass es einen „Schwellenwert" gibt, der das Risiko erhöht, und keine Dosis-Wirkungs-Beziehung in linearer Weise besteht. Nach einem

Schlaganfall verringert die Nikotinkarenz signifikant das Auftreten eines neuen Schlaganfalls. Dieser Verzicht auf Zigaretten ist deutlich wirksamer als eine Prävention mit Acetylsalicylsäure (ASS). Bereits nach zwölf Monaten Abstinenz ist ein auf die Hälfte reduziertes vaskuläres Risiko zu beobachten. Nach weiteren fünf „rauchfreien" Jahren liegt das vaskuläre Risiko nur noch gering oberhalb eines Nichtrauchers, erreicht jedoch nicht ganz dessen Niveau (Goldstein et al. 2006; Sander et al. 2006; Wolf et al. 1988).

Herzerkrankungen und Durchblutungsstörungen

Jeder weiß, dass Rauchen Herzinfarkte verursacht, und der von der Bevölkerung verwendete Begriff „Raucherbein" zeigt, dass die Menschen sehr genau wissen, dass Rauchen eine periphere arterielle Verschlusskrankheiten (pAVK) bewirken kann. Die INTERHEART-Studie zeigt, dass 36 % der ersten Herzinfarkte durch Tabakrauchen verursacht werden (Yusuf et al. 2004). Wobei es deutliche Geschlechtsunterschiede gibt. Ein Mann, der 20 Zigaretten täglich raucht, steigert sein Herzinfarktrisiko auf das 3-Fache. Frauen im Alter von 35 bis 52 Jahren erhöhen ihr Herzinfarktrisiko durch Rauchen auf das 6-Fache (Bolego et al. 2002). Die täglich gerauchten Zigaretten zeigen eine lineare Beziehung zur Häufigkeit von Herzinfarkten. Je mehr Zigaretten täglich geraucht werden, umso höher ist das Risiko eines akuten Myokardinfarkts (Yusuf et al. 2004; Albrektsen et al. 2017). An der Mayo-Klinik wurde der Einfluss des Rauchens auf die Gefahr von Myokardinfarkt und Tod der Patienten nach Koronarintervention (PCI) untersucht. Nach PCI und bei Verzicht auf das Rauchen normalisierte sich das Risiko völlig. Rauchen führte bei PCI-Patienten zu einer Erhöhung des Risikos des Myokardinfarkts (+108 %) und des kardiovaskulären Todes (+76 %) (Hasdai et al. 1997; Serbin et al. 2016). Ähnliche Studien liegen für das Aortenaneurysma, für die pAVK und für den Diabetes mellitus Typ II vor (Siasos et al. 2014; Lindquist Liljeqvist et al. 2017; Bao et al. 2016; Kim et al. 2014). In der Forschung zur Adipositas und zum metabolischen Syndrom hat die Interaktion zwischen Rauchen, Depression, Alkohol und Übergewicht einen hohen Stellenwert. Die regelmäßige Zunahme des Gewichts in Bezug zum Alter ist normal linear. Bei schlechten Lebensbedingungen steigt diese lineare Kurve und unter schwerem Stress kommt es zu einer schubhaften diskontinuierlichen Gewichtszunahme (Melis et al. 2007; Unachuku 2006; Chambaneau et al. 2016; Allen et al. 2016).

Pulmologische Erkrankungen

Raucherentwöhnung ist die weitaus wichtigste pneumologische Therapie und die einzig ursächlich wirksame. Raucher müssen in Österreich eine Verkürzung ihres Lebens im Durchschnitt um 23 Jahre hinnehmen. In Österreich starben im Jahr 2000 2700 Raucher an Bronchialkarzinom und etwa 1000 an COPD (Vutuc et al. 2004), im Jahre 2018 starben fast 5000 Raucher an ihrer COPD (Statistik Austria 2018).

Auch bei schwerer COPD bewirkt ein Zigarettenstopp eine deutliche Verbesserung des Verlaufs. Patienten werden zwar nicht mehr gesund, aber die Zunahme der Atemstörungen kann oft zum Stillstand gebracht werden oder es kommt zumindest zu einer deutlichen Verlangsamung des Prozesses.

Onkologische Erkrankungen

Neben dem bereits angeführten Bronchialkarzinom wird durch Rauchen auch das Risiko für andere Karzinome deutlich erhöht (Torre et al. 2012; Xylinas et al. 2014; Peterson et al. 2016; Wilson et al. 2016; Jones et al. 2017). Dies wird für alle Karzinome diskutiert (Brust, Prostata usw.), aber klare Zahlen liegen vor allem für das Larynx-, Pharynx- und Mundbodenkarzinomrisiko vor. Rauchen erhöht das Risiko dieser Karzinomarten um das 24-Fache und für das Ösophaguskarzinom um das 7,5-Fache. Rauchfreiheit verbessert auch die Verläufe dieser schweren Karzinomformen.

7.3.1.4 Zahnmedizin

Abgesehen von den hässlichen Raucherbelägen und der durch Rauchen begünstigten Parodontitis ist das Rauchen auch in Bezug auf Zahntransplantationen unbedingt zu berücksichtigen (Saxer et al. 2007; Preethanath et al. 2017). Heilungsvorgänge im Mundbereich werden durch Rauchen deutlich verlangsamt (AAP 2005; Tonetti et al. 1995; Trombelli et al. 1999). Auf die Erhöhung des Krebsrisikos im Mundbereich wurde bereits hingewiesen.

7.3.1.5 Psychiatrie

Vor allem bei Psychosen aus dem schizophrenen Spektrum wird im Rahmen einer neuroleptischen Therapie oft ein massiver Tabakmissbrauch betrieben. Tabak senkt den Neuroleptikaspiegel und wirkt auch gegen extrapyramidale Nebenwirkungen von klassischen Neuroleptika. Rauchen wirkt dopaminagonistisch und damit auch antidepressiv. Bei schizoaffektiven Psychosen ist Rauchen oft ein Versuch, die Stimmung zu verbessern (Featherstone und Siegel 2015).

7.3.2 Alkohol und Folgeschäden

7.3.2.1 Einleitung

Alkoholische Getränke verursachen je nach Dauer der Einnahme und nach dem Trinkverhalten (Dosis, täglicher Alkoholkonsum, zeitweiliges Rauschtrinken) Veränderungen aller Organsysteme. Alkohol besteht nicht nur aus Ethanol, sondern zum Teil auch aus Methanol. Gerade Methanol scheint für die somatischen cerebralen Schäden ein wichtiger Bestandteil zu sein. Je nach Getränk sind in einem Liter Milligramm- oder Grammdosen von Methanol (siehe Abb. 3.1).

Ethanol und andere Begleitstoffe verändern die Hämatopoese, den Fettstoffwechsel und auch alle anderen Stoffwechselvorgänge. Eine Vergrößerung der Erythrozyten, die Erhöhung der Blutfette, oft auch eine erhöhte Harnsäure mit einer Verzögerung der Blutgerinnung und pathologische Leberbefunde sind bei Alkoholmissbrauch anzutreffen. Die Immunlage des Menschen verschlechtert sich bei Alkoholmissbrauch. In der Literatur werden oft geringe Mengen Alkohol als gesund bezeichnet. Diese Stellungnahme gilt aber nur für gesunde Patienten, die nie dazwischen oder vorher einen Alkoholmissbrauch betrieben haben. Aus unserer Erfahrung gibt es nur sehr wenige Personen, die nicht in ihrer Jugend oder auch später über längere Zeit vermehrt Alkohol getrunken haben. Die oft durch Alkohol mitbedingte Veränderung der Ernährung (viel Fett und Fleisch, wenig Gemüse und Obst) ist als Ursache der somatischen Schäden sicher auch wichtig (z. B. Thiaminmangel). Das Trinkverhalten kann mittels Prozent CDT objektiviert werden

(Lesch et al, 1996b, c, d). Wir konnten in einer epidemiologischen Studie in Österreich nachweisen, dass 29 % aller Patienten, die auf einer internen Station aufgenommen wurden, einen Alkoholmissbrauch aufweisen, der durch ein erhöhtes %CDT objektiviert werden konnte. Bei geplanten Operationen weisen 12 % der Aufgenommenen einen erhöhten %CDT-Wert auf (Walter et al. 2001; Lesch et al. 1996a) Diese Tatsachen zeigen sich auch, wenn man auf einer chirurgischen Intensivstation die %CDT-Werte bestimmt. In Berlin stellte man fest, dass Patienten mit erhöhtem %CDT auch signifikant häufiger somatische Komplikationen entwickelten als Patienten mit niederem %CDT. Die Patienten mit erhöhtem %CDT zeigten auch eine doppelt so lange Liegedauer (Spies et al. 2000). Beim praktischen Arzt ist etwa ein Viertel aller Patienten auch in Bezug auf Alkoholmissbrauch zu behandeln, wobei hier deutliche Geschlechtsunterschiede bestehen (Abb. 7.1 und 7.2).

Alkoholabhängige, die ihr Trinkverhalten nach einer stationären Behandlung nicht wesentlich verändern (Typ-III- und Typ-IV-Verläufe), benötigen deshalb auch signifikant häufiger stationäre Aufnahmen auf einer somatischen Station als Typ-I- oder -II-Verläufe.

Wenn man Alkoholkranke mit einer gesunden Population vergleicht, findet sich eine im Schnitt um 23,9 Jahre kürzere Lebenserwartung. Die Kontrollgruppe wurde dabei aus persönlichen Untersuchungen aus Ordinationen aus der gleichen Region rekrutiert, aus der auch die Alkoholabhängigen kamen.

Wie bereits in der Verlaufsstudie beschrieben, sterben von den Typ-III- und

-IV-Patienten doppelt so viele wie von den Typ-I-Patienten (siehe Abb. 6.14).

Alkohol erhöht dosisabhängig die Mortalitätsraten. Die Zunahme des Alkoholmissbrauchs vor allem mit „Fuselalkoholen" (z. B. in der ehemaligen UdSSR) hat zu einer deutlichen Reduktion der Lebenserwartung in Russland geführt (Leon et al. 2009; Ogurtsov et al. 2001; Haaga und Faith 1997).

Die Arbeitsgruppe um Hart CL und Smith GD konnte in einer großen Studie an schottischen Arbeitern auch unter Berücksichtigung des Bildungsniveaus und anderer Risikofaktoren klar nachweisen, dass die Gesamtmortalität einen dosisabhängigen Verlauf hat, wobei der Anstieg der Mortalitätsrate in sehr niederen Dosierungen (ein bis zwei Achtel Wein pro Tag) auch sehr flach ist, ab einer Dosierung von drei Achtel Wein täglich oder von 21 Achtel pro Woche jedoch steil ansteigt (Hart et al. 1999).

Abb. 7.1 Anzahl der Alkoholmissbrauchenden in einer Allgemeinpraxis mit 2000 Patienten (Lesch et al., nicht publizierte Daten)

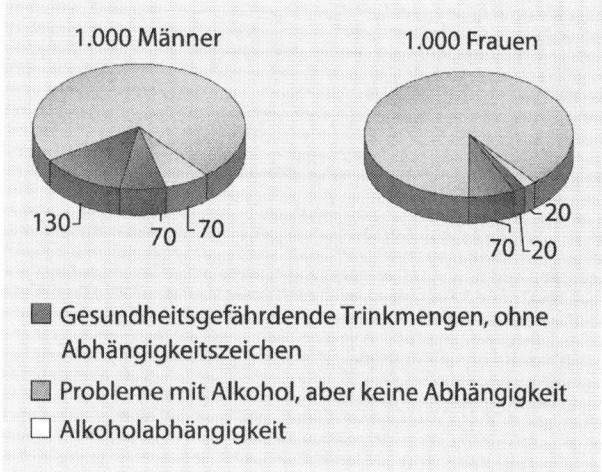

Abb. 7.2 Krankenhausaufenthalte und Typologien

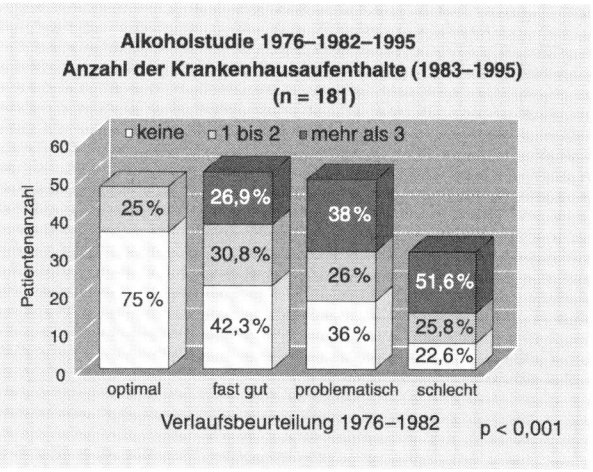

In fast allen somatischen Fachdisziplinen wird der Alkohol als Risikofaktor wissenschaftlich betont. Wenn man z. B. im British Medical Journal den Suchbegriff Alkohol eingibt, erscheinen mehr als 2700 Publikationen. Es gibt praktisch keine medizinische Zeitschrift, in der nicht Artikel über Alkohol nachzulesen sind. Die meisten Lehrbücher nehmen aufgrund dieser großen Zahl von Publikationen einige wichtige Manifestationen heraus, und auch in diesem Lehrbuch müssen wir diesen Weg gehen, obwohl wir genau wissen, dass ganz wichtige Aspekte damit zu wenig Berücksichtigung finden. Die europäische Gesellschaft für Biomedizinische Alkoholismusforschung (ESBRA – www.es-

bra.com), aber auch die Österreichische Gesellschaft für Suchtmedizin (AUSAM – www.ausam.at) und auch die Internationale Gesellschaft für Suchtmedizin (ISAM – www.isam.com) versuchen, den Stellenwert von Alkoholmissbrauch und Alkoholabhängigkeit in allen medizinischen Fächern zu betonen und Programme zu erstellen, die die Teilätiologie Alkoholismus für die meisten medizinischen Erkrankungen berücksichtigt. In einigen Fächern werden diese alkoholbedingten Krankheiten auch klar bezeichnet (Wernicke-Enzephalopathie, alkoholische Amblyopathie, alkoholische Kardiomyopathie bis zum Holiday Heart Syndrom, Johnson et al. 2003b) (Abb. 7.3).

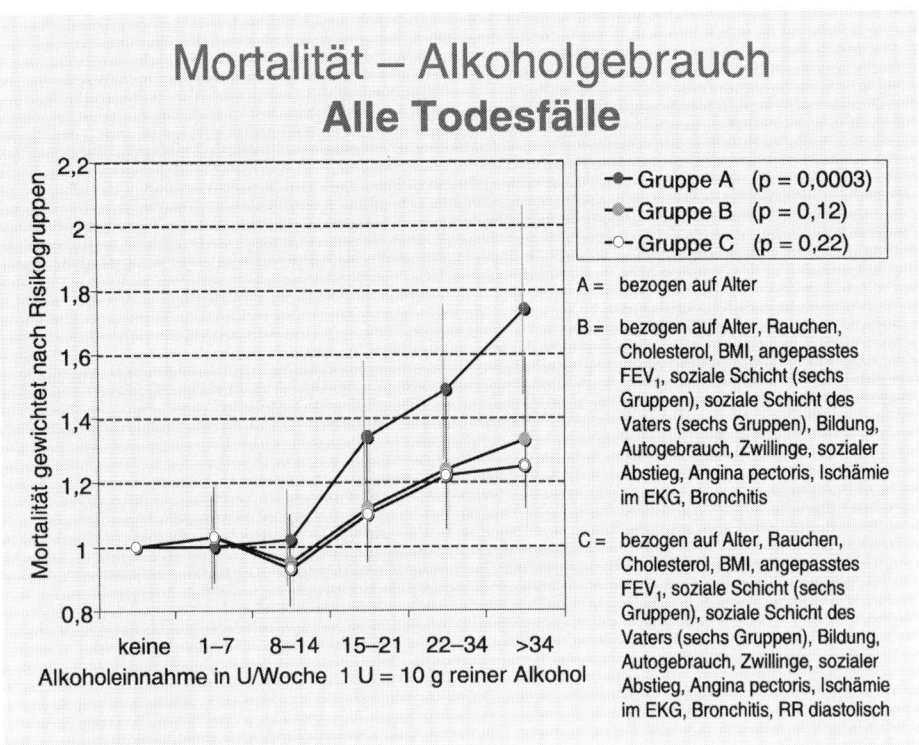

Abb. 7.3 Mortalität und Alkohol (Verlauf von 5766 Arbeitern, wobei in 21 Jahren 1643 Personen verstarben; nach Smith et al. 1998; Hart et al. 1999)

7.3.2.2 Der Stellenwert von Alkohol in Neurologie und Psychiatrie

Wie schon mehrmals betont, verändert Alkohol alle Funktionen der cerebralen Regelkreise. Die Intoxikation aber auch der Entzug von Alkohol bewirken Störungen der neuronalen Membranen. Neuronale Schäden sind nicht nur durch Alkohol und deren Aldehyde, sondern auch durch Mangelernährung, vor allem durch Vitaminmängel, aber oft auch durch Schädel-Hirn-Traumen bedingt. Cerebrale Vorschäden (Hypoxie während der Geburt, cerebrale Traumatisierungen mit neurologischen Defiziten, kindliche Epilepsie) machen das Gehirn für Alkohol empfindlicher und wir wissen heute, dass schwere mnestische Störungen vor allem in der Gruppe mit Vorschäden zu beobachten sind (Typ IV nach Lesch).

Durchgangssyndrome sind bei Alkoholintoxikationen je nach der Menge des getrunkenen Alkohols, aber auch in Abhängigkeit der Schnelligkeit der Zuführung des Alkohols in unterschiedlicher Ausprägung zu beobachten (Abb. 7.4). Wenn sehr rasch sehr viel getrunken wird (Wetttrinken mit z. B. 1 l Wodka), steht die Bewusstlosigkeit mit verschiedenen Komastufen im Vordergrund; diese Personen sind vital gefährdet. Bei langsamerer Resorption von Alkohol steht die Bewusstseinstrübung im Hintergrund. Es kommt zu psychomotorischen Veränderungen und zu den entsprechenden Durchgangssyndromen (Wieck 1956; 4. Aufl. 1982).

Die chronische Alkoholvergiftung führt zu einer Reduktion der nonpsychischen Leistungen (Intelligenzfunktionen wie z. B. Denken oder Assoziieren und Gedächtnisleistungen; Wieck 1982). Je nach dem Schweregrad dieser Reduktion kommt es zu psychopathologischen Reaktionsbildern. Bei einer leichten Reduktion treten Licht- und Lärmempfindlichkeit mit einer emotionalen Reizbarkeit und Empfindlichkeit auf (z. B. Dysphorie als morgendlicher Zustand nach abendlicher Alkoholüberdosierung). Bei stärkeren Beeinträchtigungen reagieren praktisch alle Patienten mit affektiven Symptomen, die durch Störungen der Chronobiologie (Störung des Schlafes), durch Antriebs- und Stimmungsverschiebungen gekennzeichnet sind. Wenn die Leistungsreduktion durch die Vergiftung oder die Erkrankung noch stärker zunimmt, kommt es zu einer Veränderung der Wahrnehmung und aus der affektiven Verschiebung zu einer Interpretation dieser

Abb. 7.4 Durchgangssyndrome

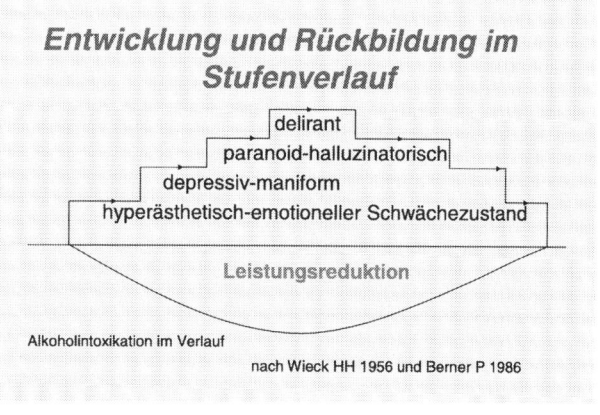

Wahrnehmungen. Diese dadurch auftretenden Wahnaufbauelemente werden dann oft zum paranoid-halluzinatorischen Syndrom organisiert. Pathologische Wahnaufbauelemente wie z. B. Halluzinationen sind so möglich. Wenn die Leistungen noch weiter reduziert werden, kommt es zu Verwirrtheit und zu massiver ängstlicher Unruhe bei einem oft produktiven Bild. Dieser Zustand wird dann delirantes Durchgangssyndrom genannt, welches häufig durch vegetative Symptome und in etwa 20 % der Fälle auch durch epileptische Anfälle verkompliziert wird. Delirante Syndrome ohne vegetative Zeichen sind meist nicht durch Alkohol sondern durch andere organische Störungen verursacht. Weitere Beeinträchtigungen führen zur Bewusstseinstrübung bis zum Koma in allen möglichen Stufen. Die Rückbildung dieser Syndrome folgt den gleichen Stufen wie die Entstehung dieser Durchgangsyndrome. Bei alkoholbedingten deliranten Bildern benötigt die Rückbildung bis zur psychopathologischen Unauffälligkeit etwa sechs Wochen. Delirante Bilder anderer Ursachen folgen in ihrer Rückbildung dem Schweregrad der auslösenden organischen Ursachen.

7.3.2.3 Alkohol und psychiatrische Erkrankungen

Wie bereits im Abschn. 5.4 ausgeführt, sind Achse-I-Diagnosen nach DSM-IV oft zusätzlich zu der Diagnose Alkoholabhängigkeit zu erfassen. Erkrankte aus dem schizophrenen Formenkreis trinken selten regelmäßig Alkohol, aber 10 % dieser Patienten entdecken im Laufe ihrer schizophrenen Erkrankung, dass Alkohol bei der Bewältigung ihrer psychischen Symptomatik pharmakologisch positive Wirkungen zeigt. Patienten mit schweren Filterstörungen leiden massiv unter einer Reizüberflutung und manche bemerken, dass sie unter der Wirkung von Alkohol diese Reize besser ertragen. Da der Alkohol aber den Dopaminrezeptor verändert, reagieren diese Patienten dann auf vor allem auf D2-wirkende Neuroleptika äußerst empfindlich und entwickeln oft schwere extrapyramidale Nebenwirkungen. Diese Patientengruppe profitiert vor allem von atypischen Neuroleptika, die auch GABAerge Wirkungen haben (z. B. Clozapin).

Im DSM 5 wurden die fünf Achsen des DSM-IV verlassen. Im DSM 5 wird auf den Schweregrad und auf die Verläufe näher eingegangen. In Zukunft wäre es wichtig, die episodischen Verläufe und die sehr schlecht beeinflussbaren Verläufe in Bezug zu anderen psychiatrischen Erkrankungen (bipolare Erkrankung, schizophrene Verläufe usw.) zu untersuchen. Im DSM 5 könnte vor allem das Kapitel der Entwicklungsstörungen ein vorrangiges Thema der Forschung werden. Gerade im Hinblick auf die bisherigen Forschungsergebnisse zum Typ IV nach Lesch ist diese Fragestellung besonders interessant.

Alkohol und affektive Erkrankungen

In einer großen epidemiologischen Studie in den USA wurde der Zusammenhang zwischen depressiven Erkrankungen und Alkoholabhängigkeit dargestellt, wobei sich deutliche Geschlechtsunterschiede fanden (Abb. 7.5). Bei Frauen scheinen affektive Erkrankungen eine deutlich größere Rolle zu spielen als bei Männern (Berner et al. 1986; Driessen et al. 2008; Kessler 1997).

Die Gruppe um Angst konnte erst kürzlich in ihrer prospektiven Langzeitstudie zeigen, dass vor allem bipolare affektive

	Alkohol-abhängigkeit		Alkohol-missbrauch	
	Männer	**Frauen**	**Männer**	**Frauen**
Major Depression	**24,3 %**	**48,5 %**	**9,0 %**	**30,1 %**
Dysthymie	**11,2 %**	**20,9 %**	**3,6 %**	**10,1 %**

*NCS (Kessler RC et al. 1996, 1997)

Abb. 7.5 Komorbidität Alkohol und Depression nach Geschlecht

Verläufe später häufig die Diagnose Alkoholabhängigkeit erfüllen, während dies bei unipolaren Verläufen nicht häufiger auftritt als in der Normalbevölkerung (Angst et al. 2006). Die Gruppe von Patienten, die Alkohol als Selbstmedikation für ihre psychische Erkrankung verwenden, wird im Typ III nach Lesch zusammengefasst. Depressive Syndrome mit Schlafstörungen, die in Beziehung zur Alkoholintoxikation oder zum Alkoholentzugssyndrom stehen, sollten in keinem Fall zur Alkoholdiagnose zusätzlich eine Achse-I-Diagnose (affektive Erkrankungen) erhalten. Diese Symptome sind Durchgangssyndrome und klingen nach einer Entgiftung oder nach Abklingen des Entzugssyndroms ohne jede Therapie ab. Der Grundsatz lautet: Zuerst behandelt man die Alkoholabhängigkeit, und besteht die psychiatrische Symptomatik in der Abstinenz noch nach zwei bis drei Wochen, dann ist auch diese andere psychiatrische Achse-I-Diagnose zu behandeln (Empfehlung der Plinius Maior Society, www.alcoweb.com) (Abb. 7.6).

Alkohol und Angststörungen

Die sehr unterschiedlichen Angststörungen zeigen im Langzeitverlauf insofern Gemeinsamkeiten, als alle Angststörungen in zwei Dritteln der Fälle zusätzlich einen Alkohol- oder einen Suchtmittelmissbrauch entwickeln. Ein Drittel der Angstpatienten lehnt jede Medikation, aber auch jeden Alkohol- und Tabakkonsum ab. In einer Untersuchung an 100 Angstpatienten unterschiedlichster Qualitäten konnten wir zeigen, dass Angstpatienten ohne jeden Alkoholkonsum normale Norharman-Werte im Blut aufweisen, während Angstpatienten mit zeitweiligem Alkoholmissbrauch auch in der Abstinenz erhöhte Norharman-Werte haben (Leitner et al. 1994). Auch bei Angstsyndromen, die später zu einem Missbrauch führen, ist es notwendig, zuerst den Missbrauch zu behandeln und erst später ist eine Therapie der Angststörung möglich. Alkoholabhängige mit Angstsyndromen oder mit affektiven Erkrankungen folgen ähnlichen Regeln in der Therapie. Ängstliche oder depressive Durchgangs-

körperliches Entzugs-syndrom	psychisches Entzugs-syndrom	organ. Psycho-syndrom	Schlaf-störungen	depressive Syndrome	Selbstmord-Tendenzen	
	+++	+++	+++	—	—	somatic withdrawal syndrome
		+++	+++	—	—	psychic withdrawal syndrome
			+++	—	—	organic psycho-syndrome
				—	—	sleep disturbances
					+++	depressive syndrome
						suicidal tendencies

+++ p < 0,001

Abb. 7.6 Psychopathologische Zusammenhänge während der Aufnahme

syndrome in Zusammenhang mit Intoxikation oder Entzug sollten klar von echten Komorbiditäten (Angststörungen oder affektive Erkrankungen) getrennt werden (Wieck 1967, 1982).

In der prospektiven Langzeitstudie mit Alkoholabhängigen untersuchten wir die Zusammenhänge psychopathologischer Symptome während der stationären Aufnahme und zwölf Monate und vier Jahre nach der Aufnahme in einem ambulanten Setting (Abb. 7.7) (Lesch 1985; Lesch et al. 1988b, c).

Zum Zeitpunkt der stationären Aufnahme sind psychische Symptome wie Leistungsreduktion und Schlafstörungen klar mit der Vergiftung und der Entzugssymptomatik korreliert (Durchgangssyndrome). Die Selbstmordtendenzen zeigen keinen Zusammenhang mit psychiatrischen Syndromen, sondern sind mit großer Wahrscheinlichkeit durch die schwierige Lebenssituation der Betroffenen bei der Aufnahme bedingt.

Zwölf Monate oder vier Jahre nach der stationären Aufnahme zeigt sich ein deutlich differenzierteres Bild: Es gibt eine Gruppe von Patienten, deren Symptome mit der Alkoholvergiftung oder der Entzugssymptomatik korrelieren, während eine andere Gruppe eine chronobiologische Störung aufweist, wobei affektive Symptome, aber auch Suizidversuche und Suizide damit korrelieren. In dieser Abbildung zeigt sich die chronobiologische Störung als Symptom einer affektiven Erkrankung definiert (echte Komorbidität nach Berner et al. 1986; Dvorak et al. 2003; Lesch et al. 1988b, c).

7.3.2.4 Alkohol und neurologische Störungen

Wenn die Gedächtnisstörung mit einer Zeitrasterstörung (zeitliche Zuordnung von Ereignissen zu gewissen Zeiten ist nicht möglich und der Patient konfabuliert oft) verbunden ist und dazu Apathie, Nystagmus und Ataxie auftreten, nennt man diese Symptomatik Wernicke-Enzephalopathie. Ein Thiaminmangel und eine genetische Störung des Metabolismus von Thiamin werden heute neben der Störung durch Alkohol diskutiert (Dervaux und Laqueille 2017).

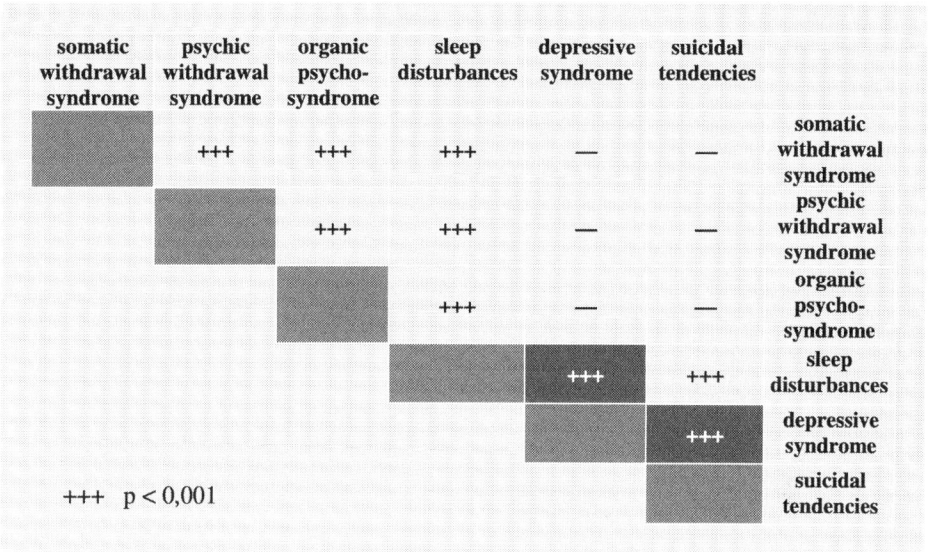

somatic withdrawal syndrome	psychic withdrawal syndrome	organic psycho- syndrome	sleep disturbances	depressive syndrome	suicidal tendencies	
	+++	+++	+++	—	—	somatic withdrawal syndrome
		+++	+++	—	—	psychic withdrawal syndrome
			+++	—	—	organic psycho- syndrome
				+++	+++	sleep disturbances
					+++	depressive syndrome
+++ p < 0,001						suicidal tendencies

Abb. 7.7 Psychopathologische Zusammenhänge nach zwölf Monaten und vier Jahren in ambulanter Behandlung (wobei sich zu beiden Zeitpunkten die gleichen Zusammenhänge zeigten)

Die rasche Reduktion des Trinkverhaltens kann zu epileptischen Entzugsanfällen vom Typ „Grand mal" führen. Hämorrhagische, embolische und auch thrombotische Schlaganfälle sind bei Alkoholabhängigen signifikant häufiger zu beobachten. Hinter diesen schweren neurologischen Erkrankungen verbirgt sich oft zusätzlich eine Blutdruckerkrankung, eine Hyperlipidämie mit einer atherosklerotischen Erkrankung und/oder Koagulopathien. Alkohol und Rauchen vergrößern das Risiko, einen Schlaganfall zu erleiden (Zhang et al. 2006).

Etwa 1 % der Alkoholabhängigen entwickelt Erkrankungen des Kleinhirns. Es kommt zu einer Degeneration der Kleinhirnzellen mit rasch zunehmenden Koordinationsstörungen, mit einer schweren Ataxie der Beine. Die Arme sind weniger stark betroffen. Charakteristisch ist ein breitbeiniger Gang, wobei die Arme seitlich gehalten werden. 1999 konnte eine Arbeitsgruppe an der MUW (Medizinische Universität Wien) zeigen, dass cerebelläre Störungen, die man mittels eines sogenannten Wackelbrettes („posturographic platform") erhebt, mit der Dauer des Trinkverhaltens signifikant korrelieren (Wöber et al. 1999). Diese Symptomatik ist neurologisch gesehen auch bei der Wernicke-Enzephalopathie zu beobachten (Typ-IV-Alkoholabhängige nach Lesch).

Eine periphere Polyneuropathie entwickeln 5–15 % aller Alkoholabhängigen, die meist in den Beinen anfängt und auch auf die Arme übergreifen kann (Kane und Drew 2016; Hanewinckel et al. 2016; Chopra und Tiwari 2012). Die Symptomatik beginnt häufig mit Sensibilitätsstörungen, die socken- oder handschuhförmig begrenzt sind. Schwäche, Parästhesien von brennendem Charakter und Schmerzen sind die vorherrschenden Symptome. Bei fortschreitender Erkrankung kommt es vor allem im Peroneusbereich zur Atrophie und Muskel-schwäche. Der Achillessehnenreflex ist abgeschwächt oder aufgehoben. Später ist auch der Patellarsehnenreflex betroffen. (Julian et al. 2018). In späten Stadien besteht eine motorische Polyneuropathie, die distal betont ist und primär die Beine betrifft. Neben Alkohol werden vor allem auch Defizite von Thiamin diskutiert. Alkoholabhängige mit schwerer Polyneuropathie finden sich immer in den schlechten Typ-IV-Verläufen und zeigen eine sehr langsame Alkoholmetabolisierung (siehe Abb. 3.2).

Die pathologische Alkoholintoxikation ist äußerst selten und wird heute als eine bereits durch geringe Mengen Alkohol ausgelöste partielle Epilepsie gesehen. In der Abstinenz zeigen diese Patienten meist ein normales EEG, in der Provokation (Schlafentzug oder Alkohol) treten aber „Spike and Wave"-Muster im temporalen Bereich auf (Pimentel et al. 2018).

Die Tatsache, dass Alkohol die normale Schlafarchitektur stört und diese Personen dann nicht in den für sie gesunden Schlafstadien schlafen, gilt heute als bewiesen. Wenn bereits Schlafstörungen (z. B. nächtliches Erwachen bei Depressionen) vorliegen, verstärkt Alkohol diese Schlafstörungen. Depressive Durchgangssyndrome, die durch Alkohol oder im Entzug vorkommen, bilden sich vor allem aufgrund der verbesserten Schlafqualität in der Abstinenz meist von selbst in zwei bis drei Wochen zurück (Schuckit et al. 1997;Thakkar et al. 2015).

7.3.2.5 Alkohol und Innere Medizin

Gastroenterologie

Alkohol belastet das gesamte gastrointestinale System (Salaspuro 2017). Entzündungen im Mundbereich, aber auch die peptische Ösophagitis sind oft eine Folge des Alkoholmissbrauchs. Acetaldehyd und Formaldehyd scheinen das toxische Agens für diesen Schaden zu sein. Da auch durch das Rauchen Acetaldehyd entsteht, sind diese Erkrankungen vor allem bei rauchenden Alkoholabhängigen äußerst häufig (Salaspuro und Salaspuro 2004; Salaspuro et al. 2006). Im Magen bewirkt Alkohol eine anazide Gastritis, die dann sekundär zu Resorptionsstörungen zum Beispiel von Vitaminen führt. Da etwa 40 % des Alkohols bereits im Magen resorbiert werden, ist die Verarbeitung von Alkohol im Magen auch für die Belastung der Leber und des Gehirns ein wichtiger Vorgang. Personen nach Magenoperationen (z. B. Billroth II) vertragen deshalb nach ihrer Operation oft deutlich weniger Alkohol als vor der Teilresektion des Magens. Durchfälle nach Alkoholmissbrauch zeigen die Irritationen des Dickdarms. Wenn Alkohol zu schweren Leberschädigungen führt, kann es zur portalen Hypertension kommen und deshalb treten dann oft innere und äußere Hämorrhoiden oder Ösophagusvarizen auf, die zu schweren Blutungen führen können.

Da Alkohol im sogenannten „first pass effect" in der Leber metabolisiert wird, ist Alkohol schon in geringen Dosierungen (20 g/Tag für Frauen und 40 g/Tag für Männer) über längere Zeit bereits leberschädigend. Alkohol stört die Gluconeogenese und führt den Karbohydratstoffwechsel in die Fettproduktion (Neeland et al. 2017). Je nach Dauer und Menge der Alkoholeinnahme kommt es dann zur Fettleber und zur alkoholischen Hepatitis (Artru et al. 2017). Wenn diese über längere Zeit besteht, führt das zur irreversiblen Fibrose und letztlich zur Leberzirrhose. Die dekompensierte Leberzirrhose ist durch die

Leberzellstörung definiert, wobei eine portale Hypertension mit einer Splenomegalie, oft auch mit Ösophagusvarizen und einem Aszites, vorhanden ist. Veränderungen des Hormonstatus und eine Immunschwäche mit entsprechenden Entzündungen sind häufig zu beobachten. Zu Beginn der Leberstörung ist die GOT meist deutlich höher als die GPT, bei einer deutlich erhöhten γGT. Wenn es zum fibrösen Umbau kommt, steigt die γGT meist an, und gleichzeitig wird die GPT höher als die GOT. Es entwickeln aber lange nicht alle Alkoholkranken eine Leberzirrhose, und wenn man Alkoholabhängige, die in eine Psychiatrie in Behandlung kommen, nach Lebererkrankungen untersucht, kann man feststellen, dass vor allem Typ-I- und Typ-IV-Patienten nach Lesch von schweren Leberschädigungen betroffen sind.

Da ein Fünftel aller erhöhten Leberwerte eine andere Ätiologie als Alkohol hat, sollte man dabei nie übersehen, dass entweder infektiöse Krankheiten oder Cholostasen neben anderen selteneren Erkrankungen die Ursache dieser Erhöhung sein können (siehe auch Diagnoseweg in der Computerversion zur Typologie nach Lesch; Baischer et al. 1995; Maher 2007; Mihas et al. 2007; National Institutes of Health Consensus Development Conference Statement: management of hepatitis C. 2002). Die Mechanismen, durch die Alkohol zu einer Leberschädigung führt, sind noch nicht restlos aufgeklärt. Die Metabolisierung in der Leber über Hydrogenasen wie auch über das MEOS-System oder die Katalase sind mit großer Wahrscheinlichkeit beteiligt, z. B. bewirkt ein Mangel an Katalase Zerstörungen der Leberzellen. Die genetischen Untergruppen verschiedener Hydrogenasen könnten eine Rolle spielen, aber mit großer Wahrscheinlichkeit sind auch die Ernährung und eine Veränderung der Vitaminmengen, insbesondere des Vitamins B6, äußerst wichtig. Warum einige der alkoholischen Hepatitiden später Leberkarzinome erzeugen, ist auch heute noch völlig ungeklärt, genetische und biochemische Modelle werden diskutiert (Mihas et al. 2007). Ist die Leber so geschädigt, dass eine Lebertransplantation notwendig wird, ist die Vorbereitung und die Nachbetreuung in Bezug auf das Trinkverhalten genauso wichtig wie der chirurgische Eingriff (Abb. 7.8). Wir konnten an 97 lebertransplantierten Alkoholabhängigen zeigen, dass die Prognose in einem Betreuungssetting auch in Bezug auf das Trinkverhalten als äußerst günstig einzuschätzen ist (Berlakovich et al. 1999; Artru et al. 2017; Obed et al. 2015). Die Ethik einer 6-Monats-Abstinenzregel als Vorbedingung zur Transplantation ist hier als sehr fragwürdig anzusehen, da es inzwischen genügend Hinweise gibt, dass der Erfolg von vielen Faktoren abhängt und häufig die sechs Monate gar nicht erlebt werden (Obed et al. 2015).

Nur in wenigen Fällen kommt es auch zu Entzündungen der Bauchspeicheldrüse. Wenn das Pankreas jedoch befallen wird, ist dies eine sehr schwerwiegende Folgekrankheit, weil sich oft eine chronische Pankreatitis, mit stark verkürzter Lebenserwartung, entwickelt. Diese Entzündung des Pankreas kann zum Diabetes mellitus führen. Die fehlerhafte Eiweißbildung in der Leber führt zu Blutgerinnungsstörungen. Deshalb sieht man bei solchen Patienten auch häufig Hämatome. Ösophagusvarizen- und Hämorrhoidalblutungen sind dann nur schwer zu stillen (häufige Todesursache).

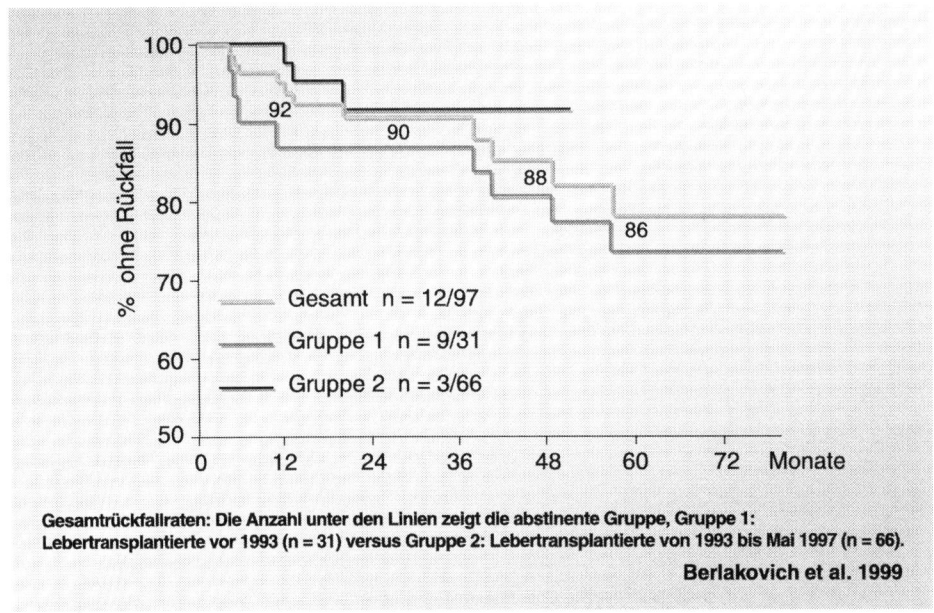

Abb. 7.8 Lebertransplantation und Rückfallraten

Alkohol und das kardiovaskuläre System[2]

Da diese Zusammenhänge seit Jahren im Zentrum unseres Forschungsinteresses stehen, möchten wir auch die möglichen gemeinsamen pathogenetischen Ursachen darstellen. Herzerkrankungen wie z. B. Kardiomyopathien, Herzrhythmusstörungen, Herzkranzgefäßerkrankungen und auch Blutdruckerkrankungen treten durch einen chronischen Alkoholmissbrauch deutlich häufiger auf, wobei diese Grunderkrankungen nur dann lege artis behandelt werden können, wenn auch der Alkoholmissbrauch eingestellt oder zumindest kontrolliert werden kann (Preedy und Richardson 1994; Strotmann und Ertl 2005).

Alkoholische Kardiomyopathie

Die alkoholbedingte Kardiomyopathie ist in den Industrieländern die Hauptform der sekundär dilatativen Kardiomyopathie. Sie ist charakterisiert durch einen dilatierten linken Ventrikel (LV), eine erhöhte LV-Masse, eine normale oder verringerte LV-Wanddicke und eine Dysfunktion der Ventrikel mit vermindertem Auswurf. Eine diastolische Dysfunktion ist meist asymptomatisch, während die Kardiomyopathie bei systolischer Dysfunktion klinisch manifest wird. Die Diagnose ist weitgehend eine Ausschlussdiagnose inklusive einer langjährigen Alkoholanamnese (Piano 2002).

Die Progression der Herzerkrankungen ist in der Abstinenz oft reversibel. Eine Herzinsuffizienz entwickelt sich bei weiterem Alkoholmissbrauch und führt zu einer deutlich verkürzten Lebenserwartung.

---

[2] In Zusammenarbeit mit Stöcklmaier R und Hülsmann M.

Weniger als ein Viertel überlebt nach der Diagnosestellung die nächsten drei Jahre (Wynne und Braunwald 2005).

Kardiale Arrhythmien, „Holiday-Heart-Syndrome" und plötzlicher Herztod

Viele Studien weisen auf einen Zusammenhang zwischen erhöhtem Alkoholkonsum und Herzrhythmusstörungen, supraventrikuläre Arrhythmien (Abb. 7.9) wie Vorhofflimmern und Kammerarrhythmien, hin (Rosenqvist 1998; Singer und Teyssen 2005). Es kommt bei einem chronischen Alkoholabusus zu Strukturveränderungen des Myokards, wie Fibrose, Hypertrophie, Fettinfiltrationen, und einem erniedrigten Ruhemembranpotenzial (Schoppet und Maisch 2001). Akut führt Alkohol zu einer verstärkten Freisetzung von Katecholaminen und zu einem Anstieg der Herzfrequenz (Rosenqvist 1998; Hüseyin et al. 2005; Gallagher et al. 2017). In einer Fallkontrollstudie wurde das relative Risiko, Vorhofflimmern zu erleiden, für Personen mit einem Alkoholkonsum von mehr als 420 g/d mit dem 2,4-Fachen angegeben (Ruigomez et al. 2002) und in einer weiteren Studie, bei vergleichbaren Alkoholmengen, mit einem 1,46-Fachen Risiko für Männer (Frost und Vestergaard 2004).

Der Begriff „Holiday- Heart-Syndrome" entwickelte sich aus häufig beobachteten supraventrikulären Herzrhythmusstörungen an Wochenenden und in Urlaubszeiten, wenn mehr Alkohol konsumiert wird (Singer und Teyssen 2005). Ventrikuläre Arrhythmien sind mit QT-Verlängerungen im EKG assoziiert, wobei dies als ein Hinweis auf eine gestörte kardiale Repolarisation gilt. Diese Form der Arrhythmien wird für den plötzlichen Herztod verantwortlich gemacht und ist meist durch den Reentry-Mechanismus mit kreisenden Erregungen im Herzen bedingt (Rosenqvist 1998; Singer und Teyssen 2005; Brunner et al. 2017).

Bei einer Alkoholaufnahme von mehr als 60 g reinem Alkohol pro Tag kommt es wesentlich häufiger zu supraventrikulären tachykarden Arrhythmien als bei weniger als 10 g pro Tag (zitiert in Singer und Teyssen 2005).

Koronare Herzkrankheit und Myokardinfarkt

Der Zusammenhang zwischen ischämischer Herzerkrankung und Alkohol wird in der Literatur sehr kontrovers diskutiert.

So behaupten etwa Singer und Teyssen (2005), dass moderater Konsum von Etha-

Rhythmus	Alkoholkonsum					
	6+ (n = 1.322)		<1 (n = 2.644)		Relatives Risiko für 6+ vs. <1	p-Wert[a]
	%	Anzahl	%	Anzahl		
Vorhofflimmern	1,1	15	0,5	13	2,3	0,02
Vorhofflattern	0,6	8	0,2	6	3,0	0,05
Supraventrikuläre Tachykardie	0,4	5	0,1	2	5,0	0,03
Supraventrikuläre Extrasystolen	3,3	43	1,3	32	3,0	<0,01
Flimmern, Flattern oder supraventrikuläre Tachykardie	1,6	21	0,7	19	2,3	<0,01
[a]p-Werte mit McNemar-Test für verbundene Stichproben bestimmt.						

Abb. 7.9 Supraventrikuläre Arrhythmien bei Alkoholkonsum

nol protektive Effekte auf das Herz-Kreis-lauf-System hat. Wahrscheinlich kann von einem U-förmigen Verlauf ausgegangen werden. Deev et al. z. B. fanden heraus, dass Level-1-Trinker häufiger an kardiovas-kulären Erkrankungen litten als Level-2- und Level-3-Trinker, während das Risiko bei Level-4-Trinkern, also stärkeren Trin-kern, wieder zunahm (Deev et al. 1998; Roerecke und Rehm 2014). In einer norwe-gischen Langzeitstudie, über 40 Jahre durchgeführt an mehr als 40.000 Personen, fanden Rossow I und Amundsen A heraus, dass das relative Risiko, eine kardiovas-kuläre Erkrankung zu erleiden, für Alko-holkonsumenten bei dem 2,5-Fachen liegt (Rossow und Amundsen 1997). In einer weiteren Studie konnte kein Zusammen-hang zwischen koronarer Herzkrankheit (KHK) und Bierkonsum festgestellt wer-den, aber es hat sich ein 6-Facher Anstieg für das Risiko eines tödlichen Herzin-farkts gezeigt (Kauhanen et al. 1997). An-dere Arbeiten beschreiben ein erhöhtes KHK- Risiko für Personen mit starkem Alkoholmissbrauch (Übersicht in David-son 1989; Dyer et al. 1977; Malyutina et al. 2002).

Hypertonie

Die Hypertonie ist laut WHO definiert durch einen Blutdruckwert (RR) von 140/90 oder höher. Alkoholkonsumenten leiden viermal so häufig unter Hyperten-sion (Arkwright et al. 1982). Marmot et al. stellten fest, dass bei Männern mit einem Konsum ab 400 g Alkohol pro Woche der Blutdruck im Mittel um 4,6/3 mmHg an-steigt (Marmot et al. 1994). Bei Frauen war der Blutdruck bei einem Konsum ab 240 g pro Woche um 3,9/3,1 mmHg erhöht. Der systolische Blutdruck korreliert im Gegen-

satz zum diastolischen stark mit der konsu-mierten Ethanolmenge (p < 0,001, Ark-wright et al. 1982). Wird die Alkoholmenge reduziert, so sinkt in gleichem Maße der Blutdruck, wobei abermals der systolische Blutdruck stärker korreliert als der diastoli-sche (Puddey et al. 1985). Diese Effekte von Alkohol auf den Blutdruck sind unab-hängig von Alter, Gewicht, Rauchverhal-ten, Bewegung und der Salzausscheidung (Arkwright et al. 1982; Marmot et al. 1994; Puddey et al. 1985).

Hypothesen zur Ätiologie von Alkoholabhängigkeit und Herzerkrankungen

Neben der Veränderung des Fettstoff-wechsels und der Reduzierung des Sauer-stoffangebotes wird auch der Homocys-teinstoffwechsel sowohl im Rahmen der Alkoholabhängigkeit als auch der Herz-Kreislauf-Erkrankungen diskutiert. Etliche Arbeiten geben Hinweise auf einen Zusam-menhang zwischen Alkoholkonsum und einem Anstieg von Homocystein (Hcy) im Blut. Bleich et al. wiesen eine signifikante Erhöhung des Hcy auch bei geringen tägli-chen Alkoholmengen von 30 g pro Tag nach (750 ml Bier oder 3/8 l Wein; Bleich et al. 2001). Der Homocysteinspiegel stieg schon bei diesen niedrigen Einnahmemen-gen innerhalb von sechs Wochen im Schnitt um 18 %, wobei Hcy beim Konsum von Rotwein und Spirituosen etwas stärker an-stieg als bei Bierkonsum. Zu ähnlichen Er-gebnissen kam eine weitere Studie, in der die Homocysteinspiegel bei Alkoholabhän-gigen doppelt so hoch waren wie in einer abstinenten Population (Cravo et al. 1996; Cravo und Camilo 2000).

Hultberg et al. beobachteten höhere Ho-mocysteinspiegel bei Alkoholvergiftungen, wobei sich die Spiegel in der Abstinenz rasch normalisierten (Hultberg et al. 1993). Eine Erklärung für den Zusammenhang zwischen Alkoholabusus und Hyperhomocysteinämie liefern Kenyon et al., die den Einfluss von Ethanol auf Homocystein untersucht haben. Der Homocysteinstoffwechsel wird in Abb. 7.10 dargestellt (Kenyon et al. 1998; Gloria et al. 1996).

Der Einfluss von Alkohol ist am ehesten durch die Wirkung von Acetaldehyd auf die Methioninsynthese zu erklären, weil Acetaldehyd diese Synthese auf direktem Weg hemmt. Sie ist ein Vitamin-B12-abhängiges Enzym, weshalb die Wirkung von Vitamin B$_{12}$ mitberücksichtigt werden sollte (Hultberg et al. 1993; Bleich et al. 2006).

Die Schädigungen der Gefäße sind äußerst vielfältig, wobei bei Alkoholabhängigen der Homocysteinstoffwechsel beteiligt sein könnte (Stanger et al. 2003). Auch die Herzinsuffizienz und koronare Herzerkrankungen werden in Zusammenhang mit dem Homocysteinstoffwechsel diskutiert (Hermann et al. 2005; Nygard et al. 1997; Vasan et al. 2003).

Dieser Zusammenhang spiegelt sich auch in den Überlebensraten von Patienten mit koronaren Herzerkrankungen in Abhängigkeit vom Homocysteinspiegel wider (Abb. 7.11) (Nygard et al. 1997).

Alkoholtypologie nach Lesch –
Homocysteinspiegel – Herzerkrankungen
Bleich et al. konnten nachweisen, dass Homocystein nur bei trinkenden Alkoholabhängigen nach dem Typ I nach Lesch erhöht ist (Bleich et al. 2004). Die epileptischen Entzugsanfälle vom Typ „Grand mal" scheinen

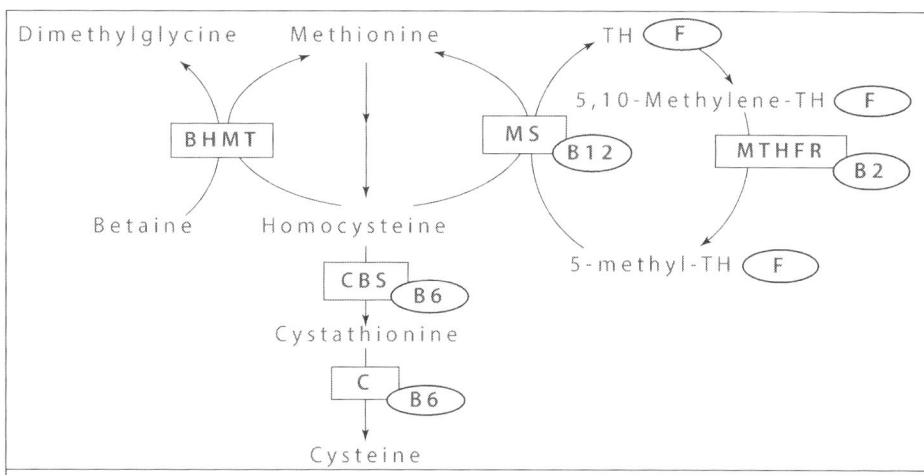

BHMT = Betaine-Homocysteine Methyltransferase, B2 = Vitamin B2, B6 = Vitamin B6,

B12 = Vitamin B12, C = γ-Cystathioninase, CBS = Cystathionin-β-Synthase, F = Folsäure,

MS = Methioninsynthase, MTHFR = 5,10-Methylentetrahydrofolat-Reduktase,

THF = Tetrahydrofolsäure.

Abb. 7.10 Intrazellulärer Homocysteinstoffwechsel

Abb. 7.11 Mortalitätsraten und Homocysteinspiegel

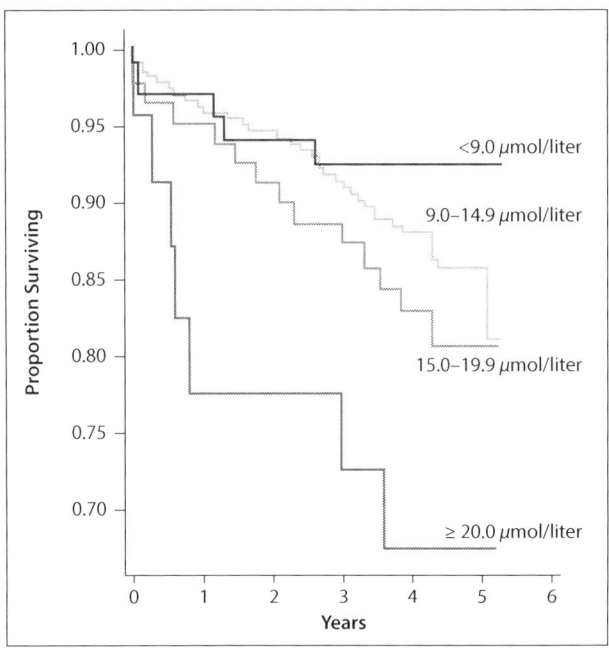

ein wichtiger Indikator für den hohen Homocysteinspiegel zu sein. In der Abstinenz bildet sich auch beim Typ I der Homocysteinspiegel innerhalb von ein bis zwei Wochen zurück. Typ-I-Alkoholabhängige mit Entzugsanfällen hatten signifikant höhere Plasmahomocysteinspiegel (55,8 ± 30,7 nmol/l) während Typ-II-, -III- und -IV-Patienten auch im alkoholisierten Zustand einen Homocysteinspiegel von 39,7 ± 21,9 nmol/l aufwiesen. Die Typ-I-Patienten hatten auch signifikant höhere Alkoholspiegel bei der Aufnahme (Bleich et al. 2004). Da beim Typ I aber auch die höchsten Trinkmengen zu erwarten sind und das Trinkverhalten oft sehr regelmäßig über den Tag verteilt stattfindet (Gamma-Typ nach Jellinek), kann der Homocysteinspiegel über Jahre sehr hoch bleiben.

Der komplizierte Mechanismus von Homocystein zeigt, dass verschiedenste Substanzen und auch verschiedene genetische Ausstattungen in der Entwicklung der Un-

tergruppen von Alkoholabhängigkeit, aber auch mit der Komplikation Gefäß- oder Herzerkrankung korreliert sein könnten. Saffroy R und Mitarbeiter zeigten in einer Studie an Alkoholabhängigen, die sie nach der Lesch-Typologie und der Typologie nach Babor einteilten, dass das *Methylentetrahydrofolateredukase*-Gen, welches Homocystein beeinflusst, mit dem Typ III nach Lesch assoziiert ist und der Typ B nach Babor eine signifikant niederere Frequenz des *MTHFR-677TT*-Gens zeigt (Abb. 7.12) (Saffroy et al. 2004, 2008). Wie Homocystein im Methioninmetabolismus entsteht, ist heute bekannt, und man weiß auch, in welchem Zusammenhang Vitamin B6, B12, Folsäure und der Homocysteinspiegel im Blut stehen (De Bree et al. 2002; Devlin et al. 2006; Stanger et al. 2003) (Abb. 7.11).

In einer deutschen Studie wurde gezeigt, dass der MTHFR-393-Polymorphismus-CC-CA-AA vor allem beim Typ IV nach Lesch erhöht ist, auch beim Typ I kommt

	KONTROLLEN		LESCH TYP I		LESCH TYP II		LESCH TYP III		LESCH TYP IV	
	N	%	N	%	N	%	N	%	N	%
CC	35	37,6 %	10	76,9 %	5	55,5 %	30	37,5 %	11	61,1 %
CT	41	44,1 %	3	23,1 %	4	44,5 %	41	51,3 %	5	27,8 %
TT	17	18,3 %	0	0 %	0	0 %	9	11,2 %	2	11,1 %
N	93		13		9		80		18	
HOMOCYSTEIN M ±SD (μMOL/L)	10,5 ± 5,9		21,8 ± 12,3		17,5 ± 7,0		18,1 ± 9,9		17,2 ± 11,9	
Saffroy Ret al. in Press										

Abb. 7.12 Häufigkeiten von MTHFR-Genotypen und Serumhomocysteinspiegel bei Alkoholabhängigen, eingeteilt nach der Typologie nach Lesch im Vergleich zu gesunden Kontrollen

Abb. 7.13 MTHFR und die Typologie nach Lesch

Folsäure bildende Reduktase MTHFR
n = 134

MTHFR -393 Polymorphismen CC-CA-AA

	CC	CA/AA
Lesch I n = 26	68 %	32 %
Lesch II n = 65	86 %	13 %
Lesch III n = 58	92 %	7 %
Lesch IV n = 18	60 %	40 %

der Polymorphismus etwas häufiger vor (Abb. 7.13) (Bönsch et al. 2006; Oliveira et al. 2017; Saffroy R. et al. 2008).

Diese oben angeführten Ergebnisse der Basisforschung beleuchten verschiedene Mechanismen des Homocysteinstoffwechsels, und die Ergebnisse der einzelnen Gruppen in Bezug auf Untergruppen Alkoholabhängiger sind sicher noch vorsichtig zu interpretieren. Aus klinischer Sicht sollte man alle Bereiche dieses Stoffwechsels in die Überlegungen zu den Zusammenhängen von Alkohol und Herzerkrankungen einbeziehen.

Der deutliche Zusammenhang zwischen Homocysteinspiegel und Überlebensraten bei Herzerkrankungen macht es jedoch sehr wahrscheinlich, dass Homocystein auf das Herz und den Kreislauf toxische Wirkungen hat. Aus der Sicht der Alkoholforschung ist der Zusammenhang zwischen Typ-I-Alkoholabhängigkeit, Homocystein und Herzerkrankungen auch deshalb wichtig, weil daraus klare therapeutische Konsequenzen gezogen werden müssten. Wenn Typ-I-Abhängige durch eine hohe Homocysteinämie ausgezeichnet sind und diese Gruppe von Patienten durch die Gabe von Acamprosat doppelt so häufig abstinent sein kann, könnte Homocystein bei alkoholmissbrauchenden Herzerkrankten ein biologischer Marker für die Wirksamkeit von Acamprosat sein. Sollte der Patient sein Trinkverhalten nicht einstellen, könnte eine Gabe von Folsäure die Homocystein-spiegel auch beim trinkenden Typ-I-Patienten reduzieren und damit kardiale Folgekrankheiten erst gar nicht entstehen lassen (Ramskogler et al. 2001c).

Alkohol und onkologische Erkrankungen

Alkohol fördert oft in Kombination mit Übergewicht und Rauchen verschiedenste Karzinomformen (Teschke und Göke 2005). Nach der WHO, gestützt auf das „Global Burden of Disease Project", sterben weltweit 1,8 Millionen Menschen pro Jahr an alkoholbedingten Krebserkrankungen. Dies sind etwa 3,2 % aller Todesfälle pro Jahr. Viele verschiedene Krebsformen werden mit Alkohol in Verbindung gebracht, aber es besteht heute große Übereinstimmung darin, dass die in Abb. 7.14 dargestellten Krebsformen sicher durch Alkohol mitbedingt sind.

Alkohol verursacht jährlich bei 5,2 % der Männer und bei 1,7 % der Frauen Karzinome (Baan et al. 2007; Boffetta et al. 2006; Boffetta und Hashibe 2006). Die Korrelation zwischen Alkoholmenge und dem Risiko, ein Karzinom zu entwickeln, ist unbestritten. Für Karzinome des Rachen-Gastrointestinal-Traktes scheint ein Konsum von 50 bis 80 g Alkohol täglich

Assoziation zwischen chronischem Konsum von Alkohol und/oder Tabak und dem Auftreten bösartiger Tumoren in verschiedenen Organen.
(-) fehlende Assoziation; (+) mögliche Assoziation; (+) additive Wirkung; (+++) potenzierende Wirkung; + gesicherte Assoziation

Tumorlokalisation	Erhöhtes Karzinomrisiko		
	Alkohol	Tabak	Alkohol + Tabak
Mundhöhle	+	+	+++
Pharynx	+	+	+++
Larynx	+	+	+++
Lungen	(+)	+	++
Ösophagus	+	+	+++
Magen	(+)	+	+++
Dünndarm	-	?	?
Kolon	+	-	?
Rektum	+	-	?
Leber	+	+	+++
Pankreas	(+)	+	++
Mamma	+	-	?
Schilddrüse	(+)	-	?
Haut	(+)	-	?
Prostata	(+)	-	?
Harnblase	-	+	?

Abb. 7.14 Alkohol – Tabak – Tumorlokalisationen (Seitz und Stickel 2007)

bereits eine Risikomenge darzustellen. Die erhöhten Acetaldehydspiegel, aber auch der Alkohol selbst reizen die gesamte Schleimhaut des Mund-Magen-Darm-Traktes, und es ist nicht überraschend, dass von den Patienten mit dieser Art von Karzinomen des Mund-Rachen-Raumes bis zu 85 % auch die Diagnose Alkoholabhängigkeit aufweisen. Alkohol reduziert die Speichelflussrate und erhöht die Viskosität des Sekrets. Dies vermindert die mechanische Reinigung der Schleimhaut und Zähne und reduziert auch die immunologische Abwehr. Die immer vorhandenen pathogenen Keime führen zu einer entzündlichen und immunologischen Antwort der „Wirtsschleimhaut" (z. B. Gingivitis und Parodontitis). Diese Bedingungen erhöhen die Empfindlichkeit gegenüber Karzinogenen. Acetaldehyd aktiviert diese Karzinogene. Die multipel geschädigte Mukosa stimuliert die Zellregeneration über genetische Veränderungen (Acetaldehyd hat multipel mutagene Effekte auf die DNA) und es kommt zur Entwicklung von Dysplasien, Leukoplakien und letztendlich auch zu Karzinomen (Hörmann und Riedel 2005; Pöschl und Seitz 2004; Seitz und Stickel 2007). Die adäquate Betreuung von alkoholabhängigen Karzinompatienten prä- und postoperativ reduziert signifikant die Komplikationsraten und halbiert die Zeit der stationären Aufnahmen. Die Abstinenz Alkoholabhängiger vermindert nicht nur das Auftreten von Karzinomen, sondern ist auch für die Prognose von Karzinomerkrankungen von großer Bedeutung.

Bei Frauen wird das Brustkrebsrisiko durch Alkohol deutlich gesteigert und bei Männern ist das Prostatakarzinom mit dem Alkoholmissbrauch assoziiert (Terry et al. 2006; Liu et al. 2015). Das deutlich erhöhte Leberzellkarzinomrisiko bei Alkoholabhängigkeit wurde in verschiedensten Studien beschrieben, wobei jedoch zusätzliche Infektionen (Hepatitis B und C) nicht ausreichend berücksichtigt wurden (Petry et al. 1997). Alkohol allein hat ein mäßiges, aber in Kombination mit Hepatitis B ein deutlich erhöhtes relatives Risiko für ein primäres Leberzellkarzinom.

Wie bereits betont, scheint der Metabolismus des Alkohols – vor allem Acetaldehyd – eine wesentliche Rolle bei der Entstehung von Karzinomen zu spielen. Alkoholbedingte Karzinome des Ösophagus werden mit der Aldehyddehydrogenase-2*2(ALDH-2*2)-Allele in Beziehung gesetzt. Neben diesen Allelen werden noch andere genetische Varianten, wie z. B. die Alkoholdehydrogenase-1C*1(ADH-1C*1)-Homozygoten und die Methylen-Tetrahydrofolreduktase(MT HFR)-677CT-Varianten, damit in Verbindung gebracht, das alkoholbedingte Karzinomrisiko zu erhöhen. Varianten der MTHFR wurden auch in der Alkoholtypologie nach Lesch und Babor untersucht, und es wäre interessant, ob Babor Typ B und Lesch Typ III erhöhte Karzinomrisiken haben. Diese Untersuchungen fehlen jedoch (Seitz und Stickel 2007; Saffroy et al. 2004).

Teschke R und Göke R stellen ein Konzept vor, in dem verschiedenste Faktoren berücksichtigt sind, die einen Tumor auslösen könnten (Abb. 7.15). Die oben beschriebenen Befunde müssten in dieses Gesamtkonzept eingearbeitet werden (Teschke und Göke 2005).

Im Verlauf und in der Therapie von Karzinomen sollte die Rolle des Alkohols nicht unterschätzt werden, weil z. B. die meisten Chemotherapeutika durch die Ver-

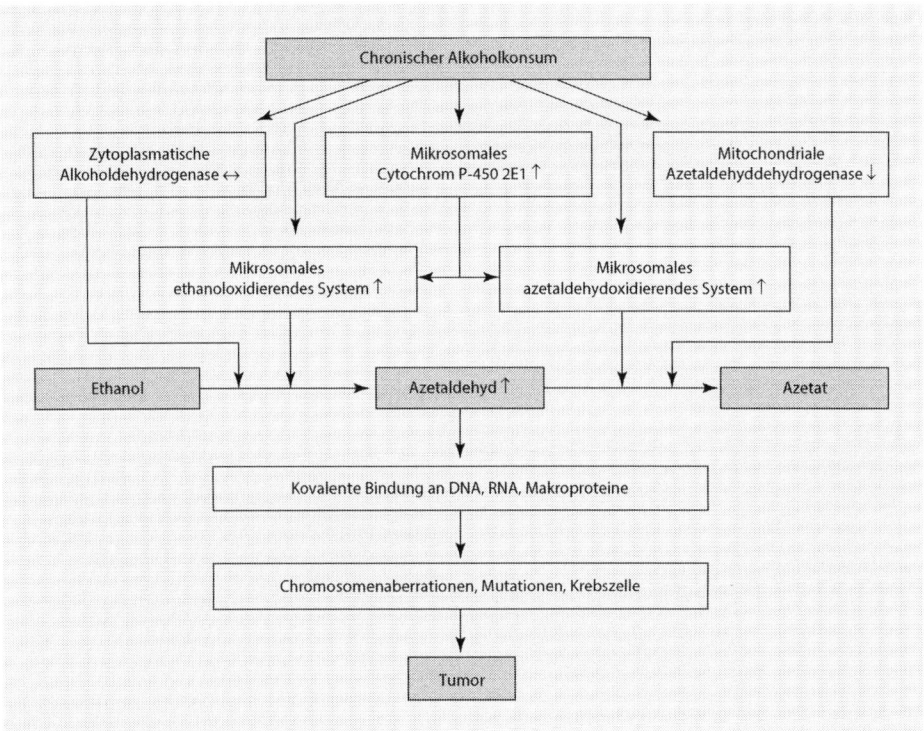

Abb. 7.15 Alkohol und Karzinome – mögliche Wege

änderungen des Metabolismus unter Alkoholeinfluss in ihren Wirkungen und Nebenwirkungen verändert werden.

7.3.2.6 Alkohol und Medikation für Folgekrankheiten

Vor allem depressive Syndrome und Angststörungen werden häufig mit Psychopharmaka behandelt und es wird viel zu selten
berücksichtigt, dass die meisten dieser Medikamente eine Wechselwirkung mit Alkohol aufweisen. Im Kapitel zur Onkologie
(7.3.1.3.3) haben wir schon darauf hingewiesen, dass Chemotherapeutika eine Interaktion mit Alkohol haben. Wir differenzieren heute zwischen dem Einfluss der akuten
Alkoholisierung auf die Wirkung verschiedener Medikamente und dem Einfluss der

chronischen Alkoholisierung auf die pharmakologischen Aspekte jeder Medikation.
Prinzipiell ist es so, dass die akute Alkoholisierung die Wirkspiegel der meisten Medikamente erhöht, während die chronische
Alkoholisierung zur Enzyminduktion führt
und man damit die Wirkspiegel deutlich reduziert (Ramskogler et al. 2001c).

Diese Abbildungen Abb. 7.16 und 7.17)
geben sicher nur die wichtigsten Interaktionen wieder. Letztlich wird jedes Medikament in der Wirkung beeinflusst, welches
über den Cytochrom-P450-Stoffwechsel
abgebaut wird oder welches Wirkungen auf
cerebrale Funktionen hat, die durch Alkohol in ihrer Empfindlichkeit verändert werden; beispielsweise sensibilisiert Alkohol
den Dopaminrezeptor und deshalb kommt

Medikament	Art der Interaktion	Klinische Wirkung
NSAIDs	Aktivitätsminderung der ADH	Erhöhung des Plasmaspiegels von Ethanol und Pharmakon
Psychopharmaka (Benzodiazepine, Barbiturate, tri- und tetrazyklische Antidepressiva, Clomethiazol)	Kompetition mit Ethanol um die Bindungsstelle am Zytochrom P 450	Synergistischer Effekt mit Verstärkung von Sedierung und Verschlechterung psychomotorischer Funktionen
Antiepileptika, orale Antidiabetika, Antikoagulantien, Antihypertensiva, Parazetamol	wie oben	Verlängerung der Halbwertszeit mit der Gefahr der Überdosierung und entsprechender Komplikationen
Disulfiram, Antidiabetika vom Typ Sulfonylharnstoff, Antibiotika	Hemmung der ALDH	Flush – Reaktion mit Gesichtsröte, Blutdruckkrisen, Übelkeit und Erbrechen

Ramskogler et al. Wiener klinische Wochenschrift 2001

Abb. 7.16 Akuter Alkoholmissbrauch und die Medikation

Medikament	Art der Interaktion	Klinische Wirkung
NSAIDs	Aktivitätsminderung der ADH	Erhöhung der Plasmaspiegel von Ethanol und Pharmakon
Psychopharmaka, Antiepileptika, orale Antidiabetika, Antikoagulantien, Antihypertensiva, Rifampicin	Beschleunigter Abbau der Substanzen über das induzierte Cytochrom P450 (v. a. 2E1)	Verkürzung der Halbwertszeit mit verminderter klinischer Wirkung
Anästhetika, Isoniazid, Phenylbutazon, Parazetamol	wie oben	Verstärkter Anfall hepatotoxischer Metaboliten

Ramskogler et al. Wiener klinische Wochenschrift 2001

Abb. 7.17 Chronischer Alkoholmissbrauch und die Medikation

es bei Gabe von klassischen Neuroleptika oder von Antiemetika oft zu schweren extrapyramidalen Folgeerscheinungen.

Literatur

Albrektsen G, Heuch I, Løchen ML, Thelle DS, Wilsgaard T, Njølstad I, Bønaa KH (2017) Risk of incident myocardial infarction by gender: interactions with serum lipids, blood pressure and smoking. The Tromsø Study 1979–2012. Atherosclerosis 261:52–59

Allen RT, Hales NM, Baccarelli A, Jerrett M, Ezzati M, Dockery DW, Pope CA (2016) Countervailing effects of income, air pollution, smoking, and obesity on aging and life expectancy: population-based study of U.S. Counties. Environ Health 15(1):86

Angst J, Gamma A, Endrass J, Rössler W, Ajdacic-Gross V, Eich D, Herrell R, Merikangas KR (2006) Is the association of alcohol use disorders with major depressive disorder a consequence of undiagnosed bipolar-II disorder? Eur Arch Psychiatry Clin Neurosci 256:452–457

Arkwright PD, Beilin LJ, Rouse I, Armstrong BK, Vandongen R (1982) Effect of alcohol use and other aspects of lifestyle on blood pressure levels and prevalence of hypertension in a working population. Circulation 66:60–66

Artru F, Louvet A, Mathurin P (2017) Liver transplantation for patients with alcoholic hepatitis. Liver Int 37(3):337–339

Baan R, Straif K, Grosse Y, Secretan B, El Ghissassi F, Bouvard V, Altieri A, Cogliano V, WHO International Agency for Research on Cancer Monograph Working Group (2007) Carcinogenicity of alcoholic beverages. Lancet Oncol 8(2):92–293

Backhaus J, Junghanns K, Hohagen F (2004) Sleep disturbances are correlated with decreased morning awakening salivary cortisol. Psychoneuroendocrinology 29(9):1184–1191. https://doi.org/10.1016/J.PSYNEUEN.2004.01.010

Baischer W, Brichta A, Pfeffel F, Hajji M, Leitner H, Lesch OM, Müller C (1995) Infection with hepatitis B or C virus of peripheral blood mononuclear cells in serologically negative chronic alcoholic patients. J Hepatol 23/4:181

Balfour D, Benowitz N, Fagerström K, Kunze M, Keil U (2000) Diagnosis and treatment of nicotine dependence with emphasis on nicotinereplacement therapy. A status report. Eur Heart J 21(6):438–445. Review

Bao W, Michels KB, Tobias DK, Li S, Chavarro JE, Gaskins AJ, Vaag AA, Hu FB, Zhang C (2016) Parental smoking during pregnancy and the risk of gestational diabetes in the daughter. Int J Epidemiol 45(1):160–169

Bartal M (2016) COPD and tobacco smoke. Monaldi Arch Chest Dis 63(4). https://doi.org/10.4081/monaldi.2005.623

Bates C, Fagerström K, Jarvis MJ, Kunze M, McNeill A, Ramström L (2003) European Union policy on smokeless tobacco: a statement in favour of evidence based regulation for public health. Tob Control 12(4): 360–367

Berlakovich GA, Windhager T, Freundorfer E, Lesch OM, Steininger R, Mühlbacher F (1999) Carbohydrate deficient transferrin for detection of alcohol relapse after orthotopic liver transplantation for alcoholic cirrhosis. Transplantation 67(9):1231–1235

Bernard M, Guerlotté J, Grève P, Gréchez-Cassiau A, Iuvone MP, Zatz M, Voisin P (1999) Melatonin synthesis pathway: circadian regulation of the genes encoding the key enzymes in the chicken pineal gland and retina. Reprod Nutr Dev 39(3):325–334. https://doi.org/10.1051/rnd:19990305

Berner P, Lesch OM, Walter H (1986) Alcohol and depression. Psychopathology 19(2):177–183

Bleich S, Bayerlein K, Reulbach U, Hillemacher T, Bonsch D, Mugele B, Kornhuber J, Sperling W (2004) Homocysteine levels in patients classified according to Lesch's typology. Alcohol Alcohol 39(6):493–498

Bleich S, Bayerlein K, Hillemacher T, Degner D, Kornhuber J, Frieling H (2006) An assessment of the potential value of elevated homocysteine in predicting alcohol-withdrawal seizures. Epilepsia 47(5):934–938

Boffetta P, Hashibe M (2006) Alcohol and cancer. Lancet Oncol 7:149–156

Boffetta P, Hashibe M, La Vecchia C, Zatonski W, Rehm J (2006) The burden of cancer attributable to alcohol drinking. Int J Cancer 119:884–887

Bolego C, Poli A, Paoletti R (2002) Smoking and gender. Cardiovasc Res 53:568–576

Bönsch D, Bayerlein K, Reulbach U, Fiszer R, Hillemacher T, Sperling W, Kornhuber J, Bleich S (2006) Different allele-distribution of MTHFR 677 C → T and MTHFR -393 C → A in patients classified according to subtypes of Lesch's typology. Alcohol Alcohol 41(4):364–367

Borbely AA, Achermann P (1999) Sleep homeostasis and models of sleep regulation [see comments]. J Biol Rhythm 14(6):557–568. https://doi.org/10.1016/B978-1-4160-6645-3.00037-2

Branstetter SA, Horton WJ, Mercincavage M, Buxton OM (2016) Severity of nicotine addiction and disruptions in sleep mediated by early awakenings. Nicotine Tob Res 18(12):2252–2259. https://doi.org/10.1093/ntr/ntw179

Brunner S, Herbel R, Drobesch C, Peters A, Massberg S, Kääb S, Sinner MF (2017) Alcohol consumption, sinus tachycardia, and cardiac arrhythmias at the munich octoberfest: Results from the munich beer related electrocardiogram workup study (Munichbrew). Eur Heart J 38(27):2100–2106

Buckley TM, Schatzberg AF (2005a) Review: on the interactions of the hypothalamic-pituitary-adrenal (HPA) axis and sleep: normal HPA axis activity and circadian rhythm, exemplary sleep disorders. J Clin Endocrinol Metab. https://doi.org/10.1210/jc.2004-1056

Casey KR, Cantillo KO, Brown LK (2007) Sleep-related hypoventilation/hypoxemic syndromes. Chest 131(6):1936–1948. https://doi.org/10.1378/chest.06-2334

Celli BR, MacNee W, Agusti A, Anzueto A, Berg B, Buist AS et al (2004) Standards for the diagnosis and treatment of patients with COPD: a summary of the ATS/ERS position paper. Eur Respir J 23(6):932–946. https://doi.org/10.1183/09031936.04.00014304

Chambaneau A, Filaire M, Jubert L, Bremond M, Filaire E (2016) Nutritional intake, physical activity and quality of life in COPD patients. Int J Sports Med 37(9):730–737

Charles AC, Janet CZ, Joseph MR, Martin CM-E, Elliot DW (1980) Timing of REM sleep is coupled to the circadian rhythm of body temperature in man. Sleep 2(3):329–346. https://doi.org/10.1093/sleep/2.3.329

Chopra K, Tiwari V (2012) Alcoholic neuropathy: possible mechanisms and future treatment possibilities. Br J Clin Pharmacol 73(3):348–362

Cohrs S, Rodenbeck A, Riemann D, Szagun B, Jaehne A, Brinkmeyer J et al (2014) Impaired sleep quality and sleep duration in smokers-results from the German Multicenter Study on nicotine dependence. Addict Biol 19(3):486–496. https://doi.org/10.1111/j.1369-1600.2012.00487.x

Cravo ML, Camilo ME (2000) Hyperhomocysteinemia in chronic alcoholism: relations to folic acid and vitamins B6 and B12 status. Nutrition 16:296–302

Davidson DM (1989) Cardiovascular effects of alcohol. West J Med 151:430–439

De Bree A, Verschuren WMM, Kromhout D, Kluitmans LAJ, Blom HJ (2002) Homocysteine determinants and to what extent homocysteine determines the risk of coronary heart disease. Pharmacol Rev 54:599–618

Deev A, Shestov D, Abernathy J, Kapustina A, Muhin N, Irving S (1998) Association of alcohol consumption to mortality in middle-ages U.S. and Russian men and women. Ann Epidemiol 8:147–153

Dervaux A, Laqueille X (2017) Thiamine (vitamin B1) treatment in patients with alcohol dependence. Presse Med 46(2 Pt 1):165–171

Devlin AM, Clarke R, Birks J, Grimley Evans J, Halsted CH (2006) Interactions among polymorphisms in folate-metabolizing genes and serum total homocysteine concentrations in a healthy elderly population. Am J Clin Nutr 83:708–713

Domino EF, Shigeaki M (1994) Effects of tobacco smoking on the topographic EEG

I. Progress in Neuropsychopharmacol Biol Psychiatry 18(5):879–889. https://doi.org/10.1016/0278-5846(94)90104-X

Driessen M, Schulte S, Luedecke C, Schaefer I, Sutmann F, Ohlmeier M, Kemper U, Koesters G, Chodzinski C, Schneider U, Broese T, Dette C, Havemann-Reinicke U, The traumab- Study group (2008) Trauma and PTSD in patients with alcohol, drug or dual dependence: a multi-center study, Alcohol Clin Exp Res. 2008 Mar;32(3):481–8

Dulicek P, Ivanova E, Kostal M, Sadilek P, Beranek M, Zak P, Hirmerova J (2018) Analysis of risk factors of stroke and venous thromboembolism in females with oral contraceptives use. Clin Appl Thromb Hemost 24(5):797–802

Dvorak A, Ramskogler K, Hertling I, Walter H, Lesch OM (2003) Alcohol dependence and depressive syndromes. Int Clin Psychopharmacol 18(1):47–53

Dyer AR, Stamler J, Berkson DM, Lepper MH, McKean H, Shekelle RB, Lindberg HA, Garside D (1977) Alcohol consumption, cardiovascular risk factors, and mortality in two Chicago epidemiologic studies. Circulation 56:1067–1074

Featherstone RE, Siegel SJ (2015) The Role of Nicotine in Schizophrenia. Int Rev Neurobiol 124:23–78

Frost L, Vestergaard P (2004) Alcohol and risk of atrial fibrillation or flutter: a cohort study. Arch Intern Med 164:1993–1998

Gallagher C, Hendriks JML, Elliott AD, Wong CX, Rangnekar G, Middeldorp ME, Mahajan R, Lau DH, Sanders P (2017) Alcohol and incident atrial fibrillation – a systematic review and meta-analysis. Int J Cardiol 246:46–52

Garcia AN, Salloum IM (2015) Polysomnographic sleep disturbances in nicotine, caffeine, alcohol, cocaine, opioid, and cannabis use: a focused review. Am J Addict. https://doi.org/10.1111/ajad.12291. Wiley, 2015/Okt;1 Ldt: (10.1111)

Gloria LM, Selhub J, Nadeau MR, Camilo ME, Resende MP, Cardoso JN, Leitao CN, Mira FC (1996) Hyperhomocysteinemia in chronic alcoholism: correlation with folate, vitamin B-12, and vitamin B-6 status. Am J Clin Nutr 63:220–224

Goldstein LB, Adams R, Alberts MJ, Appel LJ, Brass LM, Bushnell CD, Culebras A, Degraba TJ, Gorelick PB, Guyton JR, Hart RG, Howard G, Kelly-Hayes M, Nixon JV, Sacco RL (2006) Primary prevention of ischemic stroke. Stroke 37:1583–1633

Golombek DA, Rosenstein RE (2010) Physiology of circadian entrainment. Physiol Rev 90(3):1063–1102. https://doi.org/10.1152/physrev.00009.2009

Gordon AH, Green DE, Subrahmanyan V (1940) Liver aldehyde oxidase. Biochem J 34(5):764–774. http://www.ncbi.nlm.nih.gov/pubmed/16747217

Guilleminault C, Stoohs R, Clerk A, Cetel M, Maistros PA (1993) cause of excessive daytime sleepiness. The upper airway resistance syndrome. Chest 104(3):781–787. Retrieved from http://www.ncbi.nlm.nih.gov/pubmed/8365289

Guo YF, Stein PK (2002) Circadian rhythm in the cardiovascular system: considerations in non-invasive electrophysiology. Card Electrophysiol Rev 6(3):267–272. https://doi.org/10.1023/A:1016337210738

Haaga JG, Faith M (1997) Consumption of alcohol and mortality in Russia. Lancet 350/9082:956

Hanewinckel R, van Oijen M, Ikram MA, van Doorn PA (2016) The epidemiology and risk factors of chronic polyneuropathy. Eur J Epidemiol 31(1):5–20

Hart CL, Smith GD, Hole DJ, Hawthorne VM (1999) Alcohol consumption and mortality from all causes, coronary heart disease, and stroke: results from a prospective cohort study of scottish men with 21 years of follow up. BMJ 318(7200):1725–1729

Hasdai D, Garratt KN, Grill DE, Lerman A, Holmes DR Jr (1997) Effect of smoking status on the long-term outcome after successful percutaneous coronary revascularization. N Engl J Med 336:755–761

Hastings M, O'Neill JS, Maywood ES (2007) Circadian clocks: regulators of endocrine and metabolic rhythms. J Endocrinol 195(2):187–198. https://doi.org/10.1677/JOE-07-0378

Haus E (2007) Chronobiology in the endocrine system. Adv Drug Deliv Rev 59(9–10): 985–1014. https://doi.org/10.1016/J.ADDR. 2007.01.001

Hermann M, Kindermann I, Müller S, Georg T, Kindermann M, Böhm M, Herrmann W (2005) Relationship of plasma homocysteine with the severity of chronic heart failure. Clin Chem 51:1512–1515

Hillemacher T, Kahl KG, Heberlein A, Muschler MA, Eberlein C, Frieling H, Bleich S (2010) Appetite- and volume-regulating neuropeptides: role in treating alcohol dependence. Curr Opin Investig Drugs 11(10):1097–1106. Review

Hörmann K, Riedel F (2005) Alkohol und Mundhöhle/Pharynx einschließlich schlafbezogener Atmungsstörungen. In: Singer M, Teyssen S (Hrsg) Alkohol und Alkoholfolgekrankheiten, Grundlagen-Diagnostik-Therapie. Springer, Berlin/Heidelberg

Hucker H, Gillette J, Brodie B (1960) Enzymatic pathway for the formation of cotinine, a major metabolite of nicotine in rabbit liver. J Pharmacol Exp Ther 129(1):94–100

Hultberg B, Berglund M, Andersson A, Fran K (1993) Elevated plasma homocysteine in alcoholics. Alcohol Clin Exp Res 17:687–689

Hüseyin U, Çagdas Ö, Ahmet K, Ertan Ö, Nese Ç (2005) Acute alcohol intake and wave dispersion in healthy men – original Investigation. Anatol J Cardiol 5:289–293

Jaehne A, Unbehaun T, Feige B, Lutz UC, Batra A, Riemann D (2012) How smoking affects sleep: a polysomnographical analysis. Sleep Med 13(10):1286–1292. https://doi.org/10.1 016/j.sleep.2012.06.026

Johnson BA, Ruiz P, Galanter M (2003b) Handbook of clinical alcoholism treatment. Lippincott Williams & Wilkins, Baltimore

Jones ME, Schoemaker MJ, Wright LB, Ashworth A, Swerdlow AJ (2017) Smoking and risk of breast cancer in the Generations Study cohort. Breast Cancer Res 19(1):118

Julian T, Glascow N, Syeed R, Zis P (2018) Alcohol-related peripheral neuropathy: a systematic review and meta-analysis. J Neurol. 2019; 266(12):2907–2919. doi:10.1007/s004 15-018-9123-1.

Kane CJ, Drew PD (2016) Inflammatory responses to alcohol in the CNS: nuclear receptors as potential therapeutics for alcohol-induced neuropathologies. J Leukoc Biol 100(5):951–959

Kapusta ND, Ramskogler K, Hertling I, Schmid R, Dvorak A, Walter H, Lesch OM (2006) Epidemiology of substance use in a representative sample of 18-year-old males. Alcohol Alcohol 41:188–192

Kapusta ND, Plener PL, Schmid R, Thau K, Walter H, Lesch OM (2007) Multiple substance use among young males. Pharmacol Biochem Behav 86:306–311

Kauhanen J, Kaplan GA, Goldberg DE, Salonen JT (1997) Beer binging and mortality: results from the kuopio ischaemic heart disease risk factor study, a prospective population based study. BMJ 315:846–851

Kennaway DJ, Wright H (2002) Melatonin and circadian rhythms. Curr Top Med Chem 2(2):199–209. http://www.ncbi.nlm.nih.gov/ pubmed/11899101

Kenyon SH, Nicolaou A, Gibbons WA (1998) The effect of ethanol and its metabolites upon methionine synthase activity in vitro. Alcohol 15:305–309

Kessler RC, Crum RM, Warner LA, Nelson CB, Schulenberg J, Anthony JC (1997) Lifetime co-occurrence of DSM-III-R alcohol abuse and dependence with other psychiatric disorders in the National Comorbidity Survey. Arch Gen Psychiatry 54:313–321

Kim SJ, Jee SH, Nam JM, Cho WH, Kim JH, Park EC (2014) Do early onset and pack-years of smoking increase risk of type IIdiabetes?BMC. Public Health 14:178

Kirkham PA, Barnes PJ (2013) Oxidative stress in COPD. Chest 144(1):266–273. https://doi. org/10.1378/chest.12-2664

Klink M, Quan SF (1987) Prevalence of reported sleep disturbances in a general adult population and their relationship to obstructive airways diseases. Chest 91(4):540–546. https:// doi.org/10.1378/chest.91.4.540

Knott VJ (1988) Dynamic EEG changes during cigarette smoking. Neuropsychobiology 19(1):54–60. https://doi.org/10.1159/00011 8434

Kunze M (2000) Maximizing help for dissonant smokers. Addiction 95(Suppl 1):S13–S17

Kunze U, Böhm G, Ferstl F, Groman E (2009) Assessing smoking behaviour among medical students by the measurement of expired carbon monoxide (CO). Wien Med Wochenschr 159(1–2):14–16

Leggio L, Ferrulli A, Cardone S, Nesci A, Miceli A, Malandrino N, Capristo E, Canestrelli B, Monteleone P, Kenna GA, Swift RM, Addolorato G (2012) Ghrelin system in alcohol-dependent subjects: role of plasma ghrelin levels in alcohol drinking and craving. Addict Biol 17(2):452–464

Leitner A, Gierth L, Lentner S, Platz WE, Rommelspacher H, Schmidt L, Lesch OM (1994) Untergruppen Alkoholkranker. Gibt es biologische Marker? Harmann- und Norharman- Befunde. In: Baumann P (Hrsg) Biologische Psychiatrie der Gegenwart, Springerverlag, Wien/New York S 636–640

Leon DA, Shkolnikov VM, McKee M (2009) Alcohol and russian mortality: a continuing crisis. Addiction 104(10):1630–1636

Lesch OM (1985) Chronischer Alkoholismus – Typen und ihr Verlauf – eine Langzeitstudie. Thieme Copythek, Georg Thieme, Stuttgart/New York, 235 Seiten, 116 Tabellen

Lesch OM (2007) Raucherentwöhnung – Tipps zur Prävention und Therapie in der Praxis. Uni-Med Verlag, Wien

Lesch OM, Bonte W, Grünberger J (1988a) Eine Typologie des chronischen Alkoholismus – Neue Basisdaten für Forschung und Therapie. In: Ladewig D (Hrsg) Drogen und Alkohol. ISPA Press, Lausanne, S 119–134

Lesch OM, Dietzel M, Musalek M, Walter H, Zeiler K (1988b) The course of alcoholism. Long – term prognosis in different types. Forensic Sci Int 36(1–2):121–138

Lesch OM, Walter H, Mader R, Musalek M, Zeiler K (1988c) Chronic alcoholism in relation to attempted or effected suicide – a long-term-study. Psychiatr Psychobiol 3:181–188

Lesch OM, Walter H, Rommelspacher H (1996a) Alcohol abuse and alcohol dependence. In: Weller MPI, van Kammen DP (Hrsg), Rommelspacher H, Schuckit M. (Guest Eds.) „Drugs of Abuse" Baillière's Clinical Psychiatry 2/3, Baillière's Clinical Psychiatry. Baillière Tindall, London/Philadelphia/Sydney/Tokio/Toronto, S 421–444

Lesch OM, Walter H, Antal J, Heggli DE, Kovacz A, Leitner A, Neumeister A, Stumpf I, Sundrehagen E, Kasper S (1996b) Carbohydrate deficient transferrin as a marker for alcohol intake: a study with healthy subjects. Alcohol Alcohol 31(3):265–271

Lesch OM, Walter H, Antal J, Kanitz RD, Kovacs A, Leitner A, Marx B, Neumeister A, Saletu M, Semler B, Stumpf I, Mader R (1996c) Alcohol dependence. Is carbohydrate deficient transferrin a marker for alcohol intake? Alcohol Alcohol 31(3):257–264

Lesch OM, Walter H, Freitag H, Heggli DE, Leitner A, Mader R, Neumeister A, Passeg V, Pusch H, Semler B, Sundrehagen E, Kasper S (1996d) Carbohydrate deficient transferrin as a screening marker for drinking in a general hospital population. Alcohol Alcohol 31(3):249–256

Lesch OM, Dvorak A, Hertling I, Klingler A, Kunze M, Ramskogler K, Saletu-Zyhlarz G, Schoberberger R, Walter H (2004) The austrian multicentre study on smoking: subgroups of nicotine dependence and their craving. Neuropsychobiology 50(1):78–88

Lindquist Liljeqvist M, Hultgren R, Siika A, Gasser TC, Roy J (2017) Gender, smoking, body size, and aneurysm geometry influence the biomechanical rupture risk of abdominal aorticaneurysms as estimated by finite element analysis. J Vasc Surg 65(4):1014–1021

Liu Y, Nguyen N, Colditz GA (2015) Links between alcohol consumption and breast cancer: a look at the evidence. Womens Health (Lond) 11(1):65–77

Maher JJ (2007) Alcoholic steatohepatitis: management and prognosis. Curr Gastroenterol Rep 9(1):39–46

Malyutina S, Bobak M, Kurilovitch S, Gafarov V, Simonova G, Nikitin Y, Marmot M (2002) Relation between heavy and binge drinking and all-cause and cardiovascular mortality in Novosibirsk, Russia: a prospective cohort study. Lancet 360:1448–1454

Marmot MG, Elliott P, Shipley MJ, Dyer AR, Ueshima HU, Beevers DG, Stamler R, Kesteloot H, Rose G, Stamler J (1994) Alcohol and blood pressure: the intersalt study. BMJ 308:1263–1267

Mathers CD, Loncar D (2006) Projections of global mortality and burden of disease from 2002 to 2030. PLoS Med 3(11):2011–2030. https://doi.org/10.1371/journal.pmed.0030442

McCarley R, Hobson J (1975) Neuronal excitability modulation over the sleep cycle: a structural and mathematical model. Science 189(4196):58–60. https://doi.org/10.1126/science.1135627

McIntyre IM, Norman TR, Burrows GD, Armstrong SM (1989) Human melatonin suppression by light is intensity dependent. J Pineal Res 6(2):149–156. https://doi.org/10.1111/j.1600-079X.1989.tb00412.x

Melis T, Succu S, Sanna F, Boi A, Argiolas A, Melis MR (2007) The cannabinoid antagonist SR 141716A (Rimonabant) reduces the increase of extra cellular dopamine release in the rat nucleus accumbens induced by a novel high palatable food. Neurosci Lett 419(3):231–235

Melmed S, Polonsky KS, Larsen PR, Kronenberg H (2015) Williams textbook of endocrinology. https://books.google.de/books?id=YZ8_CwAAQBAJ&dq=Melmed+S,+Polonsky+KS,+Larsen+PR,+Kronenberg+H.+Williams+Textbook+of+Endocrinology.&lr=&source=gbs_navlinks_s

Mignot E, Taheri S, Nishino S (2002) Sleeping with the hypothalamus: emerging therapeutic targets for sleep disorders. Nat Neurosci 5(Suppl):1071–1075. https://doi.org/10.1038/nn944

Mihas AA, Hung PD, Heuman DM. (2007) Alcoholic hepatitis. EMedicine from WebMD. www.emedicine.com/med/topic101.htm

Mohammadghasemi F, Jahromi SK, Hajizadeh H, Homafar MA, Saadat N (2012) The protective effects of exogenous melatonin on nicotine-induced changes in mouse ovarian follicles. J Reprod Infert 13(3):143–150. Retrieved from http://www.ncbi.nlm.nih.gov/pubmed/23926539

National Institutes of Health Consensus Development Conference Statement: management of hepatitis C: 2002-June 10–12. (2002) Hepatology 36(5/1):3–20

Neeland IJ, Hughes C, Ayers CR, Malloy CR, Jin ES (2017) Effects of visceral adiposity on glycerol pathways in gluconeogenesis. Metabolism 67:80–89

Nygard O, Nordrehaug JE, Refsum H, Ueland PM, Farstad M, Vollset SE (1997) Plasma homocysteine levels and mortality in patients with coronary artery disease. N Engl J Med 337:230–236

Obed A, Stern S, Jarrad A, Lorf T (2015) Six month abstinence rule for liver transplantation in severe alcoholic liver disease patients. World J Gastroenterol 21(14):4423–4426

Ogurtsov PP, Nuzny VP, Garmash IV, Moiseev VS (2001) Mortality in Russia. Lancet 358(9282):669–670

Olds W (2014) Sleep, circadian rhythms, and metabolism: the rhythm of life. In: Sleep, circadian rhythms, and metabolism: the rhythm of life. https://doi.org/10.1201/b17253

Oliveira IO, Silva LP, Borges MC, Cruz OM, Tessmann JW, Motta JV, Seixas FK, Horta BL, Gigante DP (2017) Interactions between lifestyle and MTHFR polymorphisms on homocysteine concentrations in young adults belonging to the 1982 Pelotas Birth Cohort. Eur J Clin Nutr 71(2):259–266

Peterson LA, Bellile EL, Wolf GT, Virani S, Shuman AG, Taylor JM, Rozek LS, University of Michigan Head and Neck Specialized Program of Research Excellence Program (2016) Cigarette use, comorbidities, and prognosis in a prospective head and neck squamous cell carcinoma population. Head Neck 38(12):1810–1820

Petry W, Heintges T, Hensel F, Erhardt A, Wenning M, Niederau C, Häussinger D (1997) Hepatozelluläres Karzinom in Deutschland. Epidemiologie, Ätiologie, Klinik und Prognose bei 100 konsekutiven Patienten einer Universitätsklinik. Z Gastroenterol 35:1059–1069

Piano MR (2002) Alcoholic cardiomyopathy: incidence, clinical characteristics, and pathophysiology. Chest 121:1638–1650

Pimentel J, Varanda S, Guimarães P, Lopes da Silva F (2018) Idiopathic generalised epilepsies of adult onset: a reappraisal and literature review. Epileptic Disord 20(3):169–177

Pöschl G, Seitz HK (2004) Alcohol and cancer. Alcohol Alcohol 39(3):155–165. Review

Preedy VR, Richardson PJ (1994) Ethanol induced cardiovascular disease. Br Med Bull 50:152–163

Preethanath RS, AlNahas NW, Bin Huraib SM, Al-Balbeesi HO, Almalik NK, Dalati MHN, Divakar DD (2017) Microbiome of dental implants and its clinical aspect. Microb Pathog 106:20–24

Pryde DC, Dalvie D, Hu Q, Jones P, Obach RS, Tran T-D (2010) Aldehyde oxidase: an enzyme of emerging importance in drug discovery. J Med Chem 53(24):8441–8460. https://doi.org/10.1021/jm100888d

Puddey IB, Beilin LJ, Vandongen R, Rouse IL, Rogers P (1985) Evidence for a direct effect of alcohol consumption on blood pressure in normotensive men. A randomized controlled trial. Hypertension 7:707–713

Ramskogler K, Hertling I, Riegler A, Semler B, Zoghlami A, Walter H, Lesch OM (2001a) Possible interaction between ethanol and drugs and their significance for drug therapy in the elderly. Wien Klin Wochenschr 113(10):363–370

Ramskogler K, Walter H, Hertling I, Riegler A, Gutierrez K, Lesch OM (2001b) Subgroups of alcohol dependence and their specific therapeutic management: a review and introduction to the Lesch-Typology. E-journal of the International Society of Addiciton Medicine – International Addiction 1–11. https://urldefense.proofpoint.com/v2/url?u=http-3A__ahdp.lib.ucalgary.ca_IA_may2001_lesch-5Ftop.html&d=DwIDaQ&c=vh6FgF-nduejNhPPD0fl_yRaSfZy8CWbWnIf4X-JhSqx8&r=DPuQ5el3gbq4fvalecLViCS-hANPOaIpKuAjr3Uv9RHw&m=78JUdm-faaHTzIGmbWC2OjLCEYcjYjmVJFJ-pG-JYzDvA&s=ziVGLr6a4PMLj3In6T-sy8Xi8YIkEg1SBXPuMusskLWE&e=

Reiter RJ (1991) Pineal gland interface between the photoperiodic environment and the endocrine system. Trends Endocrinol Metab 2(1):13–19. https://doi.org/10.1016/1043-2760(91)90055-R

Rennard S, Decramer M, Calverley PMA, Pride NB, Soriano JB, Vermeire PA, Vestbo J (2002a) Impact of COPD in North America and Europe in 2000: subjects#039; perspective of Confronting COPD International Survey. Eur Respir J 20(4):799 LP–799805. Retrieved from http://erj.ersjournals.com/content/20/4/799.abstract

Rodgman A, Perfetti TA (2013) The chemical components of tobacco and tobacco smoke, Second. Aufl. CRC Press. https://books.google.com/books?hl=en&lr=&id=77bmwlhTmYoC&pgis=1

Rodriguez RJ, White RR, Senior RM, Levine EA (1977) Elastase release from human alveolar macrophages: comparison between smokers and nonsmokers. Science 198(4314):313–314. https://doi.org/10.1126/science.910131

Roerecke M, Rehm J (2014) Alcohol consumption, drinking patterns, and ischemic heart disease: a narrative review of meta-analyses and a systematic review and meta-analysis of the impact of heavy drinking occasions on risk for moderate drinkers. BMC Med 12:182

Rohleder N, Kirschbaum C (2006) The hypothalamic–pituitary–adrenal (HPA) axis in habitual smokers. Int J Psychophysiol 59(3):236–243. https://doi.org/10.1016/J.IJPSYCHO.2005.10.012

Roizenblatt S, Moldofsky H, Benedito-Silva AA, Tufik S (2001) Alpha sleep characteristics in fibromyalgia. Arthritis Rheum 44(1):222–230. https://doi.org/10.1002/1529-0131(200101)44:1<222::AID-ANR29>3.0.CO;2-K

Rosecrans JA, Karin LD (1998) Effects of nicotine on the hypothalamic-pituitary-axis (HPA) and immune function: introduction to the sixth nicotine round table satellite, American society of addiction medicine nicotine dependence meeting, November 15, 1997. Psychoneuroendocrinology 23:95–102. https://doi.org/10.1016/S0306-4530(97)00073-5. Elsevier

Rossow I, Amundsen A (1997) Alcohol abuse and mortality: a 40-year prospective study of norwegian conscripts. Soc Sci Med 44:261–267

Ruigomez A, Johansson S, Wallander MA, Rodriguez LAG (2002) Incidence of chronic atrial fibrillation in general practice and its treatment pattern. J Clin Epidemiol 55:358–363

Saffroy R, Pham P, Chiappini F, Gross-Goupil M, Castera L, Azoulay D, Barrier A, Samuel D, Debuire B, Lemoine A (2004) The MTHFR 677 C>T polymorphism is associated with an increased risk of hepatocellular carcinoma in patients with alcoholic cirrhosis. Carcinogenesis 25(8):1443–1448

Saffroy R, Benyamina A, Pham P, Marill C, Karila L, Reffas M, Debuire B, Reynaud M, Lemoine A (2008) Protective effect against alcohol dependence of the thermolabile variant of MTHFR. Drug Alcohol Depend 96(1–2): 30–36

Salaspuro M (2017) Key role of local acetaldehyde in upper GI tract carcinogenesis. Best Pract Res Clin Gastroenterol 31(5): 491–499

Salaspuro VJ, Salaspuro MP (2004) Synergistic effect of alcohol drinking and smoking on in vivo acetaldehyde concentration in saliva. Int J Cancer 111:480–483

Salaspuro VJ, Hietala JM, Marvola ML, Salaspuro MP (2006) Eliminating carcinogenic acetaldehyde by cysteine from saliva during smoking. Cancer Epidemiol Biomark Prev 15(1):146–149

Sander D, Poppert H, Sander K (2006) Medikamentöse Prophylaxe des Schlaganfalls. Akt Neurol 33:403–411

Saper CB, Scammell TE, Lu J (2005) Hypothalamic regulation of sleep and circadian rhythms. Nature 437(7063):1257–1263. https://doi.org/10.1038/nature04284

Saxer UP, Walter C, Bornstein MM, Klingler K, Ramseier CA (2007) Impact of tobacco use on the periodontium – an update. Part 2: clinical and radiographic changes in the periodontium and effects on periodontal and implant therapy. Schweiz Monatsschr Zahnmed 117(2):153–169. Review

Schoppet M, Maisch B (2001) Alcohol and the heart. Herz 26:345–352

Schuckit MA, Tipp JE, Berman M, Reich W, Hesselbrock VM, Smith TL (1997) Comparison of induced and independent major depressive disorders in 2945 alcoholics. Am J Psychiatry 154:948–957

Schwartz JRL, Roth T (2008) Neurophysiology of sleep and wakefulness: basic science and clinical implications. Curr Neuropharmacol 6(4):367–378. https://doi.org/10.2174/15701 5908787386050

Seitz HK, Stickel F (2007) Molecular mechanisms of alcohol-mediated carcinogenesis. Nat Rev Cancer 7:599–612

Serbin MA, Guzauskas GF, Veenstra DL (2016) Clopidogrel-Proton Pump Inhibitor Drug-Drug Interaction and Risk of Adverse Clinical Outcomes Among PCI-Treated ACS Patients: a Meta-analysis. J Manag Care Spec Pharm 22(8):939–947

Shearman E, Fallon S, Sershen H, Lajtha A (2008) Nicotine-induced monoamine neurotransmitter changes in the brain of young rats. Brain Res Bull 76(6):626–639. https://doi.org/10. 1016/j.brainresbull.2008.03.017

Siegel JM (2004) The neurotransmitters of sleep. J Clin Psychiatry 65(Suppl 16):4–7. https://doi.org/10.4088/JCP.v65n0101

Siasos G, Tsigkou V, Kokkou E, Oikonomou E, Vavuranakis M, Vlachopoulos C, Verveniotis A, Limperi M, Genimata V, Papavassiliou AG, Stefanadis C, Tousoulis D (2014) Smoking and atherosclerosis: mechanisms of disease and new therapeutic approaches. Curr Med Chem 21(34):3936–3948. Review

Singer MV, Teyssen S (2005) Alkohol und Folgekrankheiten, 2. Aufl. Springer, Mannheim

Smith D, Hart CL, Hole D, MacKinnon P, Gillis C, Watt G, Blane D, Hawthorne V. (1998) Education and occupational social class: which is the more important, J Epidemiol Community Health. 1998 Mar;52(3):153–60

Spies C (2000) Anästhesiologische Aspekte bei Alkoholmißbrauch. Ther Umsch 57(4): 261–263

Stanger O, Hermann W, Pietrzk K, Fowler B, Geisel J, Dierkes J, Weger M (2003) Konsensuspapier der D.A.CH.-Liga Homocystein über den rationellen klinischen Umgang mit Homocystein, Folsäure und B-Vitaminen bei kardiovaskulären und thrombotischen Erkrankungen- Richtlinien und Empfehlungen. J Kardiol 10:190–199

Statistik Austria, Österreichisches Krebsregister (Stand 19.12.2018) und Todesursachenstatistik. Erstellt am 21.12.2018. Luftröhre, Bronchien und Lunge (C33-C34) – Krebsinzidenz nach Stadium, Jahresdurchschnitt (2014/2016). https://www.statistik.at/web_de/statistiken/menschen_und_gesellschaft/gesundheit/kreberkrankungen/luftroehre_bronchien_lunge/index.html

Storch K-F, Lipan O, Leykin I, Viswanathan N, Davis FC, Wong WH, Weitz CJ (2002) Extensive and divergent circadian gene expression in liver and heart. Nature 417:78. https://doi.org/10.1038/nature744

Strotmann J, Ertl G (2005) Alkohol und Herz-Kreislauf. In: Singer MV, Teyssen S (Hrsg) Alkohol und Alkoholfolgekrankheiten, Grundlagen – Diagnostik – Therapie, 2. vollst. überarb. u. aktualisierte Aufl. Springer, Berlin/Heidelberg S 394–409

Terry MB, Zhang FF, Kabat G, Britton JA, Teitelbaum SL, Neugut AI, Gammon MD (2006) Lifetime alcohol intake and breast cancer risk. Ann Epidemiol 16(3):230–240

Teschke R, Göke R (2005) Alkohol und Krebs. In: Singer M und Teyssen S. Alkohol und Alkoholfolgekrankheiten, Grundlagen-Diagnostik-Therapie. Springer, Berlin/Heidelberg

Thakkar MM, Sharma R, Sahota P (2015) Alcohol disrupts sleep homeostasis. Alcohol 49(4):299–310

Torre LA, Bray F, Siegel RL, Ferlay J, Lortet-Tieulent J, Jemal A (2012) Global cancer statistics. CA Cancer J Clin 65(2):87–108

Trachsel L, Heller HC, Miller JD (1995) Nicotine phase-advances the circadian neuronal activity rhythm in rat suprachiasmatic nuclei explants. Neuroscience 65(3):797–803. https://doi.org/10.1016/0306-4522(94)00506-Z

Trombelli L, Lee MB, Promsudthi A, Gugliemoni PG, Wikesjö UM (1999) Periodontal repair in dogs: histologic observations of guided tissue regeneration with a prostaglandin E1 analog/methacrylate composite. J Clin Periodontol 26(6):381–387

Tsigos C, Chrousos GP (2002) Hypothalamic–pituitary–adrenal axis, neuroendocrine factors and stress. J Psychosom Res 53(4):865–871.

https://doi.org/10.1016/S0022-3999(02)00429-4

Unachuku CN (2006) The endocannabinoid system: association with metabolic disorders and tobacco dependence. Niger J Med 15(3):323–324

Ursing C, Von Bahr C, Brismar K, Röjdmark S (2005) Influence of cigarette smoking on melatonin levels in man. Eur J Clin Pharmacol 61(3):197–201. https://doi.org/10.1007/s00228-005-0908-7

van der Vaart H, Postma DS, Timens W, Ten Hacken NHT (2004) Acute effects of cigarette smoke on inflammation and oxidative stress: a review. Thorax 59(8):713 LP–721. Retrieved from http://thorax.bmj.com/content/59/8/713.abstract

Vasan RS, Beiser A, D'Agostino RB, Levy D, Selhub J, Jaques PF, Rosenberg IH, Wilson PWF (2003) Plasma homocysteine and risk for congestive heart failure in adults without prior myocardial infarction. JAMA 289:1251–1257

Vgontzas AN, Bixler EO, Lin HM, Prolo P, Mastorakos G, Vela-Bueno A et al (2001) Chronic insomnia is associated with nyctohemeral activation of the hypothalamic-pituitary-adrenal axis: clinical implications. J Clin Endocrinol Metab 86(8):3787–3794. https://doi.org/10.1210/jcem.86.8.7778

Vutuc C, Waldhoer T, Haidinger G (2004) Cancer mortality in Austria:1970–2002. Wien Klin Wochenschr 116(19–20):669–675

Wetter DW, Young TB, Bidwell TR, Badr MS, Palta M (1994) Smoking as a risk factor for sleep-disordered breathing. Arch Intern Med 154(19):2219–2224. https://doi.org/10.1001/archinte.154.19.2219

Wieck HH (1956) Lehrbuch für Psychiatrie. Schattauer, Stuttgart

Wieck HH (1982) Neurologie und Psychiatrie in der Praxis. Schattauer, Stuttgart, 4., überarb. Aufl. / von August Hillemacher

Wilson KM, Markt SC, Fang F, Nordenvall C, Rider JR, Ye W, Adami HO, Stattin P, Nyrén O, Mucci LA (2016) Snus use, smoking and survival among prostate cancer patients. Int J Cancer 139(12):2753–2759

Wöber C, Wöber-Bingöl C, Krawautz A, Nimmerrichter A, Deecke L, Lesch OM (1999) Postural control and lifetime alcohol consumption in alcohol-dependent patients. Acta Neurol Scand 99:48–53

Wolf PA, D'Agostino RB, Kannel WB, Bonita R, Belanger AJ (1988) Cigarette smoking as a risk factor or stroke: the Framingham Study. JAMA 259:1025–1029

Wynne J, Braunwald E (2005) Cardiomyopathy and myocarditis. In: Harrison's principles of internal medicine, Bd 16. Mc Graw Hill Medical Verlag

Xylinas E, Kluth LA, Rieken M, Lee RK, Elghouayel M, Ficarra V, Margulis V, Lotan Y, Rouprêt M, Martinez-Salamanca JI, Matsumoto K, Seitz C, Karakiewicz PI, Zerbib M, Scherr DS (2014) Shariat SF; UTUC Collaboration. Impact of smoking status and cumulative exposure on intravesical recurrence of upper tract urothelial carcinoma after radical nephroureterectomy. BJU Int 114(1):56–61

Yusuf S, Hawken S, Ounpuu S, Dans T, Avezum A, Lanas F, McQueen M, Budaj A, Pais P, Varigos J, Lisheng L, INTERHEART Study Investigators (2004) Effect of potentially modifiable risk factors associated with myocardial infarction in 52 countries (the INTERHEART study): case-control study. Lancet 364:937–952

Zhang C, Qin YY, Chen Q, Jiang H, Chen XZ, Xu CL, Mao PJ, He J, Zhou YH (2006) Alcohol intake and risk of stroke: a dose-response meta-analysis of prospective studies. Int J Cardiol 174(3):669–677

Zhang L, Samet J, Caffo B, Punjabi NM (2006) Cigarette smoking and nocturnal sleep architecture. Am J Epidemiol 164(6):529–537. https://doi.org/10.1093/aje/kwj231

Das Erkennen von Alkohol- und Tabakabhängigkeit

Otto-Michael Lesch, Henriette Walter, Daniel König
und Benjamin Vyssoki

▷ Die Äthanolkonzentration im Blut oder Harn kann zur Objektivierung des Alkoholkonsums verwendet werden. Es wurden verschiedene Marker vorgeschlagen, die unterschiedlich sensitiv sind. Neue Messmethoden sind z. B. Äthylglucuronid und Äthylsulfat im Harn, oder Phosphatidyläthanol im Blut und Äthylglucuronid im Haar. Nach wie vor wird jedoch Carbohydrat-deficient-Transferrin (%CDT) zufriedenstellend verwendet. Diese Marker objektivieren kurz- mittel- und langfristiges Trinkverhalten. Die Alkohol-Atemanalyse, oder Alkohol im Blut oder Harn könne akuten Alkoholkonsum messen. Für mittelfristige Bestimmungen (einige Tage) hat sich Phosphatidyläthanol im Blut bewährt. Objektivierung eines längerfristigen Konsums von Alkohol, wird mit %CDT objektiviert. In forensischen Fragen, vor allem für länger zurückliegende Alkoholeinnahme, kann die Haaranalyse mit Äthylglucuronid herangezogen werden.

8.1 Das ärztliche Gespräch bei Alkoholabhängigkeit

85 % aller Erwachsenen in Mitteleuropa trinken mehr oder weniger regelmäßig Alkohol, und deshalb wird die Frage „Trinken Sie Alkohol?" fast immer positiv beantwortet. Diese Antwort gibt aber keine Information zur Interaktion der psycho-sozio-biologischen Beschwerden mit der Wirkung des Alkohols, und deshalb sollte diese Frage vermieden werden. Missbrauchende und Abhängige kennen ihr Problem, erleben ihr Problem häufig als eigenes Versagen und haben häufig Schuld- und Schamgefühle. Hervorragend hat diese Situation

O.-M. Lesch (✉) · H. Walter · D. König ·
B. Vyssoki
Psychiatrische Universitätsklinik, Medizinische
Universität Wien, Wien, Österreich
e-mail: otto.lesch@meduniwien.ac.at;
henriette.walter@meduniwien.ac.at; daniel.
koenig@meduniwien.ac.at; benjamin.
vyssoki@meduniwien.ac.at

Antoine de Saint-Exupéry im 12. Kapitel seines Buches „Der kleine Prinz" (1943) beschrieben (Abb. 8.1):

Der Patient fürchtet, dass sein Alkoholmissbrauch entdeckt wird, und gleichzeitig weiß er, dass ihm nur geholfen werden kann, wenn sein Alkoholkonsum thematisiert wird. Diese starke Ambivalenz führt auch zu einem stark wechselnden Verhalten der Patienten. Es gibt Zeiten, in denen sie leichter zu motivieren sind, und Zeiten, in denen die Motivation zu einer Lebensstiländerung nicht möglich ist. Der Interaktionsstil zwischen Behandler und Patient ist deshalb äußerst wichtig. Die Grundprinzipien eines therapeutischen Gesprächs sollten selbstverständlich eingehalten werden. Grundbedingungen wie z. B. angenehme Atmosphäre (ein Raum mit Ruhe, ohne Telefon) und genügend Zeit (ein Erstgespräch

sollte mindestens 35 Minuten dauern) sind unbedingt einzuhalten. Machtdemonstrationen des Behandlers und Fragen, die eher zu polizeilichen „Verhörprogrammen" gehören (Wer? Was? Wo? Wie? Warum? usw.) sind absolut zu vermeiden. Man beginnt, wie in jeder anderen Psychotherapie, mit offenen Fragen, die dem Patienten klarmachen, dass man an ihm als Person Interesse hat und ihm helfen möchte. Jede Frage, die man als Neugierde auffassen könnte, ist zu vermeiden. In diesem Gespräch sollte der Zusammenhang zwischen den Beschwerden, Wünschen, Befürchtungen und der Wirkung des Alkohols herausgearbeitet werden. Ambivalenzen sollten verstärkt werden. Es sollte klargestellt werden, welche Faktoren für das Trinken sprechen (z. B. Getränke schmecken oder beseitigen ungute Gefühle) und welche Fakten dafür

„Der nächste Planet wurde von einem Trinker bewohnt. Dieser Besuch war sehr kurz, aber er stürzte den kleinen Prinz in eine tiefe Melancholie:

- Was machst Du da? fragte der kleine Prinz den Trinker,
den er schweigend vor einer Ansammlung leerer und voller Flaschen vorgefunden hatte.
- Ich trinke, antwortete der Trinker traurig.
- Warum trinkst Du? wollte der kleine Prinz von ihm wissen.
- Um zu vergessen, antwortete der Trinker.
- Was willst Du vergessen? erkundigte sich der kleine Prinz, der ihn bereits bedauerte.
- Um zu vergessen, dass ich mich schäme, räumte der Trinker ein, während er den Kopf senkte.
- Und wofür schämst Du Dich? fragte der kleine Prinz weiter, der ihm helfen wollte.
- Ich schäme mich des Trinkens, gestand der Trinker, der sich endgültig in sein Schweigen einschloss.

Verstört verließ ihn der kleine Prinz."

Abb. 8.1 Schamgefühle und Alkoholmissbrauch

sprechen, das Trinkverhalten zu reduzieren oder einzustellen (Verstärkung von Beschwerden, psychosoziale Gründe usw.). Im Erstgespräch sollten primär jene Fakten erarbeitet werden, die es erlauben, die Wertigkeit des Alkoholkonsums für das Wohlbefinden des Patienten herauszuarbeiten. Jede Objektivierung des Trinkverhaltens oder der Alkoholfolgeschäden ist hilfreich, z. B. Schweregrad der Leberstörung, Erfassung des Entzugssyndroms und die Objektivierung der Alkoholisierung (z. B. mittels Alkomat). Wird im Erstgespräch festgestellt, dass der Alkohol eine Wertigkeit hat, die einem Alkoholmissbrauch oder einer Alkoholabhängigkeit entspricht, ist das Ziel des Erstgespräches die Planung von weiteren Gesprächen, am besten bei der Person, die das Erstgespräch geführt hat, oder bei Fachleuten, die über die entsprechenden psychotherapeutischen und pharmakotherapeutischen Kompetenzen verfügen. Bei jeder therapeutischen Schnittstelle können Patienten die Behandlung abbrechen, weshalb so selten wie möglich therapeutische Stellen gewechselt werden sollten. Die Ätiologie und die Diagnostik einer Alkoholabhängigkeit und die Beziehung zu den Beschwerdebildern können meist erst nach mehreren Gesprächen eindeutig festgestellt werden. Ist der Patient im Erstgespräch stark alkoholisiert (Blutalkohol oder Atemalkohol über 1,5 Promille), sollte das Gespräch kurz gehalten werden, aber wenn möglich sollte bereits in den nächsten 24 Stunden, am besten am nächsten Morgen, ein neuerliches Gespräch angeboten werden. Wenn der Patient schildert, dass er über Nacht immer ein starkes Entzugssyndrom entwickelt, dass er entweder bereits in der Nacht oder zeitig morgens massiv Alkohol trinken muss, benötigt er eine entsprechende Medikation für seine Entzugsbeschwerden (siehe Kap. 9), bevor er sein Trinkverhalten reduzieren kann (Abb. 8.2).

Wenn man die Interaktionen zwischen Alkoholeinnahme und den Beschwerden herausgearbeitet hat, wird im nächsten Schritt geklärt, ob es sich um einen Alkoholmissbrauch oder eine Alkoholabhängigkeit handelt. Dazu verwendet man die Kriterien von ICD −10 oder DSM-IV (siehe Kap. 5). Da für diese Diagnostik oft zu wenig Zeit zur Verfügung steht, gibt es Instrumente, die eine Objektivierung durch wenige Fragen erlauben. Im Setting des praktischen Arztes oder des nicht psychiatrischen Facharztes haben sich vier Fragen bewährt, wie sie im CAGE zusammengefasst werden (Abb. 3.7, Ewing 1984).

Wenn eine der Fragen des CAGE mit Ja beantwortet wird, erfüllen diese Patienten fast immer die Kriterien des Alkoholmissbrauchs nach DSM-IV oder ICD −10. Wenn zwei oder mehr Fragen mit Ja beantwortet werden, ist die Diagnose Alkoholabhängigkeit auch nach DSM 5 und ICD-11 äußerst wahrscheinlich (Bradley et al. 2001; Chan et al. 1994; Liskow et al. 1995; Saremi et al. 2001; Maisto und Saitz 2003).

Ist die Diagnose der Abhängigkeit nach ICD-10, ICD-11 oder DSM 5 zu stellen, steht das Erhebungsinstrument nach Lesch zur genaueren Diagnostik zur Verfügung (siehe Anhang 1). Dieses Computerprogramm erfasst die wichtigsten Kriterien, die für die Behandlung und Prognose Alkoholabhängiger herangezogen werden sollen (z. B. Alkohol-positive Familienanamnese, Beginn des schweren Alkoholmissbrauchs und vieles mehr). Nur ein Blatt dieses Erhebungsinstruments beschäftigt sich mit der Zuordnung der Typologie. Erst nach dieser Einteilung kann

- Schmeckt Ihnen Alkohol oder trinken Sie Alkohol, um eine Wirkung zu erzielen? Wenn ja, welche Wirkung des Alkohols wünschen Sie (betrunken werden, Stimmungsveränderung, Angstlösung usw.)?

- Können Sie mir die angenehmen Wirkungen des Alkohols beschreiben oder gibt es unangenehme Wirkungen und Folgen eines Alkoholkonsums?

- Die Beschwerden, die Sie zu mir geführt haben – gibt es einen Zusammenhang Ihrer Beschwerden mit Ihrem Alkoholkonsum?

- Wenn Sie eine Trinkpause über einige Tage einlegen, verbessern sich Ihre Beschwerden oder werden diese Beschwerden eher stärker?

- Gibt es andere Möglichkeiten als Alkohol, um mit Ihren Beschwerden (psychischer oder körperlicher Art) besser zu Rande zu kommen?

- Hilft auch Alkohol? Wenn ja, welche Mengen benötigen Sie, um Ihre Beschwerden zu lindern? Wie viel Alkohol vertragen Sie?

- Wenn Sie bei einem Fest vermehrt Alkohol konsumieren, haben Sie am nächsten Tag Beschwerden, die auf Alkohol hinweisen (Kopfschmerzen, Kreislaufprobleme, Unruhe, Reizbarkeit)? Verwenden Sie dann Alkohol, um diese Beschwerden zu lindern? Wenn ja, welche Menge hilft Ihnen?

- Wenn Sie Medikamente gegen Ihre Beschwerden verordnet bekamen, konnten Sie dann in dieser Zeit Ihren Alkoholkonsum reduzieren oder ganz einstellen? Wenn dies nicht gelingt, welche Probleme hindern Sie daran (z. B. Entzugsbeschwerden, psychische oder soziale Probleme usw.)?

- Wenn Sie in den letzten Jahren über mehrere Monate nichts getrunken haben, war das angenehm für Sie? Welche Bedingungen waren gegeben, dass Sie dies geschafft haben? Könnte man so einen Vorgang nicht wieder in Gang setzen?

- Gibt es Orte oder Situationen, in denen es sehr schwierig ist, nichts zu trinken (sogenannte „Hot Spots"), und gibt es Orte und Situationen, in denen Sie nie Alkohol zu sich nehmen (sogenannte „Cool Spots")?

Abb. 8.2 Vorschlag für einige Fragen, die die Einschätzung der Wertigkeit von Alkohol erlauben

die entsprechende Entzugsbehandlung und Rückfallprophylaxe eingeleitet werden (Lesch et al. 1990; Caputo et al. 2014). Die Online Version des Typologiezuordnungsprogrammes mit der Therapieempfehlung ist (Lesch Alcoholism Typology) ist unter www.lat-online.at in 17 Sprachen kostenfrei für den download bereit.

8.2 Objektivierung des Trinkverhaltens mittels biologischer Marker

Man unterscheidet zwischen Markern für eine Prädisposition oder zur Früherkennung alkoholgefährdeter Personen, Markern, die einen bestehenden Alkoholge- oder -missbrauch objektivieren und Markern, die mit Alkoholabhängigkeit assoziiert sein sollen.

8.2.1 Trait Marker

Alle diese Marker wurden seit Jahrzehnten untersucht, und es fanden sich klare Trennungen zwischen alkoholabhängigen Patienten und der Normalbevölkerung (Koob und Le Moal 2006; Lallemand et al. 2006; Pettinati et al. 2003; Nanau und Neuman 2015). In den letzten Jahren wurden nun diese Marker auch in Bezug auf die Untergruppen nach Lesch und die Persönlichkeitsdimensionen und Typen nach Cloninger untersucht, und es fanden sich in den Untergruppen signifikant unterschiedliche Marker (genetische Unterschiede wie auch Unterschiede im Alkoholmetabolismus und auch in den Aminosäuren) (Procopio et al. 2013; Samochowiec et al. 2015; Hanak et al. 2017). Diese Unterschiede in Bezug zur Typologie nach Lesch machen auch deutlich, dass die Enzymausstattungen in den Typen unterschiedlich zu sehen sind (Abb. 3.2, Hillemacher und Bleich 2008) (Abb. 8.3).

8.2.2 State Marker

State Marker geben Auskunft über die Trinkmenge und das Trinkprofil. Die akute

Trait Marker

- Monoaminooxidase
- MAO-B
- Dopaminrezeptorgene
- Dopaminbetahydrodylase
- endokrine Parameter wie ACTH, Kortisol, Prolactin, TSH, TRH
- Alkoholdehydrogenase (ADH2, ADH3)
- Aldehyddehydrogenase (ALDH2, ALDH3)
- Adenylatcyclase
- evozierte Potenziale
- Tryptophanhydroxylase (5-HIAA)

State Marker

- Blutalkoholkonzentration
- Acetaldehyde und Kondensationen
- Acetat
- Ethylglucuronide
- Methanol
- alkalische Phosphortase
- Blut und Harn Beta-Hexoamindasen
- MCV
- GOT; GPT; GAMMA GT
- %CDT

Assoziierte Marker

- Blutgruppen (MMS-Blutgruppe)
- HLA Antigene
- Transketolasen

Abb. 8.3 Trait Marker, State Marker und Marker, die mit Alkoholabhängigkeit assoziiert sind (nach Koller und Soyka 2001)

Alkoholisierung ist am besten durch die Bestimmung des Alkohols und seiner Abbauprodukte zu erfassen (Atemalkohol, Blutalkohol). Liegt die letzte Alkoholisierung einige Tage zurück, geben Metabolite des Alkohols in Blut und Harn die beste Auskunft, z. B. Ethylglucuronide.

Das Trinkverhalten der letzten 14 Tage wird am objektivsten mittels %CDT erfasst, wobei aber nur eine 63 %ige Sensitivität besteht. 37 % zeigen auch bei massiv erhöhter Alkoholzufuhr (weit über 80 g reiner Alkohol täglich über mehr als drei Wochen) keine Erhöhung des %CDT. Leberparameter und MCV erfassen einen längeren Zeitraum von Alkoholmissbrauch. Wenn GOT etwa doppelt so hoch wie GPT ist, dann liegt mit großer Wahrscheinlichkeit ein Alkoholmissbrauch vor (De-Ritis-Quotient, Renz-Polster et al. 2007; Singer und Teyssen 2005). GPT über 200 oder deutlich höher als GOT wird meist durch andere Lebererkrankungen verursacht. 20 % aller erhöhten Gamma-GT-Werte sind nicht durch Alkohol bedingt, und ein Drittel aller stark trinkenden Alkoholabhängigen zeigt normale Leberwerte. MCV über 95 zeigt einen Alkoholmissbrauch an, bei einem MCV über 98 besteht bei 80 % aller Patienten ein massiver, lang dauernder Alkoholmissbrauch. Die Rückbildung der Leberwerte benötigt oft viele Wochen, wobei sich die Gamma GT oft aus sehr hohen Werten (z. B. >300) trotz Abstinenz nicht ganz zurückbildet (z. B. nur einen Wert zwischen 60 und 80 erreicht). Die Rückbildung des MCV benötigt meist noch etwas länger als die Leberwerte (Abb. 8.4).

8.2.3 Assoziierte Marker

Bei diesen Markern wird ein Zusammenhang mit einem Alkoholmissbrauch vermutet. Diese Marker sollten vor allem auch ätiologische Ursachen des Alkoholmissbrauchs abbilden. Sie stehen primär im wissenschaftlichen Interesse, werden aber nur von wenigen Forschungszentren untersucht (Wurst 2001).

Abb. 8.4 Übersicht über biologische Marker

Biologische Marker zur Erkennung von Alkoholmissbrauch

	Sensitivität	Spezifität	Normalisierung in der Abstinenz
Atemalkohol	100 %	100 %	Stunden
Ethylglucuronid	100 %	100 %	Tage
MCV & GGT	63 %	80 %	1–10 Wochen
%CDT	65 %	96 %	2–4 Wochen

Cut-off-Punkte:

Atemalkohol = $\geq$ 2,5 ‰, chronischer Missbrauch

GOT>GPT = Alkohol; GPT>GOT = Lebererkrankung

Gamma-GT = > 1,3-Fache des oberen Normwertes

MCV = > 95, Verdacht auf Alkoholmissbrauch

> 98, Alkoholmissbrauch

%CDT= $\geq$ 2,6 % (neuer Cut-off; ohne Trisialo)

Lesch OM und Walter H 1995

8.2.4 Praktische Hinweise für die Verwendung von biologischen Markern vor allem für forensische Zwecke

8.2.4.1 Blutalkoholbestimmung

Alkohol wird über die Schleimhäute des Magen-Darm-Traktes, insbesondere im Magen, resorbiert, in der Leber metabolisiert und nur zu geringen Mengen durch die Atmung ausgeschieden. Dementsprechend kann man Alkohol im Blut, aber auch in der Atemluft feststellen. Die Resorption ist von vielen Faktorenabhängig (Gewicht, Essverhalten, Schnelligkeit des Trinkens usw.), die Elimination ist durch den Funktionszustand der Leber vorgegeben, und eine Induktion der Leberenzyme beschleunigt den Alkoholabbau. Wenn gleichzeitig zum Alkohol andere Medikamente eingenommen werden, die auch diesen Abbauweg benötigen (P450 usw.), kommt es zu schwerwiegenden Interaktionen (siehe Abschn. 7.3.2.6), und die Blutspiegel können sich deutlich verändern. Man nimmt heute an, dass Personen, die keine genetische Alkoholbelastung haben (z. B. keinen alkoholkranken Vater oder keine alkoholkranke Mutter) und selten Alkohol trinken, etwa 0,12 Promille Alkohol pro Stunde eliminieren, während Patienten mit einer genetischen Belastung und einem regelmäßigen Alkoholmissbrauch bis zu 0,25 Promille Alkohol pro Stunde ausscheiden können. Der Schweregrad einer eventuellen Lebererkrankung (z. B. dekompensierte Leberzirrhose, Child B oder C) verändert diese Eliminationsraten natürlich ganz wesentlich.

Das analytische Vorgehen besteht aus vier Einzelmessungen mit zwei unterschiedlichen Messverfahren (Gaschromatographie, ADH-Verfahren, Widmark-Verfahren). Der Mittelwert der vier Einzelwerte, auf zwei Dezimalstellen abgerundet, ergibt die Blutalkoholkonzentration (BAK).

Die maximale Toleranz zwischen diesen vier Einzelwerten darf höchstens 10 % des Mittelwertes betragen. Präzision und Richtigkeit der Messungen werden permanent mittels kommerziell hergestellter Kontrollproben bekannten Gehalts überwacht. Zur externen Qualitätskontrolle sind Ringversuche vorgeschrieben.

Kontrovers beurteilt wurde bislang das Vorgehen, wenn keine vier Werte mit zwei Verfahren zur Verfügung stehen, z. B. bei verunfallten Personen, bei denen im Krankenhaus das Blut nur mit dem ADH-Verfahren untersucht wurde.

8.2.4.2 Blutalkoholkonzentration (BAK)

Die im venösen Blut enthaltene Alkoholmenge wird in mg/g bzw. Promille angegeben. Der Milligrammwert wird mit zwei multipliziert, um den Promillewert anzugeben.

Für forensische Zwecke ist es oft notwendig, von einem bestimmten Wert rückzurechnen, wobei folgende Möglichkeiten bestehen (Abb. 8.5):

Allen diesen Verfahren liegt die Widmark-Formel zugrunde, und diese gestattet die Rückrechnung der Alkoholkonzentration.

8.2.4.3 Widmark-Formel

Mit der von Widmark 1932 aufgestellten Beziehung zur Berechnung der maximalen BAK c aus der aufgenommenen Alkoholmenge A in Gramm und dem Körpergewicht p lässt sich gemäß der Formel

$c = A/(p * r)$ (wobei r den sogenannten Reduktionsfaktor bedeutet) der Alkoholgehalt errechnen. Da Alkohol ausschließlich

Abb. 8.5 BAK-
Rückrechnungsverfahren

Diese Verfahren erlauben, die Alkoholisierung zu einem zurückliegenden Zeitpunkt zu berechnen:
- Widmark-Formel
- Widmark-Verfahren
- Vidic-Verfahren
- Fous'sche Formel
- Watson-Formel

wasserlöslich ist, verteilt er sich nicht in den Knochen und im Fettgewebe, daher steht dieser Körpermassenanteil nicht zur Verfügung. Für Männer gilt der Durchschnittswert von r = 0,7. Frauen verfügen generell über mehr Fettgewebe, hier wird von r = 0,6 ausgegangen. Neuere Ansätze, z. B. nach Watson, berücksichtigen zusätzlich zu Körpermaßen noch Körpergröße, Alter und Geschlecht. Diese Formeln sind in modifizierter Form Grundlage aller Berechnungsprogramme (Widmark 1981).

8.2.4.4 Atemalkohol

In den Alveolen der Lunge kommt es zu einem Übergang des im Blut enthaltenen Alkohols in die eingeatmete Frischluft, wodurch beim Ausatmen Alkohol abgegeben wird. Die Atemalkoholkonzentration (AAK) entspricht dabei ca. 1/2100 der (venösen) Blutalkoholkonzentration. Dieses Verhältnis ist nicht konstant und ändert sich in zeitlicher Abhängigkeit beim Trinkenden, wobei auch individuelle Faktoren – insbesondere die Körpertemperatur – eine Rolle spielen. Während der Resorptionsphase hat die Alkoholverteilung zwischen arteriellem und venösem Blutkreislauf ebenfalls starke Auswirkungen auf das Verteilungsgleichgewicht Blut-/Atemalkohol. Daher sind alle Bemü-

hungen, aus der gemessenen Atemalkoholkonzentration durch Umrechnung die Blutalkoholkonzentration exakt (Schwankungen um 0,1 mg/l) zu bestimmen, prinzipiell gescheitert. Für klinische Zwecke und für die grobe Beurteilung im Straßenverkehr ist der Atemalkoholwert aber absolut ausreichend.

Die jetzige Generation der Atemalkohol-Messgeräte mit Eichung im Sechsmonatszyklus, sogenannte „beweissichere Geräte", analysiert zwei unabhängige Atemproben, die kurz aufeinander folgen, mit einem infrarotoptischen und einem elektrochemischen Messsystem unter zusätzlicher Normierung der gemessenen Atemtemperatur auf 34 °C. Dadurch sind Fehlerquellen wie Mundrestalkohol, Manipulation der Atemtechnik, Querempfindlichkeit für andere Stoffe wie Aceton etc. nahezu ausgeschlossen. Wenn beide Verfahren übereinstimmende Werte ergeben, wird der Befund direkt im mg/l Atemluft ausgegeben.

8.2.4.5 Stoffwechselprodukte des Alkohols

Ethylglucuronid

Die „aktivierte" Glucuronsäure (Uridin- 5-diphospho-ß-Glucuronsäure) wurde erstmals 1967 im menschlichen Harn nachgewiesen.

Diese Säure entsteht als direkter Alkoholmetabolit mit einer relativ langen Nachweismöglichkeit (ungefähr 80 Stunden) im Harn oder Serum (Mackus et al. 2017).

Quantitative Bestimmung mittels GC/MS als Trimethylsilylether (Fragmente: 160, 261, 405) mit d5-Ethylglucuronid als internem Standard (Hartmann et al. 2007; Wurst 2001; Armer und Allcock 2017; Wurst et al. 2010).

Alkoholische Getränke bestehen nicht nur aus Ethanol, sondern auch aus Methanol und längerkettigen Alkoholen. Wenn Alkohol getrunken wird, wird sowohl Ethanol als auch Methanol aufgenommen, und Ethanol wird in der Elimination dem Methanol vorgezogen. Erst bei einem Spiegel von 0,4 Promille Ethanol wird auch Methanol eliminiert (Abb. 8.6).

Alkoholabhängige aktivieren für den Abbau des Methanols (alkoholabhängige Patienten, die dauernd Alkohol trinken, erreichen nie weniger als 0,4 Promille und haben daher zu viel Methanol) neben dem normalen Abbauweg das MEOS-System und die Katalasen, um Methanol trotz hohen Ethanolspiegels eliminieren zu können. In den Typen nach Lesch ist der Abbau jedoch unterschiedlich schnell (Abb. 3.2).

Wenn man diese Ergebnisse zusammenfasst, ist klar, dass die Bestimmung der Kombination von Ethanol und Methanol Rückschlüsse auf einen akuten, chronischen Gebrauch oder auch auf das Einnahmeverhalten von Alkoholabhängigen zulässt.

Eine einmalige Alkoholvergiftung bei einem sonst eher abstinenten Patienten führt zu einer starken Erhöhung der Ethanolspiegel, aber die Methanolspiegel bleiben niedrig.

Wenn ein Patient ständig alkoholisiert ist, kann man bei ihm neben dem erhöhten Ethanol hohe Spiegel (Methanolspiegel oft mehr als 10 mg/l) feststellen (Bonte 1987; Leitner et al. 1994; Sprung et al. 1988; Tominaga 2009; Winkler et al. 2013). Wenn man diese Messungen nach einer Stunde neuerlich durchführt und der Patient nicht nur Ethanol ausscheiden kann, sondern trotz hohem Ethanolspiegel Methanol eliminiert, hat er ein aktiviertes MEOS- und Katalase-System, und dies bedeutet, dass er den Alkohol anders als Gesunde metabolisiert, und fast immer erfüllen diese Patienten die Kriterien der Alkoholabhängigkeit nach DSM 5, ICD-10 und ICD-11 (Abb. 8.7).

Neben diesen für das Trinkverhalten sehr spezifischen Markern stehen indirekte

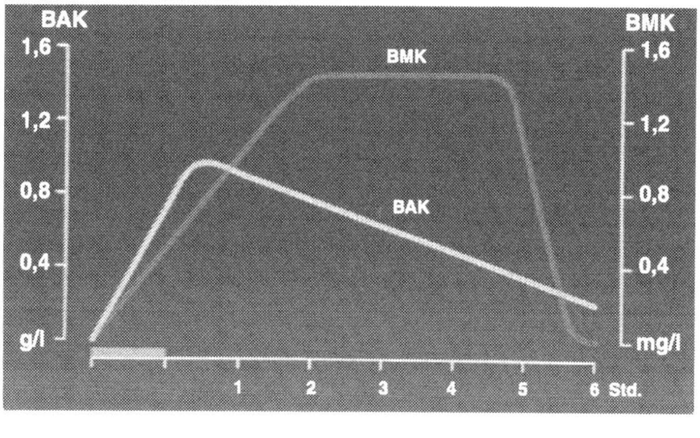

Abb. 8.6 Elimination von Ethanol und Methanol

Männliche Patienten	RIA AXIS	ELISA AXIS	RIA PH	ELISA PH	DSM Score	Malt F	Malt S	Malt	MCV	Gamma GT	GOT	GPT
RIA AXIS	1.000											
ELISA AXIS	.920	1.000										
RIA PH	.860	.893	1.000									
ELISA PH	.864	.885	.941	1.000								
DSM Score	-.064	-.006	-.045	-.053	1.000							
Malt F	.022	-.045	.021	.063	.174	1.000						
Malt S	.170	.198	.131	.078	.438	.179	1.000					
Malt	.124	.097	.098	.092	.396	.776	.759	1.000				
MCV	.024	.037	-.069	-.032	-.217	-.095	-.374	-.303	1.000			
Gamma GT	-.181	-.216	-.177	-.130	.209	.143	.057	.131	.093	1.000		
GOT	.095	.096	.056	.101	.078	.113	.115	.148	.086	.022	1.000	
GPT	.052	.078	-.008	.003	.096	-.044	.235	.121	-.091	.321	.776	1.000

Abb. 8.7 Zusammenhang der verschiedenen Marker (n = 56)

Marker zur Verfügung, die Veränderungen widerspiegeln, die der Alkohol bewirkt. Natürlich können diese Veränderungen auch andere Ursachen haben. Eine Leberentzündung erhöht genauso die Leberparameter wie auch eine Cholestase. Solche schweren chronischen Erkrankungen verändern auch das Blutbild, wie z. B. das MCV. Der Vorteil dieser Marker ist die Tatsache, dass sie auch nach einiger Zeit Abstinenz (Wochen bis Monate) nachweisbar sind. Da für chirurgische Interventionen die Blutgerinnung von eminenter Bedeutung ist und Alkoholkranke mit einer Leberschädigung oft Blutgerinnungsstörungen haben, können diese Marker herangezogen werden, um eine längerfristige Abstinenz (über Wochen) zu bestätigen. Die Kombination dieser Marker ist oft sensitiver auf Alkohol, aber natürlich verliert man dabei auch die Spezifität. Die gebräuchlichsten sind heute die Leberparameter (GOT, GPT, Gamma-GT, das MCV und das %CDT). Die Frage, welcher dieser Marker positiv wird, hat sicher auch genetische und andere Gründe, weil die Beziehung dieser Marker untereinander nicht nachzuweisen ist.

%CDT (Carbohydrat-defizientes Transferrin)

1976 wurde eine Transferrin-Variante in Seren von alkoholabhängigen Patienten entdeckt. In den folgenden Jahren ergab die Transferrin-Forschung, dass Carbohydrat-Deficient- Transferrin (%CDT) spezifischer ist als alle anderen Marker. Serumtransferrin hat eine Polypeptid-Struktur mit Polysaccharid-Seitenketten. Das Fehlen von solchen Seitenketten wurde als Folge einer Alkoholwirkung erkannt.

Die Spezifität ist hoch und wird zwischen 75 % und 98 % (Stibler und Borg 1986) angegeben.

Die Sensitivität wird meist als zwischen 63 % (Lesch et al. 1996) und 80 % (Litten und Allen 1992) beschrieben (Übersicht bei Walter et al. 2001). Die Sensitivität in Studien, die klinisch auffällige Alkoholabhängige nach DSM-IV einschließen, liegt in Europa fast immer um 63 % (Helander et al. 2016) (Abb. 8.8).

Wir konnten %CDT im Trinkversuch bei gesunden Probanden untersuchen und mussten feststellen, dass auch eine tägliche Trinkmenge von 80 Gramm reinem Alkohol über drei Wochen zu keiner Erhöhung des %CDT führt (Lesch et al. 1996b). Bei 63 % der alkoholabhängigen Patienten zeigte sich während der Alkoholisierung ein erhöhtes %CDT, welches sich in der kontrollierten Abstinenz innerhalb von zwei bis drei Wochen zurückbildete. Der %CDT-Wert korrelierte nicht mit der Trinkmenge oder der Trinkdauer, sodass unterschiedliche Empfindlichkeiten unabhängig vom Trinkverhalten den %CDT-Wert ausmachen (Lesch et al. 1996) (Abb. 8.9 und 8.10).

Bei denjenigen Patienten, die mit %CDT sensitiv auf Alkohol reagieren

Abb. 8.8 %CDT-Molekül

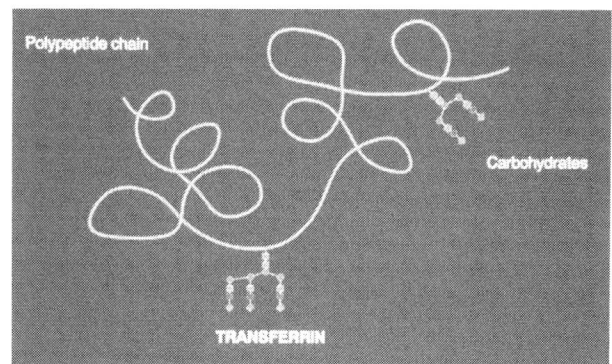

Abb. 8.9 Abbau von Methanol bei intoxikierten Alkoholabhängigen (n = 65, Lesch et al. 1996a, b, c)

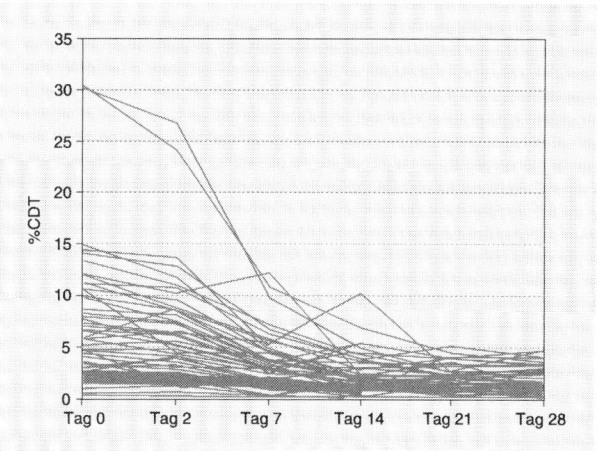

Abb. 8.10 Leberzirrhose und
Alkoholabhängigkeit –
Zusammenhänge zwischen
Normotest und %CDT
(n = 26)

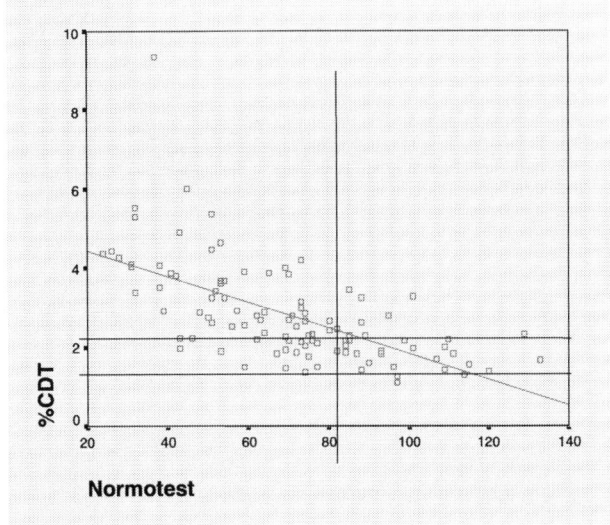

Abb. 8.11 %CDT als
Verlaufskontrolle der
Abstinenz bei
alkoholabhängigen
Lebertransplantier-

n = 97	Alkoholabhängigkeit		Sensitivität % = (11/11 + 1) x 100 = 92%
%CDT	Rückfall	Kein Rückfall	Spezifität % = (83/2 + 83) x 100 = 98%
Pos.	11	2	
Neg.	1	83	Berlakovich G et al. 1999

(das heißt, sie hatten schon einmal einen erhöhten %CDT- Wert gehabt), erhöht sich das %CDT schon bei geringen konsumierten Mengen. In Therapiestudien konnten wir zeigen, dass %CDT als biologischer Marker des Rückfalls verwendet werden kann. Patienten erreichen nach etwa drei Wochen absoluter Abstinenz einen individuellen Basiswert. Wenn sich dieser Basiswert auch innerhalb des Normwertes um 0,8 % erhöht, korreliert dies mit einem Rückfall.

Bei anderen schweren Erkrankungen aus der Inneren Medizin (z. B. Diabetes usw.) ist %CDT aussagekräftig. Nur bei schweren Lebererkrankungen, die zu einer Reduktion des Normotests führen, korre-

liert der %CDT-Wert mit dem Schweregrad der Leberschädigung und nicht mit dem Trinkverhalten.

Ist die Blutgerinnung durch die Lebererkrankung so stark beeinträchtigt, dass der Normotest unter 75 % liegt, ist %CDT als Marker nicht mehr aussagekräftig, weil die Erhöhung des %CDT dann vom Grad der Leberschädigung abhängt.

Nach einer Lebertransplantation belegt das %CDT sehr gut eine weitere Abstinenz (Berlakovich et al. 1999) (Abb. 8.11).

Da die meisten Alkoholkranken auch rauchen, wurde das %CDT in Bezug auf das Rauchen untersucht, und es zeigte sich, dass auch bei rauchenden Alkoholkranken das %CDT sehr wohl als Marker für aktives

Trinken verwendet werden kann (Whitfield et al. 1998; Conigrave et al. 2002; de Beaurepaire et al. 2007).

8.3 Das ärztliche Gespräch bei Tabakabhängigkeit

Im Wesentlichen gelten bei Tabakabhängigen ähnliche Regeln wie bei Alkoholabhängigen, wobei Stigmatisierung und Scham weniger Rolle spielen. Das Rauchen sollte direkt als Risikofaktor für die Gesundheit angesprochen werden, und die Zusammenhänge zwischen Beschwerden und Rauchen sollten im Zentrum der Exploration stehen (Aune et al. 2017; Milcarz et al. 2018). Die Abgrenzung zwischen Missbrauch und Abhängigkeit und die genaue Diagnostik der Rauchabhängigkeit sind die nächsten Schritte. Eine Objektivierung der Anzahl der Zigaretten und der zu erwartenden Entzugssyndrome mittels Smokalizer (Messung des CO-Gehalts in der Atemluft) hilft in der Motivationsarbeit. Spirometrische Befunde können den direkten Einfluss von Rauchen auf die Atmung belegen (Lesch 2007). Bereits eine Beachtung und ein Ansprechen der Tabakabhängigkeit steigern die Motivation, das Rauchverhalten zu reduzieren oder einzustellen, signifikant.

Literatur

Armer JM, Allcock RL (2017) Urine ethyl glucuronide and ethyl sulphate using liquid chromatography-tandem mass spectrometry in a routine clinical laboratory. Ann Clin Biochem 54(1):60–68

Aune D, Sen A, Leitzmann MF, Tonstad S, Norat T, Vatten LJ (2017) Tobacco smoking and the risk of diverticular disease – a systematic review and meta-analysis of prospective studies. Color Dis 19(7):621–633

de Beaurepaire R, Lukasiewicz M, Beauverie P, Castéra S, Dagorne O, Espaze R, Falissard B, Giroult P, Houery M, Mahuzier G, Matheron I, Niel P, Padovani P, Poisson N, Richier JP, Rocher J, Ruetsh O, Touzeau D, Visinoni A, Molimard R (2007) Comparison of self-reports and biological measures for alcohol, tobacco, and illicit drugs consumption in psychiatric inpatients. Eur Psychiatry 22(8):540–548

Berlakovich GA, Windhager T, Freundorfer E, Lesch OM, Steininger R, Mühlbacher F (1999) Carbohydrate deficient transferrin for detection of alcohol relapse after orthotopic liver transplantation for alcoholic cirrhosis. Transplantation 67(9):1231–1235

Bonte W (1987) Begleitstoffe alkoholischer Getränke. Max Schmidt-Römhild, Lübeck

Bradley KA, Kivlahan DR, Bush KR, McDonell MB, Fihn SD, Ambulatory Care Quality Improvement Project Investigators (2001) Variations on the CAGE alcohol screening questionnaire: strengths and limitations in VA general medical patients. Alcohol Clin Exp Res 25:1472–1478

Caputo F, Del Re A, Brambilla R, Grignaschi A, Vignoli T, Vigna-Taglianti F, Addolorato G, Zoli G, Cibin M, Bernardi M (2014) Sodium oxybate in maintaining alcohol abstinence in alcoholic patients according to Lesch typologies: a pilot study. J Psychopharmacol 28(1):23–30

Chan AW, Pristach EA, Welte JW (1994) Detection by the CAGE of alcoholism or heavy drinking in primary care outpatients and the general population. J Subst Abus 6:123–135

Conigrave KM, Degenhardt LJ, Whitfield JB, Saunders JB, Helander A, Tabakoff B, WHO/ISBRA Study Group (2002) CDT, GGT, and AST as markers of alcohol use: the WHO/ISBRA collaborative project. Alcohol Clin Exp Res 26(3):332–339

Ewing JA (1984) Detecting alcoholism. The CAGE questionnaire. J Am Med Assoc 252:1905–1907

Hanak C, Benoit J, Fabry L, Hein M, Verbanck P, de Witte P, Walter H, Dexter DT, Ward RJ

(2017) Changes in pro-inflammatory markers in detoxifying chronic alcohol abusers, divided by Lesch typology, reflect cognitive dysfunction. Alcohol Alcohol 52(5):529–534

Hartmann S, Aradottir S, Graf M, Wiesbeck G, Lesch OM, Ramskogler K, Wolfersdorf AC, Wurst FM (2007) Phosphatidylethanol as a sensitive and specific biomarker – comparison with gamma-glutamyl transpeptidase, mean corpuscular volume and carbohydrate-deficient transferrin. Addict Biol 121:81–84

Helander A, Wielders J, Anton R, Arndt T, Bianchi V, Deenmamode J, Jeppsson JO, Whitfield JB, Weykamp C, Schellenberg F, International Federation of Clinical Chemistry and Laboratory Medicine Working Group on Standardisation of Carbohydrate-Deficient Transferrin (IFCC WG-CDT) (2016) Standardisation and use of the alcohol biomarker carbohydrate-deficient transferrin (CDT). Clin Chim Acta 459:19–24

Hillemacher T, Bleich S (2008) Neurobiology and treatment in alcoholism – recent findings regarding Lesch's typology of alcohol dependence. Alcohol Alcohol 43(3):341–346

Koller G, Soyka M (2001) Biological and genetic markers of alcoholism – a psychiatric perspective. In: Wurst FW (Hrsg) New and upcoming markers of alcohol consumption. Springer, Darmstadt, S 3–16

Koob GF, Le Moal M (2006) Neurobiology of addiction, 1. Aufl. Academic Press – Elsevier, Amsterdam

Lallemand F, Ward RJ, Dravolina O, De Witte P (2006) Nicotine-induced changes of glutamate and arginine in naive and chronically alcoholised rats: an in vivo microdialysis study. Brain Res 1111/1:48–60

Leitner A, Gierth L, Lentner S, Platz WE, Rommelspacher H, Schmidt L, Lesch OM (1994) Untergruppen Alkoholkranker. Gibt es biologische Marker? Harmann- und Norharman-Befunde. In: Baumann P (Hrsg) Biologische Psychiatrie der Gegenwart, S 636–640, Lausanne

Lesch OM (2007) Raucherentwöhnung – Tipps zur Prävention und Therapie in der Praxis. Uni-Med Verlag, Wien

Lesch OM, Kefer J, Lentner S, Mader R, Marx B, Musalek M, Nimmerrichter A, Preinsberger H, Puchinger H, Rustembegovich A, Walter H, Zach E (1990) Diagnosis of chronic alcoholism – classificatory problems. Psychopathology 23:88–96

Lesch OM, Walter H, Freitag H, Heggli DE, Leitner A, Mader R, Neumeister A, Passeg V, Pusch H, Semler B, Sundrehagen E, Kasper S (1996a) Carbohydrate deficient transferrin as a screening marker for drinking in a general hospital population. Alcohol Alcohol 31(3):249–256

Lesch OM, Walter H, Antal J, Heggli DE, Kovacz A, Leitner A, Neumeister A, Stumpf I, Sundrehagen E, Kasper S (1996b) Carbohydrate deficient transferrin as a marker for alcohol intake: A study with healthy subjects. Alcohol Alcohol 31(3):265–271

Lesch OM, Walter H, Antal J, Kanitz RD, Kovacs A, Leitner A, Marx B, Neumeister A, Saletu M, Semler B, Stumpf I, Mader R (1996c) Alcohol dependence. Is carbohydrate deficient transferrin a marker for alcohol intake? Alcohol Alcohol 31(3):257–264

Liskow B, Campbell J, Nickel EJ, Powell BJ (1995) Validity of the CAGE questionnaire in screening for alcohol dependence in a walk-in (triage) clinic. J Stud Alcohol 56:277–281

Litten RZ, Allen J (1992) Measuring alcohol consumption. The Humana Press Inc, Totowa

Mackus M, van de Loo AJAE, Raasveld SJ, Hogewoning A, Sastre Toraño J, Flesch FM, Korte-Bouws GAH, van Neer RHP, Wang X, Nguyen TT, Brookhuis KA, Kraneveld AD, Garssen J, Verster JC (2017) Biomarkers of the alcohol hangover state: Ethyl glucuronide (EtG) and ethyl sulfate (EtS), Hum Psychopharmacol Sept 32 (5) e2624. doi:10.1002/hup.2624

Maisto SA, Saitz R (2003) Alcohol use disorders: screening and diagnosis. Am J Addict 12:12–25

Milcarz M, Polanska K, Bak-Romaniszyn L, Kaleta D (2018) Tobacco health risk awareness among socially disadvantaged people-A crucial tool for smoking cessation. Int J Environ Res Public Health 13:15(10)

Nanau RM, Neuman MG (2015) Biomolecules and biomarkers used in diagnosis of alcohol drinking and in monitoring therapeutic interventions. Biomolecules 5(3):1339–1385

Pettinati HM, Kranzler HR, Madaras J (2003) The status of serotonin-selective pharmacotherapy in the treatment of alcohol dependence. Recent Dev Alcohol 16:247–262

Procopio DO, Saba LM, Walter H, Lesch O, Skala K, Schlaff G, Vanderlinden L, Clapp P, Hoffman PL, Tabakoff B (2013) Genetic markers of comorbid depression and alcoholism in women. Alcohol Clin Exp Res 37(6):896–904

Renz-Polster H, Krautzig G, Braun J (2007) Basislehrbuch Innere Medizin, 3. Aufl. Urban&Fischer, Hamburg

Samochowiec A, Chęć M, Kopaczewska E, Samochowiec J, Lesch O, Grochans E, Jasiewicz A, Bienkowski P, Łukasz K, Grzywacz A (2015) Monoamine oxidase a promoter variable number of tandem repeats (MAOAuVNTR) in alcoholics according to Lesch typology. Int J Environ Res Public Health 12(3):3317–3326

Saremi A, Hanson RL, Williams DE, Roumain J, Robin RW, Long JC, Goldman D, Knowler WC (2001) Validity of the CAGE questionnaire in an American Indian population. J Stud Alcohol 62:294–300

Singer MV, Teyssen S (2005) Alkohol und Folgekrankheiten, 2. Aufl. Springer, Mannheim

Sprung R, Bonte W, Lesch OM (1988) Methanol, Ein bisher verkannter Bestandteil aller alkoholischen Getränke; Eine neue biochemische Annäherung an das Problem des chronischen Alkoholismus. Wien Klin Wochenschr 100(9):282–288

Stibler H, Borg S (1986) Carbohydrate composition of transferring in alcoholic patients. Alcohol Clin Exp Res 10:61–64

Tominaga Y (2009) Use of acetaldehyde and methanol as markers of alcohol abuse and their measurement. Nihon Arukoru Yakubutsu Igakkai Zasshi 44(1):26–37

Walter H, Hertling I, Benda N, König B, Ramskogler K, Riegler A, Semler B, Zoghlami A, Lesch OM (2001) Sensitivity and specificity of carbohydrate-deficient transferrin in drinking experiments and different patients. Alcohol 25(3):189–194

Whitfield JB, Fletcher LM, Murphy TL, Powell LW, Halliday J, Heath AC, Martin NG (1998) Smoking, obesity and hypertension alter the dose-response curve and test sensitivity of carbohydrate-deficient transferring as a merker of alcohol intake. Clin Chem 44:2480–2489

Widmark EMP. Principles and applications of medicolegal alcohol determination. English translation of 1932 German edition, Davis Biomedical Publications 1981 California, 166

Winkler K, HerbigJ, Kohl I (2013) Real-time metabolic monitoring with proton transfer reaction mass spectrometry. J.Breath Res 7(3):036006. PMID: 23959812

Wurst FM (2001) New and upcoming markers of alcohol consumption. Steinkopff, Darmstadt

Wurst FM, Thon N, Aradottir S, Hartmann S, Wiesbeck GA, Lesch O, Skala K, Wolfersdorf M, Weinmann W, Alling C (2010) Phosphatidylethanol: normalization during detoxification, gender aspects and correlation with other biomarkers and self-reports. Addict Biol 15(1):88–95

9

Therapeutische Strategien bei Alkohol- und Tabakabhängigkeit

Otto-Michael Lesch, Henriette Walter, Samuel Pombo, Victor Hesselbrock und Michie Hesselbrock

▷ Suchtverhalten definiert Verhaltensstörungen, in denen die Hirnregelkreise strukturell und funktionell gestört sind, die für Freude, Motivation, Stress und das Treffen von Entscheidungen verantwortlich gemacht werden. Wie werden Menschen abhängig und wie wird die Aktivierung des Belohnungssystems im Gehirn durch Alkohol, Tabak und Drogen verändert? Es werden nicht nur Belohnungsgefühle für diese Substanzen ausgelöst und verstärkt, sondern diese Entwicklung führt auch zu Veränderungen, wie eine Person auf verknüpfte Stimuli antwortet.

▷ Die traditionell angewandten Psychotherapieverfahren in der Behandlung von Abhängigen – motivierende, kognitive Verhaltenstherapien – spielen sich in denselben Prinzipien des Lernens und des motivierenden Belohnungssystems des Gehirns ab. Diese Mechanismen sind auch an der Ätiopathogenese von Abhängigkeitserkrankungen beteiligt.

▷ Diese Mechanismen der Motivation sind der erste Schritt in der Therapie und die Aufrechterhaltung der Motivation ist auch in diesen Regelkreisen zu finden, weshalb in diesem Kapitel vor allem auf das psychologische Management der Motivation in der klinischen Praxis fokussiert wird. Wie verändern sich Menschen entlang verschiedener mentaler Stadien, von absoluter Leugnung zu

O.-M. Lesch (✉) · H. Walter
Psychiatrische Universitätsklinik, Medizinische Universität Wien, Wien, Österreich
e-mail: otto.lesch@meduniwien.ac.at;
henriette.walter@meduniwien.ac.at

S. Pombo
Abt. Neuropsychologie, Krankenhaus Santa Maria, Lissabon, Portugal
e-mail: samuelpombo@gmail.com

V. Hesselbrock · M. Hesselbrock
University of Connecticut Health Center, Farmington, USA
e-mail: hesselbrock@neuron.uchc.edu;
hesselbrock@neuron.uchc.edu

© Springer-Verlag GmbH Deutschland, ein Teil von Springer Nature 2020
O.-M. Lesch, H. Walter (Hrsg.), *Alkohol und Tabak*,
https://doi.org/10.1007/978-3-662-60284-3_9

Akzeptanz? Wie sollen Therapeuten mit den verschiedenen Stadien der Suchterkrankung und der entsprechend unterschiedlichen Motivierbarkeit umgehen?

9.1 Motivation zur Lebensstiländerung: von den Neurowissenschaften zur klinischen Praxis

9.1.1 Neurowissenschaftliche Grundlagen der Motivation

Die Antwort der Gesellschaft auf die alte Frage – was einen Suchtkranken dazu verleitet Alkohol, Tabak oder Drogen (erneu) zu konsumieren – auch nachdem ihr Leben bereits signifikant von diesen geschädigt wurde – führt oft zu einer allzu simplen Antwort: Schwacher Wille!

Diese Ansicht, welche in unserer Gesellschaft tief verwurzelt erscheint, hat das Thema der Motivation für Jahrzehnte in einer Moraldebatte verankert. Es wurde zu einem Zeichen der Charakterschwäche und damit zur selbst herbeigeführten Schuld erklärt.

Erkenntnisse der Neurowissenschaften jedoch zeigen, dass diese Ansicht „Schwacher Willen" falsch ist und aus wissenschaftlicher Sicht klar zurückgewiesen werden muss. Abhängigkeiten sind an sich Motivationsstörungssyndrome, wobei diese Störungen in den Regelkreisen des Belohnungssystems im Gehirn oft schon lange vor dem ersten Suchtmittelkonsum gestört sein können. Diese alten moralischen Konzepte haben zu Scham, Entwertung, Stigmatisierungen und sogar oft auch zu Bestrafungen als Therapieform geführt.

Um die unterschiedlichen Motivationen zu verstehen, ist es unumgänglich den Unterschied zwischen den verschiedenen Beweggründen einer süchtigen Person zu ergründen. Gleiches gilt für die Aufrechterhaltung des weiteren Konsums.

Frühe Erfahrungen mit Suchtmitteln bei Jugendlichen sind für die Ursachenforschung zum Thema Motivation äußerst wichtig. Bei krankhaftem Substanzkonsums führt die wiederholte Exposition der neuronalen Netzwerke gegenüber der Substanz zu einer dopaminergen Hypersensitivität des betreffenden Individuums, vermittelt durch assoziative Lernmechanismen, wobei dies zu einer krankhaften Aufrechterhaltung des Substanzkonsums führt.

9.1.2 Regelkreise für Belohnung, Lust und Verlangen (Craving)

Wenn man diese Schaltkreise des Gehirns sehr vereinfacht darstellt und andere Einflüsse wie z. B. Hormone, Zusammensetzung des Microbioms nicht berücksichtigt, steht das Dopamin im Zentrum der Überlegungen (Koob 2014; Johnson et al. 2003a, b)

Dopamin ist fundamental an Bewegung, dem Lernen und der Motivation beteiligt. Das Belohnungssystem, welches auch durch Drogen angesprochen wird, ist für das Überleben des Menschen unabdingbar. Die Belohnung von Tätigkeiten wie Essen und Trinken wie auch das Verlangen nach Sexualität ist für die Arterhaltung notwendig. Die Ausschüttung von Dopamin lässt uns lohnenswerte Verhaltensweisen erkennen und lenkt so unser Verhalten und lässt uns überleben.

Wir konsumieren psychoaktive Substanzen gerade deswegen, weil sie uns ein Gefühl des Wohlbefindens vermitteln – über das Belohnungssystem. Gerade dies ist es, was uns erst zu dem Konsum von Alkohol, Tabak oder anderen Drogen motiviert – was ihnen ihren „Reiz" verleiht. Diese Belohnungseffekte führen zu einer positiven Verstärkung der assoziierten Verhaltensweisen und erhöhen die Wahrscheinlichkeit deren Wiederauftretens.

Dopamin steht in einem Regelkreis, wobei der Nucleus accumbens, der präfrontale Cortex und das ventrale Tegmentum eine wesentliche Rolle spielen. Diese sehr alten Hirnareale werden bei jeder Wahrnehmung beschäftigt. Eine Information wird primär in den präfrontalen Hirnregionen aufgenommen, trifft dann auf die Stimmungslage (Nucleus accumbens) und wird danach mit den Gedächtnisinhalten einer Person verglichen (Hippocampus). Anschließend bewerten die Menschen diese noch nach den Kriterien „angenehm oder unangenehm" (ventrales Tegmentum; Johnson et al. 2003a, b). Diese Regelkreise sind auch in den Craving-Mechanismen wichtig (Relief oder Reward Craving). Der präfrontale Cortex mit seinen hemmenden Eigenschaften beeinflusst ganz wesentlich, welche Reaktionen auf einen Reiz gesetzt werden. Verlangen entsteht aus diesem Regelkreis und wird nur dann in keine Handlung umgesetzt, wenn frontale Aktivierungen dies hemmen. Sucht wird zum Automatismus und wenn dieses Verhalten bewusster wird (frontale Aktivierung) kann die Durchführung gehemmt werden.

Suchtverhalten ist das Ergebnis eines komplexen Zusammenspiels der motivationsassoziierten Hirnareale (der Nucleus accumbens, der präfrontaler Cortex und das ventrale Tegmentum) und der resultierenden Lernmechanismen und -erfahrungen.

Sowohl klassische als auch operante Konditionierung sind am Motivations- und Suchtverhalten süchtiger Personen beteiligt.

9.1.3 Craving: „Liking", „Wanting"

Seit den 1970ern ist es zunehmend anerkannt, dass alle süchtig machenden Substanzen direkt oder indirekt zu einer vermehrten Freisetzung von Dopamin führen. Alkohol und andere Substanzen erlangen ihre zentrale Bedeutung für unser Motivationssystem, indem sie unser Belohnungssystem stimulieren. Die Gefahr liegt vor allem in der ungleich stärkeren Dopaminfreisetzung am Nucleus accumbens im Vergleich zu „normalen" Stimuli. Drogen „kapern" das Belohnungssystem und werden zu ihren eigenen positiven Verstärkern. Wie geht dies von statten?

Früher wurde die Anfälligkeit für Abhängigkeit darin gesehen, dass bestimmte Personen anfälliger für die Belohnungseffekte von Drogen seien.

Im Laufe der Zeit führt das anhaltende Konsumverhalten zu einer Sensivierung des dopaminergen Systems. Obwohl dies neurobiologisch naheliegt und intuitiv verständlich scheint, hat sich diese Theorie als wissenschaftlich schwer haltbar erwiesen. Studien mit Suchtkranken konnten zeigen, dass Drogenkonsum bei dieser Population zu einer signifikant niedrigeren Dopaminfreisetzung als bei drogenfreien Kontrollgruppen führt. Darin liegt die Tatsache begründet, dass Suchtkranke die anfänglich erlebte Euphorie nicht wieder erleben können (Volkow et al. 2016).

Die anfänglich ausgelöste Euphorie sowie das Wohlgefühl, welches zumindest anfänglich sehr wohl mitverantwortlich für den Konsum von Alkohol, Tabak und anderen Drogen ist, könnte durchaus schwer in Einklang mit dem heterogenen Verhalten der Sucht, des Verlangens und dem Rückfall zu bringen sein. Um diese Phänomene verstehen zu können, müssen zwei, voneinander unabhängige Belohnungsmechanismen des Gehirns hervorgehoben werden: „Liking" und „Wanting" (Robinson und Berridge 1993; Johnson et al. 2003b; Koob 2014).

„**Liking**" ist Ausdruck des hedonistischen Impulses, welcher durch den Kontakt mit der Substanz mit dem Belohnungszentrum ausgelöst wird. „**Wanting**" jedoch ist Ausdruck gegenüber des erwarteten/herbeigesehnten Konsums. Mit fortwährendem Konsum über längere Zeit wird die Wichtigkeit des „Liking" immer unbedeutender (Toleranzentwicklung), die des „Wanting" (Verlangen) jedoch rückt ins Zentrum der Aufmerksamkeit. Die süchtige Person ist sich dieses Ablaufes nicht bewusst.

Jede dieser Komponenten stellt für sich eine Schlüsselrolle in der Entwicklung einer Alkohol- oder Tabakabhängigkeit dar, entscheidend jedoch dürfte eine krankhaft gesteigerte Reaktion des „Wanting" sein, welche für die motivationalen Anreize der Sucht verantwortlich gemacht wird.

Auch, wenn das „Liking" und „Wanting" am Anfang einer Suchterkrankung eng miteinander verwoben sind, ist es lediglich das „Wanting", dessen Reaktion an Intensität zunimmt, während die Erkrankung manifest wird. Dieser Motivationsanreiz nimmt an Stärke zu bis schließlich ein einzelner Konsum das intensive Verlangen mehr von der entsprechenden Substanz zu konsumieren auszulösen vermag – genannt: Craving.

Und tatsächlich sehen wir bei allen suchtauslösenden Substanzen einen signifi-kanten Anstieg der Dopaminfreisetzung in Gehirnregionen, welche für Motivation verantwortlich sein sollen. Dieser Anstieg löst ein Belohnungssignal aus, welches den assoziativen oder konditionalen Lernprozess fördert, Dopamin verstärkt die Konditionierung. In diesem Pavlov-Lernmuster führen die wiederholten Belohnungserlebnisse zu einer Assoziation mit diesen vorausgehenden Umweltstimuli.

In den dopaminergen Neuronen des mesolimbischen Systems führt dies zu einer lang andauernden Hyperreaktivität. Manche Gehirnregionen sind in Folge gegenüber spezifischen Drogeneffekten oder den assoziierten Stimuli hypersensitiviert (Kaffee und Rauchen, Trinken und Orte, Trinken und Freunde).

Im Gehirn suchtkranker Personen sehen wir daher, dass bestimmte Umstände als Auslöser/Trigger fungieren und die Stärke des Motivationsanreizes durch assoziierte Stimuli Suchtmittel moduliert werden kann. Als Folge auf die wiederholte Exposition gegenüber derselben Belohnung sistieren dopaminerge Neuronen in ihrer Antwort auf ihre ursprünglichen Belohnungsszenarien und setzen stattdessen eine „vorauseilende" Antwort auf den konditionierten Stimulus in Gang. Die Aktivierung dieses sensitivierten Systems drückt sich im Craving, dem Verlangen, der Person aus.

Bei Abhängigen sind das Belohnungs- und Motivationssystem durch die Konditionierung auf die höhere Dopaminentladung, welche durch die Suchtmittel verursacht werden, neu „geschaltet". Umweltstimuli können nun eine schnelle, konditionierte, Dopaminfreisetzung –und in Folge das Suchverhalten – triggern. Anders gesagt: Es ist nicht der Genuss des Konsums („Liking"), sondern die vom Patienten wahrgenommenen Stimuli aus der Umwelt und daher die erwarteten Effekte, also das Wanting, das schließlich das Craving nach der Substanz, das Verlangen, verursacht.

Es wird diskutiert, dass die Prozesse von „Liking" und „Wanting" durch unterschiedliche neuronale Systeme vermittelt werden, wobei „Liking" dopaminassoziiert sein dürfte und „Wanting" über das Opioid- und GABA-System induziert werden dürfte.

Abhängigkeit resultiert folglich aus einem paradoxen, motivationalen Prozess. In diesem werden Drogen zunehmend „gebraucht", obwohl die betreffende Person sie nicht unbedingt „mag" oder „will". Dieses Bewusstsein kann für einige Jahre anhalten, auch nach langen Perioden der Abstinenz, da es von Neuroadaptionsmechanismen abhängig ist.

Dopamin moduliert ebenfalls unsere Stressantwort durch das Ermöglichen einer Konditionierung und Anpassung an negative Stimuli. Daher wurde in letzter Zeit das Einbeziehen der Amygdala-Schaltkreise im motivierenden Verhalten in Zusammenhang mit Drogen und Alkohol propagiert. Dieses „Anti-Belohnungs"-System verstärkt die Stressreaktion einer Person mit dem Auftreten negativer Emotionen. Die Hyperaktivität dieses Systems erklärt die ängstlichen Syndrome im Alkoholentzug oder dysphorischen Symptome im Tabak- oder Drogenentzug. Diese Mechanismen erklären auch den motivationalen Antrieb, das Suchtmittel wieder einzunehmen, um der Unannehmlichkeit des Entzuges zu entkommen.

Zusammenfassend ist Sucht kein moralischer Fehler, sondern eine Störung in motivierenden Regelkreisen des Gehirns.

Es ist bekannt, dass im Gehirn eines Süchtigen eine ständige Verletzlichkeit besteht (z. B. Rückfall), die sogar nach Jahren der Abstinenz erhalten bleiben kann. Mit den Worten von Kalivas und Volkow (2005):

> Es ist, als ob der wiederholte und chronische Gebrauch einer Substanz „Narben im Gehirn" verursacht, die das ganze Leben hindurch bestehen bleiben und so das neurobiologische Risiko eines Rückfalls vergrößern.

9.1.4 Die psychischen Stadien der Abhängigkeit

Der Gebrauch von Substanzen verändert die emotionale Antwort des Gehirns. So werden Tabak oder Alkohol oft benutzt, um Gefühle von Langeweile zu bekämpfen, um bei der Entspannung und der Schlafinduktion zu helfen oder auch um den Effekt von anderen Drogen zu verstärken. Psychoaktive Substanzen arbeiten instrumentell in der psychischen Aktivität des Nutzers an beiden Spektren der Erfahrung: „positiv" und „negativ":

- Am positiven Ende des Spektrums, indem emotionelle und affektive Stadien von Wohlbefinden hervorgerufen/verstärkt werden, z. B. zur Verstärkung von Freude/Euphorie (z. B. bei Feiern).
- Am negativen Ende des Erfahrungsspektrums über die substanzbedingte Fähigkeit unerwünschte, unangenehme oder stressverursachende emotionale Stadien auszuschalten oder zu minimieren.

Der Konsum von Alkohol, Tabak und Drogen wird aufrechterhalten zur Selbstregulation von Gefühlen des Unwohlseins: sei es psychischer Schmerz, Trauer, Ärger, Verlassen-Werden, oder traumatische Erinnerungen, z. B. Missbrauch in der Kindheit. Auch derzeitige belastende Lebensphasen können diese Mechanismen auslösen.

9.1.4.1 Verleugnung – „the elephant in the room"

Verleugnung tritt oft auf, wenn der Patient ein Gefühl des Verlustes der Wahlfreiheit erlebt. Sie repräsentiert eine Antwort auf die Bedrohung der Integrität des Selbst, in welcher die Bewusstwerdung des Problems an sich eine zu beängstigende Tatsache für das Individuum ist und dazu führt, dass die Realität als zu unangenehm zurückgewiesen wird. Sie ist dem Motivationszustand von **„pre-contemplation (Vorerkenntnis)"** gleich zu setzen.

Verleugnung kann total oder partiell sein. Bei absoluter Verleugnung weist der Patient vehement jegliches Problem, sei es z. B. emotional oder familiär, in seinem Leben zurück. Es gibt kein Bekenntnis zu Veränderung, weil seiner Ansicht nach nichts falsch ist. Er bleibt defensiv, wann immer das Thema „Alkohol" fokussiert wird und erwähnt es nicht spontan. Im Status der teilweisen Verleugnung verneint der Patient weiterhin aktiv ein Alkoholproblem und fühlt sich sehr unwohl, wann immer die Sprache auf Alkoholmissbrauch kommt. Jedoch kann der Patient freimütig erzählen, dass er ein Nervenproblem hat (Depression, Familie) oder vage Besorgnis über die Möglichkeit ausdrücken, dass Alkohol in Zukunft ein Problem werden könnte.

Verleugnung kann sich auch als Projektion manifestieren: Die Person meint, dass ein Alkoholiker jemand sei, der mehr trinke als er selbst. Oder sie manifestiert sich als Gefühl der Allmacht: Eine Wahrneh-

mungsstörung in Bezug auf die Kontrollfähigkeit.

Dieses teilweise Fehlen von Kritikfähigkeit eines abhängigen Patienten entsteht, wenn er sein Selbstvertrauen überbewertet. Die eingeschränkte Kritikfähigkeit erzeugt eine versprechende Haltung, die sich in Sätzen ausdrückt, wie z. B. „Ich werde nie wieder trinken" oder „Ich höre mit dem Rauchen auf, wann immer ich will".

Rationalisierung und Intellektualisierung sind auch oft beobachtete zusätzliche Mechanismen: Logisches Denken wird verwendet, um ein Verhalten zu rechtfertigen. So wird beim Alkoholkonsum auf die große soziale Akzeptanz und Verbreitung verwiesen oder das Problem der Alkoholabhängigkeit mit intermittierendem Konsum abgetan, „Ich trinke nicht jeden Tag, deswegen bin ich kein Alkoholiker." Diese Marker die, den „Widerstand" und die „Nichtakzeptanz" des Problems bilden, manifestieren sich in Perseverieren von Uneinigkeit, Irritation, Ärger oder sogar Feindschaft gegen den Therapeuten.

Üblicherweise können diese Verhaltensweisen in der klinischen Interaktion (Patient-Arzt) als Repräsentation von Demotivation, Verleugnung oder Opposition verstanden werden. Dies kann zu einer Bezeichnung wie „schwieriger Patient" führen: Jener, der nicht das tut, was der Behandler vorschlägt. In der Beziehungsarbeit zwischen dem Patienten und dem Therapeuten soll eine Machtspiel vermieden werden. Miller und Rollnick (2002) drücken dies so aus:

> „Mit dem Therapeuten nicht einer Meinung sein, heißt das Problem zu verleugnen, ihm aber zustimmen heißt, Einsicht zu haben".

9.1.4.2 Ambivalenz

Häufig erscheinen Suchtpatienten im klinischen Setting (z. B. Spitalsambulanz) im psychischen Status der Ambivalenz. Sie stehen in einem inneren Motivationsduell zwischen den Kosten und dem Nutzen einer Änderung ihres Einnahmeverhaltens. Die Ambivalenz entsteht daher aus der schwierigen Entscheidung, ob man durch eine Veränderung das vermeintliche Gleichgewicht der Vor- und Nachteile jeder Seite des psychischen Konflikts verschlechtert (konsumieren oder nichtkonsumieren). So entsteht der psychische Schmerz aus der Spaltung des Selbst, die im Allgemeinen den Patienten dazu führt, sich für Konsumieren zu entscheiden und den Widerstand zu verstärken. Die Verweigerung der Änderung steht zu Beginn im Vordergrund.

Die therapeutische Arbeit mit Ambivalenz geschieht im Sinne des gefassten Vorsatzes zur Veränderung (preparation-action = Vorbereitungaktion). Indes schwankt der psychische Status des abhängigen Patienten immer wieder zwischen Ambivalenz und Verleugnung, sodass der Status der Ambivalenz in einigen Fällen ein allzu langer, anstrengender und emotionell untragbarer Zustand wird. Wenn Ambivalenz fest verwurzelt und unüberwindbar wirkt, unterliegt das Individuum früher oder später dem psychischen Stress, der mit dem Konflikt (Ambivalenz) verbunden ist und kehrt zu seinem vorherigen Status der Verleugnung zurück, um den psychischen Schmerz, der in der Konfrontation mit der Realität entsteht, zu reduzieren. Auf diese Weise wird die innere psychische „Balance" durch eine unimodale Entscheidung wiederhergestellt.

Der Patient mag sogar akzeptieren, dass er ein Problem hat, es besteht jedoch der Glaube, dass dieses Problem weiterhin beherrscht werden kann. Konsum wird gesehen als eine Bewältigungsreaktion für den Lebensstress und es existiert kein wirkliches Verständnis für die süchtig machende Natur des Problems an sich. Kontrollverlust über den Konsum wird oft negiert.

9.1.4.3 Akzeptanz – „Beendigung des inneren Kampfes"

Es bildet sich die Einsicht, dass der Suchtmittelkonsum außer Kontrolle geraten ist und Probleme verursacht. Bewusste Angst, Schuld und Scham erwachsen aus dem Kontrollverlust und der ursprünglichen Besorgnis über Verluste und Konsequenzen des Konsums. Der Patient nimmt an, dass er das Problem der Abhängigkeit nicht ohne Hilfe kontrollieren kann. Es ist äußerst hilfreich, in dieser Phase den Patienten zu schützen und zu stützen. Man sollte ihm das Gefühl vermitteln, dass man seine Motive für oder gegen den Suchtmittelkonsum verstehen kann. Es ist äußerst hilfreich, wenn man in diesem Stadium ein realistisches Therapieziel definieren kann, das auch erreichbar ist und von Beiden (Patient und Therapeut) akzeptiert wird (Gemeinsamkeits- und Realitätsprinzip). Dies wäre zum Beispiel die Vereinbarung eines regelmäßigen Kontaktes zur Therapiestelle mit einer schriftlichen Aufzeichnung des Trink- oder Rauchverhaltens.

9.1.4.4 Kurzfristige Nüchternheitsphase: Wechsel zwischen Optimismus und Verzweiflung

Eine Periode, in der bereits ein klares Bekenntnis für die Entscheidung den Suchtmittelkonsum zu stoppen, existiert. Einige Patienten fühlen sich großartig und zum Teil enthusiastisch in der Anfangsphase der Abstinenz. Das Stadium wird auch als die „Flitterwochen" der Genesung charakterisiert. In dieser Phase kann es auch zum Wiederaufflammen der Verleugnung und des Allmachtgefühls kommen. Dieses Phänomen führt dazu, dass der Patient die Folgen der Abstinenz in seinem Leben „kleinredet", sich das Bedürfnis nach Hilfe, um einen Rückfall zu vermeiden, verwehrt oder das Verlangen nach dem Suchtmittel leugnet. In diesem Stadium das Verlangen und die mit Alkoholkonsum verbundenen Stimuli zu explorieren, kann eine sehr mühsame Aufgabe für den Therapeuten werden. Viele Patienten negieren das Verlangen, da sie dies entweder als Normalzustand oder lediglich unbewusst erleben, manche Patienten auch auf Grund der damit verbundenen Kognitionen. Für einige Patienten repräsentiert das Auftreten des Verlangens nicht nur die persönliche Verletzlichkeit, sondern auch das Rückfallrisiko per se. Andere Patienten sind besorgt, das Akzeptieren und Ansprechen von Verlangen könne dem Therapeuten fälschlicherweise zeigen, dass sie nicht genügend motiviert wären, abstinent zu bleiben (Erwartung von Versagen).

Der Patient ist noch nicht daran interessiert seine Vergangenheit oder Psyche zu erforschen und zu verstehen. Den Patienten ist es am Wichtigsten, dass er nicht trinkt.

Manche Menschen jedoch fühlen sich schlecht, wenn sie sich ausdrücklich entschließen, mit der Einnahme des Suchtmittels aufzuhören. Sie finden es schwierig, sonst heitere Situationen zu genießen, sie fühlen sich leicht irritierbar und vermeiden soziale Kontakte. Es ist, als würde ohne Konsum von Alkohol eine Leere auftauchen und das Leben an „Attraktivität" verlieren. Es ist gut, nicht zu vergessen, dass Abstinenz

auch einen Sinn von Verlust (Trauer) auslösen kann. Diese Phase kann einem subklinischen depressiven Status ähneln.

9.1.4.5 Langfristige Nüchternheitsperioden

Es ist eine Periode der kognitiven und emotionalen Reifung und Stabilisierung. Der Patient kann, spontan oder angeregt durch andere, über seine Gefühle, Gedanken oder Verhaltensweisen sprechen. Er spricht Ängste, Gefühle von Ärger, Schuld und Scham mit größerer emotionaler Kontrolle an, ohne sich innerlich bedroht zu fühlen. Es ist eine gute Zeit für Selbsterkenntnisgewinn.

9.2 Das psychologische Management der Motivation in der klinischen Praxis

9.2.1 Motivierende Gesprächsführung

Oft wird der Kontakt mit dem Gesundheitssystem wegen der unangenehmen Konsequenzen der Sucht hergestellt, z. B. legale, organische oder familiäre Probleme. Diese psychischen, sozialen oder somatischen Konsequenzen des Einnahmeverhaltens motivieren den Patienten, Hilfe zu suchen. Im Spital werden diese Patienten oft von der Notfallaufnahme geschickt. Unruhe, Koma oder Schäden nach einer akuten Intoxikation, eine organische Dekompensation (z. B. der Leber) oder Entzugssymptome (z. B. epileptische Anfälle) haben ihn in die Notaufnahme gebracht.

Neben pharmakologischer Behandlung und der gewählten Behandlungsmodalität ist dennoch die therapeutische Effizienz bei

Abhängigen einigen kognitiven, emotionalen und Beziehungsfaktoren untergeordnet. Eines der essenziellen Elemente, die man in der klinischen Praxis in Betracht ziehen sollte, ist die Motivation, als die psychologische Energie, die das Individuum in Richtung eines Zieles treibt. Motivation und Vertrauen sind die unabdingbaren Faktoren für eine Verhaltensänderung.

Historisch betrachtet, hat die Forschung von Millner und Rollnick (2002) die genannten Prinzipien und therapeutischen Strategien zusammenfasst, die die Motivation für die Änderung im therapeutischen Setting stützen – motivierende Gesprächsführung (MG).

Diese kombiniert die Prinzipien der therapeutischen Beziehung nach Rogers mit direktiven verhaltenstherapeutischen Modellen, die mehr auf die Implementierung einer Änderung fokussiert sind. Sie schlägt einen patientenzentrierten Beziehungsstil vor, der darauf abzielt, die Verhaltensänderung durch den Zwiespalt zwischen Explorieren und Lösung hervorzurufen.

Basierend auf das transtheoretische Modell von Prochaska und DiClemente (1992) entwirft er eine Vorbereitung auf Veränderung entlang einiger Motivationsstadien, durch die der Patient sich entwickelt. Die Änderung ist nicht zufällig und hat eine psychologische Richtlinie. Nämlich

1) Vorbesinnung, die Problemleugnungsphase;
2) Besinnung, eine Periode des Zwiespaltes;
3) Vorbereitung, hier findet sich schon ein Entschluss eine Änderung anzustreben;
4) Aktion, die Phase, in der Änderungen schon gemacht wurden;
5) Erhaltung, die Phase der Verstärkung der Änderungen und

6) Rückfall, das Zurückkehren zum Problemverhalten.

Gemäß diesem Zugang wird Motivation nicht verstanden als etwas Statisches, schwer zu änderndes (z. B. stabile Persönlichkeitseigenschaft), sondern als einen dynamischen Status der Vorbereitung/Bereitschaft der/zur Veränderung, der gemäß der aktuellen Situation fließend ist. Zwiespalt oder Unwilligkeit der Änderung gegenüber ist als natürlicher Teil der menschlichen Erfahrung zu verstehen.

Motivierende Gesprächsführung ist prinzipiell eine „Form des therapeutischen Seins", die gemäß bestimmten Annahmen organisiert ist, welche die klinische Haltung des Therapeuten leiten. Sie sind der Ausdruck von Empathie, Entwicklung von Diskrepanzen, Vermeidung von Konfrontation, Begleitung des Widerstandes und unterstützen das Selbstvertrauen. Die Evaluation und Interpretation der motivierenden Zeichen sind entscheidend für die Schadensvermeidung in der therapeutischen Beziehung und die klinische Prognose des Patienten. Für diesen Zweck müssen wir sorgfältig auf das verbale und nonverbale Verhalten des Patienten achten. Aufmerksam sein für mögliche Ausdrücke wie *„ich muss damit wirklich aufhören"*, *„ich würde gerne …"*, die Indikatoren für Wünsche ohne Konkretisierungstendenz sind. In Fällen von manifestem Leugnen oder starrer Ambivalenz sollte der Therapeut vorsichtig nicht explizit Änderungen ansprechen, dem Patienten Raum lassen, die Vorteile einer Änderung zu zeigen, um den Änderungsprozess zu unterstützen.

Die empathische Haltung kommt von den generellen Prinzipien psychotherapeutischer Interventionen, wie unbedingte Akzeptanz,

Respekt und reflektierendes Zuhören. Empathie übersetzt einen reflektierenden Zuhörprozess, der die persönliche Erfahrung des Patienten klärt und erweitert, ohne ihm die persönliche Meinung des Therapeuten aufzuzwingen. Es erlaubt ein fundamentales Verständnis der Erfahrung des Patienten, seine Autonomie und Wahlfreiheit respektierend.

Reflektierendes Arbeiten mit Ambivalenz folgt spezifischen Techniken. Ein Beispiel ist „erweiterte Reflektion": Bei der der Widerstand des Patienten leicht erhöht wird, sich einer natürlichen Tendenz der Person bedienend, gegen jegliche Art von Entscheidung zu sein, der sie ambivalent gegenüber eingestellt ist. Es ist einleuchtend, dass eine negative Beziehungshaltung von Seiten des Therapeuten den Prozess von Wiederherstellung und Erhaltung der Abstinenz negativ beeinflussen und sogar die behindernde Symptomatik des Patienten vergrößern kann, wie z. B. die Produktion „paradoxer" Schädlichkeit. Der therapeutische Ansatz ist zentriert auf das Management der Gegenübertragung, nicht die Existenz eines externen motivierenden Prozesses kritisierend oder den Mangel innerer Motivation. Der Therapeut sollte eine Motivation akzeptieren und transformieren, die im Wesentlichen meistens äußerlich ist, in eine persönliche und innere Motivation. Das ist die psychotherapeutische Kunst. Die BRENDA-Methode (Abb. 9.1) hat sich als hilfreich erwiesen (Starosta et al. 2006).

Das Prinzip primär Konflikte zu vermeiden, postuliert, dass Streiten kontraproduktiv ist und der Abhängige in einen intensiveren defensiven Status gedrängt wird. Jede Konfrontation vergrößert den Widerstand und verkleinert damit die Wahrscheinlichkeit einer Änderung. Der Therapeut soll „Angststrategien" in Form von offensichtlichen oder versteckten Drohun-gen vermeiden. Man steht unterstützend auf der Seite des Patienten und gibt Raum für natürliche Änderungen. Man reagiert niemals mit Zwang.

Eine Anti-Verleugnungs-Technik beinhaltet ein strategisches Wechseln des Inhaltes der Diskussion, offen die Diskussion ablehnend, ob der Patient Alkoholiker ist oder nicht und stattdessen den Patienten fragend, wie man einfach helfen könnte. Der Therapeut kann auch – in einer empathischen und respektvollen Art – die Wahlfreiheit des Patienten bestärken, indem er ihn erinnert, dass niemand ihn zu einer Behandlung gegen seinen Willen zwingen würde.

Meinungsverschiedenheit und Konfrontation kann einen „Kampf" prägen, der unausweichlich in einer Herabminderung des Selbst des Patienten oder des Therapeuten mündet. Wenn der Patient erniedrigt wird, verstärkt man die Möglichkeit, dass er aufgibt oder defensiver wird oder unterwürfig dem Therapeuten gegenüber wird. An dieser Stelle ist ein Ausstieg aus der therapeutischen Beziehung eine mögliche Realität. Wird der Therapeut entwertet, treten Gegenübertragungsmechanismen auf.

Der Therapeut muss fähig sein die Widerstände der Patienten zu tolerieren und zu verstehen.

Empathische Antworten sind wichtige Interventionen, um Widerstand zu reduzieren. Jedoch ist die wichtigste Intervention wahrscheinlich die Art und Weise, wie der Therapeut die Ziele des Patienten beachtet, um ihm das Vertrauen in die Änderung zu geben.

Selbstvertrauen verlangt den Gebrauch klarer und erreichbarer Ziele, um in dem Patienten das nötige Vertrauen zu generieren, die Veränderung weiter zu führen. Dem Patienten muss geholfen werden ein Schritt-für-Schritt-Programm zu entwi-

Abb. 9.1 BRENDA-Methode

BRENDA Methode

(Markieren Sie alle Begriffe, die in dieser Sitzung angesprochen wurden.)
Startzeit: _____

B **Biopsychosoziale Auswertung**
Medizinische Konsequenzen
Psychologische Konsequenzen
Soziale Konsequenzen

R **(Report) Bericht für den Patienten/die Patientin**
(Berücksichtigung der Alkoholprobleme, Drogenprobleme,
Arbeitsprobleme, Gesundheitsprobleme, des Kummers, der
sozialen Beziehungen und Probleme mit dem Gesetz)
Formulierung eines Patientenprofils
Die Resultate dem Patienten/der Patientin präsentieren
Beobachtung der Reaktion des Patienten/der Patientin

E **Empathie**
dem Patienten/der Patientin zuhören
das Verstehen ausdrücken

N **(Needs) Auswertung der Bedürfnisse**
Gesundheits- und Sicherheitsbedürfnisse
emotionale Bedürfnisse
Bedürfnisse priorisieren

D **Direkter Rat**
Bedürfnisse den Ressourcen anpassen
dem Patienten Optionen geben
Studienzustimmung fördern

A **Auswertung der Reaktion**
Biopsychosoziale Veränderungen wiederholen
Status und Ziele vergleichen
Zustimmung auswerten
Zustimmung mit Veränderungen verbinden

Endzeit: _____   Datum: _____

ckeln, um das Konsumieren zu reduzieren oder einzustellen, während seine Grenzen beachtet werden. Man ziehe den Vorteil aus den omnipotenten Ausdrücken, die Selbstvertrauen übertreiben können, wie z. B. *„Ich kann einige Tage ohne Trinken sein."* – *„Wie hast du das gemacht?"* Der Therapeut muss vorsichtig sein, dass er nicht viel mehr auf Änderungen bedacht ist, als dies der Patient selber anbietet. Diese Vorgangsweise versucht ein gemeinsam von Patient und Therapeut akzeptiertes Ziel zu erarbeiten (Gemeinsamkeitsprinzip).

Die Entwicklung der Diskrepanz, der Nichtübereinstimmung, ist definiert durch die Analyse der potenziellen Unvereinbarkeiten zwischen der Zukunftserwartungen des Patienten und der Wahrnehmung des gegenwärtigen Zustandes und seiner Ressourcen: Veränderungswunsch versus Veränderungsmöglichkeit und -kompetenz. Mittels des Gebrauchs spezifischer und speziell ausgerichteter Fragen sowie ausgewählter Reflexionen wird der Klient konfrontiert mit der Diskrepanz zwischen seinem aktuellen problematischen Verhalten und seinen Grundsätzen, persönlichen Werten und seinen Zukunftsperspektiven. Konfrontation mag ein therapeutisches Ziel sein aber nie ein Beziehungsstil. Konfrontation und Streit entstehen oft als Antwort auf Verweigerung, wie wiederholte Zurückweisung einer Realität, die anderen aufgedrängt wird, z. B. „Zugeben alkoholabhängig zu sein."

9.2.2 Klinische Überlegungen hinsichtlich motivierender psychologischer Intervention

Den Patienten Sicherheit und Stabilität zu vermitteln, ist das Hauptaugenmerk der therapeutischen Beziehung. Erst danach sind die psychischen Konflikte und Verhaltensänderungen zu bearbeiten. Die therapeutische Beziehung ist einer der Hauptbestandteile jeder Form von psychologischer Intervention. In einer Anfangsphase ist das Hauptziel eine Verbindung herzustellen und die Krise mit einzubeziehen. In diesem Fall verlässt sich der Therapeut auf eine mehr leitende, aktive, offene und unterstützende Rolle. Therapeutische Hilfe soll den individuellen Rhythmus des Patienten respektieren, den therapeutischen Prozess dort beginnend, „wo der Patient gerade ist" – es ist der Patient, der uns sagt, was sein Problem ist.

Nehmen Sie sich in Acht vor übereilten Anordnungen „das Trinken" aufzugeben. Alkoholabhängigkeit ist eine schwerwiegende organische Störung und abruptes Einstellen des Alkoholkonsums kann zu physischen Entzugserscheinungen führen. Komplikationen wie epileptische Anfälle oder schwere organische Durchgangssyndrome bis zu einem Delirium tremens können durch einen akuten Stopp des Alkohols ausgelöst werden. In vielen Fällen soll eine Unterbrechung des Alkoholkonsums nur mit angemessener medikamentöser Begleitung erfolgen. Vorsicht ist auch angebracht bei der Analyse und Interpretation der Persönlichkeit des Patienten, besonders, wenn sie in einer akuten Periode der Störung erfolgt. Der Rahmen des Abhängigkeitssyndroms stört die Persönlichkeitsstruktur, was zu voreiligen und falschen Beurteilungen der Persönlichkeit führen kann.

Die psychologische Behandlung eines alkoholabhängigen Patienten erfordert immer mit pharmakologischen Interventionen zusammen zu arbeiten. Es ist zu beachten, dass der pharmakologische Zugang dem Therapeuten oft erst die Bedingungen schafft psychotherapeutisch zu arbeiten, was sonst sehr zeitaufwändig oder sogar unmöglich wäre. Der medizinische Ansatz erlaubt Änderungen, die für den mentalen Zustand notwendig und ausreichend für die Therapie sind.

Formulieren Sie die Diagnose in einer nicht stigmatisierenden Art: *„Ihr Problem repräsentiert nur einen Teil ihrer Ganzheit, wie eine Spalte einer Mandarine."* Ziele sollen nicht einseitig durch den Therapeuten formuliert werden (Gemeinsamkeitsprinzip). Verhandeln Sie den Änderungsplan. Dies könnte die Zielsetzung beinhalten, Brainstorming hinsichtlich der Veränderungsoptionen und die Realisierbarkeit des Planes sicherstellen: *„Denken Sie, dass Sie das schaffen werden?"*. Die Effektivität der Ziele wird auch höher sein, wenn sie die persönlichen Motive des Patienten beinhalten, praktisch und nah anstatt theoretisch und fern (Berger und Miller 2006).

Geeignet ist eine gewisse Zurückhaltung bei der Exploration der Gründe für die Alkoholabhängigkeit. Oft zeigen Patienten in ihrer Biographie traumatische Erlebnisse wie Missbrauch, Misshandlung oder Vernachlässigung. Die schmerzlichen Erinnerungen waren für Jahre in ihrem Gedächtnis und werden üblicher Weise durch Alkohol und Drogen aus dem Bewusstsein entfernt. Mit dem Abbrechen der Konsumation und eventuell Abstinenz kommen diese Erinnerungen an die Oberfläche und provozieren eine starke emotionale Instabilität des Patienten. Im Hier und Jetzt stabilisieren und strukturieren ist das Wichtigste (Reddemann 2014).

9.2.3 Motivierende Gesprächsführung in verschiednen Situationen

Wenn ein Alkohol und/oder Tabakproblem Teil des klinischen Bildes eines Patienten ist, ist es wichtig therapeutische Strategien anzubahnen, die dem Patienten insofern entgegenkommen, als er das subjektive Gefühl hat, dass sie „richtig" für ihn seien. Anforderungen, welche an den Patienten gestellt werden, sollten am Beginn niedrig gehalten werden. Dies wird entsprechend dem Setting variieren. Man kann sich leicht vorstellen, dass sich die möglichen therapeutischen Optionen in der Allgemeinmedizin von jenen in einer Obdachloseneinrichtung oder einem speziellen Zentrum für Abhängige unterscheiden. (Opalach et al. 2016).

9.2.3.1 Motivierende Gesprächsführung in der Allgemeinmedizin

Somatische Probleme sind die häufigste Ursache, warum Alkohol- und Tabakabhängige die allgemeinmedizinische Praxis aufsuchen. Selten suchen sie auch Hilfe in sozialen Belangen und nur eine kleine Gruppe verlangt regelmäßig nach einer medizinischen Routineuntersuchung. Die meisten Patienten haben ein Vertrauensverhältnis zu ihrer/m Hausarzt/ärztin, der/die die Hauptansprechperson bei allen medizinischen Belangen darstellt. Andere Fachrichtungen werden selten kontaktiert. Nur in außergewöhnlichen Fällen können Patienten dazu motiviert werden, eine/n Psychiater/in oder gar eine Entzugsklinik aufzusuchen. Sollten Patienten jedoch motiviert sein, eine spezielle Therapie zu machen, sollten diese ohne Verzug zu Spezialisten geschickt werden. Diese Einrichtungen

sollten über eine therapeutische Kette verfügen (ambulanter – stationärer – ambulanter Patient) und sollten ambulanten Patienten ein psychotherapeutisches Setting mit der Option einer kurzzeitigen stationären Behandlung anbieten können. Die Dauer einer stationären Behandlung ist abhängig von den psychiatrischen und somatischen Symptomen und der Typologie der Alkoholabhängigkeit nach Lesch. Patienten, die einen Arzt wegen alkoholassoziierter somatischer Probleme konsultieren, ihr Alkoholproblem jedoch abstreiten, sollten mit ihren Problemen mittels ihrer somatischen Veränderungen (MCV, De-Ritis-Quotient, %CDT siehe Kap. 8) konfrontiert werden. Empfohlen werden die „Guidelines der Plinius Maior Society" (www.alcoweb.de). Sie beschreiben Mechanismen zur Erhöhung der Aufmerksamkeit hinsichtlich des Trinkens. Absolute Abstinenz ist natürlich das Ziel, jedoch ist auch eine Dosisverringerung oder eine Verringerung der Dauer und der Schwere der Trinkepisoden akzeptierbare Ziele.

Somatische Befunde zeigen, dass der Körper den „Alkohol nicht mehr verträgt" und fördern damit das Bewusstsein des Patienten für sein problematisches Trinkverhalten. Dies fördert motivierende Strategien, das Trinkverhalten zu reduzieren oder einige Zeit einzustellen. Sowohl die absolute Abstinenz als aber auch die Reduktion der Trinkmengen wie auch die Verbesserung der Dauer und Stärke der Trinkepisoden stellen akzeptable Therapieziele dar.

Einigt man sich auf eines der beschriebenen Ziele, kann der Entzug oder eine Reduktion der Trinkmengen beginnen („cut down drinking" nach der Methode von Sinclair). Das Ziel der Entzugstherapie ist es, die ersten Phasen der Abstinenz leichter zu machen und das Verlangen nach Tabak und Alkohol zu reduzieren. Eine stationäre Entzugstherapie sollte nur empfohlen werden, wenn dies der ausdrückliche Wunsch des Patienten ist und/oder schwere Entzugserscheinungen oder Folgeschäden diagnostiziert werden. Suizidale Patienten und solche in besonders widrigen Umständen (z. B. Obdachlose) sollten sofort stationär behandelt werden.

Wenn der Patient nicht zu einem stationären Aufenthalt motiviert werden kann oder wenn keiner der oben angeführten Punkte zutrifft, kann eine ambulante Entzugstherapie durchgeführt werden. Neben adäquater Medikation sind einfache Ratschläge zur Selbstbetreuung sehr hilfreich für den Entzug. Es ist unumgänglich, dass regelmäßige Kontrolltermine in kurzen Intervallen vereinbart werden.

9.2.3.2 Die motivierende Gesprächsführung in der Inneren Medizin

Das Vorgehen unterscheidet sich nicht wesentlich von dem in der Allgemeinmedizin. Die Patienten leiden jedoch öfter unter akuten, zum Teil lebensbedrohlichen, somatischen Problemen, z. B. Blutungen bei Leberzirrhose, Atemnot bei COPD. Die Therapie der vorliegenden somatischen Krankheit hat Priorität, die Situation sollte jedoch auch genützt werden, um eine Entzugstherapie einzuleiten. In dieser Situation sind Patienten oft zugänglicher und tendieren eher dazu eine Therapie zu akzeptieren und man sollte eine Rückfallprophylaxe über einen längeren Zeitraum anbietet. Das Zusammenspiel zwischen Entzugsmedikation, der nötigen Medikation gegen die somatische Krankheit, Entzugssymptomen und der aktuellen somatischen Krankheit muss beachtet werden. Sobald die Entzugssymptome nachlas-

sen, ist es angezeigt, ein ambulantes Therapie Setting zu entwerfen, das an die jeweiligen Typen der Alkoholabhängigkeit nach Lesch angepasste Optionen anbietet. Während Lesch Typ-I-Patienten vom Internisten selbst weiter betreut werden sollte, benötigen Typ-II- und -III-Patienten ein psychiatrisch psychotherapeutisches ambulantes Setting. Typ-IV-Patienten werden am besten durch Sozialarbeiter/innen, qualifiziert für Arbeit mit Abhängigen, gemeinsam mit einer/m Internistin/en versorgt. Dem Typ-I-Patient sollte auch eine alkoholspezifische Selbsthilfegruppe angeboten werden.

9.2.3.3 Motivierende Gesprächsführung während der Schwangerschaft

Bekanntlich schädigt der Konsum von Alkohol und Tabak das Ungeborene. Schon bei dem ersten gynäkologischen Besuch sollten die Frauen über die Probleme „Rauchen und Trinken in der Schwangerschaft" aufgeklärt werden. Vor allem die ersten acht Wochen sind für den Fötus schädigend. In der Schwangerschaft soll weder aktiv noch passiv geraucht werden, Alkohol sollte auf jeden Fall gemieden werden. Raucht und/oder trinkt eine Frau während der Schwangerschaft, sollte der motivierende Dialog das Thema „Abstinenz" ansprechen. Die Wiener Forschungsgruppe zeigte, dass dieses Gespräch die meisten Frauen motiviert mit dem Rauchen und Trinken aufzuhören. Nur jene, die dennoch das Rauchen nicht zu reduzieren vermögen, sollten an einem Entzugsprogramm teilnehmen. Da Passivrauchen auch ein wichtiges Thema für schwangere Frauen ist, sollten ihre Familien auch eingeladen werden, an diesen Programmen teilzunehmen (Scott-Goodwin et al. 2016).

9.2.3.4 Motivierende Gesprächs-führung im psychiatrischen Setting

Wie erwartet gelangen die meisten Patienten primär auf Grund von Symptomen wie Angst oder Depression erstmals in eine psychiatrische Behandlung. Sie erwarten üblicher Weise eine rein psychopharmakologische Therapie zu bekommen, z. B. mit Antidepressiva. In dieser Population ist es wichtig, Tabak- und Alkoholprobleme anzusprechen und die Patienten darauf aufmerksam zu machen, dass der erste und wichtige Schritt in der Therapie ihrer psychiatrischen Symptome die Reduktion des Konsums oder eine völlige Abstinenz darstellt (Pombo et al. 2016).

Im Falle der Abstinenz benötigt der Patient adäquate entzugsunterstützende Medikation. Die Therapie der psychiatrischen Symptome sollte nach vierzehn Tagen der Abstinenz erfolgen. Sollten Antidepressiva (z. B. Trizyklika) in einem frühen Stadium des Entzuges verabreicht werden, kann die Symptomatik von transitorischen psychotischen Syndromen verstärkt werden und delirante Syndrome oder epileptische Anfälle können ausgelöst werden. Die Reduktion des Rauchens verändert oft die psychiatrischen Symptome. Angststörungen können verbessert werden, in manchen Fällen können depressive Syndrome verstärkt werden.

Sollte die Patientin/der Patient sich suizidal präsentieren, ist die Aufnahme in ein kontrollierendes Setting empfohlen. Regelmäßige Ambulanztermine in kurzen Abständen sind unbedingt notwendig und verschiedene Methoden der Motivationsförderung und des psychotherapeutischen Zugangs sollten angewandt werden. Persönlichkeitsfaktoren, Biographie und Zukunftschancen sind oft wichtiger als die Diagnose „Abhängigkeit".

Während Typ-I- und Typ-IV-Patienten gemäß der Einteilung nach Lesch einen aufklärenden und verhaltensorientierten Zugang erfordern, brauchen Typ-II-Patienten Stabilisierung und erfüllen oft die Kriterien einer abhängigen Persönlichkeit und Typ-III-Patienten brauchen mehr Flexibilität. Es ist üblich für den Partner, der üblicherweise in der Beziehung mächtig geworden ist, den Patienten in Therapie zu „bringen", wie man z. B. ein Auto zum Service gibt. Besonders Typ-II-Patienten brauchen Schutz, Unterstützung, Belohnung und realistische, kurzfristig erreichbare Therapieziele.

Performanceorientierte Typ-III-Patienten haben sich üblicher Weise bereits vorab in Büchern oder im Internet über den therapeutischen Prozess informiert. Meistens wollen sie ihr Trinken einschränken. Sie leisten oft einen ziemlichen Widerstand ihren Lebensstil zu ändern, gemäß ihrer subjektiven Überzeugung perfekt zu sein (Tellenbach 1983). Das Ziel bei Lesch Typ-III-Patienten ist es, ihnen zu helfen, den pathogenen Prozess verstehen zu lernen. Dies kann einige Monate bis zu einem Jahr benötigen. Die „therapeutische Abstinenz" während der ersten Monate ist extrem wichtig. Es wird eine ruhige und geduldige Art des Zuhörens benötigt. Man muss warten, bis sich eine stabile emotionale Basis zwischen dem Klienten und dem Therapeuten gebildet hat. Ansätze, die zu früh strukturieren, mögen zunächst (in den ersten Monaten) erfolgreich sein, führen jedoch ohne Änderungen im Lebensstil und dem Erlernen von neuen Techniken, mit widrigen Situationen und Stress umzugehen, zu einem Rückfall (Alkohol zur Erleichterung). Oft folgen auf einen solchen depressive Symptome und Schuldgefühle und damit einhergehend der Therapieabbruch durch den Klienten.

Stationäre Therapien mit streng strukturierten Abläufen und ohne Weiterführung
der Therapie nach der Entlassung führen oft
zu suizidalen Krisen bei rückfällig gewordenen Patienten. Eine Vereinbarung hinsichtlich einer stabilen ambulanten Nachbetreuung (inklusive Krisenkonzept) nach der
stationären Behandlung zu treffen, ist essen-
ziell (Paulus et al. 2017; Wiener et al. 2018).

Einige Entzugseinrichtungen wenden
sehr strenge therapeutische Konzepte an, die
zwar der Organisation der Institution selten
jedoch den Patienten nutzen. Diese Konzepte sind oftmals in vier Stadien geteilt:

1) Entzug,
2) Motivation,
3) Aktivierung und
4) Planung einer langfristigen Behandlung
   (Walter 2015, UNODC und WHO 2016).

Es gibt Einrichtungen, welche nur die Stadien zwei und drei für sechs bis acht Wochen
in einem stationären Setting anbieten. Manche bieten nur Stadien 1ein bis drei an, sodass
der Entzug in einen achtwöchigen stationären
Aufenthalt integriert ist. Wenige Einrichtungen haben ausreichend Programme für alle
Stadien. Ideal wäre ein Programm, in denen
der Therapeut oder das therapeutische Team
den Patienten vor dem stationären Aufenthalt
unterstützten, im weiteren Verlauf während
des Aufenthaltes und auch für eine zweijäh-
rige ambulante Therapie nach der Entlassung
zuständig wäre. Ambulante Nachbetreuung
sollte helfen, Probleme zu mindern, indem sie
sowohl regelmäßige psychotherapeutische
Sitzungen anbietet (Einzelsitzungen) als auch
spezifische medikamentöse Therapie. Rückfälle sollten Grund sein das therapeutische
Konzept anzupassen, aber nie die Therapie zu
beenden.

9.3 Die Pharmakotherapie der Alkohol- und Tabakabhängigkeit

In den Abhängigkeitserkrankungen spielt
die Biologie eine wesentliche Rolle. Die
Pharmakologie von Tabak und oder Alkohol
stehen zu den Vulnerabilitäten in der
Hirnfunktion in einer Wechselwirkung und
dies sollte natürlich bei der Medikation berücksichtigt werden. Es stehen heute wirksame Medikamente zur Entzugsbehandlung
und zur Rückfallprophylaxe zur Verfügung,
die noch viel häufiger eingesetzt werden
sollten. Es gibt kein Medikament für „**alle
Abhängigen**", sondern je nach Art und
Schweregrad wirken ganz unterschiedliche
Medikamente. Auch in der Rückfallprophylaxe ist es wichtig, den Grund für die
Suchtmitteleinnahme zu definieren, um die
richtige Biologie zu vermuten und um eine
wirksame Anti-Craving-Medikation zu wählen. Wird die Substanz wegen Entzugserscheinungen oder wegen Angstsyndromen
oder wegen depressiver Syndrome oder aus
Langeweile eingenommen, benötigt man
ganz unterschiedliche Medikament. Die Typologien nach Babor, Cloninger oder nach
Lesch haben sich für die Wahl des wirksamen Medikamentes bewährt. Man verbessert mit diesem Vorgehen die Verläufe und
spart der Gesellschaft auch Kosten.

Biologische Grundlagen für die Pharmakotherapie (siehe Abschn. 3.4) sind in
Abb. 9.2 dargestellt.

9.3.1 Alkoholabhängigkeit

Alkohole (Äthanol, Methanol, Propanol
usw.) bilden pharmakologisch eine Subs-
tanzgruppe, die praktisch in alle Transmit-

Abb. 9.2 Wirkung von akuter Alkoholeinnahme auf Transmittersysteme

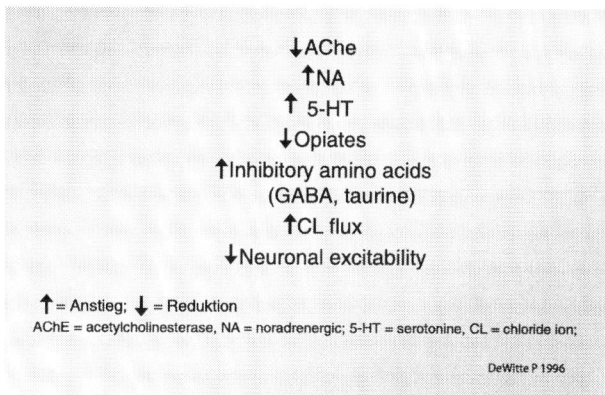

↓AChe

↑NA

↑ 5-HT

↓Opiates

↑Inhibitory amino acids (GABA, taurine)

↑CL flux

↓Neuronal excitability

↑ = Anstieg; ↓ = Reduktion
AChE = acetylcholinesterase, NA = noradrenergic; 5-HT = serotonine, CL = chloride ion;

DeWitte P 1996

tersysteme eingreift. Die Aldehyde und ihre Kondensationsprodukte sind ein wesentlicher zusätzlicher Faktor dieser Wirkungen.

Akuter Alkoholkonsum aktiviert vor allem GABA-A, hemmt NMDA-Rezeptoren, fördert die ß-Endorphin- und Dopaminausschüttung und aktiviert das serotonerge System (Tabakoff und Hoffmann 1991). Es kommt zu höheren Serotoninkonzentrationen, entweder durch erhöhte Ausschüttung oder durch partielle Blockade der präsynaptischen Wiederaufnahme (LeMarquand et al. 1994; Deehan et al. 2016). Daraus ergibt sich eine sedierende und euphorisierende Wirkung. Eine akute Alkoholwirkung ist auch eine Aktivierung an den Subunits „α3β2" und „α3β4" des Nikotinrezeptors (Cardoso et al. 1999).

Chronischer Konsum führt zu gegenteiligen Effekten: Zur Aufrechterhaltung der Homöostase werden GABA-A-Rezeptoren verringert, Glutamatrezeptoren und Opiatrezeptoren vermehrt. Die erhöhte Dopaminausschüttung wird allmählich stark verringert und erst nach Abstinenz erholt sich langsam das Dopaminsystem. Die sedierende und die euphorisierenden Wirkungen lassen nach. Es muss mehr Alkohol konsumiert werden, um die ur-

sprünglichen Wirkungen wieder zu erlangen (Dosissteigerung) (Sullivan und Pfefferbaum 2005).

Da missbrauchende und abhängige Patienten über lange Zeiträume Alkohol in hohen Dosen zu sich nehmen, sind die Betroffenen aus biologischer Sicht als eine Patientengruppe zu sehen, die unter einer chronischen Vergiftung leidet. Im handelsüblichen Alkohol sind nicht nur Äthanol, sondern auch Methanol, Propanol, Butanol und andere Begleitalkohole enthalten (Rodda et al. 2013). Alle diese Alkohole werden über den Magen-Darm-Trakt resorbiert. Die Funktionen des Magens und der Leber sind von großer Bedeutung, weil ein Großteil des Ethanols und anderer Alkohole bereits in diesen Organen inaktiviert wird. Schäden der Magen- und Dünndarmfunktionen (z. B. Status nach Billroth-Resektionen) und schwere Leberveränderungen erhöhen deshalb ganz wesentlich den Alkoholgehalt im Gehirn (Rohsenow und Howland 2010).

Im Gehirn wirkt Alkohol nicht nur hemmend und wird daher nicht nur als Beruhigungs- und Schlafmittel eingesetzt, sondern wird auch wegen seiner stimmungs- und antriebsverändernden Wirkungen konsumiert.

Man weiß heute, dass chronischer Alkoholkonsum die Neurotransmission in allen Systemen verändert – aktiviert, aber auch hemmt.

Überdies verbinden sich die ersten Abbauprodukte, die Aldehyde, mit Dopamin und bilden THBC oder sogenannte Tetrahydroisoquinoline (TIQ). Die Verbindungen der Aldehyde mit den Indolaminen ergeben β-Carboline. Beide Kondensationsprodukte verändern längerfristig die Hirnfunktionen. Vor allem TIQ besetzen den Opiatrezeptor. Es wird diskutiert, ob ein Teil der sogenannten endogenen Alkoholgier mit diesem Mechanismus erklärt werden könnte (Bonte 1987; Musshoff et al. 2005; Sprung et al. 1988). Alkohol verstärkt jedoch auch die Freisetzung von ß-Endorphin-ähnlichen Peptiden und von Met-Enkephalin im Hypothalamus und im Striatum. Chronisch erhöhter Konsum führt dazu, dass eine erhöhte Anzahl von Bindungsstellen (Rezeptoren) zur Verfügung steht (Abb. 9.3).

Früher Trinkbeginn oder traumatische Störungen – psychische wie auch physische Traumen – stören die normale Entwicklung des Gehirns (Lotfullina und Khazipov

2018). Einerseits kommt es zu einer erhöhten Vulnerabilität und andererseits verstärkt späterer Alkoholkonsum die vorhandenen hirnorganischen Schäden. Früher Konsum wie auch pränatale Alkoholwirkungen führen außerdem zu langfristigen Lernstörungen. Bei Patienten mit hohem Alkoholkonsum wurde gegenüber abstinent lebenden Personen ein verkleinerter Hippocampus gefunden, woraus geschlossen wird, dass weniger Gewebe für die neuronalen Netze für Lernen und Gedächtnis vorhanden sind (Beresford et al. 2006a). Ätiologisch wird dieses Ergebnis derzeit mit zu hohen Cortisolspiegeln in Zusammenhang gebracht (Beresford et al. 2006b).

Das Suchtgedächtnis wird aktiviert und suchtbezogene Inhalte werden im limbischen System gespeichert. Das limbische System integriert Lustempfinden, Emotionalität, Erfahrungen, Triebe und kognitive Inhalte (Brasser et al. 2015). Durch chronische Stimulation wird das vor allem dopaminerge Belohnungssystem (ventrales Tegmentum – Nucleus accumbens) reizgebunden aktiviert und es kommt zu einer Adaptation dieses Systems. Der Neurotransmitter Dopamin steuert die ex-

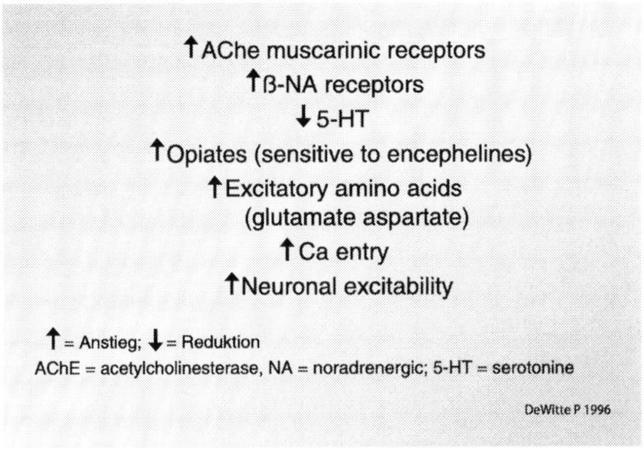

Abb. 9.3 Transmitterveränderungen nach chronischer Alkoholintoxikation

↑AChe muscarinic receptors
↑ß-NA receptors
↓5-HT
↑Opiates (sensitive to encephelines)
↑Excitatory amino acids
(glutamate aspartate)
↑Ca entry
↑Neuronal excitability

↑ = Anstieg; ↓ = Reduktion
AChE = acetylcholinesterase, NA = noradrenergic; 5-HT = serotonine

DeWitte P 1996

trapyramidale Motorik des Körpers – Beeinträchtigungen dieser Funktionen sind bei Betrunkenen deutlich zu sehen–, führt bei Überaktivierung zu psychotischen Zuständen und bei Mangel zu Bewegungsstörungen wie M. Parkinson. Bei gelegentlichem Alkoholkonsum wird Dopamin ausgeschüttet, was zu Stimmungsaufhellung bis zu Euphorie führt. Bei chronisch Abhängigen kommt es zu einer Dopaminverarmung und zu typischen Bewegungsstörungen. **Daher cave**: Nicht jede Gangstörung ist polyneuropathisch verursacht.

Dopamin kontrolliert im Zusammenspiel mit Noradrenalin die Aktivität des cholinergen Systems. Acetylcholin ist im Zusammenhang mit dem Rauchen wichtig, da die Nikotinrezeptoren cholinerge Rezeptoren sind.

Studien, die versucht haben, über eine neuroleptische Antagonisierung des Dopaminsystems das Verlangen nach Alkohol (Craving) zu reduzieren, sind gescheitert und erhöhen vor allem beim Typ I und III nach Lesch das Trinkverhalten (Walter et al. 2001; Wiesbeck et al. 2001). Neuere Studien zu Topiramat, welches die Dopaminausschüttung hemmt, scheinen erfolgversprechender zu sein, vor allem wohl auch deshalb, weil diese dopaminantagonistische Wirkung mit einer partiell GABA-agonistischen und mit einer Glutamat-antagonistischen Wirkung (insbesondere einem AMPA- [„alpha-amino-3-hydroxy-5-methylisoxazole-4-propionic acid"] und einem Kainat-Rezeptor-Antagonismus) verbunden ist (Johnson 2004b; Johnson et al. 2004; Nguyen et al. 2007). Es konnte gezeigt werden, dass dieses Wirkungsprofil auch Erfolge beim Nikotinentzug hat (Ait-Daoud et al. 2006).

Glutamat ist ein erregender Neurotransmitter mit verschiedenen Subrezeptoren (NMDA, AMPA und Kainat). Alkohol wirkt vor allem auf den N-Methyl-D-Aspartat-Sub-

rezeptor (NMDA). Diese Eigenschaft, im NMDA-Rezeptor zu binden, ist aktivitätshemmend, womit auch die schmerzstillende Wirkung von Alkohol in Zusammenhang gebracht wird. Durch diese Hemmung steigen kompensatorisch die Menge und die Empfindlichkeit der NMDA-Rezeptoren. Im ZNS entsteht dadurch mehr Erregung und es wird mehr GABA-Wirkung notwendig. Dadurch kommt es klinisch zur Dosissteigerung, um Entzugssymptome zu verhindern. Zudem wird diese Glutamataktivierung mit erhöhtem Zelluntergang und dadurch mit entsprechenden cerebralen Folgeschäden, wie kognitiven Störungen, Korsakow-Demenz etc. in Zusammenhang gebracht.

Das Glutamatsystem hat über Afferenzen auch Einfluss auf den Nucleus accumbens. Über Reduktion der, durch chronischen Alkoholkonsum aktivierten, corticomesolimbischen Glutamateffekte hilft pharmakotherapeutisch neben Topiramat vor allem auch Acamprosat, die Verläufe bei Alkoholabhängigkeit zu verbessern. Acamprosat antagonisiert den NMDA- und den Kainatrezeptor Subtyp 5 (De Witte et al. 2005). Bei Untersuchungen zu konditionierten Alkoholreizen („cues") konnte gezeigt werden, dass Acamprosat durch eine Verringerung der autonomen Reaktionen auf diese Reize wirkt, während der μ-Opiatantagonist Naltrexon das Verlangen (Craving) insgesamt reduzierte (Ooteman et al. 2007). Die Gruppe um Ooteman fand keine Auswirkung dieser Medikamente auf Cortisol, im Gegensatz zu anderen Autoren, die für Naltrexon eine Aktivierung der HPA-Achse („Hypothalamo-Pituitary-Adrenocortical-Axis") beschrieben und daraus eine bessere Wirkung von Naltrexon bei Frauen ableiteten (Kiefer et al. 2005a).

Wenn man die Patienten in Untergruppen teilt, sind klinische Wirkungen besser differenzierbar. So konnte nachgewiesen werden, dass Acamprosat bei den Typen I und II nach Lesch signifikante höhere Abstinenzraten erzielt (Lesch et al. 2001). Diese Ergebnisse wurden inzwischen für den Typ I repliziert (Kiefer et al. 2005b), wobei in der Studie von Kiefer et al. die Abstinenzrate in der Placebogruppe beim Typ II nach drei Monaten noch so gut war, dass weder Acamprosat noch Naltrexon eine Wirkung zeigen konnten. In dieser Studie zeigte Kiefer, dass Naltrexon nur in den Typen III und IV die Abstinenzrate signifikant verbessert (Kiefer et al. 2005a). Diese Ergebnisse sind mit den Daten aus der Basisforschung (Entzugstiermodell für Accamprosate, „Place Prefernce"-Modell für Naltrexon) gut erklärbar, da in den guten Verläufen Acamprosat das Craving in der Abstinenz verringert, während Naltrexon Trinkmengen und Trinkdauer reduziert (Garbutt et al. 2005; O'Malley et al. 2007; Volpicelli et al. 1997; Mason 2015).

In der Suchtforschung wurden die NMDA-Rezeptor-Antagonisten Memantine und Neramexane untersucht und durch Tierversuche in Bezug auf Craving vielversprechende Ergebnisse publiziert (Vengeliene et al. 2015). Die klinischen Studien zur Rückfallprophylaxe waren negativ und die Hypothese für die fehlende Wirkung konnte mit der sehr guten Response in der Placebogruppe erklärt werden. Sie wirken mit hoher Wahrscheinlichkeit nur in einer Untergruppe. Hohe Trinkmengen mit kognitiven Störungen könnten eine Zielgruppe sein (Krishnan-Sarin et al. 2015; Pakri Mohamed et al. 2018) In unserer Forschungsgruppe haben wir in einer placebokontrollierten, doppelblinden Studie Neramexane untersucht, konnten aber keine Wirkung in Bezug auf den Schweregrad der Rückfälle

oder auf die Abstinenzzeit nachweisen. Die Gruppen waren leider für eine Typ-IV-Auswertung nach Lesch zu klein, weil vor allem diese Patienten meist durch die Ausschlusskriterien der Studien nicht in eine Studie eingeschlossen werden konnten (nicht publizierte Daten).

Eine Unterfunktion von NMDA-Rezeptor-Subtypen der corticolimbischen Afferenzen wird in der Schizophrenieforschung neuerdings diskutiert und mit der hohen Prävalenz (85 %) von letztlich indirekt Glutamat aktivierendem Substanzgebrauch (Alkohol, Nikotin, Stimulantien) bei Schizophrenen in Zusammenhang gebracht (Coyle 2006).

Endocannabinoide beeinflussen GABAerge und glutamaterge Synapsen und interagieren mit Dopamin und Acetylcholin. Beforscht wurden bisher CB-1- und CB-2-Rezeptoren, wobei CB-1-Rezeptoren vor allem in limbischen Gehirnarealen lokalisiert werden konnten. Der CB-1-Antagonist Rimonabant wurde als vielversprechende Alternative zu bisherigen Pharmaka bei Nikotinabhängigkeit (Cohen et al. 2005), bei Alkoholabhängigkeit und bei Übergewicht diskutiert (Simiand et al. 1998). Eine alkoholbedingte Dopaminausschüttung wird durch CB-1-Blocker antagonisiert, wodurch keine emotional positive Verstärkung stattfindet. Im Tierversuch konnte gezeigt werden, dass CB-1-Antagonisten die Trinkmengen alkoholischer Getränke verringern (Colombo et al. 1998). Weitere Studien zeigten einen Zusammenhang zwischen CB-1-Rezeptoren und Opiatrezeptoren und weisen damit in die Richtung einer möglichen klinischen Kombination von Opiatantagonisten und CB-1-Antagonisten (Anthenelli 2004; Cohen et al. 2002; Colombo et al. 2005; Klesges et al. 1989, 1997; Soyka et al. 2008; Marcinkiewc et al. 2016). In den Studien wurden Komorbiditäten mit affektiven Störungen ausgeschlossen und in der Praxis wurden diese Patienten nachher nur mit Rimonabant behandelt, wobei dann ohne Suchtmittel schwere depressive Störungen auftraten – auch mit Suiziden, weshalb Rimonabant vom Markt genommen wurde. Wir glauben, dass man es mit Antidepressiva kombinieren sollte, wenn eine Komorbidität mit Depressionen vorliegt.

Serotonin stimuliert die Dopaminausschüttung im Mittelhirn (VTA) und fördert damit die subjektiv angenehmen, sogenannten „Belohnungseffekte" von Alkohol (Lovinger 1997; Nutt et al. 2015). Auch die klinischen Beobachtungen von häufiger Komorbidität von Alkoholabhängigkeit mit Angst und Depression (van Praag et al. 1991; Virkkunen et al. 1994, 1996) oder Impulskontrollstörungen (Linnoila et al. 1983; Virkkunen und Linnoila 1997; Wang et al. 2017) weisen auf eine Dysfunktion im Serotoninsystem hin. Bei sogenanntem „Entlastungstrinken", dem Trinken gegen Angst und depressive Symptome, scheint die durch Alkohol vermehrte Serotoninausschüttung eine Rolle zu spielen (Cooper et al. 1995; Markou et al. 1998). Einschränkend muss gesagt werden, dass die Tierversuche vielversprechender waren als die späteren klinischen Studien mit SSRI (Garbutt et al. 1999; Heinz et al. 2001; Johnson 2000; Johnson und Ait-Daoud 2000; Kranzler et al. 1996; LeMarquand et al. 1994; Litten und Allen 1998; Lovinger 1997; Naranjo und Knoke 2001; Pettinati et al. 2003). Möglicherweise scheiterten diese Studien vor allem daran, dass Komorbiditäten oft ein Ausschlusskriterium waren und keine Subgruppenbildung verwendet wurde und damit ein möglicher Effekt auf eine Sub-

gruppe nicht gesehen werden konnte. Die Arbeiten von Lovinger weisen auf eine verstärkte Wiederaufnahme hin (Lovinger 1997). Genetische Studien zum Serotonintransporter zeigen bisher ein uneinheitliches Bild (Caspi et al. 2003; Hill et al. 2002; Kranzler et al. 2002). Vor allem bei Patienten mit frühem Trinkbeginn wird auf Störungen im Serotoninsystem hingewiesen (Benkelfat et al. 1991; Buydens-Branchey et al. 1989; Demir et al. 2002; Javors et al. 2000; Krystal et al. 1994; Swann et al. 1999; Virkkunen und Linnoila 1997). Der frühe Trinkbeginn wird von den Patienten oft so beschrieben, dass sie Alkohol „gut" vertragen haben. Schuckit et al. (2006) konnten nachweisen, dass es sich hierbei um eine besonders gefährdete Personengruppe handelt. Diese Alkoholtoleranz dürfte mit einer serotonergen Unterfunktion zusammenhängen, die genetisch bedingt oder als Folge früher sozialer Stressbelastungen auftritt (Caspi und Moffitt 2006). Sie vermindert offenbar die GABAerge Wirkung des Alkohols. Damit ist die Sedierung geringer als bei genetisch nicht belasteten Menschen. Man erklärt sich dadurch eine gewisse Disposition zum exzessiven Alkoholkonsum.

Alkohol moduliert vor allem bei Alkoholabhängigen mit frühem Trinkbeginn den 5-HT-3-Rezeptor, und Ondansetron, ein 5-HT-3-Antagonist, wird als wirksam zur Reduktion von Trinkmenge und Frequenz bei Patienten mit frühem Trinkbeginn beschrieben (Johnson et al. 2000; Johnson 2004). Auch auf eine verminderte MAO-Aktivität wurde immer wieder hingewiesen (Anthenelli et al. 1995; Demir et al. 2002; Rommelspacher et al. 1994; Sullivan et al. 1990; Harro und Oreland 2016).

Pettinati betont, dass bei Abhängigen wie auch bei exzessiven Alkoholkonsumenten multiple Störungen im Serotoninsystem sicher eine Rolle spielen, dass jedoch durch eine einfache Vermehrung des Serotonins im synaptischen Spalt (z. B. durch SRI) möglicherweise nur die ursprünglichen akuten Alkoholeffekte wiederholt werden. Dadurch könnte auch klinisch ein ähnliches Empfinden eintreten, wodurch SRI, als Einzeltherapie gegeben, sogar Rückfall fördernd wirken könnten (Pettinati et al. 2003).

Verminderte präsynaptische Noradrenalinwiederaufnahme im Locus coeruleus wurde im Tierversuch mit Alkoholkonsum in Zusammenhang gebracht (Hwang et al. 2000). Durch die hohe wissenschaftliche Beachtung des Dopaminbelohnungssystems wurde das noradrenerge Belohnungssystem aus dem Focus der Aufmerksamkeit gedrängt und rückt erst jetzt langsam wieder in den Vordergrund (Weinshenker und Schroeder 2007).

9.3.2 Tabakabhängigkeit

Im Tabak sind etwa 4800 pharmakologisch aktive Stoffe enthalten. Für die Suchtentstehung scheint neben dem Monoaminoxidase-System vor allem Nikotin die wesentlichste Substanz zu sein. Nikotin aktiviert nikotinische Acetylcholinrezeptoren. Diese sind Ionenkanäle, deren Wand aus fünf Proteinketten gebildet wird (Abb. 9.4).

Durch das Andocken des Neurotransmitters Acetylcholin wird die Struktur der Ionenkanäle dermaßen verändert, dass Natrium und/oder Calcium in das Neuron einströmen können. Die Zusammensetzung der die Rezeptorenwand bildenden Proteinketten differiert und ist für die einzelnen Organe und Funktionen charakteristisch. Beispielsweise sind die Rezeptoren im Ge-

hirn hauptsächlich aus $\alpha_4\beta_2$- oder α_7-Untereinheiten zusammengesetzt. Diese lassen relativ viel Calcium durch und sind deshalb für die Gedächtnisbildung besonders gut geeignet. Tierexperimente haben tatsächlich gezeigt, dass Nikotin die Gedächtnisbildung fördert. Darüber hinaus wurde gezeigt, dass die Gedächtnisbildung bei der Tabakabhängigkeit eine besonders wichtige Rolle spielt. Hinweisreize wirken besonders drängend, da die Erinnerung durch Nikotin gebahnt relativ intensiv wurde. Diese Bahnung ist auch nach Monaten der Abstinenz im Tierversuch nachweisbar.

Nikotinische Rezeptoren stimulieren die mesolimbisch-mesocorticalen dopaminergen Neurone in der ventralen Haube. Diese Wirkungen erklären, warum ein partieller $\alpha_4\beta_2$-Rezeptoragonist wie z. B. Vareniclin in der Rückfallprophylaxe als Anti-Craving-Substanz eingesetzt werden kann. Auch Nikotinersatzstoffe sind in diesem Mechanismus aktiv. Vareniclin stimuliert selbst die Rezeptoren gering- bis mittelgradig, verhindert aber die Stimulierung von Nikotin. Stimuliert werden die dopaminergen Neurone aber auch durch endorphinerge und endocannabinoiderge Neurone. Dies ist für die Therapie mit dem μ-Opioidrezeptor-Antagonisten Naltrexon bzw. dem Cannabinoid-1-Rezeptor-Antagonisten Rimonabant von entscheidender Bedeutung. Überraschend sind bei Rauchern nun Befunde mit der Positronenemissionstomographie, einem bildgebenden Verfahren, mit dem die nikotinischen Rezeptoren im Gehirn sichtbar gemacht werden (Brody et al. 2006). Bereits ein einziger Zug aus einer Zigarette führt in mehreren Hirnregionen für etwa drei Stunden zur Besetzung nikotinischer $\alpha_4\beta_2$-Rezeptoren. Nach einer Zigarette sind etwa 90 % der Rezeptoren mindestens zweiein-

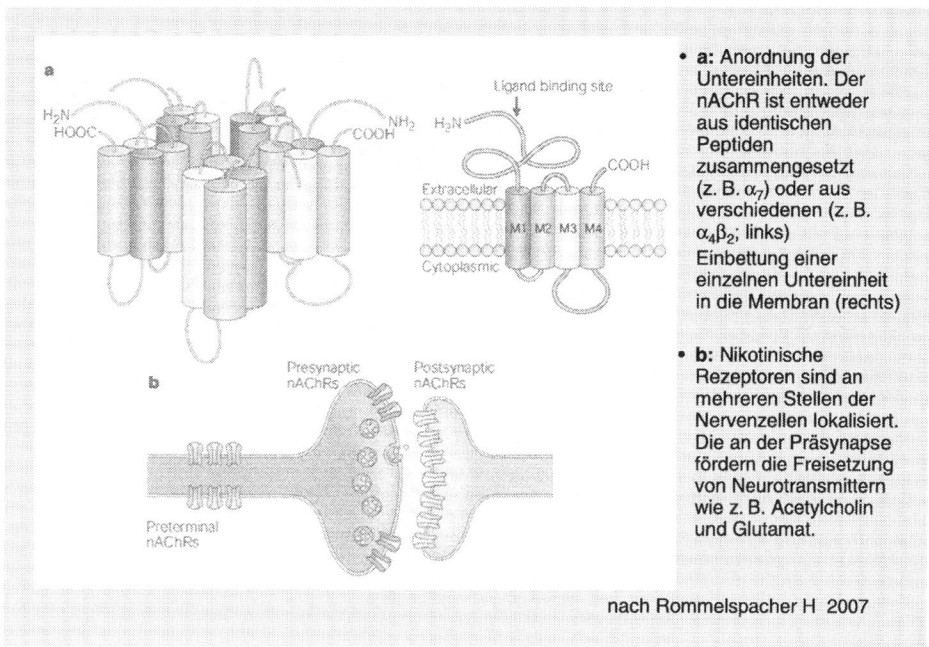

- **a:** Anordnung der Untereinheiten. Der nAChR ist entweder aus identischen Peptiden zusammengesetzt (z. B. α_7) oder aus verschiedenen (z. B. $\alpha_4\beta_2$; links) Einbettung einer einzelnen Untereinheit in die Membran (rechts)

- **b:** Nikotinische Rezeptoren sind an mehreren Stellen der Nervenzellen lokalisiert. Die an der Präsynapse fördern die Freisetzung von Neurotransmittern wie z. B. Acetylcholin und Glutamat.

nach Rommelspacher H 2007

Abb. 9.4 Nikotinischer Acetylcholinrezeptor (nAChR)

halb Stunden lang ausgeschaltet, nach zwei und mehr Zigaretten noch länger. Die Autoren folgern daraus, dass ein Raucher, der beispielsweise 20 Zigaretten am Tag raucht, keine aktivierbaren $\alpha_4\beta_2$-Rezeptoren mehr verfügbar hat. Experimente mit Zellkulturen haben gezeigt, dass die Rezeptoren innerhalb weniger Sekunden nach Stimulierung durch Nikotin inaktiviert werden (Down-Regulierung durch Phosphorylierung). Diese Untersuchungen zur Dosisabhängigkeit haben auch ergeben, dass der Suchtdruck erst verschwindet, wenn mehr als 75 % der Rezeptoren besetzt sind. Daraus wurde gefolgert, dass die Vermeidung des Suchtdrucks das Hauptmotiv für das Weiterrauchen ist. Damit wird auch erklärt, dass das Abhängigkeitspotenzial und das Rückfallrisiko des Tabakrauchens im Vergleich zu den meisten anderen Suchtstoffen hoch sind,

da der Exraucher den Hinweisen auf seine Tabakabhängigkeit, wie Zigarettenautomat, Erinnerung an die Entspannung nach dem Rauchen einer Zigarette usw., nur schwer ausweichen kann.

Wie kann das Rauchen unter diesen Bedingungen trotzdem noch erwünschte Wirkungen auslösen? Dazu muss man berücksichtigen, dass der Tabakrauch etwa 4800 Substanzen enthält. Es kommen also für die Stimulierung der mesolimbischen dopaminergen Neurone viele weitere Inhaltsstoffe in Betracht. In tierexperimentellen In-vivo-Mikrodialyse-Untersuchungen wurde festgestellt, dass die Applikation von ß-Carbolinen (Norharman und Harman) zu einer Freisetzung von Dopamin im Nucleus accumbens und damit zu Veränderungen in einer zentralen Relaisstation des Belohnungssystems führt (Sällström-Baum et al. 1995, 1996).

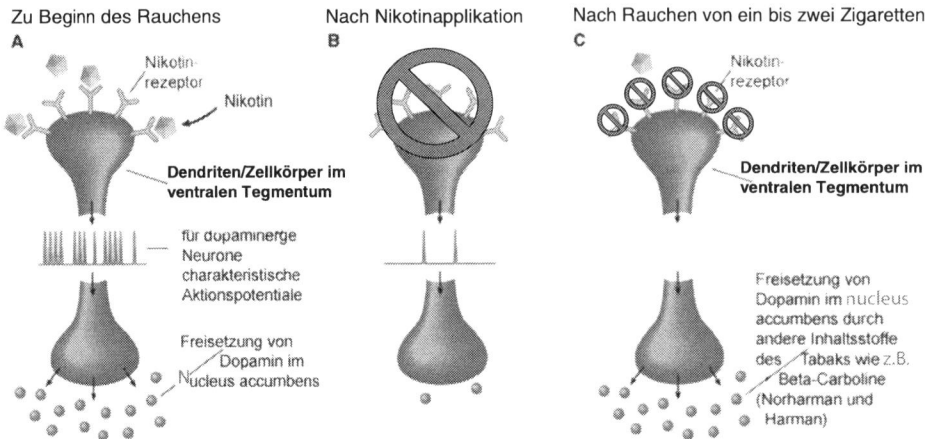

Abb. 9.5 Veränderungen durch chronisches Rauchen und Rebound-Phänomene

Die ß-Carboline kommen zwar in niedrigen Konzentrationen physiologischerweise im Körper vor, werden aber in großen Mengen aus Tryptophan in der Glut der Zigarette durch Pyrolyse gebildet und dann inhaliert. Sie reichern sich im Gehirn an, wobei besonders in der Substantia nigra und dem ventralen Tegmentum Werte von Norharmanen in fast 30-mal höherer Konzentration nachgewiesen wurden. Schematisch werden diese Zusammenhänge in der Abb. 9.5 gezeigt (Rommelspacher 2007).

Welche biologischen Mechanismen sollte man differenzieren Nikotin- und Alkoholkonsum haben vieles gemeinsam, und derzeit scheinen sich aus biologischer Sicht zwei Richtungen in der Anti-Craving-Wirkung und damit auch in der Rückfallprophylaxe abzuzeichnen:

- Opioid/dopaminerge Wirkungen sind mit Belohnung assoziiert und erfordern in der Behandlung pharmakologisch ein opiatantagonistisches, ein CB-1-antagonistisches und teilweise auch ein glutamatantagonistisches Wirkprofil.

- Serotonin und GABA/Glutamat sind mit Entlastung (Entlastungtrinken, Entlastungsrauchen) assoziiert und erfordern ein pharmakologisches Wirkprofil von antidepressiver, angstlösender und antiglutamaterger Wirkung.

9.4 Die medikamentöse Entzugsbehandlung

9.4.1 Das Alkoholen tzugssyndrom

Durch den chronischen Alkoholkonsum wurde das Glutamatsystem hochreguliert. Im Entzug fällt die GABA-Stimulation weg, es entwickelt sich ein exzitatorisches klinisches Bild von unterschiedlicher Stärke. Entzugsbeschwerden treten meist bei Verringerung der konsumierten Menge oder nach Absetzen des Alkohols auf. Bei schwer Abhängigen, die mit vier bis fünf Promille Atemalkohol zur Aufnahme kommen, beginnt meist bei zwei Promille Atemalkohol die Entzugssymptomatik. Man

Pro Item werden ein bis sechs Punkte vergeben:

Der Gesamtscore wird aus den Items drei bis zwölf errechnet und variiert zwischen zehn und maximal 60.

- Vitalparameter
- Entzugsanfälle (in letzten 24 Std.)
- Übelkeit/Erbrechen
- Tremor
- Hyperhidrosis
- Taktile Wahrnehmungsstörungen
- Akustische Wahrnehmungsstörungen
- Optische Wahrnehmungsstörungen
- Orientierung
- Konzentration
- Nervosität/Angst

Abb. 9.6 CIWA-Ar (Sullivan 1989)

unterscheidet körperliche und psychische Entzugssymptome. Mit der CIWA-Ar-Skala (Abb. 9.6) sind die körperlichen und psychischen Entzugssymptome gut fassbar (Pittman et al. 2007; Stuppaeck et al. 1994).

Bei den meisten Alkoholentzugssymptomen sind vor allem Zittern, Schwitzen, Ängstlichkeit, Unruhe und chronobiologische Störungen (z. B. Schlafstörungen) die Hauptsymptome.

9.4.1.1 Behandlung des Alkoholentzugs syndroms

Je nach Schweregrad des Entzugssyndroms und der restlichen somatisch-medizinischen Situation kann der Entzug ambulant oder stationär durchgeführt werden.

Welche Informationen sind notwendig, um eine Entzugsbehandlung „lege artis" durchführen zu können:

1) Grad der Alkoholisierung mittels Alkometer
2) Wenn der Patient abstinent ist: Wie lange liegt die letzte Alkoholeinnahme zurück
3) Art und Schweregrad des Entzugssyndroms
4) Schweregrad der Leberfunktionsstörung
5) Werden andere Psychopharmaka genommen, insbesondere sedierende Substanzen oder andere Drogen
6) Zigarettenabhängigkeit (Fagerström positiv?)
7) Andere somatische Auffälligkeiten
8) Typologie nach Lesch

Das Therapieziel ist die spezifische Behandlung der Entzugssyndrome, wobei sich die Medikation nach dem Schweregrad der Vergiftung, nach dem Schweregrad der Alkoholfolgekrankheiten, z. B. verändert eine schwere Leberschädigung die Metabolisierung der meisten Medikamente, und nach Art und Schweregrad der Entzugssymptome richtet. Ist der Patient zum Zeitpunkt abstinent und zeigt keine Entzugssyndrome, braucht er auch keine Entzugsmedikation und man kann gleich mit der Rückfallprophylaxe beginnen. Ist der Patient sehr stark alkoholisiert (≥2,5 Promille) und berichtet über Entzugssyndrome, sind Benzodiazepine notwendig. Unter diesem Alkoholisierungsgrad richtet sich die Entzugstherapie nach der Typologie nach Lesch. Die Medikation im Entzug sollte folgende Kriterien erfüllen:

- Vermeidung der Entzugssymptome, dabei früher Beginn der Therapie, am Anfang hoch genug dosieren
- Vermeidung sekundärer Schäden durch die Medikation, z. B. Verstärkung der Leberstörung; von Herzrhythmusstörungen, Vermeidung von epileptischen Anfällen
- Die Medikation soll die Motivation zur Entwöhnungstherapie nicht beeinträchtigen, bei starker Sedierung ist ein Motivationsgespräch nicht möglich
- Keine Polypragmasie
- Vor allem bei schlechten Verläufen bei Typ III und IV ist es günstig, wenn die Entzugsmedikation auch als Rückfallprophylaxe verwendet werden kann. Der Patient erlebt im Entzug die Hilfe und besetzt das Medikament, z. B. Sodium Oxybate, positiv und sollte nicht umgestellt werden (van den Brink et al. 2018)

Die Dauer der Entzugsbehandlung richtet sich nach der Typologie. Wenn sich die Symptomatik nicht nach dem typischen Verlauf entwickelt, sind dann oft andere Faktoren, wie z. B. die Kombination mit Tranquilizern, oder auch andere körperliche Erkrankungen, wie z. B. Diabetes mellitus, Störungen im Wasserhaushalt, Gehirnschäden z.B. durch Hirnver-

letzungen mit Gehirnblutungen usw., als Ursache der atypischen Symptomatik zu definieren. Bei Typ-I-Patienten ist die Entzugssymptomatik normalerweise nach fünf Tagen abgeklungen, beim Typ II und III benötigt die Entzugssymptomatik zehn bis 14 Tage. Bei einem Typ-IV-Patienten ist die Entzugssymptomatik eine Mischung aus cerebraler Vorschädigung und kognitiver Störung mit Durchgangssyndromen. Diese Symptome können auch innerhalb von Monaten immer wieder auftreten.

Entzugsmedikation soll nach dem heutigen Stand der Forschung

- Entzugssymptome verhindern, früher Beginn der Medikation; hohe Dosen am Beginn
- Oral und parenteral verfügbar sein, vermeidet Präparatewechsel
- Vermeidung von sekundären Schäden durch die Medikamente, wie Aggravierung der Leberstörung; **cave**: kardiale Arrhythmien
- Geringe Nebenwirkungen haben
- Im Rückfall keinesfalls vital gefährdend sein; **cave**: Interaktionen
- Verhinderung von epileptischen Anfällen
- Motivationsprozess nicht behindern: wenn möglich keine starke Sedierung induzieren, keine kognitiven Beeinträchtigungen
- Raschen Wirkungseintritt haben und gut steuerbar sein
- Keine Polypragmasie
- Entzugsmedikation kann auch in der Rückfallprophylaxe verwendet werden, z. B. Sodium Oxybate bei schweren Verläufen von Typ III und IV (van den Brink et al. 2018).

Die Höhe der Dosierung der Entzugs-medikation hängt von der Menge, der Art und der Frequenz des/der eingenommenen Suchtmittel(s) ab und muss nach Alter, so-matischen Schäden, z. B. dekompensierte Leberzirrhose, Nierenschäden aufgrund ei-nes zusätzlichen Analgetikamissbrauchs, Herzrhythmusstörungen, modifiziert wer-den. Vor allem hilft es, für die Wahl der aus-reichenden Dosierung den Patienten fol-gende Frage zu stellen: „Wie viel Alkohol benötigen Sie, um Ihre Entzugsbeschwer-den zum Verschwinden zu bringen?"

Die Aufklärung über die Symptome und den Verlauf der Entzugsbeschwerden, die Schaffung einer Umgebung, in der sich die Patienten geborgen fühlen, gehören unbe-dingt zur Behandlung des Entzugs. Aufge-klärte und sich geborgen fühlende Patienten mit einem vorsichtig dosierten Beschäf-tigungsprogramm benötigen deutlich niedri-gere Entzugsmedikationen und haben auch

weitaus weniger Zwischenfälle als Patienten, bei denen diese Bedingungen nicht gegeben sind, wie z. B. Unfallopfer am Gang mit über-lastetem Personal und hohem Aggressi-onspegel.

Empfehlungen für Entzug im stationären Setting
Abb. 9.7

Empfehlungen für Entzug zu Hause
Wenn der Entzug in einem ambulanten Setting durchgeführt wird, wobei dies die Mehrzahl der Fälle betrifft, gilt es, die Patienten über die Gefahr einer Kombination von Medikamen-ten und Alkohol aufzuklären und auch darü-ber, dass sie während der Entzugsbehandlung weder Auto fahren noch „gefährliche" Haus-haltsgeräte (z. B. Mixer, elektrische Messer, Bügeleisen etc.) oder gefährliche Maschinen bedienen sollten. Beratende einfache Bro-schüren sind dabei hilfreich (Abb. 9.8).

- Wenn die häusliche Umgebung den Patienten nicht in seiner Abstinenz unterstütz oder zum Trinken animiert

- Wenn in der Vorgeschichte bereits Entzugsanfälle oder ein Delirium tremens aufgetreten sind

- Bei Polytoxikomanie

- Wenn bereits sehr starker Tremor und Tachykardie bei noch vorhandener hohe Alkoholisierung festgestellt werden

- Wenn Orientierungsstörungen oder Halluzinationen vorliegen

- Wenn Suizidgefahr besteht

- Wenn Gelbsucht, Leberzirrhose oder andere Zeichen körperlicher Schwäche und schwere Mangelernährung vorliegen

- Wenn ein häuslicher Entgiftungsversuch früher bereits mehrmals fehlgeschlagen ist

- Wenn der Patient eine stationäre Aufnahme klar bevorzugt

Abb. 9.7 Richtlinien für den stationären Entzug

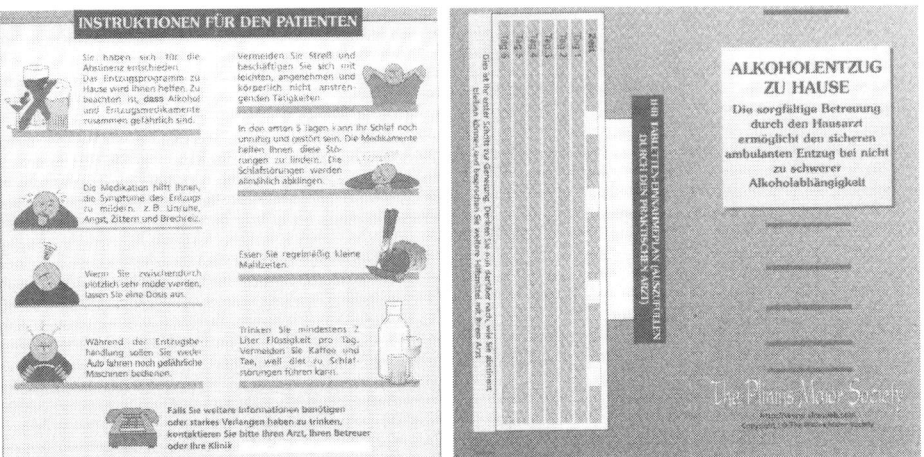

Abb. 9.8 Empfehlungen für den Entzug zu Hause

9.4.1.2 Behandlung des Entzugssyndroms nach der Typologie nach Lesch

Management der Entgiftung von Typ-I-Alkoholabhängigen

Entzugssymptomatik Patienten dieses Verlaufstyps kommen oft hoch alkoholisiert (>2,5 Promille) zum ersten Kontakt. Entzugserscheinungen treten oft bereits bei Verringerung des Alkoholspiegels auf. Entzugssymptome sind: grobschlägiger dreidimensionaler Tremor, starkes Schwitzen, besonders auch nächtliches starkes Schwitzen, und vegetative Instabilität (Blutdruck- und Pulsschwankungen, instabiles Herz-Kreislauf-System). Die bestehenden schweren Ein- und Durchschlafstörungen führen zu Angst und Unruhe (in der CIWA-Skala sind die Items vier, fünf und elf sehr hoch). Die Patienten kennen diese Symptome aus ihrer Vorgeschichte (manchmal traten auch Grand-mal-Anfälle auf) und wissen meist bereits, dass vor allem die ersten drei Tage die schwierigsten sind. Sie fürchten diese Entzugserscheinungen und haben diese in der Vorgeschichte mit hohen Dosen Alkohol bekämpft. Etwa 20% der Patienten können Komplikationen entwickeln: Am ersten und/oder zweiten Tag nach Reduktion der Trinkmenge können Grand-mal-Anfälle auftreten. Oft berichten Patienten über Anfälle in der Vorgeschichte. Ein Delirium tremens kann mit oder ohne GM-Anfall beginnen. Gekennzeichnet ist das Delirium durch starkes Schwitzen, hohe Suggestibilität, Orientierungsstörung und optische Halluzinationen kleiner Objekte (Micropsien).

Ätiologie Alkohol wird von dieser Gruppe als Medikament gegen Alkoholentzugssymptome eingesetzt. Es wird eine biologische Vulnerabilität (Acetaldehydspiegelerhöhung auch in der Abstinenz) angenommen. Der Entzug ist als Reboundphänomen (GABA-Überempfindlichkeit, GLUTAMAT-GABA-Ungleichgewicht) zu sehen. Es besteht eine Depletion des dopaminergen Systems.

Dauer Die schwere Symptomatik dauert circa drei bis fünf Tage, danach besteht nur noch geringe oder keine Entzugssymptomatik.

Entzugsbehandlung Gabe von Benzodiazepinen bereits von Beginn an in hoher Dosierung, z. B. Oxazepam (Praxiten®), Diazepam (Valium®) oder Chlordiazepoxyd (Librium®). Man soll nicht warten, bis eine schwere Entzugssymptomatik auftritt, sondern so früh wie möglich behandeln, wobei der Schweregrad der Leberschädigung berücksichtigt werden muss. Bei Vorgeschichte mit Entzugsanfällen und/oder Delirium tremens muss die Medikation hoch genug dosiert werden. Man beginnt mit der Medikation schon während der Alkoholisierung, da diese Patienten oft über Jahre an sehr hohe Alkoholspiegel gewöhnt sind, 3–4 Promille sind nicht selten.

Für die Festlegung der Dosierung hilft die Frage: „*Wie viel Alkohol benötigen Sie, um Ihre Entzugserscheinungen nicht mehr zu spüren?*" Nach der Gabe der ersten Benzodiazepine sollte man die Entzugssymptomatik nach einer Stunde erneut beurteilen (nach wie vor Entzugssymtome oder zu hoch schwere Sedierung), weil man oft in der Dosierung zu nieder ist.

Wenn eine sehr hohe Dosierung von Benzodiazepinen notwendig ist, sollen diese langsam über 14 Tage reduziert werden. Bei Schnittstellen (stationär zu ambulant, Intensivstation zu Normalstation) ist die exakte Einhaltung des Reduktionsplans zu beachten. Abruptes Absetzen der Medikation führt oft zu epileptischen Anfällen vom Typ Grand mal. In dieser Phase auch bei schweren depressiven Syndromen keine Antidepressiva geben, weil diese das Durchgangssyndrom verstärken.

Vor allem, wenn eine Vorgeschichte mit häufigen Grand Mal bekannt ist oder Anfälle trotz Benzodiazepine in ausreichender Dosierung auftreten, ist eine zusätzliche antiepileptische Therapie notwendig [Carbamazepine (z. B. Neurotop®), Topiramat (z. B. Topamax®), Valproinsäure (z. B. Depakine®), Levetiracepam (z. B. Levebon®)]. Benzodiazepine in ausreichender Dosierung sind ebenfalls antiepileptisch wirksam.

Im stationären Setting wird parenteral Vitamin B$_1$ in einer Dosierung zwischen 150 und 300 mg über drei Tage zur Verbesserung der kognitiven Leistungen verabreicht. Mit Acamprosat (z. B. Campral®) als Rückfallprophylaxe soll bereits mit der Behandlung im Entzug begonnen werden.

In der Betreuung dieser Patienten ist es wichtig Flüssigkeits- und Elektrolytersatz

- Überwachung bei schwerer vegetativer Instabilität
- **Cave**: keine Betablocker parenteral verabreichen (Gefahr des Herzstillstandes)
- Keine Neuroleptika (antidopaminerg wirksam), sie können die Rückfallrate erhöhen.

Motivationsarbeit Bei diesen Patienten liegt eine Störung des Alkoholstoffwechsels und dessen Interaktionen mit Neurotransmittern vor. Typ-I-Patienten leiden unter Entzugserscheinungen und einer massiven Gier nach Alkohol. Es ist keine psychiatrische Erkrankung als Hintergrundstörung vorhanden. Eine entsprechende Aufklärung darüber, wie bei jeder anderen chronischen somatischen Krankheit, z. B. Diabetes mellitus, ist von enorm hoher Wichtigkeit. Nach Erreichen eines Verständnisses für die subjektive Unverträglichkeit von Alkohol ist die Motivation für eine Abstinenz von einigen Monaten gut zu erreichen. Die Motivation zur Abstinenz ist nur dann zielführend, wenn die Entzugserscheinungen suffizient behandelt wurden. Ohne entsprechende Entzugsbehandlung kann der Patient die Abstinenz nicht einhalten. Man muss deshalb Empfehlungen wie: *„Kommen Sie wieder, wenn sie abstinent sind"*, als absoluten Fehler bezeichnen. Kalte Entzüge sind nicht nur somatisch und psychisch gefährlich, sondern sie verstärken auch das biologische Verlangen und erhöhen in Zukunft die Trinkmengen.

In der Abstinenz gilt „Schützen und Stützen". Einfache, klare Sätze, die sprachlich gut verständlich sind, bitte an die Patienten richten; kurzfristige Ziele und noch keine langfristigen Therapiepläne vereinbaren, z. B.: *„Mit diesen Medikamenten werden Sie abstinent bleiben können, und es besteht keine wesentliche Gefahr eines epileptischen Anfalls. Morgen sehen wir uns wieder, um Sie weiter aus dem Gefängnis Alkoholabhängigkeit zu befreien."*

Patienten leiden vor allem im Entzug unter Konzentrations- und Gedächtnisstörungen. Daher müssen die Inhalte des Gesprochenen immer wieder wiederholt werden. Wenn Patienten meinen, dass es zuhause keine soziale Unterstützung gäbe und die Abstinenz nicht zu schaffen sei, sollte eine kurze stationäre Aufnahme (zehn bis 14 Tage) vorgeschlagen werden.

Forschungsempfehlung: In dieser Untergruppe könnten Memantine und Meramexane positive Wirkungen haben.

Therapieziel Die absolute Abstinenz ist notwendig und kann mit der oben genannten Therapie auch gut erreicht werden.

Management der Entgiftung von Typ-II-Alkoholabhängigen

Entzugssymptomatik Diese Patientengruppe zeigt im Verlauf meist wechselnde Alkoholisierungen, unterbrochen von kurzen Abstinenzzeiten. Sie empfinden im Entzug häufig subjektiv Ängstlichkeit, Affektlabilität, Einschlafstörungen und fühlen sich depressiv und verzweifelt und trotzdem angespannt. Im Hintergrund leiden sie unter einem sehr niederen Selbstwertgefühl und befürchten weiter Kränkungen und Entwertungen. Weinen wechselt oft mit aggressiven Durchbrüchen, wobei dies vor allem für den alkoholisierten Zustand gilt. Blutdruck und Herzfrequenz sind oft erhöht. Starkes Schwitzen der Handflächen und leichtes Schwitzen am Stamm sind feststellbar. Ein feinschlägiger zweidimensionaler Anspannungstremor zeigt sich nur im Vorhalteversuch. In der Vorgeschichte finden sich keine schweren Entzugssyndrome, insbesondere auch keine Entzugsanfälle und keine schwere Polyneuropathie. Die Entzugssymptomatik ist eine Mischung aus leichtem Alkoholentzug und ängstlicher Basisstörung.

Ätiologie Alkohol wird wegen seiner angstlösenden Wirkung wie ein „Medikament" in Konfliktsituationen eingesetzt und zweckgebunden zur Beruhigung missbraucht.

Als biologische Vulnerabilität könnte eine erhöhte Aktivität der Monoaminooxidasen eine Rolle spielen (Samochowiec et al. 2015).

Dauer Die Entzugssymptome sind in dieser Gruppe etwa zehn bis 14 Tage vorhanden. Symptome, die länger persistieren, gehören in der Regel zur Basisstörung oder haben eine nicht Alkohol bedingte Ätiologie, z. B. bei längerem Konsum von zusätzlichen Beruhigungs- oder Schlafmitteln.

Entzugsbehandlung Am besten ist der Entzug mit anxiolytisch wirkenden Substanzen, die nicht aus der Benzodiazepingruppe kommen, zu behandeln. Wir empfehlen Substanzen wie z. B. Pregabalin (Lyrica®), Gabapentin (Neurontin®) (Freynhagen et al. 2016; Mason et al. 2018). Auch für Sodium Oxybate in nieder Dosierung liegen positive Daten vor (Skala et al. 2014; Nimmerrichter et al. 2002; Caputo et al. 2014; Leone et al. 2010). Die Dosis richtet sich nach dem Schweregrad der ängstlichen Symptomatik und nach den Einschlafstörungen. Eine antiepileptische Therapie ist beim Typ II nicht notwendig.

Benzodiazepine sind kontraindiziert, da es meist zur Suchtverschiebung kommt. Wenn ein Beigebrauch mit Beruhigungsmitteln besteht, richtet sich die Entzugsbehandlung vor allem nach der Einnahme und dem Missbrauch dieser Beruhigungsmittel. Benzodiazepine werden über Monate langsam ausgeschlichen und wenn notwendig durch Schlaf fördernde Antidepressiva ersetzt.

Motivationsarbeit Da diese Patientengruppe sehr selbstunsicher ist, hilft in der Motivation alles, was Sicherheit und Schutz vermittelt. Das Ziel der Motivation ist die Einsicht des Patienten, dass eine Psychotherapie zur Stärkung des Selbstwertgefühls notwendig ist. In der Psychotherapie sind folgende Themen zu bearbeiten: Umgang mit Ängsten, Aggression und Stress; Strategien zur Abgrenzung und zu einem partnerschaftlich ausgeglichenen Umgang mit anderen Personen.

Für die Motivationsarbeit ist es zudem wichtig, die Patienten über die Zusammenhänge der Wirkung des Alkohols mit den selbstunsicheren Aspekten ihrer Persönlichkeit und mit ihren ungünstigen Stress-verarbeitungsstrategien aufzuklären. Es ist notwendig, Alkoholkonsum aufrechterhaltende und Abstinenz fördernde Faktoren herauszuarbeiten. Die diesbezüglichen Unterschiede spiegeln die innere Ambivalenz, die für die Motivationsarbeit zur längerfristigen Abstinenz genützt werden kann. Hypnotherapeutische Techniken haben sich bewährt. Die Verbesserung der Kompetenz mit Stress und Verlangen umzugehen ist ein wichtiges Ziel.

Therapieziel Das wichtigste Therapieziel ist die Ich-Stärkung, das Erwerben von adäquaten Abgrenzungsstrategien, wodurch einerseits ein besserer Umgang mit Stress erreicht wird und andererseits weniger subjektiver Stress entsteht. Das Trinkverhalten steht nicht im Zentrum der Therapie. Im Zuge der psychotherapeutischen Arbeit ist mit leichten Rückfällen zu rechnen. Diese Rückfälle sind kurz und zeigen meist keinen Kontrollverlust, sogenannte „slips". Eine reine alkoholzentrierte Selbsthilfegruppe ist nicht zu empfehlen.

Management in der Entgiftung von Typ-III-Alkoholabhängigen

Entzugssymptomatik Bei dieser Patientengruppe findet man Patienten mit äußerst unterschiedlichen Alkoholisierungsgraden. Manchmal kommen Typ-III-Patienten sogar völlig abstinent zum Erstgespräch.

Entzugssymptome: Blutdruck und Herzfrequenz sind oft erhöht; starkes Schwitzen in den Händen, leichtes Schwitzen am Stamm; ein feinschlägiger zweidimensionaler Anspannungstremor ist nur im Armhalteversuch zu beobachten.

Diese Gruppe ist sehr leistungsorientiert, mit sich selbst nie zufrieden, funktio-

nieren für ihre Systeme (Familie und Beruf) und haben sich selbst meist lange
vernachlässigt (Tellenbach-Persönlichkeit;
Tellenbach 1983). Sie wollen immer alles
wissen und warum man was macht? Die
Patienten sind meist äußerst angespannt
(Tellenbach 1983). Eine suizidale Einen-
gung ist manchmal fassbar, ihr System der
Ordnung ist zerbrochen oder zerbricht gerade. Die Patienten leiden häufig unter
Schuldgefühlen, erleben sich als versagend,
sind affektlabil, manchmal affektinkonti-
nent, was sich z. B. durch „Weinkrämpfe"
vor allem im alkoholisierten Zustand manifestiert. Weiters leiden die Patienten unter
Ein- und Durchschlafstörungen. In der
Anamnese finden sich leichte bis mittlere
Entzugssyndrome, oft ohne Entzugsanfälle,
und keine schweren Polyneuropathien.

Ätiologie Alkohol wird wegen seiner stim-
mungsaufhellenden und schlafanstoßenden
Wirkung missbraucht. Alkohol wirkt zwar
Schlaf induzierend, stört jedoch in weiterer
Folge die Schlafarchitektur und die meisten
chronobiologisch ausgerichteten Funktionen (Antrieb, Stimmungslage und Schlaf).
Sie verwenden auch Alkohol, um aus ihrem
starren System auszusteigen.

Als biologische Vulnerabilität werden
Störungen im limbischen System und in
der Hypophysen-Schilddrüsen-Achse angenommen.

Die Symptomatik ist eine Mischung aus
Alkoholentzug mit einer depressiv-ängstlichen Basisstörung.

Dauer Der Entzug dauert zehn bis 14
Tage. Allfällige Symptome, die danach
noch auftreten, haben ihren Ursprung meist
in der Basisstörung oder in einem Beikon-
sum von z. B. Benzodiazepinen.

Entzugsbehandlung In der Entzugsbehandlung werden anxiolytisch wirkende
Substanzen, die nicht aus der Benzodiazepingruppe kommen, eingesetzt. In erster
Linie ist z. B. an Sodium Oxybate (Alco-
ver®) zu denken (Skala et al. 2014; Nimmerrichter et al. 2002; Caputo 2014a, b;
Leone et al.2010). In der Praxis hat sich
auch Trazodon (Trittico®) bewährt. Bei hohen Alkoholisierungen, mehr als 2,5 Promille können auch schwere Entzüge wie
bei Typ I auftreten. Wenn trotz der Zuordnung zum Typ III im Entzugssymtome wie
beim Typ I vorliegen, richtet sich die Entzugsbehandlung nach Typ I und die Langzeitbetreuung nach Typ III.

Dosierungsvorschlag für Sodium Oxybate Alcover®: viermal 7,5 ml, max. viermal 10 ml, pro Tag; keinesfalls darf diese
Dosis weiter gesteigert werden. Wenn diese
Dosierung bei Patienten keine ausreichende
Wirkung hat, ist neben Alkohol- auch ein
Benzodiazepinmissbrauch   anzunehmen.
Die Entzugsbehandlung richtet sich dann
nach den Kriterien des Benzodiazepinent-
zugs: Aufsättigen mit Benzodiazepinen bis
zur Beschwerdefreiheit und dann langsame
Reduktion über viele Monate und schrittweise Umstellung auf Antidepressiva.

Motivationsarbeit In der Aufklärung der
Patienten ist zu berücksichtigen, dass diese
sich über ihrer Erkrankung höchstwahr-
scheinlich schon vor dem Gespräch mithilfe populärwissenschaftlicher Literatur
kundig gemacht haben. Manche der dort
empfohlenen Verfahren haben diese Patienten bereits an sich selbst versucht.

Der erste Therapieschritt behandelt in-
haltlich die Zusammenhänge zwischen der
Wirkung des Alkohols als Ventil für ein
sehr leistungsbezogenes und kontrolliertes

Leben („Tellenbach-Persönlichkeit") und Interaktionen zwischen der Wirkung von Alkohol und dem Mangel an erlebensbezogenen, Freude bringenden Tätigkeiten. Wenn es Typ-III-Patienten schaffen, 14 Tage durchgehend abstinent zu bleiben, stehen die Chancen sehr gut, die Abstinenz über einige Monate auszudehnen. Ohne Therapie „funktionieren" sie in diesen Monaten meist für sich und ihre Umgebung wieder so wie früher und sie sind nur marginal zur Veränderung ihres Lebensstils bereit. Es ist in der Therapie wichtig, die ersten Monate für ein Deutlichmachen der Ambivalenzen in Bezug auf das Trinkverhalten und den Lebensstil zu nützen. Wichtig ist es vor allem, dass die Therapeuten sich jeglicher Ratschläge enthalten, da eine zu frühe Strukturierung dazu führt, dass die Patienten trotz Einhaltung der Abstinenz keine grundlegenden Änderungen des Erlebens und Verhaltens zulassen. Der psychotherapeutische Prozess sollte nur langsam in Gang gebracht werden, um zu verhindern, dass die Patienten auch in der Therapie mit ihren leistungsbezogenen Mechanismen reagieren. Dieses Verhalten kann sich durch das Besuchen mehrerer Therapien zeigen. Narzisstische Tendenzen verleiten diese Patienten oft dazu, diese Therapien vergleichend zu betrachten und auch zu werten.

Therapieziel Vorrangige Therapieziele sind einerseits die Verringerung der Anzahl schwerer Trinkepisoden nach oft monatelanger Abstinenz und andererseits die Bearbeitung der Persönlichkeitszüge („Tellenbach-Persönlichkeit"). Denn gerade diese Charaktereigenschaften führen bei den Patienten und ihren Mitmenschen zu psychischen Belastungen, welche zeitweilig

schwere Stimmungsveränderungen mit oder ohne Alkoholrückfall zur Folge haben.

Eine Reduktion der Häufigkeit und der Dauer von Rückfällen und eine Verringerung des Schweregrades depressiver Symptome ist ein wichtiges Therapieziel (**cave**: suizidale Tendenzen).

Management der Entgiftung von Typ-IV-Alkoholabhängigen

Entzugssymptomatik Diese Patienten kommen mit sehr unterschiedlichen Alkoholisierungsgraden zur Behandlung. Entzugssymptome: Tremor, Schwitzen der Handflächen. Wobei der Entzug manchmal gänzlich ohne Schwitzen = „trockener Entzug" verläuft. Der Blutdruck ist meist unauffällig und das Herz-Kreislauf-System stabil. In der Anamnese werden oft epileptische Anfälle erhoben, die Alkohol- und entzugsunabhängig auftraten, wichtiger Hinweis: Epilepsie vor Trinkbeginn! Wenn die Anamnese solche Anfälle aufweist, gilt es, darauf zu achten, dass auch noch viel später, nach dem zehnten Entzugstag, oder auch nach viel längerer Abstinenz GM-Anfälle auftreten können und entsprechend antiepileptisch behandelt werden müssen.

Die Patienten haben oft deutliche Gangstörungen, die sowohl durch cerebelläre Störungen entstehen als auch durch schwere Polyneuropathien bedingt sein können. Wenn diese Patienten stark sediert werden, entsteht manchmal ein „Delir in Rückenlage" mit den entsprechenden somatischen Komplikationen, z. B. Pneumonie. Es kommt dann rasch zu einer vitalen Gefährdung.

Im Vordergrund steht eine deutliche kognitive Leistungsreduktion, manchmal bis hin zur Verwirrtheit.

Unter einer Aktivierung durch Licht und/oder durch professionelle persönliche Zuwendung gelingt es oft, die Patienten zu reorientieren. Hingegen kann im Dämmerlicht oder in der Nacht und ohne pflegerische Zuwendung die Orientierungsstörung bis hin zur Verwirrtheit fortschreiten. Es können Erinnerungsfälschungen und sogar Halluzinationen auftreten. Die Patienten sind stark suggestibel und bieten häufig amentielle Bilder, die klinisch durch eine „Ratlosigkeit" imponieren und mit affektiven und/oder paranoiden Durchgangssyndromen einhergehen können. Da sie oft unter deutlichen kognitiven Störungen leiden, ist eine langfristige Therapieplanung anfangs nicht möglich. Besser ist es, in dieser Zeit einfache, kurze Sätze mit klaren Aufgabenstellungen an die Patienten zu richten, welche sich auf einen kurzen Zeitraum beziehen. Ängstliche oder unruhige Zustände sind durch Orientierungsstörungen und Fehlinterpretation von interaktiven Prozessen bedingt.

Ätiologie Die Patienten konsumieren schon sehr zeitig in ihrem Leben Alkohol, da sie aufgrund ihrer cerebralen frontalen Schädigung vor Beendigung der Hirnentwicklung (ca. 14. Lebensjahr) und deren Folgen dem sozialen Trinkdruck unserer Gesellschaft nicht standhalten können. Alkohol ist nur ein komplizierender Faktor im Gesamtgeschehen, häufig schwierige Sozialisation und primär kognitive Beeinträchtigungen. Der Schweregrad der Leistungsreduktionen und die psychopathologischen Veränderungen korrelieren primär mit der cerebralen Vorschädigung und nur sekundär oder gar nicht mit den konsumierten Alkoholmengen. Die deutliche Leistungsreduktion ist durch primäre Unterbegabung

und/oder cerebrale Schädigungen vor dem 14. Lebensjahr bedingt. Die Patienten können ihren Alltag nur schwer gestalten, wobei eine Sinngebung des Alltags mitunter kaum möglich ist. Als biologische Störung wird eine langsame Alkoholelimination angenommen, wodurch bei diesem Typ Schäden entstehen, die mehr durch Alkohol per se als durch Aldehyde bedingt sind.

Dauer Da die Ursache der Symptomatik vor allem durch die primäre hirnorganische Störung verursacht ist, dauert die eventuelle Rückbildung auch bei absoluter Abstinenz oft Wochen bis Monate. Bei manchen Patienten ist keine wesentliche Rückbildung zu beobachten.

Entzugsbehandlung Die Aktivierung und die persönliche Betreuung dieser Patienten sind wichtiger als jede Medikation, am besten ist eine Eins-zu-eins-Betreuung.

Biologisch aktives Licht und, wenn dies nicht möglich ist, hell erleuchtete Zimmer mit unterschiedlichen sensorischen Angeboten verbessern die Symptomatik. Da keine kardiale und vegetative Instabilität vorliegt, sollten diese Patienten so rasch wie möglich mobilisiert werden, wenn möglich unter Einbeziehung ihrer Familien.

Nootropika zur Verbesserung der kognitiven Leistungen sowie Antikonvulsiva wie z. B. Carbamazepin sind zu empfehlen. Die Anflutungszeit ist wegen des hohen Anfallsrisikos besonders zu beachten. Die Dosierung von Carbamazepin sollte durchschnittlich 900 mg pro Tag nicht überschreiten.

Sodium Oxybate (Alcover®) wirkt anxiolytisch, besitzt in der Dosierung von viermal 10 ml kaum sedierende Eigenschaften, reduziert die kognitiven Leistungen unwesentlich, ist nicht lebertoxisch und reduziert das Alkoholverlangen. Sodium Oxybate kann als Substitutionsmedikation für Alkohol vor allem bei sehr hohen Trinkmengen gesehen werden Die kurze Halbwertszeit von GHB macht dieses Medikament gut steuerbar und es liegen sowohl für den Entzug wie auch für die Rückfallsprophylaxe positive Daten vor (van den Brink et al. 2018; Scherrer et al. 2019; Skala et al. 2014; Leone et al. 2010; Nava et al. 2006; Caputo et al. 2003, 2009, 2014a, b). Patienten aus dieser Gruppe können nach mehr als 10 Jahren Erfahrung nach mit GHB besser zur Abstinenz motiviert werden. Da GHB kein Antiepileptikum ist, muss es bei bekannten epileptischen Anfällen mit Antiepileptika (z. B. Carbamazepin, Valproinsäure, Topiramat) kombiniert werden.

Alle Medikamente, die kognitive Leistungen negativ beeinflussen, verstärken die Symptomatik. Daher sind sedierende Substanzen, wie z. B. Benzodiazepine, kontraindiziert. Benzodiazepine verstärken die Verwirrtheit, die noopsychischen Beeinträchtigungen und die Durchgangssyndrome. Bei produktiven Symptomen, nächtlicher Unruhe ohne vegetative Symptome, können auch kurzfristig atypische Neuroleptika verabreicht werden, z. B. Quetiapin (Seroquel®), Olanzapin (Zyprexa®).

Motivationsarbeit Die Motivationsarbeit sollte die Leistungsreduktionen berücksichtigen. Die Patienten können komplizierten Inhalten oft nur schwer folgen bzw. neigen dazu, das Gesagte leicht zu vergessen. Es sollten nur unkomplizierte Sätze, welche keine Mehrfachaussagen beinhalten, an die Patienten gerichtet werden. Die Motivationsarbeit sollte kurz und mehrmals

täglich erfolgen. Es gilt immer wieder Strukturierungen für den Alltag zu erarbeiten. Schrittweise sollten die Patienten dazu angeregt werden, nach und nach mehr in die Gestaltung ihres Alltags einzubringen. Diese Patienten haben keinerlei Struktur und oft besitzen sie nur mehr einen Einzelraum mit einem Bett und einem Fernseher und sind völlig isoliert.

Therapieziele Da diese Patienten von ihrem häufig ebenfalls trinkenden sozialen Umfeld sehr leicht beeinflusst werden können und sie in ihrer Kritikfähigkeit stark herabgesetzt sind, sind Rückfälle verschiedener Schweregrade nicht nur zu erwarten, sondern meist sogar der Regelfall. Struktur und der Aufbau kleiner soziale Systeme sind, die stabil sind, sind ein erstes Therapieziel. Wenn sie obdachlos sind ,ist eine Wohnmöglichkeit wichtiger wie die Abstinenz.

Therapieziele

- Verringerung des Schweregrades und der Frequenz der Rückfälle („Überleben ist das Ziel")
- Linderung der schweren körperlichen Beschwerden
- Verlängerung der abstinenten Zeiträume
- Tagesstruktur erzeugen
- Sicherheiten in den Lebensbedingungen verbessern

9.4.1.3 Komplikationen im Alkoholentzug

Entzugsanfälle (Grand mal)
Ein Grand-mal-Anfall kann sowohl ein Delirium tremens einleiten als auch im Rahmen dieses Zustandsbildes auftreten. Bei etwa

20 % der Patienten ist deshalb eine antikonvulsive Einstellung notwendig. Die Einstellung sollte immer dann erfolgen, wenn schwere Schädel-Hirn-Traumen aus der Anamnese nachgewiesen, beziehungsweise wenn Anfälle bei früheren Entzügen bereits bekannt sind. Anfälle sind in Typ I und III als Rebound-Phänomen zu sehen, während sie beim Typ IV als Provokation eines bekannten Anfallsgeschehens gesehen werden sollten.

Therapie Bei der Behandlung dieser Störungen durch entsprechende Antiepileptika (Hydantoin, Valproinsäure, Carbamazepin) ist eine gewisse Anflutungszeit zu beachten. Anfälle, die erst nach dem fünften Tag Abstinenz auftreten, sind ein Hinweis dafür, dass diese nicht nur durch den Alkoholentzug bedingt sind. Es kann sich ursächlich um eine Kombination mit Entzugsmedikamenten handeln, aber es kann auch ein epileptisches Geschehen unabhängig von der Alkoholabhängigkeit vorliegen. Bei Entzugsanfällen beim Typ I und III wird vor allem die antiepileptische Potenz der Benzodiazepine genützt, Antiepileptika sind bei ausreichender Dosierung der Benzodiazepine oft nicht zwingend notwendig. Entzugsanfälle beim Typ IV sollten aber primär nur mit Antiepileptika behandelt werden (Soyka et al. 2016).

Metaalkoholische Psychosen

Eine Hypersensibilität der Dopaminrezeptoren im Entzug hat wesentlichen Anteil an der Entstehung dieser Zustandsbilder. Die metaalkoholischen Psychosen folgen im Wesentlichen den von Wieck beschriebenen Durchgangssyndromen (Wieck 1967; Abb. 7.4), deren Stufenverlauf in der Aus- wie auch in der Rückbildung den Ausfällen wie auch der Erholung einzelner neuronaler Regelkreise entspricht (Unruhe Glutamat, Stimmung wird instabil, Wahrnehmung destabilisiert sich bis hin zur Wahrnehmungs- und Orientierungsstörung).

Delirium tremens (Typ-I-Patienten, seltener Typ-III-Patienten)

Dieses tritt meist bis spätestens am zweiten Tag nach abrupter Änderung des Trinkmusters beziehungsweise nach Absetzen von Alkohol auf. Daher empfiehlt es sich auch bei stationären Aufnahmen aus nicht psychiatrischen Gründen (z. B. Aufnahme in einer chirurgischen Abteilung wegen geplanter Operation) die Alkoholanamnese (Entzugssymptome und Alkoholfolgekrankheiten) genauestens zu erheben und biologische Marker für chronischen Missbrauch bestimmen zu lassen. Ein MCV (mittleres corpuskuläres Volumen) über 98 fl., eine um mehr als das 1,3-Fache erhöhte Gamma-Glutamyltransferase (Gamma GT) als der höchste Normalwert und Aspartat-Aminotransferase (AST, Synonym: Glutamat-Oxalacetat-Transaminase; GOT) doppelt so hoch wie Alanin-Aminotransferase (ALT, Synonym: Glutamat-Pyruvat-Transaminase, GPT) (De-Ritis-Quotient positiv), aber vor allem auch das %CDT (Carbohydrat-Deficient-Transferrin) haben sich in der Operationsvorbereitung bewährt. Vorboten dieser Zustandsbilder finden sich oft schon mehrere Wochen vor der akuten Symptomatik. Es werden häufig depressive oder/und ängstliche Verstimmungen sowie Unruhe und auffallend oft eine gewisse „Schreckhaftigkeit" berichtet. Die Patienten schildern oft Schlafstörungen mit bunten und lebhaften Träumen, die von ihnen als sehr wirklich erlebt werden und die sie nur schwer von der Realität abgrenzen können.

Symptome Desorientiertheit oder Fehlorientierungen (triviale Delir-Fehlorientierungen, z. B. der Patient im Spital glaubt, am Arbeitsplatz zu sein), motorische Unruhe mit vorwiegend optischen (meist Mikropsien) oder taktilen Halluzinationen, Nesteln an der Bettdecke, Erinnerungsfälschungen, hohe Suggestibilität, starkes Schwitzen, grobschlägiger dreidimensionaler Tremor. Ein leichter Griff an den Tenar zeigt den Schweregrad des Entzuges durch tastbare muskuläre Fibrilationen. Die Instabilität des Herz-Kreislauf-Systems wie auch Elektrolytverschiebungen sind wesentlich und lebensbedrohlich (rasch wechselnder Blutdruck, Anstieg und Abnahme von Herzfrequenz, Arrhythmien). Wenn ein Delirium tremens erst nach dem dritten Tag der Abstinenz auftritt, ist es nicht mehr mit reinem Alkoholentzug erklärbar. Es kann eventuell auch durch zu abruptes Absetzen der Entzugsmedikation oder auch durch vorherige Einnahme nicht medizinisch verordneter Beruhigungsmittel bedingt sein.

Bei Typ-IV-Patienten oder bei dekompensierter Leberzirrhose können auch delirante Bilder auftreten, diesen fehlt aber das Schwitzen und Instabilität des Kreislaufs, geringer Tremor im Vorhalteversuch und bei Dekompensation der Leber „Flapping Tremor". Die Therapie richtet sich nach dem Grundleiden und nicht nach dem Alkoholentzug.

Therapie Neben der psychiatrischen Symptomatik ist vor allem auf die Herz-Kreislauf-Situation sowie auf den Elektrolythaushalt und auf die vegetative Labilität zu achten. Entsprechend intensive kardiale Überwachung ist in diesem internistisch-psychiatrischen Notfall eine Standardmaßnahme (Lesch et al. 1986a, b). Herzrhythmusstö-

rungen bis zum Kammerflimmern sind die häufigste Todesursache im Delirium tremens. **Cave**: Parenterale Betablocker können zum Herzstillstand führen. Gegen die Exsikkose empfiehlt es sich, Flüssigkeit mit dem entsprechenden Elektrolytersatz und B-Vitamine (300 mg Thiamin über drei Tage) zu infundieren. Die obligate Hypokaliämie in Plasma soll vorsichtig substituiert werden, da häufig intrazellulär eine Hyperkaliämie besteht, die im Falle einer forcierten Kaliumsubstitution verstärkt werden würde. Tranquilizer in ausreichender Dosierung und manchmal auch Antiepileptika sind notwendig. Neuroleptika sollten nicht gegeben werden, weil sie erstens die Krampfschwelle senken, zweitens zu schweren extrapyramidalen Bildern führen können und drittens für den Langzeitverlauf ungünstig wirken (Walter et al. 2001).

Alkoholparanoia (meist Typ-IV-Patienten)

Der mentale Leistungsabbau langjährig vom Alkohol Abhängiger und deren meist schwierige familiäre Situation führen häufig zu Konflikten in der Familie. Diese können sich bei manchen Patienten bis zur Wahnbildung (z. B. Eifersuchtswahn) entwickeln. Thematisch stehen häufig die Lebenspartnerin oder die Eltern im Zentrum solcher paranoiden Interpretationen. Aggressive Durchbrüche sind vor allem gegen diese Personen gerichtet, und diese Patienten sollten stationär aufgenommen werden, weil sie ein hohes Gefährdungspotenzial für die Umgebung darstellen.

Therapie: absolute Alkoholabstinenz. Entzugsbehandlung nach der Typologie (s. o.). Die Wahnerkrankung benötigt oft eine spezifische neuroleptische Therapie (z. B. Quetiapin). Die Betreuung benötigt ein Langzeitkonzept in einem stabilen Setting, wie dies auch bei Typ IV notwendig ist.

Alkoholhalluzinose (meist Typ-IV-Patienten)

Die cerebralen Leistungsreduktionen und die reduzierten Hemmmechanismen führen zu einem vor allem von akustischen, aber auch von optischen Halluzinationen geprägten Zustandsbild – ohne Interpretation. Bei sehr geringen vegetativen Zeichen steht ein ängstliches Zustandsbild mit verurteilenden Stimmen, meist in zweiter Person, im Vordergrund. Suizidale Einengungen sind häufig. Orientierung ist gegeben.

Therapie

Absolute Abstinenz und neuroleptische Behandlung. Eine stationäre Aufnahme ist oft nicht zu vermeiden.

Alkoholbedingtes Wernicke-Korsakow-Syndrom (Typ-I-, -III- oder -IV-Patienten)

Diese Symptomatik hat mit großer Wahrscheinlichkeit auch mit chronischem Thiaminmangel zu tun. Die Ernährung wird oft äußerst reduziert, die Patienten „ernähren" sich vorwiegend von Alkohol. Diese Verhaltensweisen führen zu schweren nutritiven Mängeln (z. B. Folsäure- und Vitamin-E-Mangel, fehlende Spurenstoffe usw.).

Symptome

Motorische Ophtalmopathie (z. B. Horizontalnystagmus), Ataxie, Polyneuropathie, frontale Zeichen positiv (Palmo- und Polikomentalreflex), Desorientierung, manchmal auch zeitweise produktive Symptome (Korsakow-Psychose).

Die zeitliche und auch die örtliche Orientierung sind oft in die Vergangenheit verschoben, die Patienten sind hoch suggestibel. Die Fehlinterpretationen normaler Wahrnehmungen können euphorische oder auch ängstliche Zustandsbilder auslösen. Gedächtnislücken werden mit erfundenen Geschichten ausgefüllt (Konfabulationen). Diese Symptomatik kann irreversibel sein und in eine Korsakow-artige Demenz übergehen. Beurteilungen der Verläufe sind frühestens nach sechs Monaten kontrollierter absoluter Abstinenz und intensiven Rehabilitationsprogrammen möglich.

Therapie Absolute Abstinenz, Vitaminersatz, vor allem Thiamin in hohen Dosen parenteral. Nootropika, stationäre Aufnahme. Durchuntersuchung: Solche Symptome haben oft noch zusätzlich andere Ursachen.

9.4.1.4 Alternativen zur Entzugsbehandlung

Aus Tierversuchen gibt es Unterstützung für die immer wieder gemachte klinische Beobachtung, dass nach vorübergehender Abstinenz noch mehr getrunken (und auch geraucht) wird (Spanagel und Hölter 1999). Es wurde beobachtet, dass Tiere, die einige Tage keinen Alkohol bekommen, danach deutlich mehr und vor allem höherprozentigen Alkohol tranken. Als Alternative, vor allem bei erwartbaren schweren Entzügen, ist ein schrittweises Reduzieren der Trinkmenge zu überlegen (Sinclair 2001).

Schrittweise Reduzierung der Trinkmengen – „Cut down drinking" – Methode nach David Sinclair

Die sogenannte „Extinction-Methode" (David Sinclair) ist eine alternative Behandlungsmethode für Alkoholabhängigkeit, die mittels Gabe von Opiat-atagonisten (Naltrexon) bei bestehendem

Alkoholkonsum das Verlangen nach Alkohol reduziert und so den gelernten Prozess zur Abhängigkeit langsam löscht („Pharmakologische Extinction") (Hernandez-Avila et al. 2006). Die Verbindung der Stimuli Alkoholkonsum – angenehmes Gefühl, Belohnungsgefühl wird allmählich entkoppelt, da bei vorhandener Opiatantagonistenwirkung das angenehme Gefühl, das Belohnungsgefühl nicht eintritt (pharmakologische Dekonditionierung). Die Alkoholabhängigen sollen in ihrer üblichen Umgebung sein, in der sich auch die Sucht entwickelt hat, und erleben, dass Alkohol nunmehr nicht mehr die „alte", vertraute Wirkung hat, da aufgrund der μ-Rezeptorblockade die Endorphinwirkung nicht eintreten kann. Über einen Zeitraum von etwa drei Monaten löst sich auf der Erlebnisebene allmählich der Zusammenhang von Alkoholkonsum und Lustgefühl. Das Führen eines Trinktagebuches macht den Erfolg sichtbar, und regelmäßige Gespräche, im Sinne des sogenannten „Counseling", fördern die Trinkmengenreduzierung. Diese Methode wird in den USA und in Europa in den sogenannten „ContrAL-Kliniken" angewendet.

Von der FDA wurde diese Methode bereits 1994 in den USA approbiert. Die internationale Akzeptanz war aber langsam und vereinzelt, wohl auch aufgrund der möglichen Konkurrenz zu etablierten Therapieeinrichtungen und Selbsthilfegruppen. Im Projekt „Combine" zeigte sich, dass Naltrexon allein schon wirkt und dass zusätzliches, spezialisiertes „Counseling" keine zusätzliche Verbesserung brachte (Anton et al. 2006). Chick et al. fanden gegenteilige Ergebnisse, nämlich dass Naltrexon vor allem in Verbindung mit regelmäßigen Gesprächen wirkt (Chick et al. 2000).

Nalmefen hat einen ähnlichen Wirkmechanismus wie Naltrexon und müsste für das „Cut Down drinking" auch geeignet sein (Mann et al. 2013; van den Brinck et al. 2014; Soyka et al. 2016).

Ein Nachteil dieser Methode ist die Up-Regulation der Opioidrezeptoren. Ein weiterer Nachteil ist, dass nicht alle Patienten auf die Naltrexonwirkung ansprechen. Etwa 10 % der Patienten können trotz Naltrexoneinnahme ihre Trinkmengen nicht reduzieren. Eine Reduktion der Trinkmengen verbessert depressive Symptome, senkt den meist erhöhten Blutdruck, reduziert Herz-Kreislauf-Beschwerden und senkt den hohen Cholesterinspiegel und die hohen Leberwerte. In einigen Fällen kann Naltrexon nicht angewendet werden. Dies gilt nur bei (seltenen) allergischen Reaktionen, bei Opiatbeikonsum und bei schwersten Leberschäden.

Eine Variation der Extinction-Methode kann während der Wartezeit bis zur stationären Aufnahme zur Anwendung kommen. Hier nützt man mit einer graduellen Trinkmengenreduzierung mit Naltrexon und zweitägigen Kontrollterminen die Wartezeit sinnvoll – eine Methode, die an der Universitätsklinik für Psychiatrie und Psychotherapie in Wien in einem eingegrenzten Umfang seit Jahren als Vorbehandlung zur Abstinenz angeboten wird. In einzelnen Privatpraxen wird diese Methode erfolgreich angewandt. Bei einigen Patienten ist diese Vorbereitung so erfolgreich, dass die geplante Aufnahme dann nicht mehr nötig ist. Andere Patienten konnten die Trinkmenge bis zu zwei Drittel reduzieren, was dann den Entzug erleichtert hat. Es war weniger Entzugsmedikation notwendig und der Entzug war deutlich verkürzt. So werden nicht nur Kosten gespart, sondern es wird auch eine mögliche cerebrale Schädigung durch den Entzug vermieden (Crews et al. 2004; Walter und Rösner 2018). Neurotoxische Schäden im Entzug könnten besonders für Frauen relevant sein (Hashimoto und Wiren 2008).

Aus persönlicher klinischer Erfahrung eignet sich diese Therapie vor allem für die Typen II und IV nach Lesch hervorragend. Man nützt die Zeit vor dem Entzug (Wartezeit auf eine stationäre Aufnahme) sinnvoll, motiviert damit die Patienten, sensibilisiert sie, auf ihre Trinkmengen zu achten, kann die Lebenspartner unter Umständen positiv einbeziehen und erspart damit den Patienten einen schweren Entzug bzw. oft sogar die stationäre Aufnahme. Die Anwendung dieses Konzepts verhindert auch das Auftreten von Konditionierungen von Umweltreizen und Entzugssymptomen.

Fallbeispiel: „Cut down drinking"

Eine 1949 geborene Patientin kommt in Begleitung ihres Ehemannes in die Ambulanz für Alkoholgefährdete an der Universitätsklinik für Psychiatrie und Psychotherapie in Wien. Sie ist Hausfrau, hat zwei erwachsene Söhne. Sie gibt an, vor nahezu Allem Angst zu haben, vor allem vor Dunkelheit. Sie trinke gegen die Angst und seit zwei Jahren auch gegen Magenschmerzen, sie nehme auch H$_2$-Blocker, und auch weil sie arthrosebedingte Knieschmerzen hat. In diesem Jahr wurde eine Knie-OP erfolgreich durchgeführt, was zu einer Verringerung der Schmerzen führte. Dennoch trinke sie ungebremst weiter, fast immer bis zum Kontrollverlust. Sie weist einen 40-jährigen Mischkonsum von Bier, Wein und harten Alkoholika auf und beschreibt eine unstillbare Gier nach Alkohol. Vor allem seit zwei Jahren trinke sie deutlich mehr als zuvor.

Die Patientin ist geprägt von Schuldgefühlen darüber, dass sie es nicht schafft, abstinent zu werden, und hofft, dass dies mit einer stationären Aufnahme leichter gelingen werde. Der begleitende Ehemann verhält sich unterstützend und übt keinen Druck aus.

In der Exploration wird eine Typ-IV-Alkoholabhängigkeit diagnostiziert. In der Familie ist keine Alkoholabhängigkeit oder eine andere psychiatrische Erkrankung zu erheben. Die Alkoholabhängigkeit hat nach dem 25. Lebensjahr begonnen („late onset"). Die Trinkmenge wird mit etwa 200 g täglich angegeben, und es ist ein Entzugssyndrom zu erheben, wie dies an sich bei Typ-I-Patienten zu beobachten ist.

Eine stationäre Aufnahme wird vereinbart, der Aufnahmetermin wird voraussichtlich in drei bis vier Wochen sein.

Als Vorbereitung wird bereits beim ersten Termin Naltrexon verschrieben. Die Patientin wird über das Programm aufgeklärt:

1. Tägliche Einnahme von Naltrexon; es wird ihr mitgeteilt, dass sie zwar Alkohol konsumieren darf, aber sie soll versuchen, mit der geringsten notwendigen Menge auszukommen. Sie soll auf jeden Fall so viel trinken, dass keine Entzugserscheinungen auftreten.
2. Sie führt ein Trinktagebuch; je eine Spalte für Wein, Bier, harte Getränke. In der jeweiligen Spalte wird jedes Achtel Wein extra eingetragen, jedes kleine Bier (0,3 Liter), jeder Schnaps.
3. Anfangs wird jeden zweiten Tag ein Kontrolltermin vereinbart, ab der dritten Woche nur noch jeden dritten Tag.

Weiters wird die Patientin über die Wirkweise von Naltrexon (weniger Lustgefühle, allmählich weniger Gier nach Alkohol) und mögliche Nebenwirkungen (leichte Übelkeit, Allergiemöglichkeit) aufgeklärt. Sie beginnt bereits an diesem Tag mit einer halben Tablette, ab dem nächsten Tag wird auf eine Tablette täglich erhöht. Ein Termin für den übernächsten Tag wird vereinbart.

Zwei Tage später bringt die Patientin das Trinktagebuch mit. Die angegebenen Trinkmengen werden besprochen, und es wird überlegt, wo und wann sie etwas Alkohol am leichtesten weglassen kann. Das Trinktagebuch weist einen täglichen Konsum von 2,5 Liter Bier, fünf Sechzehntel Weinbrand und fünf Achtel Wein auf (Reduktion auf 150 g reinen Alkohols täglich).

Naltrexon wird gut vertragen, und in weiterer Folge wird die Trinkmenge über einen Zeitraum von neun Tagen um 30 % reduziert. Leichtes Schwitzen und Zittern klingt innerhalb der nächsten acht Tage ab. Blutabnahme: Leberwerte erhöht, Cholesterin 332 mg/dl, %CDT 2,8 %, MCV 106 fl. %CDT ist bei ihr sensitiv und eignet sich deshalb bestens zur Kontrolle der absoluten Abstinenz, wobei ein allfälliger Anstieg um 0,8 % als Rückfall zu werten wäre. Grenzwerte sind in dieser Langzeitbeobachtung von untergeordneter Bedeutung.

Als Erstes wird angeregt, den Weinbrand loszuwerden, dann den Wein, sodass nur Bier übrigbleibt. Nach drei Wochen hat die Patientin den Konsum von Weinbrand auf ein Sechzehntel reduziert, den von Wein auf zwei Achtel und von Bier auf 1,5 Liter. Sie verzichtet auf die stationäre Aufnahme, da sie diesen Plan weiterführen will.

Nach drei Monaten ab Beginn besteht der tägliche Alkoholkonsum aus 1,5 Liter Bier. Nach weiteren zwei Monaten hat die Patientin dieses gegen täglich drei Flaschen

alkoholfreies Bier ausgetauscht, welches sie ab dem neunten Monat nach Beginn des „Cut down drinking" auf zwei Flaschen pro Woche reduzierte.

Ab dem elften Monat äußerte sie den Wunsch, Naltrexon abzusetzen. Dies wurde besprochen und durchgeführt. Bis heute, 14 Monate nach Beginn der Behandlung, trinkt die Patientin zwei Flaschen alkoholfreies Bier pro Woche. Es kam zu keiner Dosissteigerung und zu keinem Rückfall. Eine Kontrolle der biologischen Marker bestätigt die Abstinenz (%CDT ist 0,77 %, Cholesterin 206 mg/dl, Leberwerte im Normbereich, MCV 98 fl.). Sie kommt weiterhin regelmäßig mit dem Ehemann einmal pro Monat zum Betreuungstermin.

9.4.2　Das Tabakentzugssyndrom

Das Ansprechen des Rauchverhaltens und eine individuelle Beratung reduzieren bei Tabakmissbrauchenden in 20 bis 30 % der Fälle die Anzahl der gerauchten Zigaretten signifikant. Eine Reduktion des Rauchverhaltens verringert die Anzahl von Folgekrankheiten, und sie verbessert auch den Langzeitverlauf dieser Erkrankungen (z. B. COPD; Fiore et al. 2000). Regelmäßige Kontrolltermine zur Raucherberatung verbessern diese Ergebnisse noch deutlich und sind wichtiger als kurzfristige medikamentöse Maßnahmen (siehe auch Lesch 1985, 2007). Das Schlagwort „Advice is effective" wurde international mehrmals belegt (Fiore et al. 2000; Henningfield et al. 2005; US Department of Health and Human Services 2000; World Health Organization 2003).

Verschiedene medikamentöse Hilfen können auch bei Tabakmissbrauchenden, welche die Diagnose der Abhängigkeit nach ICD-10 nicht erfüllen, die Abstinenzraten verbessern, manchmal sogar verdoppeln (Henningfield et al. 2005). Trotzdem gibt es eine große Gruppe von Rauchenden, die das Rauchverhalten auch bei Einnahme von Anti-Craving-Substanzen nicht verändern und es sollten sich alle Therapeuten bewusst machen, dass man häufig mehrere Therapieversuche braucht, um einen durchschlagenden Erfolg zu erzielen. Geduldiges Begleiten ist oft der Beginn einer nachhaltigen Verbesserung des Rauchverhaltens.

9.4.2.1 Symptome, die dem Tabakentzugssyndrom zugeordnet werden

Die Definition des Tabakentzugssyndroms wird heute nach wie vor kontrovers diskutiert, aber man hat sich auf folgende Symptome geeinigt (siehe auch Widiger et al. 1994):

- Stimmungsverschiebung
- Reizbarkeit
- Depressive Stimmungslage
- Nervosität und Unruhe
- Höhere Stressempfindlichkeit
- Erhöhte Aggressivität
- Ungeduld
- Schlafstörungen
- Starkes Nikotinverlangen

Nikotinmissbrauch und auch starkes Nikotinverlangen sollten eher nicht den Tabakentzugssymptomen zugeordnet werden. In der Praxis jedoch ist das starke Nikotinverlangen in den ersten Tagen oft der wichtigste Rückfallgrund. Dieses Verlangen ist jedoch nicht nur als Entzugssymptom zu werten, sondern hat sehr unterschiedliche Qualitäten, wie z. B. ein Verlangen, weil

Heißhunger auftritt, und man kein Gewicht zunehmen möchte, oder starkes Verlangen, weil man an Orten oder in Situationen ist, an denen man immer geraucht hat (Hot Spots). Die Symptome des Nikotinentzugssyndroms sind von Mechanismen des Cravings, welche für die Rückfallprophylaxe wichtig sind, viel schlechter abzugrenzen, als dies bei Alkoholabhängigen möglich ist.

In einer Studie an 330 Rauchabhängigen nach ICD-10 konnten wir feststellen, dass nur 55 Patienten (16,7 %) schwere Entzugserscheinungen aufwiesen, während 128 Patienten (38,8 %) leichte Entzugserscheinungen beschrieben. Stimmungsverschiebungen, Ungeduld und auch starkes Verlangen waren die wesentlichsten Entzugssymptome. Viele Patienten hatten nur einzelne Entzugserscheinungen, die Kombination von zwei Entzugssymptomen war häufig, und nur 20,6 % der Patienten, die über Entzugssymptome klagten, hatten alle oben genannten Entzugserscheinungen (Lesch et al. 2004) (Abb. 9.9).

Die Dauer dieses Entzugssyndroms ist sehr unterschiedlich, kann aber bis zu drei Monate reichen, wobei dazu noch nicht ausreichende wissenschaftliche Belege vorliegen.

Der Fagerström-Test korreliert sehr gut mit dem Schweregrad der Entzugssyndrome und mit dem Schweregrad der Folgekrankheiten. Die Entzugssyndrome kann man mittels Minnesota Nicotine Withdrawal Scale oder mittels Questionnaire of smoking Urges (QSU) objektivieren (z. B. Kotlyar et al. 2017)

Die Behandlung des Nikotinentzugs bei Fagerström-Werten von fünf oder mehr wird heute entweder mit Nikotinersatzpräparaten oder mit Vareniclin durchgeführt.

Abb. 9.9 Symptomkonstella-
tionen im Tabakentzugssyn-
drom (Lesch et al. 2004)

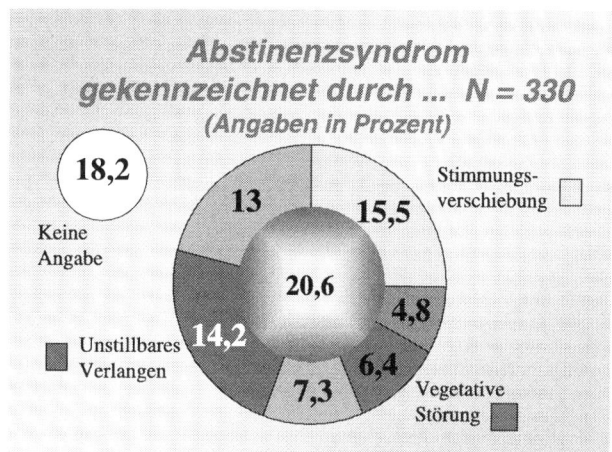

- Erreichbarkeit und Stabilität des therapeutischen Teams
- Individuelle medikamentöse und psychotherapeutische Angebote
- Frühestmöglicher Beginn der Behandlung und
- Modifikation der Entwöhnungsbehandlung nach der hinter der Abhängigkeit liegenden Grundstörung (z. B. unterschiedliche Behandlung nach der Typologie nach Lesch)
- Einbeziehung der Familienangehörigen, allfällige Co-Abhängigkeit mitbehandeln und stützende Angehörige einbeziehen (z. B. Broschüren für Betroffene und Angehörige – „Alkohol-Rückfall, was nun?" etc.)

Abb. 9.10 Grundpfeiler der Entwöhnungstherapie

9.4.2.2 Die Therapie des Tabakentzugs syndroms

Die Entzugstherapie sollte immer die Motivation zu reduzieren oder aufzuhören verstärken und zusätzlich sollte immer auch eine Hilfe durch Medikamente angeboten werden. Drei Medikamente werden heute als „first line" gesehen: Nikotinersatz, Vareniclin und Bupropion. Diese weisen gute Daten hinsichtlich der Effektivität und der geringen Nebenwirkungen auf. Als „second line" werden Nortriptylin und Clonidin verwendet. Die hohe Komorbidität mit depres-

siven Symptomen macht auch bei Fagerström-positiven Patienten oft eine Kombination von Antidepressiva mit Ersatzpräparaten notwendig (Aubin et al. 2014; McLaughlin et al. 2015; Jackson et al. 2015; Hughes et al. 2014; Shoaib und Buhidma 2018) (Abb. 9.10).

Medikamente in der Entzugsbehandlung

Nikotinersatzpräparate Nikotin sollte in ausreichender Dosierung substituiert werden, z. B. als Kaugummi, Pflaster, Inhalor,

Sublinqualtablette. Spiegelraucher sollten Nikotinersatzpräparate verwenden, die eine kontinuierliche Nikotinzufuhr bewirken, wie z. B. Nikotinpflaster. Spitzenraucher, die situationsgebunden sehr viele Zigaretten in kurzer Zeit rauchen, benötigen eine schnelle und hohe Nikotinzufuhr, z. B. via Inhalor. Die Entzugssymptomatik und auch das Verlangen können über mehrere Wochen bestehen und meist werden die Nikotinersatzpräparate zu früh abgesetzt. Wir empfehlen heute die Therapie etwa drei Monate beizubehalten. Aus unserer Sicht fehlen gute Studien zur Dauer der Nikotinersatztherapie. Nikotinersatzpräparate werden auch häufig kombiniert, um eine Basisdosierung mit kurzfristiger rascher Anflutung zu verbinden, z. B. Nikotinpflaster und Inhalor, Sublinqualtablette.

Vareniclin Vareniclin ist ein partieller $\alpha_4\beta_2$-Nikotinrezeptoragonist. Diese Selektivität lässt erwarten, dass für manche Raucher die Effektivität als Nikotinersatz deutlich besser ist. Aber es ist auch zu erwarten, dass Raucher, bei denen andere Subunits des Rezeptors eine Rolle spielen, davon weniger profitieren. Klinische Studien zeigten eine Verdoppelung der Abstinenzraten und deshalb kann heute Vareniclin 1 mg zweimal täglich zum Nikotinentzug und für das Verlangen nach Nikotin (Fagerström-Skala ≥5) empfohlen werden (Cahill et al. 2007; Coe et al. 2005; Gonzales et al. 2006; Oncken et al. 2006; Tonstad et al. 2006; Williams et al. 2007; Zierler-Brown und Kyle 2007; Tschabitscher et al. 2009). Diese Studien empfehlen Vareniclin als Entzugsmedikament, wobei aber noch keine Dosisfindungsstudien für die Entzugssymptomatik in ausreichender Qualität vorliegen (Anthenelli et al. 2016). Cytisin

ist wie Vareniclin ein partieller Agonist am nikotinergen $\alpha_4\beta_2$-Acetylcholinrezeptor und in den osteuropäischen Ländern seit mehr als 15 Jahre zugelassen und mit großer Wahrscheinlichkeit gleich wirksam im Entzug (DHS Tabakabhängigkeit 2013b).

Bupropion Bupropion hat sich schon im Entzug als wirksam erwiesen, obwohl es keine wesentliche Wirkung am Nikotinrezeptor zeigt und es liegen leider keine ausreichenden Studien zum Schweregrad nach Fagerström vor. Im Entzug zeigen Nikotinersatz Präparate die besten Ergebnisse, mittelfristig scheint Bupropion und Nortriptylin am besten zu sein und langfristig scheint Vareniclin am besten zu unterstützen. Diese Ergebnisse belegen die Heterogenität des Entzuges, weshalb man sicher individueller behandeln sollte (Fagerström, Co-Morbidität). (Stolz et al. 2014 ; Bolt et al. 2012; Bekiroglu et al. 2017; Hughes et al. 2014; Holm und Spencer 2000).

Neben diesen Medikamenten werden noch viele andere genannt, wobei Nortryptilin dem Bupropion sehr ähnlich sein dürfte. Auch andere dämpfende Antidepressiva sind in der Literatur zu finden, haben heute aber keine Bedeutung mehr. Clonidin wird immer wieder für verschiedene Entzugssyndrome genannt, hat sich aber in keiner Indikation wirklich durchgesetzt.

Wenn man nur den Schweregrad der Tabakabhängigkeit mittels Fagerström-Test in zwei Gruppen teilt, sollte man bei Tabakabhängigen mit einem Fagerström ≥5 auf alle Fälle Nikotinersatzpräparate verwenden. Pflaster kleben als Basis und bei starkem Verlangen im Entzug auch Inhaler, Kaugummi oder Tablette dazu verwenden. Bei Patienten mit einem Fagerström ≤4 kann man gleich mit Bupropion oder Nortryptilin beginnen (Vogeler et al. 2016). Wenn aus der Anamnese klar hervorgeht, dass auch depressive Episoden vorhanden sind, kann man Nikotinersatzpräparate auch mit Antidepressiva kombinieren z. B. mit Bupropion (Bolt et al. 2012; DHS 2. Band 2013). Alle anderen Medikamente benötigen für ihre Empfehlung noch weitere Studien (z. B. Rimonabant, Clonidin, Topiramate usw.).

9.5 Allgemeine Regeln zur Rückfallprophylaxe

Die Entwöhnungstherapie hat die Erhaltung der Abstinenz und ein suchtmittelfreies Leben zum Ziel. Im Zentrum des Interesses steht dabei die Behandlung der Grundstörung, die zur Tabak- und Alkoholeinnahme geführt hat. Die Therapiepläne dieser Behandlungsphase sollten zeitlich überschaubar sein. Die Patienten sollen sich geborgen fühlen und müssen das Gefühl vermittelt bekommen, dass sie durch die Abstinenz Lebensqualität gewinnen und nicht nur das Suchtmittel verloren haben. Die Entzugs- und Entwöhnungstherapie wie auch die Rückfallprophylaxe sollten sich auf eine gut vernetzte Therapiekette (ambulant, halbstationär, stationär) stützen können. So kann bei Rückfällen rasch und effizient eingegriffen werden. Solche Behandlungseinheiten brauchen medizinisch-biologische, psychotherapeutische und soziotherapeutische Fachkompetenzen. Die Teams müssen personell gut ausgestattet, über die Zeit personell stabil und für die Patienten gut erreichbar sein. Nur in diesen Organisationen können langfristige Therapiepläne effizient durchgeführt werden. Natürlich führt eine solche Therapiekette

primär zu höheren Kosten, als bisher üblicherweise in der Suchttherapie zur Verfügung gestellt wird, spart aber durch Verringerungen stationärer Aufnahmen mehr Geld, als primär ausgegeben wurde, z. B. schwerer Entzüge mit Akutaufnahmen an Intensivstationen, häufiger stationärer Aufnahmen wegen Folgekrankheiten. Frühe Interventionen seitens des betreuenden Teams reduzieren den Schweregrad und die Dauer von Rückfällen. Kurze ambulante oder auch kurze stationäre Kriseninterventionen sind oft ausreichend.

Realistische und erreichbare Therapieziele müssen vereinbart werden, wobei das übergeordnete Therapieziel der Abstinenz nicht aus den Augen verloren werden darf, auch wenn primär nur eine Reduktion der Suchtmitteleinnahme erreicht werden kann (siehe auch Berger und Miller 2006). Manche Patienten benötigen trotz aller Therapieangebote eine Suchtmittelersatztherapie (Substitutionstherapie) über längere Zeit. Die Substitutionstherapie (Sodium Oxybate bei Typ-IV-Alkoholabhängigen, Nikotinersatzpräparate bei Tabakabhängigen, Morphinersatzpräparate bei Opiatabhängigen) führt zur sozialen Stabilisierung und macht andere therapeutisch-psychotherapeutische Interventionen oft erst möglich. Dosisveränderungen bei Substitutionstherapien sollten vorsichtig und langsam erfolgen. Bei manchen Patienten kann auch in der Entwöhnung keine Suchtmittelfreiheit erreicht werden. In manchen Fällen reduziert sich die Behandlung auf die Verbesserung von Sekundärschäden und Folgekrankheiten. Die Alkoholkrankheit ist eine Erkrankung mit rezidivierendem Verlauf, und man weiß, dass bereits drei Monate nach stationären Entwöhnungsbehandlungen mindestens 50 % der Patienten Rückfälle zeigen. Das frühe, rasche Erfassen und der flexible Umgang, wie z. B. Medikamentenanpassung, psychiatrische und psychotherapeutische Intervention, kurze stationäre Aufnahme, mit Rückfällen ist eines der wichtigsten Ziele (Rodríguez-Cano et al. 2016).

9.5.1 Ziele der Rückfallprophylaxe

Definition eines realistischen Therapiezieles: Absolute Abstinenz oder Reduktion der Suchtmittelmenge oder „nur" das Begleiten des Patienten, das nachgewiesenermaßen auch zur Senkung der Mortalitätsraten führt.

Wenn doch immer wieder zum Suchtmittel gegriffen wird, können zumindest Sekundärschäden reduziert werden, z. B. Infektionsgefahr, Verkehrssicherheit usw. Es gilt, „nie aufzugeben" und dieses Gefühl dem Team wie auch den Patienten zu vermitteln. Oft folgen mehrere Rückfälle aufeinander, gefolgt von jahrelanger Abstinenz.

Motivationsarbeit für die Therapie: Bei Alkoholabhängigen verfügen wir heute über das Wissen über unterschiedliche Patientencharakteristika, die jeweils verschiedene Motivationsmethoden erfordern, z. B. mehr Gelassenheit und Ruhe gewinnen bei Typ II nach Lesch; die Freiheit zu wählen, die Freiheit etwas nicht tun zu müssen bei Typ III und Typ IV nach Lesch.

Bei manchen Patienten besteht eine juridische Problematik, die bedingt, dass die Therapie (stationär oder auch ambulant) durchgeführt werden muss. Solche Therapien sind oft von Patienten und Therapeuten kaum erwünscht, wodurch in diesen Fällen spezifische Therapieangebote notwendig sind. Dennoch zeigen auch diese Therapien oft positive Verläufe.

Die Psychotherapie zur Rückfallprophylaxe differenziert zwischen Behandlung von psychischen Störungen, welche die Suchtmitteleinnahme aufrechterhalten, und Behandlung von Störungen, die der Suchtmitteleinnahme zugrunde liegen, z. B. Persönlichkeitsstörungen) Die Stärke des Veränderungswunsches und der Veränderungskompetenz stimmen häufig in keiner Weise überein. Die mangelhafte und oft fehlerhafte Veränderungskompetenz sind die ersten Ziele der psychotherapeutischen Arbeit, diese muss verbessert werden.

Aus pharmakotherapeutischer Sicht gibt es viele Überlegungen, dennoch gibt es weltweit keine einheitliche Therapie für Entwöhnung und Rückfallprophylaxe. Weltweit wird zumindest zwischen dem Verlangen zur Behandlung negativer Gefühle und dem Verlangen, das Wohlbefinden zu steigern, differenziert. Manche Medikamente wie Naltrexon verringern die belohnende angenehme Wirkung des Alkohols (Reduktion des „positiven" Cravings) und Antidepressiva können die Selbstbehandlung der depressiven Symptomatik durch Alkohol ersetzen (Hilfe bei „negativem" Craving).

9.5.1.1 Alkohol

Es gibt fast für alle Psychopharmaka den Versuch diese auch als Anti-Craving-Substanzen einzusetzen.

Seit langem verwendete Medikamente wie Disulfiram werden benützt, um eine Unverträglichkeit von Alkohol zu erzielen. Accamprosat soll die Abstinenz von Alkoholabhängigen unterstützen. Naltrexon und Nalmefen reduzieren bei den Alkoholabhängigen die angenehmen Gefühle des Alkoholtrinkens. Antidepressiva und Benzodiazepine behandeln zugrunde liegende depressive Syndrome, Angststörungen und auch Entzugssyndrome. Sodium Oxybate hat den Vorteil, dass diese Substanz schon als Entzugsmedikament eingesetzt werden kann und dann als Ersatzdroge für Alkohol verwendet werden kann, wobei vor allem sehr stark trinkende Alkoholkranke davon profitieren. Alle anderen Pharmaka wie Baclofen, Ondansetron, Topiramat werden zwar als zweite Wahl immer wieder verwendet, ihre wissenschaftlichen Ergebnisse müssen jedoch noch als sehr heterogen (positive wie negative Studien) eingeschätzt werden. Alle diese Studie mit Anti-Craving-Medikamenten haben das Problem, dass in den Studie oft nur Alkoholabhängige einge-

schlossen werden dürfen, die kein epileptischen Anfälle hatten, keine schwere Leberschädigung zeigen, keine Comorbidität mit affektiven Erkrankungen, keine suizidalen Einengungen und keine kindlichen Entwicklungsstörungen haben dürfen, also keine Patienten Typ III und IV nach Lesch und auch keine echten Typ-I-Patienten, sodass wie beim Typ II der Verlauf an sich bei regelmäßigen Kontrollen nicht schlecht ist und deshalb die Placeboansprechraten sehr hoch sind. Aus diesen Gründen können dann Medikamente oft keinen statistisch signifikanten Effekt zeigen (Abb. 9.11) (Donoghue et al. 2015; Minozzi et al. 2018; Klemperer et al. 2018; van den Brink et al. 2018).

Acamprosat, Naltrexon, Nalmefen und Disulfiram sind auch nach Expertenmei-

Vergleichende Gegenüberstellung in Österreich zugelassener (*) und experimentell eingesetzter Medikamente zur Rückfallprophylaxe bei Alkoholabhängigkeit

Substanz	Wirkmechanismus	Wirkung
Acamprosat*	Blockade des NMDA-Rezeptors	Unterbindung des „konditionierten Pseudoentzugssyndroms", zugelassen für die Anticravingtherapie
Naltrexon*	kompetitive Blockade des μ-Opioidrezeptors mit indirekter Inhibition der Dopaminfreisetzung im Striatum	Reduktion der Ethanoltrinkmenge, zugelassen für die Anticravingtherapie
Topiramat	Bahnung der GABA-A-Wirkung, Blockade ionotroper AMPA-Rezeptoren	Hinweise auf cravingreduzierende Wirkung
Memantin	nichtkompetitive Blockade des NMDA-Rezeptors	im Tiermodell Hinweise auf cravingreduzierende Wirkung
Baclofen	Agonist am GABA-B-Rezeptor	Anticravingeffekt in plazebokontrollierten Studien
Ondansetron	Antagonist am 5-HT3-Rezeptor	Anticravingeffekt und Reduktion der Trinkmenge in klinischen Studien
Rimonabant	Antagonist am Cannabinoid-1-Rezeptor	Modulation der Dopaminausschüttung im mesolimbischen System

Lenz B, Hillemacher T, Kornhuber J, Bleich S 2007 in Ärztekrone

Abb. 9.11 Medikamente und ihre Wirkungen in der Rückfallsprophylaxe

nung die einzigen anerkannten, alkoholspe-zifisch wirksamen Anti-Craving-Substan-zen. Davon sind die Wirkungen des Glutamatantagonisten Acamprosat und des μ-Opiatrezeptor-Antagonisten Naltrexon in vielen klinischen Studien überprüft worden und repräsentieren eine „Evidence-base-d"-Behandlung von Patienten mit Alkohol-krankheit (Soyka et al. 2016; Soyka und Müller 2017).

Acamprosat ist die in der Alkoholfor-schung wohl am genauesten beforschte und bekannteste Substanz mit antiglutamater-ger Wirkung (Chick 1995; Lesch und Wal-ter 1996; Lesch et al. 2001; Mann et al. 2004; Spanagel und Zieglgänsberger 1997; Verheul et al. 2005; Whitworth et al. 1996; Perney und Lehert 2018).

In einem systematischen Review (Da-ten von Medline, the Cochrane Library, Embase, ClinicalTrials.gov, kontaktierte Pharmaindustrie, die European Medicine Agency und die Food and Drug Adminis-tration) über Studien mit 6036 Patienten waren bezogen auf den gesamten Alko-holkonsum (total alc consumption, TAC) Nalmefen, Baclofen und Topiramat dem Placebo überlegen (Palpacuer et al. 2018). Nalmefen ist ausschließlich für die Dosis-reduktion zugelassen.

Sodium Oxybate (GHB) wird seit vielen Jahren in methodisch guten Studien unter-sucht und zeigt vor allem bei den Alkohol-abhängigen mit sehr hohem Alkoholkonsum eine signifikante Wirkung sowohl hinsicht-lich der Verbesserung der Abstinenzraten als auch hinsichtlich der Reduktion der Trink-mengen (Caputo et al. 2005, 2009, 2014a, b; Leone et al. 2010; Skala et al. 2014; van den Brink et al. 2018). Obwohl von der EMA als Anti-Craving-Substanz in der Alkoholab-hängigkeit noch nicht zugelassen, wird So-dium Oxybate als „Liquid" in Italien und Österreich an Tausenden von Patienten so-wohl als Entzugsmedikament als auch als Anti-Craving-Medikament eingesetzt. Man substituiert den Alkohol und diese Betreu-ung macht unter kontrollierten medizini-schen Bedingungen seit mehr als zehn Jahre keine wesentlichen Probleme. Auch das Suchtpotenzial dieser Substanz ist sicher ge-ringer als das von Benzodiazepinen, die man in dieser Gruppe sonst verwen-den müsste.

Trinkmengenreduzierende und rückfall-reduzierende Wirkungen sind für den μ-Opiatantagonisten Naltrexon mehrfach nachgewiesen worden (Volpicelli et al. 1992, 1997). Alle Arbeiten zur Naltrexon-wirkung weisen immer mehr in die Rich-tung einer Trinkmengenreduktion (O'Mal-ley et al. 2007; Petrakis et al. 2004; Volpicelli et al. 1997). Damit steht mit die-sem Pharmakon erstmals als Alternative zum Alkoholentzug die Möglichkeit einer allmählichen Dosisreduktion ernsthaft zur Diskussion (Pettinati et al. 2006). Auch die Möglichkeit einer gezielten Einnahme (nur bei Rückfall) anstelle einer täglichen Ein-nahme wird diskutiert (Hernandez-Avila et al. 2006).

Diese Dosisreduktion ist auch bei Nal-mefen nachgewiesen und es sind ähnliche Ergebnisse wie bei Naltrexon zu erwarten (Mann et al. 2013).

Baclofen wurde seit vielen Jahren auch als Anti-Craving-Substanz eingesetzt. In niederen Dosierungen zeigt Baclofen je-doch oft keine Wirkungen und in hohen Dosen treten deutliche Nebenwirkungen auf, sodass diese Medikation oft wieder ab-gesetzt werden muss. Studien zeigen mehr negative als positive Ergebnisse (Minozzi et al. 2018; Pierce et al. 2018; Reynaud et al. 2017; Goh und Morgan 2017). Topiramat hemmt die Dopaminausschüttung, hat aber zugleich eine partiell GABA-agonistische und glutamatantagonistische Wirkung und zeigt damit einen neuen Weg in die Zukunft der Anti-Craving-Therapie (Johnson et al. 2004). Gabapentin, Ondansetron, Neramexan, Memantin, Antidepressiva und noch viele mehr wurden in einzelnen Studien untersucht aber werden nur selten eingesetzt. (Guglielmo et al. 2015). Studien mit den Glutamatantagonisten Memantin und Neramexan zeigten gegen die Erwartungen (Danysz et al. 2002; Hölter et al. 1996; Nagy 2004; Krupitsky et al. 2007) bisher negative bzw. keine durchgängig positiven Ergebnisse auf die Abstinenz (Evans et al. 2007). Memantin zeigt gute Resultate im Tierversuch (Alaux-Cantin et al. 2015; Vengeliene et al. 2015; Yuanyuan et al. 2018). Es wird in der Literatur darauf hingewiesen, dass es gelungene Einzelfälle gibt (Bonnet et al. 2014). Weiters scheint die BDNF stimulierende Wirkung von Memantin die Alkoholreduktion zu begünstigen (Jeanblanc et al. 2014).

Antidepressiva mit Wirkungsweisen, die über eine reine Wiederaufnahmehemmung hinausgehen, sind hier hilfreich, z. B. duale Antidepressiva, trizyklische Antidepressiva, teilweise auch SSRI (Pettinati 2001, 2004; Schoonover et al. 2016; Foulds et al. 2016; Agabio et al. 2018).

Baclofen, der GABA-B-Agonist, hatte bisher unterschiedliche Resultate. In Frankreich hat die nationale Suchtgesellschaft Richtlinien herausgegeben, die die Dosissteigerung regeln: Es wird empfohlen, die Dosis von Baclofen wöchentlich um nur 5 mg zu steigern. Mit dieser Regelung hat es den „Off-label-Status" in Frankreich bis auf weiteres verloren (Léger et al. 2017).

Partielle CB-1-Antagonisten wurden entwickelt, da man erkannt hat, dass das Endocannabinoidsystem eine wichtige Rolle bei Verlangen im Allgemeinen spielt. Daher nahm man an, dass durch Blockade dieses Systems das typische Craving, das Verlangen nach Substanzgebrauch, reduziert wird oder auch ein hoch reguliertes Endocannabinoidsystem (im Zusammenhang z. B. mit hohem Appetit und Übergewicht) wieder ausgeglichene Aktivität zeigt (Xie et al. 2007). Bis 2008 war der partielle CB-1-Antagonist Rimonabant (Acomplia) in Europa als Medikament beim metabolischen Syndrom zugelassen. Die EMA hatte sich wegen eines negativen Nutzen-Risiko-Verhältnisses des Mittels dafür ausgesprochen die Zulassung ruhen zu lassen. Hintergrund war ein im Vergleich mit Placebo doppelt so hohes Risiko für psychiatrische Nebenwirkungen, wie Depression, Schlafstörungen, Angst und Aggression. So hat sich die Erzeugerfirma entschlossen 2008 dieses Mittel wegen Nebenwirkungen aus dem Handel zu nehmen (Colombo et al. 1998; Lopez-Moreno et al. 2007; Hill et al. 2002; Gessa et al. 2005; Colombo et al. 2007; Balla et al. 2018)

Im Tierversuch konnten mit dem nikotinischen Acetylcholinagonisten Vareniclin bereits Erfolge zur Trinkmengenreduktion gezeigt werden. (Steensland et al. 2007). Vareniclin ist insbesondere für kombinierte Alkohol und Nikotinabhängigkeit geeignet (Hurt et al. 2018). Auch Corticotropin Releasing Factor (CRF)-Antagonisten (Heilig und Koob 2007) könnten in der Rückfallprophylaxe zukunftsweisende Pharmaka werden.

Eine 5-HT-1A-Wirkung wird positiv als protektiv gegen stressinduzierte hippocampale Veränderungen gesehen (Joca et al.

2007). Antihistaminerge Substanzen tragen gut zur Beruhigung und Schlafförderung bei. Der zentrale alpha-2-adrenerge Agonist Clonidin wirkt vor allem gegen vegetative Übererregung im Entzug (Schnoll und Lerman 2006).

Dopaminantagonisten (Dopamin-1- und -2-Antagonisten), also neuroleptisch wirkende Substanzen, zeigen keine rückfallhemmende Wirkung, sondern erhöhen das Trinkverhalten (Wiesbeck et al. 2001). 5-HT-2A-Antagonisten werden seit einiger Zeit therapeutisch als atypische Neuroleptika genutzt. Für Quetiapin konnten bei Babor-Typ B, d. h. früher Beginn, schwerer Verlauf der Alkoholkrankheit, nicht für Babor-Typ A,(später Beginn, milderer Verlauf, positive Effekte gefunden werden (Kampman et al. 2007). Im Tierversuch verhinderte der CB-1-Antagonist Rimonabant nikotinassoziierte Alkoholrückfälle (Lopez-Moreno et al. 2007).

Neben diesen sehr unterschiedlich wirkenden Anti-Craving-Substanzen hat sich vor allem in England das seit langem bewährte Disulfiram festgesetzt. Disulfiram erzeugt eine Alkoholunverträglichkeit und darf nur an abstinente Alkoholabhängige, die wirklich abstinent bleiben möchten und dem Trinkdruck der Gesellschaft besser Stand halten zu können, verabreicht werden. Disulfiram wirkt klinisch gut, hat allerdings die Einschränkung aller Aversivmedikamente, nämlich die häufig fehlende Compliance der Einnahme, als Problem. Es hat, verglichen mit der positiven klinischen Erfahrung, eine weitaus weniger positive Datenlage (Blanc und Daeppen 2005). Weitere Arbeiten, mit einer durch den Patienten oder die Eltern kontrollierten Einnahme, stellen allerdings die Wirkeffekte über die von Naltrexon (De Sousa und De Sousa 2004; Mutschler et al. 2016). Der Aldehyddehydrogenasehemmer Disulfiram ist seit langem bekannt und bewährt und wird aus Gründen der Patientensicherheit, häufig mit schriftlicher Einverständniserklärung, supervidiert, verabreicht. Die Rolle von Disulfiram, als Hemmer der Dopamin-beta-Hydroxylase, die für die Noradrenalinbiosynthese notwendig ist, wird im Zuge der erneuten Hinwendung zur Rolle des Noradrenalin als ein weiteres Indiz für die Wichtigkeit des Belohnungssystems genutzt (Weinshenker und Schroeder 2007). Auf das regelmäßige Monitoring der Leberfunktionen bei der Disulfiramtherapie wird hingewiesen (Chick 2004).

Diese vielen Medikamentenarten wirken immer nur in einer Untergruppe von Patienten. Alkoholabhängige, die trinken, um ihre Entzugserscheinungen zu reduzieren, sind eben auch biologisch ganz anders als Alkoholabhängige, die ihre Angst oder Depression mit Alkohol bekämpfen oder auch solche Patienten, die nur betrunken sein wollen, um zu vergessen und nicht an ihr Unglück denken zu müssen (siehe Typologien und unterschiedliche medikamentöse Anti-Craving-Ergebnisse, Walter et al. 2001; Kiefer et al. 2005a).

9.5.1.2 Rauchen

Rauchen führt schon nach dem ersten Zug zu deutlichen Veränderungen in der Hirnfunktion. Nicht nur Nikotin, sondern auch Bets Carboline und Azethaldehyd sind die Ursache dieser dopaminergen, serotonergen, noradrenergen und cholinergen Funktionsveränderungen. Klinisch führt das bei einigen Patienten zu mehr Wohlbefinden (positives Craving), bei anderen zur Verbesserung von Angst, Stress und depressiven Syndromen (negatives Craving).

Die Entzugssymptomatik ist wesentlich schlechter von Craving zu trennen. In Patienten, die unter starkem Craving leiden, sind oft schon leichte Auslöser der Grund für neuerliches Rauchen.

9.5.2 Medikamentöse Rückfallprophylaxe

Positive Ergebnisse gibt es für Vareniclin, Nikotinersatz, Bupropion und Nortriptyline und teilweise positive Ergebnisse bezüglich Rimonabant (Reid et al. 2007; Buchhalter et al. 2008; Robinson et al. 2018). Für den CB-1-Antagonisten Rimonabant konnte gezeigt werden, dass suchtmittelinduzierte, phasische Spitzenausschüttung von Dopamin geblockt wird (Cheer et al. 2007; Cahill und Ussher 2007). In diesen Studien waren depressive Syndrome Ausschlusskriterien, obwohl man weiß, dass mindestens 30 % der Menschen versuchen, mit Rauchen ihre depressive Stimmungslage zu verbessern. Es ist deshalb nicht überraschend, dass in der Praxis unter Rimonabant schwere depressive Episoden mit suizidalen Einengungen aufgetreten sind, weshalb Rimonabant vom Markt genommen wurde. Diese Situation das ein wirksames Medikament (Abstinenzraten signifikant besser und keine Gewichtszunahme vor allem bei Frauen in der Menopause) sollte zu Studien führen, die Rimonabant verwenden, dies aber mit Antidepressiva (wie Bupropion, Nortritylin) kombinieren (Hughes et al. 2014). Auch Naltrexon als Augmentation der Nikotinsubstitution wurde getestet (O'Malley et al. 2006; Capurso 2017; Roberts et al. 2018).

Wie schon gezeigt, rauchen viele Patienten, um eine antidepressive Wirkung zu spüren. Dies ist einer der Gründe eine Substitution mit Nikotinersatzmitteln für die Zeit auch nach dem Rauchstopp für längere Zeit durchzuführen. Gegen das negative Craving ist das Antidepressivum Bupropion in der Rauchentwöhnung zugelassen. Im und nach dem Nikotinentzug treten oft dysphorische Stimmungen, Reizbarkeit oder sogar depressive Symptome auf. Durch die antidepressive Wirkung und vor allem auch in einer Kombination mit Nikotinersatz soll ein Neubeginn oder das Weiterrauchen verhindert werden (Covey et al. 2007). Es gibt zu Bupropion aber auch Studien, die zu negativen Ergebnissen kommen (Simon et al. 2004; Stead und Lancaster 2007). Dopaminantagonisten und Opiatantagonisten lassen bei dieser Gruppe keine positiven Ergebnisse erwarten. Partielle Nikotinagonisten wie Vareniclin hingegen, die auch Dopamin stimulieren, könnten bei dieser Gruppe Erfolge zeigen (Rollema et al. 2007) (Abb. 9.12).

9.5.2.1 Medikamentöse Rückfallprophylaxe nach Untergruppen

Wie aus dem bisher Beschriebenen hervorgeht, wird die Komplexität der neuronalen und der neuromodulatorischen Zusammenhänge verschiedener Therapieansätze immer deutlicher. Es wurden dementsprechend auch ganz unterschiedlich wirkende Medikamente zur Rückfallprophylaxe bei Alkoholabhängigkeit aber auch bei Tabakabhängigkeit in die Praxis eingeführt und diese haben sich bei Untergruppen von Alkoholkranken und Tabakabhängigen bewährt.

Diese unterschiedlichen Wirkmechanismen benötigen eine genauere Diagnostik, als dies im ICD-11und DSM-5 in der Diagnose Abhängigkeit vorgeschlagen wird.

Substanz	Wirkmechanismus	Wirkung
Nikotinersatzpräparate	Besetzen des Nikotinrezeptors und Dopaminagonismus	Reduktion des biologisch bedingten Cravings bei Fagerström ≥ 5
Vareniclin	Partieller Alpha4Beta2 Nikotinrezeptoragonist	Reduktion des biologisch bedingten Cravings bei Fagerström ≥ 5
Buproprion	Antidepressivum mit dopaminagonistischer Wirkung	Verbesserung der Basisstörung und von stimmungsabhängigem Craving
Nortriptylin und Doxepin	Antidepressivum mit cholinergen und dopaminergen Wirkungen	Verbesserung der Basisstörung und von stimmungsabhängigem Craving
Clonidin	Alpha-2-noradrenerger Agonist	Reduktion von situationsbedingtem Craving
Rimonabant	CB1 Antagonist und Dopaminagonismus	Impulskontrolle und Reduktion des Cravings bei Gewichtsproblemen
Topiramat	Unklare Wirkmechanismen	Reduktion des Zwangsverhaltens und Verbesserung der Impulskontrolle

Abb. 9.12 Medikamentöse Rückfallprophylaxe bei Tabakabhängigkeit

Untergruppen der Tabak- und Alkoholabhängigkeit sind deshalb für eine spezifische medikamentöse Therapie unbedingt notwendig. Im Bereich der Alkoholabhängigkeit liegen ausreichend Daten zur spezifischen Behandlung vor (siehe Kap. 6). Als klinisch relevant haben sich bisher einige Typologien erwiesen, wobei von den Zwei-Cluster-Lösungen vor allem die Typologie nach Cloninger (Cloninger et al. 1988) mit dem Typ I (ängstlich, passivdependent, rasche Toleranzentwicklung) und dem Typ II (antisoziale Persönlichkeit, Patienten suchen den euphorisierenden Effekt, früher Trinkbeginn) sowie die Typologie nach Babor (Typ A: später Beginn, milder Verlauf; Typ B: mehr Risikofaktoren in der Kindheit, positive Familienanamnese bezüglich Alkohol, früher Trinkbeginn, mehr psychische Störungen) und von den Vier-Cluster-Lösungen vor allem die Typologie nach Lesch in Therapiestudien angewendet wurden.

Medikamentöse **Rückfallprophylaxe** *nach Untergruppen bei Alkoholabhängigen*
Je nach Institution werden die unterschiedlichen Typen in sehr unterschiedlichen Häufigkeiten aufgenommen. In der Allgemeinbevölkerung finden sich ganz andere Zahlen wie an einer Gastroenterologie (hauptsächlich Typ II) an einer Psychiatrie (hauptsächlich Typ III) in einer Strafanstalt (hauptsächlich Typ III und IV) oder in Suchtgiftkliniken (hauptsächlich Typ I und II), weshalb alle glauben, dass ihre Therapiemethode die Richtige ist. Dies stimmt aber nur für ihre selektionierte Gruppe (Vyssoki et al. 2010).

Spezifische Therapie nach der Typologie nach Lesch

Die Rückfallprophylaxe richtet sich vor allem nach der Basisstörung und nach der Funktion, die Alkohol für die jeweilige Person hat. Zu Beginn steht „Stützen und Schützen" im Vordergrund, nach einigen Wochen einer absoluten Abstinenz können psychotherapeutische Verträge geschlossen werden und es kann eine individuelle Therapie begonnen werden. Diese psychotherapeutische Therapie richtet sich natürlich nach Persönlichkeitszügen, Störungen dieser Persönlichkeit und nach den Copingstrategien des Patienten. Der Veränderungswunsch wird erfasst und der Veränderungskompetenz   gegenübergestellt. Das Ziel jeder Psychotherapie ist es, den Wunsch zu stärken und die Kompetenz gezielt zu verbessern. Das realistisch erreichbare Kurzzeitziel ist in allen Untergruppen ähnlich: Vertrauen aufbauen, regelmäßige Therapietermine einhalten, Stabilisieren des Trinkverhaltens oder Reduktion oder Abstinenzwunsch und Beginnen die Kompetenz zu verbessern. Im Langzeitziel ist die Lebensqualität im Zentrum und die deutliche Verbesserung der Veränderungskompetenz: neue Copingstrategien, freier Entscheiden können usw.

Realistisch ist dies in den Untergruppen aber sehr unterschiedlich. Neben der Erkrankung und den Persönlichkeitsmerkmalen verlangt schon der Geschlechtsunterschied deutlich unterschiedliches Handeln, weshalb bei jeder Untergruppe noch getrennt auf die Geschlechter eingegangen wird. Die Typologie nach Lesch gibt Hinweise für das richtige psychotherapeutische Vorgehen, ist aber in Bezug auf eine spezifische psychotherapeutische Arbeit noch zu

wenig genau. Selbst die Tatsache, dass Typ-IV-Patienten ihr Trinkverhalten häufig als Zwang beschreiben, Typ-III-Patienten die Alkoholwirkung benützen, um Gefühle zuzulassen, oder Typ-II-Patienten Alkohol als Medikament für ihre Kontaktfähigkeit benützen, gibt zwar Hinweise, kann aber eine Persönlichkeitsdiagnostik, wie dies in der Achse II nach DSM-IV vorgeschlagen wird, nicht ersetzen. Der Schweregrad des Rückfalls mit oder ohne Kontrollverlust ist typenspezifisch und dementsprechend benötigt diese Therapie auch unterschiedliche Strategien. Die Wahl der Anti-Craving-Substanz ist typenspezifisch. Die Wahl des richtigen Anti-Craving-Mittels im jeweiligen Typ kann die Abstinenzraten verdoppeln (z. B. Acamprosat beim Typ I oder II nach Lesch, Naltrexon beim Typ III oder IV nach Lesch), das falsche Medikament beim falschen Typ kann die Rückfallrate verdoppeln (z. B. Flupentixol beim Typ I oder III nach Lesch).

Medikamentöse Rückfallprophylaxe bei Typ I nach Lesch

Ein NMDA-Antagonismus ist aus medikamentöser Sicht das wichtigste rückfallprophylaktische Mittel beim Typ I. Diesem Profil entspricht in der Langzeitwirkung derzeit vor allem Acamprosat. Das Aversivmittel Disulfiram ist beim Typ I ebenfalls zu empfehlen und kann durchaus auch mit Acamprosat kombiniert werden. Es verhindert den oxidativen Abbau von Acetaldehyd zu Acetat, wodurch bei gleichzeitigem Alkoholkonsum Acetaldehyd im Blut angereichert wird und Symptome wie Kopfschmerz, Flush, Hyperventilation, Hyperhidrosis, Bluthochdruck und Erbrechen auftreten. Disulfiram hat keine bekannten oder klinisch beobachtbaren Anti-Cra-ving-Effekte. Durch eine Kombination von Disulfiram und Acamprosat wird zusätzlich eine Anti-Craving-Wirkung erreicht. Besson et al. (1998) konnten zeigen, dass eine Kombination von Disulfiram und Acamprosat optimale Ergebnisse bringt (Laaksonen et al. 2008). Da es bei Typ-I-Patienten keine psychischen Komorbiditäten gibt, sind psychotherapeutische Gruppenangebote sinnlos. Es geht darum, die absolute Abstinenz einzuhalten, den Patienten in einer Therapie zu begleiten und die Rückfallprophylaktika lange genug einzunehmen. Auch abstinenzorientierte Selbsthilfegruppen (wie z. B. Anonyme Alkoholabhängige) sind bei Typ-I-Patienten zu empfehlen.

Medikamentöse Rückfallprophylaxe bei Typ II nach Lesch

Kleine Rückfälle, sogenannte „Slips", die sich aber nicht auf den guten Gesamtverlauf auswirken, prägen den Typ-II-Verlauf. Patienten dieser Gruppe suchen keine euphorisierenden Effekte, sondern zeigen vor allem negatives Craving: Wunsch nach Angstlösung, Beruhigung, sich stärker fühlen, ähnlich wie Cloninger-Typ-I-Patienten. Daher ist auch in dieser Gruppe für die Reduktion von Craving der NMDA-Antagonismus über mindestens 12–14 Monate zu empfehlen. Sodium Oxybate scheint in dieser Gruppe vor allem bei den sehr stark Trinkenden sich zu bewähren (Skala et al. 2014; Caputo et al. 2014; van den Brink et al. 2018). Insbesondere angstlösende Antidepressiva (z. B. Buspiron) haben sich klinisch gut bewährt. Kranzler fand (1994) unter Buspiron mehr abstinente Tage, eine längere Zeit bis zum ersten Rückfall und eine deut-

liche Reduktion von Angst. Malcolm (1992) konnte dies nicht bestätigen. Malec et al. kommen jedoch in einer Übersichtsarbeit zu dem Schluss, Buspiron als Zusatztherapie bei Alkoholabhängigen mit der Komorbidität einer Angststörung zu empfehlen (Malec et al. 1996a, b). Für Sertralin konnte nur bei Patienten vom Typ A nach Babor (später Beginn, milder Verlauf) eine Wirkung auf die Abstinenzraten festgestellt werden (Pettinati et al. 2000). In einer Review wird auch im Jahre 2015 noch keine eindeutige Wirkung der genannten Antidepressiva gezeigt (Ipser et al. 2015). Moclobemid 300 mg/Tag hat sich in der Praxis bewährt, wobei hohe Norharmanspiegel für Moclobemid sprechen (Samochowiec et al. 2015; Lesch O. nicht publiziert). Wie weit Baclofen, Pregabalin oder Topiramat in dieser Gruppe wirken, sollte noch untersucht werden (Johnson et al. 2003a). Benzodiazepine sollten in dieser Gruppe wegen der Gefahr der Suchtverschiebung nicht eingesetzt werden

Eine regelmäßige Psychotherapie und Stärkung des Selbst ist bei Typ-II-Patienten die wichtigste therapeutische Maßnahme. Selbsthilfe, die auf den zwölf Schritten, wie sie viele Gruppen der der Anonymen Alkoholiker verwenden, beruht, ist für Typ-II-Patienten oft kontraproduktiv. Dies gilt vor allem für die zitierten Schritte eins (Anerkennen, dass man seinem eigenen Problem gegenüber machtlos ist), zwei (Zum Glauben kommen, dass nur eine Macht, die höher als man selbst ist, die eigene psychische Gesundheit wiederherstellen kann), drei (Den Entschluss fassen, seinen Willen und sein Leben der Sorge Gottes, wie ihn jeder für sich versteht, anzuvertrauen), sechs (Die Bereitschaft, „Charakterfehler" von Gott entfernen zu lassen) und sieben (Demütig darum bitten, dass Gott sämtliche persönliche „Fehler" beseitigt). Bei Typ-II-Patienten geht es darum, das Leben wieder selbst in die Hand zu nehmen, aus der passiv-ängstlichen Rolle herauszukommen und mehr Selbstbewusstsein zu entwickeln.

Medikamentöse Rückfallprophylaxe bei Typ III nach Lesch

Ähnlich dem Typ II nach Cloninger suchen diese Patienten die euphorisierende Wirkung des Alkohols, einerseits bedingt durch ihre Persönlichkeitsstörung (Tellenbach-Charakter, aber auch narzisstische Störungen, Tellenbach 1983), andererseits aber auch bedingt durch die Komorbidität mit Depressionen suchen sie mit Alkohol einen antidepressiven Effekt zu erzielen. Typ-III-Patienten sind oft lange Zeit abstinent, neigen aber nicht zu Slips, sondern zu schweren Rückfällen, die auch länger mit sehr hohen Alkoholmengen anhalten können. Naltrexon konnte in der Rückfallprophylaxe gute Wirkungen erzielen (Kiefer et al. 2005a). Es wird immer wieder diskutiert, ob es besser ist, Naltrexon als tägliche Therapie oder intermittierend und gezielt beim Rückfall zu geben (Hernandez-Avila et al. 2006). Eine Depotinjektion mit 380 mg einmal pro Monat zeigt auch in längeren Studien eine signifikante Reduktion der Trinktage gegenüber Placebo (Garbutt et al. 2005; O'Brien 2005), Nebenwirkungen waren lediglich Übelkeit und Kopfschmerzen. Dennoch sollte nicht unerwähnt bleiben, dass wir bei Typ III, also bei Patienten mit zumindest einer Vulnerabilität für Depressionen, klinisch immer wieder die Beobachtung gemacht haben, dass unter Naltrexon nach circa drei Monaten erstens die Wirkung etwas nachlässt und zweitens

eine leichte depressiogene Wirkung zu beobachten ist. Nalmefen hat mit seiner ähnlichen Wirkung in dieser Gruppe sicher auch positive Resultate, allerdings wird bei der empfohlenen Dosis immer wieder über Übelkeit und Erbrechen geklagt (Mann et al. 2013; van den Brink et al. 2014).

Komorbidität von Alkoholkrankheit und depressiven Störungen birgt immer die Gefahr einer höheren Suizidalität (Cornelius et al. 1995; Yates et al. 1988). Beide Störungen verstärken einander und könnten die neuronalen Signalsysteme in einer Weise beeinflussen, dass etablierte Therapien nicht oder sogar kontraproduktiv wirken (Johnson et al. 2000; Pettinati et al. 2000). Daher gilt gerade dieser Gruppe verstärkte Entwicklungsarbeit hinsichtlich einer Verbesserung der pharmakologischen Möglichkeiten. Pettinati kommt in ihrer Übersicht zu dem Schluss, dass SSRI für unkomplizierte Alkoholabhängige in der Abstinenzerhaltung gut wirken. Sie sind jedoch wirkungslos bis sogar ungünstig bei vorhandener Komorbidität mit Depressionen (Pettinati 2001). Imipramin und Desipramin haben positive Daten in Bezug auf Rückfall bzw. Trinkmengenreduzierung (Mason et al. 1996; Mc Grath et al. 1996). Zu dualen Antidepressiva gibt es erst eine offene Studie mit Milnacipran (Lesch et al. 2004). Diese zeigt innerhalb von sechs Monaten eine Verringerung der Rückfälle unter Milnacipran. Amitriptylin als abendliche antidepressive Medikation ist in einer Dosierung von 75–125 mg nach wie vor erste Wahl. Amitriptylin darf aber erst nach Abschluss der Entzugssymptomatik etwa nach sieben Tage Abstinenz begonnen werden, weil Amitriptylin im Entzug die Entzugssymptomatik verstärkt (Gefahr epileptischer Anfälle).

Der 5-HT-3-Antagonist Ondansetron wirkt offenbar gegen Craving und reduziert bei „Early-onset"-Alkoholabhängigen signifikant die Trinkmengen (Johnson et al. 2000). Eine Kombination von Ondansetron und Naltrexon zeigte im Placebovergleich positive Effekte auf die Trinkmengenreduzierung und scheint besser zu wirken als beide Medikamente allein (Johnson et al. 2000).

Topiramat antagonisiert Glutamat und verstärkt GABA-Funktionen, wodurch im mesolimbischen System die Dopaminspitzenausschüttung reduziert wird. Von dieser kombinierten Wirkweise kann eine Verringerung des „Reward-Effektes" von Alkohol erwartet werden. Topiramat zeigte bei den Typen „early onset" und „late onset" gute Erfolge hinsichtlich Craving und Trinkmengenreduktion (Johnson et al. 2003a, 2008). Bei bipolaren affektiven Störungen findet sich bei 61 % der Patienten ein hoher Alkoholkonsum. Topiramat scheint eine phasenprophylaktische und ein Anti-Craving-Wirkung zu haben.

Auch bei Typ-III-Patienten ist die Psychotherapie sehr wichtig. Ziel dieser Therapie ist es, Überstrukturiertheit zu lockern, Selbstwertgefühl nicht mehr nur über Leistung zu definieren und narzisstische Kränkungen im Alltagsleben – ohne Rückfälle – zu ertragen.

Bezüglich Selbsthilfeansatz ist der Schritt zwölf der Anonymen Alkoholiker kontraproduktiv („Nach der nun erfahrenen spirituellen Erweckung versuchen, die Botschaft an andere Betroffene weiterzugeben …"), denn genau das sollen Typ-III-Patienten lernen nicht zu tun (nicht für alle anderen da sein, nicht die Führungsrolle übernehmen, nicht „altklug" sein). Hilf-

reich, vor allem gegen eine allfällig vorhandene narzisstische Komponente hingegen ist der Schritt vier („Eine gründliche und furchtlose Inventur von sich selbst machen", Schritte der AAs sind zitiert nach Wikipedia).

Medikamentöse Rückfallprophylaxe bei Typ IV nach Lesch

Naltrexon in oraler Form (Kiefer et al. 2005a) oder als Depot (Garbutt et al. 2005) reduziert Trinkmenge und Trinkdauer. Nalmefen wirkt auch in der Reduktion der Trinkmengen (Mann et al. 2013; van den Brink et al. 2014). In dieser Gruppe kann Sodium Oxybate als Alkoholsubstitution eingesetzt werden und verringert signifikant die Trinkmengen und stabilisiert diese auf niederem Niveau (van den Brink et al. 2018; Caputo et al. 2014; Skala et al. 2014).

In dieser Untergruppe wurden auch viele Antiepileptika verwendet (Valproinsäure, Carbamazepin und Topiramat). Der theoretische Hintergrund ist, dass man versucht, mit Antikonvulsiva protrahierte Entzugserscheinungen zu verhindern und eine höhere Impulskontrolle und eine phasenprophylaktische Wirkung bei affektiver Hintergrundsymptomatik zu erzielen. Valproinsäure hat positive Ergebnisse hinsichtlich der Abstinenzrate (Longo et al. 2002) und der Irritabilität (Brady et al. 2002). Carbamazepin konnte in einer Studie zwar die Zeit bis zum ersten Rückfall verlängern, ein Effekt, der jedoch über die Gesamtdauer der Studie (ein Jahr) nicht anhielt (Mueller et al. 1997).

Weiters wurden Ondansetron, Topiramat, Pregabalin, Gabapentin und falls nötig atypische Neuroleptikauntersucht (z. B. Quetiapin; Kampman et al. 2007; Johnson et al. 2003).

Hohe cerebrale Vulnerabilität ist bei Typ IV möglicherweise aufgrund der häufigen Entzüge gegeben.

Typ-IV-Patienten haben die deutlichsten frontalen Schäden (Zago-Gomes Mda und Nakamura-Palacios 2009). Diese Autorengruppe hat versucht mittels gezielter Stimulation diese frontalen Funktionen zu verbessern und konnten positive Wirkungen auf die Verläufe feststellen (Nakamura-Palacios et al. 2012). Oft besteht auch unabhängig von der Alkoholerkrankung eine Epilepsie, die eine antikonvulsive Therapie benötigt.

Viele der Typ-IV-Patienten sind aufgrund ihrer kognitiven Vorschäden (aufgrund der Einschränkungen der Kritikfähigkeit oft mit der Konsequenz einer hohen Diskrepanz zwischen „Wünschen" und „sozialen Möglichkeiten"), ihrer mangelnden Sozialisation (Isolation als Stressfaktor) oder ihrer speziellen Sozialisation (Ein Beispiel: Im Freundeskreis wird die frisch transplantierte Leber mit Alkohol „eingeweiht") ambulant nicht psychotherapiefähig. Sie brauchen daher längere stationäre Aufenthalte mit speziell für diese Gruppe adaptiertem psychotherapeutischem Angebot. Im ambulanten Bereich kommt vor allem die Soziotherapie zum Tragen. In diesem Sinn sind auch Selbsthilfegruppen, die teilweise nach dem Muster von Synanon funktionieren (Leben in Gemeinschaft, eigene Betriebe, Motto: Jeder hat die Fähigkeit in sich, abstinent zu leben), hilfreich. Allerdings – und das ist oft die große Schwierigkeit – muss eine Typ-IV-spezifische Selbsthilfegruppe auch Rückfälle, als Teil des Krankheitsverlaufs, akzeptieren können (siehe Kap. 10)

9.5.3 Die Rückfallsbehandlung

Rückfälle beim Typ I werden mit Naltrexon durch einige Tage behandelt. Acamprosat sollte nicht pausiert werden. Einige Tage Benzodiazepine oder Sodium Oxybate helfen, den Rückfall zu beenden, und Vitamin B_1 parenteral durch drei Tage je 300 mg kann dazu verabreicht werden. Wichtig sind kurze, aber engmaschige Therapietermine. Aufnahmen über ein bis drei Tage sind oft hilfreich.

Wenn Typ-II-Patienten rückfällig werden, so sind meist Streit, Unruhe, Ängste und Stressfaktoren die Auslöser. Oft ist es auch das in der Psychotherapie gegenüber Anforderungen gerade erlernte „Nein-Sagen-Können", der neue Mut zu eigenen Entscheidungen. Diese neue „Entscheidungskraft" bzw. das „Nein"-Erlernen resultieren dann in einem „Nein" zur Abstinenz oder im vermeintlichen Glauben, ohnehin alles unter Kontrolle zu haben.

Die medikamentöse Therapie sollte daher nur beibehalten werden und die psychotherapeutische Arbeit sollte kontinuierlich weitergeführt werden. Keine Beruhigungsmedikamente geben.

Falls bei längerer Dauer des Rückfalls eine Medikationsänderung auch von den Patienten gewünscht wird, kann man das antiglutamaterge Caroverin (dreimal zwei Tabletten) über einige Tage geben, ebenso Ondansetron (5-HT-3-Blockade) gegen Craving zusätzlich zur angstlösenden Medikation bzw. von SSRI eventuell auf duale Antidepressiva umstellen. Sodium Oxybate über ein paar Tage ist nur bei hohen Trinkmengen erforderlich.

Typ-III-Patienten werden meist erst nach längerer Abstinenz rückfällig und sollten schon vor Therapiebeginn aufgeklärt werden, dass Rückfälle auch zu erwarten sind, wenn sich in der Lebensgestaltung (z. B. bei der Neigung, sich zu viel aufzuladen) noch zu wenig geändert hat oder wenn wieder depressive Phasen auftreten. Im Rückfall ist es wichtig, Schuldgefühle zu reduzieren und sachliche Informationen zur Rückfallsbekämpfung zu geben, z. B. die Ventilfunktion des Alkohols erklären.

Medikamentös gilt es, die Rückfallprophylaxe Naltrexon oder Nalmefen zu belassen und zusätzlich kurzfristig Sodium Oxybate zur leichteren Beendigung des Rückfalls zu geben. Danach können Antidepressiva erhöht oder es kann auf eine andere antidepressive Substanz umgestellt werden. Auch Topiramat bei frühem Beginn der Alkoholabhängigkeit, Ondansetron oder Baclofen können überlegt werden. Antihistaminika als Einschlafhilfe (inklusive antidepressiver Wirkung) können ebenfalls hilfreich sein (z. B. Diphen Hydramin = Dibondrin; Diphenylmethan = Atarax).

Typ-IV-Patienten werden häufiger rückfällig als Patienten aller anderen Typen. Auf einen Rückfall trotz Naltrexonmedikation sollte vor allem mit soziotherapeutischen Maßnahmen reagiert werden. Medikamentös ist an Ondansetron, Topiramat, Prägabalin (z. B. Lyrica), Nootropika und falls nötig atypische Neuroleptika (z. B. Quetiapin; Kampman et al. 2007) zu denken.

Sodium Oxybate als Substitution kann das Trinkverhalten oft stabilisieren (Dosierung: viermal 10 ml Alcover) Noch höhere Dosen sedieren, führen aber zu keinem besseren Verlauf.

Zusammenfassend kann gesagt werden, dass die Reaktion auf den Rückfall im Typ-I-Verlauf eher im Bereich der medizinischen Intervention, bei den Typen II

und III eher im psychotherapeutischen Bereich liegt. Typ-IV-Patienten benötigen medizinische und soziotherapeutische Kompetenzen. Die oben genannten pharmakologischen Empfehlungen stecken Bereiche ab, im Mittelpunkt des Rückfalls und des Umgangs damit steht aber immer der Mensch. Daher gilt es, die Patienten in ihrer momentanen Situation zu verstehen, zu entlasten, die Aufmerksamkeit weg von dem, was gerade nicht gelingt, auf das, was gut gelingt, zu lenken oder bei Unveränderbarem (wie z. B. bei Lähmung nach Schlaganfall – weniger psychische und kognitive Stresskompensation möglich – kein Sport möglich – daher oft Stimmung dysphorisch – Rückfall) helfen, dieses als Konsequenz anderer positiver Dinge (z. B. bei dem, was alles geschafft wurde im Leben, hat der Körper Tribut zahlen müssen) oder als Teil der derzeitigen Situation (z. B. wichtig ist es, sich darauf zu konzentrieren, was man heute für sich tun kann) strukturierter wahrzunehmen.

In Serbien wurde in den Suchtzentren diese Methode nach der Typologie eingeführt und es konnte gezeigt werden, dass mit diesem Ansatz die Ergebnisse besser sind als vorher und auch die Kosten sinken, weil jeder Patient früher und rascher in das richtige Setting kommt (Jakovljevic et al. 2014).

9.5.3.1 Medikamentöse Rückfallprophylaxe bei Tabakabhängigen

Die Tabakabhängigkeit ist ein sehr heterogenes Phänomen, welches zwar durch die Gemeinsamkeit der Nikotineinnahme definiert ist, aber die Entwicklung der Tabakabhängigkeit und auch die Gründe für das unstillbare Verlangen nach Tabak haben ganz unterschiedliche Ursachen (Hesselbrock und Hesselbrock 2006; Lesch et al. 2004).

Neben der Gefahr der Abhängigkeit gibt es bei Nikotin natürlich auch Effekte, die angestrebt werden und wegen deren weitergeraucht wird. So wird die Wirkung von Nikotin als konzentrationsfördernd, hungerstillend und die psychische Verfassung positiv beeinflussend beschrieben. Oft wird die Zigarette auch zur Angstlösung in Stresssituationen und zur Hebung der Stimmung eingesetzt. Eine große Rolle spielen aber auch Gewohnheiten und ritualisierte Handlungen, wie z. B. die Zigarette zum Kaffee oder nach dem Essen. Diese Gewohnheitshandlungen zu durchbrechen stellt neben der Behandlung der körperlichen Abhängigkeit die größte Herausforderung dar.

Zur medizinischen Betreuung nikotinabhängiger Patienten gehört also nicht mehr nur deren Aufklärung über die Auswirkungen des Rauchens, sondern vor allem Hilfestellung bei der Entwöhnung. Diese bedarf neben der genauen Diagnostik des Abhängigkeitsmusters auch einer gezielten, auf den jeweiligen Patienten abgestimmten Therapie, denn nicht bei jedem Raucher führt dieselbe Art von Therapie zum Ziel.

Medikamente, die heute für die Rückfallprophylaxe Tabakabhängiger zur Verfügung stehen

Nikotinersatzpräparate
Diese Produkte ersetzen die Nikotinwirkung am nikotinischen Acetylcholinrezeptor und wahrscheinlich auch die Wirkungen im MAO-System. Durchschnittliche Raucher, die 20 Zigaretten täglich rauchen, resorbieren 20 bis 40 mg Nikotin täglich und erreichen Plasmakonzentrationen von 23–35 ng/ml (Benowitz et al. 1988).

Die Nikotinersatzpräparate erreichen oft nicht Konzentrationen, wie diese durch Rauchen zu beobachten sind, und um unterschiedlich rasche Anflutungen von Nikotin zu erreichen, wurden verschiedene Darreichungsformen entwickelt. Das Nikotinpflaster, welches in verschiedenen Dosierungen vorliegt, ist für eine Basisdosierung geeignet, für Craving-Situationen, in denen starkes Nikotinverlangen getriggert wird, sind rasche Anflutungen mit wesentlich höheren Konzentrationen notwendig. Die Sublingualtablette, das Nikotinnasalspray wie auch der Nikotininhalator scheinen in diesem Bereich ein gutes Angebot zu sein. Die Compliance ist beim Nikotinpflaster meist sehr gut, bei den akuten Darreichungsformen jedoch oft nicht gegeben (Shiffman et al. 1996; Yingst et al. 2015; Schlam et al. 2018). Der Nikotinkaugummi bietet eine Basismedikation und kann auch in akuten Situationen eingesetzt werden. Man muss ihn jedoch langsam kauen, wobei dies Rauchern, die unter starkem Craving leiden, oft nicht gelingt. Sie lehnen ihn dann wegen Nebenwirkungen (Brennen im Mund) ab. Allen diesen Produkten ist gemeinsam, dass sie häufig unterdosiert werden und damit nur eine ungenügende Wirkung entfalten. Es ist heute anerkannt, dass Nikotinersatzpräparate vor allem bei Rauchabhängigen wirken, die mit einem Fagerström-Score von fünf oder mehr rauchen. Diese Präparate sind sowohl für die Entzugsbehandlung wie auch für das Verlangen in rauchfreien Episoden wie auch zur Reduktion der Zigarettenmenge geeignet (Henningfield et al. 2005; Le Foll et al. 2005; National Institute for Clinical Excellence 2004; Sweeney et al. 2001;

Tonnesen et al. 1999; Choi et al. 2017). Die wesentlichsten Nebenwirkungen aller Nikotinersatzpräparate sind Übelkeit, Kopfschmerzen und auch manchmal Schwankschwindel. Vom Schweregrad sind sie meist leicht und bilden sich häufig schon nach einigen Tagen, auch bei weiterer Einnahme der Nikotinersatzpräparate, zurück.

Vareniclin

In einer Studie, Vareniclin gegen Bupropion und Placebo wurde gezeigt, dass Vareniclin die Abstinenzraten gegenüber Bupropion und Placebo deutlich verbessert. Diese Wirkung war auch noch nach 52 Wochen nachweisbar. Cahill et al. publizierten 2007 eine Review zu Vareniclin und fassten die Daten für die tägliche Praxis folgendermaßen zusammen:

1. Vareniclin verbessert auch im Langzeitverlauf das Rauchverhalten dreimal besser als Placebo.
2. Bei Rauchern ist Vareniclin der Substanz Bupropion überlegen. Die Studien, die Vareniclin und andere therapeutische Methoden kombinieren, fehlen noch, aber es besteht auch noch ein großer Forschungsbedarf, um die Position von Vareniclin in der Raucherentwöhnung besser zu dokumentieren.

In verschiedenen Studien wurde die positive Wirkung auf das Rauchverhalten beschrieben. Eine langsame Aufdosierung über acht Tage wird empfohlen und letztlich sollte man zweimal 1 mg täglich nehmen. In dieser Dosierung hat Vareniclin auch Vorteile gegenüber Nikotinersatz und Buprpion. In einigen Studien wurden auch Vareniclin mit Buprion kombiniert, wobei die depressive Symptomatik und die Ent-

zugssymptomatik gleichzeitig behandelt wird (Vogeler et al. 2016; Jordan und Xi 2018; Rose und Behm 2017; Taylor et al. 2017; Ebbert et al. 2015). Die Nebenwirkungen scheinen insgesamt gering zu sein. Nausea ist noch die häufigste beschriebene Nebenwirkung.

Antidepressiva

In der Indikation der Nikotinabhängigkeit werden vor allem dopaminagonistisch und noradrenerg wirkende Antidepressiva diskutiert. Klinische Daten liegen von Bupropion, Nortryptilin und von Doxepin vor. Einige der neuen dualen Antidepressiva könnten jedoch auch eine positive Wirkung haben.

Bupropion

Bupropion verdoppelt die Abstinenzraten, wobei sowohl bei Frauen wie bei Männern ein positiver Effekt zu beobachten war. In den Studien wurden 300 mg Bupropion verwendet, wobei dies meist in zwei Tagesdosen zu je 150 mg erfolgte. Eine Studie konnte auch nachweisen, dass eine Kombination mit Nikotinersatzpräparaten den Verlauf verbessert. In weiteren Publikationen wurde berichtet, dass die depressive Symptomatik und das Rauchverhalten verbessert werden (Fiore et al. 2000; Jorenby et al. 1999; Lerman et al. 2004; Scharf und Shiffman 2004; Shiffman et al. 2000; Gómez-Coronado et al. 2018; Anthenelli et al. 2016; Secades-Villa et al. 2017)

Nortryptilin

Auch Nortriptylin verbessert die depressive Symptomatik, aber vor allem auch das Rauchverhalten, wobei dies sowohl für Rauchabhängige gilt, die eine Komorbidität mit einer Depression aufweisen, wie auch für solche ohne depressive Symptome (Ferry 1999; Hall et al. 1998; Henningfield et al. 1998; Hughes et al. 2004; Prochazka et al. 1998).

Doxepin

In bereits älteren Studien hat sich diese Medikation sowohl für das Nikotinentzugssyndrom wie auch für Craving nach Tabak bewährt (Edwards et al. 1988; Murphy et al. 1990).

Alle diese Antidepressiva haben die typischen Nebenwirkungen, wie Herzfrequenzerhöhungen, trockener Mund, Blutdruckveränderungen und bei Männern die Gefahr der Harnretention. Ein Engwinkelglaukom ist eine Kontraindikation für trizyklische Antidepressiva.

Clonidin

Clonidin ist ein alpha-2-noradrenerg wirkender Agonist und wird im Opiat- und Alkoholentzug eingesetzt. In einer Studie wurden Raucher eingeschlossen, die trotz Motivation nicht aufhören konnten zu rauchen. Unter Clonidin hörten doppelt so viele Raucher in einem Vier-Wochen-Setting auf als unter Placebo (Glassman et al. 1988). Diese positiven Resultate konnten auch nach sechs Monaten beobachtet werden. Da jedoch die Nebenwirkungen von Clonidin oft klinisch sehr bedeutsam sind, wird Clonidin nur als die zweite Wahl der Therapie bezeichnet.

Rimonabant

Rimonabant ist ein CB-1-Antagonist, und es liegen Daten vor, die eine Verringerung der Impulskontrolle für Nahrungszufuhr, aber auch für Alkohol belegen (Després et al. 2005; Pi-Sunyer et al. 2006; Soyka

et al. 2008). Da die Impulskontrolle auch bei Rauchern eine große Rolle spielt, wurde Rimonabant auch in Studien zur Reduktion des Rauchverhaltens geprüft. In diesen Studien wurden 20 mg Rimonabant täglich gegeben, und man beobachtete das Rauchverhalten und auch das Gewicht. Es wurden sowohl leichte Raucher als auch Raucher mit einem Fagerström-Score von fünf oder mehr in die Studie aufgenommen. Es fand sich gegenüber Placebo die doppelte Abstinenzrate und auch eine signifikante Gewichtsreduktion (Anthenelli 2004; Cohen et al. 2002; Klesges et al. 1989; Klesges et al. 1997). Auch bei Rimonabant fehlen Dosisfindungsstudien. Aus unserer Studie bei Rauchern würden sich vor allem rauchende Frauen anbieten, weil diese signifikant häufiger als Männer zur Gewichtskontrolle rauchen. Wie weit Kombinationen mit Antidepressiva zielführend sind, sollte unbedingt untersucht werden. Frauen rauchen auch deutlich häufiger wegen einer depressiven Grundstimmung (Lesch et al. 2004). Übelkeit wird wie bei vielen anderen Substanzen als häufigste Nebenwirkung von Rimonabant beschrieben (Soyka et al. 2008). 2008 wurde Rimonabant wegen Nebenwirkungen wie schweren Depressionen und suizidalem Verhalten aus dem Handel gezogen, aber in Verbindung mit Antidepressiva sollte man es weiter beforschen.

Topiramat

Dieses Antiepileptikum wurde bei Alkoholabhängigen in einem Drei-Monats-Setting geprüft, und es scheint die Impulskontrolle bei Alkoholkranken deutlich zu verbessern. Es wurde in einschleichender Dosierung von 25–300 mg pro Tag Topiramat gegeben und von den Patienten gut vertragen. Auch das Rauchverhalten, welches mittels Cotininspiegeln kontrolliert wurde, hat sich in dieser Studie signifikant verbessert. In einigen Studien wurden jetzt gute Ergebnisse nicht nur für Raucher, sondern auch für Alkoholabhängige und deren Reduktion des Rauchverhaltens gezeigt (Gomez-Coronado et al. 2018; Isgro et al. 2017; Oncken et al. 2014; Secades-Villa et al. 2017).

Zusammenfassung
Alle anderen theoretisch interessanten Substanzen haben heute noch zu wenig klinische Daten, um für die Raucherentwöhnung empfohlen zu werden, z. B. Nikotin Vaccine, duale Antidepressiva, Odansedron usw.

Zusammenfassend kann ausgeführt werden, dass das Ansprechen des Rauchverhaltens auf Anti-Craving-Substanzen wichtig ist, dass verhaltenstherapeutisch orientierte psychotherapeutische Verfahren oft hilfreich sind und dass Geduld und wiederholte Motivation in der Betreuung von Rauchern wichtige Grundpfeiler sind. Die empfohlenen Medikamente haben sehr unterschiedliche Wirkmechanismen, und alle klinischen Daten sprechen dafür, dass sie nur für eine Untergruppe von Rauchabhängigen wirksam sind,(z. B. Verbesserung der Abstinenzraten von 20 % auf 40 %, aber damit bleiben 60 % über, die von dieser Methode nicht profitieren. Die beschriebenen Untergruppen und ihr unterschiedliches Rauchverlangen (Craving) haben unterschiedliche biologische Mechanismen und deshalb sollten Studien durchgeführt werden, die diese Tatsachen berücksichtigen (Isgro et al. 2017).

Therapeutisches *Vorgehen nach Untergruppen Nikotinabhängiger*
Gemeinsam mit dem Institut für Sozialmedizin, mit in der Raucherberatung ausgebil-

deten Lungenfachärzten und der Medizinischen Universität Wien wurde deshalb in den letzten Jahren ein Diagnoseinstrument entwickelt, welches die Nikotinabhängigkeit in vier verschiedene Cluster trennt, wobei auch unterschiedliches Verlangen (Entspannung, Coping, Stress und Depression) in der Therapie berücksichtigt werden sollten. Diese vier Cluster mit unterschiedlichen Craving-Mechanismen beschreiben dann homogenere Gruppen, die auch auf gemeinsame biologische und psychologische Ursachen schließen lassen (Lesch et al. 2004).

Für die Definition der einzelnen Untergruppen steht ein Entscheidungsbaum zur Verfügung, der in einfachen Kategorien den Schweregrad der einzelnen Dimensionen festmacht, der dann diese einzelnen Kategorien gewichtet und so zu klaren Entscheidungen kommt. Unterschiedliche Schweregrade im Fagerström-Test sind für die Entzugsbehandlung am wesentlichsten aber für die Therapie in der Rückfallprophylaxe scheinen Brückensymptome, wie z. B. kindliche Verhaltensstörungen, deutlich wichtiger zu sein als der Fagerström-Test (Abb. 9.13).

Untergruppen *nach Kunze und Schoberberger* (Lesch 2007)
Kunze beschrieb außerdem drei Rauchertypen, nämlich den Spiegelraucher, den Spitzenraucher und Mischtypen, die folgendermaßen definiert sind:

1. Spiegelraucher: konsumieren über den Tag verteilt, in eher regelmäßigen Abständen
2. Spitzenraucher: konsumieren in bestimmten Situationen oder zu bestimmten Tageszeiten (Spitzenzeiten) besonders viel, dann über längere Perioden sehr wenig bis gar nichts

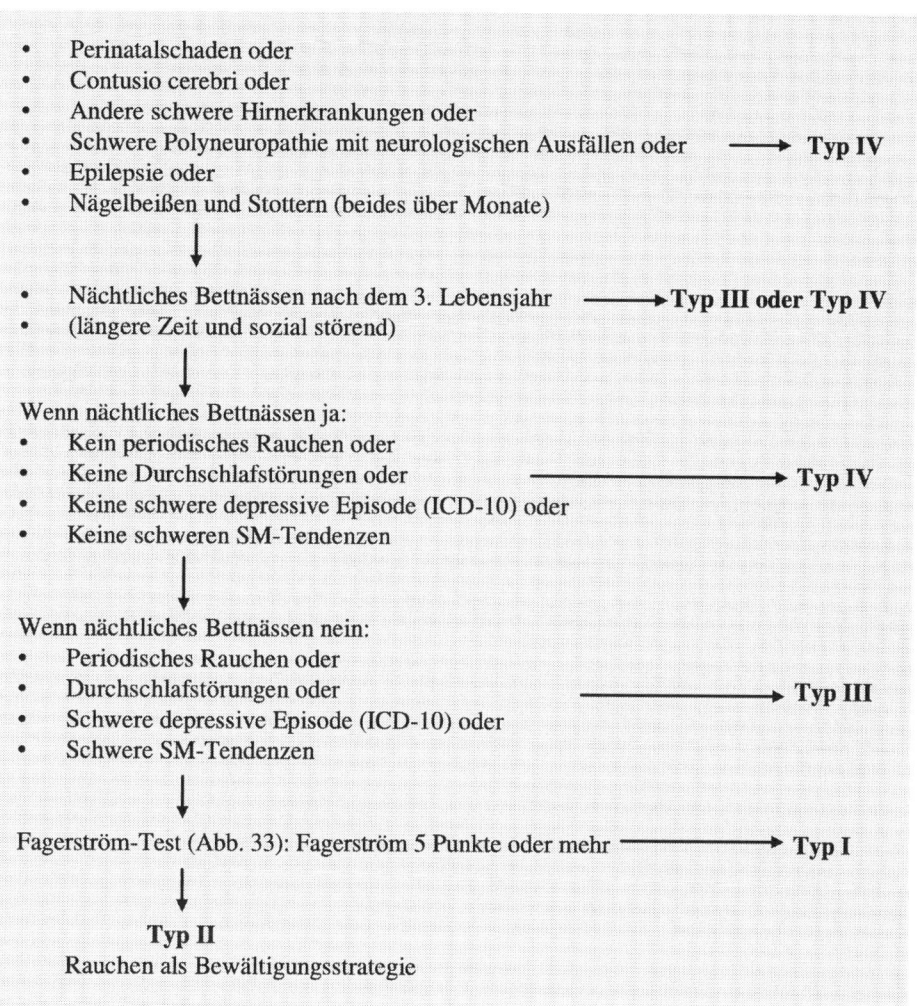

Abb. 9.13 Entscheidungsbaum zur Raucherklassifikation nach Gruppen

3. Mischtypen: rauchen in fast gleichbleibenden Intervallen regelmäßig, aber bei bestimmten Anlässen wesentlich intensiver

Craving in Untergruppen von Tabakabhängigen

Die Daten zu den Untergruppen müssen wissenschaftlich noch erhärtet werden und es liegen nur wenige Daten in Therapiestudien zu den Untergruppen vor. Trotzdem möchte ich ein therapeutisches Schema zu den Untergruppen vorschlagen, welches aber in Zukunft noch wissenschaftlich überprüft werden sollte. Wir wissen heute, dass neben den vier Clustern der Tabakabhängigkeit auch vier Dimensionen für das Verlangen nachgewiesen werden konnten (Lesch et al. 2004).

1. Rauchen, um die Entspannung und das Wohlbefinden zu steigern
2. Rauchen, um mit Situationen umgehen zu können (Rauchen als Coping-Mechanismus)
3. Rauchen, um mit Stress besser fertig zu werden
4. Rauchen, um die Stimmung zu heben

Diese unterschiedlichen Craving-Qualitäten haben unterschiedliche biologische Mechanismen und wir wissen heute, dass Männer häufiger zur Entspannung, aus Langeweile oder zur Steigerung des Wohlbefindens rauchen, während Frauen oft zur Gewichtskontrolle oder zur Stimmungsverbesserung zur Zigarette greifen.

Medikamentöse **Rückfallprophylaxe** von Tabakabhängigen nach Untergruppen
Untergruppe I
Diagnostik

Diese Untergruppe Tabakabhängiger zeigt einen Fagerström-Test von ≥5 Punkten, es findet sich aber keine psychiatrische Komorbidität, keine cerebrale Vorschädigung, keine kindlichen Verhaltensstörung n und auch sonst kein Symptom, welches eine Zuordnung zu den Untergruppen III oder IV erfordert.

Medikamentöse Rückfallprophylaxe

Nachgewiesen ist die Wirkung von Nikotinersatzpräparaten, wobei aber die Dauer der Therapie nach wie vor diskutiert wird – ein Jahr oder länger? Im Rückfall sollte unbedingt sofort wieder eine Nikotinersatztherapie, wie in der Entzugsbehandlung, begonnen werden (Nikotinpflaster, Nikotinkaugummi, Inhalator, Sublingualtablette). Vareniclin für die Entzugsbehand-

lung aber auch für die Rückfallprophylaxen ist in diesem Bereich eine wesentliche Bereicherung.

Inwieweit auch Dopaminagonisten oder MAO-A-Antagonisten in dieser Gruppe eine Rolle spielen, ist wissenschaftlich noch nicht geprüft. Aber theoretisch müssten diese Substanzgruppen einen positiven Einfluss auf das Rauchverhalten haben.

Längerfristige Veränderungen im Glutamat-Taurin-Quotienten werden vermutet und würden eine Rückfallprophylaxe mit NMDA-Antagonisten nahelegen. Acamprosat und Neramexan werden in dieser Indikation diskutiert.

Kombinationen dieser Medikamente könnten zielführend sein, sind aber heute noch nicht wissenschaftlich geprüft.

Untergruppe II
Diagnostik

Diese Untergruppe Tabakabhängiger raucht Fagerström-negativ (Fagerström-Test von ≤4 Punkte). Es zeigt sich keine psychiatrische Komorbidität, keine cerebrale Vorschädigung, keine Verhaltensstörung und auch sonst keine Symptome, die eine Zuordnung zur Untergruppe III und IV erfordern.

Medikamentöse Rückfallprophylaxe

In welchem Ausmaß auch Dopaminagonisten oder MAO-A-Antagonisten in dieser Gruppe eine Rolle spielen, ist wissenschaftlich noch zu wenig belegt, aber theoretisch müssten diese Substanzgruppen einen positiven Einfluss auf das Rauchverhalten haben (Kosten et al. 2002; Freeman et al. 2015).

Längerfristige Veränderungen im Glutamat-Taurin-Quotienten werden auch bei diesem Mechanismus vermutet und würden eine Rückfallprophylaxe mit NMDA-Antagonisten nahelegen. Acamprosat und Neramexan werden in dieser Indikation diskutiert.

Antidepressiva, z. B. Bupropion, Nortryptilin, Doxepin, Moclobemid, dürften in dieser Gruppe wirksam sein.

Kombinationen dieser Medikamente könnten zielführend sein, sind aber heute noch nicht wissenschaftlich belegt.

Untergruppe III
Diagnostik

Symptome der Untergruppe IV dürfen nicht vorhanden sein. Eine längerfristige Enuresis nocturna, die einen deutlichen Einfluss auf die Entwicklung des Jugendlichen zeigte, ist kein Ausschlussgrund, wenn eine Komorbidität mit einer psychiatrischen Erkrankung, meist mit einer Major-Depression, oder mit deutlichen suizidalen Einengungen jetzt oder in der Vorgeschichte vorliegen. Bei rezidivierenden psychiatrischen Erkrankungen ist häufig auch ein Zusammenhang zwischen Schweregrad der Symptomatik und Rauchverhalten zu sehen, z. B. starkes Rauchen in schweren depressiven Episoden. Diese Patienten können auch niedrige Fagerström-Werte haben. Es gibt aber auch eine Gruppe mit sehr hohen Fagerström-Werten.

Medikamentöse Rückfallprophylaxe
Psychopharmaka müssen in der rauchfreien Phase in der Dosierung angepasst werden (Antidepressiva, siehe auch Gruppe II). Bupropion als modernes Antidepressivum und als Medikament, welches das Rauchverlangen reduziert, ist in dieser Gruppe erste Wahl.

Bei der Fagerström-Gruppe ≥5 Punkte ist die Wirkung von Nikotinersatzpräpara-

ten nachgewiesen, wobei heute eine Kombination Bupropion und Vareniclin vorgeschlagen wird (Rose und Behm 2017). Über andere Substanzklassen (MAO-A-Inhibitoren, Dopaminagonisten, NMDA-Inhibitoren) liegen zurzeit noch keine Daten vor.

Da in dieser Gruppe häufig mehr Frauen sind und die Gewichtskontrolle in dieser Gruppe sehr wichtig ist, könnten CB-1-Antagonisten wie zum Beispiel Rimonabant eine wesentliche Rolle spielen, wobei diese mit Bupropion kombiniert werden müssten.

Untergruppe IV
Diagnostik

Frühkindliche cerebrale Schäden, körperliche Erkrankungen und/oder kindliche Verhaltensstörungen führen zu deutlichen Entwicklungsstörungen. Das Rauchen ist nur als komplizierender Faktor zu sehen. Die Kritikfähigkeit gegenüber dem eigenen Verhalten ist in mehreren Bereichen reduziert. Das Rauchverhalten ist oft nur eines dieser Phänomene, zeitweiliger Alkoholmissbrauch ist in dieser Gruppe zusätzlich oft zu beobachten. Primäre intellektuelle Beeinträchtigungen sowie leichte Verführbarkeit durch die Gruppe sind oft zu bemerken. Sekundär sind soziale Probleme vorhanden, reaktiv depressive Episoden treten auf. In mehr als 70 % der Fälle erreichen diese Patienten einen Fagerström-Wert von ≥5 Punkte.

Medikamentöse Rückfallprophylaxe
Nikotinersatzpräparate oder Vareniclin sind bei dieser Gruppe von Patienten oft über lange Zeit notwendig. Verbesserungen der Impulskontrolle können zum Teil mit atypischen Neuroleptika oder mit Topiramat, vielleicht auch mit anderen Antiepileptika

oder eventuell auch mit NMDA-Antagonis-ten angestrebt werden. Wissenschaftliche Daten fehlen zu dieser Gruppe jedoch.

Die Medikation von Tabakabhängigen in spezifischen Situationen
Nikotineinnahme bei anderen Abhängigkeiten und/oder psychiatrischen Erkrankungen

Diese Untergruppe Tabakabhängiger raucht im Sinne einer Zweitabhängigkeit bei schon bestehender anderer Abhängigkeit oder um Symptome von anderen psychiatrischen Erkrankungen zu bekämpfen.

Tabakabhängigkeit mit Alkoholabhängigkeit Therapeutisch sollte hier ebenso vorgegangen werden, wie dies nach der Typologie nach Lesch bei Alkoholabhängigen beschrieben wird. Alkoholabhängige vom Typ I, die zwar nicht mehr trinken, aber exorbitant hohe Tabakdosen konsumieren, sind in ihrer Lebenserwartung trotzdem deutlich reduziert, genauso, wie wenn sie weitertrinken würden. Auch die Prognose der Alkoholabhängigkeit ist besser, wenn gleichzeitig die Tabakabhängigkeit mitbehandelt wird. Eine Nikotinersatztherapie und eine Kontrolle der Reduktion des Rauchens durch entsprechende Nikotinnachweise im Harn oder aber auch durch die Messung der Kohlenmonoxidsättigung der Ausatmungsluft sind zielführend (Reis et al. 2018).

Tabakabhängigkeit bei Schizophrenie Wenn eine Tabakabhängigkeit bei einem Schizophrenen zu beobachten ist, muss man bedenken, dass hohe Dosen von Nikotin nicht nur die Neuroleptikaspiegel im Blut reduzieren, sondern dass Nikotin von schizophrenen Patienten oft hilfreich

erlebt wird, da es gegen die Sedierung wirkt und in manchen Fällen die extrapyramidalen Symptome lindert. Eine direkte dopaminerge Wirkung des Nikotins jedoch kann auch schizophrene Symptome deutlich verstärken. Wir konnten therapeutisch in Einzelfällen zeigen, dass die Reduktion der Nikotinzufuhr zu einer Verbesserung der psychopathologischen Symptome führt. Prinzipiell ist bei solchen Patienten aber auch an eine Dosisanpassung der Neuroleptika zu denken (Featherstone und Siegel 2015).

Tabakabhängigkeit bei affektiven Störungen Vor allem bei manischen Episoden gilt Ähnliches wie bei Schizophrenen. Wissenschaftliche Untersuchungen dazu liegen derzeit noch nicht vor. Als Erfahrungswert ist jedoch der Beginn von manischen und/oder depressiven Episoden häufig durch exzessives Rauchen, manchmal auch durch erhöhten Alkoholkonsum gekennzeichnet – beides als Ausdruck der beginnenden Antriebssteigerung und Unruhe. Manche Patienten haben als erstes Symptom einer auftretenden Krankheitsphase ein deutlich verstärktes Nikotinverlangen (Hall et al. 2015).

Tabakabhängigkeit und Schwangerschaft

Vor allem in den ersten drei Monaten der Schwangerschaft, aber auch später, ist Tabakabusus für den heranwachsenden Embryo eine schwere Belastung. Schädigungen der Placentadurchblutung und ein niedriges Geburtsgewicht des Kindes sind als Folge bekannt. Vor allem Dosisänderungen im Tabakkonsum bewirken beim heranwachsenden Embryo massive Gefährdungspotenziale. Gerade in der Schwangerschaft sollte deshalb therapeutisch ein strikt tabakreduzierender Weg gegangen werden, wobei durch das Heranziehen von Nikotinersatzpräparaten wenigstens die Rauchinhaltstoffe als Noxen wegfallen (Tiesler und Heinrich 2014; Hernández-Martínez et al. 2017; Alkam et al. 2017).

Literatur

Agabio R, Trogu E, Pani PP (2018) Antidepressants for the treatment of people with co-occurring depression and alcohol dependence. Cochrane Database Syst Rev 4:CD008581. https://doi.org/10.1002/14651858.CD008581

Ait-Daoud N, Lynch WJ, Penberthy JK, Breland AB, Marzani-Nissen GR, Johnson BA (2006) Treating smoking dependence in depressed alcoholics. Alcohol Res Health 29(3):213–220

Alaux-Cantin S, Buttolo R, Houchi H, Jeanblanc J, Naassila M (2015) Memantine reduces alcohol drinking but not relapse in alcohol-dependent rats. Addict Biol 20(5):890–901. https://doi.org/10.1111/adb.12177

Alkam T, Mamiya T, Kimura N, Yoshida A, Kihara D, Tsunoda Y, Aoyama Y, Hiramatsu M, Kim HC, Nabeshima T (2017) Prenatalnicotineexposure decreases the release of dopamine in the medial frontal cortex and induces atomoxetine-responsive neurobehavioral deficits in mice. Psychopharmacology 234(12):1853–1869. https://doi.org/10.1007/s00213-017-4591-z

Anthenelli R. (2004) Smoking cessation in smokers motivated to quit. Presented at American college of cardiology scientific sessions, 7–10 March 2004, New Orleans

Anthenelli RM, Smith TL, Craig CE, Tabakoff B, Schuckit MA (1995) Platelet monoamine oxidase activity levels in subgroups of alcoholics: diagnostic, temporal, and clinical correlates. Biol Psychiatry 38:361–368

Anthenelli RM, Benowitz NL, West R, St Aubin L, McRae T, Lawrence D, Ascher J, Russ C,

Krishen A, Evins AE (2016) Neuropsychiatric safety and efficacy of varenicline, bupropion, and nicotine patch in smokers with and without psychiatric disorders (EAGLES): a double-blind, randomised, placebo-controlled clinical trial. Lancet 387(10037):2507–2520

Anton RF, O'Malley SS, Ciraulo DA, Cisler RA, Couper D, Donovan DM, Gastfriend DR, Hosking JD, Johnson BA, LoCastro JS, Longabaugh R, Mason BJ, Mattson ME, Miller WR, Pettinati HM, Randall CL, Swift R, Weiss RD, Williams LD, Zweben A, COMBINE Study Research Group (2006) Combined pharmacotherapies and behavioral interventions for alcohol dependence: the COMBINE study: a randomized controlled trial. JAMA 295(17):2003–2017

Aubin HJ, Luquiens A, Berlin I (2014) Pharmacotherapy for smoking cessation: pharmacological principles and clinical practice. Br J Clin Pharmacol 77:324–336

Balla A, Dong B, Shilpa BM, Vemuri K, Makriyannis A, Pandey SC, Sershen H, Suckow RF, Vinod KY (2018) Cannabinoid-1 receptor neutral antagonist reduces binge-like alcohol consumption and alcohol-induced accumbal dopaminergic signaling. Neuropharmacology 131:200–208. https://doi.org/10.1016/j.neuropharm.2017.10.040

Bekiroglu K, Russell MA, Lagoa CM, Lanza ST, Piper ME (2017) Evaluating the effect of smoking cessation treatment on a complex dynamical system. Drug Alcohol Depend 1(180):215–222

Benkelfat C, Murphy D, Hill J, George DT, Nutt D, Linnoila M (1991) Ethanol like properties of the serotonergic partial agonist m-chlorophenylpiperazine in chronic alcoholic patients. Arch Gen Psychiatry 48:383

Benowitz NL, Porchet H, Sheiner L, Jacob P III (1988) Nicotine absorption and cardiovascular effects with smokeless tobacco use: comparison with cigarettes and nicotine gum. Clin Pharmacol Ther 44:23–28

Beresford TP, Arciniegas DB, Alfers J, Clapp L, Martin B, Du Y, Liu D, Shen D, Davatzikos C (2006a) Hippocampus volume loss due to chronic heavy drinking. Alcohol Clin Exp Res 30(11):1866–1870

Beresford TP, Arciniegas DB, Alfers J, Clapp L, Martin B, Beresford HF, Du Y, Liu D, Shen D, Davatzikos C, Laudenslager ML (2006b) Hypercortisolism in alcohol dependence and its relation to hippocampal volume loss. J Stud Alcohol 67(6):861–867

Berger IK, Miller SD (2006) Kurzzeittherapie bei Alkoholproblemen. Ein lösungsorientierter Ansatz (engl.: Working with the problem drinker) Carl Auer Verlag, Heidelberg

Besson J, Aeby F, Kasas A, Lehert P, Potgieter A (1998) Combined efficacy of acamprosate and disulfiram in the treatment of alcoholism: a controlled study. Alcohol Clin Exp Res 22(3):573–579

Blanc M, Daeppen JB (2005) Does disulfiram still have a role in alcoholism treatment? Rev Med Suisse 1(26):1728–1733

Bolt DM, Piper ME, Theobald WE, Baker TB (2012) Why two smoking cessation agents work better than one: role of craving suppression. J Consult Clin Psychol 80:54–65

Bonnet U, Taazimi B, Borda T, Grabbe HD (2014) Improvement of a woman's alcohol-related dementia via off-label memantine treatment: a 16-month clinical observation. Ann Pharmacother 48(10):1371–1375. https://doi.org/10.1177/1060028014542270

Bonte W (1987) Begleitstoffe alkoholischer Getränke. Max Schmidt-Römhild, Lübeck

Brady KT, Myrick H, Henderson S, Coffey SF (2002) The use of divalproex in alcohol relapse prevention: a pilot study. Drug Alcohol Depend 67(3):323–330

Brasser SM, Castro N, Feretic B (2015) Alcohol sensory processing and its relevance for ingestion. Physiol Behav 148:65–70

van den Brinck W, Sorensen P, Torup L, Mann K, Gual A, SENSE Study Group (2014) Long-term efficacy,tolerability and safety of nalmefene as-needed in patients with alcohol dependence: a 1 – year, randomized controlled study. J Psychopharmacol 28:733–744

van den Brink W, Addolorato G, Aubin HJ, Benyamina A, Caputo F, Dematteis M, Gual A, Lesch OM, Mann K, Maremmani I, Nutt D, Paille F, Perney P, Rehm J, Reynaud M, Simon N, Söderpalm B, Sommer WH, Walter H, Spanagel R (2018) Efficacy and safety of sodium oxybate in alcohol-dependent patients with a very high drinking risk level. Addict Biol 23(4):969–986

Brody AL, Mandelkern MA, London ED, Olmstead RE, Farahi J, Scheibal D, Jou J, Allen V, Tiongson E, Chefer SI, Koren AO, Mukhin AG (2006) Cigarette smoking saturates brain alpha 4 beta 2 nicotinic acetylcholine receptors. Arch Gen Psychiatry 63(8):907–915

Buchhalter AR, Fant RV, Henningfield JE (2008) Novel pharmacological approaches for treating tobacco dependence and withdrawal: current status. Drugs 68(8):1067–1088. Review

Buydens-Branchey L, Branchey MH, Noumair D, Lieber CS (1989) Age of alcolism onset. II: relationship to susceptibility to serotonin precursor availibility. Arch Gen Psychiatry 46:231–236

Cahill K, Ussher M (2007) Cannabinoid type 1 receptor antagonists (rimonabant) for smoking cessation. Cochrane Database Syst Rev (3):CD005353

Cahill K, Stead LF, Lancaster T (2007) Nicotine receptor partial agonists for smoking cessation (review). Cochrane Libr 1:1–25

Capurso NA (2017) Naltrexone for the treatment of comorbid tobacco and pornography addiction. Am J Addict 26(2):115–117. https://doi.org/10.1111/ajad.12501

Caputo F, Addolorato G, Lorenzini F, Domenicali M, Greco G, del RE A, Gasbarrini G, Stefanini GF, Bernardi M (2003) Gamma-hydroxybutyric acid versus naltrexone in maintaining alcohol abstinence: an open randomized comparative study. Drug Alcohol Depend 70(1):85–91

Caputo F, Addolorato G, Trevisani F, Bernardi M (2005) Gamma-hydroxybutyrate as a treatment for alcoholism. Lancet 366(9490): 981–982

Caputo F, Vignoli T, Maremmani I, Bernardi M, Zoli G (2009) Gamma hydroxibutyric acid (GHB) for the treatment of alcohol dependence: a review. Int J Environ Res Public Health 6(6):1917–1929

Caputo F, Del Re A, Brambilla R, Grignaschi A, Vignoli T, Vigna-Taglianti F, Addolorato G, Zoli G, Cibin M, Bernardi M (2014a) Sodium oxybate in maintaining alcohol abstinence in alcohol abstinence in alcoholic patients according to Lesch typology a pilot study. J Psychopharmacol 28(1):23–30

Caputo F, Skala K, Mirijello A, Ferrulli A, Walter H, Lesch O, Addolorato G (2014b) Sodium Oxybate in the treatment of alcohol withdrawal syndrome: a randomized double – blind comparative study versus oxacepam, The GATE 1 trial. CNS Drugs 28(8):743–752

Cardoso RA, Brozowski SJ, Chavez-Noriega LE, Harpold M, Valenzuela CF, Harris RA (1999) Effects of ethanol on recombinant human neuronal nicotinic acetylcholine receptors expressed in Xenopus oocytes. J Pharmacol Exp Ther 289(2):774–780

Caputo F, Vignoli T, Grignoschi A, Cibin M, Adolorato G, Bernardi M (2014) Pharmacological management of alcohol dependence: from mono-therapy to pharmacogenetics and beyond. Eur. Neuropsychopharmacol 2014 Feb, 24(2):181–91

Caspi A, Moffitt TE (2006) Gene-environment interactions in psychiatry: joining forces with neuroscience. Nat Rev Neurosci 7(7):583–590

Caspi A, Sugden K, Moffitt TE, Taylor A, Craig IW, Harrington H, McClay J, Mill J, Martin J, Braithwaite A, Poulton R (2003) Influence of life stress on depression: moderation by a polymorphism in the 5-HTT gene. Science 301(5631):386–389

Cheer JF, Wassum KM, Sombers LA, Heien ML, Ariansen JL, Aragona BJ, Phillips PE, Wightman RM (2007) Phasic dopamine release evoked by abused substances requires cannabinoid receptor activation. J Neurosci 27(4):791–795

Chick J (1995) Acamprosate as an aid in the treatment of alcoholism. Alcohol Alcohol 30(6):785–787

Chick J (2004) Disulfiram: cautions on liver function; how to supervise. Addiction 99(1):25

Chick J, Anton R, Checinski K, Croop R, Drummond DC, Farmer R, Labriola D, Marshall J, Moncrieff J, Morgan MY, Peters T, Ritson B (2000) A multicentre, randomized, double-blind, placebo-controlled trial of naltrexone in the treatment of alcohol dependence or abuse. Alcohol Alcohol 35(6):587–593

Choi K, Sabado M, El-Toukhy S, Vogtmann E, Freedman ND, Hatsukami D (2017) Tobacco product use patterns, and nicotine and tobacco-specific nitrosamine exposure: NHANES 1999–2012. Cancer Epidemiol Biomark Prev 26(10):1525–1530. https://doi.org/10.1158/1055-9965.EPI-17-0338

Cloninger CR, Sigvardsson S, Gilligan SB, von Knorring AL, Reich T, Bohman M (1988) Genetic heterogeneity and the classification of alcoholism. Adv Alcohol Subst Abuse 7(3–4):3–16

Coe JW, Brooks PR, Vetelino MG, Wirtz MC, Arnold EP, Huang J, Sands SB, Davis TI, Lebel LA, Fox CB, Shrikhande A, Heym JH, Schaeffer E, Rollema H, Lu Y, Mansbach RS, Chambers LK, Rovetti CC, Schulz DW, Tingley FD 3rd, O'Neill BT (2005) Varenicline: an alpha4beta2 nicotinic receptor partial agonist for smoking cessation. J Med Chem 48(10):3474–3477

Cohen C, Perrault G, Voltz C, Steinberg R, Soubrie P (2002) SR141716, a central cannabinoid (CB(1)) receptor antagonist, blocks the motivational and dopamine-releasing effects of nicotine in rats. Behav Pharmacol 13:451–463

Cohen C, Kodas E, Griebel G (2005) CB1 receptor antagonists for the treatment of nicotine addiction. Pharmacol Biochem Behav 81(2):387–395

Colombo G, Agabio R, Fa M, Guano L, Lobina C, Loche A, Reali R, Gessa GL (1998) Reduction of voluntary ethanol intake in ethanol-preferring sP rats by the cannabinoid antagonist SR-141716. Alcohol Alcohol 33(2):126–130

Colombo G, Serra S, Vacca G, Carai MA, Gessa GL (2005) Endocannabinoid system and alcohol addiction: pharmacological studies. Pharmacol Biochem Behav 81(2):369–380

Colombo G, Orrù A, Lai P, Cabras C, Maccioni P, Rubio M, Gessa GL, Carai MA (2007) The cannabinoid CB1 receptor antagonist, rimonabant, as a promising pharmacotherapy for alcohol dependence: preclinical evidence. Mol Neurobiol 36(1):102–112

Cooper ML, Frone M, Russell M, Mudar P (1995) Drinking to regulate positive and negative emotions: a motivational model of alcohol use. J Pers Soc Psychol 69:990–1005

Cornelius JR, Salloum IM, Mezzich J, Cornelius MD, Fabrega H, Ehler JG, Ulrich RF, Thase ME, Mann JJ (1995) Disproportionate suicidality in patients with comorbid major depression and alcoholism. Am J Psychiatr 152:358–364

Covey LS, Glassman AH, Jiang H, Fried J, Masmela J, Loduca C, Petkova E, Rodriguez K (2007) A randomized trial of bupropion and/or nicotine gum as maintenance treatment for preventing smoking relapse. Addiction 102(8):1292–1302

Coyle JT (2006) Substance use disorders and Schizophrenia: a question of shared glutamatergic mechanisms. Neurotox Res 10(3-4):221–233

Crews FT, Collins MA, Dlugos C, Littleton J, Wilkins L, Neafsey EJ, Pentney R, Snell LD, Tabakoff B, Zou J, Noronha A (2004) Alcohol-induced neurodegeneration: when, where and why? Alcohol Clin Exp Res 28(2):350–364

Danysz W, Parsons CG, Jirgensons A, Kauss V, Tillner J (2002) Amino-alkyl-cyclohexanes as a novel class of uncompetitive NMDA receptor antagonists. Curr Pharm Des 8(10):835–843

De Sousa A, De Sousa A (2004) A one-year pragmatic trial of naltrexone vs disulfiram in the treatment of alcohol dependence. Alcohol Alcohol 39(6):528–531

De Witte P, Littleton J, Parot P, Koob G (2005) Neuroprotective and abstinence-promoting effects of acamprosate: elucidating the mechanism of action. CNS Drugs 19(6): 517–537

Deehan GA Jr, Knight CP, Waeiss RA, Engleman EA, Toalston JE, McBride WJ, Hauser SR, Rodd ZA (2016) Peripheral administration of ethanol results in a correlated increase in dopamine and serotonin within the posterior ventral tegmental area. Alcohol Alcohol 51(5):535–540

Demir B, Ucar G, Ulug B, Ulusoy S, Sevinc I, Batur S (2002) Platelet monoamine oxidase acitivity in alcoholism subtypes: relationships to personality and executive functions. Alcohol Alcohol 37:597–602

Després JP, Golay A, Sjöström L (2005) Effects of Rimonabant on metabolic risk factors in overweight patients with dyslipidemia. N Engl J Med 353:2121–2134

Deutsche Hauptstelle für Suchtfragen (DHS) (2013a) Alkoholabhängigkeit, Suchtmedizinische Reihe, 4. Aufl. Hamm Deutschland

Deutsche Hauptstelle für Suchtfragen (DHS) (2013b) Tabakabhängigkeit, Suchtmedizinische Reihe, 4. Aufl. Hamm Deutschland

Donoghue K, Elzerbi C, Saunders R, Whittington C, Pilling S, Drummond C (2015) The efficacy of accamprosate and naltrexone in the treatment of alcohol dependence, Europe versus the rest of the world: a meta-analysis. Addiction 110:920–930

Ebbert JO, Hughes JR, West RJ, Rennard SI, Russ C, McRae TD, Treadow J, Yu CR, Dutro MP, Park PW (2015) Effect of varenicline on smoking cessation through smoking reduction: a randomized clinical trial. JAMA 313(7):687–694

Edwards NB, Simmons RC, Rosenthal TL, Hoon PW, Downs JM (1988) Doxepin in the treatment of nicotine withdrawal. Psychomatics 29:203–206

Evans SM, Levin FR, Brooks DJ, Garawi F (2007) A pilot double-blind treatment trial of memantine for alcohol dependence. Alcohol Clin Exp Res 31(5):775–782

Featherstone RE, Siegel SJ (2015) The role of nicotine in schizophrenia. Int Rev Neurobiol 124:23–78. https://doi.org/10.1016/bs.irn.2015.07.002

Ferry LH (1999) Non-nicotine pharmacotherapy for smoking cessation. Prim Care 26:653–669

Fiore M, Bailey WC, Cohen SJ, Dorfman SF, Goldstein MG, Gritz ER, Heyman RB, Jaen CR, Kottke TE, Lando HA, Mecklenberg RE, Mullen PD, Nett LM, Robinson L, Stizer ML, Tommasello AC, Villejo L, Wewers ME (2000) Treating tobacco use and dependence. Clinical practice guideline. US Department of Health and Human Services, Public Health Service, Rockville

Foulds JA, Sellman JD, Mulder RT (2016) Antidepressant therapy for depressed patients with an alcohol use disorder. Aust N Z J Psychiatry 50(3):199–200. https://doi.org/10.1177/0004867415609427

Freeman TP, Das RK, Kamboj SK, Curran HV (2015) Dopamine, urges to smoke, and the relative salience of drug versus non-drug reward. Soc Cogn Affect Neurosci 10(1):85–92. https://doi.org/10.1093/scan/nsu026

Freynhagen R, Backonja M, Schug S, Lyndon G, Parsons B, Watt S, Behar R (2016) Pregabalin for the treatment of drug and alcohol withdrawal symptoms: a comprehensive review. CNS Drugs 30(12):1191–1200. Review

Garbutt JC, West SL, Carey TS, Lohr KN, Crews FT (1999) Pharmacological treatment of alcohol dependence: a review of the evidence. J Am Med Assoc 281:1318–1325

Garbutt JC, Kranzler HR, O'Malley SS, Gastfriend DR, Pettinati HM, Silverman BL, Loewy JW, Ehrich EW, Vivitrex Study Group (2005) Efficacy and tolerability of long-acting injectable naltrexone for alcohol dependence: a randomized controlled trial. JAMA 293(13):1617–1625

Gessa GL, Serra S, Vacca G, Carai MA, Colombo G (2005) Suppressing effect of the cannabinoid CB1 receptor antagonist, SR147778, on alcohol intake and motivational properties of alcohol in alcohol-preferring sP rats. Alcohol Alcohol 40(1):46–53

Glassman AH, Stetner F, Walsh BT, Raizman PS, Fleiss JL, Cooper TB, Covey LS (1988) Heavy smokers, smoking cessation, and clonidine: results of a double-blind, randomized trial. JAMA 259:2863–2866

Goh ET, Morgan MY (2017) Review article: pharmacotherapy for alcohol dependence – the why, the what and the wherefore. Aliment Pharmacol Ther 45(7):865–882. https://doi.org/10.1111/apt.13965

Gómez-Coronado N, Walker AJ, Berk M, Dodd S (2018) Current and emerging pharmacotherapies for cessation of tobacco smoking. Pharmacotherapy 38(2):235–258. https://doi.org/10.1002/phar.2073

Gonzales DH, Rennard SI, Billing CB, Reeves KR (2006) A pooled analysis of varenicline, an alpha4beta2 nicotinic receptor partial agonist versus bupropion for smoking cessation. Presented at society for research on nicotine and toobacco

Guglielmo R, Martinotti G, Quatrale M, Ioime L, Kadilli I, Di Nicola M, Janiri L (2015) Topiramate in alcohol use disorders: review and update. CNS Drugs 29(5):383–395. https://doi.org/10.1007/s40263-015-0244-0

Hall SM, Reus VI, Munoz RF, Sees KL, Humfleet G, Hartz DT, Frederick S, Triffleman E (1998) Nortriptyline and cognitive-behavioral therapy in the treatment of cigarette smoking. Arch Gen Psychiatry 55:683–689

Hall FS, Der-Avakian A, Gould TJ, Markou A, Shoaib M, Young JW (2015) Negative affective states and cognitive impairments in nicotine dependence. Neurosci Biobehav Rev 58:168–185. https://doi.org/10.1016/j.neubiorev.2015.06.004

Harro J, Oreland L (2016) The role of MAO in personality and drug use. Prog Neuro-Psychopharmacol Biol Psychiatry 69:101–111

Hashimoto JG, Wiren KM (2008) Neurotoxic consequences of chronic alcohol withdrawal: expression profiling reveals importance of gender over withdrawal severity. Neuropsychopharmacology 33(5):1084–1096

Heilig M, Koob GF (2007) A key role for corticotropin-releasing factor in alcohol dependence. Trends Neurosci 30(8):399–406

Heinz A, Mann K, Weinberger DR, Goldman D (2001) Serotonergic dysfunction, negative mood states, and response to alcohol. Alcohol Clin Exp Res 25:487–495

Henningfield JE, Fant RV, Gopalan L (1998) Non-nicotine medications for smoking cessation. J Respir Dis 19:33–42

Henningfield JE, Fant RV, Buchhalter AR, Stitzer ML (2005) Pharmacotherapy for nicotine dependence. CA Cancer J Clin 55:281–299

Hernandez-Avila CA, Song C, Kuo L, Tennen H, Armeli S, Kranzler HR (2006) Targeted versus daily naltrexone: secondary analysis of effects on average daily drinking. Alcohol Clin Exp Res 30(5):860–865

Hernández-Martínez C, Voltas Moreso N, Ribot Serra B, Arija Val V, Escribano Macías J,

Canals Sans J (2017) Effects of prenatal nicotine exposure on infant language development: a cohort follow up study. Matern Child Health J 21(4):734–744. https://doi.org/10.1007/s10995-016-2158-y

Hesselbrock VM, Hesselbrock MN (2006) Are there empirically supported and clinically useful subtypes of alcohol dependence? Addiction 101(1):97–103

Hill EM, Stoltenberg SF, Bullard KH, Li S, Zucker RA, Burmeister M (2002) Antisocial alcoholism and serotonin-related polymorphisms: association tests. Psychiatr Genet 12(3):143–153

Holm KJ, Spencer CM (2000) Bupropion: a review of its use in the management of smoking cessation. Drugs 59:1007–1024

Hölter SM, Danysz W, Spanagel R (1996) Evidence for alcohol anti-craving properties of memantine. Eur J Pharmacol 314(3):R1–R2

Hughes JR, Stead LF, Lancaster T (2004) Antidepressants for smoking cessation. Cochrane Database Syst Rev 18(4): CD000031

Hughes JR, Stead LF, Hartmann-Boyce J, Lancaster T (2014) Antidepressants for smoking cessation. Cochrane Database Syst Rev 8; 2014(1):CD000031

Hurt RT, Ebbert JO, Croghan IT, Schroeder DR, Hurt RD, Hays JT (2018) Varenicline for tobacco-dependence treatment in alcohol-dependent smokers: a randomized controlled trial. Drug Alcohol Depend 184:12–17. https://doi.org/10.1016/j.drugalcdep.2017.11.017

Hwang BH, Wang GM, Wong DT, Lumeng L, Li TK (2000) Norepinephrine uptake sites in the locus coeruleus of rat lines selectively bred for high and low alcohol preference: a quantitative autoradiographic binding study using [3H]-tomoxetine. Alcohol Clin Exp Res 24(5):588–594

Ipser JC, Wilson D, Akindipe TO, Sager C, Stein DJ (2015) Pharmacotherapy for anxiety and comorbid alcohol use disorders. Cochrane Database Syst Rev 20(1):CD007505

Isgro M, Doran N, Heffner JL, Wong E, Dinh E, Tibbs J, Russell K, Bittner T, Wehrle C, Worley MJ, Anthenelli RM (2017) Type A/Type B alcoholism predicts differential response to topiramate in a smoking cessation trial in dually diagnosed men. J Stud Alcohol Drugs 78(2):232–240

Jackson KJ, Muldoon PP, De Biasi M, Damaj MI (2015) New mechanisms and perspectives in nicotine withdrawal. Neuropharmacology 96:223–234

Jakovljevic M, Jovanovic M, Rancic N, Vyssoki B, Djordjevic N (2014) LAT software induced savings on medical costs of alcohol addicts'care: results from a matched pairs case control study. PLoS One 7:9

Javors M, Tiouririne M, Prihoda T (2000) Platelet serotonin uptake is higher in early onset than in late-onset alcoholics. Alcohol Alcohol 35:390–393

Jeanblanc J, Coune F, Botia B, Naassila M (2014) Brain-derived neurotrophic factor mediates the suppression of alcohol self-administration by memantine. Addict Biol 19(5):758–769. https://doi.org/10.1111/adb.12039

Joca SR, Ferreira FR, Guimaraes FS (2007) Modulation of stress consequences by hippocampal monoaminergic, glutamatergic and nitrergic neurotransmitter systems. Stress 10(3):227–249

Johnson BA (2000) Serotonergic agents and alcoholism treatment: rebirth of the subtype concept – a hypothesis. Alcohol Clin Exp Res 24:1597–1601

Johnson BA (2004a) Role of the serotonergic system in the neurobiology of alcoholism: implications for treatment. CNS Drugs 18(15):1105–1118

Johnson BA (2004b) Progress in the development of topiramate for treating alcohol dependence: from a hypothesis to a proof-of-concept study. Alcohol Clin Exp Res 28(8):1137–1144

Johnson BA, Ait-Daoud N (2000) Neuropharmacological treatments for alcoholism: scientific basis and clinical findings. Psychopharmacology 149:327–344

Johnson BA, Roache JD, Javors MA, DiClemente CC, Cloninger CR, Prihoda TJ, Bordnick PS, Ait-Daoud N, Hensler J (2000a)

Ondansetron for reduction of drinking among biologically predisposed alcoholic patients: a randomized controlled trial. J Am Med Assoc 284:963–971

Johnson BA, Ait-Daoud N, Prihoda TJ (2000b) Combining ondansetron and naltrexone effectively treats biologically predisposed alcoholics: from hypotheses to preliminary clinical evidence. Alcohol Clin Exp Res 24(5):737–742

Johnson BA, Ait-Daoud N, Bowden CL, DiClemente CC, Roache JD, Lawson K, Javors MA, Ma JZ (2003a) Oral topiramate for treatment of alcohol dependence: a randomised controlled trial. Lancet 361(9370):1677–1685

Johnson BA, Ruiz P, Galanter M (2003b) Handbook of clinical alcoholism treatment. Lippincott Williams & Wilkins, Baltimore

Johnson BA, Ait-Daoud N, Akhtar FZ, Ma JZ (2004) Oral topiramate reduces the consequences of drinking and improves the quality of life of alcohol-dependent individuals: a randomized controlled trial. Arch Gen Psychiatry 61(9):905–912

Johnson BA, Rosenthal N, Capece JA, Wiegand F, Mao L, Beyers K, McKay A, Ait-Daoud N, Addolorato G, Anton RF, Ciraulo DA, Kranzler HR, Mann K, O'Malley SS, Swift RM (2008) Topiramate for alcoholism advisory board; topiramate for alcoholism study group. Improvement of physical health and quality of life of alcohol-dependent individuals with topiramate treatment: US multisite randomized controlled trial. Arch Intern Med 168(11):1188–1199

Jordan CJ, Xi ZX (2018) Discovery and development of varenicline for smoking cessation. Expert Opin Drug Discovery 13(7):671–683

Jorenby DE, Leischow SJ, Nides MA, Rennard SI, Johnston JA, Hughes AR, Smith SS, Muramoto ML, Daughton DM, Doan K, Fiore MC, Baker TB (1999) A controlled trial of sustained-release bupropion, a nicotine patch, or both for smoking cessation. N Engl J Med 340:685–691

Kalivas P, Volkow N (2005) The neural basis of addiction: a pathology of motivation and choice. Am J Psychiatry 162:8

Kampman KM, Pettinati HM, Lynch KG, Whittingham T, Macfadden W, Dackis C, Tirado C, Oslin DW, Sparkman T, O'Brien CP (2007) A double blind, placebo controlled pilot trial of Quetiapine fort he treatment of Type A and Type B alcoholism. J Clin Psychopharmacol 27(4):344–351

Kiefer F, Helwig H, Tarnaske T, Otte C, Jahn H, Wiedemann K (2005a) Pharmacological relapse prevention of alcoholism: clinical predictors of outcome. Eur Addict Res 11:83–91

Kiefer F, Jahn H, Wiedemann K (2005b) A neuroendocrinological hypothesis on gender effects of naltrexone in relapse prevention treatment. Pharmacopsychiatry 38(4):184–186

Klemperer EM, Hughes JR, Naud S (2018) Study characteristics influence the efficacy of substance abuse treatments: a meta – analysis of medications for alcohol use disorder. Drug Alcohol Depend 190:229–234

Klesges RC, Meyers AW, Klesges LM, La Vasque ME (1989) Smoking, body weight, and their effects on smoking behaviour: a comprehensive review of the literature. Psychol Bull 106:204–230

Klesges RC, Winders SE, Meyers AW, Eck LH, Ward KD, Hultquist CM, Ray JW, Shadish WR (1997) How much weight gain occurs following smoking cessation? A comparison of weight gain using both continuous and point prevalence abstinence. J Consult Clin Psychol 65:286–291

Koob GF (2014) Neurocircuitry of alcohol addiction: synthesis from animal models. Handb Clin Neurol 125:33–54

Kosten TR, George TP, Kosten TA (2002) The potential of dopamine agonists in drug addiction. Expert Opin Investig Drugs 11(4):491–499. Review

Kotlyar M, Lindgren BR, Vuchetich JP, Le C, Mills AM, Amiot E, Hatsukami DK (2017) Timing of nicotine lozenge administration to minimize trigger induced craving and withdrawal symtoms. Addict Behav 71:18–24

Kranzler HR, Burleson JA, DelBoca FK, Babor TF, Korner P, Brown J, Bohn MJ (1994) Buspirone treatment of anxious alcoholics. A placebo controlled trial. Archives of General Psychiatry 51:720–731

Kranzler HR, Burleson JA, Brown J, Babor TF (1996) Fluoxetine treatment seems to reduce the beneficial effects of cognitive behavioral therapy in type B alcoholics. Alcohol Clin Exp Res 20:1534–1541

Kranzler HR, Lappalainen J, Nellissery M, Gelernter J (2002) Association study of alcoholism subtypes with a functional promoter polymorphism in the serotonin transporter protein gene. Alcohol Clin Exp Res 26(9):1330–1335

Krishnan-Sarin S, O'Malley SS, Franco N, Cavallo DA, Morean M, Shi J, Pittman B, Krystal JH (2015) N-methyl-D-aspartate receptor antagonism has differential effects on alcohol craving and drinking in heavy drinkers. Alcohol Clin Exp Res 39(2):300–307

Krupitsky EM, Rudenko AA, Burakov AM, Slavina TY, Grinenko AA, Pittman B, Gueorguieva R, Petrakis IL, Zvartau EE, Krystal JH (2007) Antiglutamatergic strategies for ethanol detoxification: comparison with placebo and diazepam. Alcohol Clin Exp Res 31(4):604–611

Krystal JH, Webb E, Cooney NL, Kranzler HR, Charney DS (1994) Specifity of ethanollike effects elicited by serotonergic and noradrenergic mechanisms. Arch Gen Psychiatry 51:898–911

Laaksonen E, Koski-Jännes A, Salaspuro M, Ahtinen H, Alho H (2008) A randomized, multicentre, open-label, comparative trial of disulfiram, naltrexone and acamprosate in the treatment of alcohol dependence. Alcohol Alcohol 43(1):53–61

Le Foll B, Melihan-Cheinin P, Rostoker G, Lagrue G, Working Group of AFSSAPS (2005) Smoking cessation guidelines: evidence-based recommendations of the French health products safety agency. Eur Psychiatry 20(5–6):431–441

Léger M, Brunet M, Le Roux G, Lerolle N, Boels D (2017) Baclofen self-poisoning in the era of changing indication: multicentric reports to a French poison control centre. Alcohol Alcohol 52(6):665–670. https://doi.org/10.1093/alcalc/agx072

LeMarquand D, Pihl RO, Benkelfat C (1994) Serotonin and alcohol intake, abuse, and dependence: clinical evidence. Biol Psychiatry 36(5):326–337

Leone MA, Vigna-Taglianti F, Avanzi G, Brambilla R, Faggiano F (2010) Gamma-hydroxyburate (GHB) for treatment of alcohol withdrawal and prevention of relapses. Cochrane Database Syst Rev (2):CD006266. Review

Lerman C, Niaura R, Collins BN, Wileyto P, Audrain-McGovern J, Pinto A, Hawk L, Epstein LH (2004) Effect of bupropion on depression symptoms in a smoking cessation clinical trial. Psychol Addict Behav 18:362–366

Lesch OM (1985) Chronischer Alkoholismus – Typen und ihr Verlauf – eine Langzeitstudie. Thieme Copythek, Georg Thieme Verlag, Stuttgart/New York

Lesch OM (2007) Raucherentwöhnung – Tipps zur Prävention und Therapie in der Praxis. Uni-Med Verlag, Wien

Lesch OM, Walter H (1996) Subtypes of alcoholism and their role in therapy. Alcohol Alcohol Suppl 1:63–67

Lesch OM, Lesch E, Dietzel M, Musalek M, Walter H, Zeiler K (1986a) Chronischer Alkoholismus – Alkoholfolgekrankheiten – Faktoren, die die Lebenserwartung beeinflussen. In: Sammelband der Van Swieten Tagung. Verlag der österreichischen Ärztekammer, Wien, S 92–98

Lesch OM, Musalek M, Wessely P, Zeiler K (1986b) Neurologische und psychiatrische Akutmaßnahmen, Abschnitt Psychiatrie. Facultas Universitätsverlag, Wien, S 160–163

Lesch OM, Riegler A, Gutierrez K, Hertling I, Ramskogler K, Semler B, Zoghlami A, Benda N, Walter H (2001) The European Acamprosate trials: conclusions for research and therapy. J Biomed Sci 8(1):89–95

Lesch OM, Dvorak A, Hertling I, Klingler A, Kunze M, Ramskogler K, Saletu-Zylharz G, Schoberberger R, Walter H (2004) The Austrian multicentre study on smoking: subgroups of nicotine dependence and their craving. Neuropsychobiology 50:78–88

Linnoila M, Virkkunen M, Scheinin M, Nuutila A, Rimon R, Goodwin FK (1983) Low cerebrospinal fluid 5-hydroxyindolacetic concentration differentiates impulsive from nonimpulsive violent behavoir. Life Sci 33:2609–2614

Litten RZ, Allen JP (1998) Advances in the development of medications for alcoholism treatment. Psychopharmacology 139:20–33

Longo LP, Campbell T, Hubatch S (2002) Divalproex sodium (Depakote) for alcohol withdrawal and relapse prevention. J Addict Dis 21(2):55–64

Lopez-Moreno JA, Gonzalez-Cuevas G, Navarro M (2007) The CB1 cannabinoid receptor antagonist rimonabant chronically prevents the nicotine-induced relapse to alcohol. Neurobiol Dis 25(2):274–283

Lotfullina N, Khazipov R (2018) Ethanol and the developing brain: inhibition of neuronal activity and neuroapoptosis. Neuroscientist 24(2):130–141

Lovinger DM (1997) Serotonin's role in alcohol's effect on the brain. Alcohol Health Res World 21(2):114–120

Malcolm R, Anton RF, Randall CL, Johnston A, Brady K, Thevos A (1992) A placebo-controlled trial of buspirone in anxious inpatient alcoholics. Alcohol Clin Exp Res 16:1007–1013

Malec E, Malec T, Gagne MA, Dongier M (1996a) Buspirone in the treatment of alcohol dependence: a placebo.controlled trial. Alcohol Clin Exp Res 20:307–312

Malec TS, Malec EA, Dongier M (1996b) Efficacy of buspirone in alcohol dependence: a review. Alcohol Clin Exp Res 20:853–858

Mann K, Lehert P, Morgan MY (2004) The efficacy of acamprosate in the maintenance of abstinence in alcohol-dependent individuals: results of a meta-analysis. Alcohol Clin Exp Res 28(1):51–63

Mann K, Bladström A, Torup L, Gual A, van den Brinck W (2013) Extending the treatment options in alcohol dependence:a randomized controlled study o fas needed nalmefene. Biol Psychiatry 73:706–713

Marcinkiewcz CA, Lowery-Gionta EG, Kash TL (2016) Serotonin's complex role in alcoholism: implications for treatment and future research. Alcohol Clin Exp Res 40(6):1192–1201

Markou A, Kosten TR, Koob GF (1998) Neurobiological similarities in depression and drug dependence: a self-medication hypothesis. Neuropsychopharmacology 18:135–174

Mason BJ (2015) Acamprosate, alcoholism, and abstinence. J Clin Psychiatry 76(2):e224–e225

Mason BJ, Kocsis JH, Ritvo EC, Cutler RB (1996) A double-blind, placebo-controlled trial of desipramine for primary alcohol dependence stratified on the presence or absence of major depression. JAMA 13(275/10):761–767

Mason BJ, Quello S, Shadan F (2018) Gabapentin for the treatment of alcohol use disorder. Expert Opin Investig Drugs 27(1):113–124

Mc Grath PJ, Nunes EV, Stewart JW, Goldman D, Agosti V, Ocepek-Welikson K, Quitkin FM (1996) Imipramine treatment of alcoholics with primary depression: a placebo-controlled clinical trial. Arch Gen Psychiatry 53(3):232–240

McLaughlin I, Dani JA, De Biasi M (2015) Nicotine Withdrawal. Curr Top Behav Neurosci 24:99–123

Minozzi S, Saulle R, Rösner S (2018) Baclofen for alcohol use disorder. Cochrane Database Syst Rev 26:11

Miller WR, Rollnick S (2002) Motivational interviewing: Preparing people for change (2nd edition) Guilfort Press, New York

Mueller TI, Stout RL, Rudden S, Brown RA, Gordon A, Solomon DA, Recupero PR (1997) A double-blind, placebo-controlled pilot study of carbamazepine for the treatment of alcohol dependence. Alcohol Clin Exp Res 21(1):86–92

Murphy JK, Edwards NB, Downs AD, Ackerman BJ, Rosenthal TL (1990) Effects of doxepin on withdrawal symptoms in smoking cessation. Am J Psychiatry 147:1353–1357

Musshoff F, Lachenmeier DW, Schmidt P, Dettmeyer R, Madea B (2005) Systematic regional study of dopamine, norsalsolinol, and (R/S)-salsolinol levels in human brain areas of alcoholics. Alcohol Clin Exp Res 29(1):46–52

Mutschler J, Grosshans M, Soyka M, Rösner S (2016) Current findings and mechanisms of action of disulfiram in the treatment of alcohol dependence. Pharmacopsychiatry 49(4):137–141. https://doi.org/10.1055/s-00 42-103592

Nagy J (2004) Renaissance of NMDA receptor antagonists: do they have a role in the pharmacotherapy for alcoholism? Drugs 7(4):339–350

Nakamura-Palacios EM, de Almeida Benevides MC, da Penha Zago-Gomes M, de Oliveira RW, de Vasconcellos VF, de Castro LN, da Silva MC, Ramos PA, Fregni F (2012) Auditory event-related potentials (P3) and cognitive changes induced by frontal direct current stimulation in alcoholics according to Lesch alcoholism typology. Int J Neuropsychopharmacol 15(5):601–616

Naranjo CA, Knoke DM (2001) The role of selective serotonin reuptake inhibitors in reducing alcohol consumption. J Clin Psychiatry 62(20):18–25

National Institute for Clinical Excellence (2004) Guidance on the use of nicotine replacement therapy (NRT) and bupropion for smoking cessation. National Institute for Clinical Excellence, London, Reference No. N0082

Nava F, Premi S, Manzato E, Lucchini A (2006) Comparing treatments of alcoholism on craving and biochemical measures of alcohol consumptions. J Psychoactive Drugs 38(3):211–217

Nguyen SA, Malcolm R, Middaugh LD (2007) Topiramate reduces ethanol consumption by C57BL/6 mice. Synapse 61(3):150–156

Nimmerrichter A, Walter H, Guttierez- Lobos K, Lesch OM (2002) Double – blind controlled trial of GHB and clomethiazole in the treatment of alcohol withdrawal. Alcohol Alcohol 37(1):67–73

Nutt DJ, Lingford-Hughes A, Erritzoe D, Stokes PR (2015) The dopamine theory of addiction: 40 years of highs and lows. Nat Rev Neurosci 16(5):305–312

O'Brien CP (2005) Efficacy and tolerability of long-acting injectable naltrexone for alcohol dependence. Curr Psychiatry Rep 7(5):327–328

O'Malley SS, Cooney JL, Krishnan-Sarin S, Dubin JA, McKee SA, Cooney NL, Blakeslee A, Meandzija B, Romano-Dahlgard D, Wu R, Makuch R, Jatlow P (2006) A controlled trial of naltrexone augmentation of nicotine replacement therapy for smoking cessation. Arch Intern Med 166(6):667–674

O'Malley SS, Sinha R, Grilo CM, Capone C, Farren CK, McKee SA, Rounsaville BJ, Wu R (2007) Naltrexone and cognitive behavioral coping skills therapy for the treatment of alcohol drinking and eating disorder features in alcohol-dependent women: a randomized controlled trial. Alcohol Clin Exp Res 31(4):625–634

Oncken C, Gonzales D, Nides M, Rennard S, Watsky E, Billing CB, Anziano R, Reeves K (2006) Efficacy and safety of the novel selective nicotinic acetylcholine receptor partial agonist, varenicline, for smoking cessation. Arch Intern Med 166:1571–1577

Oncken C, Arias AJ, Feinn R, Litt M, Covault J, Sofuoglu M, Kranzler HR (2014) Topiramate for smoking cessation: a randomized, placebo-controlled pilot study. Nicotine Tob Res 16(3):288–296

Ooteman W, Koeter MW, Verheul R, Schippers GM, van den Brink W (2007) The effect of naltrexone and acamprosate on cue-induced craving, autonomic nervous system and neuroendocrine reactions to alcohol-related cues in alcoholics. Eur Neuropsychopharmacol 17(8):558–566

Opalach C, Romaszko J, Jaracz M, Kuchta R, Borkowska A, Buciński A (2016) Coping styles and alcohol dependence among homeless people. PLoS One 11(9):e0162381

Pakri Mohamed RM, Kumar J, Ahmad SU, Mohamed IN (2018) Noverl pharmacotherapeutic approaches in treatment of alcohol addiction. Curr Drug Targets 19(12):1378–1390

Palpacuer C, Duprez R, Huneau A, Locher C, Boussageon R, Laviolle B, Naudet F (2018) Pharmacologically controlled drinking in the treatment of alcohol dependence or alcohol use disorders: a systematic review with direct and network meta-analyses on nalmefene, naltrexone, acamprosate, baclofen and topiramate. Addiction 113(2):220–237. https://doi.org/10.1111/add.13974

Paulus DJ, Manning K, Hogan JBD, Zvolensky MJ (2017) The role of anxiety sensitivity in the relation between anxious arousal and cannabis and alcohol use problems among low-income inner city racial/ethnic minorities. J Anxiety Disord 48:87–94

Perney P, Lehert P (2018) Insomnia in alcohol-dependent patients: prevalence, risk factors and acamprosate effect: an individual patient data meta-analysis. Alcohol Alcohol 53(5):611–618. https://doi.org/10.1093/alcalc/agy013

Petrakis IL, O'Malley S, Rounsaville B, Poling J, McHugh-Strong C, Krystal JH, VA Naltrexone Study Collaboration Group (2004) Naltrexone augmentation of neuroleptic treatment in alcohol abusing patients with schizophrenia. Psychopharmacology 172(3):291–297

Pettinati HM (2001) The use of selective serotonin reuptake inhibitors in treating alcoholic subtypes. J Clin Psychiatry 62(20):26–31

Pettinati HM (2004) Antidepressant treatment of co-occurring depression and alcohol dependence. Biol Psychiatry 56(10):785–792. Review

Pettinati HM, Volpicelli JR, Kranzler HR, Luck G, Rukstalis MR, Cnaan A (2000) Sertraline treatment for alcohol dependence: interactive effects of medication and alcoholic subtype. Alcohol Clin Exp Res 24:1041–1049

Pettinati HM, Kranzler HR, Madaras J (2003) The status of serotonin-selective pharmacotherapy in the treatment of alcohol dependence. Recent Dev Alcohol 16:247–262

Pettinati HM, O'Brien CP, Rabinowitz AR, Wortman SP, Oslin DW, Kampman KM, Dackis CA (2006) The status of naltrexone in the treatment of alcohol dependence: specific effects on heavy drinking. J Clin Psychopharmacol 26(6):610–625

Pierce M, Sutterland A, Beraha E, Morley K, van den Brink W (2018) Efficacy, tolerability and safety of low dose and high dose baclofen in the treatment of alcohol dependence: a systematic review and meta analysis. Eur Neuropsychopharmacol 26:1959–1959

Pi-Sunyer FX, Aronne LJ, Heshmati HM, Devin J, Rosenstock J, RIO-North America Study Group (2006) Effect of rimonabant, a cannabinoid-1 receptor blocker, on weight and cardiometabolic risk factors in overweight or obese patients: RIO-North America: a randomized controlled trial. JAMA 295(7):761–775

Pittman B, Gueorguieva R, Krupitsky E, Rudenko AA, Flannery BA, Krystal JH (2007) Multidimensionality of the alcohol withdrawal symptom checklist: a factor analysis of the alcohol withdrawal symptom checklist and CIWA-Ar. Alcohol Clin Exp Res 31(4):612–618

Pombo S, Luísa Figueira M, Walter H, Lesch O (2016) Motivational factors and negative affectivity as predictors of alcohol craving. Psychiatry Res 243:53–60

Prochaska J, DiClemente C (1992) Stages of change in modification of problem behaviors. In: Hersen M, Eisler R., Miller P (Eds) Progress in behavior modification, Sage, Newbury Park, CA, 84–218

Reddemann L (2014) Psychodynamisch Imaginative Traumatherapie: PITT – Das Manual. Ein resilienzorientierter Ansatz in der Psychotraumatologie. Leben lernen, Klett Cotta Stuttgart

Reid RD, Quinlan B, Riley DL, Pipe AL (2007) Smoking cessation: lessons learned from clinical trial evidence. Curr Opin Cardiol 22(4):280–285

Reis AM, Quintal C, Lourenço Ó (2018) Killing two birds with one stone? Association between tobacco and alcohol consumption. Public Health 154:136–143. https://doi.org/10.1016/j.puhe.2017.10.019. Epub 2017 Dec 22. Review

Reynaud M, Aubin HJ, Trinquet F, Zakine B, Dano C, Dematteis M, Trojak B, Paille F, Detilleux M (2017) A randomized placebo-controlled study of high – dose baclofen in alcohol-dependent patients – The ALPADIR study. Alcohol Alcohol 52:439–446

Roberts W, Shi JM, Tetrault JM, McKee SA (2018) Effects of varenicline alone and in combination with low-dose naltrexone on alcohol-primed smoking in heavy-drinking tobacco users: a preliminary laboratory study. J Addict Med 12(3):227–233

Robinson TE, Berridge KC (1993) The neural basis of drug craving-an incentive-sensitization theory of addiction. Brain Res Brain Res Rev 18:247–291

Robinson JD, Cinciripini PM, Karam-Hage M, Aubin HJ, Dale LC, Niaura R, Anthenelli RM, STRATUS Group (2018) Pooled analysis of three randomized, double-blind, placebo controlled trials with rimonabant for smoking cessation. Addict Biol 23(1):291–303. https://doi.org/10.1111/adb.12508

Rodda LN, Beyer J, Gerostamoulos D, Drummer OH (2013) Alcohol congener analysis and the source of alcohol: a review. Forensic Sci Med Pathol 9(2):194–207

Rodríguez-Cano R, López-Durán A, Martínez-Vispo C, Martínez Ú, Fernández Del Río E, Becoña E (2016) Hazardous alcohol drinking as predictor of smoking relapse (3-, 6-, and 12-months follow-up) by gender. J Subst Abus Treat 71:79–84. https://doi.org/10.1016/j.jsat.2016.09.005

Rohsenow DJ, Howland J (2010) The role of beverage congeners in hangover and other residual effects of alcohol intoxication: a review. Curr Drug Abuse Rev 3(2):76–79. Review

Rollema H, Coe JW, Chambers LK, Hurst RS, Stahl SM, Williams KE (2007) Rationale, pharmacology and clinical efficacy of partial agonists of alpha(4)beta(2) nACh receptors for smoking cessation. Trends Pharamcol Sci 28(7):316–325

Rommelspacher H (2007) Rauchen aus der Sicht der Hirnforschung. In: Lesch OM (Hrsg) Raucherentwöhnung – Tipps zur Prävention und Therapie in der Praxis. Uni-Med Verlag, Wien

Rommelspacher H, May T, Dufeu P, Schmidt LG (1994) Longitudinal observations of monoamine oxidase B in alcoholics: differentiation of marker characteristics. Alcohol Clin Exp Res 18:1322–1329

Rose JE, Behm FM (2017) Combination varenicline/bupropion treatment benefits highly dependent smokers in an adaptive smoking cessation paradigm. Nicotine Tob Res 19(8):999–1002

Sällström Baum S, Hill R, Rommelspacher H (1995) Norharmaninduced changes of extracellular concentrations of dopamine in the nucleus accumbens of rats. Life Sci 56:1715–1720

Sällström Baum S, Hill R, Rommelspacher H (1996) Harman induced changes of extracellular concentrations of neurotransmitters in the nucleus accumbens of rats. Eur J Pharmacol 314:75–82

Samochowiec A, Chec M, Kopaczeweska E, Samochowiec J, Lesch O, Grochans E, Jasiewicz A, Bienkowski P, Lukasz K, Grzywacz A (2015) Monamine oxidase a promoter variable number of tandem repeats (MAOA-uVNTR) in alcoholics according to Lesch typology. Int J Environ Res Public Health 12(3):3317–3327

Scharf D, Shiffman S (2004) Are there gender differences in smoking cessation, with and without bupropion? Pooled-and meta-analyses of clinical trials of Bupropion SR. Addiction 99:1462–1469

Schlam TR, Cook JW, Baker TB, Hayes-Birchler T, Bolt DM, Smith SS, Fiore MC, Piper ME (2018) Can we increase smokers' adherence to nicotine replacement therapy and does this help them quit? Psychopharmacology 235(7):2065–2075. https://doi.org/10.1007/s00213-018-4903-y

Schnoll RA, Lerman C (2006) Current and emerging pharmacotherapies for treating tobacco dependence. Expert Opin Emerg Drugs 11(3):429–444

Schoonover K, Burton MC, Larson SA, Cha SS, Lapid MI (2016) Depression and alcohol withdrawal syndrome: is antidepressant therapy associated with lower rates of hospital readmission? Ir J Med Sci 185(3):573–579. https://doi.org/10.1007/s11845-015-1304-7

Schuckit M, SmithT, Pierson J, Danko G, Beltran IA (2006) Relationships among the level of response to alcohol and the number of alcoholic relatives in predicting alcohol-related outcomes. Alc Clin Exp Res 30(8):11308–14

Scott-Goodwin AC, Puerto M, Moreno I (2016) Toxic effects of prenatal exposure to alcohol, tobacco and other drugs. Reprod Toxicol 61:120–130

Secades-Villa R, González-Roz A, García-Pérez Á, Becoña E (2017) Psychological, pharmacological, and combined smoking cessation interventions for smokers with current depression: a systematic review and meta-analysis. PLoS One 12(12):e0188849

Shiffman S, Gnys M, Richards TJ, Paty JA, Hickcox M, Kassel JD (1996) Temptations to smoke after quitting: a comparison of lapsers and maintainers. Health Psychol 15:455–461

Shiffman S, Johnston JA, Khayrallah M, Elash CA, Gwaltney CJ, Paty JA, Gnys M, Evoniuk G, DeVeaugh-Geiss J (2000) The effect of bupropion on nicotine craving and withdrawal. Psychopharmacology 148:33–40

Shoaib M, Buhidma Y (2018) Why are Antidepressant Drugs Effective Smoking Cessation Aids? Curr Neuropharmacol 16:426–437

Simiand J, Keane M, KeanePE SP (1998) SR 141716, a CB1 cannabinoid receptor antagonist, selectively reduces sweet food intake in marmoset. Behav Pharmacol 9(2):179–181

Simon JA, Duncan C, Carmody TP, Hudes ES (2004) Bupropion for smoking cessation: a randomized trial. Arch Intern Med 164(16):1797–1803

Sinclair JD (2001) Evidence about the use of naltrexone and for different ways of using it in the treatment of alcoholism. Alcohol Alcohol 36(1):2–10

Skala K, Caputo F, Mirijello A, Vassallo G, Antonelli M, Ferrulli A, Walter H, Lesch O, Addolorato G (2014) Sodium oxybate in the treatment of alcohol dependence: from the alcohol withdrawal syndrome to the alcohol relapse prevention. Expert Opin Pharmacother 15(2):245–257; Review

Soyka M, Müller CA (2017) Pharmacotherapy of alcoholism – an update on approved and off-label medications. Expert Opin Pharmacother 18(12):1187–1199

Soyka M, Koller G, Schmidt P, Lesch OM, Leweke M, Fehr C, Gann H, Mann KF, ACTOL Study Investigators (2008) Cannabinoid receptor 1 blocker rimonabant (SR 141716) for treatment of alcohol dependence: results from a placebo-controlled, double-blind trial. J Clin Psychopharmacol 28(3):317–324

Soyka M, Friede M, Schnitker J (2016) Comparing nalmefene and naltrexone in alcohol dependence: are there any differences? Results

from an indirect meta – analysis. Pharmacopsychiatry 49(2):66–75

Spanagel R, Hölter SM (1999) Long-term-alcohol self-administration with repeated alcohol deprivation phases; an animal model of alcoholism? Alcohol Alcohol 34(2):231–243

Spanagel R, Zieglgansberger W (1997) Anti-craving compounds for ethanol: new pharmacological tools to study addictive processes. Trends Pharmacol Sci 18(2):54–59

Sprung R, Bonte W, Lesch OM (1988) Methanol, Ein bisher verkannter Bestandteil aller alkoholischen Getränke; Eine neue biochemische Annäherung an das Problem des chronischen Alkoholismus. Wien Klin Wochenschr 100(9):282–288

Starosta AM, Leeman R, Volpicelli MD (2006) The BRENDA model: integrating psychosocial treatment and pharmacotherapy for the treatment of alcohol use disorders. J Psychiatr Pract 12:80–89

Stead L, Lancaster T (2007) Interventions to reduce harm from continued tobacco use. Cochrane Database Syst Rev 18(3):CD005231

Steensland P, Simms JA, Holgate J, Richards JK, Bartlett SE (2007) Varenicline, an {alpha}4{beta}2 nicotinic acetylcholine receptor partial agonist, selectively decreases ethanol consumption and seeking. Proc Natl Acad Sci U S A 104(30):12518–12523

Stolz D, Scherr A, Seiffert B, Kuster M, Meyer A, Fagerström KO, Tamm M (2014) Predictors of success for smoking cessation at the workingplace: a longitudinal study. Respiration 87:18–25

Stuppaeck CH, Barnas C, Falk M, Guenther V, Hummer M, Oberbauer H, Pycha R, Whitworth AB, Fleischhacker WW (1994) Assessment of the alcohol withdrawal syndrome-validity and reliability of the translated and modified Clinical Institute Withdrawal Assessment for Alcohol scale (CIWA-A). Addiction 89(10):1287–1292

Sullivan EV, Pfefferbaum A (2005) Neurocircuitry in alcoholism: a substrate of disruption and repair. Psychopharmacology 180(4):583–594

Sullivan JT, Sykora K, Schneiderman J, Naranjo CA, Sellers EM. (1989) Assessment of alcohol withdrawal: The revised Clinical Institute Withdrawal Assessment for Alcohol Scale (CIWA-Ar). British J of Addiction 84:1353–1357

Sullivan J, Baenziger JC, Wagner DL, Rauscher FP, Nurnberger JI, Holmes S (1990) Platelet MAO in subtypes of alcoholism. Biol Psychiatry 27:911–922

Swann AS, Johnson BA, Cloninger CR, Chen YR (1999) Alcoholism and serotonin: relationships of plasma tryptophan availibility to course of illness and clinical features. Psychopharmacology 143:380–384

Sweeney CT, Fant RV, Fagerström KO, McGovern JF, Henningfield JE (2001) Combination nicotine replacement therapy for smoking cessation: rationale, efficacy and tolerability. CNS Drugs 15:453–467

Tabakoff B, Hoffmann PL (1991) Neurochemical effects of alcohol. In: Frances RJ, Miller SI (Hrsg) Clinical textbook of addictive disorders. Guilford Press, New York, S 501–525

Taylor GMJ, Taylor AE, Thomas KH, Jones T, Martin RM, Munafò MR, Windmeijer F, Davies NM (2017) The effectiveness of varenicline versus nicotine replacement therapy on long-term smoking cessation in primary care: a prospective cohort study of electronic medical records. Int J Epidemiol 46(6):1948–1957

Tellenbach H (1983) Melancholie, 4. Aufl. Springer, Berlin/Göttingen/Heidelberg

Tiesler CM, Heinrich J (2014) Prenatal nicotine exposure and child behavioural problems. Eur Child Adolesc Psychiatry 23(10):913–929. https://doi.org/10.1007/s00787-014-0615-y

Tonnesen P, Paoletti P, Gustavsson G, Russell MA, Saracci R, Gulsvik A, Rijcken B, SaweU (1999) Higher dosage nicotine patches increase one-year smoking cessation rates: results from the European CEASE trial. Collaborative European Anti-Smoking Evaluation. European Respiratory Society. Eur Respir J 13:238–246

Tonstad S, Tonnesen P, Hajek P, Williams KE, Billing CB, Reeves KR (2006) Effect of maintenance therapy with varenicline on smoking cessation – a randomized controlled trial. JAMA 296(1):64–71

Tschabitscher P, Homaier I, Lichtenschopf A, Groman E (2009) Varenicline – pharmacological therapy of tobacco dependence. Wien Med Wochenschr 159(1–2):17–23. https://doi.org/10.1007/s10354-008-0636-6

UNODC, WHO (2016) Commission on narcotic drugs, international standards for the treatment of drug use

US Department of Health and Human Services (2000) Management of nicotine addiction. reducing tobacco use: a report of the surgeon general. Centers for Disease Control and Prevention, National Center for Chronic Disease Prevention and Health Promotion, Office on Smoking and Health, Atlanta

Van den Brink W, Sorensen P, Torup L, Mann K, Gual A, SENSE Study Group (2014) Long – term efficacy, tolerability and safety of nalmefene as- needed in patients with alcohol dependence: a 1 year, randomized controlled study. J Psychopharmacol 28:733–744

Van Praag HM, Brown SL, Asnis GM, Kahn RS, Korn ML, Harkavy-Friedman JM, Wetzler S (1991) Beyond serotonin: a multiaminergic perspective on abnormal behavior. In: Brown SL, van Praag HM (Hrsg) The role of serotonin in psychiatric disorders. Brunner/Mazel, New York, S 302–332

Vengeliene V, Olevska A, Spanagel R (2015) Long-lasting effect of NMDA receptor antagonist memantine on ethanol-cue association and relapse. J Neurochem 135(6):1080–1085

Verheul R, Lehert P, Geerlings PJ, Koeter MW, van den Brink W (2005) Predictors of acamprosate efficacy: results from a pooled analysis of seven European trials including 1485 alcoholdependent patients. Psychopharmacology 178(2–3):167–173

Virkkunen M, Linnoila M (1997) Serotonin on early-onset alcoholism. Recent Dev Alcohol 13:173–189

Virkkunen M, Rawlings R, Tokola R, Poland RE, Guidotti A, Nemeroff C, Bissette G, Kalogeras K, Karonen SL, Linnoila M (1994) CSF biochemistries, glucose metabolism, and diurnal activity rhythms in alcoholic, violent offenders, fire setters, and healthy volunteers. Arch Gen Psychiatry 51:20–27

Virkkunen M, Eggert M, Rawlings R, Linnoila M (1996) A prospective follow-up study of alcoholic violent offenders and fire setters. Arch Gen Psychiatry 53:523–529

Vogeler T, McClain C, Evoy KE (2016) Combination bupropion SR and varenicline for smoking cessation: a systematic review. Am J Drug Alcohol Abuse 42(2):129–139. https://doi.org/10.3109/00952990.2015.1117480

Volkow N, Koob G, McLellan T (2016) Neurobiologic advances from the brain disease model of addiction. N Engl J Med 374:4

Volpicelli JR, Alterman AI, Hayashida M, O'Brien CP (1992) Naltrexone in the treatment of alcohol dependence. Arch Gen Psychiatry 49(11):876–880

Volpicelli JR, Rhines KC, Rhines JS, Volpicelli LA, Alterman AI, O'Brien CP (1997) Naltrexone and alcohol dependence. Role of subject compliance. Arch Gen Psychiatry 54(8):737–742

Vyssoki B, Steindl-Munda P, Ferenci P, Walter H, Höfer P, Blüml V, Friedrich F, Kogoj D, Lesch OM (2010) Comparison of alcohol-dependent patients at a gastroenterological and a psychiatric ward according to the Lesch alcoholism typology: implications for treatment. Alcohol Alcohol 45(6):534–540

Walter H (2015) Alkohol. In: Revenstorf D, Peter B (Hrsg) Hypnose in Psychotherapie, Psychosomatik und Medizin. Manual für die Praxis. Kapitel 28, 3. Aufl. Springer, Heidelberg

Walter H, Rösner L (2018) Nicht immer ist die Abstinenz das Ziel. Psychopraxis Neuropraxis 21(6):272–275. https://doi.org/10.1007/s00739-018-0529-4. http://link.springer.com/article/10.1007/s00739-018-0529-4

Walter H, Ramskogler K, Semler B, Lesch OM, Platz W (2001) Dopamine and alcohol relapse: D1 and D2 antagonists increase relapse rates in animal studies and in clinical trials. J Biomed Sci 8:83–88

Wang J, Rao Y, Houser DE (2017) An experimental analysis of acquired impulsecontrol among adult humans intolerant to alcohol. Proc Natl Acad Sci U S A 114(6):1299–1304

Weinshenker D, Schroeder JP (2007) There and back again: a tale of norepinephrine and drug addiction. Neuropsychopharmacology 32(7):1433–1451

Whitworth AB, Fischer F, Lesch OM, Nimmerrichter A, Oberbauer H, Platz T, Potgieter A, Walter H, Fleischhacker WW (1996) Comparison of acamprosate and placebo in longterm treatment of alcohol dependence. Lancet 347(9013):1438–1442

Widiger TA, Frances AJ, Picus HA, First MB, Ross R, Davis W (1994) DSM-IV sourcebook, Bd 1. American Psychiatric Association, Washington DC

Wieck HH (1967) Lehrbuch für Psychiatrie. Schattauer, Stuttgart

Wiener CD, Moreira FP, Zago A, Souza LM, Branco JC, Oliveira JF, Silva RAD, Portela LV, Lara DR, Jansen K, Oses JP (2018) Mood disorder, anxiety, and suicide risk among subjects with alcohol abuse and/or dependence: a population-based study. Braz J Psychiatry 40(1):1–5

Wiesbeck GA, Weijers HG, Lesch OM, Glaser T, Toennes PJ, Boening J (2001) Flupenthixol decanoate and relapse prevention in alcoholics: results from a placebo-controlled study. Alcohol Alcohol 36(4):329–334

Williams KE, Reeves KR, Billing CB Jr, Pennington AM, Gong J (2007) A double-blind study evaluating the long-term safety of varenicline for smoking cessation. Curr Med Res Opin 23(4):793–801

World Health Organization (2003) Policy recommendations for smoking cessation and treatment of tobacco dependence. World Health Organization, Geneva

Xie S, Furjanic MA, Ferrara JJ, McAndrew NR, Ardino EL, Ngondara A, Bernstein Y, Thomas KJ, Kim E, Walker JM, Nagar S, Ward SJ, Raffa RB (2007) The endocannabinoid system and rimonabant: a new drug with a novel mechanism of action involving cannabinoid CB1 receptor antagonism – or inverse agonism – as potential obesity treatment and other therapeutic use. J Clin Pharm Ther 32(3):209–231

Yates GL, MacKenzie R, Pennbridge J, Cohen E (1988) A risk profile comparison of runaway and non-runaway youth. Am J Public Health 78:820–821

Yingst JM, Veldheer S, Hrabovsky S, Sciamanna C, Foulds J (2015) Reasons for non-adherence to nicotine patch therapy during the first month of a quit attempt. Int J Clin Pract 69(8):883–888. https://doi.org/10.1111/ijcp.12644

Yuanyuan J, Junyan Z, Cuola D, Jingjing C, Yuhui S, Dan X, Wei D, Yongsheng Z (2018) Memantine attenuated alcohol withdra-

wal-induced anxiety-like behaviors through down-regulating NR1-CaMKII-ERK signaling pathway. Neurosci Lett 686:133–139

Zago-Gomes Mda P, Nakamura-Palacios EM (2009) Cognitive components of frontal lobe function in alcoholics classified according to Lesch's typology. Alcohol Alcohol 44:449

Zierler-Brown S, Kyle JA (2007) Oral varenicline for smoking cessation. Ann Pharmacother 41:95–99

Soziotherapie mit Alkohol- und Tabakabhängigen unter Berücksichtigung der Typologie nach Lesch

10

Christian Wetschka

▶ Zweifelsohne ist die Soziotherapie – in all ihren Ausformungen und Verwurzelungen – eine der zentralen Elemente einer effizienten Therapie von Abhängigkeitserkrankungen. Sie steuert nicht nur erweiterte, praxisorientierte Sichtweisen des Suchtgeschehens bei, sondern auch Methoden der Behandlung. Dieses Kapitel umreißt zunächst die zentralen Sichtweisen und Methoden der Sozialtherapie, nach der Darstellung der Grundannahmen werden die soziologischen Grundlagen (etwa des Links zwischen sozioökonomischem und Gesundheitsstatus) diskutiert. Dieses Kapitel referiert auch die Prinzipien der Betreuung von Wohnungslosen (Wohnheime, Housing First, Wohngemeinschaften), zumal die Typologie nach Lesch diese Gruppe stärker in den Blick nimmt als die Globaldiagnostik. Ein besonderes Anliegen ist dem Autor die Arbeit in Wohngemeinschaften, die in den Wiener Projekten außergewöhnliche Erfolge zeigen (Langzeitabstinenz bei Typ-IV-Kranken). Folglich widmet sich dieses Kapitel speziell dieser Typ-IV-Gruppe mit den nachweislichen Defiziten im präfrontalen Cortex und meist sehr schlechten Verläufen, die in den herkömmlichen Therapieprogrammen entweder unzureichend versorgt wird bzw. gar keinen Zugang zu Therapien findet („inverse care law"). Ergänzend werden auch Überlegungen zur Motivation, zur Netzwerkarbeit und zum Umgang mit Gewaltsituationen dargestellt. Viele Fallbeispiele aus der jahrelangen Praxis des Autors sollen die Anwendbarkeit der Prinzipien verdeutlichen.

C. Wetschka (✉)
Caritas der Erzdiözese, Caritasgemeinde,
Wien, Österreich
e-mail: caritasgemeinde@gmx.at

10.1 Alkohol und Rauchen

Forschungsergebnisse belegen mehrfach, was Praktiker immer gewusst haben: Alkohol- und Tabakabhängigkeit treten in der psychosozialen Praxis gemeinsam auf.

© Springer-Verlag GmbH Deutschland, ein Teil von Springer Nature 2020
O.-M. Lesch, H. Walter (Hrsg.), *Alkohol und Tabak*,
https://doi.org/10.1007/978-3-662-60284-3_10

Für die „Soziotherapie" steht meistens die Alkoholabhängigkeit im Vordergrund, zumal diese der Wiedererlangung der „Selbstregulierungsfähigkeit" und damit einer stabilen sozialen Integration primär im Wege steht. Die Tabakabhängigkeit tritt meist als erschwerender Faktor zur Alkoholabhängigkeit hinzu, wenngleich die Rückfälligkeit durch soziale Stimuli beide Suchtformen gleichermaßen betrifft.

Wie wir im Abschnitt über die Soziogenese der Sucht noch belegen werden, hängen der sozioökonomische Status und die Entwicklung von Abhängigkeitserkrankungen zusammen. Armut, soziale Stigmatisierung, wie die Zugehörigkeit zu einer Randgruppe, und soziale Isolation sind wesentliche Bedingungsfaktoren für die Ausbildung von körperlichen und psychischen Erkrankungen. Das gemeinsame Auftreten von Alkohol- und Nikotinsucht erhöht auch das Auftreten von Folgeerkrankungen, wie etwa die Ausprägung von massiven Zahnschäden, Adipositas, Mangelernährung oder Herz-Kreislauf-Erkrankungen.

Ein nicht zu unterschätzender Faktor schwerer Nikotinabhängigkeit bei Menschen in sozial belasteten Verhältnissen ist, dass ein unverhältnismäßig hoher Anteil des Einkommens (oft bis zu 50 %) für den Kauf von Tabak ausgegeben wird, was häufig zur weiteren Verschuldung beiträgt. Dieses Faktum kann sich negativ auf die Selbsterhaltungsfähigkeit und soziale Integration auswirken, wenn z. B. die Teilnahme an bestimmten Freizeitaktivitäten gemeinsam mit anderen aus finanziellen Gründen nicht möglich ist.

Mehr noch als das Trinkverhalten schränkt die Nikotinabhängigkeit das soziale Leben der Betroffenen ein. Die sich ausweitenden Rauchverbote in öffentlichen Bereichen führen oft zu Rückzug und Selbstausgrenzung. Lange Zugfahrten, Flüge oder auch nur Kinobesuche sind manchen schwer Nikotinabhängigen nicht möglich. Während die Raucher mit besseren Verläufen und geringerem Schweregrad von den Rauchverboten profitieren und den Tabakkonsum einschränken oder sogar beenden, setzen die schweren Raucher ihren Konsum fort. Aus suchtmedizinischer Sicht ist zu bedenken, dass es immer wieder vorkommt, dass starke Raucher stationäre Aufnahmen ablehnen, weil sie auf der Station nicht rauchen dürfen und es kaum wirklich hilfreiche Medikamente gegen Nikotinentzug gibt.

Im Langzeitverlauf kommt es bei fast allen abhängigen Rauchern jenseits des vierten Lebensjahrzehnts zu Lungenschäden (COPD), die weitere massive Einschränkungen in der Lebensgestaltung mit sich bringen. Ab der Stufe COPD IV ist ein Leben ohne externe Hilfe oft nicht mehr möglich, eine externe Sauerstoffversorgung ist teils erforderlich. Vor diesem Hintergrund verlagert sich das Anliegen der Sozialtherapie auf die möglichst lange Aufrechterhaltung von Sozialkontakten und Kompensation von organischen und kognitiven Verlusten, das „palliative" (umsorgende) Prinzip wird stärker in den Vordergrund treten als das „kurative" (Monschein 2018).

Für die Betreuung von Alkoholkranken in sozial prekären Verhältnissen (z. B. bei Wohnungslosigkeit) existieren bewährte Modelle und Einrichtungen. Die Betreuungsarbeit konzentriert sich dabei auf die Alkoholabhängigkeit, während die begleitende Nikotinabhängigkeit meist unberücksichtigt bleibt. Gegenüber dem Rauchen besteht gewissermaßen eine resignative

Haltung. Die Entwicklung von Modellen, die dazu beitragen, auch die Tabaksucht in sozial schwachen Gruppierungen zu reduzieren, steht aus.

10.2　Der soziotherapeutische Auftrag

Alle psychischen Erkrankungen sind Beeinträchtigung des Lebens überhaupt und so ist jede Abhängigkeitserkrankung immer auch eine „Erkrankung des Lebens", zumal das „normale Leben" im Laufe der Zeit immer schwieriger wird. In der Therapie von Suchtkranken muss es also um das „ganze Leben" gehen, um die Erreichung und Aufrechterhaltung eines möglichst „normalen Lebens", in dem die Teilnahme an den kulturellen Lebensvollzügen möglich wird. Die Therapie einer Suchterkrankung ist also immer auch Sozialtherapie. Die Begriffe Soziotherapie, Sozialtherapie und Soziale Therapie werden in der einschlägigen Literatur synonym verwendet. In Amerika wird in bestimmten Kontexten auch der Ausdruck „multisystemische Therapie" (Multisystemic Treatment) verwendet. Gleichzeitig haben sich therapeutische Methoden gebildet, die psychotherapeutische und sozialtherapeutische Elemente bewusst verknüpfen („Community Reinforcement Approach"). Daher soll, bevor auf die suchtspezifischen Interventionen im Hinblick auf die Untergruppen eingegangen werden kann, im folgenden Abschnitt das Wesen der „Soziotherapie" beschrieben und abgegrenzt werden, zumal diese sich von den verwandten Disziplinen Sozialarbeit, Sozialpädagogik und Psychotherapie abhebt und den Aspekt der gemeinsamen, aktiven Gestaltung des sozialen Umfelds

verstärkt wahrnimmt. Andererseits ist unbestritten, dass sich die genannten Interventionsformen überlappen und Variationen von „Netzwerkarbeit" darstellen.

Da die sozialen Aspekte bei jeder Suchtentwicklung von großer Bedeutung sind, ergibt sich eine entsprechend bedeutende Rolle der soziotherapeutischen Interventionen in der Begleitung von Suchtkranken, vor allem von jenen in sozioökonomisch schlechteren Verhältnissen.

Herrmann Späth, ein Psychiatrie-Betroffener, über seine Erfahrungen in der „therapeutischen Kette":

„Die Nachsorge ist für mich eine düstere Angelegenheit ... Das Symbol des Themas ist eigentlich der Schreibtisch. Zimmernummern, Ämter, Schreibtische und so eine Art besonderer Menschen, die hinter diesen Schreibtischmonstern sitzen, beherrschen die Szene ... Was bleibt meist übrig? Ein Akt, leider ein trauriger Akt, ein notierter Mensch, der eine traurige Rolle im Akt hat. Das Schlimmste an dieser Szene ist die Leere, die Hohlheit, die absolute Seelenlosigkeit ... Rehabilitation heißt eigentlich nur, entweder man wird wieder brauchbar, d. h. eingegliedert, oder ausgegliedert, d. h. hoffnungsloser Fall ... jeder von diesen Menschenobjektbeschauern weiß, was ihm (dem Betroffenen) fehlt, was er braucht, wo er hingehört usw. und dadurch weiß man nach einer gewissen Zeit nicht mehr genau, wer man selber ist ... Die Nachsorge besteht aus einer Vielzahl von Angeboten. Hier tritt für jeden Betroffenen die entscheidende Frage auf, was bringen mir diese Einrichtungen, inwieweit können sie mir echte Hilfestellung geben ...

... Keine Institution noch irgendeine Gruppe war dem Betroffenen eine echte Gemeinschaft, alles ist aufgrund der Krankheit aufgezwungen, d. h. ob Laienhelfergruppen oder sonstige Gruppen bestehen nur durch die Krankheit, man muss psychisch krank sein, um dazu zu gehören. Die Krankheit ist also der Wertbegriff der Gemeinschaft, sonst nichts. Die individuelle Geschichte des Betroffenen wird durch diese Umstände

unwichtig, er hat sich der kranken Gemeinschaft anzupassen ... Diese kranke Gemeinschaft besteht aus Teilzweigen, wie in einer Industrie, aus Beratungsstellen, aus Behindertenwerkstätten und Heimen, die Industrie nennt man Psychiatrienachsorge ...

Seine Verzweiflung ist der Hunger nach Normalität ..." (Keupp und Rerrich 1982)

In dieser Kritik eines Betroffenen kommt deutlich zum Ausdruck, worum es der Soziotherapie primär zu gehen hat: Um die Überwindung von krankheitsdeterminierten Kontexten, in denen die Patienten auf ihre Patientenrolle – oft weit über die Dauer ihres Aufenthaltes in psychiatrischen Einrichtungen hinaus – festgelegt bleiben, in Richtung „Normalität".

Das Streben nach „Normalität" ist für den Alkohol- und Tabakabhängigen zugleich die Bewältigung eines sozialen Widerspruchs, denn der Alkoholkonsum und das Zigarettenrauchen gelten in der Gesellschaft als „normal" und nicht als „krankhaft". Kinder und Jugendliche übernehmen, was sie durch die Eltern bzw. von ihrer Peergruppe als normales Verhalten vorgeführt bekommen. Erwachsenwerden ist nach wie vor verknüpft mit der Selbstbestimmung im Umgang mit psychoaktiven Substanzen. In der Therapie muss dann eine Loslösung von diesen Sozialisationsmustern geschehen oder mit anderen Worten: Die „Normalität" muss vom Betroffenen neu definiert werden.

Der Begriff der Soziotherapie ist – abgesehen von früheren singulären Wortmeldungen – in den Jahrzehnten nach dem Zweiten Weltkrieg immer deutlicher ausdifferenziert worden und kann – ebenso wie Psychotherapie – als Gegenstrategie zur *Verobjektivierung* bzw. *Selbstentfremdung* des Individuums gesehen werden, also auch als Versuch innerhalb bestimmter Institutionen und Maßnahmen, die *Subjekthaftigkeit* (Selbstbestimmung, Erlebnisfähigkeit, Ressourcenzugang und -nutzung u. a.) des Menschen zu sichern bzw. wiederzuerlangen (Haag 1976). Dies wurde nach zwei Weltkriegen, in denen Menschen zu „Kanonenfutter" oder/und Opfern von ideologischen und politischen Manipulationen geworden waren, deutlicher gesehen.

1947 greift Viktor von Weizsäcker den Begriff „Sozialtherapie" wieder auf und sieht sie als „Methode der modernen Psychotherapie", der es darum ginge, die „soziale Mitwelt" gezielt zu beeinflussen und zu verändern, um damit dem psychisch Kranken zu helfen, vor allem dann, wenn eine psychotherapeutische Behandlung des Patienten nicht möglich ist. Eine höchst problematische Festlegung, zumal die Sozialtherapie als etwas definiert ist, was über die eigentliche Psychotherapie hinausgeht (Schwendter 2000). In den 1960er-Jahren wurden die Zuschreibungsprozesse via Diagnostik und Institution im Feld der Psychiatrie international einer Kritik unterzogen (Basaglia, Szasz, Laing, Foucault ...). Zeitgleich bildete sich in Bezug auf die Soziotherapie in den späten 1960er-und frühen 1970er-Jahren eine Begriffsmehrfalt, in der die Abgrenzung zu verwandten Methoden wie der Psychotherapie, der Sozialarbeit und der Sozialpädagogik zu einem ständigen Thema wurde (Baer 1991/2005).

Hervorzuheben ist, dass Soziotherapie *mehr* ist als die bloße Fortentwicklung von Sozialarbeit und Sozialpädagogik, eigentlich eine eigenständige Disziplin – zumindest gilt dies für die Theorie. Da mittlerweile auch spezifische Ausbildungscurricula für Soziotherapeuten existieren, kann man von einer Auffassungskonvergenz sprechen, die eine weitgehend stabile Definition zulässt.

Andererseits ist zu bedenken, dass Soziotherapie als *Vermittlerin* zwischen den auf Krankheit ausgerichteten Wirklichkeiten der Psychiatrie und der „Normalität" von ihrem Wesen her „zwischen den Stühlen" sitzt und dies auch tun muss. Dörner und Plog dazu:

> „Soziotherapie scheint viel zu allgemein zu sein, als dass man sie aus der Sicht nur eines Berufes bestimmen könnte. So ist es wohl der Sinn von Soziotherapie, auf das Allgemeine zu weisen, auf den Umgang mit Regeln und Normen und Pflichten und Freiheiten, mit Individualität … und dem Sozialen."
> (Dörner et al. 2002)

Dennoch führen wir als Beispiel für diese angestrebte Auffassungskonvergenz zwei dieser Definitionen an: die eine von Rolf Schwendter, dessen „Einführung in die Soziale Therapie" (2000) nach wie vor zu den Standardwerken gezählt werden muss, die andere von Hilarion Petzold, dem Begründer der Integrativen Therapie und einem der relevanten Theoretiker der Soziotherapie. Beide bemühen sich, die Eigenständigkeit der Soziotherapie gegenüber anderen Phänomenen im psychosozialen Betreuungskontinuum herauszuarbeiten, nicht zuletzt deshalb, weil diese definitorischen Klärungen auch die Ausgangspunkte für die jeweiligen Ausbildungscurricula festlegen (Gesamthochschule Kassel, Fritz-Perls-Institut Düsseldorf).

> „*Soziale Therapie wird angesehen als ein integrierendes Handlungskonzept, das sozialarbeiterische und psychologische bzw. therapeutisch wirksame Interventionen miteinander verbindet. (…) Soziale Therapie ist zu verstehen als interdisziplinärer Ansatz, der eine erhöhte Reflektions- und Handlungskompetenz herausbildet. Sozialtherapie ist eine besondere Form der Wahrnehmungsdiagnose, Behandlung und Erforschung des psychosozialen Leidens von Einzelnen, Familien und Gruppen. Der*

> *Begriff Soziale Therapie bedeutet, dass dieses Leiden nicht aus den sozialen Bezügen, in denen es entstanden ist, herausgelöst und einer isolierten Behandlung zugeführt wird, sondern, dass das therapeutische Handeln in doppelter Perspektive sowohl an den sozialen wie an den psychischen Konflikten ansetzt. Soziale Therapie wendet sich primär dem Elend sozial vernachlässigter Bevölkerungsgruppen zu, die bisher in den konventionellen, meist individual-therapeutischen Angeboten zu kurz kommen.*"
> (Schwendter 2000)

Neben der Forderung der *Interdisziplinarität* in „Diagnose" und „Behandlung" wird auch die *Feldbezogenheit* betont, d. h., dass Soziotherapie im Alltag der Betroffenen, die natürlichen Beziehungen und Bezüge der Betroffenen integrierend, agiert (Abb. 10.1). Nicht unwesentlich ist das letztgenannte Bestimmungsstück der Definition: die spezifische Zuwendung zu den *vernachlässigten Bevölkerungsgruppen*, oft auch *Randgruppen*, denen eine psychotherapeutische Behandlung als Option nicht zur Verfügung steht. Damit wird bereits auf das *institutions- und gesellschaftskritische Mandat* der Soziotherapie verwiesen.

Die Eingrenzung eines *Berufsbildes* des Soziotherapeuten ist in diversen Ausbildungskontexten (z. B. als Zusatzausbildung von Sozialarbeitern oder Psychotherapeuten) bereits geschehen, allerdings ist die Professionalisierung des soziotherapeutischen Arbeitens bis heute nur eine mögliche Spielart desselben. Praktisch wird der Großteil der soziotherapeutischen Interventionen von Personen unternommen, mit denen der Betroffene in seinem unmittelbaren Lebenskontext zu tun hat. Dies sind natürlich auch Sozialarbeiter, Psychotherapeuten und Sozialpädagogen, vielfach aber auch – und vermutlich in einem ungemein

Abb. 10.1 Interdisziplinäre
Dimensionen der Soziotherapie

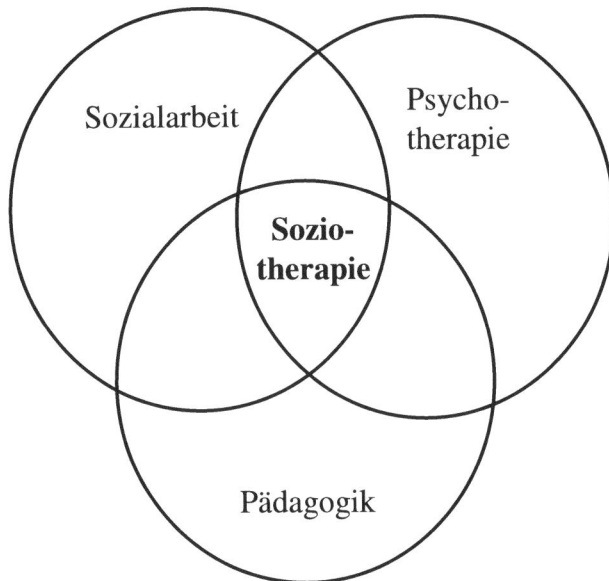

größeren Ausmaß – Familienmitglieder, Freunde, Pflegepersonal, Heimhilfen, Kreativ-, Freizeit- und Selbsthilfegruppen, denen jegliches soziotherapeutisches Bewusstsein und Selbstverständnis fehlt. Dies hat natürlich mit der *Lebensweltnähe der Soziotherapie* zu tun. Sie strebt die Normalisierung der Lebensgestaltung an, versucht, den Alltag zu strukturieren, und hat ebendort ihren primären Wirkungsort: im Alltag des Betroffenen. Von dort her ist vermutlich auch kaum ein anderes Feld so offen für die Arbeit von *Ehrenamtlichen* (oder „Freiwilligen", wie neuere Sprachregelungen fordern), die schon von ihren Lebensumständen her „Normalität" verkörpern und vermitteln und auch selten ganz mit Institutionen identifiziert werden, was bei Fachpersonal zwangsläufig der Fall ist.

Beispiel

In der Wohngemeinschaft für Typ-IV-Alkoholkranke in Wien haben wir bewusst auf fachliches Betreuungspersonal und auf alle damit verbundenen „Rituale der sozialen Verwaltung" verzichtet, die ein Gefühl eines sozialen Gefälles entstehen lassen könnten. Wichtiger ist, dass ein Netzwerk von Ehrenamtlichen regelmäßig in Kontakt mit den Bewohnern steht (z. B. bei den wöchentlichen Spieleabenden, als Helfer beim Zimmerputz, für Freizeitaktivitäten usw.). Prinzipiell achten wir darauf, dass die Ehrenamtlichen nicht als „Betreuer", sondern eher als „Freunde" und „Mitlebende" auftreten.* ◄

Rolf Schwendter streicht in diesem Kontext auch die Einbeziehung von Betroffenen heraus, die aus ihrem persönlichen Erfahrungshintergrund heraus Menschen mit ähnlichen Problemen zur Seite stehen, also etwa der Ex-User in der Drogen(sozio)therapie, der Ex-Obdachlose, der Ex-Alkoholiker (man denke an die Selbsthilfegruppen-Szene besonders in diesem Bereich) usw. In verschiedenen Ländern sind sogar im Bereich der Obdachlosenarbeit „Peergroup"-Projekte entstanden, die auf das Potenzial von „Ehemaligen" zurückgreift. Auf diese Erfahrungsschätze von „Laienhelfern" zu verzichten, die gerade aufgrund ihrer Nichtprofessionalität in der Lage sind, alternative Gesichtspunkte einzubringen, würde den soziotherapeutischen Zielen zuwiderlaufen. Schwendter:

> *„Laienhelfende sind imstande, Qualifikationen, Gesichtspunkte, eigene sozialtherapeutische Erfahrungen, kurz, ‚Bildungselemente', in die sozialtherapeutische Arbeit einzubringen, die die oft betriebsblinden Hauptamtlichen außer Acht zu lassen neigen – wie sie ihrerseits von diesen in einer Reihe von anderen Punkten lernen können."*
> (Schwendter 2000)

Beispiel

Peter H., 56 Jahre alt, lebte selbst zwei Jahre lang in einem soziotherapeutischen Wohnheim für Alkoholkranke, bevor er eine eigene Gemeindewohnung beziehen konnte. Das Alleinleben in der Wohnung war für den geselligen Peter H. eine große Herausforderung. Nach einem Rückfall knüpft er wieder verstärkt an die Kontakte zu seinem ehemaligen Wohnheim an. Da erfährt er, dass sein ehemaliger Zimmerkollege mit Krebs im Spital liegt. In der nächsten Zeit besucht er diesen drei- bis viermal in der Woche und übernimmt damit faktisch die Betreuung des „Klienten". Die Mitarbeiter im Heim sind ihm sehr dankbar, weil sie nicht über die nötigen Zeit- und Energieressourcen für diese anstrengenden Besuche verfügen. Nachdem die Erfahrungen mit Peter H. als Besuchsdienst für alle Beteiligten sehr positiv erlebt werden, entschließt sich das Team, Herrn H. jetzt öfter als Besuchsdienst für Klienten im Spital einzusetzen. ◄

Das Verhältnis von Soziotherapie und professionellem Hilfspersonal hat ein diskursives, also ein einander ernstnehmendes und ergänzendes zu sein, deshalb sind Ansätze, die soziotherapeutisches Handeln ausschließlich an bestimmte Ausbildungen knüpfen oder es in einem hierarchischen System einzuordnen versuchen (z. B. als über der Sozialarbeit und Sozialpädagogik stehend, aber unterhalb der Psychotherapie und Psychiatrie) kritisch zu hinterfragen.

Der „Hunger nach Normalität" (Späth) ist vermutlich dort am stärksten, wo die Entfremdung der Subjekte durch Institutionen am stärksten ist. Insofern es hier um eine Ausweitung der Selbstbestimmung der „Patienten und Klienten" geht, setzt die Soziotherapie das Großprojekt der Aufklärung fort. Natürlich ist die Forderung nach „Empowerment" (Selbstermächtigung) mittlerweile beinahe ein Allgemeinplatz geworden – und, wie es bei solchen fundamentalen Dimensionen in pädagogischen Kontexten immer der Fall ist, wird gerade dieser Forderung, oft aus den faktischen Einschränkungen der Institution heraus, häufig nicht nachgekommen (Stark 1996). Dies gilt besonders für „totale Institutionen", in denen Therapie unter Zwang immer prekär ist, aber auch für relativ „normale Einrichtungen" wie Übergangswohnheime oder Dauerwohnheime, in denen es Restriktionen anderer Natur gibt (Hausordnung, Betreuungsvereinbarungen, Verpflichtung zu Gruppengesprächen u. a.). Soziotherapie hat die Spannungsfelder und prekären Machtverhältnisse wahrzunehmen und mitunter auch dort entgegenzuwirken, wo sie der Entfaltung der persönlichen Potenziale entgegenstehen.

10.3 Abgrenzung Psychotherapie – Soziotherapie

In der psychosozialen Praxis, vor allem in psychiatrischen Einrichtungen, kann es leicht zu Spannungsverhältnissen zwischen psychotherapeutischem und soziotherapeutischem Handeln (oft repräsentiert in der Pflege oder in der Sozialarbeit) kommen, vor allem dann, wenn alle Interaktionen „psychotherapeutisch" gedeutet werden und der Raum des „Normalen" gering gehalten wird (Abb. 10.2).

Beispiel

„Man stelle sich eine Station vor, in der die Patienten nur unter psychoanalytischen, verhaltenstherapeutischen oder klientenzentrierten Gesichtspunkten wahrgenommen werden. Bei jeder Begegnung mit einem Psychotherapeuten handelt dieser entsprechend seiner therapeutischen Einstellung und Wahrnehmung: Er verbalisiert Gefühle des Patienten, sieht nur den Übertragungsanteil oder überlegt, ob er handeln soll, weil seine momentanen Handlungen eine Vermeidungshaltung bestärken können. Die Regeln, nach denen von den Schwes-

tern das Zusammenleben auf der Station geregelt wird, interessieren die Therapeuten nicht, da sie ein reines Interesse an der Verwirklichung ihrer Psychotherapie haben." (Dörner et al. 2002) ◄

Dazu stellen Dörner und Plog in ihrem kritischen Lehrbuch klar:

„Soziotherapie ist die Basis! Sie kann nicht als Technik neben anderen stehen, sondern macht die Anwendung anderer Techniken erst möglich. Dazu gehört dann auch die Folgerung, dass Pflegepersonen (z. B. wegen ständiger Präsenz) mehr als Andere Ausführende der Soziotherapie sind." (Dörner et al. 2002)

Soziotherapie fördert das Normale, Alltägliche, „Nichtkranke", das Gesunde des Patienten und ergänzt damit die Aufgaben von medizinischer und psychotherapeutischer Versorgung, von denen sie sich jedoch wesentlich und/oder tendenziell unterscheidet (Dörner et al. 2002). Betroffen sind Personen, die aus verschiedenen Gründen dauerhaft oder vorübergehend in der Gestaltung ihres Alltags eingeschränkt sind, was in vielen Fällen mit defizitären oder instabilen Ich-Strukturen einhergeht. Dieser Tatsache folgend, zeigt sich auf der methodischen Ebene die Differenz zwischen Soziotherapie und Psychotherapie

Soziotherapie	Psychotherapie/Entwöhnung
100 % Abhängige	100 % Abhängige
Abhängige mit gravierenden körperlichen und psychischen Folgeerkrankungen (hoher Komorbiditätsanteil)	Abhängige ohne gravierende körperliche und seelische Folgeerkrankungen
Hirnorganische Beeinträchtigungen	Neuropsychologische Defizite eher subklinischer Natur
Soziale Desintegration in oft katastrophalem Ausmaß	Sozial in der Regel einigermaßen integriert

Steingass 2001

Abb. 10.2 Abgrenzung Soziotherapie – Psychotherapie

Soziotherapie	Psychotherapie
Niedrige Zugangsschwelle, kaum Anforderungen an Motivation, „Krankheitseinsicht", Introspektions- und Verbalisierungsfähigkeit	Hohe Zugangsschwelle, hohe Erwartung an Motivation, Krankheitseinsicht, Kooperations- und Introspektionsfähigkeit

Steingass 2001

Abb. 10.3 Abgrenzung Soziotherapie – Psychotherapie

z. B. am Umgang mit Übertragungsphänomenen. Psychotherapie zielt auf die „Veränderung von Basismustern" der Persönlichkeit, in diesem Kontext ist die aktive Arbeit mit Übertragungsphänomenen Standard. Auch im soziotherapeutischen Kontext entstehen Übertragungen, jedoch wird mit diesen Übertragungen nicht aktiv gearbeitet, d. h., sie werden zwar als Übertragung erkannt und unter Umständen auch benannt, jedoch wird die Übertragung von Soziotherapeuten nicht angenommen (Walter 2007). In dieser Hinsicht arbeitet die Psychotherapie stärker biografieorientiert, während die Soziotherapie sich mehr auf das konkret Gegebene im Hier und Jetzt bezieht, also erlebnis-, übungs- und themenzentriert (Baer 1991/2005) (Abb. 10.3).

Die Wesensmerkmale der Soziotherapie ergeben sich meist aus den **Persönlichkeitsmerkmalen** der Klienten und Patienten, dabei handelt es sich um Personen mit mehr oder weniger erheblichen Einschränkungen in der Fähigkeit, ihr Leben selbständig zu gestalten. Häufig liegen – im Gegensatz zu Psychotherapiepatienten – **hirnorganische Beeinträchtigungen** und gravierende **körperliche und psychische Folgeerscheinungen** vor, die **soziale Desintegration** ist in einem fulminanten Ausmaß gegeben. Die zur eigenständigen Lebensführung erforderlichen inneren Strukturen („Selbstregulierungsfähigkeit") müssen in vielen Bereichen extern hergestellt und gesichert werden („Strukturbildung"). Steingass stellt das Klientengut von stationären psychotherapeutischen und soziotherapeutischen Einrichtungen einander gegenüber, eine Differenzierung, die im ambulanten Bereich oder im betreuten Wohnen (etwa in Nachbetreuungswohngemeinschaften) zu modifizieren sein wird (Steingass 2001). Auch wird die plakative Dichotomisierung der faktischen Überlappung der beiden Disziplinen sich in der Praxis selten in dieser Deutlichkeit abzeichnen, dennoch werden in der Gegenüberstellung die entscheidenden Divergenzen erkennbar:

Die soziale Desintegration erreicht bei Klienten in soziotherapeutischer Betreuung häufig ein extremes Ausmaß. Der Kontakt zu den Verwandten ist abgebrochen, Partnerschaften sind in die Brüche gegangen, hinzu kommen die soziodemographischen Variablen niedriger Bildungsstand, fehlende Schulabschlüsse, Arbeitslosigkeit. Dies schlägt sich auch in den **unterschiedlichen Zugangsvoraussetzungen zu therapeutischen Angeboten** nieder, im Extremfall ist auch das Streetwork als soziotherapeutische Veranstaltung zu interpretieren, zumal dort auch Betreuung bzw. Betreuungsanbahnung erfolgt:

Bosch definiert Soziotherapie „spiegelbildlich" zur Psychotherapie. Während die Psychotherapie es sich erlauben kann, eine für therapeutische Prozesse nützliche eigene, aber von der Realität abgehobene, ja gewissermaßen sogar „realitätsferne" Haltung einzunehmen, um frei von sozialen Normen etwas auszuprobieren, auszuleben oder zu erkennen, was sonst undenkbar ist, arbeitet die Soziotherapie in Lebensweltnähe und versucht, die gesunden Anteile des Betroffenen zu aktivieren (Fachausschuss Soziotherapie des AHG Wissenschaftsrates 2000; Dörner et al. 2002).

> *„Kranke Anteile werden nicht verdrängt, aber auch nicht besonders betont. Während in der Gruppenpsychotherapie die Beziehungsdynamik im Vordergrund der Arbeit steht, ist die Gruppenarbeit soziotherapeutischer Herkunft grundsätzlich sachbezogen. Hier soll gelernt und geübt werden, gefühlsmäßige Anspannung zu bewältigen, ohne auf alte Krankheitsmuster zurückgreifen zu müssen. Bei allzu starker Zurückhaltung oder Hemmung des Patienten, sich zu äußern oder an bestimmten Aktivitäten teilzunehmen, steht für den Soziotherapeuten nicht die Verhaltensinterpretation des Patienten im Vordergrund, sondern der Versuch, ihn unter Anknüpfung an früher vorhandene Kompetenzen, unter Nutzung seiner aktuell aktivierbaren Potenziale und Ressourcen, zum Handeln und zum Mitmachen zu animieren. Dabei steht nicht das Herausarbeiten pathologischer Verhaltensweisen im Vordergrund, sondern die Förderung konkreter selbstwertsteigernder und selbstwertstabilisierender Bewältigungserfahrung durch erfolgreiche handlungsorientierte Erledigung vorgegebener (kleinerer) Aufgaben oder Ämter, das Überwinden von Schwierigkeiten und Bewältigen bestimmter Stimmungen oder Situationen." (Bosch)*

Soziotherapie kann psychotherapeutische Arbeit unterstützen, aber in manchen Fällen auch ersetzen, insbesondere dort, wo psychotherapeutisches Arbeiten entweder nicht (mehr) möglich oder nicht effizient ist. Soziotherapeutisches Handeln setzt auf Selbsterfahrung in der Auseinandersetzung mit der gegenständlichen und sozialen Umwelt und der Bewältigung von (im besseren Fall) selbstgewählten Zielen und Aufgaben, wobei sich der Rahmen und die jeweiligen Zielsetzungen nach den Fähigkeiten und Defiziten der Betroffenen richten. Bei Klienten mit schweren geistigen und psychischen Beeinträchtigungen kann dies nur in abgestuften Schritten und stärker strukturierenden Rahmenbedingungen geschehen. Das Ziel des soziotherapeutischen Prozesses ist jedoch der Ausbau der Autonomie in möglichst vielen Bereichen der Persönlichkeit und Lebensgestaltung, vor allem aber in der Bewältigung des Alltags. Dringlicher als die „Persönlichkeitsentfaltung" oder „Selbstverwirklichung" ist dann – abgesehen von der Aufrechterhaltung der Abstinenz –, dass die Betroffenen sich in ihrem Wohnumfeld zurechtfinden, den Weg zum Supermarkt bewerkstelligen und die Körperpflege funktioniert. Während die Psychotherapie „Individuation" anstrebt, zielt Soziotherapie auf „Sozialisation" (Abb. 10.4).

Beispiel

Herr E. ist auf Anraten des Pflegepersonals im Pflegeheim in eine teilbetreute Wohngemeinschaft gezogen. Dort wohnt er mit vier anderen Alkoholkranken zusammen. Aufgrund seiner jahrelangen Hafterfahrungen, der Hospitalisierung im Heim und alkoholbedingter Abbauprozesse ist er mit der Bewältigung vieler Alltagsaufgaben überfordert. Das erste Problem ist die Selbstversorgung; obgleich er früher einmal Bäcker war, hat Herr E. keine Ahnung vom Kochen. Die Mitbewohner haben einiges zu tun, bis Herr E. (wieder) lernt, Konservendosen zu öffnen und in der Mikrowelle zu

Soziotherapie	Psychotherapie
Pragmatismus und Eklektizismus beim Methodeneinsatz	Häufig Methodenpurismus (Tiefenpsychologie, Verhaltenstherapie)
Pädagogisch, psychoedukativ	Psychotherapeutisches Methodenrepertoire
Aktives, auch direktives Eingreifen, „Handanlegen", Mitmachen, Teilhaben	Abstinenz, Neutralität, professionelle Distanz, fordernd
Handlungsorientiert	Verbal orientiert
Fokussierung auf Problemlösung und Bewältigung	Fokussierung auf die Lösung von Pathologischem, Abnormem oder Abweichendem
Fokussierung auf das Normale, Alltägliche, Training von Alltagskompetenzen	Schaffung künstlicher „Als-ob-Situationen"
Alltagssprache	Künstliche Sprache („Blitzlicht", „Feedback" …)
Feste, klare, transparente und verbindliche Tagesstruktur	
Neuropsychologische Methoden – alltagsorientiertes Hirnleistungstraining	Meist keine neuropsychologischen Maßnahmen

Steingass 2001

Abb. 10.4 Abgrenzung Soziotherapie – Psychotherapie

erhitzen. Dabei müssen sie immer wieder die Mutlosigkeit und den Widerstand gegen eine Verhaltensänderung in Kauf nehmen und Herrn E. aufmuntern. Eine ehrenamtliche Mitarbeiterin übernimmt es, mit Herrn E. in den nah gelegenen Supermarkt zu gehen, um mit ihm Lebensmittel einzukaufen, die er sich zubereiten kann. Nach einigen Monaten ist Herr E. so weit, dass er für die anderen Mitbewohner kocht. ◄

Das komplementäre Verhältnis von Soziotherapie und Psychotherapie spiegelt sich auch in den Methoden wider, die sich im Falle der Soziotherapie an den konkreten alltäglichen Erfordernissen der Klienten orientieren und bestehende Defizite mitunter auch „handgreiflich" kompensieren müssen:

Soziotherapie ist alltagsorientiert und weniger reflektierend als Psychotherapie. Sie ist ein **Lernprozess,** der durch Helfen,

Vor- und Mitmachen, Anleiten, Zeigen, Vorleben von „normalen Verhaltensweisen", aber auch durch Kontrollieren geschieht. Die klassischen Bereiche betreffen lebenspraktische Fähigkeiten wie Einkaufen, Kochen, Waschen, Bügeln, Putzen, Gartenarbeit, Körperpflege, Umgang mit Geld, Freizeitgestaltung, Feste feiern usw.

Beispiel

Frau D. wohnt in einem Frauenwohnheim. In der hauseigenen Kantine lernt sie einen ehrenamtlichen Mitarbeiter kennen, Herrn E., der Religionslehrer ist und jeden Samstag in der Kantine Dienst macht, manchmal begleitet von seiner Frau. Gelegentlich sitzen die Frauen zusammen und spielen „Mensch ärgere dich nicht". Herr E. spielt gerne mit. An einem ruhigen Abend, an dem kaum Betrieb in der Kantine ist, besteht Gelegenheit, und Frau D. erzählt

Herrn E. ihre Lebensgeschichte. Nach dem Scheitern mehrerer Beziehungen, die mit massiven Verletzungen einhergingen, war bei Frau D. eine Abwehrhaltung gegenüber Männern im Allgemeinen entstanden. Einige Wochen später lädt Herr E. Frau D. zu einem Familienausflug mit seiner Familie ein, an dem Frau D. – zwar mit gemischten Gefühlen, aber dann doch – teilnimmt. Es wird eine gute Erfahrung. Durch den positiven Kontakt zu Herrn E. gelingt es Frau D., ihre Enttäuschung „vom männlichen Geschlecht" zu relativieren. ◀

10.4 Soziogenese und soziotherapeutische Chancen

10.4.1 Primäre, sekundäre und tertiäre Soziogenesen

Bevorzugter „Behandlungsgegenstand" der Soziotherapie sind Krankheitszustände, die in einem hohen oder sogar überwiegenden Ausmaß sozial bedingt sind. Laut Strotzka können *primäre, sekundäre und tertiäre Soziogenesen* unterschieden werden (Strotzka 1971). Unter primärer Soziogenese sind Krankheiten zu verstehen, die direkt durch soziale Umstände bedingt sind, was nicht gleichbedeutend mit dem Fehlen anderer Faktoren ist. Sekundäre Soziogenese meint die indirekte Beteiligung sozialer Faktoren an der Krankheitsentstehung in dem Sinn, dass „organische Ursachen ihrerseits wieder Auswirkungen sozialer Bedingungen" sind. Unter tertiärer Soziogenese fasst Strotzka den Einfluss der sozialen Umwelt auf Verlauf und Erscheinungsbild psychischer Erkrankungen zusammen.

Auf die Entwicklung von Suchterkrankungen treffen alle Formen der Soziogenese in unterschiedlicher Weise zu. In der Typologie nach Lesch wird versucht, das Ausmaß der sozialen Bedingungen gegenüber anderen Faktoren präziser zu fokussieren. Die Soziogenese bei Typ-I-Abhängigen ist aufgrund der biologischen/genetischen Faktoren sekundär und tertiär anzusehen (biologische Vulnerabilität und hohe soziale Reagibilität, d. h. soziale Trinkauslöser), während die soziogenetischen Bedingungen bei Typ-IV-Abhängigen primär zu bewerten sind (frühkindliche Deprivationen).

Praktisch stellt sich aber immer wieder die Frage, inwiefern die Soziogenese in der Diagnostik und Therapie überhaupt entsprechende Berücksichtigung finden kann, zumal im gültigen diagnostischen Paradigma eine primäre Soziogenese nicht diagnostiziert werden kann, da die Krankenkassen bzw. Rentenversicherungen – mit Bezug auf die ICD-11 – nur einen eingeschränkten Indikationskodex zulassen. Während „anerkannte Neurosen" wie Depression, Angstzustände und Zwangserkrankungen psychotherapeutisch behandelt werden dürfen, ist es für Angehörige benachteiligter Schichten, die an vorwiegend sozial bedingten Erkrankungen leiden (z. B. schwere Überlastungspsychosomatosen, psychische Probleme aufgrund von Langzeitarbeitslosigkeit, zerfallende Netzwerke, Armut usw.), sehr schwierig, eine entsprechende Behandlung zu organisieren. Für einige dieser „sozialen Erkrankungen" bestehen noch nicht einmal diagnostische Kategorien und somit auch keine Aussicht auf Kostenübernahme durch entsprechende Versicherungen (Petzold 2003).

Im DSM 5 wurde die multiaxiale Erfassung von psychischen Krankheiten aufgegeben, damit fielen auch die Achsen IV und V weg, in denen sozial bedingende Krankheitsfaktoren systematisch erfasst wurden.

10.4.2 Soziologische Faktoren auf der Makroebene

In der Soziologie werden gesellschaftliche Prozesse auf drei Ebenen untersucht: Makro-, Meso- und Mikroebene. Die Makroebene erfasst Phänomene der Gesamtgesellschaft (z. B. soziale Schichtung), die Mikroebene die Phänomene in kleineren Gruppen (z. B. Familien) und Individuen, wo sich die Soziologie häufig mit der Sozialpsychologie berührt. Das Meso- oder Exosystem umfasst das, was man heute oft mit Gemeinwesen umschreibt: das nähere Umfeld, die Gemeinde, die Infrastruktur, die Institutionen, wie z. B. die Schule, das Jugendzentrum, die Kirchengemeinde, usw.

Der Befund, dass soziologische Untersuchungen in der Suchtforschung unterrepräsentiert sind, ist eine Tatsache, die nach wie vor gilt (Tasseit 1994). Andererseits ist das „biopsychosoziale Bedingungsgefüge" der Sucht und damit die Bedeutung der sozialen Zusammenhänge anerkannt. Dennoch ist es der Fall, dass in der Auseinandersetzung mit den psychologischen und biomedizinischen Faktoren, die in der Forschungsliteratur präsent sind, der Blick auf die soziologischen Faktoren oft verstellt ist. Es ist hilfreich, die allgemeinen gesundheitssoziologischen Faktoren, die alle auch für die Suchtentwicklung Geltung haben, zu berücksichtigen, zumal die Grenzen von Psychotherapie und Pharmakologie auch dort verlaufen, z. B. im Verhältnis von sozioökonomischem Status und Gesundheit. Das Ungleichgewicht und die Inkohärenz der verschiedenen Suchttheorien und

Daten erinnert daran, dass es nach wie vor keine „integrative Theorie der Sucht" gibt, die alle durch Forschungsarbeit hinreichend belegten Faktoren der Suchtentwicklung aufeinander bezieht und systemisch zusammenführt, wenngleich die Forderung nach einer „biopsychosozialen Theorie der Sucht" oft erhoben wird (Renn 1991; Schmidt et al. 1999).

Bewusstheit für die soziologischen Aspekte ist angesichts der gesellschaftlichen Veränderungen, die die „weltgesellschaftliche Vernetzung" („Globalisierung") mit sich bringt und die eine stärkere Ausprägung sozialer Ungleichheiten zur Folge haben, gefordert (Razum et al. 2006).

Puls differenziert drei soziologische Erklärungsperspektiven süchtigen Verhaltens (Puls 2003):

a. **das Stress-Coping-Paradigma:** Alkohol moduliert die Stressreaktion, unterstützt bei der Stressbewältigung,

b. **Sozialisationstheorien:** langfristige Sozialisationsprozesse – z. B. durch die Familie – beeinflussen das Konsumverhalten und die

c. **Theorie vom abweichenden Verhalten:** sozialstrukturelle Rahmenbedingungen bzw. die Reaktion des Umfelds auf den Konsum.

Das Stress-Coping-Paradigma lässt sich sowohl auf die makro- als auch auf die mikrosoziale Ebene anwenden. Schon in der bekannten Zeitreihenanalyse von Brenner wird ein Zusammenhang von ökonomischen Indikatoren, wie Inflationsrate, Arbeitslosenrate oder Durchschnittseinkommen, und diversen Gesundheitsindikatoren, wie Psychiatrieeinweisungen und Alkoholkonsum, nachgewiesen. So ließ sich zeigen, dass psychiatrische Hospitalisierungen von Personen mit der Diagnose „Alkoholpsychose" während Rezessionen stark anstiegen und bei Aufschwüngen nachließen. Offensichtlich wirkt sich der wirtschaftliche Stress als zusätzlicher Belastungsfaktor aus. Eine Schlussfolgerung, die in der Folge stark kritisiert wurde.

Zur letzten der eben angeführten Kategorien gehört auch die bekannt gewordene soziokulturelle Theorie von Bales, der die gesellschaftlichen Rahmenbedingungen zur Entstehung von Alkoholabhängigkeit zu erfassen sucht (Bales 1946). Er unterscheidet **Abstinenzkulturen** (Verbot jeglichen Alkoholkonsums), **Ambivalenzkulturen** (Konflikt zwischen den Wertstrukturen gegenüber dem Alkoholkonsum), **Permissivkulturen** (Billigung von mäßigem Alkoholgenuss) und **permissiven (funktionsgestörten) Kulturen** (Billigung des Alkoholexzesses). Der Zusammenhang zwischen gesellschaftlicher Norm und Entstehung und Verlauf von Alkoholabhängigkeit wird in der Forschung jedoch immer wieder relativiert. So weiß man, dass für den *Erwerb* spezifischer riskanter Konsummuster soziale Bedingungsfaktoren von großer Bedeutung sind, diese nimmt aber im *Verlauf* der Abhängigkeitsentwicklung ab (Schmidt et al. 1999).

Der „sozioökonomische Status" erweist sich in der sozialwissenschaftlichen Forschung als der wichtigste sozial strukturierende Faktor für das Gesundheitsverhalten und den Gesundheitsstatus der Bevölkerung, ein Faktum, das auch von der WHO bestätigt wird (Hurrelmann 2006). Dieser Indikator gibt die relative Position von Personen im gesellschaftlichen Gefüge von Privilegien und Wohlstand an. Es lassen sich Zusammenhänge zwischen finanziellen Ressourcen, Bildungsgrad, gesellschaftlicher Anerkennung und physischen und psychischen Krankheiten nachweisen.

Die meisten Krankheiten sind in der Unterschicht häufiger zu finden als in der Oberschicht (siehe Abb. 10.6). Sogar reiche Raucher leben länger als arme.

Für die Ätiologie der Sucht bzw. der entsprechenden Untergruppen sind soziale Bedingungen im Kindheits-, Jugendlichen- und Erwachsenenalter von Bedeutung. Da in der Ätiologie der meisten Suchterkrankungen Komorbiditäten eine große Rolle spielen, sind auch die allgemeinen Daten über das Gesundheitsverhalten von Interesse.

Kinder

Sterblichkeits- und Krankheitshäufigkeit sind bei Kindern aus niedrigen sozioökonomischen Schichten relativ am höchsten. So ist etwa die Häufigkeit von Totgeburten bei Müttern mit einer Sonderschulausbildung erheblich höher als die aller anderen Mütter.

Kinder aus niedrigen sozioökonomischen Schichten praktizieren ein relativ ungünstiges Gesundheitsverhalten. Sie ernähren sich schlechter als besser gestellte Kinder und bewegen sich auch weniger. Kinder aus der Unterschicht nehmen weniger an Vorsorgeuntersuchungen teil.

Die Zahnpflege und damit die Zahngesundheit nehmen kontinuierlich von der oberen zur unteren Sozialschicht ab.

Kinder von Eltern mit geringem sozioökonomischem Status haben häufiger Unfälle als andere. Kersting-Dürrwächter und Mielck haben nachgewiesen, dass Kinder aus Unterschichtfamilien ein um 34 % höheres Risiko haben, einen schweren Unfall zu erleiden, als Vorschulkinder aus höheren sozialen Schichten, dies gilt auch für den Schweregrad der Unfälle (bleibende Schäden), ein Zusammenhang, der sich in der Ätiologie des Typ-IV-Abhängigen niederschlägt (Kersting-Dürrwächter und Mielck 2001).

Jugendliche

Die Trends aus der Kindheit setzen sich im Jugendalter fort: Die sozial benachteiligten Jugendlichen sind relativ kranker als die sozial besser gestellten. In den Hauptschulen finden sich die höchsten und in den Gymnasien die niedrigsten Krankheitslasten. Je niedriger der sozioökonomische Status, desto schlechter auch das Ernährungsverhalten. In der Folge sind Jugendliche aus der Unterschicht auch häufiger übergewichtig.

Deutliche soziale Unterschiede gibt es beim Konsum von psychoaktiven Substanzen. Bei Mädchen beeinflussen auch der familiäre Wohlstand und der Berufsstatus der Eltern das Rauchverhalten. Hauptschüler zählen fast 3-mal so häufig zu regelmäßigen Rauchern als Gymnasiasten (Abb. 10.5):

Erwachsene

In den unteren Schichten liegt die Verbreitung von Krankheiten und Sterblichkeit höher als in den oberen. So lassen sich z. B. bei den Angehörigen von Arbeiterfamilien eine höhere Erkrankungshäufigkeit und frühere Sterblichkeit feststellen als in Angestellten-, Beamten- und Selbständigenfamilien. Die sozialen Unterschiede beeinflussen das Gesundheitsverhalten, so etwa die Inanspruchnahme von Versorgungsleistungen. In statusniedrigeren Bevölkerungsschichten wird deutlich öfter und stärker geraucht und der Alkoholkonsum ist bei Männern eindeutig höher – anders bei Frauen. Fast zwei Drittel der kurzzeit- und langzeitarbeitslosen Männer im Alter von 20 bis 59 Jahren sind Raucher, bei den Erwerbstätigen sind es 40 %. Männer mit einer Arbeitslosigkeitsdauer von bis zu einem Jahr rauchen fast 2-mal

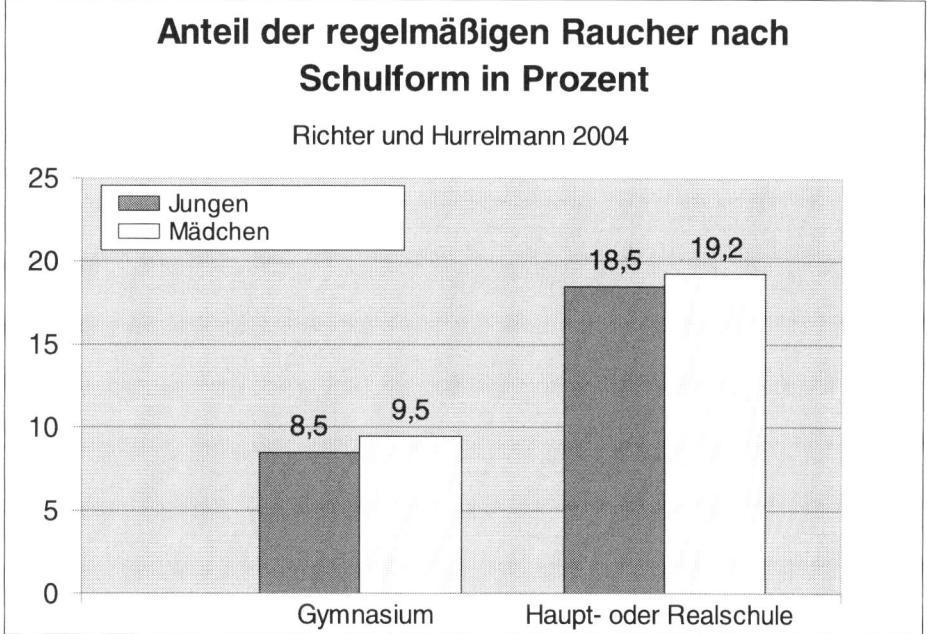

Abb. 10.5 Nikotinkonsum und Bildungsstatus

häufiger als erwerbstätige Männer. Männer, die seit mehr als einem Jahr arbeitslos sind, rauchen sogar 3-mal häufiger (Dauer 1999; Lampert und Burger 2004).

Unterschiede können auch beim Essverhalten, der Körperhygiene und körperlichen Aktivitäten festgestellt werden. Der Besuch von Ärzten, vor allem Fachärzten, ist deutlich geringer bei niedrigen Statusgruppen.

Ein höheres Bildungsniveau und eine bessere ökonomische Lebenslage wirken sich auf das Lebensalter aus, selbst die altersbedingte Demenzerkrankung ist in den sozialen Unterschichten häufiger.

In Österreich wurden folgende Daten publiziert: Die Bevölkerung unter der Armutsgrenze weist einen 3-mal schlechteren Gesundheitszustand auf (11 %) als hohe Einkommen (4 %) und ist doppelt so oft krank wie mittlere Einkommen (7 %). Fragt man nach den Bildungsabschlüssen, sind Pflichtschulabsolventen doppelt so oft von einer chronischen Krankheit betroffen (21 %) wie Personen mit Maturaabschluss (11 %). Nach der beruflichen Stellung bezeichnen 90 % mit höheren bzw. führenden Tätigkeiten ihren Gesundheitszustand als „gut", während es bei Hilfsarbeitern nur 76 % sind. Reiche leben zwischen fünf und sieben Jahre länger als Arme (Statistik Austria 2007) (Abb. 10.6).

Häufiger krank werden auch einsame und sozial isolierte Menschen. Bei ihnen fehlt das Netzwerk für Hilfe und Unterstützung. Vor allem ältere und alte Menschen sind davon betroffen, häufig auch Menschen mit Migrationshintergrund, auch homosexuelle Menschen gehören zu den Risikogruppen. Herz-Kreislauf-Erkrankungen und Abhängigkeitserkrankungen häufen sich bei den sozial Isolierten. Das Risiko an einer Depression zu erkranken, ist bei Arbeitslo-

sen um ein Vielfaches höher: bei Frauen 5-mal so hoch, bei Männern 13-mal so hoch. Das Auftreten psychischer Krankheiten korreliert in allen Ländern mit dem Ausmaß der ungleichen Verteilung von Einkommen, dies gilt auch für die Suizidraten.

Die Befunde überblickend, lässt sich festhalten: Armut und Einsamkeit (Fehlen von Ressourcen) machen krank. Menschen aus sozioökonomisch schwächeren Schichten (niedriges Einkommen, niedriger beruflicher Status, geringer Bildungsgrad, Langzeitarbeitslose, Alleinerziehende, kinderreiche Familien, Migranten, Aussiedler, Asylanten, Wohnungslose, Strafgefangene) bedürfen der Gesundheitsförderung immer in einem höheren Ausmaß, um soziale und gesundheitsbezogene Ausgleichseffekte zu erzielen. Die Gesundheitskosten sind in diesem Bevölkerungssegment am höchsten.

Nicht zuletzt muss auf die gravierenden gesellschaftspolitischen und soziologischen Veränderungen in der postmodernen Gesellschaft hingewiesen werden, die vor allem durch eine Auflösung traditioneller sozialer Netzwerke gekennzeichnet ist (Beck 2003). Die „Versingelung" und der Prozess der Entsolidarisierung der Gesellschaft vor allem in den Großstädten erschweren die Bildung und Aufrechterhaltung von sozialen Netzwerken und zunehmend auch die Integration von Randgruppen. Das Fehlen von alternativen sozialen Netzwerken nach Beendigung der Entwöhnungstherapien ist eines der größten Probleme für die Stabilisierung von Suchtkranken überhaupt, zumal nur ein kleiner Teil der Betroffenen den Schritt in künstliche soziale Netzwerke (Selbsthilfegruppen, Sportvereine, kirchliche Gemeinschaften usw.) schafft.

Stärkeres Auftreten bei niedrigem sozioökonomischem Status	Stärkeres Auftreten bei hohem sozioökonomischem Status
Gesundheitsverhalten	
- Fehlernährung - Schlechter Ernährungsrhythmus - Zu wenig Bewegung - Mangelnde Körperhygiene - Zigarettenkonsum - Alkoholmissbrauch bei Männern - Konsum illegaler Substanzen - Gewalthandlungen - Wenige Vorsorgeuntersuchungen - Wenige Früherkennungsuntersuchungen	- Alkoholmissbrauch bei Frauen
Krankheiten	
- Herz-Kreislauf-Krankheiten - Diabetes mellitus - Magenkrebs - Darmkrebs - Lungenkrebs - Nieren-/Blasenkrebs - Leukämie - Maligne Lymphome - Krankheiten des Magens - Zahnkrankheiten - Bronchitis (bei Erwachsenen) - Bandscheibenschäden - Übergewicht/Adipositas - Rheumatische Krankheiten, Gicht - Unfälle (bei Kindern und Jugendlichen) - Psychische Krankheiten - Multimorbidität	- Einige Allergien - Bronchitis (bei Kindern) - Einige Hautkrankheiten, z. B. Neurodermitis - Kurz- und Weitsichtigkeit

Empirische Befunde zum Zusammenhang von sozioökonomischem Status, Gesundheitsverhalten und Krankheiten, nach Hurrelmann 2006

Abb. 10.6 Gesundheit/Krankheit und Sozioökonomische Diagnosen

10.4.3 Komorbidität und Randgruppenzugehörigkeit

Die fundierte epidemiologische Studie von Fichter, der die Population der Wohnungslosen in München anhand einer repräsentativen Stichprobe (n = 265) sozialpsychiatrisch untersuchte und einen hohen Grad an Komorbidität (über 90 %) und sozialer Deprivation feststellte, soll als einer der relevanten Befunde zitiert sein (Abb. 10.7). Das Ausmaß an sozialen Defiziten illustriert etwa der Prädiktor Familienstand:

Wohnungslose: Familienstand		Normalbevölkerung Deutschland	
n = 265		n = 178	
53,4 %	unverheiratet	43,4 %	
0,0 %	verheiratet	49,7 % (!!!)	
6 %	getrennt	–	
3,9 %	verwitwet	2,5 %	
35,1 %	geschieden	10,1 %	Fichter 2001

Abb. 10.7 Wohnungslosigkeit und Familienstand

Hinsichtlich der psychischen Erkrankungen imponiert die Substanzmittelabhängigkeit, vor allem die Alkoholabhängigkeit mit 72,7 % (vs. 15,2 % in der Normalbevölkerung) (Fichter und Quadflieg 2001).

Die Daten der Fichter-Studie aus den 1990er-Jahren wurden in der bislang größten psychiatrischen Wohnungslosenstudie in Deutschland, der SEEWOLF-Studie (2013) repliziert und ergänzt. Die Prävalenzrate für Substanzabhängigkeitserkrankungen hat sich seit den 1990er-Jahren nicht verändert. Die psychiatrische Komorbidität unter Wohnungslosen ist erwartungsgemäß erhöht: 22,9 % haben eine Diagnose (DSM IV, Achse I), 31,8 % zwei Diagnosen, 38,6 % drei oder mehr Diagnosen. Bei 21,1 % finden sich Belastungs- und somatoforme Störungen (Abb. 10.8).

34,7 % haben eine Persönlichkeitsstörung (DSM IV, Achse II), 20,3 % zwei oder mehr Persönlichkeitsstörungen (bis zu sechs PS!). Die drei häufigsten Persönlichkeitsstörungen sind die antisoziale PS (18,8 %), die schizoide PS (17,9 %) und die Borderline-PS (14,4 %). 43,8 % kennen Suizidgedanken, 16,4 % haben Suizidversuche hinter sich, bei 12,8 % fand sich in der Vorgeschichte selbstverletzendes Verhalten. Dem gegenüber steht eine schlechte Behandlungscompliance.

Im Unterschied zur Fichter-Studie wurde in der SEEWOLF-Studie auch das kognitive Leistungsniveau erhoben. Der Durchschnitts IQ beträgt 83,8 % (an der Grenze zum unterdurchschnittlichen Bereich). In sämtlichen Intelligenzbereichen liegen die Werte unter den Werten der Normalbevölkerung. „Orientiert an dem von der WHO hierfür definierten Grenzwert (IQ < 70) ist der Anteil von Probanden mit einer Intelligenzminderung gegenüber der Allgemeinbevölkerung 10-Fach erhöht." Als korrelierende Variablen konnten das schulische Bildungsniveau, aber auch vorhergehende Heimerfahrungen vor dem 18. Lebensjahr und anfängliche Testangst identifiziert werden.

Der Anteil an Rauchern ist im Vergleich zur Normalbevölkerung mehr als doppelt so hoch (57,8 % vs. 26,9 % bei Frauen, 84,1 % vs. 32,6 % bei Männern). 28,4 % berichten von Lungenerkrankungen.

Es steht außer Zweifel, dass der „soziale Faktor" für die Ausbildung und den Verlauf von Suchterkrankungen (und andere psy-

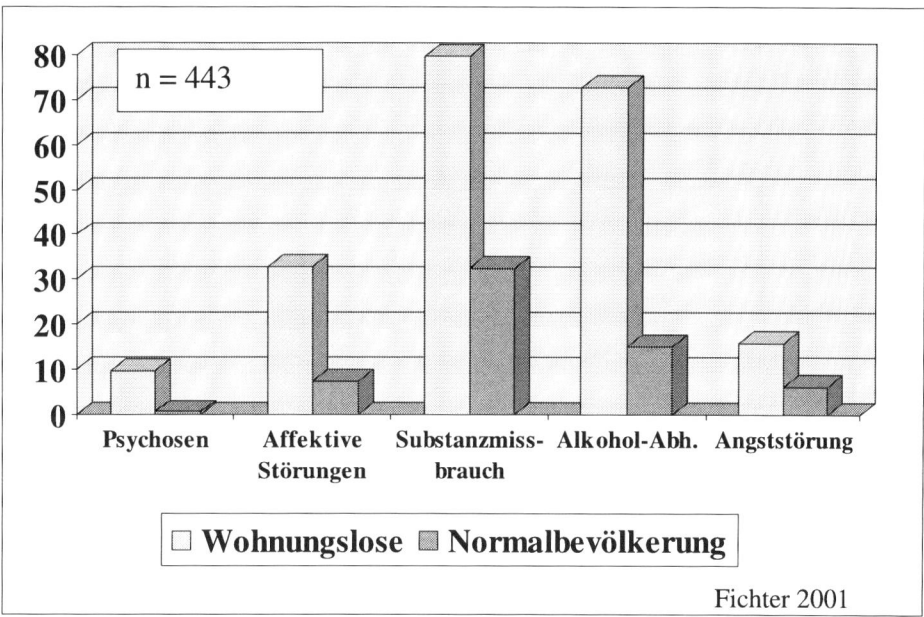

Abb. 10.8 Wohnungslosigkeit und psychiatrische Diagnosen

chische Erkrankungen) eine erhebliche Bedeutung hat. Bildung, Beschäftigung und stabile Beziehungen sind Schutzfaktoren für alle psychischen Erkrankungen. Für den soziologischen Diskurs ist in diesem Kontext das Verhältnis von Bevölkerungsgruppen zu den gesellschaftlich gültigen sozialen Normen und Werten von Bedeutung. Die Armutsforschung verwendet hier den Begriff der Armuts- und Ausgrenzungsgefährdung. Wenn die Normerfüllung, d. h. die Teilhabe an der Gesellschaft nicht möglich ist, entsteht im Individuum eine unerträgliche Spannung, die nur durch den Rückzug in eine anomische Haltung, die Merton als „Apathie" bezeichnet, bewältigt werden kann (Reinhardt 2005).

Der Zusammenhang von Komorbidität, Alkoholismus und Wohnungslosigkeit ist in der Versorgung der Gruppe chronisch mehrfach geschädigter Abhängiger eine der schwierigsten Problemlagen, der nur durch eine sehr gute Kooperation zwischen Wohnungslosenhilfe (Sozialarbeit) und Psychiatrie begegnet werden kann. Während es in den meisten Kommunen bereits eine Vielzahl von adäquaten Projekten in der Wohnungslosenversorgung gibt, bleiben die Wohnungslosen mit psychischen Störungen (Suchtproblematik) oft auf der Strecke. Die meisten Einrichtungen der traditionellen Suchtkrankenhilfe, Fachkliniken, Beratungsstellen und Selbsthilfegruppen, arbeiten in der Regel zu hochschwellig, um wohnungslose Klienten erreichen und erfolgreich begleiten zu können. Hier ist vor allem die kurzfristige Verfügbarkeit von psychiatrischer Hilfe ein primärer Hilfsfaktor (Reker und Wehn 2001). Der sogenannte „treatment-gap", d. h. die Nichtinanspruchnahme von Betreuung und Behandlung, der sich bei allen Suchterkrankten findet, ist bei Wohnungslosen sehr hoch, was sich u. a. in der SEEWOLF-Studie abbildet. Hier ist vor allem die kurzfristige Verfügbarkeit von psychiatrischer Hilfe ein primärer Hilfsfaktor, aber auch flexible und individuelle Formen der Begleitung und Kontaktanbahnung (Liaisondienste in den Einrichtungen, Case-Management, Begleitdienste, Streetwork, etc.).

Beispiel

In Wien haben sich in den letzten zwei Jahrzehnten vier Methoden zur Überwindung des „treatment-gap" etabliert: in den verschiedenen Tageszentren wurden psychiatrische Liaisondienste eingeführt (die Kontaktanbahnung wird von den SozialarbeiterInnen unterstützt), in den Gratis-Medizin-Bussen fahren auch Psychiater mit, im Streetwork werden fallweise PsychiaterInnen einbezogen werden. Ebenso ist der psychiatrische Liaisondienst in den Wohneinrichtungen bereits Standard. ◄

10.4.4 Wirkfaktor soziale Beziehungen (Faktoren auf der sozialen Mikroebene) – Gruppenkohärenz und Resilienzfaktoren

In der Tat kann man mit Coleman von einer „neuen Wissenschaft" sprechen, wenn man die Fülle an Daten und Folgerungen aus der neurowissenschaftlichen Forschung der letzten 20 Jahre überblickt, in denen zur Erforschung der Gehirnfunktion bildgebende Verfahren zur Anwendung kamen und Zusammenhänge zwischen den sozialen Bedingungen und einer Vielzahl von organischen und psychischen Funktionen nachgewiesen werden konnten. Von der Regulierung der Stresshormone durch Einflüsse in der frühen Kindheit bis hin zur Beeinflussung des Immunsystems durch die Qualität sozialer Beziehungen reicht der Bogen, Wissensstände im Übrigen, die in der psychosomatischen Medizin bzw. in den verschiedenen psychotherapeutischen Schulen bereits länger in Verwendung sind. Im Falle der Suchtentwicklung wurde die soziale Bedingtheit immer gesehen (z. B. in den Untersuchungen der Familienhintergründe von Alkoholkranken), wenngleich in biologisch dominierten Modellen oft unterbewertet. Zweifellos hängt der Aufbau von neuronalen Netzwerken im Gehirn in einem höheren Ausmaß, als bisher wahrgenommen, von der Qualität der interpersonellen Beziehungen ab. Dies gilt sowohl für Kinder und Jugendliche, bei denen die Gehirnplastizität noch sehr hoch ist (die Ausformung von sozialen Kontrollmustern ist sogar bis zum 25. Lebensjahr im Gange), aber auch für alle Personen jenseits der 25, bei denen weiterhin neuronale Netzwerke gebildet werden, wenngleich in geringerem Ausmaß und langsamer (Coleman 2006).

Die Bedeutung der Qualität von sozialen Beziehungen spiegelt sich in der therapeutischen Potenz von Gruppenerfahrungen wider. Die Integration in eine stabile Gruppe gilt zweifellos als therapeutisch hochwirksamer Faktor und wird in der Gruppentherapie angestrebt. Yalom schätzt in seinem Lehrbuch die „Gruppenkohäsion" als einen der wichtigsten Heilungsfaktoren ein (Yalom 1999).

Bekannt ist auch der Zusammenhang von sozialer Einbindung und Inanspruchnahme von Therapie und Therapieerfolg.

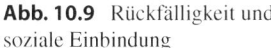

Abb. 10.9 Rückfälligkeit und soziale Einbindung

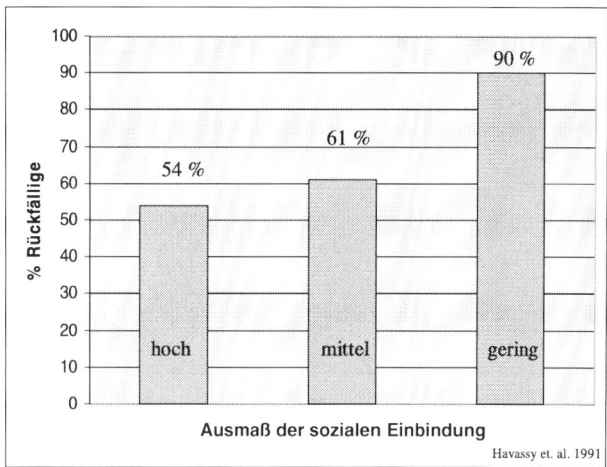

Havassy et. al. 1991

Außer Zweifel steht weiter, dass Brüche im sozialen Netzwerk die Rückfallentstehung bei Abhängigen begünstigen (Abb. 10.9). In der Studie von Havassy (1991) aus San Francisco wurde im Verlauf von zwölf Wochen nach Ende der Behandlung gehäuft jener Personenkreis von Substanzabhängigen rückfällig, der sozial nicht oder schlecht integriert war, d. h. allein wohnte, keine/wenige nahestehende außerhäusliche Freunde/Verwandten besaß, über keinen Gruppenanschluss verfügte usw. (Havassy et al. 1991).

Die Qualität sozialer Beziehungen, die Zahl wichtiger Bezugspersonen und das Ausmaß sozialer Kontakte insbesondere zu nicht mit Institutionen verknüpften Personen und Freunden ist bedeutsam für die Stabilität der Therapieerfolge (Röhrle et al. 1998).

In die gleiche Richtung weisen die Ergebnisse der neurobiologischen Forschung, die zeigen, dass Motivation in erster Linie durch soziale Impulse gesteuert wird (siehe Abschn. 10.7) und psychische und körperliche Gesundheit in einem hohen Maß von sozialer Integration oder Desintegration abhängen. Soziale Interak-

tionen und physische Aktivität – hier denke man z. B. an gemeinschaftlich durchgeführte sportliche Aktivitäten – haben einen Stress reduzierenden Effekt und wirken sich daher auf verschiedene psychische und physiologische Störungen positiv aus (Spitzer 2018; Bauer 2006a, 2007; Unger et al. 1997).

Ein weiterer Hinweis auf die Heilungspotenz sozialer Prägung und sozialer Integration kommt auch aus der *Resilienzforschung,* die untersucht, aufgrund welcher sozialen und individuellen Faktoren Krisen besser bewältigt werden können, wobei einmal mehr deutlich wird:

- Das Aufwachsen in der eigenen Familie und die Beziehung zu mindestens einer stabilen Bezugsperson, die auch außerhalb der Familie stehen kann,
- die Fähigkeit und die Möglichkeit, Gefühle auszudrücken,
- die Einbindung in eine stabile, aktive Gemeinschaft, z. B. Jugendgruppe, Kirchengemeinde, Selbsthilfegruppe, Sportverein u. a.,

- eine abgeschlossene Berufs- bzw. Schul-
  ausbildung und
- eine stabile Ehe oder Partnerschaft

sind – neben individuellen persönlich-
keitsbezogenen Eigenschaften (Trait-Fak-
toren), wie z. B. Intelligenz, breit ge-
streute Interessen, aktiver Lebensstil,
positive Lebensanschauung, Flexibilität
u. a. – ganz wesentliche **Langzeit-Schutz-
faktoren.** Es ist auch der „social support", der im Wesentlichen darüber entscheidet, ob vorhandene Resilienzen
aktiviert bzw. neue Resilienzen gebildet
werden können. Auf den Punkt gebracht
heißt dies: Der Mensch ist die beste Medizin für den Menschen. Die Herstellung
und Förderung von stabilen Beziehungen,
insbesondere die Integration in Kollektive, besitzt für alle psychischen Erkrankungen eine außerordentliche Schutz-
und Heilungspotenz. Ergebnisse der
Resilienzforschung weisen außerdem darauf hin, dass die Inanspruchnahme von
Psychotherapie meist nur in einem unter-
geordneten Ausmaß Stabilisierungspro-
zesse begleitet (Müller und Petzold 2004;
Welter-Enderlin und Hildenbrand 2006;
Werner 1991).

Eine ähnliche Perspektive hat die Stress-
forschung mit der Theorie der Salutogenese,
die vor allem vom israelischen Forscher Antonovsky vertreten wird, eingenommen. In
dieser Sichtweise entscheiden nicht die pathogenetischen Faktoren über die Entstehung und den Verlauf von Krankheiten, sondern das Vorhandensein oder Fehlen von
Widerstandsressourcen einer Person. Ob
die Ressourcen genutzt werden können oder
nicht, hängt letztlich von der Ausprägung des

Kohärenzgefühls („SOC" = sense of cohe-
rence) ab.

> „Das SOC (Kohärenzgefühl) ist eine glo-
> bale Orientierung, die ausdrückt, in wel-
> chem Ausmaß man ein durchdringendes,
> andauerndes und dennoch dynamisches Ge-
> fühl des Vertrauens hat, dass
>
> 1) die Stimuli, die sich im Verlauf des Le-
>   bens aus der inneren und äußeren Umge-
>   bung ergeben, strukturiert, vorhersehbar
>   und erklärbar sind;
> 2) einem die Ressourcen zur Verfügung ste-
>   hen, um den Anforderungen, die diese Sti-
>   muli stellen, zu begegnen;
> 3) diese Anforderungen Herausforderungen
>   sind, die Anstrengung und Engagement
>   lohnen." (Antonovsky 1997)

Das Kohärenzgefühl entsteht durch spezifische Lebenserfahrungen, wenn diese weitgehend konsistent eine wirksame Einfluss-
nahme der Person gestatten und die Person
weder über- noch unterfordern. Vorausgesetzt
sind dabei generelle Widerstandsressourcen
wie körperliche Faktoren, Intelligenz, Bewäl-
tigungsstrategien, soziale Unterstützung, kulturelle Stabilität, etc. Wenn das Kohärenzgefühl und in der Folge die Wirkung der
Widerstandsressourcen zu gering sind,
kommt es zu einem Stresszustand, der sich
dann auf die vorhandenen Vulnerabilitäten
(z. B. Neigung zum Substanzmissbrauch)
auswirkt (Franke et al. 1998).

Folgt man dem ressourcenorientierten
Ansatz der Salutogenese, müsste der pathogenen Diagnose, welche die Defizite und
Schädigungen erfasst, eine salutogene Diagnose gegenübergestellt werden, welche
die verschiedenen Widerstandsressourcen
zusammenstellt (Abb. 10.10). Daten aus
der Resilienzforschung können hier direkt
übernommen werden.

Pathogene Diagnosen:	Salutogene Diagnosen:
– Alkohol- und Medikamentenmissbrauch – Majore Depressionen mit Schlafstörungen – Dependente Persönlichkeitsstörung	– Soziale Fähigkeiten (kann mit ganz unterschiedlichen Menschen kommunizieren, ist verlässlich, einfühlsam) – verfügt über ein gewisses Organisationstalent – Durchhaltevermögen, Disziplin – Früher verschiedene Sportarten ausgeübt (noch immer Interesse daran) – Humor (manchmal Zynismus) – Hat mehrjährige Partnerschaften hinter sich – Liest gerne (z. B. Tageszeitungen) – Krankheitseinsicht – Tierfreund (hatte früher Hunde)

Abb. 10.10 Pathogenese versus Salutogenese

10.4.5 Parallele zur Gerontologie: Atrophie des „Sozialen Atoms"

Die Tatsache der Atrophie des „Sozialen Atoms" (Jakob Moreno) ist eine der unleugbaren Parallelen von chronischem Alkoholismus in fortgeschrittenen Stadien und geriatrischen Problemfeldern. Moreno, Begründer des Psychodramas, war einer der Ersten, der die soziale Vernetzung als Säule der Identität (Petzold) anerkannt hat.

> „Wenn wir älter werden, geschieht ein Ersatz von verlorenen Mitgliedern in wesentlichen Rollen mit größeren Schwierigkeiten, ähnlich wie Restitutionen unseres physischen Organismus mit fortschreitendem Alter sich schwieriger gestalten. Eben dies ist das Phänomen des „sozialen" Todes: nicht im Hinblick auf den Körper, nicht im individuellen Sinne der Psyche, nicht wie wir von innen her sterben, sondern wie wir von außen her sterben … Wenn wir nun diejenigen, die wir lieben oder hassen, überleben, so sterben wir doch ein Stück mit ihnen, wenn wir erleben, wie der Schatten des Todes in unserem sozialen Atom von einem zum anderen schreitet."
> (Moreno 1960 (1947), S. 63 f.).

Das Zusammenbrechen des sozialen Systems durch Wegfall wichtiger Bezugspersonen, die aufgrund der individuellen und sozialen Gegebenheiten (Krankheit, eingeschränkte Mobilität durch Angewiesenheit auf Pflege oder Heimbetreuung, Stigmatisierung durch Langzeitarbeitslosigkeit, Psychiatrieaufenthalte, Obdachlosigkeit, Alter, soziale Defizite usw.) nicht (mehr) ersetzt werden können, führt zu einer bleibenden Destabilisierung der Identität. Mittlerweile ist es empirisch erwiesen, dass die Fragmentierung des sozialen Beziehungsgefüges auch kausal für Leiden, Krankheit und akzelerierte Alterungsprozesse, ja für erhöhte Mortalität ist (Spitzer 2018; Bauer 2006a, b, 2007; Petzold 1985, 2004; Petzold und Bubolz 1979).

Im Hinblick auf das Altwerden kommt durch diese Zersetzung des „sozialen Atoms" der „soziale Tod" vor dem physischen. Dies gilt vielfach auch für Alkoholkranke, insbesondere für die Typ-IV-Gruppe nach Lesch, deren soziale Einbettung eine zumeist prekäre und defizitäre ist. Abgese-

hen von der Instabilität des „sozialen Atoms"
ist der Alkoholkranke, der sich häufig im
Umfeld anderer Alkoholkranker bewegt
und dort seine „social world" hat, ebenso
wie der alte Mensch, mit dem frühzeitigen
Tod von Bezugspersonen konfrontiert. Die
Sterblichkeitsrate bei Alkoholkranken ist
extrem hoch, je nach Ätiologie, Krankheitsverlauf (Typ) und Behandlungsgeschichte
liegt sie bei einer um 12 bis 23 Jahre verkürzten Lebenserwartung im Vergleich zur
Normalbevölkerung. Für Typ-IV-Patienten
gilt, dass sie unbehandelt meist nicht älter
als 60 Jahre werden. Es ist nicht übertrie-
ben, wenn man davon ausgeht, dass viele
jahrelang aktiv konsumierende Alkoholkranke, insbesondere jene ohne längere
Abstinenzzeiten, in denen sich der Organismus erholen kann, quasi einen protrahierten
Alterungsprozess erleiden. Vor allem die in
der Literatur hinreichend beschriebenen cerebralen Degenerationsprozesse (Kleinhirn-
atrophie, Frontalhirnsyndrom, organisches
Psychosyndrom u. a.) können Demenzent-
wicklungen in Gang setzen oder beschleu-
nigen, die der Altersdemenz gleichen. Die
Fehlernährung, der begleitende Nikotina-
busus mit den unvermeidlichen Lungen-
schädigungen im 5. Lebensjahrzehnt und
anhaltender sozialer und psychischer Stress
(ständig erhöhter Cortisolspiegel) mit den
entsprechenden Auswirkungen auf die Organe wirken systemisch zusammen. Auf der
sozialen Ebene fehlen die erforderlichen
Ressourcen, die zu Kompensationen führen
könnten, so kommt es zu schweren Depri-
vationsprozessen, die zunächst die Lebensqualität und in der Folge die Lebensdauer
einschränken (Lesch et al. 1999).

Im Hinblick auf die protrahierte Alte-
rung, die Konfrontation mit Einschränkungen des Handlungsspielraumes und auch die

Nähe des Todesthemas können gerontologi-
sche, geragogische und sogar thanatothera-
peutische Aspekte in der soziotherapeutischen Begleitung von Alkoholkranken von
Bedeutung sein. Wie bereits erwähnt, werden „palliative" Betreuungselemente stärker
in den Vordergrund treten als kurative (Monschein 2018). Entsprechend geeignete (kollektive) Wohnformen bzw. Hausbetreuungs-
angebote (Heimhilfe, Pflege) werden stärker
nachgefragt.

All dies hat natürlich auch in der Ausbildung, Selbsterfahrung und Supervision in
diesem Bereich besondere Berücksichtigung zu finden. Da die betroffenen Patienten bzw. Klienten in der Regel älter als die
Betreuer sind und große Anhänglichkeit
und das Bedürfnis nach Zuwendung entwickeln, ergeben sich in der Übertragung und
Gegenübertragung oft Kind-Eltern-Situati-
onen, die seitens des Personals häufig zu
schroffen Abgrenzungen oder betulicher
Entmündigung führen. Die Konfrontation
und Integration mit den Themen Sterben
naher Menschen (vor allem der eigenen Eltern), Umgang mit Nähe-Ansprüchen
(z. B. durch regressiven Trotz und Protest),
Integration des eigenen Alterns und Ster-
bens müssen in der Ausbildung und Begleitung der MitarbeiterInnen einen spezifischen Schwerpunkt haben (Petzold 1985).

Beispiel

*Herr W. wohnt seit drei Jahren in einer
Gemeindewohnung, die er nach der Delogierung aus seinem Haus durch Intervention von politischen Freunden aus
seinem „früheren" Leben erhalten hat.
Seine Tankstelle, das Kaffeehaus und
das Haus, in dem seine Familie lebte,
hat er durch einen Konkurs verloren. Er
und seine Frau wurden faktisch obdach-*

los. Der Grund war fortgesetzter Alkoholismus und Verdrängung der bedrohlichen Realität. Nach der Delogierung und Trennung von Frau und Familie gibt es keinen Kontakt mehr, weder zur Familie noch zu den Freunden von früher. Sein „soziales Atom" bricht faktisch von einem Tag auf den anderen zusammen.

Danach lebt er von der Sozialhilfe. Durch einen Sturz von der Rolltreppe in betrunkenem Zustand ist er gehbehindert und leidet dauernd unter Schmerzen. Phasenweise ist er sehr depressiv und meint, „ich werde eh nicht mehr lange leben". Nach dem 60. Geburtstag wird das depressive Denken stärker. Eine medikamentöse Behandlung lehnt er, trotz mehrfachen Anratens, ab. Hinzu kommt ein Katarakt, der operiert werden müsste, doch die Angst vor der Operation lässt ihn ständig Ausreden finden. Alle Angebote der Begleitung lehnt er ab. Auch die Entwöhnungstherapie bringt keinen langfristigen Erfolg. Da er bereits, durch Computertomographie festgestellte, erhebliche Gehirnatrophien hat, die sich unter anderem in Antriebsverlust und Vergesslichkeit äußern, empfiehlt die Therapiestelle die Einrichtung einer gesetzlichen Vertretung (Erwachsenenschutz, Sachwalter), die aber bei Gericht nicht durchgeht, weil Herr W. als „Grenzfall" eingestuft wird.

Welche Neuausrichtung in diesem Lebenskontext ist möglich?

Wie kann Herr W. trotz eingeschränkter Ressourcen ein neues soziales Umfeld aufbauen?
Da Herr W. seit Jahren Kontakt zu einer politischen Gruppe hat, wird versucht, dass er durch Mitarbeit in dieser Gemeinschaft stabilere und alkoholfreie Kontakte aufbauen kann, was innerhalb

eines gewissen Rahmens gelingt. In weiterer Folge ergibt sich eine Wiederanknüpfung der Kontakte mit seinen Kindern. Die Kontakte mit Familie und „Partei" verbessern seine Stimmungsschwankungen phasenweise, aber nicht anhaltend. Zwei- bis dreimal pro Woche kommt er in das Vereinslokal, um dort kleinere Dienste (Wäsche bügeln, Botenwege, Kopierarbeiten …) zu erledigen, wobei seine OPS-bedingte Vergesslichkeit immer mitbedacht werden muss. Er lernt, alle seine Termine aufzuschreiben und ist zu den Festen nicht mehr allein. ◄

10.5 Soziotherapie im Kontext der therapeutischen Phasen

10.5.1 Orte der Sozialtherapie

Im Gegensatz zu psychotherapeutischen Kontexten bestimmt in der Soziotherapie häufiger der Ort Aufgabe und Zielsetzung der soziotherapeutischen Intervention, die genuin partizipierend ist und sehr oft „aufsuchenden" Charakter hat und den Betroffenen in ihre Lebenswelten folgt (Schwendter 2000). Soziotherapie kann erfolgen in:

- Offenen ambulanten Einrichtungen: Ehe- und Familienberatung, Erziehungs-, Schwangerschafts- und Mütterberatung, schulpsychologischen Diensten, Bewährungs-und Gerichtshilfe, psychosoziale Hilfevereine, Verbände für Gemeinwesenarbeit, extramurale Initiativen.
- Halboffenen stationären Einrichtungen: Tages- und Nachtkliniken, Übergangseinrichtungen, soziotherapeutischen Wohngemeinschaften, offenem Strafvollzug,

Bewährungsheimen, Sonderkinderta-
gesstätten …

- Aus jahrzehntelangen Erfahrungen stellt
  Petzold für bestimmte Gruppen „Wohn-
  kollektive" als Alternative zu Heim-
  wohnplätzen und zum Single-Wohnen
  dar. Sowohl für alte Menschen als auch
  für Behinderte ist die Betreuung in
  Wohngemeinschaften mittlerweile weit
  verbreitet. Auch für Alkoholkranke bzw.
  für bestimmte Untergruppen von Alkoholkranken stellt das dauernde oder
  vorübergehende Wohnen in Kollektiven eine sinnvolle Perspektive dar. Dies
  ergibt sich u. a. aus der bereits dargelegten Atrophie des „sozialen Atoms". In
  der soziotherapeutischen Praxis finden
  sich alle von Petzold genannten Kol-
  lektivwohnformen: Wohngemeinschaft,
  Wohngruppe, therapeutische Gemeinschaft, therapeutische Wohngemeinschaft und therapeutische Wohngruppe,
  manche im Kontext eines zeitlich be-
  grenzten Zusammenlebens im Rahmen
  einer Entwöhnungstherapie, andere als
  längerfristige, selten auch unbegrenzte
  Lebensformen (Petzold 1985).
- Geschlossenen Einrichtungen wie Er-
  ziehungsheimen, psychiatrischen An-
  stalten, Regelvollzug etc., allerdings
  mit Vorbehalten, weil in diesen Institutionen oft ein wachstumshemmendes

und damit antitherapeutisches Klima
herrscht.

10.5.2 Therapeutische Phasen und das soziotherapeutische Setting

Gemäß den internationalen Standards lässt
sich die Behandlung von Alkoholkranken in
vier Phasen untergliedern. Erst wenn entsprechende Angebote für alle vier Phasen gegeben
sind, kann von einer „geschlossenen Behandlungskette" gesprochen werden. Je nachdem,
ob die Behandlung ambulant, teilstationär
oder stationär erfolgt, bestehen bestimmte Erfordernisse an das Behandlungssetting und
die Soziotherapie. Den strukturellen Angeboten des Settings stehen die **Motivationsphasen** des Patienten gegenüber. Das Modell von
Prochaska und DiClemente hat sich in der
Praxis – dies gilt auch für die Therapie von
Nikotinabhängigen – weitgehend durchgesetzt. Sechs Phasen der Motivation werden
unterschieden, wobei die eigentliche Therapie
erst in der vierten Phase erreicht wird
(Abb. 10.11). Von Phase zu Phase nimmt die
Krankheitseinsicht und die Bereitschaft, sich
mit der Abhängigkeit auseinanderzusetzen, zu
(Prochaska und DiClemente 1992):

Abb. 10.11 Motivationsphasen

Motivationsphasen nach Prochaska & DiClemente
I.   **Absichtslosigkeit**
II.   **Absichtsbildung**
III.   **Vorbereitung(sphase)**
IV.   **Handlung(sphase)**
V.   **Aufrechterhaltung**
VI.   **Rückfall**

Therapeutische Phasen

1. Phase: Erstkontakt, Therapieanbahnung

In soziotherapeutischen Settings wie etwa Tageszentren für ältere oder wohnungslose Menschen oder Einrichtungen des betreuten Wohnens kann die Therapieanbahnung alltäglich erforderlich werden und liegt dann oft in den Händen der soziotherapeutisch Tätigen. Für die Gruppe der chronisch mehrfach geschädigten Abhängigen, bei der es häufig zur Verknüpfung von prekärer Wohnversorgung oder Wohnungslosigkeit und Komorbidität kommt, ist eine enge Zusammenarbeit von Sozialarbeit und Psychiatrie erforderlich, um eine Behandlung überhaupt zu ermöglichen. Hochschwellige Settings mit hohen normativen Ansprüchen verhindern oft eine Eingliederung in ein Hilfesystem. Das Hindernis der „Hochschwelligkeit" ergibt sich aber auch durch administrative, bürokratische Erfordernisse (z. B. Ausfüllen von Anträgen, Vorlegen von Befunden und Dokumenten, lange Wartefristen ...). In dieser Hinsicht sind auch mehrstufige „Clearingprozesse", die praktisch oft auf mehrere Termine verteilt sind, für viele eine große Hürde.

Beispiel

Herr K. hat durch einen im Rausch erfolgten Autounfall den Tod seines 28-jährigen Lehrlings zu verantworten, er selbst hat diesen Unfall nach monatelangem Koma überlebt. Er leidet seither abgesehen von körperlichen Behinderungen unter einer schweren posttraumatischen Belastungsstörung, im Zuge derer er auch eine Alkoholabhängigkeit entwickelte. Er wird nun von seinem praktischen Arzt zur Clearingstelle zur Behandlung der Sucht geschickt: In dieser österreichischen Stadt entscheidet die Clearingstelle über die Zuteilung von Behandlungsressourcen und einige weitere Stelle über die Fachlichkeit des Clearings. Für das Clearing sind drei Gespräche vorgeschrieben (Arzt, Sozialarbeiter, Psychologe), ein weiteres Gespräch an einem anderen Ort bei der Kontrollstelle. Herr K. müsste mindestens vier Gespräche führen, bis er ein konkretes therapeutisches Programm finanziert bekommt („Bewilligung"). Nach dem ersten Gespräch, in dem Herr K. erfährt, dass er auch noch mit drei anderen Personen, die er nicht kennt, über seine Traumatisierungen sprechen muss, beschließt er, nicht mehr zu kommen. ◄

Es braucht für Untergruppen mit multimorbider und hoher sozialer Belastung neben stationären und ambulanten Angeboten auch aufsuchende Konzepte.

In der Regel wird die Therapieanbahnung in einem ambulanten Setting erfolgen. Wenn noch keine Einsicht in die Abhängigkeitsproblematik gegeben ist, muss zunächst eine vertrauensvolle Beziehung hergestellt werden, aufgrund derer die Abhängigkeitserkrankung überhaupt erst bewusst gemacht werden kann. Diese Gespräche sollten in einer ruhigen Atmosphäre ablaufen (keine Störungen, keine Telefonate), außerdem sollte genügend Zeit veranschlagt werden (mindestens 35 Minuten für das Erstgespräch). Die Methode der *motivierenden Gesprächsführung* von Millner und Rollnick gilt in diesem Zusammenhang als Standard. Eine zu frühe Konfrontation mit der „Diagnose" soll vermieden werden. Anhand von offenen Fragen soll es dem Patienten erleichtert werden, sich allmählich auf seine Alkoholproblematik einzulassen (Körkel und Kruse 1997).

Offene Fragen

*„Sie sagen, dass Ihnen der Alkohol hilft, ab-
zuschalten. Wie kann ich mir das vorstellen?"*

*„Sie meinen, dass Sie diese Stresssitua-
tionen ohne Zigaretten nicht aushalten würden – was würde da passieren, wenn Sie
einmal nicht rauchen würden?"*

*„Sie haben erwähnt, dass Ihnen der Al-
kohol schon oft geholfen hat, schwierige Situationen auszuhalten? Welche Situationen
waren das? Und was hat der Alkohol Ihnen
da gebracht?"*

In dieser ersten Phase sind objektive Informationen, wie sie sich etwa aus ärztlichen Untersuchungen ergeben (z. B. erhöhte
Leberwerte, Blackouts, Lungenfunktions-
tests u. a.) hilfreich. Zu frühe „Empfehlungen" zur Änderung der Trinkgewohnheiten
sind kontraproduktiv. In der Phase der Un-
entschlossenheit ist die Verschärfung von
Diskrepanzen (Gegenüberstellung von Vor-
und Nachteilen) zielführend. Erst wenn die
Entscheidung für eine Behandlung getroffen
ist, kann die Behandlungsplanung einsetzen.
Ein Erst- bzw. Aufnahmegespräch mit der
Therapiestation oder der ambulanten Beratungsstelle kann vereinbart werden. Hier
muss über eine **stationäre Aufnahme** oder
eine **ambulante Behandlung** entschieden werden.

Eine ambulante Behandlung ist möglich,
wenn der Patient sozial integriert (Familie,
Beruf, Freunde, Tagesstruktur) und der Gesundheitszustand gut ist. Seitens der betreuenden Institution ist **Kontinuität in der
Behandlung** zu gewährleisten. Von außer-
ordentlicher Bedeutung ist, dass zwischen
Therapeut und Patient eine **positive Beziehung** (Übertragung) entsteht, da in Krisen-
phasen sonst ein Beziehungsabbruch droht.
Bei **schlechtem Gesundheitszustand,
starken Entzugserscheinungen, komor-**
bidem Hintergrund (Typologie!) und einem **wenig stützenden oder konsumför-
dernden sozialen Umfeld** ist die stationäre
Aufnahme indiziert. In diesem Fall ist das
Prinzip der **Niedrigschwelligkeit** geboten,
d. h., der Patient sollte nicht – etwa zur
„Motivationsabklärung" – auf eine spätere
Aufnahme vertröstet, sondern *sofort* aufgenommen werden. Einmal mehr ist hier zu
betonen, dass es sich bei Abhängigkeitserkrankungen um **Krankheiten mit Lebens-
gefahr** handelt, die ein möglichst rasches
Eingreifen erfordern.

Zu berücksichtigen ist weiters, dass die
Kooperation zwischen den soziotherapeutisch arbeitenden Einrichtungen und der
Entzugsstation optimal koordiniert ist, sodass notwendige stationäre Aufnahmen
entsprechend rasch und hürdenfrei abgewi-
ckelt werden können.

2. Phase: Entzugsbehandlung (ca. 14 Tage)

In dieser Phase tritt die Soziotherapie
in den Hintergrund. Die Behandlung des
körperlichen Entzugssyndroms steht im
Vordergrund. Nebenbemerkung: Das Nikotinentzugssyndrom dauert länger, ca.
einen Monat, wobei die zweite Woche
meist das Maximum der Symptome zeigt
(Lesch 2007).

Viele Therapieeinrichtungen sind dazu
übergegangen, den Ausgang in dieser
Phase stark einzuschränken bzw. zu kontrollieren. Die Möglichkeiten der Ergotherapie sind manchmal reduziert, da die Patienten durch hohe Medikamentengaben
psychomotorisch eingeschränkt sind. Soziotherapeutisch stellt sich die Frage, wie
eine minimale Tagesstruktur aufrechterhalten werden kann. Speziell in Fällen, in
denen organische Hirnsyndrome vorliegen

und der volle Entzug vielleicht sogar einige Wochen dauert, müsste diese Phase mit aktivierenden und strukturierenden Impulsen gestützt werden.

3. Phase: Entwöhnungsbehandlung (ca. ein bis zwei Monate)

Einerseits steht nun die Auseinandersetzung mit dem eigenen Suchtprozess im Zentrum, andererseits soll durch gesundheitsbezogene Maßnahmen das körperliche und psychische Wohlbefinden (z. B. die Erlebnisfähigkeit, Erholung, Schlaf usw.) gesteigert werden. Es kann zu Motivationskrisen (nach Scholz häufen sich solche Krisen in der siebenten bis neunten Therapiewoche) und protrahierten Entzugserscheinungen kommen.

Das **ambulante Therapiesetting** beschränkt sich auf ein bis zwei Kontakte pro Woche, meist jedoch weniger. In der Literatur ist die Korrelation von Therapieerfolg und Frequenz der Kontakte belegt.

Im **stationären Setting** wird meist eine Vielfalt von therapeutischen Angeboten vernetzt, wobei sich medizinische, soziotherapeutische, psychoedukative und psychotherapeutische Maßnahmen überschneiden. Die Entwöhnungsbehandlung fokussiert auf die Basiserkrankung, entsprechende Behandlungsschwerpunkte sind zu planen. Weiters wird der Kontakt mit Selbsthilfegruppen angeboten. Parallel dazu muss oft mit Unterstützung des Sozialarbeiters eine Klärung beruflicher und finanzieller Fragen bis hin zur Frage nach der anschließenden Wohnversorgung erfolgen.

Sowohl im ambulanten wie im stationären Setting sind **psychoedukative Gruppen** erfolgversprechende sozialtherapeutische Interventionsformen, die auch in der Nachsorgephase weitergeführt werden können. Siehe Abschn. 10.5.3.

4. Phase: Nachsorge, Krisenintervention (ein bis zwei Jahre)

Aus soziotherapeutischer Sicht ist diese Phase die wichtigste Etappe in der Bewältigung der Suchterkrankung, da auf dieser Wegstrecke die eigentliche Konfrontation mit der Realität stattfindet. In allen Katamnesestudien hat sich die Bedeutung der Nachsorgebehandlung im Anschluss an die stationäre Therapie als stabilisierender Faktor erwiesen, dies gilt auch für Selbsthilfegruppen. Die Angebote seitens der Therapieeinrichtungen lassen allerdings oft zu wünschen übrig und erzeugen mitunter den Eindruck, dass die Nachbetreuung nur als Anhängsel an die eigentliche stationäre Therapie betrachtet wird (Körkel 1992).

Gleichzeitig ist gesichert, dass die Suchtvulnerabilität, z. B. das spontane Wiederauftreten von Entzugserscheinungen, Craving u. a., in den ersten zwei Jahren nach Abstinenzbeginn und damit die Gefahr der Rückfälligkeit erhöht ist. In dieser Zeit sollte ein stabiler Kontakt zur Therapieeinrichtung, am besten mit dem zuständigen Einzeltherapeuten, und die Möglichkeit einer sofortigen Krisenintervention gegeben sein (Scholz 1996).

Eine seltene Variante der Gestaltung des Übergangs von der therapeutischen in die Welt des Patienten ist das Angebot der **Nachtklinik:** Die Patienten können tagsüber z. B. schon ihrer Arbeit nachgehen, haben bereits Kontakt mit ihrem angestammten Umfeld, schlafen aber unter der Woche noch in der Klinik. Diese Phase kann bis zu zwei Monate lang angeboten werden.

Ein anderes Konzept, das der erhöhten Rückfälligkeit bei bestimmten Untergruppen entgegenwirken will, ist das Angebot der **Intervalltherapie**. Hierbei werden dem Patienten über das Jahr verteilt mehrere Kurzaufenthalte (von zwei bis vier Wochen) zur Stabilisierung ermöglicht. Dabei dürfen die Patienten auch dann kommen, wenn sie *nicht* rückfällig sind. So können besonders rückfallsensible Phasen, wie der eigene Geburtstag oder Weihnachten, im Schutz der Therapieeinrichtung verbracht werden. Bei dieser Form der Begleitung ist die Krisenintervention praktisch vorweggenommen und der Kontakt zur Therapiestelle bleibt aufrecht.

Der soziotherapeutische Beitrag zur Nachbetreuung durch die Therapieeinrichtung besteht in dieser Phase ganz wesentlich in der **Vernetzungsarbeit**, welche die Verbindung des Patienten mit der nachbetreuenden Einrichtung oder zu anderen unterstützenden Projekten, wie etwa Freizeitgruppen, Selbsthilfegruppen, Kirchengemeinden, usw. herstellt und „am Leben" erhält. Dabei geraten soziotherapeutische Betreuer allerdings häufig an institutionelle Grenzen, z. B. wenn aufgrund von Sparmaßnahmen die Therapeutenstunden für Nachbetreuung gestrichen werden, unter „Krisenintervention" lediglich tägliche Alkomatkontrollen verstanden wird oder die „Nachbetreuung" sich in vierzehntäglichen Drei-Minuten-Kontakten abspielt.

Häufig bekommen soziotherapeutisch wirkende Betreuer die Abgrenzungsmechanismen eines überforderten Psychiatriesystems „am eigenen Leib" zu spüren. Plötzlich werden seitens der zuständigen Einrichtung (Aufnahmepavillons, Suchtkliniken, Beratungsstellen) von den rückfälligen und schwer gezeichneten Patienten Motivationsrituale gefordert („Kommen Sie 2-mal täglich zur Alkomatkontrolle, dann sehen wir weiter!") oder Gesprächstermine nur „langfristig" vergeben, von Wartelisten für Aufnahmen ganz zu schweigen. Die psychiatrische Welt zeigt am „anderen Ende" der „geschlossenen Betreuungskette" oft ein ganz anderes Gesicht, das mit „motivierender Gesprächsführung", „Empathie" und „Verständnis" nur mehr wenig zu tun hat. Argumentiert wird, wie oft, mit dem Verweis auf die „Motivationsprüfung". Tatsächlich offenbart das Psychiatriesystem in diesen Abgrenzungsaffekten ihre prekäre Rolle im Medizinsystem selbst: Ressourcenknappheit, die ständige Konfrontation mit psychisch schwer kranken, anstrengenden Patienten, mangelnde Anerkennung und andere kritische Faktoren schaffen ein System, in dem sich viele Mitarbeiter am Rande des Burnout eingerichtet haben (Fengler 2004; Heltzel 2000).

Ein Beispiel aus der Praxis soll dies illustrieren:

Beispiel

Herr B., 52 Jahre alt, blickt auf eine jahrelange Betreuungsgeschichte zurück. Seit dem Suizid seiner Mutter, dem tragischen Tod seines Bruders und seiner Schwester sowie dem Verlust von zwei Fingern bei einem Arbeitsunfall wird er von wiederkehrenden schweren Depressionszuständen geplagt. Im Laufe der Jahre entwickelte sich eine Alkoholkrankheit. Die extremen Trinkphasen stehen immer im Zusammenhang mit dem Auftreten der Depression. Inwiefern die im früheren Erwachsenenalter gegebene Delinquenz mit anschließenden Haftaufenthalten mit der Depression in Verbindung steht, wurde nie erwogen.

Verschiedene Langzeitalkoholentwöhnungstherapien in Deutschland und Österreich haben keine Verbesserung dieses Rückfallgeschehens gebracht. Nach Phasen monatelanger Abstinenz folgen schwere wochenlange Alkoholrückfälle, in denen Suizidgedanken überhandnehmen. In der Vergangenheit finden sich auch zwei Suizidversuche. In den depressiven Phasen nimmt er kaum Nahrung zu sich.

Mittlerweile lebt Herr B. von Sozialhilfe und hat eine Gemeindewohnung in Wien. Die Einsamkeit in der Wohnung hält er immer schwerer aus, sodass er immer wieder überlegt, die Wohnung aufzugeben und auf die Straße zu ziehen.

In der letzten Krise beschließt Herr B. erneut, dass er nun „wirklich Schluss machen möchte". Er hat bereits drei Wochen nichts mehr gegessen, und der Blutauswurf deutet auf Entzündungen im Magen hin. Als er sich bereits in einem Entkräftungszustand befindet, besucht ihn sein Betreuer und ruft die Rettung, die ihn sofort mitnehmen will, allerdings beginnt Herr B. sich zu wehren und wird infolge seines Verhaltens nicht mitgenommen. Er bleibt dabei: „Ich will jetzt sterben."

Am nächsten Tag ruft er seinen Betreuer an und bittet doch um Hilfe. Um ein Uhr morgens trifft der Betreuer mit Herrn B. auf dem zuständigen Bezirkspavillon ein. Herr B. hat dicke Ringe unter den Augen, ist abgemagert und kann nur mehr schwer gerade gehen.

Als die diensthabende Psychiaterin erscheint, geht sie wortlos und ohne Blickkontakt an den beiden Wartenden vorbei und verschwindet im Dienstzimmer. Etwas später holt sie Herrn B. zu sich. Es

wird entschieden, dass Herr B. nicht aufgenommen wird. Er muss in vier Tagen um Punkt 9 Uhr zu einem Aufnahmegespräch erscheinen. Herr B. meint, dass er das nicht schaffen werde. „Da müssen Sie sich halt bemühen!", so der ärztliche Kommentar.

Die Hinweise des Betreuers auf Suizidalität und den problematischen Gesundheitszustand werden übergangen. Vier Tage später – Herr B. hat noch immer nichts gegessen – schleppt er sich auf die Station, kommt aber um eine halbe Stunde zu spät. Es wird ihm gesagt, dass er, da er zu spät gekommen sei, weitere vier Tage warten müsse.

Herr B. sucht gleich anschließend seine frühere Therapiestation in derselben Klinik auf, aber auch auf Nachfrage seiner damals behandelnden Ärztin auf der jetzt zuständigen Station bleibt es bei der Wartefrist von vier Tagen.

Auf Anraten des Betreuers müht sich Herr B., der mittlerweile Entzugserscheinungen hat, in ein anderes Krankenhaus mit psychiatrischer Station. Von der zuständigen Ambulanz wird er aufgrund seines Zustandes gleich weggeschickt. Im Foyer des Krankenhauses bricht er zusammen.

Erst auf Intervention des Betreuers, der ins Spital kommen muss, kommt ein Gespräch mit einem Psychiater zustande, das zu einer Aufnahme am nächsten Tag führt. ◄

Abgesehen von der mitunter schwierigen Aufgabe der Netzwerkarbeit besteht die Aufgabe der Soziotherapie in der Nachsorgephase in der direkten Strukturierung des Alltags, also in der Unterstützung bei der Aufrechterhaltung einer Tagesstruk-

tur bzw. auch einer Monats- und Jahres-
struktur und der Gestaltung eines psychisch
stabilisierenden Umfelds. Die möglichen
Methoden richten sich nach dem Setting
und den Möglichkeiten der Einrichtung und
der Soziotherapeuten, ergeben sich aber
häufig situativ. Hier einige Beispiele:

- Krisenintervention, Rückfallbearbeitung
- Unterstützung bei Arbeitssuche, Koope-
  ration mit Arbeitsämtern
- Suche nach passenden Arbeits- oder Ta-
  gesstrukturprojekten, z. B. Tageszentren
  für Pensionisten u. a.
- Freizeitaktivitäten in Gruppen (Schwim-
  men, Kegeln, Kartenrunden, …)
- Festgestaltung
- Einrichten des neuen Zimmers
- Wohnung gemeinsam zusammenräumen
- Schuldenregulierung
- Stabilisierung der Gesundheit (Kontakt
  mit entsprechenden Ärzten herstellen,
  Ernährungsberatung …)

10.5.3 Psychoedukation

Der Begriff Psychoedukation wurde in den
1980er-Jahren in den USA geprägt und be-
zeichnete zunächst die Information und
Schulung von Familien von Schizophre-
nieerkrankten im Wissen, dass die Einbindung von Angehörigen und des sozialen
Umfelds Krankheitsverläufe deutlich verbessern kann (Anderson und Hogarty 1986).
Ähnliche Erfahrungen gab es schon aus der
Milieutherapie und aus der Praxis der Verhaltenstherapie. Mittlerweile wurden für
alle psychischen Krankheiten psychoedukative Gruppen in Ergänzung zur Psychotherapie mit Erfolg erprobt (Behrendt und Schaub
2005). Die deutsche Gesellschaft für Psych-

iatrie, Psychotherapie und Nervenheilkunde
(DGPPN) empfiehlt sie in ihren S3-Praxis-
leitlinien (DGPPN 2013). Der Schwerpunkt
der Psychoedukation liegt nicht auf psycho-
dynamischen Interaktionen, sondern auf Information, d. h. auf kognitiven Elementen.
Die Betroffenen und die Angehörigen sollen
hilfreiche, anwendbare Informationen über
die Krankheit, Therapieverlauf, Hilfeange-
bote, Anlaufstellen, usw. erhalten. Ziel ist
optimale Orientierung und ein entstigmati-
sierter Umgang mit der psychischen Krankheit. In diesem Kontext sind auch die Erfahrungen von anderen Betroffenen sehr
hilfreich und können im Rahmen solcher
Gruppen sehr gut zur Sprache gebracht werden. Im Rahmen solcher eher pädagogischen Programme lassen sich auch Filme,
Vorträge, Referate, Expertengespräche oder
auch die Bearbeitung von schriftlichen Unterlagen gut einbinden. Probleme bei derartigen Gruppenprogrammen ist oft die generelle Hemmung von Betroffenen, sich in
Gruppen zu artikulieren, und andererseits
die Gefahr von zu vielen oder zu komplexen
Informationen, die Einzelne überfordern
können. Psychoedukative Gruppen fördern
auch den Austausch von Gruppenmitglie-
dern außerhalb der Gruppe und verbessern
die Compliance im Allgemeinen.

Für Suchtkranke und im speziellen für
Alkoholkranke haben sich im deutschen
Sprachraum die Gruppenprogramme von
Joachim Körkel seit Längerem etabliert.
Entsprechende Schulungen für im Bera-
tungsbereich Tätige, die nicht Therapeuten
sein müssen, werden mittlerweile international angeboten. Auch im Bereich der Wohnungslosenhilfe wurden von Körkel und
seinen Mitarbeitern psychoedukative Gruppen mit Erfolg durchgeführt. Schwerpunkt
dieser Gruppen war der Versuch, kontrol-

liertes Trinken als alternative zu Abstinenz stützend zu begleiten, also Verläufe der Alkoholkrankheit positiv zu beeinflussen.

Wolfisberg empfiehlt für psychoedukative Gruppen generell einen Ablauf:

1. Begrüßung und Erläuterung des Programms
2. Erklärung der Krankheitsbegriffe, der Symptomatik und der Diagnostik
3. Erklärung der Zusammenhänge von Neurobiologie und Psyche
4. Einführung in Stressbewältigungsprogramme
5. Medikamentöse Therapie und Nebenwirkungen
6. Psychotherapie und psychosoziale Interventionen
7. Rezidivprophylaxe (Maßnahmen, die dazu dienen, das Wiederauftreten einer Krankheit nach Abheilung zu vermeiden), Krisenplan
8. Ausblick in die Zukunft

Das von Körkel entwickelte KISS-Programm (kiss-heidelberg.de) hat folgenden Aufbau:

Nach einem Vorgespräch und einer genauen Diagnostik werden die Interessierten angeleitet, ein Trinktagebuch zu führen, mit dem Ziel die „Baseline" der Trinkmenge zu erfassen. Daran schließen sich 12 Module in einer Dauer von etwa zwei Stunden an:

1. Grundwissen über Drogen
2. Pro und Kontra Veränderung
3. Kosumbilanz
4. Erste Zielfestlegung
5. Strategien der Zielerreichung (Konsumkontrolle)
6. Umgang mit Risikosituationen
7. Ausrutscher meistern

8. Freizeitgestaltung
9. Erkennen von Belastungen
10. Bewältigen von Belastungen
11. Soziale Kompetenzen („Nein-Sagen")
12. Erreichtes Sichern („Wie soll es weitergehen?)

Beginnend in den 1990er-Jahren haben wir im Vinzenzhaus der Caritas in Wien ähnliche Gruppen über 12 Jahre durchgeführt. Zielgruppe waren wohnungslose alkoholabhängige Männer nach Abschluss einer stationären Entwöhnungsbehandlung. Das Projekt, welches auch ausgezeichnet wurde, trug den Titel „Alkoholismusseminar" und hat von vornherein betont, dass es nicht um „persönliche Geschichten" geht, sondern um objektives Wissen über die Krankheit. Die Seminarteilnehmer erhielten eine Mappe mit geeigneten Unterlagen und sollten im Laufe der Seminarzeit ein „Referat" halten, das sie eventuell mit Unterstützung von anderen vorbereiteten. Diese einfache Idee, die einen Schuss gesunde Konkurrenz inkludierte, hat immer funktioniert und war ein starker Impuls für die Auseinandersetzung mit der eigenen Krankheit.

Ein zweiter Schwerpunkt war die Erarbeitung der „Trinkmengenkurve", in denen objektiv dargestellt wurde, wie sich die Trinkmenge in Abhängigkeit von den biografischen Ereignissen („life events") entwickelte, die Trinkmenge wurde in Standarddrinks (WHO) rückblickend errechnet. Der Betroffene selbst konnte entscheiden, wie „persönlich" er diese Kurve interpretierte. Die Kurve erwies sich immer als ein hervorragendes Medium, um persönliche Erfahrungen mit anderen auszutauschen. Generell verfolgten wir den Ansatz, dass die „wahren Experten" für die Suchterkrankung NICHT wir Mitarbeiter waren, son-

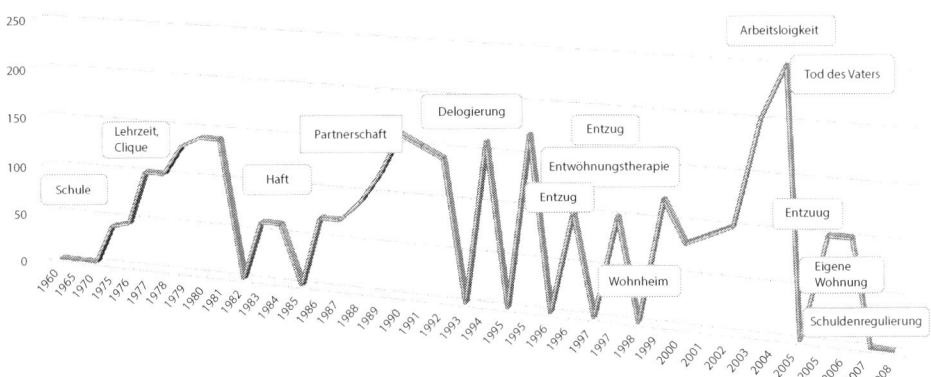

Abb. 10.12 Trinkmengenkurve aus dem Alkoholismusseminar

dern die Bewohner – und wir dementspre-chend auch bereit waren, von IHNEN zu lernen, wie es sich ja in einem „Seminar", wo es um die Generierung von „Wissen" geht, ja auch vorausgesetzt werden muss. Die Seminare endeten immer mit einem ge-meinsam verbrachten „Seminarwochen-ende" in einem Bildungshaus (Abb. 10.12).

10.6 State of the Art: Übergreifende Perspektiven für soziotherapeutische Wohn- bzw. Betreuungsprojekte für Alkoholkranke

Als Mitarbeiter in verschiedenen Projekten, aber auch als Supervisor, Organisationsbe-rater und Prozessbegleiter für Einrichtun-gen der Wohnungslosenhilfe, darunter meh-rere Projekte, die ich mit entwickelt habe, möchte ich wesentliche, sozialtherapeutisch und organisatorisch relevante Prinzipien he-rausgreifen. Aus der Analyse verschiedener Betreuungseinrichtungen für chronisch Al-koholkranke in Österreich und Deutschland

sowie der Durchsicht der vorliegenden Kon-zepte lassen sich für die Betreuung hilfrei-che Angebote bzw. Strukturen festmachen. Die wichtigsten Organisationen waren das Vinzenzhaus und Rupert-Mayer-Haus der Caritas in Wien, ALOA und GOA in Ober-österreich, das Aloisianum in Graz, SOALP in Salzburg, Wohnhaus Schillerstraße und Wilhelm-Booth-Haus Berlin, Hans-Sche-rer-Haus in München und natürlich die Typ-IV-WG in Wien von Verein Struktur und der VinziRast. In ihnen spiegelt sich die thera-peutische bzw. pädagogische Ausrichtung der Institution.

Das gelebte „Konzept" ist das Konzent-rat der praktischen und reflektierten Erfah-rung und dokumentiert meist einen länge-ren Lernprozess. Es lässt Schlüsse darüber zu, wo die Betreuungseinrichtung zurzeit „steht" bzw. glaubt zu stehen. Die Span-nung von Ideal und Realität, d. h. von Kon-zept und gelebtem Alltag, ist nie aufzulösen und könnte sogar selbst als Standard im Sinne einer ständigen Herausforderung zur Verbesserung betrachtet werden. Es gehört zum Wesen von sozialen Einrichtungen, dass sie sich an die sich verändernden Situ-ationen (Trends, politisches Klima, Veränderung der Klientel usw.) anpassen und zwischen Randgruppen und Gesellschaft vermitteln. Weiters steht fest, dass kommunale Lösungen, d. h. an kommunale Bedingungen angepasste Vorgangsweisen, effizienter sind als allgemeine Konzepte (z. B. wird in ländlichen Gegenden anders gearbeitet werden als in Städten).

Im Folgenden werden übergreifende Perspektiven formuliert, die auf der Analyse verschiedener Konzepte von Nachbetreuungseinrichtungen und deren praktischen Umsetzung beruhen. Es sind quasi jene „Standards", die heute weitgehend Gültigkeit haben und die – in Variationen – in den meisten Alkoholiker-Nachbetreuungseinrichtungen vorzufinden sind.

10.6.1 Standardkategorien

1. **Die Differenzierung der Zielgruppe(n)**

Die gängigsten Differenzierungskriterien sind

- das Geschlecht (z. B. Männer- und Frauen-Häuser),
- das Alter (Mindestalter und Höchstalter; z. B. Seniorenwohnhäuser, Jugendhäuser),
- die Art der Droge (Trennung von Alkoholkranken und Drogenabhängigen).

Eine weitere Qualität, aus der Entscheidungen folgen, kommt im reflektierten und selbstkritischen Umgang mit den systemimmanenten Phänomenen „Hochschwelligkeit" bzw. „Niedrigschwelligkeit" zum Ausdruck. Die Differenzierung und Spezialisierung der Einrichtung setzt im Laufe der Jahre meist eine Entwicklung in Richtung Hochschwelligkeit in Gang. Gelegentlich sind *organisati-*

onsbiografische Einflüsse zu erkennen, wenn sich die Alkoholikerbetreuungseinrichtungen z. B. aus Unterbringungsprojekten für Obdachlose entwickelt haben und die Weiterentwicklung zu einer Facheinrichtung ein unterschwelliges Motiv ist. In anderen Fällen werden Erwartungshaltungen durch äußere Vorgaben in die Höhe geschraubt. Überwiegend selektieren die Betreuungseinrichtungen die Klienten nach **„Motivation"** und **„Kompetenz"**, wobei diese Faktoren generell schwierig einzuschätzen sind, kommt es doch darauf an, in welcher Phase der Alkoholkrankheit dies festgestellt wird (von einem mehrmonatigen Regenerationsprozess ist auszugehen). Therapieplätze sind teuer und knapp, daher unterstützt das System jene Alkoholkranken mehr – salopp, aber im wahrsten Sinn des Wortes gesagt –, bei denen es sich mehr „auszahlt". So werden die Begriffe „Motivation" und „Kompetenz" („Was kann der Patient noch?") zu Kriterien der Entscheidung über die Zuteilung finanzieller und personeller Ressourcen.

Es besteht die Gefahr, dass die Niedrigschwelligkeit als Wert verloren geht, insbesondere in der Therapie und Begleitung von Alkoholkranken. Nimmt man den Begriff *„Alkoholkrankheit"* ernst, dann müsste man eigentlich den *Schwer*kranken entgegengehen, d. h., Niedrigschwelligkeit wäre geboten.

Nach diesen allgemeinen Kriterien (Alter, Geschlecht, Drogenvorgeschichte, Motivation und Kompetenz) sind die weitere Differenzierung und die praktische Durchführung derselben nicht mehr ganz so einfach. Gefordert sind:

- Klare, theoretisch und praktisch reflektierte abgesicherte Vorstellungen darüber, welche Patientengruppe in der jeweiligen Einrichtung betreut werden soll bzw. kann. Dies bedeutet in der Regel, dass diese Differenzierung im Kern bereits aus dem schriftlichen Konzept nachvollziehbar ist, sofern das Konzept sich mit dem institutionellen Lern- und Anpassungsprozess mitentwickelt, was in der Regel der Fall ist, wenn man die Institutionengeschichte(n) und ihre Relation zu den Konzepten betrachtet.

- Die Differenzierung bedeutet nicht, dass nur eine bestimmte Gruppe (Typen) in einer Institution zu finden sein wird, sehr wohl aber, dass Schwerpunktbildung gegeben ist. Ein Beispiel dazu findet sich etwa in der Differenzierung des therapeutischen Programms nach der Lesch-Typologie in der Humboldtklinik Berlin, wo die Typ-IV-Patienten aus dem sonst üblichen Programm herausgenommen sind. Eine Differenzierung kann auch durch Aufnahmekriterien wie die geforderte „Selbständigkeit" oder die Erhebung von „sozialen Kompetenzen" vorgenommen werden.
- Die Differenzierung erfolgt praktisch in strukturierten bzw. gezielten Aufnahmegesprächen bzw. Aufnahmeverfahren, die meistens von speziell geschulten bzw. erfahrenen Mitarbeitern durchgeführt und für die entsprechende Anamnesefragebögen verwendet werden.
- Die Differenzierung führt natürlich auch zu Nichtaufnahmen bzw. Abweisungen und eines Bewusstseins im Team, „dass wir nicht bei allen Formen von Alkoholkranken helfen können", sondern die jeweilige/eigene Einrichtung Stärken und Schwächen hat und diese für bestimmte Untergruppen mehr oder weniger hilfreich, stützend oder förderlich sind.
- Die Differenzierung führt auch zu einem transparenteren Umgang mit in der Hau-

sordnung bzw. im Konzept festgelegten Regeln, besonders aber in den „Ausnahmen von der Regel", die in der Praxis gelegentlich vorkommen (müssen); beispielsweise wenn bei der Rückfallbewertung zwischen „versteckten und offenen Rückfällen" oder verschiedene Grade der Motivation (Kooperation, „compliance") unterschieden werden (z. B. bei Sanktionen bei Verlängerungen der Aufenthaltsdauer).

2. **Vorhandensein eines schriftlichen Konzepts als Ausdruck eines institutionellen Lern- und Reifungsprozesses**

- Das Konzept ist in der Regel mit der Institution „mitgewachsen" und bildet in einer gewissen Weise die verschiedenen Entwicklungsphasen der Institution ab, indem es in Abständen immer wieder überarbeitet wurde bzw. überarbeitet werden musste.
- Das Konzept liegt in der Regel schriftlich vor und bildet eine Orientierungsgrundlage für Mitarbeiter, die in der Einarbeitungsphase sind.
- Das Konzept spielt in den Entscheidungsprozessen des Teams eine gewisse Rolle, d. h., es handelt sich nicht um ein „totes Papier", auf das man sich nie bezieht, sondern um eine Beschreibung der Wert- und Argumentationsstruktur des Teams (Wetschka et al. 2017).

3. **Hausordnung/Benützungsvereinbarung**

- Die Hausordnung bzw. Benützungsvereinbarung ist ein konkreter Rahmen, in welchem der einziehende Klient mit den Betreuungsstrategien und therapeutischen Denkweisen konfrontiert wird. In ihr spiegelt sich das Konzept der Einrichtung wider.

- Die Hausordnung selbst ist ein therapeutisches Instrument, zumal sie das Zusammenleben regelt und Verbindlichkeit einfordert.
- Die Hausordnung wird beim Einzug unterschrieben.
- Die Hausordnung muss von Zeit zu Zeit überarbeitet werden, wenn sich die Notwendigkeit aus dem gelebten Alltag ergibt.

4. **Das praktische Handeln**

Dieses vollzieht sich nicht nur „aus dem Bauch heraus", sondern erhält – zumindest phasenweise – einen Bezug auf bestimmte theoretische/wissenschaftliche Systeme, wobei verschiedene Reflexionsebenen, im Kontinuum von sehr allgemeinen zu immer spezifischeren, zu unterscheiden sind (tree of science).

- Das Handeln ist prinzipiell rückgebunden bzw. rückbindbar an den professionellen (wissenschaftlichen) Diskurs. Dies zeigt sich in der Art und Weise der Auseinandersetzung und Argumentation in Bezug auf feldbezogene Themen.
- Zu den **allgemeinen praktischen Standardkontexten** gehören wesentliche Kenntnisse
  - der **Psychoanalyse** (z. B. das Wissen über bestimmte *Abwehrmechanismen* wie Verdrängung und Projektionen und die Konstellationen *Übertragung* und *Gegenübertragung*);
  - über das Grundkonzept der **personenzentrierten Gesprächstherapie**, die Wirksamkeit von Empathie und Wertschätzung, und

- der **Verhaltenstherapie**: Belohnung und Bestrafung, d. h. bewusster Einsatz von Lob und Kritik und selbstverstärkenden Erfolgsstrategien;
- der **Psychiatrie**: Psychosen, affektive Störungen, Persönlichkeitsstörungen, angewendete Medikamente u. a.

- Mittel- oder langfristig bildet sich im Team ein mehr oder weniger explizites **„Alkoholwissen"** aus, d. h. die Kenntnis von krankheitsspezifischen Prozessen und Symptomen, z. B.
  - Wissen über die Gefahr von Entzugserscheinungen, Entzugsepilepsien und Delirium tremens;
  - Wissen über die wesentlichen organischen Folgeerkrankungen (Fettleber, Leberzirrhose, Magen-Darm-Erkrankungen usw.);
  - Wissen über den Zusammenhang von Depression/Angst und Alkoholkonsum als Versuch einer Selbstbehandlung u. a.
  - Wissen über notwendige Medikationen (z. B. Anti-Craving, Phasenprophylaktika, usw.).

- Zu den **spezifischeren praktischen Standardkontexten** gehören u. a.
  - rechtliche Grundlagen für die Arbeit (Sozialhilfegesetz, Ausländerrechte u. a.),
  - Durchführungsbestimmung bezüglich Auszahlung von Arbeitslosengeld, Notstandshilfe oder Sozialhilfe (Beihilfenwesen); aber auch
  - das Wissen über Entwicklungen in verwandten/vernetzten Einrichtungen;
  - spezifisches Wissen über Unterbringungs- und Arbeitsprojekte und deren Zugangsbedingungen u. a.

5. Teamarbeit

Die Teams sind in der Regel *multipro-fessionell* und *zweigeschlechtlich* besetzt.

Die Teamkommunikation ist meist durch *mehrere Instrumente bzw. Medien* strukturiert (Dienstbuch, Teamsitzungspro-tokolle, Akten, gemeinsame Kalender u. a.).

Das wichtigste Instrument sind jedoch die **Teamsitzung** bzw. auch Besprechun-gen von Teilen des Teams (Arbeitsgruppen, Fachbereichsgruppen u. a.).

Teamsitzungen finden in der Regel *wö-chentlich* statt und folgen einer festgelegten Struktur (Tagesordnung, Moderation). In jedem Fall erlangt die Teamsitzung mittel-fristig eine bestimmte und dann bewährte *Form,* in der gesichert ist, dass – zumindest in einem überschaubaren Zeitrahmen – alle anfallenden Probleme besprochen werden sowie dass alle Mitglieder des Teams ihre Anliegen zum Ausdruck bringen können. Wenn viele Themen nicht bearbeitet werden können bzw. die Mitarbeiter „auf der Stre-cke" bleiben, liegen schwerwiegende Struk-turfehler oder Beziehungsprobleme vor.

Die Teambesprechung ist meist das zen-trale Forum, in dem die regelmäßigen Fall-besprechungen stattfinden und Entschei-dungen getroffen werden, die von allen mitgetragen werden müssen. Die Über-gänge von einer Betreuungsphase in die nächste sowie disziplinäre Maßnahmen oder Kriseninterventionen werden im Team besprochen und abgeglichen. Durch die Teambesprechungen entsteht eine gemein-same „Sprache" und eine gemeinsame Art und Weise des pädagogischen Herangehens an konkrete Situationen.

Das **Anforderungsprofil** an die Team-mitglieder umfasst: Sozialkompetenz, Kon-fliktfähigkeit, Teamfähigkeit, Lernfähigkeit, Einfühlungsvermögen, Selbständigkeit, Or-ganisationstalent, Flexibilität, die Fähigkeit, für die Institution verbindliche Regeln zu exekutieren („zu vertreten").

6. Fortbildung/Supervision

Für die Supervision (SV) existieren Standards. Ein gewisses Setting muss am Beginn festgelegt werden.

- Es ist festgelegt, wer an der SV teilneh-men soll/muss (Leiter? Zivildiener? Eh-renamtliche?).
- Die SV wird von der Einrichtung be-zahlt und von ausgebildeten Superviso-ren durchgeführt (es existieren Listen der nationalen Supervisorenvereinigun-gen, z. B. Österreichische Vereinigung für Supervision – ÖVS, internatio-nal ANSE).
- Manchmal erfolgen Teamsupervision und Fallsupervision getrennt, was von einigen Fachleuten für manche Praxis-felder kritisch gesehen wird.

Die übergeordneten Stellen bzw. die Leiter der Einrichtungen achten auf die kontinuierliche Fortbildung der Mitarbeiter (ein- bis zweimal im Jahr).

7. Zieldefinition in der Klientenarbeit

Vor allem in Übergangseinrichtungen, die ihre Bewohner auf ein selbständiges Wohnen vorbereiten sollen und oft ein vor-gegebenes Zeitlimit für die Aufenthalts-dauer haben, ist die Definition der „Betreu-ungsziele" ein standardmäßiges Vorgehen. Die Ziele werden zwischen Bezugsbetreuer und Klient festgelegt und die Zielerreichung wird in entsprechenden Zeitabständen überprüft, d. h., durch die Zielarbeit erhält der Klient Feedback über seinen Entwicklungsprozess. Die erreichten Etappen auf dem Weg zu den Zielen werden zu positiven Verstärkern. Die Fortschritte in der Zielerreichung bzw. das Scheitern derselben werden häufig in festgelegten Zeitabständen (z. B. alle drei oder sechs Monate) sowohl mit dem Klienten in der Einzelbetreuung als auch im Team reflektiert.

Zieldefinitionen sind natürlich auch für die Betreuung im Dauerwohnen oder im palliativen Bereich zur Strukturierung der Tätigkeit notwendig. Dort sind pflegerische Aspekte oder die psychische Stabilität und die Lebensqualität im allgemeinen betreffende Zielsetzungen vordergründig.

8. Dokumentation

Die Dokumentation der Betreuungsverläufe wird in vielen Fällen von den Subventionsgebern – eventuell auch in digitaler Weise – als Bedingung gestellt und – zumindest stichprobenmäßig – kontrolliert. Meistens sind von der Einrichtung auch Jahresberichte zu erstellen.

In Zukunft wird das Thema Evaluation eine größere Rolle spielen, wobei valide Evaluationsinstrumente (Fragebögen, Qualitätszirkel u. a.) erst entwickelt werden müssen.

Die systematische Dokumentation hat auch andere als nur kontrollierende Funktionen: die Erleichterung der Betreuungsvertretung bzw. -übergabe an andere Teammitarbeiter bzw. Einrichtungen und die Unterstützung der Fallreflexion für den Betreuer bzw. das Team (z. B. bei Fallsupervision).

9. Strukturierung der Betreuung

Ausmaß und Art der Strukturierung hängen von der „Philosophie" der Einrichtung ab. In den letzten Jahren hat sich die „Housing-First"-Philosophie gegenüber den mehr pädagogisch ausgerichteten Konzepten etablieren können. Die pädagogischen Konzepte gehen davon aus, dass die Stabilisierung der Klienten mit Lernprozessen einhergeht und tendieren daher zu einem Denken in „Phasen". Manche Einrichtungen verstärken diese durch deutliche Definition von Zeiträumen, in denen etwas zu erreichen ist, und strukturellen Akzenten, wie den Wechsel von Zimmer und Betreuer. In derartigen Stufenkonzepten bekommen verstärkende Elemente (Belohnungen) mehr Gewicht, ebenso wie das Einfordern von Zielvereinbarungen. Der Housing-First-Ansatz, der auf den griechisch-kanadischen Psychologen Sam Tsemberis (Tsemberis 2010) zurückgeht, betont, dass die Bedingungen für psychische Stabilität sich erst einstellen können, wenn Menschen einen sicheren Wohnplatz haben, daher darf der Erhalt des Wohnplatzes und auch die Zuteilung eines solchen nicht von der Erreichung von „pädagogischen" Zielen abhängig sein. Die Ergebnisse des Housing-First-Ansatzes gegenüber den Stufenkonzepten sind gleichwertig, wenn nicht sogar besser.

Dennoch gibt es, speziell in Übergangseinrichtungen, durchaus Argumente, die Betreuung in Stufen zu organisieren, zumal damit auch Motivationsaspekte besser genutzt werden können. Ein besseres Zimmer im Heim zu bekommen oder sogar einen eigenen Hausschlüssel, das kann durch Stärkung der Erfahrung von „Selbstwirksamkeit" Motivation verstärken. In vielen Fällen ergeben sich die Phasen aber auch ganz einfach aus den organisatorischen Notwendigkeiten der Einrichtung, z. B. die Aufnahmephase und die Auszugsphase. Die Phasenkonzepte können sich auch an den Rückbildungsphasen der Suchterkrankung orientieren, sodass das Prinzip: Maximale Orientierung am Anfang, danach wachsende Selbständigkeit und Reduzierung der externen Kontrolle leitend werden kann. Die „klassischen" Phasen eines Stufenkonzepts können sein:

1. Aufnahmeverfahren: Hausbesichtigung, Probewohnen, Aufnahmegespräch, Vorstellung in der WG-Gruppe, Übergabe der Hausordnung o. Ä.
2. Probezeit
3. „Fix-Betreuung" meist unterteilt in Reflexionsabschnitte (z. B. 6-Monats-Phasen) – Fallbesprechungen, eventuell auch Wechsel in andere Wohnformen, z. B. vom Mehrbettzimmer ins Einzelzimmer, vom Wohnheim in die WG bzw. betreute Wohnung u. Ä.
4. Ablösungsphase, eventuell durch äußere Veränderungen: z. B. Erlangung eines Haustorschlüssels, Wegfall der regelmäßigen Alkomatkontrollen u. a.
5. Nachbetreuung

10. Rückfallregel

Galt in der Vergangenheit in Betreuungseinrichtungen ein restriktiver Umgang hinsichtlich des Alkoholkonsums, so hat sich der Diskurs in den letzten Jahren deutlich in Richtung „zieloffene Suchtarbeit" verschoben, d. h. möglichst individuelle Vereinbarungen mit den BewohnerInnen zu treffen. Dies kann sowohl das Ziel der Abs-

tinenz sein als auch das Ziel des kontrollierten Trinkens („reduced drinking"). Das Rückfallskonzept führte in der Praxis immer wieder zu ethisch und medizinisch schwer zu bewältigenden Situationen, z. B. wenn Alkoholisierten im Winter Hausverbote erteilt werden mussten. Selbst in stationären Einrichtungen mit strengen Alkoholverbotsregeln waren die „Ausnahmen" ein ständiger Begleiter in Fallbesprechungen. Andererseits bieten klare Regeln im Zusammenleben eine optimale Orientierung für BewohnerInnen und MitarbeiterInnen, sodass auf solche Regeln nie verzichtet werden kann.

In einem Wohnheim für alkoholkranke Männer mit Abstinenzkonzept wird z. B. folgende Regel angewendet:

1. Rückfall: Mündliche Verwarnung
2. Rückfall: Schriftliche Verwarnung
3. Rückfall: Auszug oder stationäre Behandlung

Je strenger die Regel gefasst ist, desto eher wird es in der Praxis zu Ausnahmen kommen. Das Gewähren von Ausnahmen ist allerdings eher ein Zeichen von Professionalität als das rigide Bestehen auf der festgeschriebenen Regel, da die spezifischen Persönlichkeits- und Life-event-Faktoren Berücksichtigung finden können. Außerdem wird man der wissenschaftlichen Tatsache gerecht, dass es verschiedene Arten und Ursachen des Rückfalls gibt.

In Wohngemeinschaften bzw. Wohngruppen ist es üblich, den Rückfall eines Mitbewohners in dessen Anwesenheit in der Gruppe zu besprechen.

Die Sichtweise, dass jeder in der Betreuung aufgearbeitete Rückfall eine Lernchance für den Rückfälligen und die Gruppe bedeutet, ist der Standard.

In bestimmten Settings ist man aber auch von strengen Alkoholverbotsregeln abgekommen und hat zu individuellen Regelungen gefunden. In einer Einrichtung in Wien (Wetschka et al. 2017) gab es mit der strengen Alkoholregel folgende Probleme, die in der Folge zu einer alkoholerlaubenden Regel geführt haben:

- *Die alkoholabhängigen BewohnerInnen tranken trotzdem Alkohol. Dies führte zu häufigem Alkoholhereinschmuggeln, Verstecken von Alkoholika im Zimmer und damit zu einer beständigen Belastung der Betreuungsbeziehung. Andererseits wurden die BetreuerInnen zunehmend in die Rolle von Kontrolleuren und Bestrafern gedrängt, eine für beide Seiten unbefriedigende Situation.*
- *In dieser Situation war eine vertrauensvolle Betreuungsbeziehung schwer aufrecht zu erhalten und eine effiziente Gesundheitsberatung daher nicht möglich.*
- *Andere Alkoholkranke hatten sich entschlossen, am Abend außerhalb des Hauses möglichst viel Alkohol „auf Vorrat" zu trinken, um nächtlichen Entzugserscheinungen vorzubeugen. Diese Betroffenen befanden sich gewissermaßen in einem „Dauerstress", was die Besorgung und Einnahme der von ihnen gebrauchten Alkoholmenge betraf. Zudem kam es immer wieder zu Entzugserscheinungen am Morgen oder zu extremen Intoxikationen am Abend, beides massive gesundheitliche Belastungen für den Organismus, die entweder zu Gehirnschädigungen (oft bis hin zu epileptischen Anfällen) oder internen Organschädigungen (Leber, Magen, Speiseröhre, u. a.) führen. Mit der bestehenden Alkoholregel war ein Vorgehen im Sinne der „Harm Reduction" nicht umsetzbar.*

- *Für einige ältere, chronisch kranke AlkoholikerInnen wurden individuelle Ausnahmeregelungen unumgänglich, die wiederum regelmäßig zu Unzufriedenheit und Unverständnis im Team oder bei den HausbewohnerInnen führte.*

Eine Aufgabe der „strengen Alkoholregel" mündet nicht im Chaos, wie dieses Beispiel aus Wien zeigt, sondern zu einer bewussteren Wahrnehmung der individuellen Faktoren des Rückfalls oder der fortgesetzten Alkoholisierung. Die Auseinandersetzung im Team führt zu einer Suche nach verbesserten Interventionsmöglichkeiten, die jenseits von „Sanktionen" im herkömmlichen Sinn liegen. Manche Einrichtungen überlegen z. B. auch eigene Ausnüchterungszimmer einzurichten.

In Wohngemeinschaften bzw. Wohngruppen ist es üblich, den Rückfall eines Mitbewohners in dessen Anwesenheit in der Gruppe zu besprechen. Die leitende Frage bei diesen Rückfallgesprächen soll sein: Was können wir (als Betreuer, als Mitbewohner) tun, damit es dir besser geht? Aus der Erfahrung wissen wir, je besser die Einbindung der Bewohner in die Gruppe, umso stabiler die Abstinenzorientierung. Rigide Regelungen sind wenig produktiv, schwer durchzusetzen, sie erfordern viel Kontrolle und machen aus den Betreuern „Polizisten" und aus den Klienten „Delinquenten", die Rückfälle verheimlichen. Das heißt: Enge Regeln führen zu einem Vertrauensproblem.

Die Sichtweise, dass jeder in der Betreuung aufgearbeitete Rückfall eine Lernchance für den Rückfälligen und die Gruppe bedeutet, ist der Standard.

11. Gewaltregel

Standard ist die ausnahmslose Nichtakzeptanz von offener Gewalt. Gewalttätige Übergriffe führen in der Regel zum sofortigen Auszug. Waffenbesitz ist verboten. Darauf wird bereits in der Hausordnung hingewiesen.

12. Wiedereinzugsregel

Im Falle des vorzeitigen Auszugs – meist durch mehrere oder länger andauernde Rückfälle – ist in vielen Konzepten oder durch die Praxis festgelegt, unter welchen Bedingungen und in welchem Zeitrahmen die Klienten wieder einziehen dürfen.

13. Gruppe als Lernfaktor (verpflichtende Gespräche)

In den meisten Einrichtungen wird die „Peer-Gruppe", also die Gruppe von Gleichgesinnten, als wichtiges Selbsterfahrungsmedium gesehen.

Üblicherweise sind mehrere verpflichtende Gruppengespräche pro Woche/pro Monat vorgesehen. Die Fähigkeit, sich in solchen Gruppenprozessen und stundenlangen Gesprächen zu bewähren, kann für manche Alkoholkranke zu einem Ausschlusskriterium aus dem Betreuungsprogramm werden.

Die (soziotherapeutische) Gemeinschaft hat drei Funktionen bzw. konstituiert drei Strukturen:

- Schutz geben (Schutzstruktur),
- Orientierung geben (Orientierungsstruktur),
- Halt geben (Halt gebende Struktur).

14. Nutzung des Alltags für die Gestaltung von pädagogischen Interventionen bzw. Impulsen

Das wichtigste Feld der Soziotherapie bzw. Sozialpädagogik ist der Alltag bzw. der gemeinsam bewältigte, gestaltete Alltag. Für alle Alkoholkranken gilt, dass die Gestaltung ihres Alltags vom Suchtmittel dominiert und strukturiert (!) wurde. Die Beschaffung und der Konsum von Alkohol in einem bestimmten Umfeld hat alle anderen Interessen nach und nach in den Hintergrund rücken lassen (**Interessensabsorption**). Die verschütteten Interessen müssen in der Abstinenz wieder aktiviert werden, bzw. es müssen Alternativen zur süchtigen Lebensgestaltung entwickelt werden.

Es ist daher folgerichtig, dass in allen Entwöhnungsbehandlungen und in der Nachbetreuung von Alkoholkranken einerseits die **Freizeitaktivitäten** und andererseits die **Beschäftigungstherapie** (kreatives Arbeiten) in ihrer Bedeutung unbestritten sind. In beiden Feldern erfolgt Aufbau und Einübung von alkoholfreien Formen des Sozialkontakts.

- Gemeinsam kochen und essen
- Gemeinsames Putzen/Putzen für die Gemeinschaft
- Umgang mit Finanzengpässen
- Feste
- Freizeitgestaltung
- Fernsehen
- Gemeinsame Projekte (z. B. Ausflüge, Reisen)

Über die soziale Integration bzw. die Stabilisierung der Beziehungswelt (z. B. Wiederaufnahme der familiären Kontakte, Freundschaften, Partnerschaft) ergibt sich meist auch eine grundlegende wertmäßige Neuausrichtung der Persönlichkeit, die oft als **Sinnfindung** angesprochen wird.

Zu bedenken ist, dass die Strukturierung des Alltags eine Komplexität von kognitiven Fähigkeiten voraussetzt: Interessen zu entwickeln, Bedürfnisse zu erkennen, Handlungen zu planen – und sie umzusetzen (Wille, Antrieb, Motivation). Speziell bei den schwereren Verlaufsformen der Alkoholabhängigkeit (Typ III und Typ IV) findet man speziell in diesen Bereichen – bei Selbstwahrnehmung, Handlungsplanung und Umsetzung – erhebliche Einschränkungen, die man z. B. als Defizite der Exekutivfunktionen des Gehirns identifizieren kann.

15. Nachbetreuungskonzept

Es gilt als wissenschaftlich erwiesen, dass Nachbetreuung im Anschluss an die Entwöhnungstherapie den Behandlungserfolg festigt.

Da vor allem die ersten beiden Jahre nach Abstinenzbeginn als eine Zeit der wiederkehrenden Anpassungskrisen (organisch – sozial) bekannt sind, sollte die Nachbetreuung mindestens diese zwei Jahre abdecken.

Für Übergangseinrichtungen bedeutet Nachbetreuung ferner – sofern sie nicht selber die Wohnungsbetreuung übernehmen –, dass sie den Klienten anbieten, weiterhin mit ihnen in Kontakt zu bleiben.

Manche Therapieeinrichtungen fördern speziell den Kontakt zu alkoholspezifischen Selbsthilfegruppen (Blaues Kreuz, Anonyme Alkoholiker, AHA u. a.), wobei nur eine Minderheit aller Alkoholkranken von diesen Gruppen profitiert und längere Zeit an ihnen teilnimmt. Vermutlich ist die Beschränkung auf das – an sich negativ besetzte – Thema Alkohol mit der Zeit zu langweilig und lässt in der Abstinenz wesentlichere Lebensfragen „draußen".

Die Integration in nicht alkoholspezifische Gruppen, die den Sozialkontakt über Medien (Sport, Spiele, Handwerk usw.) strukturieren, sind für die meisten Alkoholkranken hilfreicher und länger durchzuhalten. Das sind z. B. Sportvereine, Theatergruppen, Spielegruppen (Kartenrunden), Gartenarbeit, handwerkliche Arbeit (Werkstattprojekte), Mitarbeit in Sozialprojekten (z. B. beim Canisibus, Portiersdienste im Obdachlosenheim, Küchendienste …), Integration in eine kirchliche Gemeinschaft u. Ä.

Die Anbindung an solche Projekte ist erfahrungsgemäß schwierig und verlangt von den Betroffenen Mut und Einsatzbereitschaft und von den Begleitern viel Geduld, mit dem Scheitern muss gerechnet werden.

Es steht aber praktisch und theoretisch außer Zweifel, dass die Integration in soziale Netzwerke, eine der wichtigsten Säulen für die Abstinenz darstellt, nicht zuletzt deshalb, weil sie an die Stelle der meist eng strukturierten Phase der stationären Therapie und das betreute Wohnen tritt.

16. Bezugsbetreuersystem

Der Aufbau von stützenden und hilfreichen Beziehungen ist das Ziel. Von ihnen gehen wesentliche Impulse für die Motivation aus. Dabei ist die bewusste und immer wieder zu reflektierende Gestaltung von Nähe und Distanz eine der wichtigsten Voraussetzungen. Zur Beziehungsgestaltung gehören z. B.

- **Rollenreflexion** und **Klarheit im Umgang**, d. h. Anerkennung von **professionellen Standards**, z. B. keine Klienten mit nach Hause nehmen, keine freundschaftlichen oder partnerschaftlichen Beziehungen,

- Bewusstheit von **Übertragungs-** und **Gegenübertragungsphänomenen**,
- **Abgrenzung**.
- Die Betreuungsbeziehung ist meist **zeitlich begrenzt**, d. h., auch der Abschied aus dieser stützenden Beziehung wird thematisiert und in einem Ablösungsprozess vollzogen.

17. Kostenbeiträge

Die Klienten zahlen einen Beitrag zu den Gesamtkosten, der eine Vorbereitung auf die ggf. später aufzubringende Miete darstellt. Die Bezahlung der Kostenbeiträge, die manchmal – wie bei Therapieeinrichtungen – entfallen könnte, ist ein pädagogisches Anliegen, welches ein Realitätsprinzip darstellt und eine daraus folgende Auseinandersetzung mit Rechten und Pflichten vermittelt.

18. Vernetzung

Die Vernetzung mit anderen Einrichtungen wird als entscheidende Ressource betrachtet. Im Netzwerk erfolgt der „Diskurs" über alle für die Betreuungsarbeit entscheidenden Themen, wie Begriffsbildung, Abgrenzung, Wahrnehmung von Systemdefiziten, Entwicklung von Alternativen, Initiativen usw. Die Vernetzung bietet auch die Möglichkeit politischer Bewusstseinsbildung.

Am wichtigsten ist jedoch die Abstimmung bzw. Optimierung der Maßnahmen und Angebote für die Klienten.

- Regelmäßige Vernetzungstreffen mit kooperierenden Einrichtungen,
- Teilnahme an Arbeitsgruppen,
- Besuche von anderen Einrichtungen,
- Erarbeitung von gemeinsamen Papieren, Kampagnen, Projekten …

- Vorbereitung von Tagungen, Seminaren und dergleichen.

Besonders für die Untergruppe der mehrfach geschädigten Abhängigen ist die Anbindung an ein medizinisch-psychiatrisches Hilfesystem überlebensnotwendig, vor allem wenn Kriseninterventionen notwendig werden. Hier ist die *kurzfristige und verlässliche Verfügbarkeit* der externen medizinischen Hilfe allzu oft nicht gegeben, was zu vermeidbaren größeren gesundheitlichen Schäden bei den Abhängigen führt und damit verbundenen Mehrkosten, vor allem dann, wenn die Betroffenen aus den Hilfesystemen rausfallen, aber auch zur Überforderung seitens des Betreuungspersonals, das mit den Rückfälligen oft „allein" stehen gelassen wird. Der Vernetzungsstandard wird oft nicht erreicht, steht aber von fachlicher Seite außer Zweifel (Reker und Wehn 2001).

19. Selbständigkeit und Kontrolle

Prinzipiell ist die Erreichung von maximal möglicher Selbständigkeit der Klienten als Ziel anerkannt. Dazu gehört auch der systematische Abbau von anfänglicher Kontrolle.

Ausmaß und Art der Kontrolle hängen dabei einerseits vom „Stil" der Einrichtung ab, andererseits von den Bedürfnissen der Klienten und somit auch vom typologischen Schwerpunkt der in der Einrichtung lebenden Alkoholkranken.

Das Repertoire der Maßnahmen umfasst vor allem **Alkomatkontrollen** (fallweise bis engmaschig – z. B. bei jedem Betreten des Hauses), unangesagte **Zimmerkontrollen** (meist „bei Verdacht"), das Führen von **Anwesenheitslisten** (in einem Fall sogar Erfassung durch eine **Videokamera** beim Betreten des Hauses), **Abmelden** bei längeren Abwesenheiten, **Sperrstundenre-gelungen** (inkl. Ausnahmen) – und natürlich den gesamten Kanon der **Überprüfung sozialarbeiterischer Zielsetzungen** vornehmlich in den Einzelbetreuungsgesprächen, wie Fortschritte in der Schuldenregulierung, Ansparung, Erledigung von Arzt- und Ämterwegen, Arbeitssuche, Wahrnehmen der Nachbetreuungstermine u. Ä.

Ist in der Eingangsphase der Aufbau einer tragfähigen Beziehung zwischen Betreuern und Klienten und die Integration in die Gemeinschaft die Zielsetzung, so sollte sich dieser Verlauf in der **Ablösungsphase** umkehren: Betreuungsgespräche werden seltener, Aktivitäten/Sozialkontakte außerhalb des Hauses werden mehr, die Alkomatkontrollen erfolgen seltener bis gar nicht usw.

20. Volunteering

Freiwilligenarbeit wird auch in professionellen Einrichtungen zu einem zunehmend wichtigen Element im Betreuungssystem. Dabei sind die persönliche Motivation und die „Qualität der Nicht-Professionalität" eine Bereicherung im regulierten und zeitlich engen Betreuungsalltag. Volunteers, die von „außen" in eine Einrichtung kommen, tun dies aus anderen Motivationen als das professionelle Personal. Dieses persönliche Engagement ist eine Verbindung zur „Welt draußen" und intendiert „Inklusion". Allerdings muss die Einarbeitung der „ehrenamtlichen MitarbeiterInnen" in die Einrichtungskultur gut begleitet werden. In vielen Einrichtungen werden seit einiger Zeit (geschulte) Freiwilligenk koordinato-rInnen eingesetzt, welche die Volunteers individuell begleiten.

10.6.2 Exkurs: Wohngemeinschaften – ganz eigene Welten

Viele der im vorhergehenden Abschnitt angeführten Merkmale gelten vorwiegend im Heimbetrieb von Übergangseinrichtungen (z. B. Zieldefinitionen, Phasenstrukturierungen, Rückfallregel u. a.). Heime haben eine andere Dynamik als Wohngemeinschaften. Weiters ist die Bestimmung der Einrichtung als Übergangs- oder Dauerwohnplatz ein grundlegender Faktor, der unterschiedliche Betreuungshaltungen und Zielsetzungen bedingt. Hier einige Beobachtungen aus der Praxis.

Provisorisches oder dauerhaftes Wohnen: unterschiedliche Gruppendynamiken

In Übergangseinrichtungen, die eine Brückenfunktion Richtung Dauerwohnung haben, entstehen sowohl vonseiten der Betreuer als auch vonseiten der Bewohner nur provisorische Beziehungen, zumal von Anfang an klargestellt ist, dass der Aufenthalt und damit auch das gegenseitige Aufeinander-Angewiesen-Sein nur vorübergehend ist. Das „Provisorium" führt sehr oft zu einer gegenüber der Hausgemeinschaft, sofern überhaupt vorhanden, und den Betreuern distanzierten Haltung bei äußerer Anpassung an die Hausregeln. Zudem ist das Bedürfnis nach Verteidigung bzw. Abgrenzung der ohnedies meist durch räumliche Enge eingeschränkten Privatsphäre in einem Heim sehr hoch.

Jahrelange Erfahrungen in verschiedenen Übergangsheimen zeigen, dass stabile Freundschaften unter den Bewohnern selten entstehen, obwohl man dies aufgrund der ähnlichen biografischen Hintergründe annehmen möchte. Aus der partiellen Vereinsamung im Heim wird dann oft eine Totalvereinsamung in den späteren Dauerwohnungen. Abgesehen vom Schutzmotiv, das in größeren Einrichtungen ausgeprägt ist, spielt die permanente Veränderung der Hausbelegschaft durch Aus- und Einzüge vermutlich auch eine Rolle. Ein weiterer Faktor in der Wohndynamik von Übergangswohnheimen für Alkoholkranke sind oft persönliche Prägungen durch Heimerfahrungen in der Kindheit und Jugend bzw. durch Hafterfahrungen, die bei den Bewohnern die ambivalente Haltung gegenüber den Einrichtungen und deren Bewohnern verstärken.

Manche dieser Tendenzen sind in Übergangswohngemeinschaften oft sogar noch stärker ausgeprägt. Berichte von Wohnungsbetreuern, dass sie die Gemeinschaftsräume stets leer vorfinden bzw. diese nur für angesetzte Wohngruppenbesprechungen genutzt werden, sind nicht selten. Soziotherapeutisches bzw. sozialpädagogisches Arbeiten mit der Gruppe erfordert in diesem Kontext hohes Engagement und Personalressourcen, die für die Betreuung von Suchtkranken oft nicht zur Verfügung stehen. Dauerwohngemeinschaften existieren primär im Behindertenbereich, sekundär für ältere Menschen, für Suchtkranke sind betreute Dauerwohngemeinschaften eher die Ausnahme als die Regel.

Die soziale Dynamik in Dauerwohngemeinschaften ist eine andere als in Übergangseinrichtungen. Sie ist auch für die Krankheitsverläufe von hoher (wenngleich nicht ausschließlicher) Bedeutung. Nach einer unterschiedlich langen Phase der gegenseitigen Reserviertheit unter den Bewohnern, oft verbunden mit erhöhten sozialen Ängsten, entsteht im Laufe der Zeit eine „Ersatzfamilie", wobei entscheidend ist, welche Krisen auftreten und wie sie (gemeinsam?) bewältigt werden. Das Entstehen eines stabilen und lebendigen sozialen Organismus geschieht auch in der Dauerwohngemeinschaft vor dem Hintergrund fast immer gegebener sozialer Deprivationen, bis hin zu Traumatisierungen in den eigenen Familien, Pflegefamilien, Heimen und Strafanstalten. Über eine „normale" Sozialisation verfügen die Bewohner solcher Einrichtung meist nicht, oft aber doch über vielfältige soziale Erfahrungen gerade in schwierigen Kontexten. Es ist verständlich, dass soziale Verunsicherungen bis hin zu sozialen Störungen (z. B. Sozialphobien) im Zusammenleben eine Rolle spielen werden und auch müssen. Der Weg zur „Ersatzfamilie" ist dann für alle an diesem Prozess Beteiligten von Ambivalenzen und durchzustehenden Konflikten gezeichnet. Während in Übergangseinrichtungen intensive Prozesse ausgespart werden können, können und sollen diese in Dauerlebensgemeinschaften nicht ausbleiben. Die Gemeinschaft bietet ein intensives langfristiges Lernsetting.

Es ist wahrscheinlich, dass die anfängliche Unsicherheit der Einzelnen in solchen Wohngruppen „typische" Mechanismen der Gruppendynamik fördert, mit denen die Gruppe nach Stabilität sucht. Miles beschreibt etwa die „Phase des unsicheren Abtastens" und die „Phase des depressiv Stagnierenden", der aber eine Phase der

„Euphorie" folgen kann. Nach Bion dominieren in der Anfangsphase die „basic assumptions", Grundannahmen und ihnen entsprechende Verhaltensweisen, die in der unsicheren Anfangssituation zur Orientierung dienen (Antons 2000):

1. **Abhängigkeit** (Leiterfixierung), gefolgt von Gegenabhängigkeit (Wendung gegen den Leiter),
2. **Kampf** (Mitglieder stellen sich den Konflikten untereinander),
3. **Flucht** (in unserem Fall gelegentlich durch Rückfall) und zuletzt
4. **Paarbildung** (pairing).

Bis zu einem gewissen Grad lassen sich die Gemeinschaftsbildungsprozesse auch mit Begriffen der Gruppendynamik beschreiben, z. B. mit dem erweiterten Tuckman-Modell (Stahl 2012), das fünf Phasen in der Entwicklung von Gruppen unterscheidet:

Gründungsphase (Forming),
Streitphase (Storming),
Vertragsphase (Norming),
Arbeitsphase (Performing),
Orientierungsphase (Re-Forming).

Die Phasen entsprechen Lernprozessen, die verzögert oder beschleunigt sein können, von Widerständen und Hindernissen begleitet oder manchmal sogar gar nicht bewältigt werden. Letztendlich steht im Zentrum dieses Gruppenkonzepts die Frage, ob die Gruppe über die Selbstklärung (Konflikt) zu verbindlichen Vereinbarungen und damit zu einer dauerhaften Handlungs- und Gestaltungsfähigkeit findet (Produktivität). Die „Produktivität", um

die es in Wohngemeinschaften geht, ist der Beitrag jedes einzelnen zu einem sinnvollen und konfliktfreien Zusammenleben. Die Fähigkeit zu Verbindlichkeit setzt allerdings gelungene Sozialisation voraus, die in den Lebensläufen von psychisch kranken Menschen fragmentiert ist. Der Aufbau von Verbindlichkeit im Gruppenleben braucht immer viele Anläufe. Der Übergang von der Storming- zur Norming-Phase braucht oft monatelange, ja jahrelange „Schleifen".

Im Zusammenleben von Menschen mit psychischen Belastungen, vor allem mit Traumatisierungen im sozialen Kontext, muss auch damit gerechnet werden, dass Traumatisierungen durch das Leben mit anderen aktiviert werden können. Es kann vorübergehend und phasenweise auch zu Verschlechterungen von psychischen Krisen kommen.

Jean Vanier, der Begründer eines internationalen Netzwerks von von Behindertenwohngemeinschaften („Arche") bringt es auf den Punkt:

Treten Menschen, die in der Großstadt Isolierung, Aggression und Ablehnung erlebt haben, in eine Gemeinschaft ein, dann finden sie dort jene Wärme und Liebe, die sie zum Leben brauchen. Sie lassen Masken und Schranken fallen und werden verwundbar. Sie erleben eine Zeit der Verbundenheit und der tiefen Freude. Aber gerade weil sie die Masken fallen lassen und verletzlich werden, entdecken sie auch, dass die Gemeinschaft ein furchterregender Ort ist, eben weil sie ein Ort der Beziehungen ist, weil sie uns unsere verletzten Gefühle offenbart und uns bewusst macht, wie schwer es sein kann, mit anderen zusammenzuleben, besonders mit bestimmten Personen. Es ist viel leichter, nur mit Büchern und Dingen zu leben, mit Fernsehen, Hunden und Katzen!

Es ist viel leichter, allein zu leben – und dann etwas für die anderen zu tun, wenn man gerade Lust hat.

Vertrauen, Entscheidung, Verantwortung

Eine der bestimmenden Fragen im Zusammenleben – für Suchtkranke mit entsprechend negativen Erfahrungen mit anderen Süchtigen umso drängender – ist jene nach dem Vertrauen. „Inwiefern kann ich dir/euch vertrauen?" Gegenseitige Beobachtung, aber auch praktisches Ausprobieren sind anfangs an der Tagesordnung. Oft ist die gemeinsame Verheimlichung eines Rückfalls gegenüber den Betreuern ein gefordertes oder gegebenes Zeichen für Vertrauen untereinander und muss mit der Gruppe immer wieder durchgearbeitet werden.

Damit im Laufe der Zeit eine Wohn*gemeinschaft* entstehen kann, muss bei allen Bewohnern die *Entscheidung* getroffen werden, mit den anderen unter den gegebenen Bedingungen wirklich zusammenleben zu *wollen*. Dies kann unterschiedlich lange dauern und ist ein Prozess. Bleibt die Entscheidung bei einem oder mehreren aber aus, werden alle weiteren Prozesse und Entwicklungen kontaminiert. Es kann zu Allianzbildungen, Ausgrenzungen und Konflikten kommen, die mit gehäufter Rückfälligkeit einhergehen können. Erst wenn diese Phase durchlaufen ist, wird die Phase der *Begegnung* und *Verantwortung* erreicht, in der eine gegenseitige Anteilnahme am Leben der anderen möglich wird. Die „Norming"-Phase, in der Verbindlichkeit entsteht, kann erst erreicht werden, wenn die Entscheidung, mit den anderen „hier" sein zu wollen – auch wenn nur für eine begrenzte Zeit – erkennbar getroffen wurde. Wenn diese Qualität entsteht, tritt eine spürbare Entspannung im Zusammenleben ein.

Viele oder wenige Regeln

Wenn die Entscheidung für das gemeinsame Leben gefallen und die Bereitschaft zur Übernahme einer verantwortlichen Funktion in der Gruppe gegeben ist, verändert das natürlich den Umgang mit Regeln, egal ob diese explizit (gemeinsam festgelegt) oder implizit (durch die tägliche Praxis festgelegt) sind. Das Bedürfnis nach Regelungen kann bei Lebensgemeinschaften sehr unterschiedlich ausgeprägt sein. Manche suchen quasi ihr Heil in der „Regelung" von allem Möglichen, während andere möglichst wenig Regeln haben wollen. Oft gibt es ja prägende schmerzhafte Erfahrungen mit regulierenden Institutionen (strenge Eltern, Schule, Heim, Gefängnis, …), denen ausgewichen wird. Klar sollte sein: Zu viele Regeln können das Leben behindern und die Fähigkeit zu flexiblen Lösungen herabsetzen, andererseits ist ein Minimum an Regeln, insbesondere für die orientierungsschwächeren Mitbewohner, eine Hilfe. Mit anderen Worten heißt dies, dass es von der Qualität der konkreten Gemeinschaft abhängt, welche Bereiche sie auf welche Art und Weise geregelt haben will oder muss. Dies gilt es erst herauszufinden. Für den Suchtbereich müssen die Minimalregeln von der Institution vorgegeben werden, z. B. Verbot von Alkoholkonsum in den Wohnräumen.

Beispiel

In der Startphase einer neuen Alkoholiker-WG wird seitens des Betreuers das Thema Putzen der Wohnung und besonders der Küche angeschnitten. „Welche Regeln sollen wir festlegen?" – Der Tenor aller Bewohner ist für ihn überraschend: „Gar keine Regeln!" – Der Betreuer kann sich das nicht vorstellen, weil gerade das Putzen in anderen Wohneinrichtungen immer eines der größten Probleme war. Auf die Frage, wie das in dieser WG funktionieren soll, lautet der Vorschlag: „Jeder kümmert sich um seinen Dreck." – Der Betreuer bezweifelt diese „Methode". Aber schon nach einigen Wochen muss er sein Vorurteil revidieren. Und auch nach Monaten ist das Thema Putzen in den WG-Gesprächen kein Thema und die Wohnung auch kein Saustall. Es gibt also sogar in diesem Bereich „selbstorganisierende Systeme". Zu einem Einbruch dieses „Systems" kommt es erst im zweiten Jahr der Wohngemeinschaft, als sich Rückfälle häufen. ◄

Rückfälle

Wenn in den geschilderten Prozessen ein Beziehungssystem entsteht, in dem alle ihren Platz finden und ihre Verantwortung haben, wirkt sich dies positiv auf die psychische Stabilität und damit auf die Rückfallhäufigkeit aus. Andererseits sind gemeinsam durchlebte Rückfälle auch immer wieder für die Gemeinschaft belastend, können aber durch eine offene, vertrauensvolle Besprechung in der Gruppe eine wichtige Lernerfahrung für alle darstellen. Während in Übergangseinrichtungen bei häufigen und fortgesetzten Rückfällen ein Auszug als Sanktion eine übliche Interventionsweise ist, ist dies bei einer dauerhaften Lebensgemeinschaft, insbesondere dann, wenn stabile Beziehungen entstanden sind, zu hinterfragen. Dies gilt umso mehr, wenn es sich um chronisch mehrfach geschädigte Abhängige handelt, die keine besseren Alternativen in der Wohnversorgung in Aussicht haben, sondern denen radikale Verschlechterungen (z. B. Übersiedlung ins Pflegeheim) drohen.

Dort, wo gegenseitige Anteilnahme bestimmend geworden ist (Phase der Verantwortung), wird die Gemeinschaft einen sol-

chen Schritt nicht sofort vollziehen wollen, ehe nicht alle anderen Möglichkeiten ausgeschöpft sind (Krisenintervention, Therapie usw.). Es versteht sich von selbst, dass bei funktionierenden Lebensgemeinschaften die Entscheidungen und Lösungsfindungen in solchen schweren Krisenfällen primär bei der Gruppe liegen müssen und sich soziotherapeutisches Intervenieren darauf konzentriert, den Prozess der Auseinandersetzung zu strukturieren und voranzutreiben, aber nicht der Gemeinschaft Entscheidungen abzunehmen.

Dies gilt so lange, als die Gemeinschaft handlungsfähig ist. Psychische Krisen allerdings – etwa durch Rückfälle – können den sozialen Organismus schwächen und eine „kollektive Regression" bewirken, die eine Wahrnehmung der Verantwortung unmöglich macht. In dieser Situation ist die Gemeinschaft mit weitreichenden Entscheidungen überfordert, und die Betreuer müssen eingreifen.

Beispiel

Mitbewohner X ist in den letzten Monaten mehrfach über Wochen hindurch rückfällig. Auch mehrfache Spitalsaufenthalte verbessern den Verlauf nicht, meist trinkt er nach der Rückkehr weiter. Sein Allgemeinzustand verschlechtert sich rapide. Gutes Zureden und auch Konfrontationen in den WG-Besprechungen bringen keine Stabilisierung. Dennoch wagt keiner der Mitbewohner die Forderung nach dem Auszug von X zu stellen. Nachdem die Pattstellung andauert, beginnen auch zwei andere Mitbewohner zu trinken. Damit ist die „Gemeinschaft" nicht mehr entscheidungsfähig. Der vierte Mitbewohner wirkt verstört und verängstigt, „flüchtet" gewis-

sermaßen in einen pseudodepressiven Zustand. Der fünfte Mitbewohner reagiert mit Schlafstörungen und vermehrten Panikattacken. Damit ist der Zustand der „kollektiven Regression" und Entscheidungsunfähigkeit erreicht. Erst nachdem der WG-Betreuer den Auszug von X beschließt und in die Wege leitet, entspannt sich die Situation wieder. Die Gemeinschaft war (noch) nicht stark und klar genug, um eine solche Entscheidung bewusst und ausdrücklich zu treffen – auf der Ebene der Abwehr wurde sie sehr wohl getroffen. Fachleute sprechen in solchen Fällen manchmal auch von „systemischen Rückfällen". ◄

So ist die Rückfallbewältigung und -bearbeitung eine der primären Aufgaben im sozialen System einer Alkoholikerwohngemeinschaft, zu dem auch externe Bezugspersonen (Betreuer, Ehrenamtliche, Therapeuten usw.) gezählt werden können. Die gemeinsame Bearbeitung von Rückfällen muss von Anfang an als prioritärer Vollzug der Gemeinschaft herausgestellt werden und dann auch konsequent durchgeführt werden. Wird einer aus der Gemeinschaft rückfällig, muss jeder Mitbewohner gehört werden. Das Stellungnehmen ist für den Rückfälligen ein wichtiger Impuls, aber auch für die Nichtrückfälligen ein Akt der Nichtverdrängung. Dies ist von Bedeutung, zumal Alkoholkranke sich häufig einen Stil des Verleugnens und Wegschauens angewöhnt haben. Oft fällt die Konfrontation des Rückfälligen seitens der Nichtrückfälligen außerordentlich zurückhaltend aus, weil die persönliche Betroffenheit groß ist: „Auch ich war ja schon rückfällig und könnte es wieder sein." Diese „Beißhemmung" ist gruppendynamisch keineswegs

negativ zu sehen, sie spricht auch für einen vorsichtigen Umgang mit den Schwächen der anderen, und das ist für das Zusammenleben von großer Bedeutung.

Die Fähigkeit, Bedrohliches zu verdrängen, nach Freud ein „Abwehrmechanismus", ist eine wichtige Lebenskompetenz, deren entlastende Funktion meist erst begriffen wird, wenn sie nicht mehr in ausreichendem Maß vorhanden ist und negative Gedanken und Flashbacks den Betroffenen „überfluten" und zermürbende Angst- und Depressionszustände auslösen.

In bestimmten Gruppen könnten bei Rückfällen auch gemeinsam festgelegte Sanktionen hilfreich sein (z. B. bestimmte zusätzliche Gemeinschaftsdienste). Wenn dieser Weg gewählt wird, ist es pädagogisch ratsam, dass sichergestellt ist, dass solche Sanktionen freiwillig angenommen und nicht demütigend sein dürfen. Vor einem therapeutischen „Sanktionismus" muss gewarnt werden, er hat mit dem alltäglichen Zusammenleben nichts zu tun.

Besonders „spannend" sind – und sie bleiben selten aus – „gemeinsame Rückfälle", d. h. gemeinsam inszenierte Rückfälle von zwei oder mehr Bewohnern. Dies kann manchmal auch mit dem von Bion beschriebenen Mechanismus des „pairing" beschrieben werden, als eine Strategie, die dazu dient, Phasen der Unsicherheit in der Gruppe zu kompensieren.

Die Klärung der Motive und Abläufe solcher für die Gemeinschaft stark belastender Geschehnisse gestaltet sich schwierig, zumal verschiedene Bedürfnisse oder pathogene Mechanismen dahinterstehen. Dennoch sollte man eine Verständigung über die zugrundeliegenden Mechanismen zumindest versuchen. Langfristig sollte ein gemeinsames Wissen über die persönlichen

Hintergründe und Sucht erzeugenden Mechanismen entstehen. Dabei gilt es natürlich, Widerstände gegen die Aufarbeitung „schmelzen" zu lassen, wobei harte Konfrontationen selten zielführend und notwendig sind, das Timing spielt eine große Rolle: Man muss warten können, „bis es geht". Therapeutische Prozesse, d. h. Wachstumserfahrungen, lassen sich nicht erzwingen.

Beispiel

In einer Fünfer-WG kommt es zu einem Co-Rückfall zweier Bewohner. A besorgt den Alkohol, den er und B in A´s Zimmer konsumieren. Der Rückfall zieht sich über Tage. B erleidet epileptische Anfälle und muss stationär aufgenommen werden. A´s Trinkmengen sind mittlerweile so groß, dass auch er ambulante Unterstützung benötigt.

In der Aufarbeitung zeigen sich ganz unterschiedliche Motive für den Rückfall. B ist schon länger rückfällig. Sein körperlicher Zustand hat sich durch eine kompensierte Leberzirrhose und Herzprobleme in den letzten Monaten zunehmend verschlechtert. Seine organischen Beschwerden (Verdauungsprobleme, Atemnot, Wasser in den Beinen und Armen) und die Ängste und Depressionen versucht er mit Alkohol „zu ertragen", was seine Verfassung aber weiter verschlechtert. Ein Teufelskreis also, aus dem er nicht herausfindet.

Für A stehen ganz andere Motive im Vordergrund. Seit seinem Einzug in die WG, also bereits monatelang, hat A ein sehr zurückgezogenes Leben in der Gemeinschaft geführt. Die meiste Zeit verbrachte er in seinem Zimmer, kam nur

zum Essen in den Gemeinschaftsraum, an gemeinschaftlichen Aktivitäten (Kartenrunden, Ausflügen, Theaterbesuchen usw.) nahm er nie teil. Vor einigen Wochen jedoch begann er plötzlich, sich doch häufiger im Gemeinschaftsraum aufzuhalten und bald darauf auch an den Kartenrunden teilzunehmen. Alle freuten sich über diese Öffnung. Gleichzeitig wurden A durch diesen Schritt seine grundsätzlichen sozialen Ängste bewusst. Genauso wie er den Schritt in die Gemeinschaft hinausgezögert hat, zögert er jetzt den Schritt aus der Wohnung „ins Leben" hinaus. Um unter andere Menschen zu gehen, benötigt er – wie eben früher, als er noch auf der Straße lebte – Alkohol. Die Öffnung gegenüber den Mitbewohnern setzte eine Auseinandersetzung mit der Sozialphobie in Gang.

Die kurzfristige gemeinsame Trinkphase mit B war für A ein weiterer Versuch, Nähe zuzulassen, insgesamt vielleicht sogar ein therapeutisch wertvoller Schritt, wenngleich mit Alkoholkonsum verknüpft.

Für die anderen WG-Bewohner erweist sich die Klärung der Motivlagen als Entlastung.
A gibt sich selbst die Sanktion, indem er während B´s Krankenhausaufenthalt dessen durch den Rückfall ziemlich versautes Zimmer aufräumt. ◄

Wie bereits erwähnt wurde und das eben dargestellte Beispiel belegt, sind in der Betreuung von chronisch mehrfach geschädigten Alkoholkranken, deren Abhängigkeitserkrankung mit schweren organischen Schädigungen einhergehen kann, entsprechende Vernetzungen mit medizinisch-psychiatrischen Hilfeeinrichtungen für die Kriseninterventionen unerlässlich. Die Kooperation zwischen der Betreuungseinrichtung und dem Spital sollte gewährleisten, dass die notwendigen Interventionen, oft geht es um eine vorübergehende stationäre Aufnahme, kurzfristig und verlässlich erfolgen können. Dazu muss oft erst eine Vertrauensbasis zwischen der zuständigen psychiatrischen Station und der Betreuungseinrichtung aufgebaut werden, um die üblichen institutionsbedingten Abgrenzungen und Fehleinschätzungen zu neutralisieren. Rückfälle können dann oft rascher abgekürzt und die organischen Schädigungen begrenzt werden.

Die Krisenintervention liegt in der Verantwortung der Wohnbetreuer, wenngleich die Unterstützung durch die anderen Mitbewohner wünschenswert und hilfreich ist.

Gewalt

Grundsätzlich gilt in allen sozialen Einrichtungen unabhängig vom Setting, dass ausgeübte und manchmal auch angedrohte Gewalt zum Auszug führt. Dies ist in den Miet- bzw. Betreuungsvereinbarungen in der Regel auch festgehalten. Natürlich kann sich dieser Standpunkt durch eine lange Wohndauer und tiefe Verwurzelung in der Gemeinschaft verändern, vor allem dann, wenn die Mehrheit der Bewohner den Verbleib des gewalttätig gewordenen Mitbewohners wünscht. Sollte dieser ins Auge gefasst werden, gilt es, gemeinsam die Gefahren und Vermeidungsmöglichkeiten (Was ist aus dem Vorfall zu lernen? Gab es erkennbare Auslöser? Wie können Schutzmechanismen eingebaut werden? Gibt es Gefahrenanzeichen? Hätte es alternative Verhaltensweisen gegeben, die die Gewalttat verhindert hätten können?) objektiv gegenüberzustellen (auch zu visua-

lisieren) und die Mitverantwortung der anderen Bewohner einzufordern, obschon außer Zweifel steht, dass bei Gewaltvorfällen die Letztverantwortung aufseiten der Institution liegt, wobei diese auch für den Schutz der Mitarbeiter Verantwortung zu tragen hat.

> **Beispiel**
>
> *In einer Alkoholiker-WG rastet ein Bewohner aus. Obgleich nur leicht alkoholisiert, bedroht er einen Mitbewohner mit dem Messer. Dieser flüchtet in sein Zimmer und ruft die Polizei. Die Polizei bringt den Täter in die Psychiatrie, die ihn noch am selben Abend entlässt. Der Psychiater weist darauf hin, dass aufgrund des Hirnabbaus auch geringe Mengen Alkohol zu psychotischen Reaktionen führen können.*
>
> *Der Täter zeigt sich reumütig, entschuldigt sich bei seinem „Opfer". Alle Bewohner sind für den Verbleib des Täters, obgleich sie wissen, dass bei jedem weiteren Rückfall solche Reaktionen möglich sind. Sie hoffen darauf, dass die Neueinstellung der Medikation, die vorgenommen wurde, eine Verbesserung der psychischen Lage bringt. Die Wohnbetreuer lassen sich – in Absprache mit ihrer Institution – auf das Experiment ein. Der Betroffene wird verwarnt.* ◀

Betreuerrolle und -funktion

Aus dem bisher Gesagten geht hervor, dass die persönlichen und pädagogischen Erfordernisse und Belastungen in der Betreuung von Dauerwohngemeinschaften von jenen in Übergangssettings stark differieren können. Ganz sicher stellt der Lern- und Entwicklungsprozess der Gemeinschaft auch einen Lernprozess für den oder die Betreuer dar, der gut reflektiert (Supervision) werden sollte. Durch das zeitlich unbegrenzte Setting kommt es zu stärkeren Bindungen zwischen Betreuern und Bewohnern, was auch zu einer größeren emotionalen Anteilnahme führen kann. Dies kann auch bedeuten, dass klassische Übertragungen und Gegenübertragungen stärker ausfallen, z. B. Enttäuschungen (Wut, Ärger), stärkere Anteilnahme bei privaten Geschehnissen (Sorgen, Trauer), erschwerte Abgrenzung bei Rückfällen und Krankheiten (zu Hause nicht abschalten können) usw. Gleichzeitig, und das soll nicht übersehen werden, ist das Mit*leben* der Betreuer in einer solchen Gemeinschaft auch eine intensive und bereichernde Erfahrung. Ein natürliches Geben und Nehmen von Aufmerksamkeit, Zuwendung, Hilfe usw. ist „Normalität" und die Erreichung derselben eines der ständigen Ziele. Es gilt allerdings, immer wieder die Grenzen dessen auszuloten, was für Gemeinschaft und Betreuersystem „gesund" und „lebbar" ist.

Prinzipiell gilt auch für die Begleitung einer Wohngemeinschaft die klassische Divergenz der Sozialarbeit, in der zwischen den Polen *Selbstverantwortung* (der Gemeinschaft) und *Fremdverantwortung* (der Betreuer, der Institution) jeweils Positionierungen vorgenommen werden müssen. In einer Wohngemeinschaft von psychisch und physisch beeinträchtigten Menschen, die sich meist in einem allgemeinen kommunalen Umfeld befindet und mit diesem in Konflikt geraten kann, steht außer Frage, dass die Verantwortung der finanziellen, rechtlichen und sicherheitsbezogenen Rahmenbedingungen auf der Seite der Institution liegt. Innerhalb dieses Rahmens ist dann so weit wie möglich Selbstverantwortung anzustreben.

Die Grundsatzentscheidung, als Gemeinschaft zu leben, die von der Gruppe erst getroffen werden muss, heißt, einander Lebensraum zuzugestehen, heißt Krisen miteinander durchzustehen, nicht davonzulaufen oder jemanden auszugrenzen (Mobbing) und schafft eine höchst wirksame Lernsituation, auch für die Betreuer: Menschen nicht so schnell rausschmeißen zu können/zu wollen, sondern selbst in schwierigsten Situationen und Phasen der Anspannung sowie Konflikten mit ihnen und der Gemeinschaft Lösungen zu kreieren, ist ein enormer pädagogischer Anspruch und gelingt ausschließlich, wenn man als Betreuer auch bereit ist zu lernen. Das bedeutet vielleicht auch, seine bisherigen Erfahrungen und Wissensbestände infrage zu stellen, nicht an Regeln zu kleben oder institutionelle Gewalt als Lösung heranzuziehen, weil das die Motivation (positive Beziehungen) und die kokreativen Prozesse stört.

Die größte Herausforderung ist, trotz irritierender oder chaotischer Phasen auf den selbstorganisierenden Prozess in der Gemeinschaft zu vertrauen und sich selbst zurückzunehmen. Das schließt mit ein, auch Hilflosigkeit, Orientierungslosigkeit und Enttäuschungen bei sich anzunehmen und auf Entwicklungen warten zu können und nicht immer so zu tun, als hätte man Antworten auf alle auftauchenden Fragen und Interventionen für jede kritische Situation. Die Arbeit mit einer Gemeinschaft von psychisch beeinträchtigten Suchtkranken in einer familienähnlichen Situation ist gewiss ein Selbsterfahrungsprozess, der mitunter an Grenzen führt. Wer nicht gelernt hat, auf seine Grenzen zu achten und ausreichend für sich zu sorgen, ist in diesem Setting möglicherweise Burnout-gefährdet. Die unumgängliche Voraussetzung für die Bewährung in diesen Prozessen ist allemal Ehrlichkeit mit sich selbst, aber genau das verlangen wir ja auch von unseren Patienten und Klienten.

Gegenübertragung

Eine der wichtigsten Dimensionen in der Selbsterfahrung in der soziotherapeutischen Praxis ist das Erkennen von Übertragungen und Gegenübertragungen in Beziehungen, worunter die Aktivierung von eigenen früheren, oft kindlichen Beziehungsmustern verstanden wird. Die Vermischung und Reaktivierung von verschiedenen überkommenen Beziehungsstilen und -bedürfnissen ist eine Realität, die ganz allgemein zur menschlichen Kommunikation gehört, die aber in der psychosozialen Praxis bewusst gehandhabt werden sollte. Im Folgenden nennen wir einige Hinweise, die helfen können, die eigene Tendenz zu Gegenübertragungen zu identifizieren (Baumgartner 2003):

- *Wenn ich starkes Missbehagen, Traurigkeit, Verzweiflung oder – im Gegenteil – Schwärmerei, Begeisterung, Erregung in Gegenwart eines Gesprächspartners/ Klienten empfinde.*
- *Wenn ich plötzliche Aufwallungen von Interesse oder Ablehnung bei meinen Kontakten mit ihm habe und lange und heftig mit ihm diskutiere.*
- *Wenn seine Kritik und seine Vorwürfe mich stark treffen und verletzen.*
- *Wenn ich eine lebhafte und bewusste Befriedigung über sein offenes Lob, seine Zeichen von Zufriedenheit, Anerkennung und Zuneigung empfinde.*
- *Wenn ich nicht in der Lage bin, eine Haltung, die er von mir erwartet (z. B. eine beruhigende, ermutigende, lobende, autoritäre) zu verweigern.*
- *Wenn ich eine stetige Abhängigkeit in meinem Bezug zum Klienten fördere, wenn ich ständig beruhigend auf ihn einrede.*
- *Wenn ich mich genötigt sehe, ihm zu helfen, indem ich mich in sein gesellschaftliches Leben einmische, an seiner Stelle Initiativen ergreife (z. B. Arzt anrufen), meinen persönlichen Einfluss ins Spiel bringe, um ihm Schwierigkeiten aus dem Weg zu räumen.*
- *Wenn ich den Klienten ermutige, sich aggressiv von einem Bezug zu befreien, gegen den er aufbegehrt (Familie, Vorgesetzter, Ehepartner).*
- *Wenn ich Gleichgültigkeit zeige, was die näheren Umstände der Betreuung angeht (Verspätung, Wahl des Zimmers, Festlegung von Terminen) oder umgekehrt die materiellen Details mit besonderer Pünktlichkeit und Sorgfalt behandle.*
- *Wenn ich meinen Freunden und Bekannten gern von dem Klienten erzähle, seine Bedeutung, seine Eigenarten hervorhebe oder wenn ich ironisch oder zynisch von ihm spreche.*
- *Wenn ich ständig in Erfahrung bringen will, ob die Dinge in seinem Fall auch gut ausgehen ob er meinen Ratschlägen folgt; wenn ich die Verbindung mit ihm möglichst lange aufrechterhalten will.*
- *Wenn ich von meinen Klienten träume.*

Jede dieser Verhaltens- und Erlebnisweisen *kann* ein Hinweis auf mangelnde Abgrenzung sein, andererseits muss aber klar sein, dass jede dieser Verhaltens- und Erlebnisweisen nur im jeweiligen Kontext ihre interaktive Bedeutung erhält. Darüber hinaus wäre eine Reflexion des eigenen Kommunikations- und Betreuungsstils erforderlich, um die Bedeutung dieser Muster zu verstehen. Es handelt sich bei dieser Liste um Hinweise und keine Gesetzmäßigkeiten. Das in diesem Kontext gerne verwendete Konzept der „Co-Abhängigkeit" bietet in den meisten Fällen keine hinreichende Erklärung und enthält eine negative Wertung helfenden Verhaltens, die problematisch ist. Wer mit Suchtkranken, zumal mit schwer trinkenden oder schwer rückfälligen arbeitet, steht immer an einer existenziellen Grenze, an der man in krisenhaften Situationen nicht immer die Übersicht behalten kann, umso wichtiger ist die nachträgliche Reflexion und Klärung von Motivakkumulationen.

10.7   Motivation – eine Herausforderung für wen?

Kohn et al. (2004) stellen in ihrer Übersichtsarbeit für die WHO fest, dass für die Alkoholabhängigkeit der „treatment gap", also der Abstand zwischen Therapiebedürftigkeit und der Annahme einer Therapie, weltweit am größten ist. Bei Schizophrenie beispielsweise beträgt der Abstand zwischen Krankheit und Behandlung 32,2 %, bei Depressionen 56,3 %, bei bipolaren Störungen 50,2 %, bei Alkoholmissbrauch und – abhängigkeit beträgt der „gap" 78,1 %. Vor diesem Hintergrund ist das Konzept der Motivation kritisch zu hinterfragen.

10.7.1 Fragwürdige Funktionen des Motivationsbegriffs

Die Erwartung, dass Psychiater, Ärzte und andere Fachleute gegenüber Alkohol- und anderen Suchtkranken unvoreingenommen, neutral, nicht wertend in einem moralischen Sinn wären, ist leider oft ungerechtfertigt. Die Wahrnehmungsverzerrungen und Projektionen in diesem Feld, deren Folgen in erster Linie die Patienten zu tragen haben und an denen das gesamte System der Suchtkrankenhilfe leidet, sind vermutlich sogar in einem hohen Ausmaß zu finden. Dies liegt einerseits an mangelhafter Selbsterfahrung der Behandler und an den bekanntlich kräftezehrenden Berufsbedingungen im psychiatrischen Kontext, andererseits aber auch an den veränderungsresistenten Bewertungen, welche in der Gesellschaft gegenüber Alkoholkranken bestehen. Die hohen Erwartungen an die Alkoholkranken seitens der Gesellschaft – nämlich die Totalabstinenz – stehen in krassem Widerspruch zur negativen Bewertung der Alkoholabhängigkeit. Bei kritischer Wahrnehmung kennt jeder Praktiker Beispiele, in denen der diagnostisch festgelegte Krankheitswert der Alkoholabhängigkeit nicht oder nur halbherzig zur Anwendung kommt. Zum Beispiel ist es in manchen Gemeinwesen gängige Praxis, die Rettungseinsatzfahrten den Alkoholkranken in Rechnung zu stellen oder in Fallbesprechungen wird mit dem Leidensdruck-Mythos argumentiert: „Der Patient hat den entscheidenden Tiefpunkt noch nicht erreicht. Der Leidensdruck ist noch nicht groß genug." Vermutlich ist Ziegler – obwohl dieser Befund schon zwei Jahrzehnte alt ist – heute noch weitgehend Recht zu geben, wenn er resümiert:

> „Trotz aller Aufklärung und Information werden Süchtige immer noch negativ bewertet, sodass es sehr lange dauert, bis die Diagnose „Abhängigkeit" vom Patienten

akzeptiert wird und Behandlungsangebote in Anspruch genommen werden. Dieses Abwarten auf eine Motivation durch Leidensdruck ist unethisch, produziert irreversible Schäden, verschlechtert die Behandlungsaussichten und erhöht die Todesrate der Abhängigen." (Ziegler 1992)

Dieses in der Gesellschaft noch immer verbreitete moralische Konzept hat dazu geführt, dass Alkoholabhängigkeit als degenerative Erkrankung mit großen Anteilen von Selbstverschuldung definiert wird. Der hohe Grad an Stigmatisierung ist durch Untersuchungen belegt (Schomerus et al. 2009). Eine der historisch tragischen Folgen war, dass im Nationalsozialismus auch die Diagnose Alkoholabhängigkeit zur Definition von „unwertem Leben" und damit als Legitimation für die Tötung von Menschen herangezogen wurde (Petry 1998).

Warum hält sich das Motivationsparadigma in der Praxis dennoch so nachhaltig? Vermutlich, weil es mit der Leistungsgesinnung der modernen Gesellschaften kongruiert. Alkoholabhängige haben – „Wenn sie schon saufen können" – eine gewisse Leistung zu erbringen, so sie Therapie wollen. Gegenüber Krebspatienten oder Zuckerkranken würden solche Ansprüche empört zurückgewiesen. Alkoholkranke sind „uns" näher, sie tun das, was wir auch tun: Alkohol konsumieren, sich mit Alkohol belohnen, entspannen, feiern … deshalb gelten für sie die gleichen Leistungskriterien. Hinter dieser Haltung verbirgt sich möglicherweise auch die in der Gesellschaft weitverbreitete Meinung, dass Abhängigkeitserkrankungen aus einem Mangel an Willensstärke und Charakterschwäche herrühren, was das unverhältnismäßige Einfordern gewisser Leistungen weiter steigert. Und bei all dem führen sie

dem Normalbürger das Scheitern seiner Leistungsideologie vor Augen.

In einer 2006 durchgeführten Befragung von 1000 Österreichern wurde erhoben, für welche Zwecke/Personengruppen in Österreich gespendet wird. An der Spitze stehen Kinder (40 %), Katastrophen (27 %) und Behinderte (17 %). Drogensüchtige und Alkoholabhängige stehen mit jeweils 1 % am Ende der „Beliebtheitsskala" (Quelle: APA-Marktforschung).

Die Anwendung des Begriffs „Motivation" ist häufig verknüpft mit dem Versuch der Auslese von bestimmten „Untergruppen" von Alkoholikern, die das Angebot der Entwöhnungstherapie vermeintlich besser nützen könnten. Grosso modo handelt es sich dabei um einen der vielen Ausleseprozesse innerhalb medizinischer bzw. psychiatrischer Auslesen. Kein Staat und keine Gesellschaft leistet sich die Bereitstellung psychiatrischer oder soziotherapeutischer Versorgungsangebote für alle psychisch Kranken. Nur ein geringer Prozentsatz von psychisch Kranken kommt in den Genuss einer fachlichen Behandlung, und welche das sind, entscheiden immer spezifische Ausleseverfahren. Das Taxieren der „Motivation" ist eines davon. Was eigentlich bei dieser Auslese vor sich geht, kann man nur vermuten, weil es kaum valide Untersuchungen dazu gibt. Es ist zu befürchten, dass das Ziel eine Auswahl jener Patienten ist, die im jeweiligen Behandlungssystem besser zu betreuen sind und das Personal am wenigsten belasten, d. h. dass nicht primär das Krankheitsbild und der Leidenszustand des Betroffenen herangezogen werden, sondern seine „Passung" ins Therapiesystem. Dies hat umgekehrt eine Auswirkung auf den Erfolg des Systems: Wenn ich nur Patienten behandle, deren Selbstregulierungsfähigkeit noch in höherem Ausmaß gegeben ist (z. B. Typ-II-Abhängige), werde ich als Therapeut/Therapiesystem bessere Erfolge erzielen. Dann entscheidet nicht die Qualität der Therapie über den Therapieerfolg, sondern die Auswahl der Patienten. Wenn diese Zusammenhänge zutreffen, scheint es logisch, dass Typ-III- und Typ-IV-Patienten mit schlechter Prognose weniger häufig in Therapieprogramme aufgenommen werden als andere Untergruppen. In einem selbstkritischen Artikel formulieren Oberländer et al. (1999) anhand der Analyse des eigenen Patientenguts:

> *„Nach wie vor scheinen sich also die Therapeuten die Arbeit zu vereinfachen, indem sie sowohl in der Motivations- wie in der Entwöhnungsbehandlung, eher solche Patienten motivieren, die bereits selbstmotiviert sind."* (Oberländer 1999)

Auf der Ebene der Therapeut-Klient-Beziehung lässt sich mit Schwoon eine weitere Funktion des Motivationsbegriffs ausmachen:

> *„Auch wenn wir also wenig wissenschaftlich Begründetes über Motivation wissen: Die Beschäftigung mit diesem Begriff erfüllt eine ganz wesentliche Funktion. Sie hilft allen auf der Seite der Behandlung Tätigen dabei, sich von Misserfolgserlebnissen zu entlasten. Die Verantwortung für gescheiterte Bemühungen, die sich z. B. in den nächsten Rückfällen dokumentieren, wird der nicht vorhandenen oder der unterentwickelten Motivation der Patienten angelastet. Mängel in theoretischen und therapeutischen Konzepten müssen dann nicht mehr kritisch beleuchtet werden."* (Schwoon 1992)

Der Vorwurf der nicht ausreichenden Therapiemotivation des Patienten ist oft eine Projektion oder zumindest eine Reduktion der zugrunde liegenden Komplexität der Störung durch Arzt, Berater oder Sozialarbeiter. Rauchfleisch, der aus einem psychoanalytischen Kontext heraus argumentiert, hält ein einseitiges Motivationskonzept

für hinderlich. Er hält es für möglich, dass die Zurückweisung des Therapeuten seitens des Patienten als narzisstische Kränkung erlebt wird:

> *„Wollen wir ihnen eine effiziente, ihnen entsprechende professionelle Hilfe bieten, so müssen wir das traditionelle Motivationskonzept kritisch hinterfragen und untersuchen, ob die so genannte ‚mangelnde Motivation' wirklich in erster Linie ein Klientenmerkmal ist, oder ob sich darin nicht vielleicht vor allem ein Problem der Therapeutinnen und Therapeuten artikuliert."* (Rauchfleisch 2002)

Meist wird der Motivationsbegriff als ein Attribut des Patienten betrachtet und das betreuende Umfeld nicht einbezogen. Es liegt aber auf der Hand, dass Motivation eine Interaktionskategorie darstellt, bei der eine gelingende, befriedigende Interaktion zwischen Betreuer/Arzt und Patient grundlegend ist und viele andere „Kontextvariablen" eine wichtige Rolle spielen: Gesprächssituation, Verfassung des Patienten, bereits oder noch nicht manifeste Krankheitseinsicht, Übertragung- und Gegenübertragung, Vorgeschichte des Patienten mit der Institution, Empathiefähigkeit des Arztes, gegenseitige Sympathie oder Antipathie u. a.

Wenn man ätiopathogenetisch von mehreren Untergruppen Suchtkranker ausgehen muss, liegt es nahe, danach zu fragen, ob es nicht auch mehrere „Motivationstypen" gibt, aber vermutlich ist eine Typologie in diesem Bereich psychologisch fragwürdig, zumal Abhängigkeitstyp und Motivation nicht notwendigerweise zusammenhängen. Dennoch folgt aus der Typologie der Hinweis, dass es mehr als eine richtige „Motivation" gibt, wie überhaupt die Rede von einem „Motivationsprozess" angemessener wäre. Diesen gestalten immer mehrere Personen, die sich in diesem Prozess im Laufe der Zeit und der Behandlung mehr oder weniger verändern.

10.7.2 Zusammenhang von Sucht- und M otivationssystemen

Die Praxis, Motivation vorwiegend an der Abstinenz zu messen, muss vor dem Hintergrund des Wissens, dass es neurobiologisch und psychologisch zu unterscheidende Untergruppen von Suchtkranken gibt, heftig hinterfragt werden. Dies gilt umso mehr, wenn die Abstinenz bereits am Beginn einer Entzugs- und Entwöhnungsbehandlung eingefordert wird, wenn psychoorganische Schädigungen (z. B. Durchgangssyndrome) eine erhöhte psychische und körperliche Instabilität bedingen. Es sollte nicht vergessen werden: Auch nach Abschluss des sogenannten „körperlichen Entzugs" nach fünf bis zehn Tagen ist über Wochen (und teilweise auch nach Monaten) immer mit Rückbildungskrisen zu rechnen (Scholz 1996). Eine „Motivationsprüfung" in der Phase der immer wieder akut werdenden Entzugskrise ist eigentlich ein Unding.

Neurobiologisch betrachtet manifestiert sich die „Motivation", also die Fähigkeit, ein bestimmtes Ziel zu verfolgen, im gleichen System, in dem sich auch die biologischen Korrelate der Sucht befinden. Dabei handelt es sich um die *Reward-Systeme* im Striatum und ventralen Tegmentum, vor allem dem Nucleus accumbens. Dort befinden sich jene „Antriebsaggregate des Lebenswillens", die über Ausschüttung von Dopamin, Endorphin und Oxytocin jene Prozesse in Gang setzen, die als Motivation

betrachtet werden. Gleichzeitig finden sich in genau dieser „mesolimbischen und mesocortikalen Suchtachse" auch alle neurologischen Bahnungen, die zur Suchtentwicklung führen.

Motivation und Sucht wurzeln demnach in denselben neuronalen Mechanismen, was den Schluss nahelegt, dass Suchterkrankungen gewissermaßen auch „Erkrankungen" des Motivationssystems sind. Die Schwäche dieser Systeme macht es umso problematischer, gerade Suchtkranke nach ihrer Motivationsfähigkeit zu beurteilen.

Ausgehend vom Wissen über die *Reward-* Zentren im Gehirn lässt sich – ganz auf dem Boden neurobiologischer Gehirnforschung – feststellen, dass das Motivationssystem „sozial" ausgerichtet ist, d. h. auf das Gelingen von Beziehungen ausgelegt ist.

> „Das natürliche Ziel der Motivationssysteme sind soziale Gemeinschaft und gelingende Beziehungen mit anderen Individuen, wobei dies nicht nur persönliche Beziehungen betrifft, Zärtlichkeit und Liebe eingeschlossen, sondern alle Formen sozialen Zusammenwirkens. Für den Menschen bedeutet dies: Kern aller Motivation ist es, zwischenmenschliche Anerkennung, Wertschätzung, Zuwendung oder Zuneigung zu finden und zu geben. Wir sind – aus neurobiologischer Sicht – auf soziale Resonanz und Kooperation angelegte Wesen."

Die soziale Stimulierbarkeit der Motivationssysteme wird verstehbar, wenn man den Verlust der sozialen Integration untersucht. Isolationserfahrungen können bis zum psychogenen Tod führen (Mobbing, Ausschluss aus der Stammesgemeinschaft). Soziale Isolation oder Ausgrenzung können, wenn sie über lange Zeit anhalten, zu Apathie und zum Zusammenbruch jeglicher Motivation führen. Die Stresssysteme werden hochgefahren, Blutdruck und Herz-attackenrisiko steigen, der Nucleus accumbens verliert an Substanz und ist weniger aktiv, Schmerzzentren im Gehirn werden aktiviert. Andererseits wirkt sich intakte soziale Integration positiv auf die Gesundheit aus, sozial integrierte Menschen leben länger. Ungewollte Einsamkeit ist ein lebensbedrohlicher Stressfaktor. Thomas Insel weist in seinem Artikel *Is social attachment an addictive disorder?* auf den direkten Zusammenhang zwischen den suchtbezogenen und sozialen Mechanismen im Mittelhirn hin. Schwere Suchterkrankungen sind Erkrankungen – nicht nur des sozialen Lebens – sondern auch des „social brain" (Insel 2003).

Diese Erkenntnisse sind für alle Humanwissenschaften und ihre jeweiligen Praxen (Schule, Erziehung, Sozialarbeit, Psychotherapie usw.) von größter Bedeutung, denn die Grundlage für jegliche Motivation ist primär das Zustandekommen von tragfähigen Beziehungen und weitaus weniger die Motive Konkurrenz oder Sexualtrieb.

Joachim Bauer, der die Funktion des „social brain" in das Zentrum seiner Überlegungen zur Motivation stellt, unterscheidet fünf Motivations- bzw. Beziehungsfaktoren:

1. **Sehen und Gesehenwerden (Zuwendung)**

    Motivation, d. h. die gelingende Beziehung beginnt mit dem Wahrnehmen des anderen als Person und vice versa, d. h. mit der Bereitschaft, sich selbst als Mensch zu zeigen.

2. **Gemeinsame Aufmerksamkeit**

    Wenn man sich gemeinsam für etwas interessiert, Anteil nimmt an dem, was den anderen beschäftigt, dann schafft dies

Verbindung. Sich gemeinsam für etwas interessieren bzw. sich dafür einsetzen vermittelt das Gefühl: *Du bist mir wichtig!*

Es ist mir wichtig zu verstehen, wie du die Welt siehst.

3. **Emotionale Resonanz**

    Dies meint die Fähigkeit, sich auf die Emotionen des Gegenübers einzustellen bzw. die eigenen Emotionen so wirken zu lassen, dass der andere sich darauf einschwingen kann. Menschen, die empathisch sind, werden als sympathisch wahrgenommen.

4. **Gemeinsames Handeln (Kooperation)**

    Etwas miteinander zu unternehmen, zu gestalten, durchzuführen ist ein beziehungstiftendes Moment. Hier geschieht „Motivation" im engsten Sinn, nämlich als „gemeinsam sich in Bewegung setzen für etwas/jemanden" (von lat. movere). Diesen Faktor macht sich die Soziotherapie in der gemeinsamen Gestaltung des Alltags zunutze.

5. **Das wechselseitige Verstehen von Motiven und Absichten**

    Diese Fähigkeit setzt die Beziehung schon voraus und meint das intuitive bzw. auch analytische Verstehen der Motivation des anderen. Dabei müssen oft Urteile (Diagnosen) von Dritten, Urteile aus der eigenen Lebensgeschichte, die auf den anderen projiziert werden oder sonst wie vorhandene Vorurteile überprüft und gegebenenfalls korrigiert werden. Das bedarf einer guten Beobachtungsgabe und des Gesprächs.

In dieser Sichtweise ist Motivation nicht einfach „vorhanden" oder „nicht vorhanden" oder „nicht ausreichend vorhanden", sondern entsteht durch den Aufbau einer gegenseitigen Beziehung. Es mag sein, dass es schwierig ist, zu bestimmten Menschen eine Beziehung aufzubauen, es mag auch sein, dass institutionelle Umstände (z. B. Zeitmangel, strenge Einhaltung von Abgrenzungsregeln u. a.) die Aufnahme einer Beziehung erschweren, aber die Frage nach der Behandlungsmotivation ist dann immer noch in der Weise zu stellen, dass man überlegt, auf welchem Weg oder Umweg eine Beziehung zum Patienten/Klienten aufgebaut werden kann. Wenn dies nicht gelingt oder vielleicht gar nicht versucht wird, sollte – ehrlicherweise – auf das Motivationskonzept überhaupt verzichtet werden.

Für die Motivationsarbeit in der Suchtkrankenhilfe gilt, dass man den Abhängigkeitskranken dort abholen muss, „wo er steht". Eine zu starke Abgrenzung kann kontraproduktiv sein. Mitunter wird, so betont Kuntz, statt einer „Komm-Struktur", die darauf wartet, dass der Patient von selber kommt, eine „Geh-Struktur" effizienter sein, die die Abhängigen aufsucht und eine positive „Übertragung" aufbaut. „Eine hochschwellige Komm-Struktur erfasst nur die Klienten, die ohnehin schon ausreichend motiviert sind, einen Fuß über die Schwelle einer Hilfseinrichtung zu setzen." (Kuntz 2000)

In die gleiche Kerbe schlägt der anerkannte Experte für Persönlichkeitsstörungen, Peter Fiedler, wenn er in Bezug auf die Methodik der Therapie von Persönlichkeitsstörungen resümiert:

> „Es ist schon makaber, wie sehr wir uns inzwischen an therapieschulenspezifische und methodenbedingte Therapie- und Professions-Stereotype gewöhnt haben. In der Lebenswirklichkeit mit Menschen, die am Rande ihrer Möglichkeiten angekommen sind, geht gelegentlich gar nichts mehr mit dem Versuch, in zweisamen Gesprächen Lösungen und Perspektiven zu entwickeln. Dialogische Psychotherapie, die nur im Therapieraum stattfindet, ist in vielen dieser Extremfälle schlicht Unsinn. Dass der Psychotherapeut auf seine Helferrolle im Lehnstuhl festgelegt ist, ergibt sich nur aus dem tradierten und möglicherweise völlig unsinnigen 45-Minuten-Rhythmus einer Privatpraxis mit Come-Struktur. Insbesondere diese Praxis gilt es bei Menschen, die in ihrem Leben gescheitert sind, allmählich zu überwinden!" (Fiedler 1998, S. 399)

Dies deckt sich mit den Analysen von Epidemiologen, die feststellen, dass das traditionelle Suchtkrankenhilfesystem zwar in den hochschwelligen Bereichen (Beratungsstellen, Kliniken) über eine hohe Kompetenz und auch gute Erfolgsbilanzen verfügt, aber man mit diesen Strukturen nur eine kleine Zielgruppe erreicht, nämlich die besser strukturierten Suchtkranken (Typ-I- und Typ-II-Abhängige).

> „Versorgungspolitisch betrachtet erfüllt die traditionelle Suchtkrankenhilfe damit alle Kriterien des ‚Inverse Care Law': Diejenigen, die noch relativ gut dran sind, bekommen die meiste und beste Hilfe – und umgekehrt." (Pörksen 2001)

Sollte die Motivation der Alkoholkranken also mit der (eher hochschwelligen) Ausrichtung der überwiegenden Mehrheit der Behandlungsangebote zu tun haben?

Vermutlich ist auch der in den letzten Jahren in den USA entstandene Ansatz des Community Reinforcement Approach (CRA) mit seinem aktiven Zugang zu den Betroffenen diesen Erkenntnissen geschuldet (Lange et al. 2008). Im Folgenden wird darauf noch einmal einzugehen sein.

10.8 Soziotherapie als Netzwerkarbeit

Das Ausmaß der Differenzierung und Spezialisierung in den Gesundheits- und Sozialberufen einerseits und den entsprechenden Institutionen mit ihren knappen Ressourcen andererseits führt sowohl zu Überlappungen und Konkurrenzen als auch zu Orientierungsschwierigkeiten und Entfremdungserfahrungen für den, der auf diese Systeme angewiesen ist (es sei an das Statement von Hermann Späth am Beginn dieses Kapitels erinnert). Soziale Therapie hat unter anderem die Aufgabe, die „negativen Folgen der Differenzierung, Spezialisierung und Hierarchisierung aufzuzeigen, und, unter Berücksichtigung der genannten Bereiche, Lösungsmöglichkeiten zu erarbeiten." (Schwendter 2000, S. 13) In diesem Zusammenhang geht es auf der Mikro- und Mesoebene um

- **die Optimierung von Informationsflüssen:**
- Wer braucht welche Information, um handeln zu können? Mit wem wird zusammengearbeitet? Wer vermittelt die Informationen an den Klienten?,
- **die Klarheit der Klientenverträge:**
- Wer ist fallführend? Wo liegen die Grenzen des Auftrags durch den Klienten?,
- **die Aufklärung des Betroffenen:**
- Handelt die Institution noch im Auftrag des Klienten oder bereits losgelöst von seinem Wissensstand?,
- **die Einbeziehung von Familie und anderen Bezugspersonen:**
- Zu diesem Zweck ist die Vernetzung aller Beteiligten und damit der Aufbau von *Mehrperspektivität* und *Transdiszi-*

plinarität in der „Fallbearbeitung" eine unabdingbare Forderung.

Auf der **Makroebene** gilt es:

- **Kooperationsschienen zwischen allen betroffenen Bereichen zu schaffen.** Dabei geht es häufig darum, spezifische Funktionen und Wahrnehmungsweisen von Institutionen zu verstehen, etwa deren Abgrenzungs- und Selektionsmechanismen, damit z. B. gerade schwierige Klienten nicht mehr zwischen Einrichtungen herumgeschoben werden. Dies betrifft z. B. Psychiatrie und Wohnungslosenbereich. Oft fehlen politische Lösungen.
- **Ressourcen aufzubauen, bereitzustellen und deren Nutzung zu regeln:** Zugangskriterien, Durchführungsbestimmungen, z. B. Förderwesen, Beihilfenwesen, Projektbegleitung u. a.
- **Standards für Betreuung, pädagogische Förderung, Wohnen usw. zu erarbeiten, zu diskutieren und zu verbreiten:** Richtlinien, Handbücher, Expertenrunden …
- **Öffentlichkeitsarbeit, Lobbying und politische Arbeit zu betreiben.**

10.8.1 Mikro- und Mesoebene der Netzwerkarbeit

Als „Networking" steht die Soziotherapie der „Netzwerktherapie" nahe, in der systemische und verhaltenstherapeutische Prinzipien, oft im Kontext der Gemeindepsychologie, überwiegen (Röhrle et al. 1998). Florian Straus und Renate Höfer stellen die Gemeinwesen-, die Integrative und die Empowerment-Orientierung heraus und nennen sieben Vollzüge der praktischen Netzwerkarbeit (Straus und Höfer 1998):

- Praktische Netzwerkarbeit erfordert **Netzwerkanalyse**.
- Die psychodramatische Perspektive des „sozialen Atoms" ist hier hilfreich. Im sozialen Atom werden alle Bezugspersonen in ihrem Verhältnis zum Betroffenen erfasst. Nähe und Distanz, Konflikt und Empathie werden dargestellt. „Ein soziales Atom von guter Konsistenz ist gekennzeichnet durch eine hohe Zahl von positiven und eine geringe Zahl von negativen Relationen der umgebenden Individuen, durch zahlreiche Relationen zwischen Individuen (…), eine ausgewogene Verteilung von Nähe und Distanz im Gesamtvolumen der Relationen sowie eine vielseitige Konnektierung zu anderen sozialen Atomen." (Petzold 2004) (Abb. 10.13).

> **Beispiel**
>
> *Herr B. ist seit vier Monaten geschieden und musste die eheliche Wohnung verlassen. Er lebt jetzt in einem Übergangswohnheim in einem Zweibettzimmer. Kontakte zu seiner Familie gibt es nicht mehr. Da er keine eigene Wohnung hat, kann er seine Kinder nicht am Wochenende zu sich nehmen. Da es sonst keinen Anlass gibt, seine Frau zu besuchen, fallen faktisch alle Kontakte, die während der Ehe bestanden haben, etwa zu den gemeinsamen Freunden, weg. Nur noch zu seiner Schwester hat er ein- bis zweimal im Monat Kontakt, diese ist aber krebskrank und dadurch auch eine Belastung für Herrn B. Die Netzwerkanalyse ergibt, dass enorme soziale Defizite bestehen, die kompensiert werden sollten. Gemeinsam mit seinem Sozialarbeiter sucht Herr B. nach Anknüpfungspunkten aus seinem Leben vor der Ehe. Er beschließt zunächst, Kontakt mit Schulfreunden aufzunehmen, und über-*

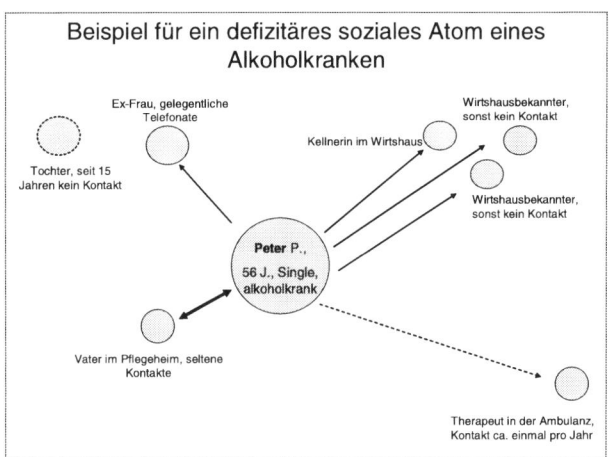

Abb. 10.13 Defizitäres Soziales Atom

legt weiters, einen Singleclub zu besuchen. Außerdem will er sich jetzt, nachdem er sich jahrelang dagegen gesträubt hat, ein Handy anschaffen, um leichter erreichbar zu sein. ◀

- Netzwerkarbeit ist gelegentlich auch **Ablösearbeit**.
- Netzwerkarbeit **löst fragwürdige Netze auf**.
- Wenn das Netzwerk negative, Selbstwert schwächende Teile hat, die sich nicht verändern lassen, dann ist die Ablösung aus dem Netzwerk ein notwendiger Schritt. Das ist z. B. der Fall, wenn entwöhnte Alkoholkranke nicht mehr mit ihren „alten Freunden" im Wirtshaus zusammenkommen, weil sie wissen, dass diese Kontakte rückfallgefährdend sind. Wenn es dem Betroffenen gelingt, die alten „Wirtshauskontakte" aufzugeben, dann befindet er sich meist in einem Zustand sozialer Isolation, d. h., die Abstinenz wird mit einem hohen Preis erkauft. Die Depravation des sozialen Atoms erzeugt Stress und wirkt destabilisierend. Die Ergänzung des defekten Beziehungssystems mit stabilen, alkoholabstinenten Kontakten wäre der sicherste Rückfallschutz, erweist sich aber für Menschen mit sozialen Schwächen als eine oft nicht zu nehmende Hürde.
- Ziel der Netzwerkanalyse ist die Entdeckung von sozialen Ressourcen:
- Gibt es Anknüpfungsmöglichkeiten in der eigenen Familie?
- Gibt es Anknüpfungsmöglichkeiten im beruflichen Umfeld?
- Gibt es Anknüpfungsmöglichkeiten im Freizeitbereich? usw.

Im folgenden Beispiel ergibt sich z. B. die Frage, ob der Klient Kontakt mit seiner Tochter aufnehmen könnte (und wollte) oder auch, ob der Kontakt zu seiner Exfrau intensiviert werden könnte. Darüber hinaus muss in der Biografie nach weiteren Ressourcen Ausschau gehalten werden.

Die Ablösung von Netzwerken kann auch die eigene Familie betreffen. Die wesentliche Perspektive zur Beurteilung der Netzwerke ist die Qualität der Beziehungen: Stärken oder schwächen sie? Erzeugen sie Krisen oder steuern sie Krisen entgegen?

Beispiel

Herr B., der eben erst geschieden wurde, besucht jetzt öfter seine Eltern. Sein Vater macht ihm stets Vorwürfe, weil er jetzt – nach der Entwöhnungsbehandlung – in einem Übergangswohnheim („bei den Sandlern") leben muss. Seine Mutter ist besorgt, dass er „nun gar nicht mehr auf die Beine kommt". Die Besuche bei den Eltern sind immer belastend, noch Tage danach hat Herr B. ein schlechtes Gewissen. Dass er die Besuche bei seinen Eltern reduziert, wagt Herr B. nicht zu denken. Er fühlt sich seinen Eltern verpflichtet und nimmt die Attacken jedes Mal in Kauf.
Eine Neubewertung der Kontakte mit den Eltern ist notwendig. Erwartungshaltungen und Interaktionsqualitäten sind zu hinterfragen. Die systemische oder transaktionsanalytische Deutung der Interaktion würde Herrn B. zeigen, dass seinen Eltern daran gelegen ist, ihn in der abhängigen Kinder-Ich-Rolle zu halten, das „schlechte Gewissen" hat also eine wichtige Funktion in der Beziehungsge-

staltung. Wie könnte der Eltern-Sohn-Kontakt ohne Verursachung von schlechtem Gewissen aussehen? Wovor haben die Eltern Angst? Wovor der Sohn? Was wird abgewehrt? Welche Funktion hat das „schlechte Gewissen"? ◄

- Netzwerkarbeit bedeutet **soziale Identitätsarbeit**.
- Die Einbettung in ein soziales System bietet nicht nur Ressourcen, sondern auch Sicherheit und Identität. Die Bezugsgruppe ist eine Matrix der Identität. Dort wird praktisch festgelegt, welche „Rolle" der Einzelne in Bezug auf andere – und damit in der Welt – spielt. Menschen, die „am Rand" der Gesellschaft leben, leiden vielfach unter sehr starken Schwankungen im Selbstvertrauen. Soziotherapeutisches Intervenieren kann helfen, eine stabilere Identität aufzubauen. Dabei wird das Feedback des Helfers phasenweise zu einem wichtigen Input ins System. Durch das positive Feedback von außen und die mehrfachen Hinweise, was alles bereits „geschafft" wurde, kann auch im Netzwerk (Familie, Wohngemeinschaft …) gelernt werden, untereinander Feedback zu geben und sich gegenseitig zu stützen. In diesem Prozess treten „Diagnosen" und andere stigmatisierende Zuschreibungen in den Hintergrund und der Mensch in den Vordergrund. Die Gruppenidentität stärkt die Identität des Einzelnen.

Beispiel

Das Theaterprojekt „Kreativ am Werk" (www.kreativamwerk.at) bringt jährlich eine neue Produktion heraus. Die Stücke *werden von den Mitwirkenden – meist Betroffene mit verschiedenen Diagnosen und Abhängigkeiten – erarbeitet. Nach der Premiere folgt immer die Feedbackphase. Dazu gehört das gemeinsame Anschauen der Videoaufzeichnung der Aufführung mit anschließender Diskussion, aber auch intensive Feedbackphasen. Besonders beeindruckend waren die Feedbacktage in einem Bildungshaus, wo sich jeder Teilnehmer auf den „heißen Stuhl" setzen durfte und von den anderen gesagt bekam, was sie an seinem/ihrem „Input" in die gemeinsame Arbeit schätzen. Die langjährige Zusammenarbeit und das offene Feedback schaffen Identität. Alle, die sich auf diesen Prozess einlassen, erleben, dass sie im Kollektiv – trotz aller Konkurrenz und Krisen – einen „Platz" haben. Außerdem werden die Teilnehmer mit diesem Ritual ermutigt, einander Feedback zu geben. Ein Teilnehmer meinte nach diesem Ritual: „Jetzt weiß ich endlich, dass ich doch zu etwas gut bin."* ◄

- Netzwerkarbeit prüft und entwickelt **Helfernetzwerke**.
- Viele Klienten verfügen über eine langjährige Helferbiografie. Auf dem Weg durch die Institutionen und nach oft unzähligen Entzugsbehandlungen haben sie gewissermaßen Helfer „gesammelt", die alle „mehr oder weniger" noch aktiv (oder auch nicht) sind. Oft trifft man auf diffuse bis konfuse Helfer-Klient-Beziehungssysteme, die es zu klären gilt. Es muss deutlich werden, welche Helferbeziehungen hilfreich und stützend sind und welche destabilisierend wirken (z. B. durch zu große Abhängigkeit, durch manipulative Verhaltensweisen usw.). Unter Umständen ist eine *Helferkonferenz* zu organisieren. Dort sollte in der *Fallbesprechung*

geklärt werden, welcher der Helfer fall-führend sein soll. Außerdem muss festge-stellt werden, welche Hilfsmaßnahmen noch nicht umgesetzt wurden.

Beispiel

Thomas L., 38, ist seit seiner Kindheit zu-ckerkrank. Die mit der Krankheit in Verbin-dung stehenden Depressionen behandelt er phasenweise mit Alkohol, was zu größeren Zuckerschwankungen führt, die ihn häufig ins Spital führen. Wegen seiner großen Angst vor Vereinsamung hat er ein ganzes „Helfernetzwerk" aufgebaut: 2-mal im Monat besucht er die Diabetes-Selbsthilfe-gruppe, jede Woche ist er in der „Spaß-gruppe", im Nachbarschaftshilfezentrum wirkt er in der Theatergruppe mit, über zwei psychosoziale Einrichtungen hat er sich regelmäßige Gespräche mit je einer Psychologin und einem Sozialarbeiter or-ganisiert, Gleiches gilt für die Schuldner-beratung, die für ihn einen Privatkonkurs durchführt, zur Suchtnachbetreuung ist er einmal im Monat in der Alkoholambulanz. Zuletzt hat er in einer kirchlichen Gruppe (Thomas L. singt dort im Kirchenchor) ei-nen Mentor gefunden, der sich der Verbes-serung seiner Wohnverhältnisse annimmt, indem er einen Wohnungswechsel in die Wege leitet.
Mittlerweile ist Thomas L. durch die Einhaltung der zahlreichen Termine phasenweise sehr erschöpft. Bis jetzt gibt es niemand, der alle Helfer zu einer Fallbesprechung zusammenbringt. ◄

- Netzwerkarbeit **schafft neue Netzwerke**.
- Bei radikalen Life-Events (Pensionie-rung, chronische Erkrankungen, Schei-

dung u. a.) kommt es zu starken Ein-brüchen des „sozialen Atoms", wichtige Bezugspersonen und Ressourcen fallen weg. Die Kompensation von fehlenden Personen im Netzwerk gestaltet sich im Alter oder/und bei psychosozialen Ein-schränkungen schwierig. In der Sozio-therapie müssen „prothetische soziale Atome" (z. B. Freizeitgruppen, Besuchs-dienste, Tagesstätten …) aufgebaut wer-den. Der Aufbau von Telefonketten hat sich z. B. in der Arbeit mit alten Men-schen als Strategie bewährt. Denkbar sind auch Postkartenketten, Ringbesuche (z. B. Kartenrunden bei abwechselnden Gastgebern), „Treffpunktveranstaltun-gen", die Einrichtung eines „Jour fixe", die Teilnahme an Gruppen-, Freizeit- und kulturellen Aktivitäten u. Ä. Zu hohe Homogenität in den Gruppen ist nicht hilfreich und macht Gruppen auf Dauer langweilig und damit instabil. Das gilt auch für viele Selbsthilfegruppen, die sich lediglich über das Merkmal des „Problems" definieren.

- Ein stets hilfreicher Ansatz zur Bildung bzw. Stärkung von sozialen Netzwerken ist das **Prinzip der Mitarbeit**. Aktives Mitwirken macht die soziale Situation interessanter und stärkt den salutogene-tisch wichtigen Aspekt der Selbstwirk-samkeit, indem der Kontext der sozialen Bedingungen mitgestaltet werden kann. Außerdem reduziert die Übernahme ei-nes konkreten Platzes im sozialen Ge-füge, die durch eine bestimmte Aufgabe gegeben ist, die soziale Angst. Wenn man – noch dazu ängstliche – Menschen in ein soziales Netzwerk integrieren will, ist die Zuteilung einer konkreten (nicht überfordernden) Aufgabe die ziel-führendste Methode.

*Herr V. lebt seit vielen Jahren in ver-
schiedenen Einrichtungen des betreuten
Wohnens, seit fünf Jahren in einem Seniorenwohnheim für ehemals Obdachlose.
Er ist alkoholkrank und erlebt immer
wieder Krisen. Vor allem wenn er Angstzustände hat oder „seine Gedanken
nicht abstellen kann", wird er rückfällig.
Vor einem Jahr ist seine Lebensgefährtin
gestorben. Da beide immer zusammen
waren und miteinander vieles unternommen haben, bricht seine gesamte Tagesstruktur zusammen. Durch Kontakte mit
seiner Kirchengemeinde findet er den
Weg in die Theatergruppe, wo er kleinere Rollen übernimmt. Da häufig ge-
probt wird, kommt er mit vielen Kollegen
zusammen. Außerdem besucht er jetzt
jeden Sonntag die Messe. Zudem nimmt
er wieder Kontakt mit der Ergothera-
pie-Stätte auf. Eine neue medikamentöse
Einstellung hilft ihm, die Panikattacken
und Schlafstörungen ganz in den Griff
zu bekommen. Einmal im Monat besucht
er eine soziotherapeutische Kontaktgruppe. In der Vielfalt dieser Maßnahmen gelingt es Herrn V., sein soziales
Atom zu stabilisieren.* ◄

- Netzwerkarbeit **stärkt vorhandene
  Netzwerke**.

Die Netzwerkanalyse zeigt mitunter,
dass der Klient den Kontakt zu sozialen
Gruppen, zu denen er früher gehört hat, unterbrochen hat. Oft ist die Scham über alkoholbedingte Vorfälle oder durch soziale
Stigmatisierung (Scheidung, Wohnungslosigkeit, Sozialhilfebezug usw.) so groß gewesen, dass ein Rückzug in die Isolation
gewählt wurde. Die soziotherapeutische
Intervention kann ein Wiederanknüpfen an

frühere Beziehungen in die Wege leiten.
Beispielsweise kann der Begleiter vorschlagen, wieder einmal auf den Fußballplatz zu gehen, wenn der Klient früher regelmäßig dort war.

*Herr C. berichtet seinem Sozialarbeiter,
dass er in seiner Jugend jahrelang mit
Freunden jeden Samstag oder Sonntag
auf den Fußballplatz gegangen ist. Durch
die Scheidungskrise, den Verlust des Be-
rufs und der Wohnung habe er sich dann
zurückgezogen und jeden Kontakt abgebrochen. Vor kurzem habe er aber einen
dieser Freunde zufällig wieder getroffen
und man hat Telefonnummern ausgetauscht und einen Fußballplatzbesuch ins
Auge gefasst. Herr C. ist nicht sicher, ob
er den Kontakt wieder aufnehmen soll, da
er eine Zurückweisung befürchtet, wenn
der Freund von seinem sozialen Absturz
erfährt. Der Sozialarbeiter bestärkt ihn,
zu seinen „radikal anderen Lebenserfahrungen" zu stehen und den Kontakt wieder anzuknüpfen. In einem spontanen
Rollenspiel proben sie die „Beichte" gegenüber dem Freund.* ◄

An dieser Stelle ist erneut darauf hin-
zuweisen, dass Soziotherapie das Potenzial von **Nichtprofessionellen** (Ehrenamtlichen, Laienhelfern) nutzt. Diese
Praxis ist als eine wesentliche soziotherapeutische Vernetzungsstrategie zu sehen,
nicht zuletzt, weil die Laienhelfer, die
von keiner Institution bezahlt und bestimmt werden, besser in der Lage sind,
eine Verbindung mit dem „normalen" Leben herzustellen.

Die Netzwerkarbeit/Netzwerkinterven-
tion greift auch den Aspekt der Veränderung
des Alltags auf der politischen Ebene auf. Sie

schließt **Öffentlichkeits- und Lobbyarbeit** (Schwendter 2000), das kann u. a. zur Gründung von **Selbsthilfegruppen** oder **Bürgerinitiativen** führen, mit ein. Auch die **Gründung von alternativen Einrichtungen** (z. B. Orte der Begegnung von Betroffenen aus Institutionen und „Normalen" – Patientencafés, Teestuben, gemischte Theatergruppen, Freizeitgruppen, Nachbarschaftshilfeprojekte, Wohnprojekte, in denen alte und junge Menschen bzw. Kinder Tür an Tür wohnen usw.) ist eine Intervention, die dem Gemeinwesen Impulse geben kann.

Medizinorientierte Gesundheitssysteme, die sich nach der Krankheitsdiagnose richten und die Einhaltung spezifischer Regeln einfordern, sind in dieser Hinsicht oft hinderlich (Vgl. Abschn. 10.7).

Generell gilt für den Aufbau von sozial wirksamen und stabilen Netzwerken, dass sie **nicht homogen** sein dürfen, z. B. nur alte oder nur alkoholkranke Menschen. Nicht nur, dass Stigmatisierung und Ausgrenzung auf diese Weise nicht überwunden werden, durch die menschliche und geistige „Blutleere" sind homogene Netzwerke auch wenig tragfähig und instabil. Heterogene Netzwerke sind reicher an Ressourcen, bieten mehr Abwechslung, mehr Anregungen, mehr Partizipationsmöglichkeiten und haben zudem die Tendenz, sich selbsttätig zu vergrößern, weil immer wieder neue Menschen „mitgebracht" werden und Verbindungen zu anderen Netzwerken entstehen (Hass und Petzold 1999).

Ein abschließendes Beispiel soll die „Radikalität" und zugleich die Effizienz von soziotherapeutischer Netzwerkarbeit veranschaulichen. Im Bereich der Sozialarbeit mit Haftentlassenen hat sich in Amerika die „multisystemische Therapie" etabliert. Diese Interventionsform gehört zu den aufsuchenden Methoden, die den Klienten

in ihre jeweilige Lebenswelt folgt, d. h. in Schulen, in Wohnungen, Heime, auf die Straße – also überall dorthin, wo Haftentlassene ihre Zeit verbringen. Diagnosen spielen keine Rolle. Das Ziel ist, dass der Soziotherapeut das soziale Netzwerk bzw. dessen Brüchigkeit kennen lernt. Der Fokus richtet sich dabei auf vorhandene Ressourcen in diesen Netzwerken, also auf das Vorhandensein von Personen, die eine stützende Mentorenrolle im Leben des meist jugendlichen Delinquenten übernehmen könnten: ein ehemaliger Schulfreund, ein Verwandter, eine Person aus der Kirchengemeinde etc. In der zweiten Phase sorgt der Betreuer dafür, dass sein Klient möglichst viel Zeit mit seinem Mentor verbringt und gleichzeitig die Kontakte zu jenen Personen abnehmen, die ihn wieder ins Gefängnis bringen könnten. Eine solche therapeutische Intervention erstreckt sich über ca. vier Monate. Die Erfolgsquoten dieser Interventionsform, die in mehreren Untersuchungen dokumentiert sind, liegen drei Jahre nach der Entlassung zwischen 25 und 70 % Rückfallfreiheit (Boruin et al. 1995).

Parallel zu diesem Ansatz ist in den USA der suchttherapeutische Ansatz des "Community Reinforcment Approach" (CRA) entstanden (Lange et al. 2008). Dieses integrative Konzept zur Behandlung von Abhängigkeitserkrankungen basiert auf Konzepten der Verhaltenstherapie, wobei das Umfeld des Betroffenen herangezogen wird, um individuelle Möglichkeiten der positiven Verstärkung zu identifizieren, dies sind z. B. die Bereiche Partnerschaft und Familie, Arbeit und Freizeit, Wohnraum, finanzielle Unterstützung. Dieser Ansatz ist auch für Randgruppen geeignet und fokussiert primär ambulante oder teilstationäre Behandlungen. Dies erfordert auch eine aktive, sozialtherapeutische Haltung des Therapeuten: „Eine abwartende, zurückhaltende, therapeutisch ‚abstinente' Grundhaltung ist nicht im Sinne von CRA. Der Therapeut sollte den Patienten offensiv in die Planung der Behandlung einbeziehen und ihn aktiv bei der Lösung seiner Probleme unterstützen." Bemerkenswert ist der Umstand, dass neben systematischen Verhaltensanalysen, dem Abstinenzkonto, der Messung von Zufriedenheit und verhaltenstherapeutischen Skill-Trainings (Rollenspiele) auch der Einsatz des Aversivmedikaments Disulfirams (mit Coach) empfohlen wird, ebenso wie ein Kanon aus verschiedenen Beratungsangeboten (Paartherapie, Freizeitcoaching, Rückfallprävention, u. a.). Studien belegen eine gegenüber Standardbehandlungen bessere Wirksamkeit bei Alkohol, Opioid- und Kokainabhängigkeit.

10.8.2 Makroebene der Netzwerkarbeit

Gesellschaftliche Zustände (siehe Abschn. 10.4.2) spiegeln sich auf allen Ebenen, auch auf der institutionellen und politischen Ebene. Politische Verhältnisse fördern oder schwächen nicht nur bestimmte Interpretationen von Sachverhalten, sondern sie entscheiden oft über den Bestand von Einrichtungen und damit über Methodik und Standard in einem bestimmten Feld, z. B. wenn Drogenberatungseinrichtungen oder Heime für psychisch Kranke geschlossen werden. Die Kommunikation nach außen, also auf der Makroebene, ist für Institutionen, die auf politische und finanzielle Unterstützung angewiesen sind, von existenzieller Bedeutung. Andererseits ist eine vernünftige Gesetzgebung ohne Einbeziehung von Institutionen, die „an der Basis" arbeiten, nicht möglich.

Die Psychiatriereform (in Deutschland 1975, in Italien 1978, in Österreich ab ca. 1980), die die vermehrte ambulante und extramurale Betreuung von psychisch Kranken durchgesetzt hat, hat die mit der Senkung der stationären Versorgungsplätze verbundene Selektion von Patienten, die aufgenommen werden können, zu wenig berücksichtigt, um nicht zu sagen: „verleugnet". Tatsache ist, dass nicht alle Patienten, die eine stationäre Aufnahme benötigen, auch aufgenommen werden können. Psychotische Patienten mit erhöhter Selbst- und Fremdgefährdung werden suchtkranken Akutfällen vorgezogen. Kurz: Alkoholkranke werden in der Allgemeinpsychiatrie – über die „Motivationsschiene" (s. Abschn. 10.7) – ungeachtet der hohen körperlichen und psychischen Komorbidität „wegselektiert". So finden sich in den Wohnungsloseneinrichtungen immer mehr psychisch Kranke, die psychiatrisch ungenügend versorgt sind. Die Wohnungsloseneinrichtungen stehen zunehmend unter Druck und ringen um Lösungen, die jedoch ohne politische Unterstützung nicht umzusetzen sind. Aufgabe der Netzwerkarbeit ist es, die Teilbereiche Wohnungslosenfürsorge und Psychiatrie an einen Tisch zu bringen und einen Austauschprozess zu initiieren, wobei dies oft schon an den unterschiedlichen „Fachsprachen", hinter denen unterschiedliche Wirklichkeitsinterpretationen stehen, scheitert. Ziel des Networking-Prozesses müsste sein, dass beide Partner erkennen, dass nur in der Kooperation die vorhandenen Ressourcen optimal genützt werden können und dass einseitige Abgrenzungsstrategien kontraproduktiv sind.

Eine ganz wesentliche Vernetzungsfunktion auf der Makroebene ist die Schaffung oder Optimierung von rechtlichen Möglichkeiten, z. B. für die Schiene „Krankenhaus" – „Wohnheim".

Beispiel

Zwischen dem Seniorenwohnheim A und der Krankenhausstation B hat sich aufgrund jahrelanger Kontakte ein Kooperationsnetzwerk gebildet. Klienten und Patienten werden direkt vom Krankenhaus ins Wohnheim übernommen und gleichzeitig können rückfällige Patienten wieder zur Stabilisierung oder Abklärung in die Krankenhausstation aufgenommen werden. Als die Krankenhausaufsicht von diesen „Patientenflüssen" erfährt, schreitet sie ein und stellt fest, dass solche Kooperationsverbindungen – auch wenn sie sich zum Wohle der Patienten bewährt haben – unzulässig sind. Die rechtliche Absicherung solcher Netzwerke fehlt. ◄

Sosehr man das Fehlen von Netzwerken in der psychosozialen Versorgung beklagen muss, so sehr sollten auch die Schattenseiten der Vernetzung nicht übersehen werden. Durch Kooperation zwischen den Einrichtungen entstehen mittelfristig auch gemeinsame Standards, die zu einer Uniformierung von Regeln, Methoden und Kriteriologien führen können. Damit können z. B. auch Nischen für bestimmte Klienten fortfallen.

10.9 Soziotherapie mit Alkoholkranken im Kontext der Typologie nach Lesch

10.9.1 Das kritische Verhältnis von Psychiatrie und Soziotherapie

Auch wenn sich soziotherapeutisches Arbeiten mit psychisch Kranken darum bemüht, das „Normale" und „Alltägliche" im Blick zu behalten, der Verwaltung der Kranken durch das medizinische System entgegenzusteuern und nicht bei vordergründigen Diagnosen stehen zu bleiben, unvermeidbar, dies ist umso mehr der Fall, wenn zielgruppenorientiert gearbeitet wird (z. B. für die Aufnahme in eine Typ-IV-Wohngemeinschaft).

Das Psychiatriesystem ist institutionalisiert und nimmt diagnostische, soziale und juristische Zuschreibungen von größter Tragweite vor (Maßnahmenvollzug, Forensik, Besachwaltung (Sachwalterschaft), Zwangsanhaltungen usw.). Die Typologie nach Lesch ist ein psychiatrisches Klassifikationssystem mit einem biologischen Schwerpunkt und wird auch von Praktikern „im System" angewendet, sie steht daher von vornherein in dem beschriebenen Spannungsverhältnis. Soziale Aspekte finden Berücksichtigung, müssen sich aber in der Anwendung der Typologie den biologischen Faktoren unterordnen.

Dieses kritische Verhältnis soll nicht aufgelöst werden, denn es ist grundsätzlich produktiv und sinnvoll, sofern der Dualismus – hier Psychiatrie, dort Lebenswelt/Alltag – überbrückt werden kann. Hier besteht aufseiten der Psychiatrie eine Bringschuld, zumal zwischen den medizinischen und sozialen Professionen in der Praxis ein hierarchisches Gefälle besteht, in dem die soziale Arbeit oft nur als „Hilfskraft" und nicht als gleichwertige Betreuungsdisziplin auftritt (Staub-Bernasconi 2007). In vielen Bereichen muss eine systemische „Nichtkooperation" und Entfremdung zwischen Psychiatrie und Sozialarbeit konstatiert werden, was zum Teil auf überkommenen Rollenbildern, Unkenntnis der Arbeitsbedingungen und Sichtweisen der jeweils „anderen Seite" und auch auf politischer Kurzsichtigkeit beruht. Für die derzeitige Situation – weit über die deutschsprachigen Länder hinaus – muss festgestellt werden,

dass die Zielsetzungen der Psychiatriereform („ambulant vor stationär") im Gesundheitssystem selbst nach zwei Jahrzehnten noch immer mangelhaft umgesetzt
sind. Viele behandlungsbedürftige psychisch Kranke müssen in nicht geeigneten
Einrichtungen der Wohnungslosenhilfe leben, was die Krankheitsverläufe der Betroffenen verschlechtert und das meist nicht
entsprechend geschulte Personal überfordert. Hier ist die Sozialpsychiatrie gefordert.

Nur das gemeinsame Bemühen um die
gegenseitige Anerkennung alternativer
Sichtweisen ist zielführend. Soziotherapie
ist von ihrem Wesen her „interdisziplinär"
bzw. „transdisziplinär" und strebt Diskurs
und Vernetzung an, wie bereits dargestellt;
sie will den „Polylog" (Petzold), den Dialog von allen Betroffenen in Gang bringen
und fördern. Auch die psychiatrische Seite
muss zur Kenntnis nehmen, dass, abgesehen von den individuellen Fähigkeiten des
Patienten, das eigentlich Wirksame nie die
Einzelintervention ist, sondern immer die
Kombination verschiedener Interventionen
und Ressourcen, also der „Polylog" selbst.
In diesem Ergänzungsverhältnis der verschiedenen Disziplinen und Standpunkte
liegt die (sozio)therapeutische Potenz. Das
Ziel aber ist letztlich das Überflüssigwerden
von Psychotherapie, Psychiatrie und Soziotherapie. Der „Klient" bzw. „Patient" verschwindet, die Person taucht auf.

10.9.2 Anwendung der Typologie in soziotherapeutischen Kontexten

Die Typologie nach Lesch hat sich aufgrund ihres transdisziplinären Ansatzes, der
biologische, psychologische und soziothe-

rapeutische Aspekte zusammenführt bzw.
Schlussfolgerungen zulässt, auch in der soziotherapeutischen Praxis bewährt. Vor allem im Hinblick auf die Differenzierung
der verschiedenen Ätiologien ist sie eine
wertvolle Ergänzung im Differenzierungs-
prozess, die der soziotherapeutischen Inter-
ventions- bzw. Betreuungsplanung zugrunde liegt.

In Berlin steht die Typologie nach
Lesch bei der Entwicklung der „Wohnstätte am Schillerpark" im Hintergrund,
zumal diese auf die Aufnahme von Klienten aus der Psychiatrie (Humboldtklini-
kum) zurückgeht, wo seit über 15 Jahren
nach der Lesch-Typologie differenziert
wird (Typ-IV-Patienten erhalten dort ein
anderes Betreuungssetting als Typ-I- bis
Typ-III-Patienten), eine Schwerpunkt-
setzung übrigens, die zu einer deutlichen
Veränderung des Patientenguts geführt hat
(Oberländer et al. 1999).

In Österreich hat Ginner in seiner Arbeit
aus der Lesch-Typologie die Erfolgskriterien für einen Therapieansatz in einem nie-
derösterreichischen Heim für Wohnungslose entwickelt (Ginner 2006).

Im Fortbildungsprogramm verschiedener Anbieter ist die Lesch-Typologie schon
jahrelang verankert. Im Vinzenzhaus der
Caritas in Wien wird die Typologie seit Jahren verwendet. Eine Analyse der Bewohner
bestätigte die Datenlage, dass sich im Wohnungslosenbereich wenige Typ-I- und
-II-Alkoholkranke finden und die Typen
mit schweren Persönlichkeitsstörungen
bzw. cerebralen Vorschädigungen bzw. mit
schlechten Verläufen (Typ III und IV) in der
Überzahl (72 %) sind (Abb. 10.14).

Aus der über zwei Jahrzehnte währenden
Betreuungserfahrung des Vinzenzhauses, im
Rahmen derer sich zeigte, dass bestimmte
Alkoholkranke oft allein aufgrund des „tro-

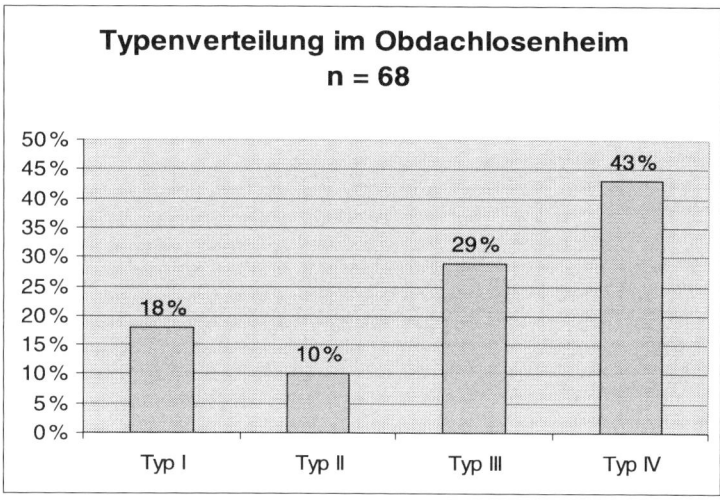

Wetschka 2007, unpublished data

Abb. 10.14 Lesch-Typen in Wohnungsloseneinrichtungen

ckenen Umfelds" und der Integration in die Hausgemeinschaft (meist über eine konkrete Aufgabe im Haus, z. B. regelmäßige Küchen- oder Portiersdienste) eine langjährige Abstinenz leben können – und dabei handelte es sich fast immer um Typ-IV-Alkoholkranke –, entwickelte sich der Verein STRUKTUR, der im April 2006 eine Dauerwohngemeinschaft für Typ-IV-Alkoholkranke (Typ-IV-WG) begründete.

In dieser teilbetreuten, auf soziotherapeutischen Prinzipien aufgebauten Wohngemeinschaft leben fünf abstinenzorientierte Typ-IV-Alkoholkranke mit jahrelangen Therapieerfahrungen zusammen. Die Einzelbetreuung in diesem Projekt ist zugunsten der Gruppenkulturpflege bewusst auf ein Minimum reduziert und erhöht sich in Fällen von Krisen, während die Gruppenarbeit – angepasst an die Gruppenfähigkeit und -bedürfnisse der Bewohner – regelmäßig erfolgt. Dabei stehen zwei Themenkreise im Vordergrund: das praktische Zusammenleben und die Rückfallbearbeitung, wobei der Faktor „Zusammenleben" der weitaus

wichtigere und auch für die Rückfälle ein wesentlicher modulierender Faktor ist. Die soziotherapeutischen Impulse zielen primär auf die Entwicklung von „Normalität" im Zusammenleben, also auf die Alltagspraxis (Renovierungsarbeiten, Einleitung des Kabelfernsehens, nötige Arztbesuche, Kochen, Freizeitgestaltung usw.). Bereits im ersten Jahr konnte gezeigt werden, dass sich die Verläufe radikal verbesserten. Geht man von der Catchment-Area-Studie von Lesch (Lesch 1985) aus, so erreichen Typ-IV-Patienten eine jährliche Abstinenzdauer (CAD) von *unter 10 %* (im Laufe von vier Jahren noch weniger). In der Typ-IV-WG lagen die Werte um ein Vielfaches über diesem Trend (Jahresberichte Verein Struktur). Im Langzeitverlauf sehen wir, dass vier von fünf Bewohnern mehrere Jahre abstinent sein können. In 10 Jahren erreichen die Bewohner 96 % kumulative Abstinenzdauer (CAD).

Als Wirkfaktor konnte der Aufbau stabiler sozialer Netzwerke herausgearbeitet werden. Weiters dürfte die Stabilität der Primärgruppe, also die Wohngemeinschaft selber, einer der

Abb. 10.15 Abstinenzraten in
Wohngemeinschaften

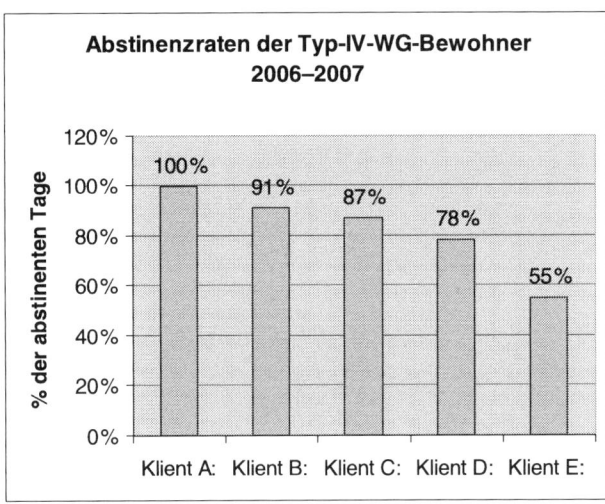

produktiven Faktoren sein, wobei es von Bedeutung sein dürfte, dass die Aufenthalts-
dauer in dieser Wohnform unbegrenzt ist, was
sich als relevanter gruppendynamischer Faktor erwiesen hat. Gemeinschaften, der die
Klienten nur eine gewisse Zeit angehören
(Übergangswohngemeinschaften), haben offensichtlich eine geringere Stabilisierungspo-
tenz (Abb. 10.15).

10.9.3 Das Ausmaß der Selbstregulierungsfähigkeit korreliert mit dem Typ

Ausgehend von der Typologie, die einen
Zusammenhang von Ätiologie und Langzeitverlauf aufweist, lassen sich für jeden
Typ Hinweise für alle Stufen der Behandlung und Betreuung ableiten. Streng genommen ist davon auszugehen, dass es sich
bei den vier Typen um vier verschiedene
Formen der Alkohol- bzw. Tabakabhängigkeit handelt, denen unterschiedliche therapeutische Interventionen und Zielsetzungen entsprechen.

Was sich auf der Seite der neurobiologischen Bedingungen zeigt, spiegelt sich auf
der Verhaltens- und Persönlichkeitsebene.
Hinsichtlich der Betreuung bzw. Beratung
der einzelnen Typen ist das Ausmaß der
Selbstregulierungsfähigkeit der Klienten
ein Leitkriterium. Die Fähigkeit der Gestaltung des eigenen Lebens ist eine Grunddi-
mension der Persönlichkeit. Diese setzt ein
Zusammenspiel von kognitiven und emotionalen Aspekten voraus. Im Kontext der
Verhaltenstherapie wird häufig der Ausdruck „Selbstwirksamkeit" angeführt. Die
psychoanalytische Tradition spricht in diesem Zusammenhang von der Ich-Stärke
und meint damit jene Instanz, die zwischen
den triebhaften Ansprüchen (Es), den For-
derungen des Über-Ichs und der Umwelt
(soziale Anpassungsfähigkeit) vermittelt.
Sich selbst zu regulieren bedeutet, Orientierung an der Realität und „trotzdem" ein er-
fülltes Leben führen zu können. Das Ich
verfügt dabei über eine Reihe von
Steuerungsinstrumenten, die einerseits in
die Innenwelt wirken (etwa durch Abwehr
von momentanen Triebansprüchen, wenn
sie nicht angemessen erscheinen), aber an-

Typ I: „ALLERGIE"	**Problematischer Alkohol-Stoffwechsel** **Biologische Nikotinabhängigkeit**
Typ II: „ANGST"	**Alkohol/Nikotin als Konfliktlöser**
Typ III: „DEPRESSION"	**Alkohol und Nikotin als Antidepressivum**
Typ IV: „GEWÖHNUNG"	**Cerebrale Störungen, Impulskontrollschwäche,** **Konstitutive Leistungsreduktion Biografie**

Abb. 10.16 Lesch-Typen in Schlagworten

dererseits auch in die Umwelt eingreifen (wenn z. B. ein Konflikt wahrgenommen und ausgetragen wird). Die Ich-Fähigkeiten entsprechen also einem systemischen Zusammenwirken von kognitiven, emotionalen und sozialen Fähigkeiten, deren organische Manifestationen sich im Gehirn verorten lassen und die mit der Gehirnentwicklung bzw. mit Gehirnschädigungen zusammenhängen, darin sind auch genetische Dispositionen eingeschlossen. Soziotherapeutisches und psychotherapeutisches Handeln sollte die Kenntnis der spezifischen neuropsychologischen Beeinträchtigungen von Alkoholkranken voraussetzen, praktisch werden derlei Ergebnisse, obzwar seit den 1960er und 1970er Jahren weltweit beforscht und immer wieder bestätigt, selten berücksichtigt (Abb. 10.16):

Das geringe Interesse und die vermutlich nicht selten auch unzureichende Kenntnis neuropsychologischer Sachverhalte führt bei der Behandlung Alkoholabhängiger leicht zu Fehleinschätzungen und Fehlbehandlungen sowie zu Unter- und Überforderungen von Patienten. Allzu häufig werden die kognitiven Auswirkungen gestörter Hirnfunktionen psychodynamisch interpretiert. Man sieht nur, was man weiß! Und wenn man zu wenig über die Ursachen bestimmter Verhaltensweisen weiß, werden psychologische oder auch tiefenpsycholo-

gische Interpretationen benutzt: Widerstand, Abwehr, Verdrängung, Verleugnung, Verharmlosung, Vermeidung oder mangelnde Änderungsbereitschaft, jedenfalls etwas Neurotisches. (...):

> „Wenn wir nicht an unseren Patienten „vorbeitherapieren" wollen, sollten wir wissen, welche ihrer cortikalen Strukturen und welche der damit zusammenhängenden Funktionen beeinträchtigt sind und natürlich welche nicht." (Steingass 1998)

Die kognitive Ausstattung (Intelligenz, noopsychische Funktionen), das Bildungsniveau, das Repertoire an sozialen und emotionalen Erfahrungen und Fähigkeiten entstehen in einem Wechselspiel der genetischen bzw. biologischen Grundstrukturen (Begabungen, psychosexuelle Ausrichtung, cerebrale Defizite usw.) und der Sozialisationsgeschichte. Aus dieser komplexen und schwer zu kalkulierenden Dynamik geht eine Persönlichkeit hervor, die über *mehr oder weniger Selbstreflexionsfähigkeit*, mehr oder weniger Fähigkeit, die eigenen Handlungen zu planen und die Konsequenzen zu verantworten, d. h. auch mehr oder weniger Bereitschaft oder Fähigkeit, sich an das gesellschaftliche Umfeld „anzupassen" bzw. dieses zu seinem Vorteil zu gestalten („hohe Intelligenzleistungen"), verfügt. Das sprachliche und sonstige Ausdrucksniveau ist eine weitere Basis für die Gestaltung des eigenen Lebens. Dieses Bedingungsgefüge, das letztlich auch eine neuropsychologische Grundlage für Suchtentwicklungen bildet, ist cerebral wesentlich im frontalen Cortex verortet, worauf noch einzugehen sein wird.

Das Trink- bzw. Rückfälligkeitsmuster der vier Untergruppen verweist auf die spezifische Ausprägung der *Selbstregulierungfähigkeit*.

Typ I (Allergie-Typ, biologische Ursachen)

Selbstregulierungsfähigkeit bricht zusammen im Kontakt mit Alkohol (Nikotin). Grundsätzlich ist das Ich intakt und genügend Ich-Stärke für die Bewältigung des Alltags gegeben.

Beispiel

Herr S., 36 Jahre alt, verheiratet, Computerexperte, wurde in eine Suchtklinik aufgenommen. Bei der Aufnahme lag sein Blutalkoholspiegel bei 3,5 ‰. Herr S. musste an jedem Morgen jeweils eine größere Menge Alkohol rasch zu sich nehmen, um die massiven Entzugserscheinungen in den Griff zu bekommen, dabei musste er aus der Flasche trinken, da sein Zittern ein Trinken aus dem Glas nicht mehr zugelassen hätte. Als weitere Symptome imponierten: heftiges Schwitzen am ganzen Körper, rasender Puls und episodenhaft auftretende Angstgefühle. Vor drei Wochen ist Herr S. beim Skifahren auf der Piste zusammengebrochen. Der Rettungsarzt meinte, es handle sich um einen Kreislaufzusammenbruch, der aufnehmende Arzt im Therapiezentrum überlegt, ob es sich auch um einen epileptischen Anfall gehandelt haben könnte. In der Anamnese zeigt sich, dass

Herr S. sozial gut integriert ist. Beruflich gab es in letzter Zeit durch alkoholbedingte Ausfälle Einbußen, die Herr S. jedoch kompensieren kann.

Nach zwei Wochen Entzugsbehandlung ist Herr S. wieder in der Lage, am Computer zu arbeiten. In der Freizeit beginnt er aus eigenem Antrieb ein Training in der institutseigenen Kraftkammer. Herr S. besucht gerne die Gruppengespräche im Rahmen des Psychotherapieangebotes und überlegt sich, nach Abschluss der Entwöhnungstherapie eine Gruppentherapie zu beginnen. ◄

Typ II (Konflikttrinker, psychologische Ursachen)

Selbstregulierungsfähigkeit bricht in Situationen von Anspannung, Stress, Konflikt, Angst usw. zusammen. Das Ich ist in bestimmten Belastungssituationen geschwächt, Copingstrategien wurden nicht erlernt oder sind abhandengekommen. Mangelndes Selbstwertgefühl und eine erhöhte emotionale Sensibilität fördern die psychosoziale Krisenanfälligkeit.

Beispiel

Frau P. lebte in den letzten Jahren immer wieder in Obdachlosenheimen. Wenn Entscheidungen anstehen, sucht sie sich jemanden, der für sie entscheidet. Sie braucht auch in anderen Lebensbereichen dauernd Bestätigung und Anerkennung und kann zu nichts und niemand „Nein" sagen. Früher hatte Frau P. Partner, von denen sie finanziell und auch emotional abhängig war. Phasenweise fühlt sich Frau P. niedergeschlagen und depressiv, im Alkoholentzug auch ängstlich. Frau P. kann nicht allein leben. Die

Entzugserscheinungen halten sich in Grenzen (zweidimensionaler Tremor). Sie hatte noch nie einen epileptischen Anfall. Man findet keine Anzeichen einer Polyneuropathie. Gelegentlich hat Frau P. allerdings Einschlafstörungen. Bei der Exploration kann der Facharzt keine gehirnorganische Beeinträchtigung feststellen. In der Vergangenheit hat Frau P. immer wieder längere abstinente Phasen, nur in der letzten Zeit trinkt sie so viel, dass ihr Promillespiegel manchmal auf über 2 ‰ steigt.

Durch die Gespräche mit dem Facharzt erkennt Frau P., dass sie Alkohol konsumiert, um belastende Situationen und Gefühle zu bewältigen, z. B. wenn es zu Auseinandersetzungen mit ihrem Freund oder mit einem Mitarbeiter im Heim kommt. Der Facharzt rät zu einer Psychotherapie, in der die Frau lernen soll, Stresssituationen ohne Alkohol auszuhalten, zumal sie sich in Stresssituationen hilflos fühlt und den Alkohol als Lösungsmittel verwendet. ◄

Typ III (affektive Störung, Stimmungsschwankungen, Depression)

Selbstregulierungsfähigkeit bricht in Phasen der affektiven Instabilität zusammen (Depression, Manie, Hypomanie). Die Ich-Stärke löst sich phasenweise auf. Die Droge wird schlechthin als Ersatz der verloren gegangenen Selbstregulierungsfähigkeit eingenommen. In Phasen der Stimmungsstabilität kann die Fähigkeit zur Selbstregulierung aber durchaus vorhanden sein.

Beispiel

Frau M. hat es nach mehreren Anläufen geschafft, den Weg zur Psychiaterin auf sich zu nehmen. Sie erscheint stockbetrun-

ken in der Ordination (Praxis) und lässt sich im Vorzimmer in einen Sessel fallen. Sie ist vollkommen erschöpft und das schon wochenlang. Seit Monaten schläft sie in der Nacht nicht länger als drei Stunden. Manchmal kommt sie bei entsprechendem Alkoholspiegel auf vier oder fünf Stunden. Ihre Psychiaterin weiß, dass Frau M. schon vier Entwöhnungstherapien hinter sich hat. Ihren Buchhalterjob hat sie schon vor drei Jahren aufgeben müssen, und sie lebt jetzt von der Arbeitslosengeld. Seit einigen Monaten häufen sich die Suizidfantasien, über die sie aber mit niemandem spricht. Frau M. weiß selbst, dass das morgendliche Schwitzen und leichte Zittern in den Händen Entzugserscheinungen sind, fühlt sich aber gegenüber dem Alkohol machtlos. Seit einigen Monaten erleidet sie einen massiven Gewichtsverlust. In den letzten zwei Wochen kommt es immer wieder zu Stürzen aufgrund von Schwindelzuständen. Die Medikamente, die ihr von der Fachärztin verschrieben werden, nimmt Frau M. nur unregelmäßig und sie haben in der Kombination mit Alkohol keine Wirkung. Eine weitere stationäre Therapie ist unausweichlich. Im Krankheitsverlauf zeigt sich, dass solche schweren depressiven Krisen in den letzten zehn Jahren mindestens einmal im Jahr auftreten. Die Fachärztin erwägt daher mit Frau M. eine „Intervalltherapie" mit kürzeren, aber dafür häufigeren stationären Aufenthalten. ◄

Typ IV (cerebrale Vorschädigung, konstitutive Leistungsreduktion, soziale Deprivation)

Die Selbstregulierungsfähigkeit ist von vornherein eingeschränkt (Zago-Gomes und Nakamura-Palacios 2009). Die Leistungsreduktion ist konstitutiv und irreversibel. Es müssen nicht alle Bereiche der Persönlichkeit betroffen sein. Das Defizit zeigt sich meist in einigen Teilbereichen der Persönlichkeit deutlicher als in anderen (Unfähigkeit mit Geld umzugehen, Sprachstörung, Teilleistungsstörung, sexuelle Enthemmungen, Wohnungslosigkeit, Verwahrlosung usw.). Externe Mechanismen müssen an die Stelle der fehlenden Selbstregulierungsfähigkeit treten (Strukturbildung).

> **Beispiel**
>
> *Herr W. ist als Typ-IV-Patient diagnostiziert worden. Sein Vater war alkoholkrank und dementsprechend beeinträchtigt war Herrn W. Kindheit und Jugend. Auch ein Geburtsschaden hat vorgelegen. Eine sich vermutlich daraus ergebende Teilleistungsstörung wurde nicht erkannt und behandelt, sodass Herr W., obwohl umfassend interessiert, in die Sonderschule gehen musste. Auch heute liegen noch erhebliche Schwächen im sprachlichen Ausdruck vor. Die Lese- und Rechtschreibschwächen sind immer noch vorhanden. In späteren Jahren ist Herr W. alkoholkrank geworden. Im Alter von 28 Jahren verlor Herr W. seine Wohnung und wohnte abwechselnd bei Verwandten oder in Wohnheimen. Die verschiedenen Alkoholtherapien zeigten wenige Erfolge. Bei der Analyse seiner Probleme ließ sich eine Regulierungsstörung in den Bereichen Sexualität, Geld und Alkohol erkennen. Sexuelles Verlangen führt regelmäßig zu Räuschen, da Herr W. Alkohol braucht, um seine Kontaktängste zu überwinden. Der Alkoholkonsum wiederum führt zu erheblichen Geldausgaben. Die Konzentration auf Alkohol, die sich in zahlreichen Entzugsbehandlungen durchzieht, greift in diesem Fall zu kurz. Eine sexualtherapeutische Intervention ist nicht möglich und zugleich fragwürdig. Die derzeitige Betreuerin von Herrn W. strebt eine finanzielle Besachwaltung (Sachwalterschaft) an und arbeitet daran, Herrn W. eine befriedigende Beschäftigung (Tagesstruktur) zu verschaffen. Das Problem „Alkohol" wird als sekundär aufgefasst.* ◄

10.9.4 Therapieziele und Therapieformen

Ausgehend von den unterschiedlichen Ätiologien des Alkoholabhängigkeitssyndroms lässt sich erkennen, dass der süchtige Alkoholkonsum eine bestimmte Funktion in einem dysregulierten Selbstsystem hat. Aus verschiedenen Gründen verliert das Ich seine Selbstregulierungsfähigkeit und der Alkoholkonsum dient dazu, die unangenehmen bis leidvollen Auswirkungen dieser Stresssituationen zu bewältigen. Dies ist vor allem dann der Fall, wenn zwischenmenschliche Beziehungen fehlen oder nicht tragfähig sind. Die Verläufe von Typ-I- und Typ-II-Patienten unterscheiden sich von den schlechteren Verläufen der Typ-III- und Typ-IV-Patienten nicht zuletzt durch die sozialen Fähigkeiten und Ressourcen (Kompetenzen und Performanzen), über die Typ-I- und Typ-II-Patienten eher verfügen als Typ-III- und Typ-IV-Suchtkranke. Fehlende Beziehungen und lange zurückliegende Verlusterfahrungen prägen die Psychodynamik bei Typ-III- und Typ-IV-Abhängigen. Die Behandlung und der praktische Ausgleich dieser Beziehungsstörungen sind therapeutisch sehr schwierig, manchmal – meist aufgrund der fehlenden therapeutischen Ressourcen – fast unmöglich. Vorübergehend müssen stabilisierende Umwelten (Therapiestationen, Heime, Wohngemeinschaften u. a.), die eine „holding function" (Winnicott) ausüben, aktiviert werden.

Aus der unterschiedlich ausgeprägten Dysregulierung der Ich-Funktionen ergeben sich unterschiedliche Therapieziele. Dies gehört zum therapeutischen Allgemeinwissen, denn die Festlegung der Therapieziele über die Entzugsphase hinaus erfordert immer eine Einschätzung der Ätiologie und der Persönlichkeitsfaktoren, dennoch begegnet man in der Behandlung von Alkoholkranken immer wieder einem kontraproduktiven Monismus, der die „Psychotherapeutisierung" und die Totalabstinenz als einzige Zieldimensionen zulässt. Aus der Typologie lässt sich vor allem ablesen, dass aus einer Mehrzahl von Behandlungsvarianten gewählt werden sollte. Weiters lässt sich aus dem Studium der Langzeitverläufe einmal mehr zu therapeu-

tischer Bescheidenheit mahnen: Auch die Reduktion schwerer Rückfälle in Richtung leichterer Rückfälle kann als Erfolg gewertet werden, nicht immer ist die Totalabstinenz als Zielsetzung angemessen.

Bevor nun die Frage, welche Zieldefinitionen sich unmittelbar aus der Typologie ableiten lassen, beantwortet werden kann, muss gesagt sein, dass es sich hierbei auch wieder um „typologische Antworten" handelt, die in der Praxis durch die individuellen Faktoren der konkreten Person wieder relativiert werden müssen. Was also ist aus typologischer Sicht therapeutisch anzustreben?

Je nach Typ ist auch das **Rückfallgeschehen** differenziert zu bewerten. Während Typ-II-Abhängige unter Umständen auch Phasen mit geringen Trink-/Nikotinmengen gut überstehen („slips"), ist dies für die Typen III und IV in der Regel nicht möglich („relapses").

Welche Therapie- bzw. Betreuungsformen entsprechen den Zielsetzungen und dem jeweiligen psychosozialen Bedingungsgefüge (Abb. 10.17)?

- Typ I: Absolute Abstinenz (auf Grund des biologischen Faktors notwendig und auf Grund der psychischen und sozialen Bedingungen auch realistisch)

- Typ II: Lange Intervalle mit absoluter Abstinenz, seltene kleinere Rückfälle ("slips") ohne Kontrollverlust (manchmal auch „Kontrolliertes Trinken" oder „Kontrolliertes Rauchen", also Reduktion der Anzahl der gerauchten Zigaretten)

- Typ III: Reduktion der Frequenz schwerer Rückfälle (auch leichter und kürzer werdende Rückfälle sind als Erfolg zu werten)

- Typ IV: mit schweren Rückfällen muss trotz Therapie gerechnet werden; Minimierung des Schweregrades des Rückfalles. Soziale Abhängigkeit im Vordergrund, d. h. bei guter sozialtherapeutischer Führung Abstinenz möglich! Die Erreichbarkeit der Ziele hängt wesentlich vom Setting ab. In einigen Fällen wird allerdings die Sicherung des Überlebens im Vordergrund stehen müssen. Im stabilen Setting ist auch längere Abstinenz erreichbar.

Abb. 10.17 Ziele gemäß Typologie

Typ-I-Patienten haben eine primär biologische Störung, sie bedürfen keiner intensiven psychotherapeutischen Behandlung. Dies gilt nicht für Typ-II- und -III-Patienten. Für diese Gruppen sind auch analytische (aufdeckende) psychotherapeutische Verfahren manchmal hilfreich. Hingegen sind Selbsthilfegruppen, die sich allein auf das Thema Alkohol oder Nikotin konzentrieren, für diese Gruppen nicht geeignet, da die dauernde Beschäftigung mit dem „Problem" zur Ich-Schwächung beitragen kann. Ähnliche Differenzierungen sind auf der betreuungstechnischen Ebene möglich.

Typ-III- und -IV-Patienten, die chronisch mehrfach geschädigten Abhängigen, stellen für jedes Betreuungssystem eine Herausforderung dar. Aufgrund der bestehenden Leistungsreduktion und der Selbststeuerungsschwäche im sozialen Leben müssen die Hilfsangebote vor allem auf dieser Ebene ansetzen. Während für die Typ-III-Patienten eine medikamentöse und psychotherapeutische Unterstützung Verbesserungen bringen können, sind bei Typ-IV-Patienten soziotherapeutische Maßnahmen (Schaffen einer Tagesstruktur, Ergotherapie, anregende Freizeitgestaltung, Entlastung, soziotherapeutische Wohnheime usw.) förderlicher als andere Maßnahmen. Aufgrund der Rigidität der Persönlichkeit von Depressiven („Typus melancholicus" nach Tellenbach), die mit einer Ausrichtung am Leistungsprinzip mit der Tendenz zur Selbstentwertung und einer latenten Zwanghaftigkeit einhergeht, ist die Therapiebereitschaft, also die Bereitschaft zur Veränderung der eigenen Persönlichkeit, oft nicht ausreichend gegeben. Die therapeutisch geforderte „Lockerung des Ichs", die zu einer Steigerung der Erlebnis- und Genussfähigkeit führen sollte, geht mit der Aktivierung von Veränderungsängsten einher. Es bedarf vieler kleiner Schritte und ganz sicher einer langfristigen (jahrelangen) Perspektive. Dies ergibt sich nicht zuletzt auch aus der Notwendigkeit der Veränderungen der „social world", also der Verbesserung der Beziehungen, die im Falle von Typ-III-Abhängigen meist instabil und konfliktgeladen sind.

Viele Typ-IV-Patienten sind in fortgeschrittenem Alter nicht allein wohnfähig. Eine Unterbringung in **soziotherapeutischen Wohnheimen** oder **Pflegestationen** ist oft unumgänglich. Gegenüber der begleitenden Alkoholproblematik herrscht in vielen Wohnprojekten allerdings Resignation (d. h., dass Alkoholisierung bzw. Alkoholkonsum im Heim akzeptiert wird). Die oft geäußerte Ansicht, dass ältere chronisch alkoholkranke Menschen mit deutlichen Folgeschäden nicht mehr aufhören können zu trinken und sie den „Alkohol einfach brauchen", ist aus fachlicher Sicht zu hinterfragen, zumal sowohl Erfahrungen aus der Praxis als auch Daten aus empirischen Untersuchungen das Gegenteil belegen. Stattdessen ist zu überlegen, *welche Angebote* für diese Gruppe von Abhängigen angemessen sind. Tatsache ist allerdings, dass die Wahrnehmung dieser Untergruppe der mehrfach beeinträchtigten Abhängigkeitserkrankten seitens des Systems der traditionellen Suchtkrankenhilfe nach wie vor nicht ausreichend erfolgt. Aufgrund der Hochschwelligkeit der meisten Ambulanzen und Kliniken wird die Gruppe der weniger gut strukturierten Alkoholkranken nur ungenügend erreicht, sodass eine entsprechend effiziente Behandlung in den meisten Fällen nicht zustande kommt. Das Suchthilfesystem bevorzugt jene Abhängigkeitskranken, die (noch) von selber kommen können, was fälschlicherweise mit Motivation gleichgesetzt wird (vgl. den Abschnitt über Motivation). Dieser Befund gilt auch für Selbsthilfegruppen, die sich als Teil der traditionellen Suchthilfe-Trias (Ambulanzen, Kliniken, Selbsthilfegruppen) etabliert haben und – folgerichtig – für Typ-IV-Abhängigkeitskranke keine Angebote entwickelt haben und auch sonst wenig Attraktivität für Randgruppen haben (Arenz-Greiving 2001; Wienberg 2001).

10.9.5 Soziotherapeutische Aspekte der Betreuung von Alkoholkranken mit wesentlichen L eistungsreduktionen

Typ-IV-Schwerpunkt in sozialen Einrichtungen

10.9.5.1 Typ-IV-Spezifika

Bei Typ-IV-Abhängigen findet sich in den meisten Fällen eine Kombination von frühkindlicher Deprivation (früher Verlust der Mutter, Heim- und Pflegeunterbringungen, gewalttätiges Umfeld oder andere, die Gehirnentwicklung schädigende Einflüsse) und späteren Folgeschäden (schwere Polyneuropathie, Schädel-Hirn-Traumata u. a.). Manchmal lässt sich die Leistungsreduktion auf direkte organische Ursachen wie Epilepsie, Gehirnhautentzündungen oder perinatale Schädigungen zurückführen. Sehr häufig sind frühkindliche Verhaltensstörungen (Bettnässen, Stottern, Fingernägelbeißen) Hinweise auf Stressoren in der frühen Kindheit. Oft findet sich ein Hinweis auf Lernstörungen und Schulschwierigkeiten. Meist haben Typ-IV-Abhängige

Haft- und Heimerfahrungen und eine hohe Frequenz von Krankenhausaufenthalten und Entwöhnungstherapien. Die Sterblichkeit ist aufgrund der Alkoholfolgeschäden – in Kombination mit Tabakmissbrauch – hoch. In Deutschland hat sich für diese Gruppe von Alkoholkranken der Begriff „chronisch mehrfach beeinträchtigter Abhängiger" (CMA) durchgesetzt.

Der Kontakt mit Alkohol und Tabak beginnt weit vor dem 20. Lebensjahr und steht meist im Zusammenhang mit einem bestimmten sozialen Umfeld und mit der Tagesstruktur des Abhängigen. Der Anteil der Soziogenese ist meist sehr hoch und daher ist in vielen Fällen über die Stabilisierung der sozialen Bedingungen eine Verbesserung des Suchtverlaufs zu erreichen.

Die Mortalität bei Alkoholkranken ist um ein Vielfaches höher als in der Durchschnittsbevölkerung, Alkoholkranke sterben 12 bis 23 Jahre früher als Nichtalkoholkranke. Bei Typ-IV-Patienten ist die Lebenserwartung stärker reduziert als bei den anderen Typen. Bei Nichtbehandlung werden Typ-IV-Patienten aufgrund der Vorschäden meist nicht älter als 60 Jahre.

Schlecht behandelte Typ-IV-Patienten, die immer wieder lange rückfällig werden, benötigen häufiger Krankenhausaufenthalte und Pflege. Dies belegt etwa die Langzeituntersuchung von Lesch, in der die Typ-III- und -IV-Patienten die häufigsten Krankenhausaufenthalte aufweisen, allerdings finden sich diese Patienten meist nicht in psychiatrischen, sondern aufgrund der Folgeschäden auf internen (internistischen) Stationen. Entsprechende Angebote für diese Gruppe können erhebliche Kostenreduktionen bewirken.

10.9.5.2 Cerebrale Schädigungen durch chronischen Alkoholabusus, Frontalhirnsyndrom

Alkohol sowie Tabak schädigen direkt, durch Kontakt mit den Alkoholen und den Aldehyden, und indirekt, z. B. durch Vitaminmangel, vor allem von Thiamin, die zentralen und peripheren Nervenstrukturen (Walter 2007). Welche Gehirnbereiche speziell geschädigt werden, ist durch zahlreiche Untersuchungen belegt (Mann et al. 1988; Mann 1992; Steingass 1994), dabei sind diffuse von den spezifischen Schädigungen zu unterscheiden. Zu den diffusen neuropathologischen Veränderungen zählen die Vergrößerungen der Ventrikel (Hirnkammern), die Erweiterung der Sulci (Hirnfurchen) und die Verringerung des Gehirnvolumens und Hirngewichtes.

Spezifische Schädigungen entstehen durch Läsionen und Degenerationen in den Bereichen

1. des **limbischen Systems**, wodurch es zu Gedächtnisproblemen vor allem im episodischen und autobiografischen Gedächtnis kommt;
2. des **frontalen Cortex**, die zu sehr komplexen Verhaltensänderungen führen können;
3. der **rechten Gehirnhemisphäre**, was eine Beeinträchtigung der räumlichen Reizverarbeitung zur Folge haben kann, wie Minderleistungen bei visuell-motorischen Aufgaben, bei der räumlichen und visuellen Wahrnehmungsorganisation wie z. B. beim Gesichtererkennen, der Gesichter-Namen-Kombination usw. (Steingass 2004)

Die Symptome frontaler Läsionen sind vielschichtig und können widersprüchlich erscheinen. Dies kommt unter anderem dadurch zustande, dass im Stirnhirn Informationen aus tiefen Hirnregionen zusammengeschaltet und in übergeordnete Schemata („Skripts", „Muster") eingeordnet werden. Meist sind also auch nichtfrontale Gehirnfunktionen betroffen. Der frontale Cortex hat eine Leitungs- und Steuerungsfunktion, die für Planen, Ausführen und Kontrollieren von Handlungen bestimmend ist („supervisory attentional system", SAS). Dabei ist die Verarbeitung von Umweltinformationen für die Handlungsplanung (sensomotorische Funktionen) mitbetroffen. Zwei Ausprägungen des Frontalhirnsyndroms sind zu unterscheiden: Persönlichkeitsveränderungen und kognitive Veränderungen. Die durch Schädigung der frontalen Strukturen imponierenden Persönlichkeitsveränderungen divergieren einerseits in ein pseudopsychopathisches (Plus-Symptomatik) und andererseits in ein pseudodepressives Syndrom (Minus-Symptomatik) (Blumer D & Benson DF 1975).

Ersteres umfasst Symptome einer schweren neuropsychologisch bedingten Persönlichkeitsstörung:

Hyperaktivität, motorische Unruhe, Euphorie, Impulsivität, albernes, kindisches Verhalten und „Witzelsucht". Das Sozialverhalten ist unangepasst und soziale Normen werden nicht beachtet, viele Betroffene wirken takt- und distanzlos. Die Störung kann sich auch in sexuell deviantem Verhalten zeigen (z. B. exhibitionistische Handlungen, öffentliche Masturbation …). In manchen Fällen wird hier die Diagnose einer dissozialen Persönlichkeitsstörung zutreffen. In einer Reihe bewährter Alkoholismustypologien findet dieses Merkmal eine besondere Berücksichtigung

(Cloninger et al. 1988, Schuckit et al. 1995; Babor et al. 1992).

Die pseudodepressive Variante des Frontalhirnsyndroms zeichnet sich aus durch Antriebslosigkeit, mangelnde Eigeninitiative, ineffektive und nachlässige Arbeitshaltung, affektive Indifferenz, schwerfälliges Denken und eine reduzierte Psychomotorik. Sie ähnelt depressiven Zustandsbildern.

Der wesentliche Ausfall im kognitiven Bereich durch Frontalhirnschädigungen besteht im Unvermögen, aus konkreten Umwelterfahrungen zu lernen, d. h. die eintreffenden Informationen in die Handlungsplanung einzubinden und gegebenenfalls Strategieänderungen vorzunehmen. Frontalhirnbeeinträchtigte neigen zur *Perseveration*, sie „kleben" hartnäckig an einem Thema oder an einer gewählten Strategie, selbst wenn sich schon mehrfach gezeigt hat, dass das Thema niemanden anderen interessiert bzw. die Strategie ineffizient ist.

Das Lernen ist bereits bei der Kombination von zwei unterschiedlichen Reizklassen (z. B. Name und Gesicht) eingeschränkt.

Das Kurzzeitgedächtnis ist bei der zeitlichen Ordnung von Informationen stark eingeschränkt. Die Multi-Tasking-Fähigkeit geht verloren.

Die Bildung von Problemlösungsstrategien erfolgt verlangsamt, ungenügend oder gar nicht.

Divergentes Denken – mehrere unterschiedliche Antworten auf eine Frage – führt zu einem drastischen Leistungseinbruch; im Bereich konvergentes Denken finden sich kaum Einbußen.

Sprachliche Einschränkungen – unvollständige, einfache Sätze, Konfabulationen – kommen vor, wenngleich das Sprachvermögen von Alkoholkranken an sich weniger betroffen ist.

Cramon (1988) fasst die typischen kognitiven Fehler von Frontalhirngeschädigten, die sich in verschiedenen spezifischen (!) neuropsychologischen Tests – aber keineswegs zwingend in konventionellen Intelligenztests! –, abbilden zusammen:

Für die soziotherapeutische Praxis ist der Abbau bzw. die Schädigung von Gehirnstrukturen auch hinsichtlich der veränderten Sensibilität gegenüber toxischen Einwirkungen von Bedeutung. Bei entsprechender Schädigung der Gehirnsubstanz können bei Alkohol- oder Medikamentenmissbrauch psychoseähnliche Zustände hervorgerufen werden (Abb. 10.18).

10.9.5.3 Executive Cognitive Functioning

In der Suchtforschung wurde der Zusammenhang von Selbstregulierungsfähigkeit und Suchtgeschehen unter anderem im Zusammenhang mit veränderten EEG-Werten bei Alkoholkranken untersucht (Giancola und Moss 1998; Frank 2002). Dabei wurde der Begriff des „Executive Cognitive Functioning" als Bezugsgröße angewendet. Das ECF kann als „Selbststeuerung von zielgerichtetem Verhalten" definiert werden und umfasst eine Mehrzahl von Leistungen, die auf der Großhirnrinde verortet sind, vor allem im frontalen Cortex:

- Aufmerksamkeit
- Planen
- Organisieren
- Konzeptuelles Denken
- Abstraktes Denken
- Kognitive Flexibilität
- Selbstkontrolle und -beobachtung
- Motorische Handlungsplanung und -durchführung

- Impulsives, vorschnelles Handeln
- Eingeschränkte Produktion von (Teil-)Lösungen
- Kein zielgerichtetes Handeln
- Unzureichende Extraktion der relevanten Informationen
- Extraktion der relevanten Merkmale/Teilpläne ohne nachfolgende Handlungskonsequenzen
- „Haften" an (irrelevanten) Details
- Mangelhafte Umstellungsfähigkeit bzw. Perseveration vorausgegangener Handlungsschritte
- „Rationalisierungen" beim Auftreten von Schwierigkeiten beim Test
- Mangelhaftes Lernen aus Fehlern
- Mangelhafte Entwicklung von Alternativplänen
- Regelverstöße
- Mangelhafte Koordination von Teilplänen
- Zunehmende Ungenauigkeit der Planung im Testverlauf
- Einsatz von planungsirrelevanten Routinehandlungen

Abb. 10.18 Symptome bei Frontalhirnschädigungen

Psychiatrische Störungen sind häufig mit Defiziten im ECF verbunden. ECF-Defizite wurden gefunden bei

- Antisozialer Persönlichkeitsstörung
- Psychopathie
- Substanzmissbrauch
- Sozialer Verhaltensstörung
- Aufmerksamkeitsdefizitstörung und Hyperaktivität
- Aggressivem Verhalten

Da Typ-IV-Abhängige sich durch eine bleibende Leistungsreduktion aufgrund cerebraler Faktoren auszeichnen, liegt es nahe, das Konzept des reduzierten ECF und der Frontalhirnschädigung auf diese Gruppe anzuwenden. Zago-Gomes et al. (2009) haben gezeigt, dass Typ-IV-Alkoholkranke in allen Bereichen der „Frontal Lobe Battery" im Vergleich zu den anderen Untergruppen nach Lesch die niedrigsten Werte aufweisen („Environmental Autonomy, Inhibitory Control, Sensitivity to Interferece, Motor programming, Mental Flexibility, Conzeptualization").

Niedrige Werte im ECF spiegeln sich u. a. im niedrigen P300-Amplituden-Wert des EEG. Kinder von Substanzmissbrauchern mit einem höheren Suchtrisiko zeigen ebenfalls eine geringere Verhaltenskontrolle und haben einen geringeren ECF-Wert.

Ebenso zeigt sich, dass die Nachkommen von Substanzmissbrauchern eine verringerte P300-Amplitude im EEG des frontalen Cortex aufweisen (Frank 2002). Ziemlich sicher ist der Zusammenhang von niedriger Aggressionsschwelle und niedrigem ECF. Damit wird aber deutlich, dass sich diese Persönlichkeitsdimension auch in den psychiatrischen Zustandsbildern der Typ-III-Alkoholkranken, die mit Auto- und Fremdaggressionen verbunden sein können, auswirkt. Die „antisozialen" Persönlichkeitszüge werden in den Typologien von Cloninger, Babor und Zuckerhervorgehoben (Cardoso et. al. 2006). In anderen Typologien bildet die Gruppe der Alkoholkranken mit dissozialen Persönlichkeitsmerkmalen eine eigene Untergruppe (Cardoso et. al. 2006, NETER-Typologie).

Die eingeschränkte Selbstregulierungspotenz spiegelt sich auch im Krankheitsverlauf der einzelnen Typen. Während Typ-I- und -II- Patienten einen optimalen (von vier Jahren über dreieinhalb Jahre abstinent) bzw. guten Verlauf (von vier Jahren mindestens dreieinhalb Jahre abstinent) haben, weisen Typ-III- und -IV-Patienten wesentlich schlechtere Verläufe auf (Typ III: nur drei Monate Abstinenz in vier Jahren, Typ IV: weniger als drei Monate in vier Jahren). Man kann davon ausgehen, dass sich jene kleine Gruppe von Alkoholkranken, die es über längere Zeit schafft, kontrolliert zu trinken (dies geht aus zahlreichen Langzeitkatamnesen hervor), aus Typ-II-Patienten zusammensetzt. Für Typ-III- und -IV-Patienten ist das kontrollierte Trinken unmöglich. Im Regelfall müssen bescheidenere Ziele gesetzt werden.

Aus der Praxis ist bekannt, dass es nach Einsetzen der Abstinenz zu einer Verbesserung der kognitiven und sozialen Funktio-

nen kommt (Mann et al. 1988; Mandl 2002). Bei Frontalhirnbeeinträchtigungen ist die Regeneration jedoch beschränkt, da die Neustrukturierung dieser Gehirnregion ausbleibt, wenngleich auch physiologische Veränderungen (Zunahme des Gehirngewichts und der Substanz) stattfinden. In einzelnen Bereichen sind jedoch durch spezifisches Training Verbesserungen möglich. Allerdings sind die Leistungssteigerungen nicht global, sondern „domänenspezifisch", sie beschränken sich auf die trainierten Fähigkeiten und Fertigkeiten, ein Transfer auf vergleichbare Verhaltensmuster findet nur sehr eingeschränkt statt (Steingass 1998). Das Training hat sich daher auf Fähigkeiten zu konzentrieren, die für den Betroffenen wirklich lebenswichtig sind.

> „So ist es für einen Bewohner unserer Einrichtungen zweifelsohne wichtiger, autonomie- und natürlich auch selbstwertstabilisierender, allein den Weg zum nächsten Supermarkt (und zurück) zu finden, dort allein einkaufen zu können als Labyrinthaufgaben am Computer zu bewältigen oder lange Wortlisten auswendig reproduzieren zu können." (Steingass et al. 1998)

10.9.5.4 Umgang mit Gewalt

Der Weise benutzt sein Herz wie einen Spiegel. Er sucht die Dinge nicht und geht ihnen auch nicht entgegen. Was auf ihn zukommt, nimmt er in seinem Spiegel auf, tut aber nichts dazu, es dort zu halten. Das aber ist es eben, was ihn fähig macht, über alles zu siegen und selbst nie verletzt zu werden. (Dschuang Dsi)

Auch wenn in den Biografien von Abhängigkeitskranken Gewalthandlungen häufig vorkommen, spielen sie in der alltäglichen sozialen und therapeutischen Arbeit eine untergeordnete Rolle. Dennoch ist für den Praktiker nicht auszuschließen, dass er sich mitunter auch Situationen von Aggressionsäußerungen und Gewalthandlungen stellen muss. Wenngleich die Literatur zu den Ursachen von Gewalt und Aggression immer umfangreicher wird, sind Darstellungen von in der psychosozialen Praxis nützlichen Verhaltensweisen und Interventionen nach wie vor rar, sodass wir hier auf einige wenige praktische Hinweise nicht verzichten wollen. Sie stehen im Kontext psychiatrischer Interventionen bei Gewalt- und Aggressionsexpositionen (Anke et al. 2003; Ketelsen et al. 2004).

Gewalttätigkeit ist kein Persönlichkeitsmerkmal (trait), womit es sich auch keinen Untergruppen von Alkoholkranken zuordnen lässt. Dennoch stellen wir es hier in den Kontext der Typ-IV-Problematik, der wir mit den in den vorangegangenen Abschnitten dargelegten Zusammenhängen (Frontalhirnsyndrom) auch die verminderte Fähigkeit der Selbst- bzw. Affektkontrolle zugeordnet haben. Gewalthandlungen bei Substanzabhängigen haben häufig mit dem durch anhaltende, langfristige Alkoholintoxikation oder durch bestimmte Noxen (Schnaps, Psychopharmaka) bedingten Verlust der frontalen Kontrolle zu tun. In den Biografien findet man häufig Verurteilungen aufgrund von „Alkoholdelikten", also z. B. von Körperverletzungen im Rausch.

Nicht zu unterschätzen ist die Bedeutung von anhaltendem Stress für den vorübergehenden Verlust der Selbstkontrolle, er wirkt sich wie eine Noxe auf das Gehirn aus und kann ebenfalls die kontrollierenden Strukturen schwächen. Dies ist bereits ein Hinweis auf die oft vergessene Analyse *der situativen Faktoren,* die einen Aggressionsausbruch mit verursachen (räumliche Verhältnisse, ungeschickte Vermittlung von Stationsregeln, allgemein Stress auf der Abteilung/im Heim, Krisen im Mitarbeiter-team – Ausfälle von wichtigen Betreuungspersonen, divergentes oder unklares Verhalten von Mitarbeitern, Konflikt zwischen Mitarbeitern und Leitung usw.).

Generell ist davon auszugehen, dass jeder Mensch dazu tendiert und dies auch als angenehmer erlebt, die Kontrolle über sein Verhalten und seine Affekte zu behalten. Gewalthandlungen in sozialen Kontexten sind also in der Regel unerwünschte Fragmentierungen des Selbst, die das Individuum nicht anstrebt. Die soziotherapeutische Intervention hat also das Ziel, den Betroffenen dabei zu unterstützen, aus der stressauslösenden (durch Stress ausgelösten) Konfliktsituation auszusteigen (Eskalation verhindern) und wieder zur Selbstkontrolle zurückzufinden und ihn gegebenenfalls vor den Folgen seiner unkontrollierten Handlungen zu schützen. Der Gewalttätige ist in vielen Fällen – nicht immer, aber doch sehr oft – der psychologisch Schwächere.

Die *Haltung* – noch vor dem konkreten *Verhalten* – des Eingreifers ist dabei eine der wirksamsten Variablen im Umgang mit Fremdaggressionen. Als hilfreich in aggressiven Situationen erweisen sich:

a) **Angstfreiheit**

Sowohl die Kontrahenten als auch das Umfeld nehmen die körpersprachlichen Signale des Eingreifers wahr. Mimik, Gestik, Körperhaltung, Sprachmelodie, all das wird gemäß der angeborenen Sicherheitsmechanismen von Individuen zur Orientierung herangezogen. Idealerweise sollte der Eingreifer *angstfrei* sein und damit eine Orientierungshilfe bieten, zumindest sollte er darauf achten, seine eigene *Erregung* oder/und Unsicherheit unter Kontrolle zu behalten.

Die Selbstsicherheit kann durch bewusst eingesetzte Körpersignale verstärkt werden, Anke et al. fassen diese unter dem Stichwort **Anti-Opfer-Signale** zusammen:

- Der **Blick** richtet sich auf den Aggressor. Wegschauen und so tun, als sei nichts geschehen, macht den Aggressor nur sicherer.
- **Abwehrbereite Körperhaltung**: aufrechter Gang, den Kopf selbstbewusst erhoben, Schultern gerade, Brust breit ...
- Sicheres, **entschlossenes Auftreten** mit festem, nicht zögerlichem Schritt.
- Die **Hände nicht in Taschen** verstecken, sondern eher, wenn angebracht, die Fäuste ballen, die Arme anwinkeln, als wollte man gleich zuschlagen. (Die geballten Fäuste können auch das eigene Selbstvertrauen steigern.) Überhaupt **Unsicherheitsgesten** (Übersprungshandlungen) **vermeiden** (zu entfernt stehen, beim Gespräch an die Decke schauen, sich leicht die Lippen beißen, nach unten auf die eigenen Füße schauen, sich am Ohr kratzen u. a.).
- Die Kommunikation in der Akutphase aggressiver Szenen sollte aus **kurzen Sätzen** und Anweisungen bestehen, die deutlich ausgesprochen, gegebenenfalls auch wiederholt werden.
- Da man in emotional extremen Situationen zu Kurzatmigkeit neigt, sollte man **bewusst aus- und einatmen**.
- Unterstützend können sich auch **positive Selbstinstruktionen** auswirken, die man sich in Krisensituationen immer wieder still vorstellt oder vorsagt. („Da komme ich durch!", „Ich schaffe das!", „Das lässt sich regeln!" ...)

b) **Abgrenzung – Erkennen von Gegenübertragungen**

Manchmal lösen Gewaltsituationen – sowohl bei Mitarbeitern als auch bei Patienten – Erinnerungen an frühere Gewalterfahrungen (Traumata) aus. Für Mitarbeiter in einschlägigen beruflichen Kontexten, wie der Psychiatrie oder in der Sozialarbeit mit Randgruppen, ist es hilfreich, durch Selbsterfahrung ein Bewusstsein darüber zu entwickeln, inwiefern man in Gewaltsituationen zu Übertragungen neigt und ob man in der Lage ist, in Gewaltsituationen sicher zu agieren. Mitunter ist es besser, die Intervention in aggressiven Situationen an andere zu delegieren und sich selbst herauszunehmen.

In diesem Zusammenhang ist die *aktuelle Befindlichkeit* zu berücksichtigen:

- Wie ist mein eigenes Stressniveau?
- Ab wann verliere ich die Kontrolle?
- Verfüge ich derzeit über genügend Kraft, Ruhe und Durchsetzungsvermögen, solche Situationen zu managen?
- Ist es (zurzeit) besser, gleich die Polizei zu holen?

Die Sorge um die Befindlichkeit und die Sicherheit der Mitarbeiter gehört zu den Aufgaben des Vorgesetzten. Frühere Traumatisierungen von Mitarbeitern sollten bekannt sein und berücksichtigt werden. Wenn Mitarbeiter unmittelbar bedroht sind, hat nicht mehr die Betreuung der Klienten bzw. Patienten Vorrang, sondern die Wiederherstellung der Sicherheit.

c) **Deeskalierendes Verhalten**

Weiters sollte der Eingreifer wissen, welche seiner Interventionen deeskalierend wirken und welche die Aggression schüren. Aggressionssteigernd können z. B. sein:

- Laute, hektische, verletzend-aggressive Äußerungen (z. B. Schimpfworte, Brüllen)
- Unsicherheit in der Stimme
- Überraschendes Eingreifen ohne vorherige Kontaktaufnahme
- (Unerwarteter) Körperkontakt u. a.
- Arrogantes Verhalten, z. B. den Kopf heben und die Augenbrauen hochziehen, verächtliche Blicke, den Patienten anstarren, lässig die Achseln zucken, Oberlehrerton, auslachen u. a.
- Autoritäres Verhalten: Drohungen, Distanz demonstrieren, Macht demonstrieren – z. B. mit dem Schlüsselbund klimpern, im Kasernenton sprechen, den Patienten nicht aussprechen lassen, Fachausdrücke verwenden …

Interventionen

Dem entgegen stehen **deeskalierende Interventionen**:

- Bewusst **leise und ruhig sprechen**, dennoch in der Stimme und Überzeugung fest und bestimmt
- **Knappe Sätze** in Bezug auf die konkrete Situation (Komplexität vermeiden)
- Im **Kontakt** bleiben bzw. versuchen, in Kontakt mit dem Aggressor zu kommen
- Bei festgefahrenen Situationen **ablenken**, z. B. einen Becher Mineralwasser anbieten, Thema wechseln, eine Zigarette anbieten u. a.
- **LIMO-Gesprächstechnik**
- Loben: „Ich schätze Ihre Fähigkeit, die Dinge klar auszusprechen!"
- Interesse am Thema zeigen: „Darüber will ich mehr erfahren!"
- Mängel zugeben: „Natürlich machen auch wir Fehler!"
- Offenheit für ein weiteres Gespräch: „Darüber würde ich mich gerne länger mit Ihnen unterhalten!"

- **Ich-Botschaften**: „Mich regt es fürchterlich auf, dass sie den anderen Patienten Angst machen!"
- **Stopp-Sätze**: Ausrufe, mit denen eskalierende Situationen eventuell unterbrochen werden können, wie z. B. „Stopp!", „Halt!", „Schluss jetzt!", „Weg da!", „Lassen Sie das!" u. a.

d) **Klarheit, Schlüssigkeit und Deutlichkeit in Worten und Handlungen**

Eine andere zentrale Kategorie im Aggressionsmanagement ist die **Gestaltung der Kontextvariablen** in Konfliktsituationen:

a) *Hinzuziehung Dritter*

Eventuell sind geeignete **Helfer** zu organisieren, die in solchen Situationen mehr Erfahrungen haben bzw. sich sicherer fühlen. Vielleicht ist auch ein Mitarbeiter in der Nähe, der zu dem oder den Betroffenen eine **bessere Beziehung** hat als man selbst. Aggressionssenkend wirkt sich meist die Gegenwart bzw. Intervention einer **ranghöheren Person** aus (Stationsvorstand, Oberarzt, Heimleiter, Direktor etc.).

b) *Auflösung der Aggressionsszene*

Unmittelbarer Fokus muss es sein, das Opfer zu schützen und es vom Angreifer zu **separieren.** Das Gleiche gilt für Kontrahenten. Die Auflösung der Konfliktsituation ist eine der wichtigsten Interventionen. Dabei kann z. B. ein Wechsel des Ortes helfen.

c) *Entfernung der Zuschauer bzw. den Zuschauern*

„Publikum" (Helfer, „Zündler") wegschicken oder mit dem Aggressor den Ort verlassen.

Wenn offen Aggressionen gezeigt werden, erregt dies meist „öffentliches Interesse". Die

Zuschauer aber erhöhen den Stresspegel, insbesondere wenn sie sich in eine Auseinandersetzung einmischen.

Nachbearbeitung des Vorfalles („Debriefing")

Im sozialen und therapeutischen Umfeld muss jeder Konflikt nachbearbeitet werden, zum einen mit dem Klienten/Patienten und zum anderen mit den betroffenen Mitarbeitern. Dies kann auch eine Begegnung von Aggressor und Opfer bzw. Aggressor und Aggressor bzw. Aggressor und Mitarbeiter sein. Das Debriefing, d. h. die genaue gemeinsame Analyse des Vorfalles, kann in einem Einzelgespräch erfolgen, aber auch in mehreren Gesprächen, in denen alle Beteiligten Gehör finden. Bei besonders belastenden Situationen sind unter Umständen umfassendere Aufarbeitungsmöglichkeiten zu schaffen, z. B. Einzelsupervision für Mitarbeiter. Bei den Patienten-/Klientengesprächen sollte die Hinzuziehung einer Bezugsperson, die einen guten Kontakt zu dem Betroffenen hat, erwogen werden. Im Aufarbeitungsgespräch ist einerseits eine Analyse der auslösenden Faktoren wichtig, aber auch eine Einordnung der gezeigten Verhaltensweisen in die Lebens- und Betreuungssituation. In Bezug auf den Klienten stellen sich Fragen, wie:

- Was hat mein destruktives Verhalten ausgelöst? Welches Bedürfnis wurde frustriert?
- Gab es schon ähnliche Situationen? Wie haben sich diese abgespielt? Gibt es einen typischen Verlauf für meine Aggressionsausbrüche?
- Inwiefern schadet mir mein aggressives Verhalten?

- Inwiefern widersprechen sich mein gezeigtes aggressives Verhalten und meine (Betreuungs)ziele?
- Was könnte ich konkret unternehmen, um in ähnlichen Situationen nicht auszurasten? (z. B. Rückzug, Atem- und Entspannungsübungen, eine Person anrufen und im Reden die Aggressionen abbauen u. a.)

Im Hinblick auf zukünftige ähnliche Situationen kann es therapeutisch sinnvoll sein, mit dem Patienten die von ihm gewünschte und somit akzeptierte Interventionsform schriftlich niederzulegen.

Eine immer wiederkehrende Forderung im Zusammenhang mit aggressivem Verhalten ist der Ruf nach **Psychotherapie**. Dabei wird oft außer Acht gelassen, dass es für Menschen aus niedrigeren sozialen Schichten, mit geringerer Bildung und geringeren finanziellen Möglichkeiten selten geeignete Angebote gibt. Und wenn Therapeuten doch geeignet und bereit sind, suchtkranke Personen mit massiven Aggressionsproblemen zu begleiten, ist zu fragen, ob die Patienten überhaupt in der Lage wären, einen intensiven, meist langfristigen und teuren Therapieprozess durchzuhalten. Im Falle von Alkoholkranken können zur Aufarbeitung von Gewaltäußerungen eventuell vorhandene therapeutische Kontakte im Zuge der Nachbetreuung aktiviert oder intensiviert werden.

10.9.5.5 Soziotherapeutische Strukturbildung statt Psychotherapie

Der Krankheitsverlauf bei unbehandelten Typ-IV-Alkoholabhängigen ist – unter Berücksichtigung einer stark reduzierten Lebenserwartung – denkbar schlecht. Selbst bei entwöhnungsbehandelten („therapierten") Typ-IV-Patienten ist die Entwicklung gemäß der Statistik oft ungünstig. Andererseits existieren Hinweise aus der soziotherapeutischen Praxis, die belegen, dass es eine Gruppe von Typ-IV-Alkoholabhängigen gibt, bei denen eine Reduktion der Trinkmenge und oft auch eine dauernde Abstinenz erreichbar sind. Dies zeigen Beobachtungen in Wien (Vinzenzhaus der Caritas, Typ-IV-Wohngemeinschaft, Caritasgemeinde) und Berlin (Wohnstätte am Schillerpark). Einige aussagekräftige Fallgeschichten dieser Typ-IV-„Untergruppe" werden am Ende dieses Kapitels präsentiert. Bei allen langfristig stabilen Personen aus dieser Gruppe scheint sich zu bestätigen, dass die Stabilisierung nicht unbedingt mit einer (psycho)therapeutischen Intervention in Zusammenhang steht, vielmehr geschieht sie über „Strukturbildung" und über die Integration in ein positives soziales Umfeld, also eine „Stabilisierung durch soziale Stimulation". Die Ich-Defizite, die zu Leistungsreduktionen und Selbstregulierungsschwächen führen, werden in solchen soziotherapeutischen Prozessen kompensiert. An die Stelle des unzureichend agierenden Ichs treten externe Ersatzmechanismen bzw. ein System aus sozialen, kognitiven und emotionalen Substituten, die von stabilen Freundschaften bis zur Besachwaltung (Sachwalterschaft) reichen können. Gelingt es, die Ich-Defizite stabil zu kompensieren, ist es in vielen Fällen möglich – trotz belastender Vorgeschichte und massiver organischer Alkoholfolgeschäden –, eine Totalabstinenz zu erreichen und zu erhalten.

Diese Beobachtungen lassen sich mit Einschränkungen auf die Tabaksucht übertragen. Häufig rauchen Typ-IV-Abhängige verstärkt, weil dies in ihrem sozialen Umfeld üblich ist bzw. weil sie durch fehlende Tagesstruktur mit Langeweile und Antriebsstörungen konfrontiert sind. Eine aktive, strukturierte Lebensgestaltung mit befriedigenden Beziehungen kann sich auch auf den Nikotinkonsum positiv auswirken.

Der Unterschied zur Psychotherapie liegt auf der Hand. Werden bei der Therapie Ich-Potenziale durch Selbstreflexion aktiviert, kompensiert die Strukturbildung die Ich-Defizite durch externe Ressourcen. Eine psychotherapeutische „Aktivierung" von Ich-Ressourcen bei Typ-IV-Patienten ist in der Regel nicht (mehr) möglich, da die entsprechenden Ressourcen entweder nie vorhanden waren oder durch die lebenslangen Abbauprozesse nicht mehr aktivierbar sind. Es liegt in der Verantwortung der Psychotherapie zu unterscheiden, ob die Stabilisierung durch interne oder externe Ressourcen erreichbar ist. In der psychosozialen Praxis geschieht es allerdings aufgrund mangelnder Differenzierungen und unzureichender Sachkenntnis immer wieder, dass nicht erkannt wird, wann institutionelle oder sachliche Ersatzstrukturen erforderlich sind und diese Substitute nicht durch den psychotherapeutischen Prozess gewonnen werden können. Mitunter wird von der (psycho)therapeutischen Seite eine Persönlichkeitsveränderung erwartet, die nicht bzw. nicht in dem erforderlichen Ausmaß eintritt. Der gleiche Vorwurf muss der Sozialarbeit gemacht werden, wo mitunter über zwei, drei oder vier Jahre auf die Entwicklung von „Selbständigkeit", „Arbeitsfähigkeit" oder „Wohnfähigkeit" gewartet wird (überdies in kostenintensiven Settings), die sich jedoch in der nötigen Form nicht einstellen kann, weil die psychoorganischen Voraussetzungen nicht gegeben sind.

Die Gründe für solche Fehleinschätzungen liegen nicht zuletzt in einer mangelnden Kooperation bzw. Verknüpfung von Psychiatrie und Sozialarbeit, die zu einer Fehleinschätzung der Klienten-/Patientenressourcen führt. Es ist klar, dass allen Beteiligten in solchen Prozessen am meisten gedient ist, wenn eine realistische Einschätzung der persönlichen Fähigkeiten und Grenzen als Grundlage für die Therapieplanung erarbeitet wird. Dass dafür die Kenntnis von neuropsychologischen Bedingungen (z. B. die Einschränkungen im räumlichen Vorstellungsvermögen, die Vergesslichkeit, geringe Belastbarkeit, die Beschränkung von Lernerfahrungen lediglich auf die Lernsituation usw.) hilfreich ist, darauf wurde bereits hingewiesen. Eine testpsychologische Objektivierung der Defizite und Ressourcen, die jedoch auf die neuropsychologischen Spezifika von Suchtpatienten Rücksicht nimmt, kann immer wieder hilfreich sein.

Das Fehlen von Ich-Ressourcen wird oft durch Wohnprobleme kritisch. Eine Standarderfahrung in der Wohnungslosenbetreuung ist, dass sich manche Klienten in betreuten Einrichtungen über Monate und Jahre als „wohnfähig" bewähren, aber nach der Übersiedlung in die Finalwohnung eine schwere Krise – oft verbunden mit Alkoholrückfällen – erleiden. Manche Klienten verlieren die Wohnung erneut. Der Grund für solche Entwicklungen liegt im plötzlichen Wegfall der kompensierenden Instanzen, dem Verlust des stabilen sozialen Umfelds, der regelmäßigen Kontakte zu wichtigen Bezugspersonen, der plötzlichen Veränderung der gewohnten Tagesstruktur – also in einem Zusammenbruch der stützenden Rahmenbedingungen.

Beispiel

Herr W. lebt nach einer dreimonatigen Entwöhnungstherapie in einem Wohnheim der Caritas. Nach wenigen Monaten findet er wieder Arbeit am Bau. Es fällt ihm scheinbar sehr leicht, die Abstinenz zu halten. Bei den täglichen Alkomatkontrollen kommt er immer auf 0,0 ‰. In der Hausgemeinschaft ist Herr W. sehr ausgeglichen und ruhig und wird von seinen Mitbewohnern wegen seiner „ruhigen Art" sehr geschätzt. Tatsächlich spricht Herr W. wenig. Abend für Abend sieht man ihn im Fernsehraum, wo er sich lange aufhält. Gelegentlich nimmt er an Gemeinschaftsaktivitäten teil. Nach eineinhalb Jahren beschließt das Betreuerteam, Herrn W., der alle Anzeichen der Stabilisierung bietet, für eine betreute Startwohnung vorzuschlagen. Nach einem weiteren halben Jahr ist es dann so weit. Kurz vor der Übersiedelung bemerkt man bei Herrn W. eine gewisse Nervosität. Am ersten Abend in der neuen Wohnung erleidet Herr W. einen massiven Rückfall, der über einige Tage anhält. Es kommt zu epileptischen Anfällen und zur Spitaleinweisung. Eine Kontaktaufnahme mit der Therapiestation bringt nur kurzfristig Entspannung. Herr W. trinkt weiter, verliert die Arbeit und zahlt die Miete nicht. Nach einem halben Jahr muss er wieder ins Heim zurückziehen. Dort setzt Herr W. den gewohnten Tagesrhythmus von früher wieder fort. Es fällt ihm leicht, abstinent zu bleiben, er ist zufrieden und findet bald wieder Arbeit.

Nach einem rückfallfreien Jahr, in dem auf die stabilisierende Wirkung der fortgesetzten Psychotherapie gehofft

wird, folgt der nächste Wohnversuch in einer Wohngemeinschaft. Herr W. wird wieder am ersten Tag rückfällig, und es wiederholt sich das gleiche Drama wie vor zwei Jahren. Dann zieht Herr W. wieder ins Heim, wo er wieder Ruhe findet und die Abstinenz leichtfällt. Mittlerweile hat Herr W. jedoch einen Herzinfarkt erlitten. Die Herzattacken können mittels hoher Dosierung verschiedener Medikamente kompensiert werden. Arbeit kommt für ihn nicht mehr infrage. Dennoch wird ein weiterer Wohnversuch unternommen, der ebenso ausgeht, ja eine Verschlimmerung der Lage mit sich bringt.
Nach weiteren Herzkomplikationen und epileptischen Anfällen muss Herr W. in eine Rehabilitationsmaßnahme, dort entscheidet sich die Übersiedlung in ein Seniorenwohnheim. ◄

Die Geschichte von Herrn W. stimmt nachdenklich. Eine realistischere Einschätzung durch Betreuung und Psychotherapie hätte ihm möglicherweise viel Kummer erspart. Grundsätzlich ist bei leistungsreduzierten Typ-IV-Patienten immer die Frage zu stellen, welche Möglichkeiten eine stützende Therapie überhaupt hat und wo die Grenzen derselben liegen. Ergänzend sollten auch die persönlichen Ressourcen erhoben werden (vgl. salutogene Diagnose), die Informationen über Entwicklungsmöglichkeiten geben können. In den meisten Fällen kann die Therapie die Strukturbildung nicht ersetzen, sondern nur motivationsstützend begleiten.

Welche „Kompensationen" wirklich hilfreich sind, hängt von den konkreten Ich-Defiziten und Ich-Stärken („Widerstandsressourcen") ab, die auf psychischer, körperlicher und sozialer Ebene liegen können. Wie aber die Erfahrung zeigt, ist die Sicherung der sozialen Rahmenbedingungen

ausschlaggebend, sodass man von einer „Stabilisierung durch soziale Stimulation" (SSS) sprechen kann. Eine Verbesserung der Beziehungen wirkt überdies stabilisierend auf das vulnerable Suchtsystem, da diese gleichzeitig Motivationsprozesse in Gang setzen:

- Stabile Betreuungsbeziehung
- Neue (alkoholfreie) Freundschaften
- Besuchsdienste in der Wohnung
- Gemeinschaftswohnformen, z. B. Wohngemeinschaften
- Wohnheime
- Heimhilfe
- Besachwaltung (Sachwalterschaft), insbesondere zur Sicherung der Wohnung – z. B. Zahlung von Mieten und Energiekosten
- Regelmäßige Ambulanztermine
- Motivationsgruppen (AA, Blaues Kreuz …)
- Aktive Freizeitgestaltung, z. B. Haustiere, „Gartentherapie"
- Beschäftigung(sprojekte)
- Langzeitarbeitslosenprojekte
- Disulfiram-Einstellung, bei vorhandener Motivation und entsprechender Kontrolle
- Tagesstruktur
- Effiziente, d. h. rasche und verständnisvolle Krisenintervention bei Rückfällen
- Training von Alltagsfähigkeiten usw.

Helmut Hesse, praxiserfahrener pädagogischer Mitarbeiter in einem soziotherapeutischen Wohnheim für CMA in Remscheid (D), stellt in seinem Artikel „Wirkfaktoren der Soziotherapie" (Hesse 2004) fünf Kernpunkte heraus:

- Feste Struktur des Tagesablaufs
- Menschenwürdiges, lebenswertes Umfeld
- Leben in der Gemeinschaft

- Abstinentes Klima
- Entdeckung und Förderung individueller Fähigkeiten und Fertigkeiten

Die hier für CMA genannten Faktoren finden sich auch in unseren Vorschlägen für die Typ-IV-Gruppe wieder.

10.9.5.6 Stabilisierung durch Soziale Stimulation (SSS)

Häufig leben Typ-IV-Suchtkranke in einem sozialen Trink- und Rauchersystem, in dem der gemeinsame Konsum von Alkohol und Nikotin eine gruppenstabilisierende Rolle spielt. Trink- und Rauchverhalten können mit dem Gruppenstatus zusammenhängen und dieser Konnex hat unmittelbare Auswirkungen auf die Hirnfunktionen. Die Zugehörigkeit zur Gruppe – und damit die soziale

Sicherheit – ist eng mit dem gemeinsamen Trinken und Rauchen verknüpft. Dieser Mechanismus führt selbst bei hoher Therapiemotivation nach Rückkehr ins gewohnte Umfeld zu Rückfällen. Wenn keine sozialen Ressourcen aufgebaut werden, wird in diesen Fällen immer der Rückfall drohen bzw. die Betroffenen werden vereinsamen, weil sie keine alternativen Beziehungen aufbauen können. Durch diese „Atrophie des sozialen Atoms" kommt es zu einer folgenreichen Destabilisierung der Identität. Die andere Seite dieser Dynamik ist, dass manche Typ-IV-Suchtkranke bei einer gelungenen Integration in ein trockenes und stabiles soziales Umfeld – manchmal sogar ohne Entzugs- und Entwöhnungsbehandlung – zu absoluter und lebenslanger Abstinenz imstande sind, wie wir in unseren Wohngemeinschaften erfahren konnten (Abb. 10.19).

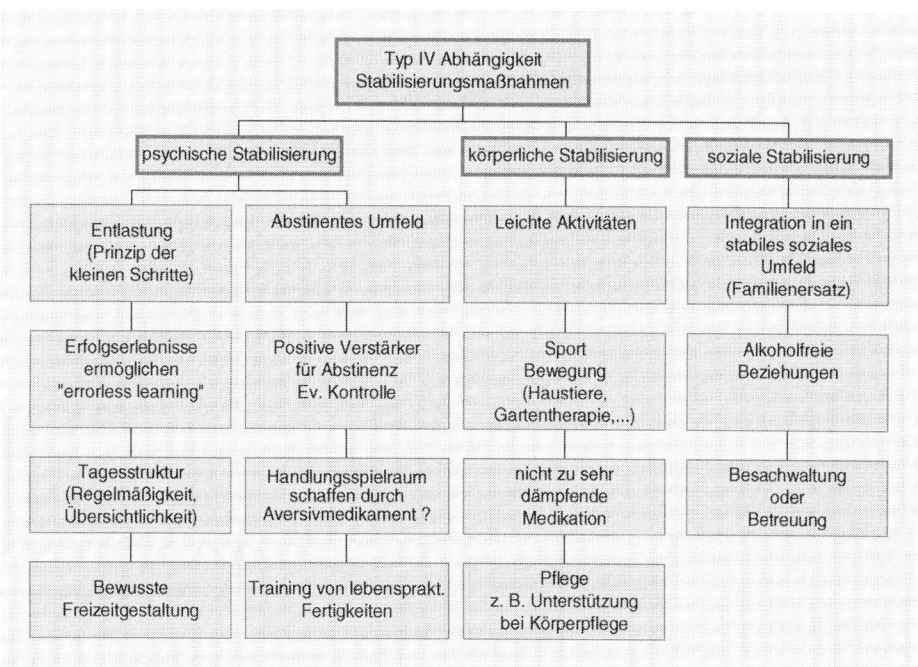

Abb. 10.19 Stabilisierungsmaßnahmen bei Typ IV-Alkoholerkrankungen

Beispiel

Herr B. verbrachte die letzten 20 Jahre seines Lebens in unsteten Verhältnissen, die meisten davon „unter der Brücke", d. h. als Obdachloser. Tagsüber besucht der 60-Jährige mit seinen Schicksalsgenossen diverse Ausspeisen und Schnapsbuden. Als es ihm gesundheitlich einmal nicht so gut geht, wird er ins Notquartier eines Caritasheimes aufgenommen und bleibt dann dort „hängen". Obwohl er auffallend leistungsreduziert ist, übernimmt er diverse Dienste in der Hausgemeinschaft. Am Nachmittag verschwindet er allerdings immer für ein bis zwei Stunden und konsumiert „seine zwei Bier" oder seinen „Spritzer" im nahen Biergartl. Obwohl er seine Trinkmenge mit dem Einzug ins Haus ziemlich herunterschraubt, behält er den herabgesetzten täglichen Alkoholkonsum bei. Einige Sanktionen – wie verhängte Hausverbote – ändern nichts an diesem Verhalten. Dieses Muster behält er zwei Jahre bei. Eines Tages jedoch beschließt Herr B „aus heiterem Himmel", dass er statt der Spritzer Almdudler trinkt. Plötzlich stellt der Alkoholiker – ohne Entzug und Therapie – seinen Alkoholkonsum ein und behält diese Verhaltensweise die folgenden Jahre bis zu seinem Tod bei. Es ist anzunehmen, dass die Einbindung ins Sozialnetz des Hauses und die damit erfolgte Strukturbildung diese „Wunderheilung" mitbedingt hat. ◄

Der Zusammenhang von sozialer Integration (Sicherheit) und emotionaler Stabilität kommt auch in der Bedürfnishierarchie von Maslow zum Ausdruck, wenngleich sie für die Suchtpatienten und insbesondere für die Typ-IV-Patienten modifiziert werden muss. Es ist vielmehr so, dass ab einem bestimmten Punkt im Suchtgeschehen die physiologischen Bedürfnisse nicht mehr an erster Stelle stehen, z. B. rücken die Nahrungsaufnahme oder die Körperpflege immer weiter in den Hintergrund – bis zum Grad der Verwahrlosung. Andererseits gilt für viele Typ-IV-Patienten, dass die Selbstregulation – und damit auch die natürliche Ordnung der Bedürfnisse – dann wiederhergestellt wird, wenn eine soziale Integration den Ausgleich schafft und dadurch auf die Noxe Alkohol verzichtet werden kann.

Der Zusammenhang von sozialer Beeinträchtigung und individueller Selbstregulierungsbeschränkung könnte mit den bereits behandelten Defiziten der Funktionen, die im frontalen Cortex lokalisiert sind, zu tun haben. Strategieentwicklung und -modifikation, Problemlösungsverhalten, Anwendung von Erfahrungswissen, aber insbesondere die Umsetzung sozialer Normen, also die soziale Selbststeuerung, haben im Stirnhirn ihr physiologisches Korrelat (vgl. Abschn. 10.9.5.3). Evolutionsgeschichtlich ist das Frontalhirn in jener Phase entstanden, als das Zusammenleben von Individuen in sozialen Gruppen begann. Das Leben in „sozialen" Organisationen hat im Frontalhirn seine mentale Repräsentation (Kolb und Whishaw 1996). Dies scheint eine Kompensation von Leistungsdefiziten durch Einbindung in intakte und hilfreiche soziale Strukturen zu ermöglichen. Weiters verändert das auch den Stellenwert der sozialen Integration für die Gesamtsituation des Individuums, sie wird – je stärker die vorliegende Desintegration ist – zu einer Voraussetzung für die Aktivierung und Integration anderer Persönlichkeitsbereiche.

Die Überlegungen von Maslow (1954) gehen davon aus, dass die menschlichen Bedürfnisse in einem gewissen Sinn hierarchisch geordnet seien und deren Verwirklichung voneinander abhängig gedacht werden kann („dilatorische Be-friedigung"). Erst wenn die physiologi-schen und Sicherheitsbedürfnisse bis zu einem gewissen Grad befriedigt sind, kön-nen sich die sozialen und Wertbedürfnisse entfalten. Sind die fundamentalen Bedürf-nisse gestillt, kommen die nächsthöheren ins Blickfeld. Das Ziel der Persönlich-keitsentwicklung ist demnach, dass die Selbstverwirklichung Raum bekommt und in der Lebensgestaltung leitend wird. Im Falle von abhängigkeitsbedingter Desinte-gration kann sich die Ordnung der Motive auch verschieben, wichtige lebenserhal-tende Bedürfnisse (wie z. B. Arztbesuche) werden ausgeblendet. Die Einordnung des Individuums in eine Gruppe mit einer so-zialen Struktur ordnet prozesshaft auch die „Bedürfnispyramide" neu. Die sozi-ale Stimulation bewirkt eine umfassende Strukturierung verwahrlosten Bedürfnis-komplexe.

Beispiel

Nach der Übersiedlung vom Übergangs-wohnheim in die „eigene Wohnung" fällt Herrn K. die Decke auf den Kopf. An-fänglich bemüht er sich noch, seinen Alltag zu gestalten, hält Termine ein, geht zum Arzt, kocht sich essen. Aber je länger er alleine lebt, umso mehr ver-liert sich diese Ordnung. Er schläft tags-über und sitzt nachts am PC und surft im Internet. Tisch und Bett sind übersät mit Zigarettenstummeln und Asche, leere Flaschen liegen am Boden. Er geht so wenig wie möglich aus dem Haus und betrinkt sich oft. Eine Intervention ver-ändert sein Leben: Freunde aus dem Heim beschließen, ihn nun regelmäßig zu besuchen. Eine kleine Gruppe trifft sich und beschließt, in seiner Wohnung

mit ihm einen „Spieleabend" zu gestal-ten. Diese regelmäßigen Treffen bremsen die Verwahrlosung. Herr K. räumt wie-der auf, nimmt die Therapie wieder auf, raucht weniger und richtet für die Besu-cher, die jede Woche kommen, eine Jause her. Die geordneten und zuverlässigen Sozialkontakte geben ihm die nötigen Impulse für die Strukturierung seines Alltags, auch an den Tagen, an denen kein Besuch kommt. ◄

10.9.5.7 Compliance

„Compliance", also Kooperation im sozial-arbeiterischen oder therapeutischen Set-ting), setzt verbales Verständnis und die Fähigkeit, das Besprochene in Handlungen bzw. Handlungskonzepte umzusetzen, vor-aus. Es ergeben sich Fragen wie:

- Inwiefern kann ich als Sozialarbeiter auf „Gespräche" vertrauen, brauche ich nicht noch andere Kommunikationsformen?
- Inwiefern sind „Therapien" angebracht, in denen das Gespräch zum wichtigsten Instrument gehört?
- Inwiefern kann ich auf verbale Verein-barungen vertrauen und sie zur Grund-lage der Betreuungsarbeit machen?
- Inwiefern kann ich auf die verbale Selbstdarstellung des Klienten ver-trauen? (Konfabulationen?)
- Inwiefern ist mir klar, was in meinem Umfeld bzw. in meinem Denken als „Motivation" gewertet wird?

Bei Typ-I-Patienten kann die „Compli-ance" nach Bewältigung der Entzugsphase sehr hoch sein, sie kann sich durch den Wegfall der Akutsymptome aber rasch re-duzieren (Burger und Marx 2001).

Bei Typ-II-Patienten kann erwartet wer-den, dass die „Compliance" bei psychosozialen Krisen schwankt und sie sich mit der Bearbeitung der Krisen verbessert.

Bei Typ-III-Abhängigen hängt die „Compliance" vom psychischen Zustand ab und ist dadurch stark wechselnd. In den Phasen der Depression oder der (Hypo)manie ist sie reduziert bzw. imponiert eine Scheinmotivation, die entweder im Leidensdruck oder im Über-Ich wurzelt. Verbessert sich das real erlebte Leiden, z. B. durch Wegfall der Entzugserscheinungen oder durch Stabilisierung der Basisstörung, kann die Veränderungsbereitschaft ebenfalls sinken. Lediglich im Über-Ich rationalisierte Zielsetzungen haben gegen die biorhythmischen Schwankungen, die das Leib-Seele-Gefüge von Grund auf erschüttern, keine Chance. Soziotherapeutische Stabilisierung durch Strukturbildung und/oder Krisenintervention wird notwendig sein, um die krisenhaften Phasen zu überbrücken, bis eine Bearbeitung der Basisstörung überhaupt (wieder) möglich ist.

Beispiel

Herr F. leidet phasenweise an Depressionen und trinkt dann flaschenweise Wodka. Da er nichts isst, verliert er in dieser Zeit massiv an Gewicht. Nach 20 Jahren der Wohnungslosigkeit ist sein soziales Umfeld sehr reduziert. Seit einem Jahr lebt er in einer Gemeindewohnung. An sich ist er in Betreuung einer Alkoholambulanz und in soziotherapeutischer Begleitung durch eine Beratungsstelle. Sobald es ihm besser geht, entwickelt er hypomanische Verhaltensweisen und übernimmt Arbeitsstellen oder beginnt Ausbildungen, die ihn rasch überfordern. In Kürze folgen ein depressiver Schub und der Alkoholrückfall. Der Kontakt zur Ambulanz wird in diesen Phasen immer abgebrochen. In den Zeiten der Depression und des hohen Alkoholkonsums kommt es zur Verwahrlosung der Person und der Wohnung. Herr F. ist nicht in der Lage, von sich aus Kontakt zu seinen Bezugspersonen zu halten. In dieser Phase versucht der Betreuer, die Kontaktfrequenz aufrechtzuerhalten und von sich aus zu erhöhen (Wohnungsbesuche, Kontakttelefonate), bis die Wiederaufnahme der ärztlichen Betreuung in der Ambulanz erfolgen kann. Nach dem körperlichen Entzug wird das Setting wieder erweitert (Kontaktgruppe, regelmäßige Betreuungsgespräche und Ambulanzbesuche, Angebote zur Tagesstrukturierung u. a.). Ziel der Betreuung ist auch die Verlängerung der abstinenten Phasen und die effektive Einstellung auf stimmungsstabilisierende Medikamente (z. B. Carbamazepin), was durch die Rückfälle bislang noch nicht möglich war. Langfristiges Ziel bei diesem Klienten ist eventuell eine begleitende Psychotherapie. ◄

Sprachliche Erreichbarkeit

Bei Typ-IV-Abhängigen kann es sein, dass die Erfassung von sprachlich vermittelten Inhalten aufgrund der kognitiven Leistungsdefizite – insbesondere in den ersten Wochen und Monaten nach Abstinenzbeginn – stärker (als sonst) eingeschränkt ist. Der Status der Aufnahmefähigkeit (Verständnis, Konzentration, Merken) ist jeweils abzuklären. Abgesehen von den bestehenden Defiziten sind bei chronisch Alkoholkranken Schädigungen vieler komplexer cerebraler Funktionen beschrieben worden (sowohl reversible als auch irreversible). Nur wenige Personen aus dieser Gruppe kommen in der Computertomographie auf ein normales

Bild (16 %). Atrophische Veränderungen wurden im Frontal- und Parietalhirn festgestellt, ebenso Erweiterung der inneren Liquorräume. Im EEG finden sich bei 50 % aller Alkoholkranken Abweichungen von der Norm. Bei Alkoholkranken jenseits des 50. Lebensjahres ist die Gehirndurchblutung vermindert. 14 bis 20 % weisen Anzeichen des Korsakow-Syndroms auf, d. h. Verminderung im Bereich des Gedächtnisses, der Spontaneität, der Konzentrationsfähigkeit und des Auffassungsvermögens. Pathologisch finden sich Läsionen im Bereich des Thalamus. Die verbale Ausdrucksfähigkeit ist oft trotz Defiziten in anderen Leistungsbereichen, z. B. der räumlichen Orientierung, erhalten, was zu erheblichen Fehleinschätzungen führen kann. Die rechte Hemisphäre des Cortex – der Bereich der räumlichen Orientierung – ist bei chronischen Alkoholkranken stärker in Mitleidenschaft gezogen (Steingass 1998).

Beispiel

Herr K. hat regelmäßige Gesprächstermine bei seinem Berater. Er kommt pünktlich zu den Terminen und nimmt auch Wartezeiten im Vorraum auf sich. Allerdings nerven ihn die Wartezeiten immer wieder, wenn er von anderen Klienten angesprochen wird. Ganz schlecht verträgt er es, wenn die Beratungsgespräche durch Telefonate oder andere Ablenkungen unterbrochen werden. Er versucht seinen Ärger zwar hinunterzuschlucken, aber dem Berater ist dieser Ärger nicht verborgen geblieben. Als der Berater nachfragt, erfährt er, dass ein Grund für den Ärger unter anderem die eingeschränkte Konzentrationsfähigkeit ist. Herrn K. muss sich sehr anstrengen, um dem Berater zu

folgen bzw. seine eigenen Gedanken nicht zu verlieren, bei Ablenkungen fällt er in ein gedankliches „Loch" und hat es nachher sehr schwer, den Faden wieder zu finden. Jetzt ist dem Berater auch klar, warum Herr K. ständig ein Notizbuch mit sich führt und alle Termine und Vereinbarungen darin festhält. ◄

Bei kognitiven Beeinträchtigungen (die bei Typ-IV-Patienten auf Dauer gegeben sein können), ist die sprachliche Vermittlung zu optimieren. Das heißt:

- Kurze, klare Sätze, die suggestiv wiederholt werden
- Keine zu komplizierten Sachverhalte
- Regelmäßiges Nachfragen, was verstanden wurde, (Missverständnisse einkalkulieren)
- Vergesslichkeit berücksichtigen (Termine aufschreiben, Vereinbarungen eventuell schriftlich machen, wiederholen …) → Wandkalender im Zimmer
- Eventuell können auch telefonische Erinnerungen effizient sein
- Kompensationsmethoden einführen, z. B. Erinnerungszettel an der Pinnwand, Kalender, Handy-Time-Manager, Begleitung zu Amtsterminen, Erinnerungen durch Mitbewohner usw.

Beispiel

Herr N. ist seit seiner Kindheit Epileptiker, lebte 10 Jahre in Heimen und hat es doch geschafft, nun eine Gemeindewohnung zu bekommen. Dass er überhaupt durch das „soziale Netz" gefallen ist, hatte nicht zuletzt mit der Angst vor Ämtern zu tun. Wenn es darum ging, Amtswege zu erledigen, hat Herr N. immer mit Rückzug reagiert.

Die Analyse dieses Verhaltens zeigt, dass Herr N. sich in solchen Situationen intellektuell und sprachlich überfordert sah. Als ehemaliger Sonderschüler hatte er Angst, seine Lese-, Schreib- und Verständnisschwächen zuzugeben. Wenn heute Amtstermine anstehen, dann bittet er einen Betreuer, ihn zu begleiten. ◄

Oft ist bei eben erst entzogenen Typ-IV-Patienten noch nicht zu unterscheiden, ob die Defizite in der Konzentrationsfähigkeit, beim Merken (Vergesslichkeit) oder beim Nichterfassen von sprachlich vermittelten Inhalten schon vorher bestanden haben und somit irreversibel sind oder durch den Alkoholabusus bewirkt wurden und unter Umständen reversibel sind. Entsprechende Fördermaßnahmen können bekanntlich bestehende Defizite verbessern (Gedächtnistraining, Verantwortung für überschaubare Bereiche, Erfolgserlebnisse …). Dabei wurde z. B. die Methode des **„Errorless Learning"** (im Gegensatz zum „Trial and Error") als für diese Klientengruppe förderlich klassifiziert. Die Lerninhalte werden dabei öfter wiederholt und so dargeboten, dass die positiven Verstärkungen unmittelbar einsetzen (Streubel 1998).

Die Einnahme von **Nootropika** kann dazu beitragen, die reversiblen Leistungsdefizite wieder auszugleichen. Andererseits besteht immer die Gefahr, dass hochdosierte Psychopharmaka die Kompensationsprozesse des Gehirns und des Organismus überhaupt zu sehr bremsen. Deshalb sollte die Aktivierung dieser Patienten als wichtiges Prinzip im Auge behalten werden (siehe nächster Abschn. 10.9.5.8).

> **Beispiel**
>
> *Herr Z. lebt in einem Heim für ehemals obdachlose Menschen. Die Betreuungsangebote sind dort sehr reduziert. Häufig gehen die Bewohner dieser Einrichtung miteinander ins Wirtshaus. Wenn Herr Z. wieder einmal versucht, auf Alkohol zu verzichten, wird die Freizeitgestaltung für ihn zum Hauptproblem. Zwar läuft der Fernseher die ganze Zeit im Hintergrund, aber Herr Z. ist nicht in der Lage, sich auf das Geschehen am Bildschirm zu konzentrieren. Er kann sich auch nur kurze Zeit mit der täglichen Zeitung beschäftigen. Sich selber Ziele zu setzen, Aktivitäten zu planen gelingt ihm nicht. Früher oder später beginnt er wieder mit den anderen mitzutrinken. Früher hat Herr Z. in einem Heim gelebt, in dem Alkoholisierung verboten war. Damals hat er an den Radausflügen teilgenommen, war in einem Arbeitsprojekt beschäftigt und als Hausarbeiter des Heims engagiert. Diese Tagesstruktur fehlt ihm im neuen Heim gänzlich. Seit er dort lebt, hat sich sein Gesundheitszustand verschlechtert. Den Kontakt zu den Bekannten von damals hat er verloren.*
>
> *Zum Heimleiter hat er einen guten Draht. Gemeinsam überlegen sie, wie eine Veränderung seines Lebensstils aussehen könnte, sogar ein Umzug in ein anderes Heim wird überlegt.* ◄

In dem Ausmaß, in dem reduzierte Persönlichkeiten wieder aktiv werden, verbessert sich auch die „Compliance", da sich die kognitive Leistungsfähigkeit mit steigendem Wohlbefinden und Abwesenheit der schädigenden Substanz in der Regel erhöht. Das konstitutive Defizit in der Selbstregulierungsfähigkeit, z. B. in der Abgrenzung vom alkoholpermissiven Umfeld, wird weiterhin bestehen bleiben, dieses muss quasi durch ein Hilfs-Ich institutionell überbrückt werden. Gelingt diese Überbrückung, wird sich auch von dieser Seite die „Compliance" verbessern.

Beispiel

Herr H. lebt in einem betreuten Wohnprojekt. Einige Jahre hat er in einem Heim für Alkoholkranke gelebt, bevor er in dieses Wohnprojekt übersiedelt ist. Herr H. trinkt regelmäßig, aber nicht mehr so viel wie früher. Da er im früheren Heim weiterhin ehrenamtlich 3-mal in der Woche Portiersdienste versieht, muss er seinen Alkoholkonsum in Grenzen halten. Nachdem er schon zehn Jahre nicht mehr gearbeitet hat und ihn auch die Portiersdienste anstrengen, ist nicht zu erwarten, dass er auf dem normalen Arbeitsmarkt noch einmal unterkommt. Die Tages- und Wochenstruktur, die er durch die Dienste im Wohnheim hat, gibt ihm so viel Sicherheit, dass er quasi kontrolliert trinken kann. Er selbst sagt von sich, dass er die Beschäftigung im Heim braucht und dass er beim Wegfall dieser Struktur wieder stark rückfällig werden würde. Mit seinen phasenweisen Überforderungen in komplexeren Situationen hat man im Heim umzugehen gelernt. ◀

10.9.5.8 Pädagogische Kontextvariablen im Überblick

Nachdem die sprachliche und intellektuelle Erreichbarkeit vorübergehend oder dauerhaft eingeschränkt sein kann, liegt es auf der Hand, dass in der Begleitung von chro-

nisch mehrfach beeinträchtigten Abhängigen den nichtsprachlichen Interventionsvariablen eine größere Bedeutung als sprachlichen zukommen muss. Hier lassen sich Anleihen aus der Gestalttherapie bzw. Gestaltpädagogik (Petzold 1985) nehmen. Dazu gehören:

- **Die anregende, kommunikationsfördernde Gestaltung des Lebensraumes**

  „Leben ist Erregung ... Stimulierung bewirkt Kontakt mit dem Umfeld, bewirkt Erregung, Energie und Leben." (Perls)

  Zur anregenden Gesaltung des Lebensraumes gehören z. B.:

  - Helle Räume
  - Gemeinschaftsräume, z. B. Gemeinschafts- bzw. Wohnküchen statt Einzelküchen
  - Gemeinschaftsaktivitäten
  - Möglichkeiten, Sport zu betreiben oder miteinander zu spielen
  - Möglichkeiten, Besuche zu empfangen
  - Möglichkeiten, sich zurückzuziehen
  - Haustiere
  - Pflanzen
  - Kontakt mit der Natur usw.

- **Förderung von „Awareness", Eröffnen von Wahrnehmungsmöglichkeiten**

  Gezieltes Aufmerksammachen auf das Umfeld – z. B. „Haben Sie schon gesehen, dass im Garten der Flieder zu blühen beginnt?", „Haben Sie heute in der Zeitung schon gelesen, dass ...", gezieltes Aufmerksammachen auf das Innenleben: z. B. „Was haben Sie heute geträumt?"

- **Förderung der Selbstregulation und der Selbstverantwortung**

Viele Betroffene sind – oft aufgrund ihrer Hospitalisierung – von ihrer eigenen Ohnmacht überzeugt und lehnen Mitbestimmung aus dieser negativen Haltung heraus oft ab. Hospitalisierung führt zu **Passivität** und **Resignation.** Die Aktivierung in Richtung Selbstregulation und Mitgestaltung ist meistens ein langer, mühevoller Weg und braucht **viele Anläufe** und vor allem Kreativität seitens des Umfelds, die im Herausfinden dessen besteht, was die betreffende Person machen kann und will, z. B. durch Initiierung bestimmter **Projekte**: Spieleabende, Festgestaltung, Dekoration des Gemeinschaftsraumes, Übernahme von bestimmten Aufgaben, etwa das Gießen der Pflanzen, Tischdecken, Verantwortung für ein Haustier usw.

- **Ermöglichung von Solidaritäts- und Kooperationserfahrungen**

Im sozialen Gefüge ist Kooperation ein wichtiger Schlüssel zur Ressourcenaktivierung von sozial deprivierten Persönlichkeiten. Die Kunst ist es, in kleinen Schritten hospitalisierte und an Isolation gewöhnte Menschen „herauszulocken" und in mehr oder weniger bekannten Kontexten Erfahrungen in alternativen, d. h. **aktiven Rollen** machen zu lassen. Oft ist die Teilnahme an „Ausflügen" für den Anfang schon eine extreme Hürde, aber gemeinsames Eisessen, da zeitlich begrenzt, ist möglich. Die Kooperation bei bestimmten **„Projekten"** (z. B. die Gestaltung eines Raumes, die Vorbereitung eines Festes, gemeinsames Kochen usw.) wird oft nur über viele Stufen erreicht. Die Erfahrung von **Solidarität mit einem schwächeren Gruppenmitglied** ist hier sehr hilfreich, z. B. einem WG-Mitglied, das nicht kochen kann, Kochen

beizubringen oder jemanden, der Angst vor dem Zahnarzt hat, zu begleiten usw.

10.9.5.9 Überforderung, „Motivation"

Typ-IV-Patienten wird aufgrund ihres Erscheinungsbildes bzw. ihrer Biografie Abstinenzmotivation immer wieder abgesprochen. Vor dem Hintergrund der Ich-Defizite dieser Untergruppe ist prinzipiell zu fragen, inwiefern der herkömmliche Motivationsbegriff – so man von einem solchen überhaupt reden kann – auf diese übertragen werden darf und soll. Der reduzierte Antrieb, die verminderte Fähigkeit, die richtigen Schritte zu erkennen und umzusetzen, können sich aus der zugrunde liegenden Leistungseinschränkung ergeben. Manche Alltagssituationen sind für Typ-IV-Patienten überfordernd, was mitunter übersehen wird. Etwa der Besuch beim Arzt, das Aufsuchen einer Beratungsstelle oder das Erledigen eines Amtsbesuchs: Handlungen, von denen man annimmt, dass sie leicht bewältigt werden können. Diese Überforderung beruht mitunter auch auf negativen Lernerfahrungen, aber auch auf Defiziten im kognitiven Bereich (z. B. Formulare nicht ausreichend oder schnell verstehen zu können, komplizierten Sachverhalten nicht folgen zu können, Scham wegen eigener Rechtschreibschwäche usw.). Oft sind es aber auch massive Sozialängste, die früher mit Alkohol gedämpft wurden und in Zeiten der Abstinenz manifest werden.

Beispiel

Herr B. lebt in einer Wohngemeinschaft für Alkoholkranke. Gleich nach Einzug hat er sein Zimmer heimelig eingerichtet. Dort verbringt er auch viel Zeit. Meist erscheint er nur kurz im Gemein-

schaftsraum, beschäftigt sich meist mit Fernsehen. Die Wohnung verlässt er selten. Erst im Zuge des ersten massiven Alkoholrückfalls offenbart er seine Kontaktängste. Niemand wusste bis dahin, dass er Arztbesuche nur mit dem Taxi durchführen konnte, weil er Angst hatte, von Leuten auf der Straße aufgrund seines auffallenden Äußeren attackiert zu werden. Die meisten sozialen Interaktionen lösen bei B. Ängste aus und wurden jahrzehntelang mit alkoholischer Sedierung therapiert. ◄

Über die „Motivation", wenn es diesen Begriff in einem neutralen Sinn überhaupt gibt, wäre erst nach Ausschaltung der Defizite zu entscheiden. Auch für Typ-IV-Patienten „ergibt" sich die sogenannte Motivation durch stabile Beziehungen, die ihre Ich-Schwächen ausgleichen. In diesem Verständnis wird der Motivationsbegriff zu einem **Interaktionsphänomen** zwischen Berater/Betreuer/Arzt auf der einen und dem Klienten auf der anderen Seite, worauf wir an anderer Stelle bereits hingewiesen haben. Weiters ist kritisch nachzufragen, ob nur der Klient als für seine „Motivation" verantwortlich gesehen wird, insbesondere wenn es sich um leistungsreduzierte Persönlichkeiten handelt, bei denen die Selbstregulierungsfähigkeit (Ich-Stärke) sichtlich vermindert ist, oder ob die bestimmenden externen Faktoren ausreichend berücksichtigt werden.

Im Hinblick auf die Patienten, die in soziotherapeutischen Einrichtungen aufgenommen werden, resümiert der erfahrene Praktiker Steingass (2001):

Aufgrund ihrer hirnorganischen Veränderungen sind viele Bewohner nicht mehr in der Lage, sich selbst, ihren Zustand und ihre Situation angemessen beurteilen zu können, weitreichende Entscheidungen zu treffen oder längerfristig zu planen. Aus diesen Gründen ist es auch wenig hilfreich, vor der Aufnahme des Bewohners von ihnen weitreichende Erklärungen oder Lippenbekenntnisse zur „Krankheitseinsicht", „Abstinenzbereitschaft", „Behandlungsmotivation" oder Freiwilligkeit zu verlangen und davon die Behandlung abhängig zu machen.

10.9.5.10 Fallbeispiele von langfristig abstinenten Typ-IV-Patienten

Im folgenden Abschnitt werden drei exemplarische Biografien von Typ-IV-Alkoholkranken vorgestellt, die ein- oder mehrmals in ihrem Leben in sozio- bzw. suchttherapeutischen Einrichtungen betreut wurden und denen eine langfristige Stabilisierung gelungen ist. Es handelt sich um Personen, deren soziale und psychische Ausgangsbedingungen und spätere Lebensgeschichten so dramatisch sind, dass sie ins definitive gesellschaftliche Out (Gefängnis, Obdachlosigkeit, Langzeitarbeitslosigkeit) geführt haben. Alle drei Personen entsprachen über lange Zeit dem Klischee des obdachlosen Alkoholikers, dem eigentlich nicht mehr zugetraut wird, dass er ein abstinentes Leben führen kann. Dennoch sind wir der Meinung, dass diese Beispiele *keine Ausnahmen* darstellen, sondern Menschen, denen durch entsprechende Angebote aus ihrer Sucht geholfen wurde. Im ersten dieser Fälle wurde das Aversivmedikament Disulfiram (Antabus) erfolgreich eingesetzt, was durch das begleitende Setting möglich wurde.

In allen Fällen tritt an die Stelle von sozialer Desintegration ein neues soziales Netzwerk (Caritasgemeinde, Theaterprojekt, neue Partnerschaft …), das in einem gewissen Sinn strukturbildend wirkt bzw. die sozialen Kompetenzen fördert.

Norbert T., Typ IV

N. T., 1962 in Wien geboren als drittes von vier Kindern. Bei der Geburt kam es zu einer Sauerstoffunterversorgung, aufgrund derer die Typ-IV-Einschätzung vorzunehmen ist. Wie auch sein Bruder war Herr T. bei der Geburt untergewichtig und verbrachte einige Zeit im Brutkasten. Wahrscheinlich handelt es sich um alkoholbedingte Unterentwicklungen. Nur der jüngere Bruder, der keine Unterentwicklungen zeigt, weist als Einziger im Familienverband keine Alkoholproblematik auf. Im Familienverband lebten noch zwei Halbschwestern. Vater und Mutter waren beide schwer alkoholkrank. Die Beziehung zur Großmutter spielte eine große Rolle, es gab täglichen Kontakt nach der Schule. Bruder J. lebte ganz bei der Großmutter und kam mit dem alkoholgezeichneten Umfeld nicht direkt in Kontakt. Als die Kinder von der Schule nach Hause kamen, war die Mutter meistens stark alkoholisiert: „Von sieben Tagen in der Woche fünf". Der Vater war im Metallbereich als Hilfsarbeiter tätig. Erst als Herr T. zwölf Jahre alt war, verlor der Vater alkoholbedingt die Arbeit und wurde dann immer wieder bei Leihfirmen beschäftigt.

Durch die Verhaltensauffälligkeit (Aggressionen gegenüber Klassenkameraden) von Bruder A. schaltete sich die Fürsorge ein. Als Herr T. elf Jahre alt war, entschied die Fürsorge, dass alle Kinder ins Heim mussten. Bei der Mutter wurde in der gleichen Zeit Leberzirrhose diagnostiziert, und sie musste ins Spital. Herr T. und seine Schwester G. kamen in ein Kinderheim der Caritas, Bruder A. kam ins Heim für

Schwererziehbare. Die Eltern verloren nach einiger Zeit die Wohnung und wurden obdachlos. In dieser Zeit hielt nur der große Bruder Kontakt mit Herrn T. und seiner Schwester. Einige Zeit später stirbt die Großmutter, daraufhin muss auch Bruder J. ins Heim.

Mit zwölf Jahren erleidet Herr T. die erste Alkoholvergiftung mit anschließender Entgiftung im Kinderspital, Anlass war ein Wetttrinken mit den Geschwistern. Wie sein Bruder A. kommt auch Herr T. in die Sonderschule und wird dort verhaltensauffällig. „Einer Lehrerin habe ich einen Tisch nachgehaut, meinem Bruder hab ich den Zirkel nachgeworfen …" Die Ausraster konnten jedoch von den Erziehern auf dem Weg von positiven Verstärkern in den Griff bekommen werden.

Mit 15 Jahren übersiedeln Herr T. und seine Schwester in verschiedene Lehrlingsheime. Im Lehrlingsheim wird sehr viel Alkohol getrunken. Eine Lehre zum Kaminfeger wurde nach zwei Monaten seitens Herrn T. wieder abgebrochen:.(„'S hat mich nicht mehr gefreut." Er findet dann eine Lehrstelle mit Ausbildung zum Vulkaniseur und bleibt bis zum Ausbildungsende. Aufgrund von bürokratischen Problemen fehlt Herrn T. der Lehrbrief. Nach Beendigung der Lehrzeit soll er ins Gesellenheim wechseln, doch er bekommt Schwierigkeiten mit der Hausordnung. In einem spontanen Akt – „ohne viel zu überlegen" – beschließt er wegzugehen. Der Alkoholkonsum lag damals schon bei fünf Flaschen Bier täglich. Herr T. sucht und findet seine obdachlosen Eltern, die in dieser Zeit in Abbruchhäusern leben. Herr T. ist damals 18 Jahre alt. Vom 18. bis zum 21. Lebensjahr lebt er als Obdachloser bei seinen Eltern. Kürzere Haftaufenthalte folgen. 1983 stirbt die Mutter von Herrn T. an einer Embolie (Folgeerscheinung der Leberzirrhose) und in derselben Woche fällt der Vater im Abbruchhaus die Stufen hinunter. Durch ein Blutgerinnsel im Gehirn mit anschließendem monatelangem Spitalaufenthalt ist der Vater behindert und braucht ständig Pflege. Der Vater hat einen massiven Gedächtnisverlust erlitten und kann sich nicht mehr an seine Kinder erinnern.

Bruder A. gibt in dieser Zeit seine Wohnung auf und zieht zur Freundin. So können Herr T. und der Vater nach dem Spitalsaufenthalt zusammenziehen. Herr T. pflegt den Vater bis zu seinem Tod 1987. Bis 1990 kann Herr T. die Wohnung erhalten. Aufgrund der Alkoholexzesse kommt es zu Protesten der Mitbewohner. So muss Herr T. die Wohnung aufgeben und zieht – nach einem kurzen Zwischenspiel in der Meldemannstraße – in ein neu eröffnetes Männerheim der Gemeinde Wien. Eineinhalb Jahre verbringt Herr T. dort und bekommt dann die Möglichkeit, in eine Startwohnung zu ziehen.

Der fortgesetzte Alkoholkonsum führt dazu, dass Herr T. auch diese Wohnung aufgeben muss. Er absolviert seine erste Therapie auf der Baumgartner Höhe. 1993 übersiedelt er von dort in das soziotherapeutische Wohnheim „Vinzenzhaus". Zwei Jahre lebt Herr T. dort fast rückfallfrei (drei „slips"), er arbeitet ein Jahr als Saisonarbeiter bei der Müllabfuhr. 1994 übersiedelt er in die Startwohnung der Caritas. Die Alkoholrückfälle werden dort häufiger, weil die Kontrollen wegfallen, bleiben jedoch in einem weitaus geringeren Ausmaß als früher.

1996 stößt Herr T. zur Caritasgemeinde, beginnt wieder zu ministrieren und wird dort zum ehrenamtlichen Mesner, eine Tätigkeit, die er bis heute fortsetzt. 1997 lässt

sich Herr T. firmen. 1998 stößt er zur Theatergruppe und wird dort Beleuchter. Im selben Jahr erhält er seine Gemeindewohnung. Er übernimmt die Katze des Vorbesitzers.

Immer wieder versucht Herr T., in den Arbeitsprozess einzusteigen. Doch alle Arbeitsversuche scheitern aufgrund des ungebrochenen Alkoholkonsums. Zwar wurden die Trinkmengen geringer, doch die Kontrollversuche scheitern regelmäßig. 2001 rät ihm die Caritas zu einer weiteren Langzeittherapie, die im Therapiezentrum Ybbs absolviert wird.

2002 verliert Herr T. aufgrund von Nichtbezahlung der Miete beinahe die Gemeindewohnung. Über sozialarbeiterische Interventionen ist die Delogierung zu verhindern. Im Jahr 2003 kommt es zu einer weiteren Wohnungskrise. Monatelang verzichtet Herr T. „freiwillig" auf seine Arbeitslosenunterstützung, weil er sich nicht mehr aufs Arbeitsamt traut. Weitere Interventionen sind erforderlich. Die Wohnung kann erhalten werden.

Im November 2003 nimmt Herr T. auf Anraten seines Betreuers Kontakt mit der Alkoholambulanz im AKH auf. Auf eine stationäre Therapie wird aufgrund der wenig erfolgreichen Vorgeschichte bewusst verzichtet. Herr T. erhält Antabus. Eine geringfügige Beschäftigung wird möglich. Da nach vier Monaten das Projekt wieder beendigt wird, trinkt Herr T. – trotz Antabus – in einer Wutreaktion Alkohol. Es kommt zu einer massiven vegetativen Entgleisung. Herr T. begibt sich freiwillig eine Nacht zur Beobachtung ins Spital. Danach trinkt er einige Wochen wieder, dann nimmt er wieder Kontakt mit der Ambulanz auf und wird – auf seinen eigenen Wunsch – wieder

auf Antabus eingestellt. Aufgrund der Vor-
erfahrungen wird das Betreuungssetting
verändert. Zu den Ambulanzterminen im
AKH treten ergänzend 14-tägliche Gespräche mit dem Betreuer, bei denen auch die
Alkoholproblematik kontinuierlich besprochen wird. Gleichzeitig wird die Betreuung
durch verhaltenstherapeutische Verstärkungen „aufgewertet". Im ersten Jahr erhält er für jeden eingehaltenen Kontrolltermin eine „Belohnung". Für längere
Abstinenzzeiten erhält er entsprechende
Verstärker. Außerdem wird an konkreten
Zielsetzungen gearbeitet. Die Kombination
von motivationsstärkenden Strategien und
Antabus bringt einen langfristigen Erfolg.
In dieser Zeit verbessern sich auch seine
sozialen Kontakte, vor allem der Kontakt zu
seiner Schwester und deren Schwie-
gereltern.

Im November 2004 beginnt Herr T. in
einem Arbeitsprojekt zu arbeiten, das Ende
2005 verlängert wird. Im Februar 2006
startet er seine Führerscheinausbildung.
Nach Beendigung des Arbeitsprojekts im
Mai 2006 findet er eine Anstellung bei einer
Baufirma. Gleichzeitig setzt er die Antabus-
einnahme ab. Auch ohne Antabus bleibt er
rückfallfrei. Die Kontakte zu seiner Schwester verbessern sich, er wächst in die Familie, die seine Schwester gegründet hat, hin-
ein. Auch als diese 2015 an Krebs stirbt,
kommt es zu keinem Rückfall. Er beginnt
bei einem städtischen Unternehmen fix zu
arbeiten und ist weiter Ministrant in der
Kirchengemeinde. 2019 feiert er seine
15-jährige Abstinenz.

Peter N., Typ IV

Herr N., Jahrgang 1949, wurde in Wien geboren. Als genuiner Epileptiker ist er als
Typ-IV-Alkoholiker eingestuft. Trotz an-
tiepileptischer Einstellung und regelmäßiger Kontrolle kommt es alle paar Wochen
zu einem Grand-mal-Anfall.

Herr N. wuchs in einem extrem inkom-
munikativen Familiensystem auf. Über Gefühle wurde nie gesprochen, und auch in
seinem späteren Leben ist Herr N. eher ein
„ruhiger" Mensch, der wenig spricht und
sich im Hintergrund hält. Er absolviert eine
Lehre als Maler und Anstreicher. Mit seiner
Frau hat er drei Kinder. Im Rausch erleidet
Herr N. offensichtlich eine Persönlichkeitsveränderung, worauf auch die Vorstrafen
hinweisen. Dies könnte auch der Grund
sein, dass er von seiner Frau verlassen
wird. Die drei ehelichen Kinder wachsen in
der Folge bei seiner Mutter auf.

Herr N. beschreibt sich selbst als „Einzelgänger". Auch sein um fünf Jahre älterer
Bruder ist ein „Einzelgänger", rutscht allerdings durch Alkoholisierung sozial ab,
verliert seinen Job und kommt wegen Kör-
perverletzungsdelikten in Haft. Dennoch
bezeichnet Herr N. seinen Bruder als „Vor-
bild". Im Alter von 30 Jahren kommt es zu
einer Familientragödie. Herrn N. Bruder
bedroht in alkoholisiertem Zustand die
Mutter, Herr N. geht mit einem Messer dazwischen, der Bruder fällt in das Messer
und stirbt. Herr N. muss für insgesamt
sechs Jahre ins Gefängnis, wo er zwischen
Schuld- und Zorngefühlen hin und herge-
rissen wird.

Nach der Haft lebt N. zehn Jahre auf der
Straße, schläft auf der Parkbank, konsu-
miert zwei Liter Wein am Tag. Zuletzt häu-
fen sich dadurch die epileptischen Anfälle.
Ein Beinbruch führt zu einer Aufnahme im
Krankenhaus, wo ihm aufgrund der hohen
Alkoholisierung zu einem Alkoholentzug
geraten wird, den er im Jahr 1995 antritt.
Der erste und einzige Alkoholentzug seines

Lebens. Im April 1996 wechselt er von der Therapie ins Caritaswohnheim. Obwohl Herr N. eher schüchtern ist, integriert er sich sehr gut in die Hausgemeinschaft und kümmert sich zunächst um die Pflanzen und den Putzdienst. Nach einigen Monaten als Putzdienst findet er seinen endgültigen Platz im Hausgefüge und wird Koch. Eine Tätigkeit, die er ohne Unterbrechung bis dato (2007) beibehält. In dieser ganzen Zeit kommt es zu keinem einzigen Rückfall. Besonders rührend ist die Geschichte, als Herrn N. Sohn im Notquartier des Hauses aufgenommen wird und Vater und Sohn sich nach Jahrzehnten – beide obdachlos – im Obdachlosenheim wiedersehen.

Interessant ist, dass Herr N. selbst in den ersten drei Jahren darum kämpft, auf Dauer im Heim bleiben zu können und weder eine Übergangswohnung noch eine Finalwohnung haben möchte. Dies argumentiert er immer damit, dass er sicher sei, dass er bei einem Auszug aus dem schützenden Heim wieder rückfällig werde. Damit erkämpft sich Herr N. gewissermaßen eine Sonderstellung, weil er die Zusage bekommt, auf „ewig" im Übergangswohnheim bleiben zu können. Er zieht in ein Einzelzimmer im letzten Stock und richtet sich dort „häuslich" ein. Seine Selbstgenügsamkeit ist für die Betreuer ein Rätsel. Er geht auch kaum fort und spart sein ganzes Geld. Zu Spannungen kommt es nur, wenn er bei der Küchenarbeit durch seine Kochpartner in Stress kommt.

Nach ca. drei Jahren geschieht dann das „Wunder" – und Herr N. offenbart seinem Betreuer, dass er jetzt doch bereit sei, in eine Wohnung zu ziehen, was auch in die Tat umgesetzt wird. Nach vier Jahren im Heim wohnt er wieder in einer eigenen Wohnung, kocht aber 3-mal in der Woche

im Heim. Auch in dieser Phase bleibt Herr N. abstinent. Insgesamt ist er bis zu seinem Tod 2015 über 16 Jahre rückfallfrei.

Karl H., Typ IV

Herr H. wurde 1952 in Wien geboren, als ältestes von drei Kindern. Sein Großvater (wahrscheinlich) und Vater waren alkoholabhängig. Der Vater kehrte invalide aus dem Weltkrieg zurück. Die Mutter war Epileptikerin. Herr H. selbst ist auch Epileptiker und damit als Typ-IV-Patient zu diagnostizieren. Dass es sich um Epilepsie handelt, hat er erst als Erwachsener verstanden, von den Eltern wurde er darüber nicht aufgeklärt. Er wuchs in beengten und sozial eingeschränkten Verhältnissen auf. Der älteste Bruder hat sich in den 1980er Kahren das Leben genommen. Die Schwester arbeitet als Beamtin und ist geschieden.

In der dritten Klasse Volksschule kommt es zu einem Leistungseinbruch, in Kombination mit einem Diebstahl kommt Herr H. in die Kinderübernahmsstelle und verbringt anschließend zwei Jahre in einem Kinderheim. Mit zwölf Jahren kommt er nach Wien zurück. In dieser Zeit beginnt er viel zu lesen und findet in den Büchern eine Art Gegenwelt. Mit 14 flüchtet er aus dem Elternhaus und lebt bei diversen Männern. Nachdem er von der Polizei aufgegriffen wurde, wird er in der Jugendvollzugsanstalt für Schwererziehbare zwangsuntergebracht, erleidet dort immer wieder sexuelle und gewaltsame Übergriffe. Herr H. beschreibt sich in dieser Zeit als ängstlich und eher als „Opfertyp". Dennoch schafft Herr H. die Ausbildung zum Drucker und Buchbinder.

Nach den Traumatisierungen in den Heimen, vor allem in der Jugendvollzugsanstalt, flüchtet Herr H. vor der drohenden

Einberufung zum Bundesheer. Zwischen 18 und 30 lebt er mehr oder weniger „auf der Straße", findet immer wieder bei verschiedenen Bekannten und Freunden Unterkunft.

Den ersten Alkoholrausch hat Herr H. mit 18 nach der Jugendvollzugsanstalt im Umfeld von Bekannten – „ich konnte halt nicht genug bekommen". Er lebt von Gelegenheitsjobs und kommt in Kontakt zu Künstlerkreisen, durch die der Zugang zu Alkohol erleichtert wird. In den Jahren danach gewöhnt er sich an, vorwiegend allein zu trinken, vor allem um seine beschwerliche Situation zu vergessen. Er kommt auf bis zu vier Liter Bier oder zwei Liter Wein täglich, die er meist in Bahnhofslokalen trinkt. Es kommt zu Grand-mal-Anfällen mit Spitaleinweisungen.

Nachdem Herr H. seinen körperlichen und psychischen Verfall erlebt, entscheidet er sich im Alter von 30 Jahren, zu den Treffen der Anonymen Alkoholikern zu gehen und schafft es, seinen Alkoholkonsum längerfristig einzustellen. Erst nach drei Jahren erleidet er einen ersten Rückfall, der einen Monat dauert, kleinere Rückfälle, die zwei Tage dauern, folgen in den nächsten Jahren. 17 Jahre hält er den Kontakt mit den Anonymen Alkoholikern. Eine stationäre Alkoholtherapie hat er nie ins Auge gefasst und er betrachtet sie im Nachhinein auch als nicht notwendig.

Durch die Unterstützung der AA findet Herr H. die Kraft, sich dann endlich der Stellungskommission (Musterungsstelle des Heeres) zu stellen – und erfährt, dass er – aufgrund der Vorgeschichte – ohnedies untauglich ist. Herr H. entwickelt in der Zeit der Abstinenz Persönlichkeitszüge, die bislang (scheinbar) nicht wirksam waren: „Nicht davonzurennen, sondern standzuhalten." Er entdeckt in sich die Fähigkeiten

zu „Disziplin" und „Pflichtbewusstsein". Er beginnt in seinem erlernten Beruf als Buchbinder und Drucker zu arbeiten und arbeitet sich bis zum Abteilungsleiter einer Druckerei hoch.

Mit 35 heiratet Herr H., zwei Jahre später wird sein Sohn geboren (Frühgeburt), nach fünf Jahren erfolgt die Scheidung. Die gesundheitlichen Probleme in der Schwangerschaft und nach der Geburt lösen bei ihm starke Ängste aus, die er mit Rückzug aus der Beziehung zu lösen versucht. Es kommt auch zu kleineren Rückfällen. Dies führt zum Scheitern der Ehe. Nach einiger Zeit geht auch der Arbeitsplatz verloren.

Herr H. kommt in dieser Krisenzeit erneut mit kirchlichen Kreisen in Kontakt. Seit dem sechsten Lebensjahr ist er kirchlich sozialisiert, findet die Kirche als „Stütze", war Ministrant, Mesner usw. In einem charismatischen franziskanischen Projekt („Haus des Friedens") findet er Anschluss zu einer größeren Gemeinde, schafft es durch deren Unterstützung auch wieder vollkommen abstinent zu leben. Seit dieser Zeit (1996) ist Herr H. rückfallfrei. Seit 1998 lebt Herr H. in einer festen Beziehung, heiratet 2001 zum zweiten Mal und wird noch einmal Vater, arbeitet als Gärtner in einer Kleinstadt in Niederösterreich. Er ist bis dato (2019) rückfallfrei.

Literatur

Anderson CM, Hogarty GE (1986) Schizophrenia and the family: a practitioner's guide to psychoeducation and management. Guilford family therapy series. Guilford Press, New York. ISBN-10: 0898620651

Anke M, Bojak B, Krämer G, Seißelberg K (2003) Deeskalationsstrategien in der psychiatrischen Arbeit. Psychiatrie-Verlag, Bonn

Antonovsky A (1997) Salutogenese. Zur Ent-mystifizierung der Gesundheit (Übers: Franke A, Schulte N). Dgvt-Verlag, Tübingen

Antons K (2000) Praxis der Gruppendynamik, 8. Aufl. Hogrefe, Göttingen

Arend H (1999) Alkoholismus – Ambulante Therapie und Rückfallprophylaxe. Beltz, Weinheim/Basel

Arenz-Greiving I (2001) Traditionelle Selbst-hilfe – ein Auslaufmodell? In: Wienberg G, Driessen M (Hrsg) Auf dem Weg zur verges-senen Mehrheit. Innovative Konzepte für die Versorgung von Menschen mit Alkoholprob-lemen. Psychiatrie-Verlag, Bonn

Azrin NH, Sisson RW, Meyers R, Godley M (1982) Alcoholism treatment by disulfiram and community reinforcement therapy. J Be-hav Ther Exp Psychiatry 13:105–112

Babor T, De Hoffman MI, Boca F, Hesselbrock V, Meyer R, Dolinsky Z, Rounsaville B. (1992) Types of alcoholics. I. Evidence for an empirically derived typology based on indicators of vulnerability and severity. Arch Gen Psychiatry 49:599–608.

Baer U (1991/2005) Sozialtherapie. Versuch ei-ner Begriffsbestimmung. In: Baer U, Frick-Baer G (Hrsg) Bausteine einer kreativen So-zio- und Psychotherapie. Ausgewählte Beiträge 1991 bis 2005. Affenkönig, Neun-kirchen-Vluyn

Baer U (2004/2005) Zur inhaltlichen Unter-scheidung zwischen Soziotherapie und Psychotherapie. In: Baer U, Frick-Baer G (Hrsg) Bausteine einer kreativen Sozio- und Psychotherapie. Ausgewählte Beiträge 1991 bis 2005. Affenkönig, Neunkirchen-Vluyn

Baer U (2005) Die fünf Ebenen des Sozialen und die Landschaft der Soziotherapie. In: Baer U, Frick-Baer G (Hrsg) Bausteine einer kreativen Sozio- und Psychotherapie. Ausge-wählte Beiträge 1991 bis 2005. Affenkönig, Neunkirchen-Vluyn

Bales RF (1991/1946) Cultural differences in rates of alcoholism. Q J Stud Alcohol 6:480–499

Bauer J (2006a) Prinzip Menschlichkeit. Warum wir von Natur aus kooperieren. Hofmann und Campe, Hamburg

Bauer J (2006b) Warum ich fühle, was du fühlst. Intuitive Kommunikation und das Geheimnis der Spiegelneurone. Heyne, München

Bauer J (2007) Das Gedächtnis des Körpers. Wie Beziehungen und Lebensstile unsere Gene steuern. Piper, München

Baumgartner I (2003) Pastoralpsychologie. Pat-mos, Düsseldorf

Beck U (2003) Risikogesellschaft. Auf dem Weg in eine andere Moderne. Suhrkamp, Frank-furt am Main

Behrendt B, Schaub A (2005) Handbuch Psy-choedukation und Selbstmanagement: Ver-haltenstherapeutische Ansätze für die klini-sche Praxis. Dgvt-Verlag, Tübingen. ISBN-13: 978-3871590559

Blumer D, Benson DF (1975) Personality chan-ges with frontal und temporal lobe lesions. In: Benson DF, Blumer D (Hrsg) Psychiatric aspects of neurologic disease. Grune & Strat-ton, New York

Boruin CM, Mann BJ, Cone LT, Henggeler SW, Fucci BR, Blaske DM, Williams RA (1995) Multisystemic treatment of serious juvenile offenders: long-term prevention of crimina-lity and violence. J Consult Clin Psychol 63:569–578

Brönner M et al (2013) Seelische Erkrankungs-rate in den Einrichtungen der Wohnungslo-senhilfe im Großraum München: Die SEE-WOLF-Studie. Arch Wiss Prax sozialen Arbeit I:65–71

Burger C, Marx R (2001) Psychotherapiemoti-vation, generalisierte Kompetenzerwartung und Kontrollüberzeugungen zu Krankheit und Gesundheit von männlichen Alkoholi-kern klassifiziert nach der Typologie von Lesch. Wien Z Suchtforschung 24(2):23–40

Cardoso Neves JM, Barbarosa A, Ismail F, Pombo S (2006) NETER alcoholic typology (NAT). Alcohol Alcohol 41(2):133–139

Cloninger CR, Sigvardsson S, Gilligan SB, von Knorring AL, Reich T, Bohman M. (1988) Genetic heterogeneity and the classification of alcoholism. Adv Alcohol Subst Abuse 7/3-4:3–16.

Coleman D (2006) Soziale Intelligenz. Droe-mer, München

Cramon DY (1988) Planen und Handeln. In: Cramon D, Zihl J (Hrsg) Neuropsychologische Rehabil Alkoholismus – Missbra itation. Springer, Berlin

Dauer S (1999) Zu Wechselwirkungen von Gesundheit und Arbeitslosigkeit. In: Dauer S, Henning H (Hrsg) Arbeitslosigkeit und Gesundheit. Mitteldeutscher, Halle, S 12–23

Del Boca FK, Hesselbrock MN (1996) gender and alcoholic subtypes. Alcohol Health Res World 20:56–66

Deutsche Gesellschaft für Psychiatrie, Psychotherapie und Nervenheilkunde DGPPN (2013) S3 Leitlinie Psychosoziale Therapien bei schweren psychischen Erkrankungen. Springer, Berlin

Dilling H, Mombour W, Schmidt MH (1991) Internationale Klassifikation psychischer Störungen. Verlag Hans Huber, Bern/Göttingen/Toronto. (WHO)

Dörner K, Plog U, Teller C, Wendt F (2002) Irren ist menschlich. Lehrbuch der Psychiatrie und Psychotherapie. Psychiatrie-Verlag, Bonn

Duhrmann S (2016) Therapeutische Wohngemeinschaft – Chronischer Alkoholkonsum – Erfolg? Wirkfaktoren für erfolgreiches Arbeiten mit alkoholabhängigen Männern in einer Therapeutischen Wohngemeinschaft. Akademiker-Verlag, Saarbrücken

Eisenbach-Stangl I (1991) Eine Gesellschaftsgeschichte des Alkohols. Produktion, Konsum und soziale Kontrolle alkoholischer Rausch- und Genußmittel in Österreich 1918–1984. Campus, Frankfurt

Eisenbach-Stangl I (1994) Die neue Nüchternheit. Epidemiologie legalen und illegalen Drogengebrauchs von Kindern, Jugendlichen und jungen Erwachsenen in Österreich. In: Janig H, Rathmayr B (Hrsg) Wartezeit. Studien zu den Lebensverhältnissen Jugendlicher in Österreich. Österreichischer Studienverlag, Wien, S 189–216

Engel U, Hurrelmann K (1993) Was Jugendliche wagen. Juventa, Weinheim

Engel U, Hurrelmann K (1998) Was Jugendliche wagen. Eine Längsschnittstudie über Drogenkonsum, Stressreaktionen und Delinquenz im Jugendalter. Juventa, Weinheim

Fachausschuss Soziotherapie des AHG Wissenschaftsrates (Hrsg) (2000) Soziotherapie chronisch Abhängiger – ein Gesamtkonzept Verhaltensmedizin heute. Neuland, Geesthacht

Fengler J (2004) Süchtige und Tüchtige – Erkennen und Bewältigen von Burn-out in der Arbeit mit Abhängigen. In: Steingass (Hrsg) Geht doch. Soziotherapie chronisch mehrfach beeinträchtiger Abhängiger. Geesthacht, Neuland

Feuerlein W, Küfner H, Soyka M (1998) Alkoholismus – Missbrauch und Abhängigkeit, 5. Aufl. Stuttgart/New York

Fichter MM, Quadflieg N (2001) Prevalence of mental illness in homeless men in Munich, Germany: results from a representative sample. Acta Psychiatr Scand 103:94–104

Fichter MM, Quadflieg N, Greifenhagen A, Koniarczyk M, Wölz J (1997) Alcoholism among homeless men in Munich, Germany. Eur Psychiatry 12:64–74

Fiedler P (1998) Persönlichkeitsstörungen. Beltz Psychologie Verlags-Union, Weinheim

Frank H (2002) Risikokinder. Wiener Zeitschrift für Suchtforschung 25(1–2):83–92

Frieboes RM (2005) Grundlagen und Praxis der Soziotherapie. Richtlinien, Begutachtung, Behandlungskonzepte, Fallbeispiele, Antragsformulare. Kohlhammer, Stuttgart

Fromme K, Kruse MI (2003) Socio-cultural and individual influences on alcohol use and abuse by adolescents and young adults. In: Johnson BA, Ruiz P, Galanter M (Hrsg) Handbook of Clinical Alcoholism Treatment. Lippincott Williams & Wilkins, Baltimore, S 26–36

Giancola PR, Moss HB (1998) Executive functioning in alcohol use disorders. Recent Dev Alcohol 14:227–251

Ginner J (2006) Stellenwert der Sozialarbeit in der Alkoholikerinnen-Therapie nach Otto Lesch. Entwicklung von Erfolgskriterien für einen transdisziplinären Therapieansatz aus der Sicht der im Wohnheim Winden/Melk betreuten Menschen. Fachhochschule für Sozialarbeit St. Pölten

Haag F (1976) Sozialtherapie. In: Hahn P (Hrsg) Die Psychologie des 20. Jahrhunderts, Bd 9. Kindler, München

Hass W, Petzold HG (1999) Die Bedeutung der Forschung über soziale Netzwerke, Netzwerktherapie und soziale Unterstützung für die Psychotherapie – diagnostische und therapeutische Perspektiven. In: Petzold, Märtens: Wege zu effektiven Psychotherapien. Psychotherapieforschung und Praxis, Band 1. Leske u. Budrich, Opladen, S 193–272

Havassy BE, Hall SM, Wasermann DA (1991) Social support and relapse: commonalities among alcoholics, opiate users and cigarette smokers. Addict Behav 16:235–245

Heinz A, Mann K, Weinberger DR, Goldman D (2001) Serotonergic dysfunction, negative mood states, and response to alcohol. Alcohol Clin Exp Res 25:487–495

Heltzel R (2000) Teamsupervision in der Psychiatrie. In: Pühl (Hrsg) Handbuch der Supervision, 2.2. Aufl. Edition Marhold, Berlin

Hesse H (2004) Wirkfaktoren der Soziotherapie. In: Steingass HP (Hrsg) Geht doch! Soziotherapie chronisch mehrfach beeinträchtigter Abhängiger. Neuland, Geeshacht

Hesselbrock MN, Hesselbrock V, Del Boca F (2001) Typology of alcoholism, gender and 20-year mortality. Alcohol Clin Exp Res 25: 151A

Hesselbrock VM, Hesselbrock MN (2006) Are there empirically supported and clinically useful subtypes of alcohol dependence? Addiction 101(1):97–103

Hilge T (1997) Entwicklung eines Messinstrumentes zur Erfassung chronisch mehrfach geschädigter Alkoholkranker: die Braunschweiger Merkmalsliste (BML), Dissertation, Universität Braunschweig

Hurrelmann K. (2006) Gesundheitssoziologie. Eine Einführung in sozialwissenschaftliche Theorien von Krankheitsprävention und Gesundheitsförderung, 6. Aufl. Juventa, Weinheim/München

Insel T (2003) Is social attachment an addictive disorder? Physiol Behav 79:351–357

Katschnig H (1977) Epidemiologie und primäre Soziogenese psychischer Erkrankungen. In: Becker A, Reiter L (Hrsg) Psychotherapie als Denken und Handeln. Kindler, München

Kersting-Dürrwächter G, Mielck A (2001) Unfälle von Vorschulkindern im Landkreis Böblingen – Unfallursachen und Risikogruppen. Gesundheitswesen 63:335–342

Ketelsen R, Schulz M, Zechert C (2004) Seelische Krise und Aggressivität: Der professionelle Umgang mit Deeskalation und Zwang, 2., korrigierte Aufl. Psychiatrie-Verlag, Bonn

Keupp H, Rerrich D (1982) Psychosoziale Praxis. Wien/München/Baltimore

Kohn R et al (2004) The treatment gap in mental health care. Bull World Health Organ 82(11):858–866. https://doi.org/10.1590/S0 042-9686200400100011

Kolb B and Whishaw IQ. (1996) Neuropsychologie, 2. Aufl. Spektrum Akademischer-Verlag, Heidelberg/Berlin/Oxford

König B (1998) Alkoholabhängigkeit – Selektiert nach Rechtsbrechern, eingewiesen nach § 21 Abs. 2 StGB und freiwillig stationär aufgenommenen Patienten. Diplomarbeit aus dem Hauptfach Psychologie

Körkel J (1992) Der Rückfall des Suchtkranken. Springer, Berlin

Körkel J, Kruse G (1997) Mit dem Rückfall leben. Psychiatrie-Verlag, Bonn

Körkel J, Langguth W, Schellberg B (2001) Jenseits des Abstinenzfundamentalismus – das „Ambulante Gruppenprogramm zum kontrollierten Trinken" (AkT). In: Wienberg G, Driessen M (Hrsg) Auf dem Weg zur vergessenen Mehrheit. Innovative Konzepte für die Versorgung von Menschen mit Alkoholproblemen. Psychiatrie-Verlag, Bonn

Kuntz H (2000) Der rote Faden in der Sucht. Neue Ansätze in Theorie und Praxis. Beltz, Weinheim/Basel

Lampert T, Burger M (2004) Rauchgewohnheiten in Deutschland – Ergebnisse des telefonischen Gesundheitssurveys. Gesundheitswesen 66:511–517

Lange W, Reker M, Driessen M (2008) Community Reinforcement Approach (CRA) – Überblick über ein integratives Konzept zur Behandlung von Abhängigkeitserkrankungen. SUCHT 54:20–30. https://doi.org/10. 1463/2008.06.01

Lesch OM (1985) Chronischer Alkoholismus – Typen und ihr Verlauf – eine Langzeitstudie.

Thieme Copythek, Georg Thieme, Stuttgart/ New York

Lesch OM (2007) Raucherentwöhnung – Tipps zur Prävention und Therapie in der Praxis. Uni-Med Verlag

Lesch OM, Kefer J, Lentner S, Mader R, Marx B, Musalek M, Nimmerrichter A, Preinsberger H, Puchinger H, Rustembegovic A, Walter H, Zach E (1999) Diagnosis of chronic alcoholism – classificatory problems. Psychopathology 23(2):88–96

Mandl M (2002) Kognitive Defizite und Beharrungstendenzen bei chronischem Alkoholismus. Universität Wien

Mann K (1992) Alkohol und Gehirn. Springer, Berlin

Mann K, Stetter F, Batra A, Mundle G, Opitz H, Petersen D, Schroth G (1988) Hirnorganische Veränderungen bei Alkoholabhängigen. Ergebnisse der Tübinger CT- und NMR-Studie. Wiener Zeitschrift für Suchtforschung Jg 11(4):35–40

Marmot M (2004) Status syndrome – how your social standing directly affects your health and life expectancy. Bloomsbury/Henry Holt, London/New York

Marmot M (2005) Social determinants of health inequalities. Lancet 365:1099–1104

Marmot M (2007) Achieving health equity: from root causes to fair outcomes. Commission on Social Determinants of Health, Geneva

Martin W (2004) Was ist Soziotherapie? Versuch einer Begriffsbestimmung und rechtlichen Abgrenzung, therapie kreativ Heft 39/40, September 2004

Maslow AA (1954) Motivation and personality. Harper & Row, New York

Miller WR and Rollnick S. (2002) Motivational interviewing: preparing people for change 2. Aufl. Guilfort Press, New York

Miller WR, Meyers RJ, Tonigan JS, Grant KA (2001) Community reinforcement and traditional approaches: findings of a controlled trial. In: Meyers RJ, Miller WR (Hrsg) A community reinforcement approach to addiction treatment. Cambridge University Press, Cambridge, UK, S 79–103

Monschein H (2018) Palliativ? Palliativ! TZ-Magazin Informationsjournal des Therapiezentrum Ybbs, Ausgabe 62:5–6

Moreno JL (1960) The social atom and death. Sociometry 10/1947:81–86. The Sociometry Reader/Free Press, Nachdruck/Glencoe

Oberländer FA, Platz WE, Mengering F (1998) Studie zur Motivationsarbeit während der qualifizierten Entgiftung in einer Berliner Nervenklinik. Diagnostisches Profil und Bereitschaft zur Entwöhnungsbehandlung. Wien Z Suchtforschung 21(4):35–42

Oberländer FA, Mengering F, Platz WE (1999) Veränderungen des Patientenprofils einer großstädtischen Abteilung für Abhängigkeitskrankheiten in einer Zehnjahresperiode: Struktureller Veränderungsbedarf für die Organisationsziele und den Behandlungsauftrag. Wien Z Suchtforschung 22(4): 35–45

Petry J (1998) Zwangssterilisation von Alkoholikern im Nationalsozialismus (Unter Hinweis auf die Badische Heil- und Pflegeanstalt Wiesloch) (zuerst 1996). In: Petry J (Hrsg) Alkoholismus. Kulturhistorische, psychosoziale und psychotherapeutische Aspekte. Neuland, Geesthacht, S 23–32

Petzold H (1985) Mit alten Menschen arbeiten. Bildungsarbeit, Psychotherapie, Soziotherapie. Pfeiffer, München

Petzold H (2003) Soziotherapie als methodischer Ansatz in der Integrativen Therapie. In: Integrative Therapie. Modelle, Theorien und Methoden für eine schulenübergreifende Psychotherapie. 3. Klinische Praxeologie, 2. erw. Aufl. Junfermann, Paderborn

Petzold H (2004) Mit alten Menschen arbeiten Teil 1. Konzepte und Methoden sozialgerontologischer Praxis. Pfeiffer bei Klett-Cotta, Stuttgart

Petzold H, Bubolz E (1979) Psychotherapie mit alten Menschen. Junfermann, Paderborn

Pörksen N (2001) Hat die traditionelle Suchtkrankenhilfe eine Zukunft? In: Wienberg G, Driessen M (Hrsg) Auf dem Weg zur vergessenen Mehrheit. Innovative Konzepte für die Versorgung von Menschen mit Alkoholproblemen. Psychiatrieverlag, Bonn

Prochaska J, DiClemente C (1992) Stages of change in modification of problem behaviors. In: Hersen M, Eisler R, Miller P (Hrsg) Progress in behavior modification. Sage, Newbury Park, S 84–218

Prochaska JO, DiClemente CC, Norcross JC (1992) In search of how people change. Am Psychol 37:1102–1114

Puls W (2003) Arbeitsbedingungen, Stress und der Konsum von Alkohol. Theoretische Konzeptionen und empirische Befunde. Forschung Soziologie, Bd 160. Leske + Budrich, Opladen

Rauchfleisch U (2002) Die ambulante Behandlung von Menschen in psychosozialen Notsituationen. In: Eggebrecht F, Pehl T (Hrsg) Chaos und Beziehung. Spielweisen und Begegnungsräume von Sozialtherapie, Psychotherapie und Beratung. edition diskord, Tübingen

Razum O, Zeeb H, Laaser U (2006) Globalisierung – Gerechtigkeit – Gesundheit. Huber, Bern

Reinhardt JD (2005) Alkohol und Soziale Kontrolle. Gedanken zu einer Soziologie des Alkoholismus. Ergon Verlag, Würzburg

Reker M, Wehn E (2001) Qualifizierte Hilfen für alkoholabhängige und wohnungslose Menschen. Weiterführende Konzepte an den Schnittstellen von Psychiatrie und Wohnungslosenhilfe. In: Wienberg G, Driessen M (Hrsg) Auf dem Weg zur vergessenen Mehrheit. Innovative Konzepte für die Versorgung von Menschen mit Alkoholproblemen. Psychiatrie-Verlag, Bonn

Renn H (1991) Defizite in der Suchtprävention und Notwendigkeiten der Präventionsforschung. In: Projektträger Forschung im Dienste der Gesundheit (FDG). Suchtforschung. Bestandsaufnahme und Analyse des Forschungsbedarfs, Wirtschaftsverlag NW, Bonn, S 4–13

Richter M, Hurrelmann K (2004) Sozioökonomische Unterschiede im Substanzkonsum von Jugendlichen. Sucht 4:258–268

Röhrle B, Sommer G (1998) Zur Effektivität netzwerkorientierter Interventionen. In: Röhrle B, Sommer G, Nestmann F (Hrsg) Netzwerkintervention. Dgvt-Verlag, Tübingen

Röhrle B, Sommer G, Nestmann F (1998) Netzwerkintervention. Fortschritte der Gemeindepsychologie, Bd 2. Dgvt-Verlag, Tübingen

Rommelspacher H, Schuckit M (1996) Drugs of abuse. Amsterdam, Elsevier

Schmidt B, Alte-Teigeler A, Hurrelmann K (1999) Soziale Bedingungsfaktoren von Drogenkonsum und Drogenmissbrauch. In: Gastpar M, Mann K, Rommelspacher H (Hrsg) Lehrbuch der Suchterkrankungen. Thieme, Stuttgart, 50–69

Schneider C (1927) Über Picksche Krankheit. Monatsschr Psychiatr Neurol 65:230–275

Scholz H (1996) Syndrombezogene Alkoholismustherapie: ein verlaufsorientierter Stufenplan für die Praxis. Hogrefe, Göttigen/Bern/Toronto/Seattle

Schomerus G et al (2009) Einstellung der Bevölkerung zu Alkoholkranken. Eine Übersicht. Psychiatr Prax. Thieme. 37:111–118

Schomerus G, Lucht M, Holzinger A et al (2011) The stigma of alcohol dependence compared with other mental disorders: a review of population studies. Alcohol Alcohol. https://doi.org/10.1093/alcal/agq089

Schuckit MA, Tipp J, Smith TL, Shapiro E, Hesselbrock V, Bucholz K, Reich T, Nurnberger JI Jr. (1995) An evaluation of Type A and Type B alcoholics. Addiction 90:1189–204.

Schulz W (1976) Ansatz einer Theorie sozialen Trinkens. In: Antons K, Schulz W (Hrsg) Normales Trinken und Suchtentwicklung. Hogrefe, Göttingen, S 158–166

Schwendter R (2000) Einführung in die Soziale Therapie. Dgvt-Verlag, Tübingen

Schwoon DR (1992) Motivation – ein kritischer Begriff in der Behandlung Suchtkranker. In: Wienberg G (Hrsg) Die vergessene Mehrheit. Zur Realität der Versorgung alkohol- und medikamentenabhängiger Menschen. Psychiatrie-Verlag, Bonn

Spitzer M (2018) Einsamkeit – die unerkannte Krankeit. Droemer, München

Stahl E. (2012) Dynamik der Gruppenleitung, 3. Aufl. Beltz, Weinheim/Basel

Stark W (1996) Empowerment: neue Handlungskompetenzen in der psychosozialen Praxis. Lambertus, Freiburg im Breisgau

Statistik Austria (2007) Einkommen, Armut und Lebensbedingungen, EU-SILC 2005

Staub-Bernasconi S (2007) Soziale Arbeit als Handlungswissenschaft. Systemtheoretische Grundlagen und Praxis der Profession Sozialer Arbeit. UTB/Haupt, Bern

Steingass HP (1994) Kognitive Funktionen Alkoholabhängiger. Neuland, Geesthacht

Steingass HP (1998) Neuropsychologie und Sucht. In: Fachverband Sucht e. V., Entscheidungen und Notwendigkeiten. Neuland, Geesthacht

Steingass HP (2001) Soziotherapie – mehr oder weniger anders als Psychotherapie? Neuland, Geesthacht

Steingass HP (2004) Neuropsychologische Methoden in der Arbeit mit chronisch mehrfach beeinträchtigten Abhängigen. In: Steingass HP (Hrsg) Geht doch! Soziotherapie chronisch mehrfach beeinträchtigter Abhängiger. Neuland, Geesthacht

Steingass HP, Bilstein A, Scheiber S (1998) Frontalhirn, Handlungsplanung und Problemlösen bei chronisch Alkoholabhängigen. Verhaltensmedizin Heute 9:45–50

Sting S, Blum C (2003) Soziale Arbeit in der Suchtprävention. Soziale Arbeit im Gesundheitswesen, 2. UTB GmbH, Stuttgart, 167 Seiten

Straus F, Höfer R (1998) Die Netzwerkperspektive in der Praxis. In: Netzwerkintervention. Fortschritte der Gemeindepsychologie, Bd 2. Dgvt-Verlag, Tübingen

Streubel AC (1998) Errorless Learning – Eine Chance für alkoholabhängige Patienten mit Gedächtnisstörungen? Diplomarbeit, Bergische Universität – Gesamthochschule Wuppertal

Strotzka H (1971) Die Soziogenese psychischer Erkrankungen. In: Lauter H, Meyer JE (Hrsg) Der psychisch Kranke und die Gesellschaft. Thieme, Stuttgart

Strotzka H (1982) Psychotherapie und Tiefenpsychologie. Ein Kurzlehrbuch. Springer, Wien

Szasz T (1994/1997) Grausames Mitleid. Über die Aussonderung unerwünschter Menschen. Fischer, Frankfurt am Main

Szazs T (1980) Recht, Freiheit und Psychiatrie: auf dem Weg zum „therapeutischen Staat"? Aus dem Amerikanischen v. W. Schwarz (Law, Liberty and Psychiatry). Fischer, Frankfurt am Main

Tasseit S (1994) Problemfelder der Suchttherapie und Suchtforschung: Beiträge aus Soziologie und Sozialpädagogik. Roderer Verlag, Regensburg

Tsemberis S (2010) Housing first: the pathways model to end homelessness for people with mental illness and addiction. Hazelden, Center City

Unger JB, Johnson CA, Marks G (1997) Functional decline in the elderly: evidence for direct and stress-buffering protective effects of social interactions and physical activity. Ann Behav Med 19(2):152–160

Walter H (2007) Rauchen und Alkohol. In: Raucherentwöhnung – Tipps zur Prävention und Therapie in der Praxis. Uni-Med Verlag, Bremen, S 49–51

Welter-Enderlin R, Hildenbrand B (2006) Gedeihen – trotz widriger Umstände. Carl Auer, Heidelberg

Werner E (1991) Overcoming the odds. High risk children from birth to adulthood. Gemeinsam mit R.S. Smith. Cornell University Press, Ithaca/London

Wetschka C (2013) Leben in Gemeinschaft: Missing Link zwischen Suchttherapie und Wohnungslosenhilfe? Gestalt Theory 35(3): 265–296)

Wetschka C et al (2017): Zieloffene Sozialarbeit mit wohnungslosen Alkoholkranken. Ein Zwischenbericht aus dem Rupert Mayer Haus der Caritas. Psychopraxis. Neuropraxis. Springer. https://doi.org/10.1007/s00739-017-0415-5

Wienberg G (1992) Die vergessene Mehrheit. Zur Realität der Versorgung alkohol- und medikamentenabhängiger Menschen. Psychiatrie-Verlag, Bonn

Wienberg G (2001) Die „vergessene Mehrheit" heute- Teil II: Zur Situation der traditionellen Suchtkrankenhilfe. In: Wienberg G, Driessen M (Hrsg) Auf dem Weg zur vergessenen Mehrheit. Innovative Konzepte für die Versorgung von Menschen mit Alkoholproblemen. Psychiatrie-Verlag, Bonn

Yalom ID (1999) Theorie und Praxis der Gruppenpsychotherapie. Ein Lehrbuch. Pfeiffer-Verlag, München

Zago-Gomes MP, Nakamura-Palacios EM (2009) Cognitive components of frontal lobe function in alcoholics according to Lesch's typology. Alcohol Alcohol 44:449–457

Ziegler H (1992) Der Bedarf: Welche Hilfen brauchen Abhängigkeitskranke? Fachliche Standards für die 90er-Jahre. In: Wienberg G (Hrsg) Die vergessene Mehrheit. Zur Realität der Versorgung alkohol- und medikamentenabhängiger Menschen. Psychiatrie-Verlag, Bonn

Stammdaten

Stammdaten

Patienten Nr:

Patientenkennung:

Nachname:

Vorname:

Erhebungsdatum:

Geschlecht: ○ Männlich
                               ○ Weiblich

Geburtsdatum:

Alter (in Jahren):

Mädchenname:

Straße:

PLZ:

Ort:

Tel. Nr. (Patient):

E-mail:

Tel. Nr. (Angehörige):

Ambulant: ○ Nein
                               ○ Ja

Ort der Aufnahme:

Größe (in cm):

Gewicht (kg):

Beobachtungszeitraum in Monaten (wie
lange ist der Patient dem Untersucher
bekannt):

© Springer-Verlag GmbH Deutschland, ein Teil von Springer Nature 2020
O.-M. Lesch, H. Walter (Hrsg.), *Alkohol und Tabak*,
https://doi.org/10.1007/978-3-662-60284-3

DSM-5

DSM-5

Diagnose DSM-5:

- ☐ 1. Alkohol wird häufig in größeren Mengen oder länger als beabsichtigt konsumiert.
- ☐ 2. Anhaltender Wunsch oder erfolglose Versuche, den Alkoholkonsum zu verringern.
- ☐ 3. Hoher Zeitaufwand, um Alkohol zu beschaffen, zu konsumieren oder sich von seiner Wirkung zu erholen.
- ☐ 4. Craving oder ein starkes Verlangen, Alkohol zu konsumieren.
- ☐ 5. Wiederholter Alkoholkonsum, der zu einem Versagen bei der Erfüllung wichtiger Verpflichtungen bei der Arbeit, in der Schule oder zu Hause führt.
- ☐ 6. Fortgesetzter Alkoholkonsum trotz ständiger oder wiederholter sozialer oder zwischenmenschlicher Probleme, die durch die Auswirkungen von Alkohol verursacht oder verstärkt werden.
- ☐ 7. Wichtige soziale, berufliche oder Freizeitaktivitäten werden aufgrund des Alkoholkonsums aufgegeben oder eingeschränkt.
- ☐ 8. Wiederholter Alkoholkonsum in Situationen, in denen der Konsum zu einer körperlichen Gefährdung führt.
- ☐ 9. Fortgesetzter Alkoholkonsum trotz Kenntnis eines anhaltenden oder wiederkehrenden körperlichen oder psychischen Problems, das wahrscheinlich durch Alkohol verursacht wurde oder verstärkt wird.
- ☐ 10. Toleranzentwicklung, definiert durch eines der folgenden Kriterien: -- a) Verlangen nach ausgeprägter Dosissteigerung, um einen Intoxikationszustand oder einen erwünschten Effekt herbeizuführen. -- b) Deutlich verminderte Wirkung bei fortgesetztem Konsum derselben Menge an Alkohol.
- ☐ 11. Entzugssymptome, die sich durch eines der folgenden Kriterien äußern: -- a) Charakteristisches Entzugssyndrom in Bezug auf Alkohol (siehe Kriterien A und B der Kriterien für Alkoholentzug nach DSM-5) -- b) Alkohol (oder eine sehr ähnliche Substanz, wie etwa Benzodiazepine) wird konsumiert, um Entzugssymptome zu lindern oder zu vermeiden.

Diagnose DSM-5:
- ○ Nein
- ○ Mild (2-3 Kriterien)
- ○ Moderat (4-5 Kriterien)
- ○ Schwer (6-11 Kriterien)

4-11 Kriterien: Alkoholabhängigkeit nach ICD10 und ICD11.

© Springer-Verlag GmbH Deutschland, ein Teil von Springer Nature 2020
O.-M. Lesch, H. Walter (Hrsg.), *Alkohol und Tabak*,
https://doi.org/10.1007/978-3-662-60284-3

Sozial- und Familienanamnese

© Springer-Verlag GmbH Deutschland, ein Teil von Springer Nature 2020
O.-M. Lesch, H. Walter (Hrsg.), *Alkohol und Tabak*,
https://doi.org/10.1007/978-3-662-60284-3

Sozial-und Familienanamnese

Daten des Patienten bis zum 14. Lebensjahr

Erhebungsdatum: _____

Alter der Mutter bei der Geburt: _____

Sind Angehörige 1. Grades   ○ Nein
alkoholabhängig?   ○ Ja

Sind Angehörige 1. Grades   ○ Nein
nikotinabhängig?   ○ Ja

Gibt es schwere chronische Leiden in der   ○ Nein
Familie (im gemeinsamen Haushalt)?   ○ Ja

Einstellung der Eltern zum Kind   ○ Erwünscht
(Beurteilung des Kindes = Patient):   ○ Nicht erwünscht
     ○ Nicht beurteilbar

Erziehung durch wen?   ○ Eltern
     ○ Großeltern
     ○ Außerhalb der Familiea
     ○ Ständig wechselnde Personen

Gibt es andere psychiatrische   ○ Nein
Erkrankungen in der Familie als Alkohol?   ○ Ja

Falls ja, welche: _____

Litt der Patient an schweren   ○ Nein
Entwicklungsstörungen gemäß DSM 5:   ○ Ja

Daten des Patienten nach dem 14. Lebensjahr

Familienstand: ○ Ledig
     ○ Lebensgemeinschaft
     ○ Geschieden
     ○ Verwitwet

Einstellung des Partners zum Patienten: ○ Unauffällig
     ○ Dominierend
     ○ Unsicherresignierend
     ○ Ablehnend

Aufnahmebefund

© Springer-Verlag GmbH Deutschland, ein Teil von Springer Nature 2020
O.-M. Lesch, H. Walter (Hrsg.), *Alkohol und Tabak*,
https://doi.org/10.1007/978-3-662-60284-3

Aufnahmebefund

Erhebungsdatum: _____

Aufnahme / Untersuchungsgrund:
○ Freiwillig
○ Zwangsweise

Art der Vorbehandlung:
○ Keine
○ Ambulant
○ Einmal stationär
○ Mehrmals stationär

Wenn stationär, wie oft? _____

Alter bei Beginn der Alkoholabhängigkeit: _____

Alter bei erstem Auftreten eines
körperlichen Abstinenzsyndroms: _____

Alter, seit dem Toleranzsenkung
aufgetreten ist: _____

Verteilung der Trinkmenge:
○ Gleichbleibend
○ In regelmäßigen Abständen stark wechselnd
○ In unregelmäßigen Abständen stark wechselnd

Kriminalität bis Aufnahme:
○ Keine
○ Alkoholdelikt
○ Andere Delikte

Art der Delikte (1):
○ Ruhestörung
○ Körperverletzung
○ Eigentum
○ Sexualdelikt
○ Verkehr
○ Andere

Falls andere, welche (1): _____

Art der Delikte (2):
○ Ruhestörung
○ Körperverletzung
○ Eigentum
○ Sexualdelikt
○ Verkehr
○ Andere

Falls andere, welche (2): _____

Art der Delikte (3):
○ Ruhestörung
○ Körperverletzung
○ Eigentum
○ Sexualdelikt
○ Verkehr
○ Andere

Falls andere, welche (3): _____

Verletzungen unter Alkoholeinfluss:
○ Keine
○ Einmal
○ Mehrmals

Globale Selbstbeurteilung der letzten 3
Monate:
○ Abstinent
○ Mäßig trinkend
○ Stark trinkend
○ Nicht erhebbar

Aufnahmebefund (2)

Kontrollverlust in den letzten 3 Monaten:

○ Nie
○ Zeitweise
○ Häufig
○ Immer
○ Nicht erhebbar

Trinkpausen:

○ Kürzer als ein Monat
○ 1 Monat bis 1/2 Jahr
○ 1/2 Jahr bis 1 Jahr
○ Mehr als 1 Jahr
○ Nicht erhebbar

Beurteilung des Trinkverhaltens durch die Umgebung (Verwandte ,Hausarzt):

○ Abstinent
○ Angepaßt trinkend
○ Nicht toleriert trinkend
○ Nicht erhebbar

Nichtverordnete Schlaf- und Beruhigungsmittel:

○ Keine
○ Regelmäßig
○ Unregelmäßig

Wogegen wird Alkohol derzeit hauptsächlich benutzt:

☐ Angst
☐ Depressive Stimmungslage
☐ Unruhe
☐ Entzugssymptome: Zittern, starkes Schwitzen, Angst und Depression, die auf Alkohol besser werden
☐ Schlafstörungen
☐ Zur Verstärkung des Wohlbefindens
☐ Anderes

Gibt es eine Beziehung zwischen Trinken und Rauchen:

○ Nein
○ Ja

Falls ja, welche: _____

Gibt es eine Beziehung zwischen Trinken und Drogeneinnahme:

○ Nein
○ Ja

Falls ja, welche: _____

Drogeneinnahme in den letzten 3 Monaten?

○ Nein
○ Ja

Falls ja, welche: _____

© Springer-Verlag GmbH Deutschland, ein Teil von Springer Nature 2020
O.-M. Lesch, H. Walter (Hrsg.), *Alkohol und Tabak*,
https://doi.org/10.1007/978-3-662-60284-3

Typologie

© Springer-Verlag GmbH Deutschland, ein Teil von Springer Nature 2020
O.-M. Lesch, H. Walter (Hrsg.), *Alkohol und Tabak*,
https://doi.org/10.1007/978-3-662-60284-3

Typologie

Dieses Blatt dient zur Erfassung der Typologie nach Lesch.

Erhebungsdatum: _____

Symptome, die in den ersten 14 Lebensjahren aufgetreten sind, und die Entwicklung des Kindesalters massiv gestört haben:

| Perinatalschaden: | ○ Nein |
| | ○ Ja |

Schädel-Hirn-Trauma:
- ○ Kein SHT
- ○ Contusio (mehr als 6 Std bewußtlos und/oder neurologischer Herdbefund)

| Andere Hirnerkrankungen: | ○ Nein |
| | ○ Ja |

Bettnässen nach dem 3. Lebensjahr (>6 Monate):
- ○ Nein
- ○ Ja

Nägelbeißen (>6 Monate):
- ○ Nein
- ○ Ja

Stottern (>6 Monate):
- ○ Nein
- ○ Ja

Symptome vor und nach dem 14. Lebensjahr:

Anfälle (Grand Mal):
- ○ Keine
- ○ Nur im Entzug
- ○ Auch außerhalb des Entzuges

Symptome nach dem 14. Lebensjahr:

Polyneuropathie:
- ○ Keine
- ○ Leichte (Schmerzen und Sensibilitätsstörungen)
- ○ Schwere (fehlender ASR, strumpfförmige Hypästhesie, Atrophie der Wadenmuskulatur)

Körperliches Abstinenzsyndrom:
- ○ Nicht vorhanden
- ○ Schwaches Abstinenzsyndrom
- ○ Delirium Tremens oder schweres Entzugssyndrom

Fragen nach der Comorbidität:

Periodik des Trinkverhaltens:
- ○ Keine Periodik feststellbar
- ○ Periodik feststellbar

Depressivität:
- ○ Nicht vorhanden
- ○ Depressive Reaktion
- ○ Affektive Störungen (ICD 10 - F3)

Schlafstörungen ohne Alkoholeinfluss:
- ○ Keine Schlafstörungen
- ○ Durchschlafstörungen > 4 Wochen (unabhängig von Alkohol und Entzug)
- ○ Einschlafstörungen

SM Tendenzen und Versuche:
- ○ Nie
- ○ Nur unter Alkoholeinfluss oder während Entzug
- ○ Unabhängig von Alkoholeinfluss und Entzug

Labor

© Springer-Verlag GmbH Deutschland, ein Teil von Springer Nature 2020
O.-M. Lesch, H. Walter (Hrsg.), *Alkohol und Tabak*,
https://doi.org/10.1007/978-3-662-60284-3

Labor

Alkoholisierung zum Zeitpunkt der
Untersuchung:

○ Nein

○ Ja

Falls ja, Alkometer-Test (mg/l):

Durchschnittliche tägliche Trinkmenge in
der letzten Woche in Trink-Einheiten (1
Trink-Einheit = 0,3 l Bier (Seidl), 1/8 l
Wein, 20 cl Schnaps (Stamperl)):

% CDT (cutoff <= 2,5%)

Labor:

	akt. Stand:		nach 3 MoK arenz:		Änderung:
(*) ASAT (GOT):		U/l		U/l	
(*) ALAT (GPT):		U/l		U/l	
(*) gamma-GT:		U/l		U/l	
(*) Bilirubin gesamt:		mg/dl		mg/dl	
(*) Thrombozyten:		G/l		G/l	
(*) MCV:		fl		fl	
Blutzucker:		mg/dl		mg/dl	
Cholesterin:		mg/dl		mg/dl	
Triglyzeride:		mg/dl		mg/dl	
Erythrozyten:		T/l		T/l	
Kreatinin:		mg/dl		mg/dl	
Harnsäure:		mg/dl		mg/dl	
INR:		Verh.		Verh.	

Für wissenschaftliche Zwecke:

Homocystein:		µmol/l		µmol/l	
Leptin:		µmol/l		µmol/l	
Ghrelin:		µmol/l		µmol/l	
proBNP:		pg/ml		pg/ml	

Labor:

	akt. Stand:		nach 3 Mo Karenz:		Änderung:
(∗) ASAT (GOT):	U/l		U/l		
(∗) ALAT (GPT):	U/l		U/l		
(∗) gamma-GT:	U/l		U/l		
(∗) Bilirubin gesamt:	mg/dl		mg/dl		
(∗) Thrombozyten:	G/l		G/l		
(∗) MCV:	fl		fl		
Blutzucker:	mg/dl		mg/dl		
Cholesterin:	mg/dl		mg/dl		
Triglyzeride:	mg/dl		mg/dl		
Erythrozyten:	T/l		T/l		
Kreatinin:	mg/dl		mg/dl		
Harnsäure:	mg/dl		mg/dl		
INR:	Verh.		Verh.		

Für wissenschaftliche Zwecke:

Homocystein:	µmol/l	µmol/l
Leptin:	µmol/l	µmol/l
Ghrelin:	µmol/l	µmol/l
proBNP:	pg/ml	pg/ml

Leber

Leber

Symptome:

Ikterus:
- ○ Nein
- ○ Ja

Aszites:
- ○ Nein
- ○ Ja

Spider Naevi:
- ○ Nein
- ○ Ja

Sonographie:

Steatose:
- ○ Nein
- ○ Ja

Hepatomegalie:
- ○ Nein
- ○ Ja

Splenomegalie:
- ○ Nein
- ○ Ja

Hepatitis B Serologie (HbS-Ag):
- ○ Negativ
- ○ Positiv

Hepatitis C Serologie (Anti-HCV):
- ○ Negativ
- ○ Positiv

Ergänzende Angaben:

© Springer-Verlag GmbH Deutschland, ein Teil von Springer Nature 2020
O.-M. Lesch, H. Walter (Hrsg.), *Alkohol und Tabak*,
https://doi.org/10.1007/978-3-662-60284-3

Zusatzinformation

Erhebungsdatum: _____

Magenleiden, Darmleiden, ev. Pankreasleiden:
- ○ Keine
- ○ Leichte
- ○ Schwere

Andere somatische Leiden:
- ○ Keine
- ○ Funktionelle
- ○ Schwere

Welche: _____

Kognitive Beeinträchtigungen:
- ○ Nicht vorhanden
- ○ Leicht
- ○ Stark
- ○ Nicht erhebbar

Temperament: (TEMPS Skala mit 85% cutoff)
- ○ Hyperthym
- ○ Ängstlich
- ○ Depressiv
- ○ Zyklothym
- ○ Reizbar
- ○ Keine klare Dimension des Temperaments

Zusätzliche wichtige Informationen:

© Springer-Verlag GmbH Deutschland, ein Teil von Springer Nature 2020
O.-M. Lesch, H. Walter (Hrsg.), *Alkohol und Tabak*,
https://doi.org/10.1007/978-3-662-60284-3

Anhang 1

Lesch Alcoholism Typology- Erhebungsfragebogen

www.lat-online.de

© Springer-Verlag GmbH Deutschland, ein Teil von Springer Nature 2020   401
O.-M. Lesch, H. Walter (Hrsg.), *Alkohol und Tabak*,
https://doi.org/10.1007/978-3-662-60284-3

Anhang 2

European Smoker Classifikation – Erhebungsfragebogen

www.ausam.at

© Springer-Verlag GmbH Deutschland, ein Teil von Springer Nature 2020
O.-M. Lesch, H. Walter (Hrsg.), *Alkohol und Tabak*,
https://doi.org/10.1007/978-3-662-60284-3

SMOKER CLASSIFICATION
RAUCHERKLASSIFIKATION

Patienten- Initialen   Geschlecht   Alter   Name des Interviewers
m w

Erhebungsdatum

behandelnder Arzt:

Patient: ☐ ambulant ☐ stationär

☐ psychiatrisches Krankenhaus
Univ.-Klinik für Psychiatrie
☐ suchttherapeutische Stelle
☐ Pneumologie
☐ Chirurgie
☐ Onkologie
☐ Kardiologie/ Angiologie
☐ Arzt für Allgemeinmedizin
☐ Rehabzentrum
☐ andere:
welche:

Bitte dokumentieren Sie

**die persönlichen Daten
Ihres Patienten /Ihrer Patientin
auf dem beiliegenden Blatt,**

welches aus Gründen
des Datenschutzes
bei Ihnen verbleiben soll.

Projektleitung:
**M.Kunze
O.M.Lesch
R.Scholberger
Dr.H.Walter**

Biometrie und Statistik:
A.Klingler

mit freundlicher Unterstützung von
Pharmacia & Upjohn

Erstkontakt ☐
Der Patient/die Patientin ist dem Untersucher bekannt seit:
☐ Wochen
☐ Monaten
☐ Jahren

Rauchanamnese   Bitte mit dem Arzt ausfüllen:

Ab welchem Alter begonnen regelmäßig zu rauchen: ☐ ≤10Jahre ☐ 11-14Jahre ☐ ≥ 15Jahre

Wie beurteilt sich der Patient/in selbst: Zeichen der Abhängigkeit: (ICD10)

Starker Wunsch oder Zwang Tabak zu konsumieren ☐   Nachweis einer Toleranz (höhere Dosen erforderlich) ☐

Verminderte Kontrollfähigkeit bezüglich Beginn, Beendigung und Menge ☐   Fortschreitende Vernachlässigung anderer Vergnügen oder Interessen zugunsten des Tabakkonsums ☐

Ein körperliches Entzugssyndrom → ☐   Anhaltender Tabakkonsum trotz Nachweis schädlicher Folgen ☐

(Stimmungsstörungen, vegetative Störung oder unstillbares Verlangen, Aggressionen und Tabakgebrauch mit dem Ziel, diese Symptome zu mildern).

Leiden Sie unter schweren körperlichen Nikotin-entzugsbeschwerden?   ☐ ja ☐ nein

Diese Entzugsbeschwerden sind gekennzeichnet durch:
(Mehrfachnennungen möglich)
☐ Stimmungsverschiebungen
☐ vegetative Störungen
☐ unstillbares Verlangen
☐ Aggressionsdurchbrüche
☐ andere

Art der Vorbehandlung
(Nikotinentzug)
☐ keine ☐ ambulant
☐ stationär ☐ mehrmals stationär

Seit wann besteht der Wunsch aufzuhören bzw. zu reduzieren?	☐ es besteht kein Wunsch
	☐ im letzten Jahr
	☐ 1 Jahr oder länger

Aufnahme-/Untersuchungsgrund	☐ Eigenmotivation
	☐ Erkrankung
	☐ sonstige

Längste tabakfreie Periode	☐ mehr als 1 Jahr ☐ 6 Monate - 1 Jahr
	☐ 1-6 Monate ☐ weniger als 1 Monat
	☐ keine nikotinfreie Periode

Sind Sie ein Raucher der während eines Tages - sofern Ihnen das möglich ist - in regelmäßigen Intervallen (z.B. jede 1/2 Stunde oder jede Stunde) zur Zigarette greift?	☐ ja
	☐ nein

Kommt es tagsüber vor, daß Sis stundenlang kein Rauchverlangen haben und dann in bestimmten Situationen - eventuell auch vermehrt - rauchen?	☐ ja
	☐ nein

Rauchen wird derzeit hauptsächlich benutzt wegen: (Mehrfachnennungen möglich)	☐ Angst ☐ depressive Stimmungslage
	☐ Unruhe ☐ Einschlafstörung
	☐ Durchschlafstörung ☐ Streß
	☐ Langeweile ☐ Verdauungsstörung
	☐ Gewichtszunahme ☐ andere
	☐ gesellschaftliche Gründe
	☐ Gewohnheit welche:

Bei Frauen: Unterbrechung durch Schwangerschaft?	☐ ja ☐ nein
	☐ war noch nie schwanger

Nichtverordnete Schlaf- und Beruhigungsmittel	☐ ja
	☐ nein

Packyears:
durchschnittl. Anzahl d. Packungen
pro Tag x Anzahl der gerauchten Jahre
(z.B. 30 Zig. seit 40 Jahren:
1,5 Pack./d x 40a = 60 pack-years)

☐

Sozial- und Familienanamnese

Sind Angehörige 1.Grades abhängig? (Eltern, Kinder, Geschwister)	Wenn ja, welche?
☐ ja	☐ Alkohol
☐ nein	☐ Tabak
	☐ andere

Familienstand	
☐ Single	☐ Lebensgemeinsch.
☐ geschieden	☐ verwitwet

Einstellung der Eltern zum Kind (Beurteilung des Kindes = Patient)	
☐ erwünscht	☐ nicht erwünscht
	☐ keine Angabe

Erziehung durch wen?	
☐ hauptsächlich Vater	☐ hauptsächlich Mutter
☐ Großeltern	☐ andere
☐ außerhalb der Familie	☐ wechselnde Personen

Gab es in der Familie (1.Grad) psychiatrische Erkrankungen?	Wenn ja, welche?
☐ ja ☐ nein	

Untergruppen

Bis zum 14. Lebensjahr

Perinatalscanden, der zur Entwicklungsstörung geführt hat	☐ ja	☐ nein

Schädel-Hirn-Trauma Commotio: < 6 h bewußtlos Contusio: > 6 h bewußtlos oder neurologischer Herd	☐ commotio ☐ kein SHT	☐ contusio

andere Hirnerkrankungen, die zur Entwicklungsstörung geführt haben	☐ ja	☐ nein

Epilepsie	☐ ja	☐ nein

Bettnässen nach dem 3. Lj. (Behandlungsnotwendigkeit, länger als 6 Monate)	☐ ja	☐ nein ☐ zeitweise

Nägelbeißen länger als Monate deutlich störend	☐ ja	☐ nein ☐ zeitweise

Stottern länger als Monate deutlich störend	☐ ja	☐ nein ☐ zeitweise

Ab dem 14. Lebensjahr

Periodik des Rauchverhaltens	☐ Keine Periodik feststellbar	☐ Periodizität feststellbar

Wann nach dem Aufstehen rauchen Sie die erste Zigarette?	☐ innerhalb von 5 Minuten
	☐ 6-30 Minuten
	☐ 31-60 Minuten
	☐ nach 60 Minuten

| Finden Sie es schwierig an Orten, wo das Rauchen verboten ist (z.B. Kirche, Bücherei, Kino...) das Rauchen zu unterlassen? | ☐ ja | ☐ nein |

| Auf welche Zigarette würden Sie nicht verzichten wollen? | ☐ die erste am Morgen | ☐ andere |

| Wieviele Zigaretten rauchen Sie im allgemeinen pro Tag? | ☐ bis 10 | ☐ 11-20 |
| | ☐ 21-30 | ☐ 31 und mehr |

| Rauchen Sie am Morgen relativ gesehen mehr als am Rest des Tages? | ☐ ja | ☐ nein |

| Kommt es vor, daß Sie rauchen, wenn Sie krank sind und tagsüber im Bett bleiben müssen? | ☐ ja | ☐ nein |

| Durchschlafstörungen | ☐ ja | ☐ nein |

| endogene Depression in der Vorgeschichte | ☐ ja | ☐ nein |

| SM Tendenzen und Versuche | ☐ ja | ☐ nein |

Andere Erkrankungen:

Alkoholabhängigkeit	☐ ja	☐ nein	
Wenn ja: Alkoholtyp nach Lesch	☐ Typ I	☐ II	☐ III	☐ IV
Lebererkrankungen	☐ nein	☐ leicht	☐ schwer
Magenleiden, Darmleiden, (ev. Pankreasentzündungen)	☐ nein	☐ leicht	☐ schwer
Atemwegserkrankungen	☐ nein	☐ leicht	☐ schwer
Krebserkrankungen	☐ nein	☐ leicht	☐ schwer
Kardiovaskuläre Erkrankungen	☐ nein	☐ leicht	☐ schwer
Hauterkrankungen	☐ nein	☐ leicht	☐ schwer
Stoffwechselerkrankungen	☐ nein	☐ leicht	☐ schwer
Osteoporose	☐ nein	☐ leicht	☐ schwer
Wenn eine der o.g. Erkrankungen mit leicht oder schwer angegeben wurde, bitte die Art der Erkrankung hier eintragen:			

Wenn andere somatische Leiden, welche:

| | ☐ nein | ☐ leicht | ☐ schwer |
| | ☐ nein | ☐ leicht | ☐ schwer |

**Wie stark war in den letzten 30 Tagen vor der Untersuchung
Ihr Verlangen nach Zigaretten?**

Ich hatte eine starke
Abneigung gegen
Zigaretten

Markieren Sie bitte auf dem Strich das Ausmaß
Ihres Verlangens.

Zigaretten waren mir
gleichgültig

Ich hatte wahnsinnige
Lust auf Zigaretten

**Gab es besondere
Stimmungen / Situationen
oder Zeiten**
in den Rauchphasen der letzten
12 Monate vor der jetzigen
Untersuchung,
in denen Sie **niemals Verlangen
nach Nikotin verspürt haben?**

Nein ☐

Ja ☐

bitte eintragen welche
Situationen oder Stimmungen:

**In welchen Situationen und Stimmungen haben Sie Verlangen nach Zigaretten
in den Rauchphasen der letzten 12 Monate vor der jetzigen Untersuchung
verspürt?**

Bei jeder Aussage sollen Sie zunächst angeben,
wie stark das **Verlangen** nach Zigaretten war und dann ankreuzen,
ob Sie **in diesen Stimmungen/Situationen normalerweise** geraucht haben.

Stimmungen/ Situationen	Verlangen nach Zigaretten				geraucht	
	gar nicht	etwas	stark	sehr stark	ja	nein
wenn ich mich einsam und allein fühlte	☐	☐	☐	☐	☐	☐
wenn ich mich niedergeschlagen fühlte	☐	☐	☐	☐	☐	☐
wenn ich mich einer depressiven Stimmung fühlte	☐	☐	☐	☐	☐	☐
wenn ich jemanden, den ich mochte, näher fühlen wollte	☐	☐	☐	☐	☐	☐
wenn ich meine sexuellen Gefühle steigern wollte	☐	☐	☐	☐	☐	☐
wenn ich dachte, daß ein bißchen Rauchen nicht schaden kann	☐	☐	☐	☐	☐	☐
wenn ich in guter Stimmung war	☐	☐	☐	☐	☐	☐
wenn ich zufrieden und entspannt war	☐	☐	☐	☐	☐	☐
wenn ich es mir behaglich/gemütlich machen wollte	☐	☐	☐	☐	☐	☐

Fortsetzung

Bei jeder Aussage sollten Sie zunächst angeben,
wie stark das **Verlangen** nach Zigaretten war und dann ankreuzen,
ob Sie **in diesen Stimmungen/Situationen** geraucht haben.

Stimmungen/ Situationen	Verlangen nach Zigaretten				geraucht	
	gar nicht	etwas	stark	sehr stark	ja	nein
wenn ich am Arbeitsplatz Ärger (z.B. mit Kollegen) hatte	☐	☐	☐	☐	☐	☐
wenn ich auf einer Feier war, auf der geraucht wurde	☐	☐	☐	☐	☐	☐

Wachen Sie in der Nacht auf und müssen Sie rauchen, um wieder einschlafen zu können?	☐ nie ☐ selten ☐ mehrmals pro Woche
Unwiderstehliches Verlangen nach Nahrungsmitteln, vor allem Süßspeisen?	☐ nie ☐ selten ☐ mehrmals pro Woche
Welchen Zusatzbelastungen oder Stress sind Sie ausgesetzt	☐ Körperlicher Schwerarbeit ☐ Zeitdruck ☐ Konfliktsituation ☐ Mehrfachbelastungen ☐ sonstige welche:

Kommentare:

Dieser Fragebogen wurde mit der wissenschaftlichen Mitarbeit folgender
Personen erstellt:

K. Aigner, Krankenhaus der Elisabethinen, Linz
H. Brath, Krankenhaus Lainz, Wien
E. Groman, Nikotininstitut Wien
E. Hammer, Firma Swarovski, Wattens
R. Hainz, praktischer Arzt, Wien
R. Heschl, Rehabilitationszentrum Bad Ischl, Bad Ischl
I. Homeier, Pulmologisches Zentrum, Wien
A. Lichtenschopf, Internist Rehabilitationszentrum Weyer
H. Lindner, Universitätsklinik f. Psychiatrie, Wien
M. Lobendanz, Landeskrankenhaus Salzburg
R. Matys, Kaiserin Elisabeth Spital, Wien
W. Reinisch, Betriebsarzt, Wien
A. Riegler, Universitätsklinik f. Psychiatrie, Wien
K. Ramskogler, Universitätsklinik f. Psychiatrie, Wien
F. Wimberger, Krankenhaus der Elisabethinen, Linz

Vielen Dank!

Diagnose der Typen bei Opiat-Abhängigen

Bitte füllen Sie jede Zeile aus, weil nur so eine sichere Diagnose der Typen gelingt.

© Springer-Verlag GmbH Deutschland, ein Teil von Springer Nature 2020   411
O.-M. Lesch, H. Walter (Hrsg.), *Alkohol und Tabak*,
https://doi.org/10.1007/978-3-662-60284-3

Bitte füllen Sie jede Zeile aus, weil nur so eine sichere Diagnose der Typen gelingt.

Symptome, die in den ersten 14 Lebensjahren aufgetreten sind und die Entwicklung des Jugendlichen massiv gestört haben	
Störungen der neuronalen und mentalen Entwicklung: mittel oder schwer nach DSM 5,	○ Nein ○ Ja
Schädel-Hirn-Trauma mit länger als 6 Stunden Bewusstlosigkeit, oder mit neurologischen Ausfällen	○ Nein ○ Ja
Andere Hirnerkrankungen	○ Nein ○ Ja
Bettnässen	○ Nein ○ Ja
Nägelbeissen	○ Nein ○ Ja
Stottern	○ Nein ○ Ja
Symptome die vor oder nach dem 14. Lebensjahr auftreten	
Epileptische Anfälle	○ Nein
	○ Nur während Vergiftung oder Entzug
	○ Ja, unabhängig vom Einnahmeverhalten
Komorbidität	
Depression	
	○ Nein
	○ Depressive Reaktion
	○ Affektive Störung ICD-10 F32
	○ Bipolare affective Störung ICD-10 F31
Selbstmordtendenzen	○ Nein
	○ Nur unter Drogeneinfluss oder Entzug
	○ Ja, unabhängig von Drogeneinfluss oder Entzug
Schlafstörungen	○ Nein
	○ Durchschlafstörungen, länger als 4 Wochen, ohne dem Einfluss von Substanzen oder Entzug

Literaurverzeichnis

AAP Position paper (2005) J Periodontol 76:1601–1622

Adams DR (1990) An early counseling intervention program for problem drinkers contrasting group and individual delivery formats (group treatment). Unpublished doctoral dissertation, the University of British Columbia, Canada

Adams JW (1978) Psychoanalysis of drug dependence. In: Feuerlein W (Hrsg) (1981) Sozialisationsstörungen und Sucht, Entstehungsbedingungen, Folgen, therapeutische Konsequenzen. Akademische Verlagsgesellschaft, Wiesbaden

Addolorato G, Capristo E, Leggio L, Ferrulli A, Abenavoli L, Malandrino N, Farnetti S, Domenicali M, D'Angelo C, Vonghia L, Mirijello A, Cardone S, Gasbarrini G (2006) Relationship between ghrelin levels, alcohol craving and nutritional status in current alcoholics. Alcohol Clin Exp Res 30:1933–7

Aharan CH, Ogilvie RD, Partington JT (1967) Clinical indications of motivation in alcoholic patients. Q J Stud Alcohol 28: 486–492

Ait-Daoud N, Lynch WJ, Penberthy JK, Breland AB, Marzani-Nissen GR, Johnson BA (2006) Treating smoking dependence in depressed alcoholics. Alcohol Res Health 29/3:213–20

Ait-Daoud N, Wiesbeck GA, Bienkowski P, Li MD, Pfützer RH, Singer MV, Lesch OM, Johnson BA (2005) Comorbid Alcohol and Nicotine dependece: from the biomolecular basis to clinical consequences. Alcohol Clin Exp Res 29/8:1541–9

Alden L (1980) Preventive strategies in the treatment of alcohol abuse: a review and a proposal. In: Davidson P, Davidson S (Hrsg) Behavioral medicine: changing health lifestyles. Brunner/Mazel, New York, S 256–278

Alden LE (1988) Behavioral self-management controlled-drinking strategies in a context of secondary prevention. J Consult Clin Psychol 56:280–286

Aliyev NN (1993) Trail of interferon in chronic alcoholism. Psychiatry Res 54: 307–308

American Psychiatric Association (1994) DSM IV. Diagnostic and statistical manual of mental disorders, 4. Aufl

Angst J, Gamma A, Endrass J, Rössler W, Ajdacic-Gross V, Eich D, Herrell R, Merikangas KR (2006) Ist the association of alcohol use disorders with major depressive disorder a consequence of undiagnosed bipolar-II disorder? Eur Arch Psychiatry Clin Neurosci 256:452–457

© Springer-Verlag GmbH Deutschland, ein Teil von Springer Nature 2020
O.-M. Lesch, H. Walter (Hrsg.), *Alkohol und Tabak*,
https://doi.org/10.1007/978-3-662-60284-3

413

Angst J (1973) The course of monopolar depression and bipolar psychosis. Psychiatr Neurol Neurochir 76/6:489

Anke M, Bojack B, Krämer G, Seißelberg K (2003) Deeskalationsstrategien in der psychiatrischen Arbeit. Psychosoziale Arbeitshilfen 23. Psychiatrieverlag, Bonn

Annis HM, Liban CB (1979) A follow-up study of male halfway-house residents and matched non-resident controls. J Stud Alcohol 40:63–69

Anthenelli R (2004) Smoking cessation in smokers motivated to quit. Presented at: American College of Cardiology Scientific Sessions: March 7–10, 2004, New Orleans

Anthenelli RM, Smith TL, Craig CE, Tabakoff B, Schuckit MA (1995) Platelet monoamine oxidase activity levels in subgroups of alcoholics: diagnostic, temporal, and clinical correlates. Biol Psychiatry 38:361–368

Anton RF, Moak DH, Latham P (1995) The Obsessive Compulsive Drinking Scale: a self-rated instrument for the quantification of thoughts about alcohol and drinking behaviour. Alcohol Clin Exp Res 1992–99

Anton RF, O'Malley SS, Ciraulo DA, Cisler RA, Couper D, Donovan DM, Gastfriend DR, Hosking JD, Johnson BA, LoCastro JS, Longabaugh R, Mason BJ, Mattson ME, Miller WR, Pettinati HM, Randall CL, Swift R, Weiss RD, Williams LD, Zweben A, COMBINE Study Research Group (2006) Combined pharmacotherapies and behavioral interventions for alcohol dependence: the COMBINE study: a randomized controlled trial. JAMA 295/17:2003–17

Antonovsky A (1997) Salutogenese. Zur Entmystifizierung der Gesundheit. (A. Franke & N. Schulte, Übers.) Dgvt-Verlag, Tübingen (Original 1987)

Aramakis VB, Hsieh CY, Leslie FM, Metherate R (2000) A critical period for nicotine-induced disruption of synaptic development in rat auditory cortex. J Neurosci 20/16:6106–6116

Arend H (1999) Alkoholismus – Ambulante Therapie und Rückfallprophylaxe. Beltz, Weinheim/Basez

Arendt F (1994) Impairment in memory function and neurodegenerative changes in the cholinergic forebrain system induced by chronic intake of ethanol. J Neural Transm 44:173–187

Arenz-Greiving I (2001) Traditionelle Selbsthilfe – ein Auslaufmodell? In: Wienberg, Driessen (Hrsg) Auf dem Weg zur vergessenen Mehrheit. Innovative Konzepte für die Versorgung von Menschen mit Alkoholproblemen. Psychiatrieverlag, Bonn

Arkwright PD, Beilin LJ, Rouse I, Armstrong BK, Vandongen R (1982) Effect of alcohol use and other aspects of lifestyle on blood pressure levels and prevalence of hypertension in a working population. Circulation 66:60–66

Aveyard P, West R (2007) Managing smoking cessation. BMJ 335:37–41

Azrin NH, Sisson RW, Meyers R, Godley M (1982) Alcoholism treatment by disulfiram and community reinforcement therapy. J Behav Ther Exp Psychiatry 13:105–112

Baan R, Straif K, Grosse Y, Secretan B, El Ghissassi F, Bouvard V, Altieri A, Cogliano V, WHO International Agency for Research on Cancer Monograph Working Group (2007) Carcinogenicity of alcoholic beverages. Lancet Oncol 8:292–293

Babor T, De Hoffman MI, Boca F, Hesselbrock V, Meyer R, Dolinsky Z, Rounsaville B (1992) Ty- pes of alcoholics. I. Evidence for an empirically derived typology based on indicators of vulnerability and severity. Arch Gen Psychiatry 49:599–608

Babor TF and Del Boca FK (2003) Treatment matching in alcoholism. University Press, Cambridge

Babor TF, Meyer RE (1986) Typologies of alcoholics: overview. In: Galanter M (Hrsg) Recent developments in alcoholism, Bd 5. Plenum Publishing Corp, New York, S 105–111

Babor TF (1996) The classification of alcoholics: typology theories from the 19th century to the present. Alcohol Health Res World 20:6–14

Baer U (1991/2005) Sozialtherapie. Versuch einer Begriffsbestimmung. In: Baer, Frick-Baer (Hrsg) Bausteine einer kreativen Sozio- und Psychotherapie. Ausgewählte Beiträge 1991 bis 2005. Affenkönig, Neunkirchen-Vluyn

Baer U (2004/2005) Zur inhaltlichen Unterscheidung zwischen Soziotherapie und Psychotherapie. In: Baer, Frick-Baer (Hrsg) Bausteine einer kreativen Sozio- und Psychotherapie. Ausgewählte Beiträge 1991 bis 2005. Affenkönig, Neunkirchen-Vluyn

Baer U (2005) Die fünf Ebenen des Sozialen und die Landschaft der Soziotherapie. In: Baer, Frick-Baer (Hrsg) Bausteine einer kreativen Sozio- und Psychotherapie. Ausgewählte Beiträge 1991 bis 2005. Affenkönig, Neunkirchen-Vluyn

Bailer UF, Frank GK, Henry SE, Price JC, Meltzer CC, Becker C, Ziolko SK, Mathis CA, Wagner A, Barbaric-Marsteller NC, Putnam K, Kaye WH (2007) Serotonin transporter binding after recovery from eating disorders. Psychopharmacology 195/3:315–324

Bailer UF, Frank GK, Henry SE, Price JC, Meltzer CC, Mathis CA, Wagner A, Thornton L, Hoge J, Ziolko SK, Becker CR, McConaha CW, Kaye WH (2007) Exaggerated 5-HT 1A but normal 5-HT 2A receptor activity in individuals III with anorexia nervosa. Biol Psychiatry 61:1090–1099

Bailer UF, Frank GK, Henry SE, Price JC, Meltzer CC, Weissfeld L, Mathis CA, Drevets WC, Wagner A, Hoge J, Ziolko SK, McConaha CW, Kaye WH (2005) Altered brain serotonin 5-HT 1A receptor binding after recovery from anoresia nervosa measured by positron emission tomography and [Carbonyl11C]way-100635. Arch Gen Psychitry 62:1032–1041

Bailer UF, Price JC, Meltzer CC, Mathis CA, Frank GK, Weissfeld L, McConaha CW, Henry SE, Brooks-Achenbach S, Barbaric N, Kaye WH (2004) Altered 5-HT 2A Receptor Binding after Recovery from bulimia-type anorexia nervosa: relationship to harm avoidance and drive for thinness. Neuropsychopharmacology 29:1143–1155

Baischer W, Brichta A, Pfeffel F, Hajji M, Leitner H, Lesch OM, Müller Ch (1995) Infection with hepatitis B or C virus of peripheral blood mononuclear cells in serologically negative chronic alcoholic patients. J Hepatol 23/4:181

Baker TB, Udin H, Vogler RE (1975) The effects of videotaped modelling and confrontation on the drinking behaviour of alcoholics. Int J Addict 10:779–793

Baldwin S, Heather N, Lawson A, Robertson I, Mooney J, Graggins F (1991) Comparison of effectiveness: behavioral and talk-based alcohol education courses for court-referred young offenders. Behav Psychother 19:157–172

Bales RF (1991/1946) Cultural differences in rates of alcoholism. Q J Stud Alcohol 6:480–499

Balfour DJ, Ridley DL (2000) The effects of nicotine on neural pathways implicated in depression: a factor in nicotine addiction? Pharmacol Biochem Behav 66/1:79–85

Balint M (1970) Therapeutische Aspekte der Regression. Klett, Stuttgart

Barz J, Sprung R, Freudenstein P, Bonte W, Nimmerrichter A, Lesch OM, Jacob B

(1988) Investigations on methanol kinetics in alcoholics. Blutalkohol 25/3:163–71

Basu D, Ball Sa, Feinn R, Gelernter J, Kranzler HR (2004) Typologies of drug dependence: comparative validity of a multivariat and four univariat models. Drug Alcohol Depend 73:289–300

Batra A (2005) Tabakabhängigkeit. Wissenschaftliche Grundlagen und Behandlung. Kohlhammer Verlag, Stuttgart, 164 Seiten

Bauer J (2006) Prinzip Menschlichkeit. Warum wir von Natur aus kooperieren. Hofmann und Campe, Hamburg

Bauer J (2006) Warum ich fühle, was du fühlst. Intuitive Kommunikation und das Geheimnis der Spiegelneurone. Heyne, München

Bauer J (2007) Das Gedächtnis des Körpers. Wie Beziehungen und Lebensstile unsere Gene steuern. Piper, München

Baumgartner Ch, Zeiler K, Auff E, Dal Bianco P, Holzner F, Lesch OM, Deecke L (1988) Begünstigt Alkoholismus die Manifestation von Schlaganfällen? Wiener klin Wochenschr 100/4:99–107

Baumgartner I (2003) Pastoralpsychologie. Patmos, Düsseldorf

Beck U (2003) Risikogesellschaft. Auf dem Weg in eine andere Moderne. Suhrkamp Verlag, Frankfurt am Main

Beelmann A (2006) Wirksamkeit von Präventionsmaßnahmen bei Kindern und Jugendlichen. Z Klin Psychol Psychother 35/2:151–162

Beiglböck W, Feselmayer S, Honemann E (2006) Handbuch der klinischen-psychologischen Behandlung. 2. erweiterte und überarbeitete Auflage. Springer

Beiglböck W, Feselmayer S, Marx R (1999) Nikotinentwöhnung bei Alkoholkranken – Eine Ein- führung ins Thema. Wien Z Suchtforschung 22/2:3–7

Benkelfat C, Murphy D, Hill J, George DT, Nutt D, Linnoila M (1991) Ethanol like properties of the serotonergic partial agonist m-chlorophenylpiperazine in chronic alcoholic patients. Arch Gen Psychiatry 48:383

Benowitz NL, Porchet H, Sheiner L, Jacob III P (1988) Nicotine absorption and cardiovascular effects with smokeless tobacco use: comparison with cigarettes and nicotine gum. Clin Pharmacol Ther 44:23–28

Beresford TP, Arciniegas DB, Alfers J, Clapp L, Martin B, Beresford HF, Du Y, Liu D, Shen D, Da- vatzikos C, Laudenslager ML (2006a) Hypercortisolism in alcohol dependence and its re- lation to hippocampal volume loss. J Stud Alcohol 67/6:861–867

Beresford TP, Arciniegas DB, Alfers J, Clapp L, Martin B, Du Y, Liu D, Shen D, Davatzikos C (2006) Hippocampus volume loss due to chronic heavy drinking. Alcohol Clin Exp Res 30/11:1866–1870

Berlakovich GA, Windhager T, Freundorfer E, Lesch OM, Steininger R, Mühlbacher F (1999) Carbohydrate Deficient Transferrin for Detection of Alcohol Relapse after Orthotopic Liver Transplantation for Alcoholic Cirrhosis. Transplantation 67/9:1231–1235

Berner P, Lesch OM, Walter H (1986) Alcohol and Depression. Psychopathology 19/2:177–183 Berner P (1986) Psychiatrische Systematik. Huber, Bern/Stuttgart/Wien

Besson J, Aeby F, Kasas A, Lehert P, Potgieter A (1998) Combined efficacy of acamprosate and disulfiram in the treatment of alcoholism: a controlled study. Alcohol Clin Exp Res 22/3:573–579

Best JA, Thomson SJ, Santi SM (1988) Preventing cigarette smoking among school children. Annu Rev Public health 9:161–201

Bien TH, Burge R (1990) Smoking and drinking: a review of the literature. Int J Addict 25:1429–1454

Blanc M, Daeppen JB (2005) Does disulfiram still have a role in alcoholism treatment? Rev Med Suisse 1/26:1728–1733

Bleich S, Bayerlein K, Reulbach U, Hillemacher T, Bonsch D, Mugele B, Kornhuber J, Sperling W (2004) Homocysteine levels in patients classified according to Lesch's typology. Alcohol Alcohol 39/6: 493–498

Bleich S, Bleich K, Kropp S, Bittermann HJ, Degner D, Sperling W, Rüther E, Kornhuber J (2001) Moderate alcohol consumption in social drinkers raises plasma, homocystein levels: a contradiction to the ,french paradox'. Alcohol Alcohol 36: 189–192

Bleuler M (1972) Die schizophrenen Geistesstörungen im Lichte langjähriger Kranken- und Familiengeschichten. Thieme, Stuttgart

Bleuler M (1983) Lehrbuch der Psychiatrie, 15. Aufl. Springer

Boening J, Lesch OM, Spanagel R, Wolffgramm J, Narita M, Sinclair D, Mason B, Wiesbeck G (2001) Pharmacological relapse prevention in alcohol dependence: from animal models to clinical trials. Alcohol Clin Exp Res 25/5:127–131

Boffetta P, Hashibe M (2006a) Alcohol and cancer. Lancet Oncol 7:149–156

Boffetta P, Hashibe M, La Vecchia C, Zatonski W, Rehm J (2006b) The burden of cancer attributable to alcohol drinking. Int J Cancer 119:884–887

Bohman MS, Sigvardsson S, Cloninger CR (1981) Maternal inheritance of alcohol abuse. Cross-fostering analysis of adopted women. Arch Gen Psychiatr 38:965

Bolego C, Poli A, Paoletti R (2002) Smoking and gender. Cardiovasc Res 53:568–576

Bonneux L (2007) Cardiovascular risk models. BMJ 335:107–108

Bönsch D, Bayerlein K, Reulbach U, Fiszer R, Hillemacher T, Sperling W, Kornhuber J, Bleich S (2006) Different allele-distribution of MTHFR 677 C -> T and MTHFR -393 C -> A in patients classified according to subtypes of Lesch's typology. Alcohol Alcohol 41/4:364–367

Bonte W (1987) Begleitstoffe alkoholischer Getränke. Lübeck: Verlag Max Schmidt-Römhild

Boruin CM, Mann BJ, Cone LT, Henggeler SW, Fucci BR, Blaske DM, Williams RA (1995) Multisystemic treatment of serious juvenile offenders: long-term prevention of criminality and violence. J Consult Clin Psychol 63:569–578.

Bowers TG, Al-Redha MR (1990) A comparison of outcome with group/marital and standard/individual therapies with alcoholics. J Stud Alcohol 51:301–309

Bradley KA, Kivlahan DR, Bush KR, McDonell And MB, Fihn SD, Ambulatory Care Quality Improvement Project Investigators (2001) Variations on the CAGE alcohol screening questionnaire: strengths and limitations in VA general medical patients. Alcohol Clin Exp Res 25:1472–1478

Brady KT, Myrick H, Henderson S, Coffey SF (2002) The use of divalproex in alcohol relapse prevention: a pilot study. Drug Alcohol Depend 67/3:323–330

Brandsma JM, Maultsby MC, Welsh RJ (1980) The outpatient treatment of alcoholism: a review and comparative study. University Park Press, Baltimore

Brenner MH (1975) Trends in alcohol consumption and associated illness. Some effects of economic changes. Am J Public Health 65/12):1279–1292

Brody AL, Mandelkern MA, London ED, Olmstead RE, Farahi J, Scheibal D, Jou J, Allen V, Tiongson E, Chefer SI, Koren AO,

Mukhin AG (2006) Cigarette smoking saturates brain alpha 4 beta 2 nicotinic acetylcholine receptors. Arch Gen Psychiatry 63/8:907–915

Brown GL, Linnoila MI (1990) CSF serotonin metabolite (5-HIAA) studies in depression, impulsivity and violence. J Clin Psychiatry 51:31–41

Brown J, Babor TF, Litt M, Kranzler H (1994) The Type A/Type B distinction. Subtyping alcoholics according to indicators of vulnerability and severity

Babor T, Hesselbrock V, Meyer R, Shoemaker W. Types of Alcoholics. Ann NY Acad Sci 708:23–33

Brown RA (1980) Conventional education and controlled drinking education courses with convicted drunken drivers. Behav Ther 11:632–642

Bruun K (1963) Outcome of different types of treatment of alcoholics. Q J Stud Alcohol 24:280–288

Burger Ch, Marx R (2001) Psychotherapiemotivation, generalisierte Kompetenzerwartung und Kontrollüberzeugungen zu Krankheit und Gesundheit von männlichen Alkoholikern klassifiziert nach der Typologie von Lesch. Wien Z Suchtforschung 24/2:23–40

Butler R, Goldstein H (1973) Smoking in pregnancy and subsequent child development. Br Med J 4:573–575

Buydens-Branchey L, Branchey MH, Noumair D, Lieber CS (1989) Age of alcolism onset. II: Relationship to susceptibility to serotonin precursor availibility. Arch Gen Psychiatry 46:231–236

Caddy GR, Lovibond SH (1976) Self-regulation and discriminated aversive conditioning in the modification of alcoholics' drinking behavior. Behav Ther 7:223–230

Cahalan D (1970) Problem drinkers. Jossey-Bass, San Francisco

Cahill K, Stead LF, Lancaster T (2007) Nicotine receptor partial agonists for smoking cessation (Review). Cochrane Libr 1: 1–25

Cahill K, Ussher M (2007) Cannabinoid type 1 receptor antagonists (rimonabant) for smoking cessation. Cochrane Database Syst Rev (3):CD005353

Cardoso Neves JM, Barbarosa A, Ismail F, Pombo S (2006) NETER Alcoholic Typology (NAT). Alcohol Alcohol 41/2: 133–139

Cardoso RA, Brozowski SJ, Chavez-Noriega LE, Harpold M, Valenzuela CF, Harris RA (1999) Effects of ethanol on recombinant human neuronal nicotinic acetylcholine receptors expressed in Xenopus oocytes. J Pharmacol Exp Ther 289/2:774–780

Carpenter RA, Lyons CA, Miller WR (1985) Peer-managed self-control program for prevention of alcohol abuse in American Indian high school students: a pilot evaluation study. Int J Addict 20:299–310

Carr A (1992) Endlich Nichtraucher! Der einfachste Weg mit dem Rauchen Schluss zu machen

Goldmann, Wilhelm

Carroll KM, Nich C, Ball SA, McCance E, Frankforter TL, Rousanaville BJ (2000) One-Year follow-up of disulfiram and psychotherapy for cocain-alcohol users: sustained effects of treatment. Addiction 95/9:1335–1349

Caspi A, Moffitt TE (2006) Gene-environment interactions in psychiatry: joining forces with neuroscience. Nat Rev Neurosci 7/7:583–90

Caspi A, Sugden K, Moffitt TE, Taylor A, Craig IW, Harrington H, McClay J, Mill J, Martin J, Braithwaite A, Poulton R (2003) Influence of life stress on depression: moderation by a polymorphism in the 5-HTT gene. Science 301/5631:386–389

Chan AW, Pristach EA, Welte JW (1994) Detection by the CAGE of alcoholism or heavy drinking in primary care outpatients and the general population. J Subst Abuse 6:123–135

Chaney ER, O'Leary MR, Marlatt GA (1978) Skill training with alcoholics. J Consult Clin Psychol 46:1092–1104

Chantenoud L, Parazzini F, Di Cintio E, Zanconato G, Benzi G, Bortolus R, La Vecchia C (1998) Paternal and maternal smoking habitus bifore conception and durino the first trimestre: relation to spontaneous abortion. Ann Epidemiol 8/8:520–526

Chapman PLH and Huygens I (1988) An evaluation of three treatment programmes for alcoholism: an experimental study with 6- and 18-month follows-ups. Br J Addict 83:67–81

Cheer JF, Wassum KM, Sombers LA, Heien ML, Ariansen JL, Aragona BJ, Phillips PE, Wightman RM (2007) Phasic dopamine release evoked by abused substances requires cannabinoid receptor activation. J Neurosci 27/4:791–795

Chick J, Anton R, Checinski K, Croop R, Drummond DC, Farmer R, Labriola D, Marshall J, Mon- crieff J, Morgan MY, Peters T, Ritson B (2000) A multicentre, randomized, double-blind, placebo-controlled trial of naltrexone in the treatment of alcohol dependence or abuse. Alcohol Alcohol 35/6:587–593

Chick J, Gough K, Wojeciech F, Kershaw P, Hore B, Mehta B, Ritson B, Ropner R, Torley D (1992) Disulfiram treatment of alcoholism. Br J Psychiatry 161:84–89

Chick J (1995) Acamprosate as an aid in the treatment of alcoholism. Alcohol Alcohol 30/6:785–787

Chick J (2004) Disulfiram: cautions on liver function; how to supervise. Addiction 99/1:25

Cloninger CR, Bohman M, Sigvardsson S (1981) Inheritance of alcohol abuse: cross-fostering
analyses of adopted men. Arch Gen Psychiatry 38:861–868

Cloninger CR, Sigvardsson S, Gilligan SB, von Knorring AL, Reich T, Bohman M (1988) Genetic heterogeneity and the classification of alcoholism. Adv Alcohol Subst Abuse 7/3–4:3–16

Cloninger CR (1987) Neurogenetic adaptive mechanisms in alcoholism. Science 236:410–416

Coe JW, Brooks PR, Vetelino MG, Wirtz MC, Arnold EP, Huang J, Sands SB, Davis TI, Lebel LA, Fox CB, Shrikhande A, Heym JH, Schaeffer E, Rollema H, Lu Y, Mansbach RS, Chambers LK, Rovetti CC, Schulz DW, Tingley FD 3rd, O'Neill BT (2005) Varenicline: an alpha4beta2 nicotinic receptor partial agonist for smoking cessation. J Med Chem 48/10:3474–7

Coghlan GR (1979) The investigation of behavioural self-control theory and techniques in a short-term treatment of male alcohol abusers. Unpublished doctoral dissertation, State University of New York at Albany

Cohen C, Kodas E, Griebel G (2005) CB1 receptor antagonists for the treatment of nicotine ad- diction. Pharmacol Biochem Behav 81/2:387–395

Cohen C, Perrault G, Voltz C, Steinberg R, Soubrie P (2002) SR141716, a central cannabinoid (CB(1)) receptor antagonist, blocks the motivational and dopamine-releasing effects of nicotine in rats. Behav Pharmacol 13:451–463

Cole A, Kmietowicz Z (2007) BMA calls for action on "epidemic" of alcohol related problems. BMJ 334:1343

Coleman D (2006) Soziale Intelligenz. Droemer, München

Collins AC (1990) Interactions of ethanol and nicotine at the receptor level. Recent Develop- ments in Alcoholism 8:221–231

Colombo G, Agabio R, Fa M, Guano L, Lobina C, Loche A, Reali R, Gessa GL (1998) Reduction of voluntary ethanol intake in ethanol-preferring sP rats by the cannabinoid antagonist SR-141716. Alcohol Alcohol 33/2:126–130

Colombo G, Serra S, Vacca G, Carai MA, Gessa GL (2005) Endocannabinoid system and alcohol addiction: pharmacological studies. Pharmacol Biochem Behav 81/2: 369–380

Connors GJ, Tarbox AR, Faillace LA (1992) Achieving and maintaining gains among problem drinkers: process and outcome results. Behav Ther 23:449–474

Conrad KJ, Hultman CI, Pope AR, Lyons JS, Baxter WC, Daghestani AN, Lisiecki JP, Elbaum PL, McCarthy M, Manheim LM (1998) Case managed residential care for homeless addicted vereans: results of a true experiment. Med Care 1:40–53

Cooney NL, Kadden RM, Litt MD, Gerter H (1991) Matching alcoholics to coping skills or inter- actional therapies: two-year follow-up results. J Consult Clin Psychol 59:598–601

Cooper ML, Frone M, Russell M, Mudar P (1995) Drinking to regulate positive and negative emotions: a motivational model of alcohol use. J Pers Soc Psychol 69:990–1005

Cornelius JR, Salloum IM, Mezzich J, Cornelius MD, Fabrega H, Ehler JG, Ulrich RF, Thase ME, Mann JJ (1995) Disproportionate suicidality in patients with comorbid major depression and alcoholism. Am J Psychiatry 152:358–364

Covey LS, Glassman AH, Jiang H, Fried J, Masmela J, Loduca C, Petkova E, Rodriguez K (2007) A randomized trial of bupro-pion and/or nicotine gum as maintenance treatment for preventing smoking relapse. Addiction 102/8:1292–1302

Coyle JT (2006) Substance use disorders and Schizophrenia: a question of shared glutamatergic mechanisms. Neurotox Res 10/3–4:221–233

Cramon DY (1988) Planen und Handeln. In: Cramon, Zihl (Hrsg) Neuropsychologische Rehabilitation. Berlin: Springer

Cravo ML, Gloria LM, Selhub J, Nadeau MR, Camilo ME, Resende MP, Cardoso JN, Leitao CN, Mira FC (1996) Hyperhomocysteinemia in chronic alcoholism: correlation with folate, vi- tamin B-12, and vitamin B-6 status. Am J Clin Nutr 63:220–224

Cravo ML, Camilo ME (2000) Hyperhomocysteinemia in chronic alcoholism: relations to folic acid and vitamins B6 and B12 status. Nutrition 16:296–302

Crews FT, Braun CJ (2003) Binge ethanol treatment causes greater brain damage in alcohol- preferring P rats than in alcohol-non-preferring NP rats. Alcohol Clin Exp Res 27/7:1075–1082

Crews FT, Braun CJ, Hoplight B, Switzer RC, Knapp DJ (2000) Binge ethanol consumption causes differential brain damage in young adolescent rats compared with adult rats. Alcohol Clin Exp Res 24/11:1712–23

Crews FT, Collins MA, Dlugos C, Littleton J, Wilkins L, Neafsey EJ, Pentney R, Snell LD, Tabakoff B, Zou J, Noronha A (2004) Alcohol-induced neurodegeneration: when, where and why? Alcohol Clin Exp Res 28/2:350–364

Cuculi F, Kobza R, Ehmann T, Erne P (2006) ECG changes amongst patients with alcohol with- drawal seizures and delirium tremens. Swiss Med Wkly 136:223–227

Dahlgren L, Willander A (1989) Are special treatment facilities for female alcoholics needed? A controlled 2-year follow-up study from a specialized female unit (EWA) versus a mixed male/female facility. Alcohol Clin Exp Res 13/4:499–504

Damasio AR (2003) Der Spinoza Effekt. Wie Gefühle unser Leben bestimmen. List Verlag

Danysz W, Parsons CG, Jirgensons A, Kauss V, Tillner J (2002) Amino-alkyl-cyclohexanes as a novel class of uncompetitive NMDA receptor antagonists. Curr Pharm Des 8/10:835–843

Dauer S (1999) Zu Wechselwirkungen von Gesundheit und Arbeitslosigkeit. In: Dauer S, Henning H (Hrsg) Arbeitslosigkeit und Gesundheit. Mitteldeutscher Verlag, Halle, S 12–23

Davidson DM (1989) Cardiovascular effects of alcohol. West J Med 151:430–439

De Bree A, Verschuren WMM, Kromhout D, Kluitmans LAJ, Blom HJ (2002) Homocysteine determinants and to what extent homocysteine determines the risk of coronary heart disease. Pharmacol Rev 54:599–618

De Sousa A, De Sousa A (2004) A one-year pragmatic trial of naltrexone vs disulfiram in the treatment of alcohol dependence. Alcohol Alcohol 39/6:528–531

De Vito RA (1970) Toward a Psychodynamic Theory of Alcoholism. In: Wetzer E (Hrsg) (1995) Determi- nanten des Suchtverhaltens und der Rückfallsituation bei Alkoholkranken typologisiert nach Lesch. Diplomarbeit aus dem Hauptfach Psychologie. Wien

De Witte P, Littleton J, Parot P, Koob G (2005) Neuroprotective and abstinence-promoting effects of acamprosate: elucidating the mechanism of action. CNS Drugs 19/6:517–537

Deev A, Shestov D, Abernathy J, Kapustina A, Muhin N, Irving S (1998) Association of alcohol consumption to mortality in midd-le-ages U.S. and Russian men and women. Ann Epidemiol 8:147–153

Del Boca FK, Hesselbrock MN (1996) Gender and alcoholic subtypes. Alcohol Health Res World 20:56–66

Del Boca FK (1994) Sex, gender and alcoholic typologies. Babor T, Hesselbrock V, Meyer R, Shoemaker W. Types of Alcoholics. Ann NY Acad Sci 708:34–48

Demir B, Ucar G, Ulug B, Ulusoy S, Sevinc I, Batur S (2002) Platelet monoamine oxidase acitivity in alcoholism subtypes: relationships to personality and executive functions. Alcohol Alcohol 37:597–602

Denson R, Nanson JL, McWatters MA (1975) Smoking mothers more likely to have hyperactive (ADHD) children. Can Psychiatr Asoc J 20:183–187

Després JP, Golay A, Sjöström L (2005) Effects of Rimonabant on Metabolic Risk Factors in Over- weight Patients with Dyslipidemia. N Engl J Med 353:2121–2134

Devlin AM, Clarke R, Birks J, Grimley Evans J, Halsted CH (2006) Interactions among polymor- phisms in folate-metabolizing genes and serum total homocysteine concentrations in a healthy elderly population. Am J Clin Nutr 83:708–713

Diaz FJ, Jane M, Salto E, Pardell H, Salleras L, Pinet C, De Leon J (2005) A brief measure of high nicotine dependance for busy clinicians and large epidemiological surveys. Australian and N Z J Psychiatry 39:161–168

Dilling H, Mombour W, Schmidt MH (1991) Internationale Klassifikation psychischer Störungen. Verlag Hans Huber, Bern/Göttingen/Toronto (WHO)

Ditman KS, Crawford GG, Forgy EW, Moskowitz H, Mac Andrew C (1967) A controlled experiment on the use of court probation for drunk arrests. Am J Psychatry 124:160–163

Dörner K, Plog U, Teller C, Wendt F (2002) Irren ist menschlich. Lehrbuch der Psychiatrie und Psychotherapie. Bonn: Psychiatrie-Verlag.

Dostojewskij FM (2001) Der Spieler. Patmos Verlag

Driessen M, Meier S, Hill A, Wetterling T, Lange W, Junghanns K (2001) The course of anxiety, depression and drinking behaviours after completed detoxification in alcoholics with and without comorbid anxiety and depressive disorders. Alcohol and Alcoholism 36/3:249–255

Driessen M, Schulte S, Luedecke C, Schaefer I, Sutmann F, Ohlmeier M, Kemper U, Koesters G, Chodzinski C, Schneider U, Broese T, Dette C, Havemann-Reinicke U, and the TRAUMAB- Study group (2008) Trauma and PTSD in patients with alcohol, drug or dual dependence: a multi-center study

Dvorak A, Pombo S, Ismail F, Barbosa A, Cardoso JM, Figueira ML, Walter H, Lesch OM (2006) Tipologias da dependência do álcool e o seu significado para a terapêutica médica

Acta Psiquiátr Por 52/2:1693–1705

Dvorak A, Ramskogler K, Hertling I, Walter H, Lesch OM (2003) Alcohol dependence and depressive Syndromes. Int Clin Psychopharmacol 18/1:47–53

Dyer AR, Stamler J, Berkson DM, Lepper MH, McKean H, Shekelle RB, Lindberg HA, Garside D (1977) Alcohol consumption, cardiovascular risk factors, and mortality in two Chicago epidemiologic studies. Circulation 56:1067–1074

Edwards G, Guthrie S (1967) A controlled trial of inpatient and outpatient treatment of alcohol dependency. Lancet 1:555–559

Edwards NB, Simmons RC, Rosenthal TL, Hoon PW, Downs JM (1988) Doxepin in the treatment of nicotine withdrawal. Psychomatics 29:203–206

Eisenbach-Stangl I (1991) Eine Gesellschaftsgeschichte des Alkohols. Produktion, Konsum und soziale Kontrolle alkoholischer Rausch- und Genußmittel in Österreich 1918–1984. Campus Verlag, Frankfurt

Eisenbach-Stangl I (1994) Die neue Nüchternheit. Epidemiologie legalen und illegalen Drogengebrauchs von Kindern, Jugendlichen und jungen Erwachsenen in Österreich. In: Janig H, Rathmayr B (Hrsg) Wartezeit. Studien zu den Lebensverhältnissen Jugendlicher in Österreich. Österreichischer Studienverlag, Wien, S 189–216

Eisermann G (1973) Die Lehre von der Gesellschaft Ein Lehrbuch der Soziologie, 2. Aufl. Enke Ferdinand Verlag

Ends EJ and Page CW (1957) A study of three types of group psychotherapy with hospitalized inebriates. Q J Stud Alcohol 18:263–277

Engel U, Hurrelmann K (1993) Was Jugendliche wagen. Juventa

Engel U, Hurrelmann K (1998) Was Jugendliche wagen. Eine Längsschnittstudie über Drogenkonsum, Stressreaktionen und Delinquenz im Jugendalter. Juventa, Weinheim

Eriksen L, Björnstad S, Götestam KG (1986b) Social skills training in groups for alcoholics: one-year treatment outcome for groups and individuals. Addict Behav 11:309–330

Eriksen L (1986a) The effect of waiting for inpatient treatment after detoxification:

an experimental comparison between inpatient treatment and advice only. Addict Behav 11:389–398

Evans SM, Levin FR, Brooks DJ, Garawi F (2007) A pilot double-blind treatment trial of meman- tine for alcohol dependence. Alcohol Clin Exp Res 31/5:775–782

Ewing JA (1984) Detecting alcoholism. The CAGE questionnaire. J Am Med Assoc 252:1905–1907

Eysenck HJ (1973) Personaltiy and the maintenance of the smoking habit. In: Dunn WL (Hrsg) Smoking behavior: motives and Incentives. Wiley, Toronto, S 113–136

Fabian-Fine R, Skehel P, Errington ML, Davies HA, Sher E, Stewart MG, Fine A (2001) Ultrastructural distribution of the alpha7 nicotinic acetylcholine receptor subunit in rat hippocampus. J Neurosci 21/20:7993–8003

Fachausschuss Soziotherapie des AHG Wissenschaftsrates (Hrsg) (2000) Soziotherapie chro- nisch Abhängiger – ein Gesamtkonzept Verhaltensmedizin heute. Neuland, Geesthacht

Fagerström KO, Schneider NG (1989) Measuring nicotine dependence: a review of the Fagerström Tolerance Questionnaire. J Behav Med 12/2:159–182

Fengler J (2004) Süchtige und Tüchtige – Erkennen und Bewältigen von Burn-out in der Arbeit mit Abhängigen. In: Steingass (Hrsg) Geht doch. Soziotherapie chronisch mehrfach beeinträchtiger Abhängiger. Neuland, Geesthacht

Fenichel O (2005) Psychoanalytische Neurosenlehre, Bd I, II und III. Psychosozial-Verlag. Ferrell WL, Galassi JP (1981) Assertion training and human relations training in the treatment of chronic alcoholics. Int J Addict 16:959–968

Ferry LH (1999) Non-nicotine pharmacotherapy for smoking cessation. Prim Care 26:653–669

Feuerlein W, Küfner H, Soyka M (1998) Alkoholismus – Missbrauch und Abhängigkeit. 5. Aufl. Thieme, Stuttgart/New York

Feuerlein W (1975) Alkoholismus – Missbrauch und Abhängigkeit, Entstehung – Folgen – Therapie, 1. Aufl. Thieme

Feuerlein W (1981) Sozialisationsstörungen und Sucht, Entstehungsbedingungen, Folgen, therapeutische Konsequenzen. Akademische Verlagsgesellschaft,Wiesbaden

Feuerlein W (1989) Wenn Alkohol zum Problem wird. TRIAS, Thieme Hippokrates Enke. Fichter MM, Quadflieg N (2001) Prevalence of mental illness in homeless men in Munich, Germany: results from a representative sample. Acta Psychiatr Scand 103: 94–104

Fichter MM, Quadflieg N, Greifenhagen A, Koniarczyk M, Wölz J (1997) Alcoholism among homeless men in Munich, Germany. Eur Psychiatry 12:64–74

Fiedler P (1998) Persönlichkeitsstörungen. Beltz Psychologie Verlags-Union, Weinheim

Fiore M, Bailey WC, Cohen SJ, Dorfman SF, Goldstein MG, Gritz ER, Heyman RB, Jaen CR,

Kottke TE, Lando HA, Mecklenberg RE, Mullen PD, Nett LM, Robinson L, Stizer ML, Tommasello AC, Villejo L, Wewers ME (2000) Treating Tobacco Use and Dependence. Clinical Practice Guideline. US Department of Health and Human Services, Public Health Service, Rockville

Fischer G (2002) Therapie mit Opioiden. facultas Verlag

Forel A (1930) Die Trinksitten, ihre hygienische und soziale Bedeutung. Sozialst. Abstinentenbund d. Schweiz

Forel A (1935) Rückblick auf mein Leben. Zürich; Mémoires. Neuchâtel 1941; Out of my life and work. New York

Formigoni MLOS, Neumann BRG (1995) Treatment of drug and alcohol dependents through brief intervention: The first Brazilian experience. In: Monteiro MG, Inciardi JA (Hrsg) Brasil-United States binational research. CEBRID, Sao Paulo

Foroud T, Bucholz KK, Edenberg HJ, Goate A, Neuman RJ, Porjesz B, Koller DL, Rice J, Reich T, Bierut LJ, Cloninger CR, Nurnberger JI, Li TK Jr, Conneally PM, Tischfield JA, Crowe R, Hesselbrock V, Schuckit M, Begleiter H (1998) Evidence for linkage of an alcohol-related phenotype to chromosome 16. Alcohol ClinExp Res 22:2035–2042

Foucault M (1980) Power/knowledge: selected interviews and other writings 1972–77

Pantheon, New York

Foy DW, Nunn Bl, Rychtarik RG (1984) Broad-spectrum behavioural treatment for chronic alcoholics: effects of training controlled drinking skills. J Consult Clin Psychol 52:213–230

Frank GK, BailerUF, Henry SE, Drevets W, Meltzer CC, Price JC, Mathis CA, Wagner A, Hoge J, Ziolko S, Barbaric-Marsteller N, Weissfeld L, Kaye WH (2005) Increased dopamine D2/D3 receptor binding after recovery from anorexia nervosa measured by positron emission tomography and [11C] raclopride. Biol Psychiatry 58:908–912

Frank H (2002) Risikokinder. Wien Z Suchtforschung 25/1–2:83–92

Franke A, Elsesser K, Sitzler F, Algermissen G, Kötter S (1998) Gesundheit und Abhängigkeit bei Frauen: eine salutogenetische Verlaufsstudie. Runge, Cloppenburg

Freedberg EJ, Johnston WE (1978) The effects of assertion training within the context of a multi-modal alcoholism treatment program for employed alcoholics. Substudy No. 796. Addiction Research Foundation, Toronto

Freud S (1905) 3 Abhandlungen zur Sexualtheorie. Fischer Verlag

Freud S (1952–1968) Gesammelte Werke in 18 Bänden, Fischer Verlag, London/Frankfurt

Frieboes RM (2005) Grundlagen und Praxis der Soziotherapie. Richtlinien, Begutachtung, Behandlungskonzepte, Fallbeispiele, Antragsformulare. Kohlhammer, Stuttgart

Fromme K, Kruse MI (2003) Socio-cultural and individual influences on alcohol use and abuse by adolescents and young adults. In: Johnson BA, Ruiz P, Galanter M (Hrsg) Handbook of clinical alcoholism treatment. Lippincott Williams & Wilkins, Baltimore, S 26–36

Frost L, Vestergaard P (2004) Alcohol and risk of atrial fibrillation or flutter: a cohort study

Arch Intern Med 164:1993–1998

Fuller RK, Roth HP (1979) Disulfiram for the treatment of alcoholism: an evaluation in 128 men. Ann Inter Med 90:901–904

Fuller RK, Branchey L, Brightwell Dr, Derman RM, Emrick CD, Iber FL, James KE, Lacoursiere RB, Lee KK, Lowenstam I, Maany I, Neiderheiser D, Nocks JJ, Shaw S (1986) Disulfiram treatment of alcoholism: a Veterans Administration cooperative study. J Am Med Assoc 256:1449–1455

Gallant DM, Bishop MP, Faulkner MA, Simpson L, Cooper A, Lathrop D, Brisolara AM, Bossetta JR (1968) A comparative evaluation of compulsory (group therapy and/or Antabuse) and voluntary treatment of the chronic alcoholic municipal court offender. Psychosomatics 9:306–310

Garbutt JC, Kranzler HR, O'Malley SS, Gastfriend DR, Pettinati HM, Silverman BL, Loewy JW, Ehrich EW; Vivitrex Study Group. (2005) Efficacy and tolerability of long-acting injectable naltrexone for alcohol dependence: a randomized controlled trial. JAMA 293/13:1617–25

Garbutt JC, West SL, Carey TS, Lohr KN, Crews FT (1999) Pharmacological treatment of alcohol dependence: a review of the evidence. J Am Med Assoc 281:1318–1325

Gastpar M, Bonnet U, Böning J, Mann K, Schmidt LG, Soyka M, Wetterling T, Kielstein V, Labriola D, Croop R (2002) Lack of efficacy of naltrexone in the prevention of alcohol relapse: results from a German multicenter study. J Clin Psychopharmacol 22:592–598

Gdovinová Z (2006) Cerebral blood flow velocity and erythrocyte deformability in heavy alcohol drinkers at the acute stage and two weeks after withdrawal. Drug Alcohol Depend 81/3:207–213

Geerlings P, Lesch OM (1999) Introduction: craving and relapse in alcoholism: neurobio-psychosocial understanding. Alcohol Alcohol 34/2:195–6

Gerrein JR, Rosenberg CM, Manohar V (1973) Disulfiram maintenance in outpatient treatment of alcoholism. Arch Gen Psychiatry 28:798–802

Giancola PR, Moss HB (1998) Executive functioning in alcohol use disorders. Recent development in alcoholism:14227–14251

Gilligan SB, Reich T, Cloninger CR (1987) Etiologic heterogeneity in alcoholism. Gen Epidemiol 4:395–414

Ginner J (2006) Stellenwert der Sozialarbeit in der Alkoholikerinnen-Therapie nach Otto Lesch Entwicklung von Erfolgskriterien für einen transdisziplinären Therapieansatz aus der Sicht der im Wohnheim Winden/

Melk betreuten Menschen. Fachhochschule für Sozialarbeit St. Pölten

Glassman AH, Stetner F, Walsh BT, Raizman PS, Fleiss JL, Cooper TB, Covey LS (1988) Heavy smokers, smoking cessation, and clonidine: results of a double-blind, randomized trial. JAMA 259:2863–2866

Glotzbach LD (1984) Effects of outpatient treatment upon alcoholism severity in male alcoholics. Unpublished doctoral dissertation, University of Missouri

Goldstein LB, Adams R, Alberts MJ, Appel LJ, Brass LM, Bushnell CD, Culebras A, Degraba TJ, Gorelick PB, Guyton JR, Hart RG, Howard G, Kelly-Hayes M, Nixon JV, Sacco RL (2006) Primary prevention of ischemic stroke. Stroke 37:1583–1633

Gonzales DH, Rennard SI, Billing CB, Reeves KR (2006) A pooled analysis of varenicline, an alpha4beta2 nicotinic receptor partial agonist versus bupropion for smoking cessation. Presented at Society for Research on Nicotine and Toobacco, February 2006

Gregor K, Zvolensky M, McLeish A, Bernstein A, Morissette SB (2008) Anxiety sensitivity and perceived control over anxiety-related events: associations with smoking outcome expectancies and perceived cessation barriers among daily smokers. Nicotine Tob Res 10/4:627–635

Grünberger J, Lesch OM, Linzmayer L (1988) Bestimmung von vier Alkoholikertypen mit Hilfe der statischen und licht-evozierten dynamischen Pupillometrie. Wien Z Suchtforschung 11/4:29–34

Grünberger J, Linzmayer L, Saletu B, Lesch OM (1989) Klinische psychophysiologische Diagnostik bei ambulanten Alkoholikern: Statische und lichtevozierte dynamische Pupillometrie. Wien Z Suchtforschung 12/1–2:53–62

Grünberger J, Linzmayer L, Walter H, Stöhr H, Saletu-Zyhlarz G, Grünberger J, Lesch OM (1998) Psychophysiological diagnostics in alcohol dependency: fourier analysis of pupillary oscillations and the receptor test for determination of cholinergic deficiency. Alcohol Alcohol 33/5: 341–348

Grünberger J (2007) Humaner Strafvollzug. Am Beispiel Sonderanstalt Mittersteig. Springer Wien New York

Gsellhofer B, Fahrner EM, Weiler D, Vogt M, Hron U (1993) Deutsche Version: (IFT Institut für Therapieforschung) und J. Platt (Hahnemann University); nach dem amerikanischen Original von T. McLellan, 5. Aufl, 1992, und der europäischen Version EuropASI von A. Kokkevi, Ch. Hartgers, P. Blanken, E.-M. Fahrner, G. Pozzi, E. Tempesta & A. Uchtenhagen, 1993

Guydish JR (1987) Self control bibliotherapy as a secondary prevention strategy with heavy-drinking college students. Unpublished doctoral dissertation, Washington State University

Haag F (1976) Sozialtherapie. In: Hahn P (Hrsg) Die Psychologie des 20. Jahrhunderts, Bd. 9. München

Haaga JG, Faith M (1997) Consumption of alcohol and mortality in Russia. Lancet 350/9082:956

Hall SM, Reus VI, Munoz RF, Sees KL, Humfleet G, Hartz DT, Frederick S, Triffleman E (1998) Nortriptyline and cognitive-behavioral therapy in the treatment of cigarette smoking. Arch Gen Psychiatry 55:683–689

Haller R (2007) (Un) Glück der Sucht. Wie Sie Ihre Abhängigkeiten besiegen. Ecowin Verlag GmbH

Hanewinkel R, Burow F, Ferstl R (1996) Verhaltenstherapeutische Primär- und Sekundär- prävention des Rauchens am Beispiel einer Interventionsstudie an Schulen. In:Reinecker S, Schmelzer D (Hrsg) Verhaltenstherapie, Selbstregulation, Selbstmanagement, Göttingen: Hogrefe:417–433

Harris KB, Miller WR (1990) Behavioral self-control training for problem drinkers: components of efficacy. Psychol Addict Behav 4:82–90

Hart CL, Smith GD, Hole DJ, Hawthorne VM (1999) Scottish men with 21 years of follow up results from a prospective cohort study of causes, coronary heart disease, and stroke: alcohol consumption and mortality from all. BMJ 318:1725–1729

Hartmann S, Aradottir S, Graf M, Wiesbeck G, Lesch OM, Ramskogler K, Wolfersdorf, Alling C, Wurst FM (2007) Phosphatidylethanol as a sensitive and specific biomarker – comparison with gamma-glutamyl transpeptidase, mean corpuscular volume and carbohydrate-deficient transferrin. Addict Biol 121:81–84

Hasdai D, Garratt KN, Grill DE, Lerman A, Holmes DR Jr. (1997) Effect of smoking status on the long-term outcome after successful percutaneous coronary revascularization. N Engl J Med 336:755–761

Hashimoto JG, Wiren KM (2008) Neurotoxic consequences of chronic alcohol withdrawal: expression profiling reveals importance of gender over withdrawal severity. Neuropsychopharmacology 33/5:1084–96

Hass W, Petzold HG (1999) Die Bedeutung der Forschung über soziale Netzwerke, Netzwerktherapie und soziale Unterstützung für die Psychotherapie – diagnostische und therapeutische Perspektiven. In: Petzold, Märtens (Hrsg) Wege zu effektiven Psychotherapien. Psychotherapieforschung und Praxis. Band 1. Leske u. Budrich, Opladen, S 193–272

Haustein KO (2000) Rauchen, Nikotin und Schwangerschaft. Geburtshilfe Frauneheilkd 60/1:11–19

Havassy BE, Hall SM, Wasermann DA (1991) Social support and relapse: commonalities among alcoholics, opiate users and cigarette smokers. Addict Behav 16:235–245

Heath AC, Bucholz KK, Madden PAF, Dinwiddie SH, Slutske WS, Statham DJ, Dunne MP, Whitfield J, Martin N (1997) Genetic and environmental contributions to alcohol dependence risk in a national twin sample consistency of findings in men and women. Psychol Med 27:1381–1396

Heatherton TF, Kozlowski LT, Frecker RC, Fagerström KO (1991) The Fagerström Test for Nicotine Dependence: a revision of the Fagerström Tolerance Questionnaire. Br J Addict 86:1119–27

Heatherton TF, Kozlowski LT, Frecker RC, Rickert W, Robinson J (1989) Measuring the heaviness of smoking: using self-reported time to the first cigarette of the day and number of cigarettes smoked per day. Br J Addict 84:791–9

Heigl FS, Heigl-Evers A (1991) Basale Störungen bei Abhängigkeit und Sucht und ihre Therapie. In: Heigl-Evers A, Helas I, Vollmer HC (Hrsg) Suchttherapie, psychoanalytisch, verhaltenstherapeutisch. Vandenhoeck & Ruprecht, Göttingen, S 128–139

Heigl-Evers A, Standke G (1991) Die Beziehungsdynamik Patient-Therapeut in der psychoanalytisch-orientierten Diagnostik. In: Heigl-Evers A, Helas I, Vollmer HC (Hrsg) Suchttherapie, psychoanalytisch, verhaltenstherapeutisch. Vandenhoeck & Ruprecht, Göttingen, S 43–56

Heigl-Evers A, Standke G, Wienen G (1981) Sozialisation und Sucht – psychoanalytische Aspekte. In: Feuerlein W (Hrsg) Sozialisationsstörungen und Sucht, Entste-

hungsbedingungen, Folgen, therapeutische Konsequenzen. Akademische Verlagsgesellschaft, Wiesbaden, S 51–61

Heilig M, Koob GF (2007) A key role for corticotropin-releasing factor in alcohol dependence. Trends Neurosci 30(8):399–406

Heinz A, Mann K, Weinberger DR, Goldman D (2001) Serotonergic dysfunction, negative mood states, and response to alcohol. Alcohol Clin Exp Res 25:487–495

Heltzel R (2000) Teamsupervision in der Psychiatrie. In: Pühl (Hrsg) Handbuch der Supervision 2, 2. Aufl. Edition Marhold, Berlin

Henkel D (1998) „Die Trunksucht ist die Mutter der Armut" – zum immer wieder fehlgedeuteten Zusammenhang von Alkohol und Armut in Deutschland vom Beginn des 19. Jahrhunderts bis zur Gegenwart. In: D Henkel (Hrsg) Sucht und Armut. Alkohol, Tabak, illegale Drogen. Westdeutscher Verlag, Opladen, S 13–79

Henningfield JE, Fant RV, Buchhalter AR, Stitzer ML (2005) Pharmacotherapy for nicotine dependence. CA Cancer J Clin 55:281–299

Henningfield JE, Fant RV, Gopalan L (1998) Non-nicotine medications for smoking cessation. J Respir Dis 19:33–42

Hermann M, Kindermann I, Müller S, Georg T, Kindermann M, Böhm M, Herrmann W (2005) Relationship of plasma homocysteine with the severity of chronic heart failure. Clin Chem 51:1512–1515

Hernandez-Avila CA, Song C, Kuo L, Tennen H, Armeli S, Kranzler HR (2006) Targeted versus daily naltrexone: secondary analysis of effects on average daily drinking. Alcohol Clin Exp Res 30/5:860–5

Hertling I, Ramskogler K, Dvorak A, Klingler A, Saletu-Zyhlarz G, Schoberberger R, Walter H, Kunze M, Lesch OM (2005)

Craving and other characteristics of the co-morbidity of alcohol and nicotine dependence. Eur Psychiatry 20:442–450

Hertling I, Ramskogler K, Riegler A, Walter H, Mader R, Lesch OM (2001) Alkohol-verlangen und Rückfallprophylaxe. Wien Klin Wochenschr 113/19:717–726

Hertling I, Ramskogler K, Riegler A, Walter H, Mader R, Lesch OM (2001) Craving for alcohol and prevention of relapse. Wien Klin Wochenschr 113/19:717–26

Hertling I, Ramskogler K, Riegler A, Zoghlami A, Walter H, Lesch OM (2001) Enzugsbehandlung von alkoholabhängigen Patienten, Wien Z Suchtforschung 24/1:41–46

Hertling I, Walter H, Fischer DE, Lindner H, Ramskogler K, Lesch OM (2002) Behandlung der chronischen Alkoholabhängigkeit. Gibt es Untergruppen für Psychotherapie mit Hypnose. In: Burkhard P, Kraiker C (Hrsg) Hypnose in Medizin und Zahnmedizin. Hypnose und Kognition, Bd 19, S 107–116

Hesse H (2004) Wirkfaktoren der Soziotherapie. In: Steingass (Hrsg) Geht doch! Soziotherapie chronisch mehrfach beeinträchtigter Abhängiger. Geeshacht, Neuland

Hesselbrock MN, Hesselbrock V, Del Boca F (2001) Typology of alcoholism, gender and 20-year mortality. Alcohol Clin Exp Res 25:151A

Hesselbrock VM, Hesselbrock MN (2006) Are there empirically supported and clinically useful subtypes of alcohol dependence? Addiction 101/1:97–103

Hester RK, Delaney HD (1997) Behavioral self-control program for windows: results of a controlled clinical trial. J Consult Clin Psychol 65:686–693

Hester RK, Miller WR (2003) Handbook of alcoholism and treatment approaches. Effective alternatives, 3. Aufl. Allyn & Bacon

Hickson M, D'Souza AL, Muthu N, Rogers TR, Want S, Rajkumar C, Bulpitt CJ (2007) Use of probiotic *Lactobacillus* preparation to prevent diarrhoea associated with antibiotics: randomised double blind placebo controlled trial. BMJ 335:80

Hill EM, Stoltenberg SF, Bullard KH, Li S, Zucker RA, Burmeister M (2002) Antisocial alcoholism and serotonin-related polymorphisms: association tests. Psychiatr Genet 12/3:143–53

Hillemacher T, Bleich S (2008) Neurobiology and treatment in alcoholism – recent findings regarding Lesch's typology of alcohol dependence. Alcohol Alcohol accepted

Hillemacher T, Bayerlein K, Wilhelm J, Frieling H, SperlingW, Kornhuber J, Bleich S (2006) Prolactin serum levels and alcohol craving – an analysis using Lesch's typology. Neuropsychobiology 53:133–136

Hillemacher T, Bleich S, Frieling H, Schanze A, Wilhelm J, Sperling W, Kornhuber J, Kraus T (2007) Evidence of an association of leptin serum levels and craving in alcohol dependence. Psychoneuroendocrinology 32/1:87–90

Hillemacher T, Kraus T, Rauh J, Wei J, Schanze A, Frieling H, Wilhelm J, Heberlein A, Gröschl M, Sperling W, Kornhuber J, Bleich S (2007) Role of Appetite-Regulating Peptides in Alcohol Craving: an Analysis in Respect to Subtypes and Different Consumption Patterns in Alcoholism. Alcohol Clin Exp Res 31/6:950–954

Hoff EC, McKeown CE (1953) An evaluation of the use of tetraethylthiuram disulfide in the treatment of 560 cases of alcohol addiction. Am J Psychiatry 109:670–673

Hölter SM, Danysz W, Spanagel R (1996) Evidence for alcohol anti-craving properties of memantine. Eur J Pharmacol 314/3:R1–2

Hörmann K, Riedel F (2005) Alkohol und Mundhöhle/Pharynx einschließlich schlafbezogener Atmungsstörungen. In: Singer M, Teyssen S (Hrsg) Alkohol und Alkoholfolgekrankheiten, Grundlagen-Diagnostik-Therapie. Springer

Hughes J, Stead L, Lancaster T (2004) Antidepressants for smoking cessation. Cochrane Database Syst Rev 4:CD000031

Hughes JR (2000) New treatments for smoking cessation. CA Cancer J Clin 50:143–151.

Hull CL (1943) Principles of behaviour. New York: Appleton-Century-Crafts

Hultberg B, Berglund M, Andersson A, Fran K (1993) Elevated plasma homocysteine in alcoholics. Alcohol Clin Exp Res 17:687–689

Hurrelmann K (2006) Gesundheitssoziologie. Eine Einführung in sozialwissenschaftliche Theorien von Krankheitsprävention und Gesundheitsförderung, 6. Aufl. Juventa Verlag, Weinheim/München

Hurst W, Gregory E, Gussman T (1997) Alcoholic beverage taxation and control policies. International Survey, Brewers Association of Canada, Ontario

Hüseyin U, Çagdas Ö, Ahmet K, Ertan Ö, Nese Ç (2005) Acute alcohol intake and wave dispersion in healthy men – Original Investigation. Anatol J Cardiol 5:289–293.

Huss M (1852) Chronische Alkoholkrankheit. Stockholm

Hussain MZ, Harinath M (1972) Helping alcoholics abstain: an implantable substance. Am J Psychiatry 129:363

Hwang BH, Wang GM, Wong DT, Lumeng L, Li TK (2000) Norepinephrine uptake sites in the locus coeruleus of rat lines selectively bred for high and low alcohol preference: a quantitative autoradiographic binding study using [3H]-tomoxetine. Alcohol Clin Exp Res 24/5:588–94

Hwang BH, Wang GM, Wong DT, Lumeng L, Li TK (2000) Norepinephrine uptake sites in the locus coeruleus of rat lines selectively bred for high and low alcohol preference: a quantitative autoradiographic binding study using [3H]-tomoxetine. Alcohol Clin Exp Res 24/5:588–594

indicator of mortality risk? J Epidemiol Community Health 52:153–60

Innerhofer P, Schuster B, Klicpera Ch, Lobnig H, Weber G (1993) Psychosoziale Probleme im Erwachsenenalter. WUV-Universitätsverlag, Wien

J Clin Psychiatry Monograph 2003; 18/1 „Treatment of Tobacco Dependence"

Jackson P, Oei TPS (1978) Social skills training and cognitive restructuring with alcoholic. Drug Alcohol Depend 3:369–374

Jacobson NO, Silfverskiold NP (1973) A controlled study of a hypnotic method in the treatment of alcoholism with evaluation by objective criteria. Br J Addict 68:25–31

Javors M, Tiouririne M, Prihoda T (2000) Platelet serotonin uptake is higher in early onset than in late-onset alcoholics. Alcohol Alcohol 35:390–393

Jellinek EM (1960) The disease concept of alcoholism. Hillhouse. New Brunswick

Jessor SL, Jessor R (1978) Die Entwicklung Jugendlicher und der Beginn des Alkohol-konsums. In: Vogler E (Hrsg) Revenstorf D Alkoholmissbrauch, sozialpsychologische und lerntheoretische Ansätze. Fortschritte der Klinischen Psychologie 13. Urban & Schwarzenberg, München/Wien/ Baltimor, S 19–43

Joca SR, Ferreira FR, Guimaraes FS (2007) Modulation of stress consequences by hippocampal monoaminergic, glutamatergic and nitrergic neurotransmitter systems. Stress 10/3:227–49

John U, Veltrup C, Driessen M, Wetterling T, Dilling H (2000) Motivationsarbeit mit Alkohol- abhängigen. Lambertus Verlag

Johnsen J, Morland J (1991) Disulfiram implant: a double-blind placebo controlled follow-up on treatment outcome. Alcohol Clin Exp Res 15:532–536

Johnsen J, Stowell A, Bache-Wig JE, Stenstrud T, Ripel A, Morland J (1987) A double-blind placebo controlled study of male alcoholics given a subcutaneous disulfiram implantation. Br J Addict 82:607–613

Johnson BA (2004) Role of the serotonergic system in the neurobiology of alcoholism: implications for treatment. CNS Drugs 18/15:1105–18

Johnson BA, Ait-Daoud N (2000) Neuropharmacological treatments for alcoholism: scientific basis and clinical findings. Psychopharmacology 149:327–344

Johnson BA, Ait-Daoud N, Akhtar FZ, Javors MA (2005) Use of oral topiramate to promote smoking abstinence among alcohol-dependent smokers: a randomized controlled trial. Arch Intern Med 165/14:1600–5

Johnson BA, Ait-Daoud N, Akhtar FZ, Ma JZ (2004) Oral topiramate reduces the consequences of drinking and improves the quality of life of alcohol-dependent individuals: a randomized controlled trial. Arch Gen Psychiatry 61/9:905–12

Johnson BA, Ait-Daoud N, Bowden CL, DiClemente CC, Roache JD, Lawson K, Javors MA, Ma JZ (2003) Oral topiramate for treatment of alcohol dependence: a randomised controlled trial. Lancet 361/9370:1677–85

Johnson BA, Mann K, Willenbring ML, Litten RZ, Swift RM, Lesch OM, Berglund M (2005) Challenges and opportunities for medications development in alcoholism: an international perspective on collaborations between academia and industry. Alcohol Clin Exp Res 29/8:1528–1540

Johnson BA, Roache JD, Javors MA, DiClemente CC, Cloninger CR, Prihoda TJ, Bordnick PS, Ait-Daoud N, Hensler J (2000) Ondansetron for reduction of drinking among biologically predisposed alcoholic patients: a randomized controlled trial. J Am Med Assoc 284:963–971

Johnson BA, Ruiz P, Galanter M (2003) Handbook of Clinical Alcoholism Treatment. Lippincott Williams & Wilkins

Johnson BA (2000) Serotonergic agents and alcoholism treatment: rebirth of the subtype concept – a hypothesis. Alcohol Clin Exp Res 24:1597–1601

Johnson BA (2004) Progress in the development of topiramate for treating alcohol dependence: from a hypothesis to a proof-of-concept study. Alcohol Clin Exp Res 28/8:1137–44

Johnson BA (2008) Update on neuropharmacological treatments for alcoholism: scientific basis and clinical findings. Biochem Pharmacol 75(1):34–56

Johnson FG (1970) A comparison of short-term treatment effects of intravenous sodium amytal-methedrine and LSD in the alcoholic. Can Psychiatr Assoc J 15: 493–497

Jones Sl, Kanfer R, Lanyon Ri. (1982) Skill training with alcoholics: a clinical extension. Addict Behav 7:285–290

Jorch G (2001) Privates Symposium der Stiftung Kindergesundheit im Dr. v. Haunerschen Kinderspital der Universität München

Jorenby DE, Leischow SJ, Nides MA, Rennard SI, Johnston JA, Hughes AR, Smith SS, Muramoto ML, Daughton DM, Doan K, Fiore MC, Baker TB (1999) A controlled trial of sustained-release bupropion, a nicotine patch, or both for smoking cessation. N Engl J Med 340:685–691

Kadden RM, Litt MD, Cooney NL, Kabela E, Getter H (2001) Prospective matching of alcoholic clients to cognitive-behavioral or interactional group therapy. J Stud Alcohol 62:359–64

Kadden RM (1996) Project MATCH: treatment main effects and matching results. Alcohol Clin Exp Res 20/8:196a–197a

Kampman KM, Pettinati HM, Lynch KG, Whittingham T, Macfadden W, Dackis C, Tirado C, Oslin DW, Sparkman T, O'Brien CP (2007) A double blind, placebo controlled pilot trial of Quetiapine fort he treatment of Type A and Type B alcoholism. J Clin Psychopharmacol 27/4:344–351

Kapusta ND, Plener PL, Schmid R, Thau K, Walter H, Lesch OM (2007) Multiple substance use among young males. Pharmacol Biochem Behav 86:306–311

Kapusta ND, Ramskogler K, Hertling I, Schmid R, Dvorak A, Walter H, Lesch OM (2006) Epidemiology of substance use in a representative sample of 18-year-old males. Alcohol Alcohol 41:188–192

Katschnig H (1977) Epidemiologie und primäre Soziogenese psychischer Erkrankungen. In: Becker A, Reiter L (Hrsg) Psychotherapie als Denken und Handeln. Kindler, München

Kauhanen J, Kaplan GA, Goldberg DE, Salonen JT (1997) Beer binging and mortality: results from the kuopio ischaemic heart disease risk factor study, a prospective population based study. BMJ 315:846–851

Kelly AB, Halford WK, Young RM (2000) Maritally distressed women with alcohol problems: the impact of a short-term alcohol focused intervention on drinking behaviour and marital satisfaction. Addiction 95/10:1537–1549

Kennedy PJ (1989) The effect of moderate drinking skill training on alcohol-related knowledge, attitude and behaviour. Unpublished doctoral dissertation, University of Minnesota

Kenyon SH, Nicolaou A, Gibbons WA (1998) The effect of ethanol and its metabolites upon methionine synthase activity in vitro. Alcohol 15:305–309

Kernberg OF, Dulz B, Sachsse U (2000) Handbuch der Borderline-Störungen. Schattauer, Stuttgart/New York

Kernberg OF (1979) Borderline-Störungen und pathologischer Narzissmus, 3. Aufl. Suhrkamp, Frankfurt/Main

Kersting-Dürrwächter G, Mielck A (2001) Unfälle von Vorschulkindern im Landkreis Böblingen – Unfallursachen und Risikogruppen. Gesundheitswesen 63:335–342. Kessler RC, Crum RM, Warner LA, Nelson CB, Schulenberg J, Anthony JC (1997) Lifetime co-occurrence of DSM-III-R alcohol abuse and dependence with other psychiatric disorders in the National Comorbidity Survey. Arch Gen Psychiatry 54:313–321

Ketelsen R, Pieters V (2004) Prävention durch Nachbereitung – Maßnahmen der tertiären Prävention. In: Ketelsen et al (Hrsg) Seelische Krise und Aggressivität. Psychiatrieverlag, Bonn

Ketelsen R, Schulz M, Zechert C (2004) Seelische Krise und Aggressivität. Der Umgang mit Deeskalation und Zwang. Psychiatrieverlag, Bonn

Keupp H und Rerrich D (1982) Psychosoziale Praxis. Wien/München/Baltimore

Kiefer F, Helwig H, Tarnaske T, Otte C, Jahn H, Wiedemann K (2005) Pharmacological relapse prevention of alcoholism: clinical predictors of outcome. Eur Addict Res 11:83–91

Kiefer F, Jahn H, Jaschinski M, Holzbach R, Wolf K, Naber D, Wiedemann K (2001a) Leptin: a modulator of alcohol craving? Biol Psychiatry 49:782–787

Kiefer F, Jahn H, Wiedemann K (2005) A neuroendocrinological hypothesis on gender effects of naltrexone in relapse prevention treatment. Pharmacopsychiatry 38/4:184–6

Kiefer F, Jahn H, Wolf K, Kampf P, Knaudt K, Wiedemann K (2001b) Free-choice alcohol consumption in mice after application of the appetite regulating peptide leptin. Alcohol Clin Exp Res 25:787–789

Kiefer F, Jiménez-Arriero MA, Klein O, Diehl A, Rubio G (2007) Cloninger's typology and treatment outcome in alcohol-dependent subjects during pharmacotherapy with naltrexone. Addict Biol 13:124–129

Kienast T, Lindenmeyer J, Löb M, Löber S, Heinz A (2007) Alkoholabhängigkeit. Ein Leitfaden zur Gruppentherapie. In: der Serie Batra A, Buchkremer G (Hrsg) Störungsspezifische Psychotherapie. Kohlhammer Verlag

Kim DJ, Yoon SJ, Choi B, Kim TS, Woo YS, Kim W, Myrick H, Peterson BS, Choi YB, Kim YK, Jeong J (2005) Increased fasting plasma ghrelin levels during alcohol abstinence. Alcohol Alcohol 40/1:76–9

Kish GB, Ellsworth RB, Woody MM (1980) Effectiveness of an 84-day and a 60-day alcoholism treatment program. J Stud Alcohol 41:81–85

Kivlahan DR, Marlatt GA, Fromme K, Coppel DB, Williams E (1990) Secondary prevention with college drinkers: evaluation of an alcohol skills training program. J Consult Clin Psychol 58:805–810

Klein M (1972) Das Seelenleben des Kleinkindes und andere Beiträge zur Psychoanalyse. Rowohlt, Reinbeck bei Hamburg

Klesges RC, Meyers AW, Klesges LM, La Vasque ME (1989) Smoking, body weight, and their effects on smoking behaviour: a comprehensive review of the literature. Psychol Bull 106:204–230

Klesges RC, Winders SE, Meyers AW, Eck LH, Ward KD, Hultquist CM, Ray JW, Shadish WR (1997) How much weight gain occurs following smoking cessation? A comparison of weight gain using both continuous and point prevalence abstinence. J Consult Clin Psychol 65:286–291

Knight RP (1937) Zur Dynamik und Therapie des chronischen Alkoholismus. Int Z Psychoanalyse 23:429–442

Knorring AL, Bohman Mv, Knorring Lv, Oreland L (1985) Platelet MAO activity as biological marker in subgroups of alcoholism. Acta psychiat scand 72:511–558

Kolb B, Whishaw IQ (1996) Neuropsychologie. 2. Aufl. Spektrum Akademischer Verlag, Heidelberg/Berlin/Oxford

Koller G, Soyka M (2001) Biological and genetic markers of alcoholism – a psychiatric perspective In: Wurst FW (Hrsg) New and upcoming markers of alcohol consumption. Springer, Darmstadt, S 3–16

König B (1998) Alkoholabhängigkeit – Selektiert nach Rechtsbrechern, eingewiesen nach § 21 Abs. 2 StGB und freiwillig stationär aufgenommenen Patienten. Diplomarbeit aus dem Hauptfach Psychologie

Koob GF, Le Moal M (2006) Neurobiology of Addiction, 1. Aufl, Academic Press – Elsevier

Koob GF, Roberts AJ, Schulteis G, Parsons LH, Heyser CJ, Hyytiä P, Merlo-Pich E, Weiss F (1998) Neurocircuitry targets in ethanol reward and dependence. Alcohol Clin Exp Res 22:3–9

Koppi S, Eberhardt G, Haller R, König P (1987) Calcium-channel-blocking agent in the treatment of acute alcohol withdrawal – caroverine versus meprobamate in a randomized double- blind study. Neuropsychobiology 17/1–2:49–52

Körkel J, Kruse G (1997) Mit dem Rückfall leben. Psychiatrie-Verlag, Bonn

Körkel J, Langguth W, Schellberg B (2001) Jenseits des Abstinenzfundamentalismus – das „Ambulante Gruppenprogramm zum kontrollierten Trinken" (AkT). In: Wienberg, Driessen (Hrsg) Auf dem Weg zur vergessenen Mehrheit. Innovative Konzepte für die Versorgung von Menschen mit Alkoholproblemen. Psychiatrieverlag, Bonn

Körkel J (1992) Der Rückfall des Suchtkranken. Springer, Berlin

Korninger C, Roller RE, Lesch OM (2003) Gamma-hydroxybutyric acid in the treatment of alcohol withdrawal syndrome in patients admitted to hospital. Acta Med Austriaca 3:83–86

Kranzler H, Lappalainen J, Nellissery M, Gelernter J (2002) Association study of alcoholism subtypes with a functional promoter polymorphism in the serotonin transporter protein gene. Alcohol Clin Exp Res 26/9:1330–5

Kranzler HR, Burleson JA, Brown J, Babor TF (1996) Fluoxetine treatment seems to reduce the beneficial effects of cognitive behavioral therapy in type B alcoholics. Alcohol Clin Exp Res 20:1534–1541

Kranzler HR, Burleson JA, Del Boca FK, Babor TF, Korner P, Brown J, Bohn MJ (1994) Buspirone treatment of anxious alcoholics. A placebo-controlled trial. Arch Gen Psychiatry 51:720–731

Kraus T, Schanze A, Groschl M, Bayerlein K, Hillemacher T, Reulbach U, Kornhuber J, Bleich S (2005) Ghrelin levels are increased in alcoholism. Alcohol Clin Exp Res 29/12:2154–7

Kries Rv. (2001) Langzeitwirkungen des Rauchens in der Schwangerschaft auf die spätere Gesundheit. Privates Symposium der Stiftung Kindergesundheit im Dr. v. Haunerschen Kinderspital der Universität München

Kruesi MJ, Fine S, Valladares L, Phillips RA Jr, Rapoport JL (1992) Paraphilias: a double-blind crossover comparison of clomipramine versus desipramine. Arch Sex Behav 21/6:587–93

Kruesi MJP, Hibbs ED, Zahn TP, Keysor CS, Hamburger SD, Bartko JJ, Rapoport JL (1992) A 2-year prospective followup study of children and adolescents with disruptive behaviour disorders. Arch Gen Psychiatry 49:429–435

Krupitsky EM, Rudenko AA, Burakov AM, Slavina TY, Grinenko AA, Pittman B, Gueorguieva R, Petrakis IL, Zvartau EE, Krystal JH (2007) Antiglutamatergic strategies for ethanol detoxification: comparison with placebo and diazepam. Alcohol Clin Exp Res 31/4:604–611

Krystal JH, Webb E, Cooney NL, Kranzler HR, Charney DS (1994) Specifity of ethanollike effects elicited by serotonergic and noradrenergic mechanisms. Arch Gen Psychiatry 51:898–911

Krystal JH, Cramer JA, Krol WF, Kirk GF, Rosenheck RA; Veterans Affairs Naltrexone Cooperative Study 425 Group (2001) Naltrexone in the treatment of alcohol dependence. N Engl J Med 345/24:1734–1739

Kuntz H (2000) Der rote Faden in der Sucht. Neue Ansätze in Theorie und Praxis. Beltz, Weinheim/Basel

Lal S (1969) Metronidazole in the treatment of alcoholism: a clinical trial and review of the literature. Q J Stud Alcohol 30:140–151

Lallemand F, Ward RJ, De Witte P (2007) Nicotine increases ethanol preference but decreases locomotor activity during the initial stages of chronic ethanol withdrawal. Alcohol Alcohol 42/3:207–218

Lallemand F, Ward RJ, Dravolina O, De Witte P (2006) Nicotine-induced changes of glutamate and arginine in naive and chronically alcoholised rats: an in vivo microdialysis study. Brain Res 1111/1:48–60

Lampert T, Burger M (2004) Rauchgewohnheiten in Deutschland – Ergebnisse des telefonischen Gesundheitssurveys. Das Gesundheitswesen 66:511–517

Lazarus RS, Launier R (1978) Stress–related transactions between person and environment. In: Pervin LA, Lewis M (Hrsg) Perspectives in International Psychology. New York: Plenum:287–327

Le Foll B, Melihan-Cheinin P, Rostoker G, Lagrue G; Working Group of AFSSAPS (2005) Smoking cessation guidelines: evidence-based recommendations of the French Health Products Safety Agency. Eur Psychiatry 20/5–6:431–41

Ledermair O (1988) Rauchen und Schwangerschaft. Wien Med Wochenschr 138/6–7:138–139

Lee HY, Li SP, Park MS, Bahk YH, Chung BC, Kim MO (2007) Ethanol's effect on intracellular sig- nal pathways in prenatal rat cortical neurons is GABAB1 dependent. Synapse 61/8:622–8

Leitner A, Gierth L, Lentner S, Platz WE, Rommelspacher H, Schmidt L, Lesch OM (1994) Untergruppen Alkoholkranker. Gibt es biologische Marker? Harmann- und Norharman- Befunde. In: Baumann P (Hrsg) Biologische Psychiatrie der Gegenwart, S 636–640

LeMarquand D, Pihl RO, Benkelfat C (1994) Serotonin and alcohol intake, abuse, and depen- dence: clinical evidence. Biol Psychiatry 36/5:326–337

Lenz B, Hillemacher T, Kornhuber J, Bleich S (2007) Alkohol aus der Sicht der Hirnforschung. Ärztekrone 20:20–21

Lenz G, Küfferle B (2002) Klinische Psychiatrie. Grundlagen, Krankheitslehre und spzifische Therapiestrategien, 2. Aufl, Facultas Verlag

Lerman C, Niaura R, Collins BN, Wileyto P, Audrain-McGovern J, Pinto A, Hawk L, Epstein LH (2004) Effect of bupropion on depression symptoms in a smoking cessation clinical trial. Psychol Addict Behav 18:362–366

Lesch OM, Walter H (1996) New 'State' Markers for the Detection of Alcoholism. Alcohol Alcohol 31/1:59–62

Lesch OM, Walter H (1996) Subtypes of alcoholism and their role in therapy. Alcohol Alcohol Suppl 1:63–7

Lesch OM, Walter H (2004) Milnacipran in relapse prevention of alcohol dependent patients – an open trial. Int J Neuropsychopharmacol 7/1:308–309

Lesch OM, Nimmerrichter A (1993) Pharmakotherapie des chronischen Alkoholismus. In: Möller HJ (Hrsg) Therapie psychiatrischer Erkrankungen, Ferdinand Enke Verlag, S 634–645

Lesch OM, Soyka M (2005) Typologien der Alkoholabhängigkeit und ihre Bedeutung für die medikamentöse Therapie – in Riederer/Laux Neuro-Psychopharmaka, Bd. 6, 2. Aufl. Springer, S 332–348

Lesch OM, Walter H (1984) Chronischer Alkoholismus und Mortalität. Gemeindenahe Psychiatrie, Heft 1 und 2, Nr. 17/18:46–54

Lesch OM, Walter H (1984) Neuere Wege der Diagnostik und Therapie des chronischen Alkoholismus. Gemeindenahe Psychiatrie, Heft 1 und Heft 2, Nr. 17/18:19–39

Lesch OM, Walter H (1994) Neue Ansätze in der Therapie Alkoholabhängiger, New Approaches in Therapy of Alcohol Addicts. Psychiatr Danub 6/1–2:63–81

Lesch OM, Walter H (2004) Theorien zur Entstehung süchtigen Verhaltens: Alkoholismus. In: Springer-Kremser M, Löffler-Stastka H, Kopeinig-Kreissl M (Hrsg) Psychische Funktionen in Gesundheit und Krankheit – MCW Block 20

Lesch OM, Ades J, Badawy A, Pelc I, Sasz H (1993) Alcohol dependence – classificatory considerations. Alcohol Alcohol 2:127–131

Lesch OM, Benda N, Gutierrez K, König B, Ramskogler K, Riegler A, Semler B, Zyhlarz G, Walter H, Mader R (1997) Addictive Behaviors on Bipolar Patients, Classificatory Issues. Psiquiatria Na Prática Médica 10/6:14–21

Lesch OM, Benda N, Gutierrez K, Walter H (1997) Craving in Alcohol Dependence-Pharmaceutical Interventions. In: Judd LL, Saletu B, Filip V (Hrsg) Basic and clinical science of mental and addictive disorders. Bibl Psychiatr 167/12:136–147

Lesch OM, Bonte W, Grünberger J (1988) Eine Typologie des chronischen Alkoholismus – Neue Basisdaten für Forschung und Therapie. In: Ladewig D (Hrsg) Drogen und Alkohol, ISPA Press Lausanne, S 119–134

Lesch OM, Bonte W, Walter H, Musalek M, Sprung R (1990) Verlaufsorientierte Alkoholismus diagnostik. In: Schwoon DR, Krausz M (Hrsg) Suchtkranke – Die ungeliebten Kinder der Psychiatrie. Ferdinand Enke Verlag, S 81–91

Lesch OM, Dietzel M, Musalek M, Walter H, Zeiler K (1988) The course of alcoholism. Long – Term prognosis in different types. Forensic Sci Int 36/1–2:121–38

Lesch OM, Dietzel M, Musalek M, Walter H, Zeiler K (1989) Therapiekonzepte und Therapieziele im Lichte langfristiger Katamnesen (therapierelevante Untergruppen Alkoholkranker). In: Heimann H, Mayer K, Schied HW (Hrsg) Psychiatrische und neurologische Aspekte des Alkoholismus heute, Gustav Fischer Verlag, S 267–284

Lesch OM, Dietzel M, Musalek M, Walter H, Zeiler K (1990) Therapiekonzepte und Therapieziele im Lichte langfristiger Katamnesen. In: Kunze M, Schoberberger R (Hrsg) Psychosomatik 2000. Neue Aspekte, Dr. Peter Müller Verlag, Wien, S 161–178

Lesch OM, Dietzel-Rogan M, Musalek M, Rajna P, Rustem-Begovich A, Schjerve M, Walter H (1985) Soziale Integration paraphrener Langzeitpatienten bei niedrigdosierter Depot- neuroleptikamedikation. Psychiatr Praxis 12:63–68

Lesch OM, Dvorak A, Hertling I, Klingler A, Kunze M, Ramskogler K, Saletu-Zylharz G, Schoberberger R, Walter H (2004) The Austrian multicentre study on smoking: subgroups of nicotine dependence and their craving. Neuropsychobiology 50:78–88

Lesch OM, Grünberger J, Rajna P (1983) Das Model „Burgenland". In: Mader R (Hrsg) Alkohol- und Drogenabhängigkeit, Neue Ergebnisse aus Theorie und Praxis, S 155–189

Lesch OM, Grünberger J, Rajna P (1985) Outpatient Treatment of Alcohol Addicts – the Burgen- land Model. Medicine and Law, Springer 4:71–76

Lesch OM, Hertling I, Ramskogler K, Riegler A, Dvorak A, Walter H (2006) Gender differences in smoking. Women's mental health – a central European Collaborative Research Discourse, Halbreich U, Gaszner P, Saletu B (Hrsg):32–37

Lesch OM, Kefer J, Lentner S, Mader R, Marx B, Musalek M, Nimmerrichter A, Preinsberger H, Puchinger H, Rustembegovic A, Walter H, Zach E (1990) Diagnosis of chronic alcoholism – classificatory problems. Psychopathology 23/2:88–96

Lesch OM, Lang A, Rajna R (1980) Bericht über den Einfluss eine Behandlungsstruktur auf das Suchtverhalten der burgenländischen Patienten, die in der Zeit zwischen dem 1. Jänner 1973 und dem 31. Dezember 1975 im Anton-Proksch-Institut aufgenommen waren. Wien Z Suchtforschung Jahrgang 3:7–14

Lesch OM, Lentner S, Mader R, Musalek M, Nimmerrichter A, Walter H (1989) Medication and drug abuse in relation to road traffic savety (A Study, representative for the Country of Austria). Pharmatherapeutica 5:338–354

Lesch OM, Lentner-Jedlicka S, Walter H (1984) Umgang mit Alkoholkranken und anderen Süchtigen. Wien Klin Wochenschr 96/21:790–796

Lesch OM, Lesch E, Dietzel M, Musalek M, Walter H, Zeiler K (1986) Chronischer Alkoholismus – Alkoholfolgekrankheiten – Faktoren, die die Lebenserwar- tung beeinflussen. In: Sammelband der Van Swieten Tagung, Verlag der österreichischen Ärztekammer, S 92–98

Lesch OM, Musalek M, Walter H, Dietzel M (1992) Le Pronostic de l'Alcoolisme Chronique, alcoologie. Rev Soc Fr d'alcoologie, tome 14/1–92:5–13

Lesch OM, Musalek M, Wessely P, Zeiler K (1986) Neurologische und psychiatrische Akutmaß- nahmen, Abschnitt Psychiatrie. Facultas Universitätsverlag, Wien, S 160–163

Lesch OM, Passweg V, Saletu M, Marx B, Rommelspacher H, Walter H (1995) Alcoholics Type II – Is there a biological marker for

the efficiency of psychotherapy for anxiety. In: Bölcs E, Guttmann G, Martin M, Mende M, Kanitschar H, Walter H (Hrsg) Hypnosis Connecting Disciplines. Proceedings of the 6th European congress of hypnosis in psychotherapy and psychosomatic medicine, Vienna, August 14–20, 1993:18–20

Lesch OM, Riegler A, Gutierrez K, Hertling I, Ramskogler K, Semler B, Zoghlami A, Benda N, Walter H (2001) The European Acamprosate trials: conclusions for research and therapy. J Biomed Sci 8/1:89–95

Lesch OM, W Platz W, Soyka M, Walter H (2008) Die medikamentöse Therapie von Missbrauch und Abhängigkeiten (Tabak, Alkohol und illegale Drogen). In: Neuropsychopharmaka. Riederer/Laux, in press

Lesch OM, Walter H, Antal J, Heggli DE, Kovacz A, Leitner A, Neumeister A, Stumpf I, Sundrehagen E, Kasper S (1996) Carbohydrate deficient transferrin as a marker for alcohol intake: a study with healthy subjects. Alcohol Alcohol 31/3:265–271

Lesch OM, Walter H, Antal J, Kanitz RD, Kovacs A, Leitner A, Marx B, Neumeister A, Saletu M, Semler B, Stumpf I, Mader R (1996) Alcohol dependence. Is carbohydrate deficient transferrin a marker for alcohol intake? Alcohol Alcohol 31/3:257–264

Lesch OM, Walter H, Bonte W, Grünberger J, Musalek M, Sprung R (1991) Etiology of subgroups in chronic alcoholism and different mechanisms in transmitter systems. In: Norman Palmer T (Hrsg) Alcoholism: a molecular perspective. Nato Asi Series A: Life Sciences, Bd 206. Plenum Press, New York, S 145–160

Lesch OM, Walter H, Freitag H, Heggli DE, Leitner A, Mader R, Neumeister A, Passeg V, Pusch H, Semler B, Sundrehagen E, Kasper S (1996) Carbohydrate deficient transferrin as a screening marker for drinking in a general hospital population. Alcohol Alcohol 31/3:249–256

Lesch OM, Walter H, Mader R, Musalek M, Zeiler K (1988) Chronic alcoholism in relation to attempted or effected suicide – A long-term-study. Psychiatr Psychobiol 3: 181–188

Lesch OM, Walter H, Rommelspacher H (1996) Alcohol abuse and alcohol dependence. In: Weller MPI, van Kammen DP (Hrsg), Rommelspacher H, Schuckit M (Guest Eds.) "Drugs of Abuse" Baillière's Clinical Psychiatry 2/3, Baillière's Clinical Psychiatry. Baillière Tindall, London/Philadelphia/Sydney/Tokio/Toronto, S 421–444

Lesch OM (1985) Chronischer Alkoholismus – Typen und ihr Verlauf – eine Langzeitstudie. Thieme Copythek, Georg Thieme Verlag, Stuttgart/New York, 235 Seiten, 116 Tabellen

Lesch OM (1991) Chronic alcoholism: subtypes useful for therapy and research. In: Norman Palmer T (Hrsg) Alcoholism: a molecular perspective. Nato Asi Series A: Life Sciences, Bd 206. Plenum Press, New York, S 353–356

Lesch OM (1992) Towards a standardisation for the methodology in treatment research of alcohol abuse and alcoholism. Clin Neuropharmacol 15/1A:307–308

Lesch OM (1997) La disintossicazione nei pazienti alcol-dipendenti. Il trattamento della dipen- denza e della crisi d'astinenza. Intensità dei sintomi e terapia. I quattri tipidi alcolismo. Medicina delle Tossicodipendenze. Ital J Addict V/1–2:34–39

Lesch OM (2007) Raucherentwöhnung – Tipps zur Prävention und Therapie in der Praxis. Uni-Med Verlag

Levy MS, Livingstone BL, Collins DM (1967) A clinical comparison of disulfiram and calcium carbimide. Am J Psychiatry 123:1018–1022

Ling W, Weiss DG, Charuvastra VC, O'Brien CP, Blakis M, Wang R, Savage C, Roszell D, Way EL, McIntyre J (1983) Use of disulfiram for alcoholics in methadone maintenance programs: a Veterans Administration cooperative study. Arch Gen Psychiatry 40:851–861

Linnoila M, Virkkunen M, Scheinin M, Nuutila A, Rimon R, Goodwin FK (1983) Low cerebrospi- nal fluid 5-hydroxyindolacetic concentration differentiates impulsive from nonimpulsive violent behavoir. Life Sci 33:2609–2614

Liskow B, Campbell J, Nickel EJ, Powell BJ (1995) Validity of the CAGE questionnaire in screening for alcohol dependence in a walk-in (triage) clinic. J Stud Alcohol 56:277–281

Litten R, Allen J (1992) Measuring alcohol consumption. The Humana Press Inc, Totowa

Litten RZ, Allen JP (1998) Advances in the development of medications for alcoholism treatment. Psychopharmacology 139: 20–33

Longabaugh R, McCrady B, Fink E, Stout R, McAuley T, Doyle C, McNeill D (1983) Cost-effectiveness of alcoholism treatment in partial vs. inpatient settings: six-month outcomes. J Stud Alcohol 44:1049–1071

Longabaugh R (1996) Matching Relational vs. individual treatment focus to patients. Alcohol Clin Exp Res 20/8:248a–249a

Longo LP, Campbell T, Hubatch S (2002) Divalproex sodium (Depakote) for alcohol withdrawal and relapse prevention. J Addict Dis 21/2:55–64

Lopez-Moreno JA, Gonzalez-Cuevas G, Navarro M (2007) The CB1 cannabinoid receptor antagonist rimonabant chronically prevents the nicotine-induced relapse to alcohol. Neurobiol Dis 25/2:274–83

Löser H (1995) Alkoholembryopathie und Alkoholeffekte. Stuttgart

Lovibond SH (1975) Use of behaviour modification in the reduction of alcohol-related road accidents. In: Götestam KG, Melin GL, Dockens WS (Hrsg) Applications of behaviour modification. Academic Press, New York, S 399–406

Lovinger DM (1997) Serotonin's role in alcohol's effect on the brain. Alcohol Health Res World 21/2:114–120

Ludwig A, Levine J, Stark L, Lazar R (1969) A clinical study of LSD treatment in alcoholism. Am J Psychiatry 126:59–69

Ma JZ, Ait-Daoud N, Johnson BA (2006) Topiramate reduces the harm of excessive drinking: implications for public health and primary care. Addiction 101/11:1561–8

Maher JJ (2007) Alcoholic steatohepatitis: management and prognosis. Curr Gastroenterol Rep 9/1:39–46

Majewski F (1987) Die Alkohol Embryopathie. Umwelt & Medizin Verlags- genossenschaft mbH, Frankfurt/Main

Majewski F (1987) Die Alkoholembryopathie – eine häufige und vermeidbare Schädigung. In: Majewski F (Hrsg) Die Alkoholembryopathie – Ein Leitfaden der Stiftung für das behinderte Kind zur Förderung von Vorsorge und Früherkennung. Frankfurt, S 109–123

Makin J, Fried PA (1991) A comparison of active and passive smoking during pregnancy: long term effects. Neurotoxicol Teratol 13/1:5–12

Malcolm R, Anton RF, Randall CL, Johnston A, Brady K, Thevos A (1992) A placebo-controlled trial of buspirone in anxious inpatient alcoholics. Alcohol Clin Exp Res 16:1007–1013

Malec E, Malec T, Gagne MA, Dongier M (1996a) Buspirone in the treatment of alcohol dependence: a placebo.controlled trial. Alcohol Clin Exp Res 20:307–312

Malec TS, Malec EA, Dongier M (1996b) Efficacy of buspirone in alcohol dependence: a review. Alcohol Clin Exp Res 20:853–858

Malka R, Fouquet P, Vachorfrance G (1983) Alcoologie. Masson, Paris

Malla A (1988) An outcome study comparing refusers and acceptors of treatment for alcoholism. Can J Psychiatry 33:183–187

Malyutina S, Bobak M, Kurilovitch S, Gafarov V, Simonova G, Nikitin Y, Marmot M (2002) Relation between heavy and binge drinking and all-cause and cardiovascular mortality in Novosibirsk, Russia: a prospective cohort study. Lancet 360:1448–1454

Mandl M (2002) Kognitive Defizite und Beharrungstendenzen bei chronischem Alkoholismus

Diss. Universität Wien

Mann K, Lehert P, Morgan MY (2004) The efficacy of acamprosate in the maintenance of abstinence in alcohol-dependent individuals: results of a meta-analysis. Alcohol Clin Exp Res 28/1:51–63

Mann K, Stetter F, Batra A, Mundle G, Opitz H, Petersen D, Schroth G (1988) Hirnorganische Veränderungen bei Alkoholabhängigen. Ergebnisse der Tübinger CT- und NMR-Studie. Wiener Zeitschrift für Suchtforschung Jg. 11/4:35–40

Mann K (2004) Pharmacotherapy of alcohol dependence: a review of the clinical data. CNS Drugs 18/8:485–504

Mannelli P, Pae CU (2007) Medical comorbidity and alcohol dependence. Curr Psychiatry reports 9/3:217–224

Manzanares J, Ortiz S, Oliva JM, Pérez-Rial S, Palomo T (2005) Interactions between cannabinoid and opioid receptor systems in the mediation of ethanol effects. Alcohol Alcohol 40/1:25–34

Markou A, Kosten TR, Koob GF (1998) Neurobiological similarities in depression and drug dependence: a self-medication hypothesis. Neuropsychopharmacology 18:135–174

Marmot MG, Elliott P, Shipley MJ, Dyer AR, Ueshima HU, Beevers DG, Stamler R, Kesteloot H, Rose G, Stamler J (1994) Alcohol and blood pressure: the INTERSALT study. BMJ 308:1263–1267

Maslow AA (1954) Motivation and Personality. Harper

Mason BJ, Kocsis JH, Ritvo EC, Cutler RB (1996) A double-blind, placebo-controlled trial of desipramine for primary alcohol dependence stratified on the presence or absence of major depression. JAMA 13/275/10: 761–7

Mason BJ (2001) Treatment of alcohol-dependent outpatients with acamprosate: a clinical review. J Clin Psychiatry 62/20:42–8

Mayfield D, McLeod G, Hall P (1974) The CAGE questionnaire: validation of a new alcoholism instrument. Am J Psychiatry 131:1121–1123

Mc Grath PJ, Nunes EV, Stewart JW, Goldman D, Agosti V, Ocepek-Welikson K, Quitkin FM (1996) Imipramine treatment of alcoholics with primary depression: a placebo-controlled clinical trial. Arch Gen Psychiatry 53/3:232–40

McCartney JS, Fried PA (1994) Central auditory processing in school-age children prenataly exposed to cigarette smoke. Neurotoxicil Teratol 16/3:269–276

McClelland DC, Davis W, Wanner E, Kalin R (1972) The drinking man, alcohol and human motivation. The Free Press, New York/London

McCord W, McCord J, Gudeman J (1960) Origins of alcoholism. Stanford University Press. McLachlan JFC, Stein RL (1982) Evaluation of a day clinic for alcoholics. J Stud Alcohol 43:261–272

McLellan AT, Luborsky I, O'Brien CP, Woody GE (1980) An improved evaluation instrument for substance abuse patients: the addiction severity index. J Nervs Ment Dis 168:26–33

Medicus G (1994) Humanethologische Aspekte der Aggression. Ein Beitrag zur den biologischen Grundlagen von Psychotherapie und Psychiatrie. In: Schöny/Rittmannsberger/Guth (Hrsg) Aggression im Umfeld psychischer Erkrakungen. Ursachen. Folgen. Behandung. Linz-Salzburg: Forum Psychiatrie (Edition Pro Mente)

Melis T, Succu S, Sanna F, Boi A, Argiolas A, Melis MR (2007) The cannabinoid antagonist SR 141716A (Rimonabant) reduces the increase of extra cellular dopamine release in the rat nucleus accumbens induced by a novel high palatable food. Neurosci Lett 419/3:231–5

Menninger KA (1974) Selbstzerstörung. Psychoanalyse des Selbstmords. Suhrkamp Verlag, Frankfurt

Merrill JC, Kleber HD, Shwartz M, Liu H, Lewis SR (1999) Cigarettes, alcohol, marijuana, other risk behaviors, and American youth. Drug Alcohol Depend 56:205–12

Mihas AA, Hung PD, Heuman DM (2007) Alcoholic hepatitis. EMedicine from WebMD. www.emedicine.com/med/topic 101.htm

Miller WR, Rollnick S (2002) Motivational interviewing: preparing people for chane, 2. Aufl. Guilfort Press, New York

Miller WR, Taylor CA (1980a) Relative effectiveness of bibliotherapy, individual and group self-control training in the treatment of problem drinkers. Addict Behav 5:13–24

Miller WR, Gribskov CJ, Mortell RL (1981) Effectiveness of a self-control manual for problem drinkers with and without therapist contact. Int J Addict 16:1247–1254

Miller WR, Meyers RJ, Tonigan JS, Grant KA (2001) Community reinforcement and traditional approaches: findings of a controlled trial. In: Meyers RJ, Miller WR (Hrsg) A community rein- forcement approach to addiction treatment. Cambridge University Press, Cambridge, UK, S 79–103

Miller WR, Taylor CA, West JC (1980b) Focused versus broad-spectrum behaviour therapy for problem drinkers. J Consult Clin Psychol 48:590–601

Miller WR (1978) Behavioral treatment of problem drinkers: a comparative outcome study of three controlled drinking therapies. J Consult Clin Psychol 46:74–86

Möller HJ (1993) Therapie psychiatrischer Erkrankungen. Ferdinand Enke Verlag. Montgomery SM, Ekbom A (2002) Smoking during pregnancy and diabetes mellitus in a British longitudinal birth cohort. Br Med J 324/7328:26–27

Monti PM, Abrams DB, Binkoff JA, Zwick WR, Liepman MR, Nirenberg TD, Rohsenow DR (1990) Communication skills training, communications skills training with family and cognitive behavioural mood management training for alcoholics. J Stud Alcohol 51:263–270

Moreno JL (1960) The social atom and death, Sociometry 10/1947:81–86. Nachdruck: The Sociometry Reader, Free Press, Glencoe

Morey LC, Blashfield RK (1981) Empirical classifications of alcoholics. J Stud Alcohol 42:925–37

Mueller TI, Stout RL, Rudden S, Brown RA, Gordon A, Solomon DA, Recupero PR (1997) A double-blind, placebo-controlled pilot study of carbamazepine for the treatment of alcohol dependence. Alcohol Clin Exp Res 21/1:86–92

Mulchowski-Conley P (1981) The effects of a systematic skills training program for female alcoholics and their significant others on selected rehabilitation outcome. Unpublished doctoral dissertation, Boston University

Müller L, Petzold H (2004) Resilienz und protektive Faktoren im Alter und ihre Bedeutung für den Social Support und die Psychotherapie bei älteren Menschen. In: Petzold H (Hrsg) Mit alten Menschen arbeiten. Teil 1. Konzepte und Methoden sozialgerontolo- gischer Praxis. Pfeiffer, Stuttgart

Murphy JK, Edwards NB, Downs AD, Ackerman BJ, Rosenthal TL (1990) Effects of doxepin on withdrawal symptoms in smoking cessation. Am J Psychiatry 147: 1353–1357

Musshoff F, Daldrup T, Bonte W, Leitner A, Lesch OM (1996) Formaldehyde-derived tetra- hydroisoquinolines and tetrahydro-beta-carbolines in human urine. J Chromatogr B Biomed Appl 683/2:163–76

Musshoff F, Daldrup T, Bonte W, Leitner A, Lesch OM (1997) Salsolinol and norsalsolinol in human urine samples. Pharmacol Biochem Behav 58/2:545–50

Musshoff F, Daldrup T, Bonte W, Leitner A, Nimmerichter A, Walter H, Lesch OM (1995) Etha- nol-independent methanol elimination in chronic alcoholics. Blutalkohol 32/6:317–36

Musshoff F, Lachenmeier DW, Schmidt P, Dettmeyer R, Madea B (2005) Systematic regional study of dopamine, norsalsolinol, and (R/S)-salsolinol levels in human brain areas of alcoholics. Alcohol Clin Exp Res 29/1:46–52

Mutius Ev. (2001) Privates Symposium der Stiftung Kindergesundheit im Dr. v. Haunerschen Kinderspital der Universität München

Naeye RL, Peters ED (1984) Mental development of children whose mothers smoked during pregnancy. Am J Obstet Gynecol 64:601–607

Nagy J (2004) Renaissance of NMDA receptor antagonists: do they have a role in the pharmaco- therapy for alcoholism? IDrugs 7/4:339–50

Naranjo CA and Knoke DM (2001) The role of selective serotonin reuptake inhibitors in reducing alcohol consumption. J Clin Psychiatry 62/20:18–25

National Institute for Clinical Excellence (2004) Guidance on the Use of Nicotine Replacement Therapy (NRT) and Bupropion for Smoking Cessation. London, England: National Institute for Clinical Excellence, Reference No. N0082

National Institutes of Health Consensus Development Conference Statement: management of hepatitis C: 2002-June 10–12. (2002) Hepatology 36(5/1):3–20

Nelson JE, Howell RJ (1983) Assertiveness training using rehearsal and modelling with male alcoholics. Am J Drug Alcohol Abuse 9:309–323

Ness L, Rosekrans DL, Welford JF (1977) An epidemiologic study of factors affecting extrinsic staining of teeth in an English population. Community Dent Oral Epidemiol 5:55–60

Nguyen SA, Malcolm R, Middaugh LD (2007) Topiramate reduces ethanol consumption by C57BL/6 mice. Synapse 61/3:150–6

Nicolas JM, Fernandez-Sola J, Fatjo F, Casamitjana R, Bataller R, Sacanella E, Tobias E, Badia E, Estruch R (2001) Increased circulating leptin levels in chronic alcoholism. Alcohol Clin Exp Res 25/1:83–8

Niederberger JM (1987) Rauchen als sozial erlerntes Verhalten. Physiologie und Sozialisations- theorie einer alltäglichen Sucht. Stuttgart

Nimmerrichter A, Grohs-Kellner G, Lesch OM (1988) Ein Modell für organisch bedingte psychische Störungen -Chronischer Alkoholismus. Wien Z Suchtforschung 11/4:3–13

Nimmerrichter A, Walter H, Gutierrez-Lobos K, Lesch OM (2002) Double-blind controlled trial of GHB and clomethiazole in the treatment of alcohol withdrawal. Alcohol Alcohol 37/1:67–73

Nygard O, Nordrehaug JE, Refsum H, Ueland PM, Farstad M, Vollset SE (1997) Plasma homocysteine levels and mortality in patients with coronary artery disease. N Engl J Med 337:230–236

O'Brien CP (2005) Efficacy and tolerability of long-acting injectable naltrexone for alcohol dependence. Curr Psychiatry Rep 7/5:327–8

O'Connel JM (1987) Effectiveness of an alcohol relapse prevention program. Unpublished doctoral dissertation, Fordham University

Oberländer FA, Mengering F, Platz WE (1999) Veränderungen des Patientenprofils einer großstädtischen Abteilung für Abhängigkeitskrankheiten in einer Zehnjahresperiode: Struktureller Veränderungsbedarf für die Organisationsziele und den Behandlungsauftrag. Wien Z Suchtforschung 22/4: 35–45

Oberländer FA, Platz WE, Mengering F (1998) Studie zur Motivationsarbeit während der qualifi- zierten Entgiftung in einer Berliner Nervenklinik. Diagnostisches Profil und Bereitschaft zur Entwöhnungsbehandlung. Wien Z Suchtforschung 21/4:35–42

Obernier JA, White AM, Swartzwelder HS, Crews FT (2002) Cognitive deficits and CNS damage after a 4-day binge ethanol exposure in rats. Pharmacol Biochem Behav 72/3:521–32

Oei TPS, Jackson PR (1980) Long-term effects of group and individual social skills training with alcoholics. Addict Behav 5:129–136

Oei TPS, Jackson PR (1982) Social skills and cognitive behavioural approaches to the treatment of problem drinking. J Stud Alcohol 43:532–547

Ogurtsov PP, Nuzny VP, Garmash IV, Moiseev VS (2001) Mortality in Russia. Lancet 358/9282:669–670

Öjehagen A, Berglund M, Appel CP, Andersson K, Nilsson B, Skjaerris A, Wedlin-Toftnow AM (1992) A randomized study of long-term out-patient treatment in alcoholics. Alcohol Alcohol 27:649–658

Olson RP, Ganley R, Devine VT, Dorsey GC Jr. (1981) Long-term effects of behavioural versus insight-oriented therapy with inpatient alcoholics. J Consult Clin Psychol 49:866–877

O'Malley SS, Cooney JL, Krishnan-Sarin S, Dubin JA, McKee SA, Cooney NL, Blakeslee A, Meandzija B, Romano-Dahlgard D, Wu R, Makuch R, Jatlow P (2006) A controlled trial of naltrexone augmentation of nicotine replacement therapy for smoking cessation. Arch Intern Med 166/6:667–74

O'Malley SS, Jaffe AJ, Chang G, Schottenfeld RS, Meyer RE, Rounsaville B (1992) Naltrexone and coping skills therapy for alcohol dependence. A controlled study. Arch Gen Psychiatry 49/11:881–7

O'Malley SS, Krishnan-Sarin S, Farren C, Sinha R; Kreek MJ (2002) Naltrexone decreases craving and alcohol self-administration in alcohol-dependent subjects and activates the hypotha- lamo-pituitary-adrenocortical axis. Psychopharmacology (Berl) 160:19–29

O'Malley SS, Sinha R, Grilo CM, Capone C, Farren CK, McKee SA, Rounsaville BJ, Wu R (2007) Naltrexone and cognitive behavioral coping skills therapy for the treatment of alcohol drinking and eating disorder features in alcohol-dependent women: a randomized controlled trial. Alcohol Clin Exp Res 31/4:625–34

Oncken C, Gonzales D, Nides M, Rennard S, Watsky E, Billing CB, Anziano R, Reeves K (2006) Efficacy and safety of the novel selective nicotinic acetylcholine receptor partial agonist, varenicline, for smoking cessation. Arch Intern Med 166:1571–1577

Ooteman W, Koeter MW, Verheul R, Schippers GM, van den Brink W (2007) The effect of naltrexone and acamprosate on cue-induced craving, autonomic nervous system and neuroendocrine reactions to alcohol-related cues in alcoholics. Eur Neuropsychopharmacol 17/8:558–66

Passett P (1981) Gedanken zur Narzissmuskritik: Die Gefahr, das Kind mit dem Bade aus- zuschütten. In: Psychoanalytisches Seminar Zürich 1981. Die neuen Narzissmustheorien: zurück ins Paradies? Syndikat, Frankfurt/Main

Patton D, Barnes GE, Murray RP (1997) A personality typology of smokers. Addict Behav 22:269–273

Pelc I, Verbanck P, Le Bon O, Gavrilovic M, Lion K, Lehert P (1997) Efficacy and safety of acamprosate in the treatment of detoxified alcohol-dependent patients. A 90-day placebo- controlled dose-finding study. Br J Psychiatry 170:73–77

Peniston EG, Kulkosky PJ (1989) Alpha-theta brainwave training and b-endorphin levels in alcoholics. Alcohol Clin Exp Res 13:271–279

Petrakis IL, O'Malley S, Rounsaville B, Poling J, McHugh-Strong C, Krystal JH; VA Naltrexone Study Collaboration Group. (2004) Naltrexone augmentation of neuroleptic treatment in alcohol abusing patients with schizophrenia. Psychopharmacology (Berl) 172/3:291–7

Petry J (1998) Zwangssterilisation von Alkoholikern im Nationalsozialismus (Unter Hinweis auf die Badische Heil- und Pflegeanstalt Wiesloch) (zuerst 1996). In: Petry J Alkoholismus. Kulturhistorische, psychosoziale und psychotherapeutische Aspekte. Geesthacht:23–32

Petry W, Heintges T, Hensel F, Erhardt A, Wenning M, Niederau C, Häussinger D (1997) Hepa- tozelluläres Karzinom in Deutschland. Epidemiologie, Ätiologie, Klinik und Prognose bei 100 konsekutiven Patienten einer Universitätsklinik. Z Gastroenterologie 35:1059–1069

Pettinati HM, Kranzler HR, Madaras J (2003) The status of serotonin-selective pharmacotherapy in the treatment of alcohol dependence. Recent Dev Alcohol 16:247–262

Pettinati HM, O'Brien CP, Rabinowitz AR, Wortman SP, Oslin DW, Kampman KM, Dackis CA (2006) The status of naltrexone in the treatment of alcohol dependence: specific effects on heavy drinking. J Clin Psychopharmacol 26/6:610–25

Pettinati HM, Volpicelli JR, Kranzler HR, Luck G, Rukstalis MR, Cnaan A (2000) Sertraline treatment for alcohol dependence: interactive effects of medication and alcoholic subtype. Alcohol Clin Exp Res 24:1041–1049

Pettinati HM, Volpicelli JR, Luck G, Kranzler HR, Rukstalis MR, Cnaan A (2001) Double-blind clinical trial of sertraline treatment for alcohol dependence. J Clin Psychopharmacol 21:143–153

Pettinati HM (2001) The use of selective serotonin reuptake inhibitors in treating alcoholic subtypes. J Clin Psychiatry 62/20:26–31

Petzold H, Bubolz E (1979) Psychotherapie mit alten Menschen, Paderborn: Junfermann. Petzold H (1985) Mit alten Menschen arbeiten. Bildungsarbeit, Psychotherapie, Soziotherapie. Pfeiffer, München

Petzold H (2003) Soziotherapie als methodischer Ansatz in der Integrativen Therapie. In: Integrative Therapie. Modelle, Theorien und Methoden für eine schulenübergreifende Psychotherapie. 3. Klinische Praxeologie. 2. erw. Auflage

Petzold H (2004) Mit alten Menschen arbeiten Teil 1. Konzepte und Methoden sozialgerontolo- gischer Praxis. Pfeiffer bei Klett-Cotta, Stuttgart

Piano MR (2002) Alcoholic cardiomyopathy: incidence, clinical characteristics, and pathophysiology. Chest 121:1638–1650

Picchioni MM, Murray RM (2007) Schizophrenia. BMJ 335:91–95

Pi-Sunyer FX, Aronne LJ, Heshmati HM, Devin J, Rosenstock J, RIO-North America Study Group. (2006) Effect of rimonabant, a cannabinoid-1 receptor blocker, on weight and cardiometa- bolic risk factors in overweight or obese patients: RIO-North America: a randomized con- trolled trial. JAMA 295/7:761–75

Pittman B, Gueorguieva R, Krupitsky E, Rudenko AA, Flannery BA, Krystal JH (2007) Multidimensionality of the alcohol withdrawal symptom checklist: a factor analysis of the alcohol withdrawal symptom checklist and CIWA-Ar. Alcohol Clin Exp Res 31/4:612–8

Pittman DJ, Tate RL (1972) A comparison of two treatment programs for alcoholics. Int J Soc Psychiatry 18:183–193

Platz W (2007) Forensische Psychiatrie. In: Brüssow R, Gatzweiler N, Krekeler W, Mehle V (Hrsg) Strafverteidigung in der Praxis, 4. Aufl. Deutscher Anwalt Verlag

Plinius Maior Society. (1994) Guidelines on evaluation of treatment of alcohol dependence. Alcoholism 30:315–336

Plinius Secundus G (1669) Naturalis Historiae. Tomus Prinus

Poldrugo F, Lesch OM (1994) The diagnosis of chronic alcoholism: new perspectives in classification. Alcologia 6/1:11–15

Pombo S, Reizinho R, Ismail F, Barbosa A, Figueira LM, Cardoso JMN, Lesch OM (2008) NETER1 alcoholic 5 subtypes: validity with Lesch four evolutionary subtypes Int J Psychiatry Clin Pract 12/1:55–64

Pombo S, Lesch OM (2008) The alcoholic phenotypes among different multidimensional typologies: similarities and their classification products. Alcohol Alcohol, in press

Pomerleau CS, Marks JL, Pomerleau OF (2000) Who gets what symptom? Effects of psychiatric co-factors and nicotine dependence on patterns of smoking withdrawal symptomatology. Nicotine Tob Res 2:275–280

Pomerleau O, Pertschuk M, Adkins D, D'Aquili E (1978) A comparison of behavioural and traditional treatment for middle income problem drinkers. J Behav Med 1:187–200

Potamianos G, North WRS, Meade TW, Townsend J, Peters TJ (1986) Randomized trial of community-based centre versus conventional hospital management in treatment for alcoholism. Lancet 2/8510:797–799

Powell BJ, Penick EC, Read MR, Ludwig AM (1985) Comparison of three outpatient treatment interventions: a twelve-month follow-up of men alcoholics. J Stud Alcohol 46:309–312

Praschak-Rieder N, Willeit M, Wilson AA, Houle S, Meyer JH (2008) Seasonal variation in human brain serotonin transporter binding. Arch Gen Psychiatry65/9:1072–1078

Preedy VR, Richardson PJ (1994) Ethanol induced cardiovascular disease. Br Med Bulletin 50:152–163

Prochaska J, DiClemente C (1992) Stages of change in modification of problem behaviors. In: Hersen M, Eisler R, Miller P (Hrsg) Progress in behavior modification. Sage, Newbury Park, S 84–218

Prochaska JO, DiClemente CC, Norcross JC (1992) In: Search of how people change. Amer Psychol 37:1102–1114

Prochazka Av, Weaver MJ, Keller RT, Fryer GE, Licari PA, Lofaso D (1998) A randomized trial of nortriptyline for smoking cessation. Arch Intern Med 158:2035–2039

Project MATCH Research Group (1998) Matching alcoholism treatments to client heterogene- ity: project MATCH three-year drinking outcomes. Alcohol Clin Exp Res 22/6:1300–1311

Puddey IB, Beilin LJ, Vandongen R, Rouse IL, Rogers P (1985) Evidence for a direct effect of alcohol consumption on blood pressure in normotensive men. A randomized controlled trial. Hypertension 7:707–713

Puls W (2003) Arbeitsbedingungen, Stress und der Konsum von Alkohol. Theoretische Konzep- tionen und empirische Befunde. Forschung Soziologie Bd. 160. Leske + Budrich,Opladen

Quensel S (2004) Das Elend der Sucht-prävention. Analyse – Kritik – Alternative. VS-Verlag für Sozialwissenschaften, Wiesbaden

Radó S (1975, Orig. 1926) Die psychi-sche Wirkung der Rauschgifte. Versuch einer psychoana- lytischen Theorie der Süchte. Psyche:29

Ramskogler K, Brunner M, Hertling I, Dvorak A, Kapusta N, Krenn C, Moser B, Roth G, Lesch OM, Ankersmit HJ, Walter H (2004) CDT values are not influenced by epithelial cell apoptosis in chronic alcoholic patients – premilinary results. Alcohol Clin Exp Res 28/9:1396–1398

Ramskogler K, Hertling I, Riegler A, Semler B, Zoghlami A, Walter H, Lesch OM (2001) Mögliche Interaktionen zwi-schen Ethanol und Pharmaka und deren Bedeutung für die medika- mentöse The-rapie im Alter. Wien Klin Wochenschr 113/10:363–370

Ramskogler K, Hertling I, Riegler A, Semler B, Zoghlami A, Walter H, Lesch OM (2001) Possible interaction between ethanol and drugs and their significance for drug the-rapy in the elderly. Wien Klin Wochenschr 113/10:363–70

Ramskogler K, Hertling I, Riegler A, Wal-ter H, Lesch OM (2001) Nikotinabhängig-keit – Neue Wege aus der Sucht. Der Medizi-ner 3:18–20

Ramskogler K, Riegler A, Lesch OM, Mader R (2001) Die Alkoholabhängigkeit – und ihre medikamentöse Therapie. In: Brosch R, Mader R (Hrsg) Alkohol am Ar-beitsplatz 3–13 Orac Verlag

Ramskogler K, Walter H, Hertling I, Riegler A, Gutierrez K, Lesch OM (2001) Subgroups of alcohol dependence and their specific therapeutic management: A review and introduction to the Lesch-Typology.

E-journal of the International Society of Ad-diciton Medicine – International Addiction

Rathner G, Dunkel D (1998) Die Häufig-keit von Alkoholismus und Problemtrinken in Öster- reich. Wien Klin Wochenschr 110/10:356–363

Rauchfleisch U (2002) Die ambulante Be-handlung von Menschen in psychosozialen Notsitua- tionen. In: Eggebrecht/Pehl (Hrsg) Chaos und Beziehung. Spielweisen und Be-gegnungs- räume von Sozialtherapie, Psy-chotherapie und Beratung. edition diskord, Tübingen

Razum O, Zeeb H, Laaser U (2006) Glo-balisierung – Gerechtigkeit – Gesundheit. Huber, Bern

Reid RD, Quinlan B, Riley DL, Pipe AL (2007) Smoking cessation: lessons learned from clinical trial evidence Curr Opin Car-diol 22/4:280–5

Reinert RE (1958) A comparison of reser-pine and disulfiram in the treatment of alco-holism. Q J Stud Alcohol 19:617–622

Reinhardt JD (2005) Alkohol und Soziale Kontrolle. Gedanken zu einer Soziologie des Alkoholis- mus. Ergon Velag, Würzburg

Reker M, Wehn E (2001) Qualifizierte Hilfen für alkoholabhängige und wohnungs-lose Menschen. Weiterführende Konzepte an den Schnittstellen von Psychiatrie und Woh-nungslosenhilfe. In: Wienberg, Driessen (Hrsg) Auf dem Weg zur vergessenen Mehr-heit. Innovative Konzepte für die Versorgung von Menschen mit Alkoholproblemen. Psy-chiatrieverlag, Bonn

Renn H (1991) Defizite in der Suchtprä-vention und Notwendigkeiten der Präventi-onsforschung. In: Projektträger Forschung im Dienste der Gesundheit (FDG). Suchtfor-schung. Bestands- aufnahme und Analyse des Forschungsbedarfs, Wirtschaftsverlag NW, Bonn:4–13

Renz-Polster H, Krautzig G, Braun J (2007) Basislehrbuch Innere Medizin, 3. Aufl. Urban&Fischer, Hamburg

Reulbach U, Biermann T, Bleich S, Hillemacher T, Kornhuber J, Sperling W (2007) Alcoholism and homicide with respect to the classification systems of Lesch and Cloninger. Alcohol Alcohol 42/2:103–107

Rhead JC, Soskin RA, Turek I, Richards WA, Yensen R, Kurlan AA, Ota KY (1977) Psychedelic drug (DPT) assisted psychotherapy with alcoholics: a controlled study. J Psychedelic Drugs 9:287–300

Richter M, Hurrelmann K (2004) Sozioökonomische Unterschiede im Substanzkonsum von Jugendlichen. Sucht 4:258–268

Riegler A, Lesch OM (2005) Spezifische therapeutische Strategien bei unterschiedlichen Klassen von Tabakabhängigkeit. Endbericht Mai 2005 (Studiendauer Februar 2004 bis März 2005, mit Unterstützung des Medizinsch-wissenschaftlichen Fonds des Bürger- meisters der Bundeshauptstadt Wien, Projekt Nr. 2233)

Riegler A, Ramskogler K, Lesch OM (2002) Patientencharakteristika Alkoholabhängiger und ihre spezifische Psycho- und Pharmakotherapie. In: Peter K (Hrsg) Fortschirtte in Psychiatrie und Psychotherapie. Interdisziplinäre und integrative Aspekte, Springer, Wien/New York, S 83–96

Roache JD, Wang Y, Ait-Daoud N, Johnson BA (2008) Prediction of serotonergic treatment efficacy using age of onset and Type A/B typologies of alcoholism. Alcohol Chn Exp Res 32/8:1502–1512

Robertson I, Heather N, Dzialdowski A, Crawford J, Winton M (1986) A comparison of minimal versus intensive controlled drinking treatment for problem drinkers. Br J Clin Psychol 25:185–194

Rodríguez de Fonseca F, Del Arco I, Bermudez-Silva FJ, Bilbao A, Cippitelli A, Navarro M (2005) The endocannabinoid system: physiology and pharmacology. Alcohol Alcohol 40/1:2–14

Rogers CR (1951). Client-centered therapy. Houghton Mifflin,Boston

Röhrle B, Sommer G (1998) Zur Effektivität netzwerkorientierter Interventionen. In: Röhrle, Sommer, Nestmann (Hrsg) Netzwerkintervention. Tübingen

Röhrle B, Sommer G, Nestmann F (1998) Netzwerkintervention. Fortschritte der Gemeinde- psychologie, Bd 2. Tübingen

Rohsenow DJ, Smith RE, Johnson S (1985)Stress management training as a prevention program for heavy social drinkers: cognitive, affect, drinking and individual differences. Addict Behav 10:45–54

Rollema H, Coe JW, Chambers LK, Hurst RS, Stahl SM, Williams KE (2007) Rationale, pharma- cology and clinical efficacy of partial agonists of alpha(4)beta(2) nACh receptors for smoking cessation. Trends Pharamcol Sci 28/7:316–25

Rommelspacher H, Schuckit M (1996) Drugs of Abuse. Elsevier

Rommelspacher H, May T, Dufeu P, Schmidt LG (1994) Longitudinal observations of monoamine oxidase B in alcoholics: differentiation of marker characteristics. Alcohol Clin Exp Res 18:1322–1329

Rommelspacher H (1992) Das mesolimbische dopaminerge System als Schaltstelle der Entwick- lung und Aufrechterhaltung süchtigen Verhaltens. Sucht 38:91–92

Rommelspacher H (2007) Rauchen aus der Sicht der Hirnforschung. In: Lesch OM (Hrsg) Raucherent- wöhnung – Tipps zur Prävention und Therapie in der Praxis. Uni-Med Verlag

Rona RJ, Fear NT, Hull L, Greenberg N, Earnshaw M, Hotopf M, Wessely S (2007) Mental health consequences of overstretch in the UK armed forces: first phase of a cohort study. BMJ 335:203–205

Rosenqvist M (1998) Alcohol and cardiac arrhythmias. Alcohol Clin Exp Res 22: 318–322

Rossow I, Amundsen A (1997) Alcohol abuse and mortality: a 40-year prospective study of norwegian conscripts. Soc Sci Med 44:261–267

Rounsaville BJ, Dolinsky ZS, Babor TF, Meyer RE (1987) Psychopathology as a predictor of treat- ment outcome in alcoholics. Arch Gen Psychiatr 44:505–513

Roy TS, Sabherwal U (1994) Effects of prenatal nicotine exposure on the morphogenesis of somatosensory cortex. Neurotoxicol Teratol16/4:411–421

Ruigomez A, Johansson S, Wallander MA, Rodriguez LAG (2002) Incidence of chronic atrial fibrillation in general practice and its treatment pattern. J Clin Epidemiol 5:358–363

Rychtarik RG, Connors GJ, Whitney RB, Mc Gillicuddy NB, Fitterling JM, Wirtz P (2000) Treat- ment settings for persons with alcoholism: evidence for matching clients to inpatient versus outpatient care. J Consult Clin Psychol 68/2:277–289

Saffroy R, Benyamina A, Pham P, Marill C, Karila L, Reffas M, Debuire B, Reynaud M, Lemoine A (2008) Protective effect against alcohol dependence of the thermolabile variant of MTHFR Drug Alcohol Depend 96/1–2:30–36

Saffroy R, Pham P, Chiappini F, Gross-Goupil M, Castera L, Azoulay D, Barrier A, Samuel D, Debuire B, Lemoine A (2004) The MTHFR 677 C>T polymorphism is associated with an increased risk of hepa-tocellular carcinoma in patients with alcoholic cirrhosis. Carcinogenesis 25/8:1443–1448

Salafia C, Shiverick K (1999) Cigarette smoking and pregnancy I: ovarian, uterine and placental effects. Placenta 20:265–272

Salafia C, Shiverick K (1999) Cigarette smoking and pregnancy II: vascular effects. Placenta 20:273–279

Salaspuro VJ, Salaspuro MP (2004) Synergistic effect of alcohol drinking and smoking on in vivo acetaldehyde concentration in saliva. Int J Cancer 111:480–3

Salaspuro VJ, Hietala JM, Marvola ML, Salaspuro MP (2006) Eliminating carcinogenic acetalde- hyde by cysteine from saliva during smoking. Cancer Epidemiol Biomarkers Prev 15/1:146–149

Saletu-Zyhlarz G und Hartl D (2005) Darstellung des Rauchverhaltens von Schwangeren anhand der European Smoker Classification. Endbericht mit Unterstützung des Medizi- nisch-wissenschaftlichen Fonds des Bürgermeisters der Bundeshauptstadt Wien, Projekt Nr. 2195, Februar 2005

Saletu-Zyhlarz GM, Arnold O, Anderer P, Oberndorfer S, Walter H, Lesch OM, Böning J, Saletu B (2004) Differences in brain function between relasping and abstaining alcohol-dependent patients, evaluated by EEG mapping. Alcohol Alcohol 39:233–240

Sällström Baum S, Hill R, Rommelspacher H (1995) Norharmaninduced changes of extracellular concentrations of dopamine in the nucleus accumbens of rats. Life Sci 56:1715–1720

Sällström Baum S, Hill R, Rommelspacher H (1996) Harmaninduced changes of extracellular concentrations of neurotransmitters in the nucleus accumbens of rats. Eur J Pharmacol 314:75–82

Samochowiec J, Kucharska-Mazur J, Grzywacz A, Pelka-Wysiecka J, Mak M, Samochowiec A, Bienkowski P (2008) Genetics of Lesch's typology of alcoholism. Prog Neuropsychophar- macol Biol Psychiatry 32/2:423–7

Sanchez-Craig M, Annis HM, Bornet AR, MacDonald KR (1984) Random assignment to absti- nence and controlled drinking: Evaluation of a cognitive-behavioural program for problem drinkers. J Consult Clin Psychol 52:390–403

Sanchez-Craig M, Leigh G, Spivak K, Lei H (1989) Superior outcome of females over males after brief treatment for the reduction of heavy drinking. Br J Addict 84:395–404

Sanchez-Craig M, Spivak K, Davila R (1991) Superior outcome of females over males after brief treatment for the reduction of heavy drinking: replication and report of therapist effects. Br J Addict 86:867–876

Sandahl C, Ronnberg S (1990) Brief group psychotherapy relapse prevention for alcohol dependent patients. Int J Group Psychother 40:453–476

Sandahl C, Herlitz K, Ahlin G, Roenberg S (1998) Time-limited group psychotherapy for moderately alcohol dependent patients: a randomized controlled clinical trial. Psychother Res 8/4:361–378

Sander D, Poppert H, Sander K (2006) Medikamentöse Prophylaxe des Schlaganfalls. Akt Neurol 33:403–411

Sannibale C (1989) A prospective study of treatment outcome with a group of male problem drinkers. J Stud Alcohol 50: 236–244

Saremi A, Hanson RL, Williams DE, Roumain J, Robin RW, Long JC, Goldman D, Knowler WC (2001) Validity of the CAGE questionnaire in an American Indian population. J Stud Alcohol 62:294–300

Sass H, Soyka M, Mann K, Zieglgänsberger W (1996) Relapse prevention by acamprosate: results from a placebo-controlled study on alcohol dependence. Arch Gen Psychiatry 53:673–680

Saß U, Wittichen HU, Zaudig M (1996) DSM IV Hogrefe, Göttingen

Scharf D, Shiffman S (2004) Are there gender differences in smoking cessation, with and without bupropion? Pooled-and meta-analyses of clinical trials of Bupropion SR Addiction 99:1462–1469

Schmid C (1993) Systemische Therapie im stationären Kontext – Möglichkeiten und Grenzen. In: Deutsche Hauptstelle gegen die Suchtgefahren (Hrsg) Sucht und Familie. Freiburg im Breisgau:168–175

Schmidt B, Alte-Teigeler A, Hurrelmann K (1999) Soziale Bedingungsfaktoren von Drogen- konsum und Drogenmissbrauch. In: Gastpar M, Mann K, Rommelspacher H (Hrsg) Lehrbuch der Suchterkrankungen. Thieme,Stuttgart, S 50–69

Schmidt G, Heinz A (2005) Neurobiologie abhängigen Verhaltens. In: Neuro-Psychophar- maka Bd. 6, 2. Aufl. Springer, S 291–311

Schmidt G (1992) Sucht-„Krankheit" und/oder Such(t) – Kompetenzen lösungso- rientierte syste- mische Therapiekonzepte für eine gleichrangig-partnerschaftliche Umgestaltung von „Sucht" in Beziehungs- und Lebensressourcen. In: Richelshagen K (Hrsg) Süchte und Systeme. Lambertus-Verlag

Schmidt G (2004) Liebesaffären zwischen Problem und Lösung. Hypnosystemisches Arbeiten in schwierigen Kontexten. Carl-Auer Verlag

Schmitz JM, DeLaune KA (2003) Psychological foundations. In: Johnson B, Ruiz P, Galanter M (Hrsg) Handbook of clinical alcoholism treatment. Lippincott Williams & Wilkins, S 19–25

Schneider C (1927) Über Picksche Krankheit. Monatsschr Psychiatr Neurol 65: 230–275

Schneider C (1929) Weitere Beiträge zur Lehre von der Pickschen Krankheit. Z Ges Neurol Psychiat 120:340–384

Schnoll RA, Lerman C (2006) Current and emerging pharmacotherapies for treating tobacco dependence. Expert Opin Emerg Drugs 11/3:429–44

Schoberberger R, Kunze M (1999) Nikotinabhängigkeit – Diagnostik und Therapie. Springer

Schoberberger R, Bayer P, Groman E, Kunze M (2002) New strategies in smoking cessation: experiences with inpatient smoking treatment in Austria. In: Varma AK (Hrsg) Tobacco counters health 2. Macmillan, New Delhi, S 77–181

Schoberberger R (2006a) Expanding access to cessation treatment as an important tobacco control measure. In: Varma AK (Hrsg). Tobacco counters health 4. Northern Book Centre, New Delhi, S 3–10

Schoberberger R (2006b) In-patient smoking cessation treatment. Psychol Health 21/1:133

Scholz H (1996) Syndrombezogene Alkoholismustherapie. Ein verlaufsorientierter Stufenplan für die Praxis. Verlag für Psychologie,Hogrefe, Göttingen/Bern/Toronto/Seattle

Schöniger-Hekele M, Petermann D, Lesch OM, Müller Ch. (1998) Prevalence of hepatitis G-virus infection in alcohol abusing patients with and without liver cirrhosis. Wien Klin Wochenschr 110/19: 686–690

Schoppet M, Maisch B (2001) Alcohol and the heart. Herz 26:345–352

Schreckling S (1999) Ein Wunschtraum wird Gesetz. Kerbe 3/99

Schuckit M, Smith T, Pierson J, Danko G, Beltran IA (2006) Relationships among the level of response to alcohol and the number of alcoholic relatives in predicting alcohol-related outcomes. Alcohol Clin Exp Res 30/8:1308–14

Schuckit MA, Tipp J, Smith TL, Shapiro E, Hesselbrock V, Bucholz K, Reich T, Nurnberger JI Jr. (1995) An evaluation of Type A and Type B alcoholics. Addiction 90:1189–204

Schuckit MA, Tipp JE, Berman M, Reich W, Hesselbrock VM, Smith TL (1997) Comparison of induced and independent major depressive disorders in 2945 alcoholics. Am J Psychiatry 154:948–957

Schuckit MA (1979) Drug and alcohol abuse. A clinical guide to diagnosis and treatment. Plenum, New York

Schuckit MA (1985) The clinical implications of primary diatgnostic groups among alcoholics. Arch Gen Psychiatry 42: 1043–1049

Schuckit MA (1995) Alcohol-related disorders. In: Kaplan HI, Sadock BJ (Hrsg) Comprehensive textbook of psychiatry, 6. Aufl, Bd 1, S 775–790

Schulz W (1976) Ansatz einer Theorie sozialen Trinkens: In: Antons K, Schulz W (Hrsg) Normales Trinken und Suchtentwicklung. Hogrefe,Göttingen, S 158–166

Schwendter R (2000) Einführung in die Soziale Therapie. Tübingen

Schwoon DR (1992) Motivation – ein kritischer Begriff in der Behandlung Suchtkranker. In: Wienberg G (Hrsg) Die vergessene Mehrheit. Zur Realität der Versorgung alkohol- und medikamentenabhängiger Menschen. Psychiatrieverlag, Bonn

Seitz HK, Stickel F (2007) Molecular mechanisms of alcohol-mediated carcinogenesis

Nat Rev Cancer 7:599–612

Shiffman S, Gnys M, Richards TJ, Paty JA, Hickcox M, Kassel JD (1996) Temptations to smoke after quitting: a comparison of lapsers and maintainers. Health Psychol 15:455–461

Shiffman S, Johnston JA, Khayrallah M, Elash CA, Gwaltney CJ, Paty JA, Gnys M, Evoniuk G, DeVeaugh-Geiss J (2000) The effect of bupropion on nicotine craving and withdrawal. Psychopharmacology 148:33–40

Simiand J, Keane M, Keane PE, Soubrié P (1998) SR 141716, a CB1 cannabinoid receptor antago- nist, selectively reduces sweet food intake in marmoset. Behav Pharmacol 9/2:179–81

Simon JA, Duncan C, Carmody TP, Hudes ES (2004) Bupropion for smoking cessation: a randomized trial. Arch Intern Med 164/16:1797–803

Sinclair JD (2001) Evidence about the use of naltrexone and for different ways of using it in the treatment of alcoholism. Alcohol Alcohol 36/1:2–10

Singer MV, Teyssen S (2005) Alkohol und Folgekrankheiten. 2. Aufl. Springer, Mannheim

Skinner BF (1938) The behaviour of organism. An experimental analysis. Appleton-Century-Crafts, New York

Skinner HA (1982) Statistical approaches to the classification of alcohol and drug addiction. Br J Addict 77:259–73

Skutle A, Berg G (1987) Training in controlled drinking for early-stage problem drinkers. Br J Addict 82:493–501

Smith D, Hart CL, Hole D, MacKinnon P, Gillis C, Watt G, Blane D, Hawthorne V (1998) Educa- tion and occupational social class: which is the more important

Smith DI (1986) Evaluation of a residential AA program. Int J Addict 21:33–49

Smith JE, Meyers RJ, Delaney JHD (1998) The community reinforcement approach with homeless alcohol-dependent individuals. J Consult Clin Psychol 66:541–548

Smith TL, Volpe FR, Hashima JN, Schukit MA (1999) Impact of a stimulant-focused enhanced program on the outcome of alcohol- and/or stimulant-dependent men. Alcohol Clin Exp Res 23/11:1772–1779

Sobell MB, Sobell LC (1973) Individualized behaviour therapy for alcoholics. Behav Ther 4:49–72

Söderpalm B, Ericson M, Olausson P, Blomqvist O, Engel JA (2000) Nicotinic mechanisms involved in the dopamine activating and reinforcing properties of ethanol. Behav Brain Res 113:85–96

Soyka M, Koller G, Schmidt P, Lesch OM, Leweke M, Fehr C, Gann H, Mann K (2008) The canna- binoid receptor 1 antagonist SR 141716 (Rimonabant) for treatment of alcohol depen- dence – results fro a placebo-controlled double-blind trial. J Clin Psychopharmacol 28/3:317–324

Spanagel R, Hölter SM (1999) Long-term-alcohol self-administration with repeated alcohol deprivation phases; an animal model of alcoholism? Alcohol Alcohol 34/2:231–43

Spanagel R, Zieglgansberger W (1997) Anti-craving compounds for ethanol: new pharmaco- logical tools to study addictive processes. Trends Pharmacol Sci 18/2:54–9

Sperling W, Lesch OM (1996) The reduction of alcohol consumption with novel pharmaco- logical intervention. Eur Psychiatry 11:217–226

Sperling W, Frank H, Lesch OM, Mader R, Ramskogler K, Barocka A (1999) Untergruppen Alko- holabhängiger und ihre primäre Vulnerabilität- Eine Untersuchung zweier Typologien (Cloninger, Lesch). Wien Z Suchtforschung 22/4:21–26

Spielhofer H, Lesch OM (1980) Probleme bei der Rehabilitation psychisch Kranker im länd- lichen Raum. Bericht über ein Wohn- und Arbeitsheim im Burgenland (Großpetersdorf). In: Finzen A, Koester H, Rose HK (Hrsg) Psychiatrische Praxis 7/4, Georg Thieme Verlag, Stuttgart/New York, S 247–254

Spies C (2000) Anästhesiologische Aspekte bei Alkoholmißbrauch. Ther Umsch 57/4:261–263

Spivak K, Sanchez-Craig M, Davila R (1994) Assisting problem drinkers to change on their own: effects of specific and non-specific advice. Addiction 89:1135–1142

Springer A (1995) Jugendkultur und Drogengebrauch. In: Brosch R und Juhnke G (Hrsg) Jugend und Sucht. Wien

Springer-Kremser M, Ekstein R (1987) Wahrnehmung-Fantasie-Wirklichkeit. Franz Deuticke Verlag

Sprung R, Bonte W, Lesch OM (1988) Methanol, Ein bisher verkannter Bestandteil aller alkoho- lischen Getränke; Eine neue biochemische Annäherung an das Problem des chronischen Alkoholismus. Wien Klin Wochenschr 100/9:282–288

Stanger O, Hermann W, Pietrzk K, Fowler B, Geisel J, Dierkes J, Weger M (2003) Konsensuspa- pier der D.A.CH.-Liga Homocystein über den rationellen klinischen Umgang mit Homo- cystein, Folsäure und B-Vitaminen bei kardiovaskulären und thrombotischen Erkrankungen- Richtlinien und Empfehlungen. J Kardiologie 10:190–199

Stanger O, Weger M, Renner W, Konetschny R (2001) Vascular dysfunction in hyperhomocyst(e) inemia. Implications for atherothrombotic disease. Clin Chem Lab Med 39/8:725–33

Stark W (1996) Empowerment: neue Handlungskompetenzen in der psychosozialen Praxis. Lambertus, Freiburg im Breisgau

Statistik Austria (2007) Einkommen, Armut und Lebensbedingungen, EU-SILC 2005

Stead L, Lancaster T (2007) Interventions to reduce harm from continued tobacco use. Cochrane Database Syst Rev 18/3:CD005231

Steensland P, Simms JA, Holgate J, Richards JK, Bartlett SE (2007) Varenicline, an {alpha}4{beta}2 nicotinic acetylcholine receptor partial agonist, selectively decreases ethanol consump- tion and seeking. Proc Natl Acad Sci U S A 104/30:12518–12523

Stein LI, Newton JR, Bowman RS (1975) Duration of hospitalization for alcoholism. Arch Gen Psychiatry 32:247–252

Steingass HP, Bilstein A, Scheiber S (1998) Frontalhirn, Handlungsplanung und Problemlösen bei chronisch Alkoholabhängigen. Verhaltensmedizin Heute 9:45–50

Steingass HP (1994) Kognitive Funktionen Alkoholabhängiger. Neuland, Geesthacht

Steingass HP (1998) Neuropsychologie und Sucht. In: Fachverband Sucht e. V. (Hrsg) Entscheidungen und Notwendigkeiten. Neuland, Geesthacht

Steingass HP (2001) Soziotherapie – mehr oder weniger anders als Psychotherapie? In: Fachver- band Sucht (Hrsg) Rehabilitation Suchtkranker – mehr als Psychotherapie! Neuland Verl. Ges., Geesthacht, S 332–340

Steingass HP (2004) Neuropsychologische Methoden in der Arbeit mit chronisch mehrfach be- einträchtigten Abhängigen. In: Steingass HP (Hrsg) Geht doch! Soziotherapie chronisch mehrfach beeinträchtigter Abhängiger. Neuland,Geesthacht

Stibler H, Borg S (1986) Carbohydrate composition of transferring in alcoholic patients. Alcohol Clin Exp Res 10:61–64

Stimmel B, Cohen M, Sturiano V, Hanbury R, Korts D, Jackson G (1983) Is treatment for alcoholism effective in persons on methadone maintenance? Am J Psychiatry 140:862–866

Sting S, Blum C (2003) Soziale Arbeit in der Suchtprävention (Soziale Arbeit im Gesund- heitswesen 2):167 Seiten

Straus F, Höfer R (1998) Die Netzwerkperspektive in der Praxis. In: Netzwerkintervention Fortschritte der Gemeindepsychologie, Bd 2. Tübingen

Streissguth AP, Barr HM, Sampson PD (1990) Moderate prenatal alcohol exposure: effects on child IQ and learning problems at age 7 ½ years. Alcohol Clin Exp Res 14:662–669

Streissguth AP (1990) Fetal Alcohol Syndrome and the teratogenicity of alcohol: policy implications. King County Med Soc Bulletin 69:32–39

Streubel AC (1998) Errorless Learning – Eine Chance für alkoholabhängige Patienten mit Ge- dächtnisstörungen? Diplomarbeit. Bergische Universität – Gesamthochschule Wuppertal

Strotmann J, Ertl G (2005) Alkohol und Herz-Kreislauf. In: Singer MV, Teyssen S (Hrsg) Alkohol und Alkoholfolgekrankheiten, Grundlagen – Diagnostik – Therapie. 2. vollst. überarb. u. aktualisierte Aufl., Springer:394–409

Strotzka H (1971) Die Soziogenese psychischer Erkrankungen. In: Lauter H, Meyer JE (Hrsg) Der psychisch Kranke und die Gesellschaft. Stuttgart

Strotzka H (1982) Psychotherapie und Tiefenpsychologie. Ein Kurzlehrbuch. Springer

Stuppaeck CH, Barnas C, Falk M, Guenther V, Hummer M, Oberbauer H, Pycha R, Whitworth AB, Fleischhacker WW (1994) Assessment of the alcohol withdrawal syndrome-validity and reliability of the translated and modified Clinical Institute Withdrawal Assessment for Alcohol scale (CIWA-A). Addiction 89/10:1287–92

Sullivan J, Baenziger JC, Wagner DL, Rauscher FP, Nurnberger JI, Holmes S (1990) Platelet MAO in subtypes of alcoholism. Biol Psychiatry 27:911–922

Sutherland I, Willner P (1998) Patterns of alcohol, cigarette and illicit drug use in English adole- scents. Addiction 93:1199–1208

Swann AS, Johnson BA, Cloninger CR, Chen YR (1999) Alcoholism and serotonin: relationships of plasma tryptophan availibility to course of illness and clinical features. Psychopharmacology 143:380–384

Sweeney CT, Fant RV, Fagerström KO, McGovern JF, Henningfield JE (2001) Combination nicotine replacement therapy for smoking cessation: rationale, efficacy and tolerability. CNS Drugs 15:453–467

Swenson PR, Struckman-Johnson DL, Ellingstad VS, Clay TR, Nichols JL (1981) Results of a lon- gitudinal evaluation of court-mandated DWI treatment programs in Phoenix, Arizona. J Stud Alcohol 42:642–653

Szasz TS (1984) Das Ritual der Drogen. Baulino Verlag GmbH

Tabakoff B, Hoffmann PL (1991) Neurochemical effects of alcohol. In: Frances RJ, Miller SI (Hrsg) Clinical textbook of addictive disorders. Guilford Press, New York, 501–525

Tarter REH, McBride RN, Bounparte N, Schneider DU (1977) Differentiation of alcoholics. Arch Gen Psychiatr 34:761–768

Tasseit S (1994) Problemfelder der Suchttherapie und Suchtforschung: Beiträge aus Soziologie und Sozialpädagogik. Roderer Verlag, Regensburg

Terry MB, Zhang FF, Kabat G, Britton JA, Teitelbaum SL, Neugut AI, Gammon MD (2006) Lifetime alcohol intake and breast cancer risk. Ann Epidemiol 16/3: 230–40

Teschke R, Göke R (2005) Alkohol und Krebs. In: Singer M, Teyssen S (Hrsg) Alkohol und Alkoholfolgekrankheiten, Grundlagen-Diagnostik-Therapie. Springer

Tiefengraber D (2008) Retrospektive Verlaufskontrollstudie an Alkoholabhängigen unter Berücksichtigung der Typologie nach Lesch

Tonetti MS, Pini-Prato G, Cortellini P (1995) Effect of cigarette smoking on periodontal healing following GTR in infrabony defects. A preliminary retrospective study

J Clin Periodontol 22:229–234

Tonnesen P, Paoletti P, Gustavsson G, Russell MA, Saracci R, Gulsvik A, Rijcken B, Sawe U (1999) Higher dosage nicotine patches increase one-year smoking cessation rates: results from the European CEASE trial. Collaborative European Anti-Smoking Evaluation. European Respiratory Society. Eur Respir J 13:238–246

Tonstad S, Tonnesen P, Hajek P, Williams KE, Billing CB, Reeves KR (2006) Effect of Maintenance Therapy with Varenicline on smoking cessation – A randomized controlled trial. JAMA 296/1:64–71

Trager JB, Hanrahan JP (1995) Maternal smoking during pregnancy. Am J Respir Dis Cutic Care Med 152:977–983

Trent LK (1996) Evaluation of a four-versus six-week length of stay in the Navy's alcohol treatment program. J Stud Alcohol:271–279

Trombelli L, Lee MB, Promsudthi A, Guglielmoni PG, Wikesjö UM (1999) Periodontal repair in dogs: histologic observations of guided tissue regeneration with a prostaglandin E1 analog/methacrylate composite. J Clin Periodontol 26/6:381–7

True WR, Heath AC, Scherrer JF, Waterman B, Goldberg J, Lin N, Eisen SA, Lyons MJ, Tsuang MT (1997) Genetic and environmental contributions to smoking. Addiction 92:1277–1287

True WR, Xian H, Scherrer JF, Madden PA, Bucholz KK, Heath AC, Eisen SA, Lyons MJ, Goldberg J, Tsuang M (1999) Common genetic vulnerability for nicotine and alcohol dependence in men. Arch Gen Psychiatry 56:655–661

Uexküll Tv. (1996) Psychosomatische Medizin. Hrsg. Adler RH, Hermman JM, Köhle K, Schonecke OW, Uexküll Tv, Wesiack W. 5. Aufl, Urban und Schwarzenberg Verlag

Uhl A, Springer A (1996) Studie über den Konsum von Alkohol und psychoaktiven Stoffen in Österreich unter Berücksichtigung problematischer Gebrauchsmuster – Repräsentativ- erhebung 1993/1994 Datenband. Bericht des LBI Sucht, Wien

Unachuku CN (2006) The endocannabinoid system: association with metabolic disorders and tobacco dependence. Niger J Med 15/3:323–4

Unger JB, Johnson CA, Marks G (1997) Functional decline in the elderly: evidence for direct and stress-buffering protective effects of social interactions and physical activity. Ann Behav Med 19/2:152–160

US Department of Health and Human Services (2000) Management of nicotine addiction. reducing tobacco use: a report of the surgeon general. Centers for Disease Control and Prevention, National Center for Chronic Disease Prevention and Health Promotion, Office on Smoking and Health, Atlanta

Van den Bree MBM, Svilkis DS, Pickens RW (1998) Genetic influences in antisocial personality and drug use disorders. Drug Alcohol Depend:177–181

Van den Brink W, Montgomery SA, Van Ree JM, van Zwieten-Boot BJ (2006) ECNP Consensus Meeting March 2003 Guidelines fort he investigation of efficacy in substance use disor- ders. Eur Neuropsychopharmacoly 16:224–230

Van Praag HM, Brown SL, Asnis GM, Kahn RS, Korn ML, Harkavy-Friedman JM, Wetzler S (1991) Beyond serotonin: a multiaminergic perspective on abnormal behavior. In: Brown SL, van Praag HM (Hrsg) The role of serotonin in psychiatric disorders. Brunner/Mazel, New York, S 302–332

Vasan RS, Beiser A, D'Agostino RB, Levy D, Selhub J, Jaques PF, Rosenberg IH, Wilson PWF (2003) Plasma homocysteine and risk for congestive heart failure in adults without prior myocardial infarction. JAMA 289:1251–1257

Verheul R, Lehert P, Geerlings PJ, Koeter MW, van den Brink W (2005) Predictors of acamprosate efficacy: results from a pooled analysis of seven European trials including 1485 alcohol- dependent patients. Psychopharmacology 178/2–3:167–73

Virkkunen M, Linnoila M (1990) Serotonin in early onset male alcoholics with violent behavior. Ann N Y Acad Sci 22:327–331

Virkkunen M, Linnoila M (1993) Brain serotonin, type II alcoholism and impulsive violence. J Stud Alcohol 11:163–169

Virkkunen M, Linnoila M (1997) Serotonin on early-onset alcoholism. Recent Dev Alcohol 13:173–189

Virkkunen M, Eggert M, Rawlings R, Linnoila M (1996) A prospective follow-up study of alcoholic violent offenders and fire setters. Arch Gen Psychiatry 53:523–529

Virkkunen M, Rawlings R, Tokola R, Poland RE, Guidotti A, Nemeroff C, Bissette G,

Kalogeras K, Karonen SL, Linnoila M (1994) CSF biochemistries, glucose metabolism, and diurnal a ctivity rhythms in alcoholic, violent offenders, fire setters, and healthy volunteers. Arch of Gen Psychiatry 51:20–27

Vogler E, Revenstorf D (1978) Alkoholmissbrauch, sozialpsychologische und lerntheore- tische Ansätze. Fortschritte der Klinischen Psychologie 13. Urban & Schwarzenberg, München/Wien/Baltimor

Vogler RE, Weissbach TA, Compton JV, Martin GT (1977) Integrated behavior change techniques for problem drinkers in the community. J Consult Clin Psychol 45/2: 267–279

Volpicelli JR, Alterman AI, Hayashida M, O'Brien CP (1992) Naltrexone in the treatment of alcohol dependence. Arch Gen Psychiatry 49/11:876–80

Volpicelli JR, Pettinati HM, McLellan AT, O'Brien CP (2001) Combining medication and psycho- social treatments for addictions: The BRENDA method. Guilford Press, New York

Volpicelli JR, Rhines KC, Rhines JS, Volpicelli LA, Alterman AI, O'Brien CP (1997) Naltrexone and alcohol dependence. Role of subject compliance. Arch Gen Psychiatry 54/8:737–42

vom Scheidt J (1976) Der falsche Weg zum Selbst. Studien zur Drogenkarriere. Erstausgabe. Kinler Verlag, München

Vutuc C, Waldhoer T, Haidinger G (2004) Cancer mortality in Austria:1970–2002. Wien Klin Wschr 116/19–20:669–675

Wakschlag LS, Lahey BB, Loeber R, Green SM, Gordon RA, Leventhal BL (1997) Smoking during pregnancy and the risk of conduct disorder in boys. Arch Gen Psychiatry 54:670–676

Walker RD, Donovan DM, Kivlahan DR, O'Leary MR (1983) Length of stay, neuropsychological performance and aftercare: influences on alcohol treatment outcomes. J Consult Clin Psychol 51:900–911

Wallerstein RS, Chotlos JW, Friend MB, Hammersley DW, Perlswig EA, Winship GM (1957) Hos- pital treatment of alcoholism: a comparative experimental study. Basic Books, New York

Walsh DC, Hingson RW, Merrigan DM, Morelock Levenson S, Cupples A, Heeren T, Coffman GA, Becker CA, Barker TA, Hamilton SK, McGuire TG, Kelly CA (1991) A randomized trial of treatment options for alcohol-abusing workers. N Engl J Med 325:775–782

Walter H, Berner P, Lesch OM, Rommelspacher H, Bonte W, Werner E (1994) Typologie de l'al- coolisme dans la perspective du modèle de vulnérabilité. Ann Med Psychol 152/1:43–45

Walter H, Dvorak A, Gutierrez K, Zitterl W, Lesch OM (2005) Gender differences: does alcohol affect females more than males? Neuropsychopharmacol Hung VII/2:78–82

Walter H, Gutierrez K, Lesch OM (1998) The Role of CDT in Reflecting Alcohol Abuse. Biochemi- cal Markers of Alcohol Problems. Papers presented at the workshop on „Use of Carbohy- drate Deficient Transferrin among General Practitioners". 30. August – 4. September 1998, Malta, an ICAA publication:27–40

Walter H, Gutierrez K, Ramskogler K, Hertling I, Dvorak A, Lesch OM (2003) Gender-specific differences in alcoholism: implications for treatment. Arch Womans Ment Health 3:253–258

Walter H, Gutierrez-Lobos K, Skala K, Thau K, Wiesbeck GA, Schlaff WB, Lesch OM (2008) The role of dual acting antidepressants in relapse prevention in chronic alcoholism. im Druck

Walter H, Hertling I, Benda N, König B, Ramskogler K, Riegler A, Semler B, Zoghlami A, Lesch OM (2001) Sensitivity and specificity of carbohydrate-deficient transferrin in drinking experiments and different patients. Alcohol 25/3:189–194

Walter H, Lesch OM, Musalek M (1990) Psychosozialer Dienst Burgenland: Organisation und Ei- genreflexionen. In: Meise, Hafner, Hinterhuber (Hrsg) Die Versorgung psychisch Kranker in Österreich. Proceedings der Tagung (Innsbruck 8. bis 9.Nov. 1990) Springer

Walter H, Ramskogler K, Semler B, Lesch OM, Platz W (2001) Dopamine and Alcohol Relapse: D1 and D2 Antagonists Increase Relapse Rates in Animal Studies and in Clinical Trials. J Biomed Sci 8:83–88

Walter H, Ramskogler-Skala K, Dvorak A, Gutierrez-Lobos K, Hartl D, Hertling I, Munda P, Thau K, Lesch OM and De Witte P (2006) Glutamic acid in withdrawal and weaning in patients classified according to Cloninger's and Lesch's typologies. Alcohol Alcohol 41/5:505–511

Walter H (2007) Rauchen und Alkohol. In: Raucherentwöhnung – Tipps zur Prävention und Therapie in der Praxis. Uni-Med Verlag, S 49–51

Walter M (2004) Was ist Soziotherapie? Versuch einer Begriffsbestimmung und rechtlichen Abgrenzung. In: Therapie Kreativ. Zeitschrift für kreative Sozio- und Psychotherapie. Heft 39/40. Affenkönig, Neunkirchen-Vluyn, S 131–147

Wanberg KW, Horn JL, Fairchild D (1974) Hospital versus community treatment of alcoholism problems. Int J Ment Health 3:160–176

Weinshenker D, Schroeder JP (2007) There and back again: a tale of norepinephrine and drug addiction. Neuropsychopharmacology 32/7:1433–51

Wells-Parker E, Anderson BJ, Landrum JW, Snow RW (1988) Effectiveness of probation, short- term intervention and LAI administration for reducing DUI recidivism. Br J Addict 83:415–422

Welter-Enderlin R, Hildenbrand B (2006) Gedeihen – trotz widriger Umstände. Carl Auer, Heidelberg

Werner EE (2006) Wenn Menschen trotz widriger Umstände gedeihen – und was man daraus lernen kann. In: Welter-Enderlin, Hildenbrand (Hrsg) Gedeihen – trotz widriger Um- stände. Carl Auer, Heidelberg

West PT (1979) Three modes of training alcoholics in interpersonal communications skills: a comparative study. Unpublished doctoral dissertation, University of Western Ontario

Whitfield JB, Fletcher LM, Murphy TL, Powell LW, Halliday J, Heath AC, Martin NG (1998) Smoking, obesity and hypertension alter the dose-response curve and test sensitivity of carbohydrate-deficient transferring as a merker of alcohol intake. Clin Chem 44:2480–2489

Whitworth AB, Fischer F, Lesch OM, Nimmerrichter A, Oberbauer H, Platz T, Potgieter A, Walter H, Fleischhacker WW (1996) Comparison of acamprosate and placebo in long-term treat- ment of alcohol dependence. Lancet 347/9013:1438–42

Whyte CR, O'Brien PM (1974) Disulfiram implant: a controlled trial. Br J Psychiatry 124:42–44

Widiger TA, Frances AJ, Picus HA, First MB, Ross R, Davis W (1994) DSM-IV Sourcebook. Volume 1. American Psychiatric Association

Wieck HH (1967) Lehrbuch für Psychiatrie. Schattauer, Stuttgart

Wienberg G (1992) Die vergessene Mehrheit. Zur Realität der Versorgung alkohol- und medika- mentenabhängiger Menschen. Psychiatrieverlag, Bonn

Wienberg G (2001) Die „vergessene Mehrheit" heute- Teil II: Zur Situation der traditionellen Suchtkrankenhilfe. In: Wienberg, Driessen (Hrsg) Auf dem Weg zur vergessenen Mehr- heit. Innovative Konzepte für die Versorgung von Menschen mit Alkoholproblemen. Psychiatrieverlag, Bonn

Wiesbeck G, Weijers HG, Lesch OM, Glaser T, Toennes PJ, Boening J (2001) Flupenthixol decanoate and relapse prevention in alcoholics: results from a placebo-controlled study. Alcohol Alcohol 36/4:329–334

Wiesbeck GA (2007) Alkoholismus-Forschung – aktuelle Befunde, künftige Perspektiven. Pabst Science Publisher

Williams KE, Reeves KR, Billing CB Jr, Pennington AM, Gong J (2007) A doubleblind study evaluating the long-term safety of varenicline for smoking cessation. Curr Med Res Opin 23/4:793–801

Wilson A, Davidson WJ, Blanchard R, White J (1978) Disulfiram implantation: a placebo- controlled trial with two-year follow-up. J Stud Alcohol 39:809–819

Wilson A, Davidson WJ, Blanchard R (1980) Disulfiram implantation: a trial using placebo im- plants and two types of controls. J Stud Alcohol 41:429–436

Wirnsberger K, Walter H, Lesch OM, Hartl D (2007) Different degrees of liver damage between subgroups of alcohol-addicted persons. Alcohol Alcohol 42/1:i56

Wisborg K, Kesmodel U, Henriksen TB, Olsen SF, Secher NJ (2000) A prospective study of smo- king during pregnancy and SIDS. Arch Dis Child 83/3:203–206

Withworth AB, Fischer F, Lesch OM, Nimmerrichter A, Oberbauer H, Platz T, Potgieter A, Walter H, Fleischhacker WW (1996) Comparison of acamprosate and placebo in long-term treatment of alcohol dependence. Lancet 347/9013:1438–1442

Wlassak R (1922) Grundriss der Alkoholfrage. Hirzel, Leipzig

Wöber C, Wöber-Bingöl C, Krawautz A, Nimmerrichter A, Deecke L, Lesch OM (1999) Postural control and lifetime alcohol consumption in alcohol-dependent patients. Acta Neurol Scand 99:48–53

Wodarz N, Lange K, Laufkötter R, Johann M (2004) ADHS und Alkoholabhängigkeit: Gemein- same genetische Grundlagen? Psychiatr Prax 31/1:111–113

Wolf PA, D'Agostino RB, Kannel WB, Bonita R, Belanger AJ (1988) Cigarette smoking as a risk factor or stroke: the Framingham Study. JAMA 259:1025–1029

World Health Organization (2003) Policy recommendations for smoking cessation and treatment of tobacco dependence. World Health Organization, Geneva

Wurst FM, Bechtel G, Forster S, Wolfersdorf M, Huber P, Scholer A, Pridzun L, Alt A, Seidl S, Dierkes J, Dammann G (2003) Leptin levels of alcohol abstainers and detoxification patients are not different. Alcohol Alcohol 38/4:364–8

Wurst FM (2001) New and upcoming markers of alcohol consumption. Steinkopff Verlag, Darmstadt

Wynne J, Braunwald E (2005) Cardiomyopathy and myocarditis. In: Harrison's principles of internal medicine, Bd 16

Xie S, Furjanic MA, Ferrara JJ, McAndrew NR, Ardino EL, Ngondara A, Bernstein Y, Thomas KJ, Kim E, Walker JM, Nagar S, Ward SJ, Raffa RB (2007) The endocannabinoid system and rimonabant: a new drug with a novel mechanism of action involving cannabinoid CB1 receptor antago-

nism – or inverse agonism – as potential obesity treatment and other therapeutic use. J Clin Pharm Ther 32/3:209–31

Yalom ID (1999) Theorie und Praxis der Gruppenpsychotherapie. Ein Lehrbuch. Pfeiffer-Verlag, München

Yates GL, MacKenzie R, Pennbridge J, Cohen E (1988) A risk profile comparison of runaway and non-runaway youth. Am J Public Health 78:820–821

Yusuf S, Hawken S, Ounpuu S, Dans T, Avezum A, Lanas F, McQueen M, Budaj A, Pais P, Varigos J, Lisheng L, INTERHEART Study Investigators. (2004) Effect of potentially modifiable risk factors associated with myocardial infarction in 52 countries (the INTERHEART study): case-control study. Lancet 364:937–952

Zacny JP (1990) Behavioral aspects of alcohol-tobacco interactions. Recent Dev Alcohol 8:205–219

Zander M, Hartwig L, Jansen I (2006) Geschlecht Nebensache? Zur Aktualität einer Genderper- spektive in der sozialen Arbeit. VS-Verlag für Sozialwissenschaften, Wiesbaden

Ziegler H (1992) Der Bedarf: Welche Hilfen brauchen Abhängigkeitskranke? Fachliche Stan- dards für die 90er-Jahre. In: Wienberg (Hrsg) Die vergessene Mehrheit. Zur Realität der Versorgung alkohol- und medikamentenabhängiger Menschen. Psychiatrie-Verlag, Bonn

Zierler-Brown S and Kyle JA (2007) Oral varenicline for smoking cessation. Ann Pharmacother 41:95–99

Zimberg S (1974) Evaluation of alcoholism treatment in Harlem. Q J Stud Alcohol 35:550–557

Zimmermann P, Wittchen HU, Höfler M, Pfister H, Kessler RC, Lieb R (2003) Primary anxiety disorders and the development of subsequent alcohol use disorders: a 4-year community study of adolescents and young adults. Psychol Med 33:1211–1222

Zingerle H (1994) Psychologische Hintergründe des Alkoholismus. Update, Internationale Zeitschrift für ärztliche Fortbildung 43, Konsensusstatement, November 94. Update

Europe – Gesellschaft für ärztliche Fortbildung GmbH, Wien

Zingerle H (1997) Motivation und Gesprächsführung. In: Fleisch, Haller, Heckmann (Hrsg) Suchtkrankenhilfe. Lehrbuch zur Vorbeugung, Beratung und Therapie. Beltz Edition Sozial, Weinheim/Basel, 237–248

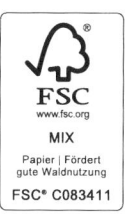

Zeitfracht Medien GmbH
Ferdinand-Jühlke-Straße 7
99095 Erfurt, Deutschland
produktsicherheit@kolibri360.de